Physiotherapie

Band 7

Physiotherapie
Taschenlehrbuch in 14 Bänden

Herausgegeben von
A. Hüter-Becker, H. Schewe, W. Heipertz

Georg Thieme Verlag
Stuttgart · New York

Band 7 Orthopädie

Herausgegeben von
M. Dölken

Bearbeitet von
M. Dölken, St.-B. Wirth

263 Abbildungen

1998
Georg Thieme Verlag
Stuttgart · New York

Die Deutsche Bibliothek –
CIP-Einheitsaufnahme

Physiotherapie : Taschenlehrbuch in
14 Bänden / Hrsg. von A. Hüter-Becker ... –
Stuttgart ; New York : Thieme.

Bd. 7. Orthopädie / bearb. von M. Dölken ;
St.-B. Wirth. – 1998

Umschlaggestaltung:
Matthias Winkler, Thun/Schweiz

Illustrationen:
F. Hartmann, Nagold

Rüdigerstraße 14
D-70469 Stuttgart

Printed in Germany

Satz und Druck:
Druckhaus Götz GmbH, Ludwigsburg
Gesetzt auf CCS Textline (Linotronic 630)

ISBN 3-13-101381-8   2 3 4 5 6

Wichtiger Hinweis: Wie jede Wissenschaft ist die Medizin ständigen Entwicklungen unterworfen. Forschung und klinische Erfahrung erweitern unsere Erkenntnisse, insbesondere was Behandlung und medikamentöse Therapie anbelangt. Soweit in diesem Werk eine Dosierung oder eine Applikation erwähnt wird, darf der Leser zwar darauf vertrauen, daß Autoren, Herausgeber und Verlag große Sorgfalt darauf verwandt haben, daß diese Angabe **dem Wissensstand bei Fertigstellung des Werkes** entspricht.

Für Angaben über Dosierungsanweisungen und Applikationsformen kann vom Verlag jedoch keine Gewähr übernommen werden. **Jeder Benutzer ist angehalten,** durch sorgfältige Prüfung der Beipackzettel der verwendeten Präparate und gegebenenfalls nach Konsultation eines Spezialisten festzustellen, ob die dort gegebene Empfehlung für Dosierungen oder die Beachtung von Kontraindikationen gegenüber der Angabe in diesem Buch abweicht. Eine solche Prüfung ist besonders wichtig bei selten verwendeten Präparaten oder solchen, die neu auf den Markt gebracht worden sind. **Jede Dosierung oder Applikation erfolgt auf eigene Gefahr des Benutzers.** Autoren und Verlag appellieren an jeden Benutzer, ihm etwa auffallende Ungenauigkeiten dem Verlag mitzuteilen.

Weitere Bände

Band 1	Biomechanik, Ergonomie, Arbeitsmedizin
Band 2	Physiologie, Trainingslehre
Band 3	Psychologie, Pädagogik, Soziologie, Berufslehre, Wissenschaftliches Arbeiten, Geschichte
Band 4	Untersuchungs- und Behandlungstechniken
Band 5	Praxis der physikalischen Therapie
Band 6	Massage, Gruppenbehandlung, Hygiene, Erste Hilfe, Verbandtechnik, Allgemeine Krankheitslehre
Band 8	Chirurgie, Frauenheilkunde
Band 9	Traumatologie, Querschnittlähmungen
Band 10	Innere Medizin
Band 11	Neurologie, Psychiatrie
Band 12	Pädiatrie, Neuropädiatrie
Band 13	Sportmedizin
Band 14	Prävention, Rehabilitation, Geriatrie

Anschriften

Reihenherausgeber:

Hüter-Becker, Antje, Hollmuthstr. 20, 69151 Neckargemünd

Schewe, Heidrun, Dr., Franklinstr. 21, 10587 Berlin

Heipertz, Wolfgang, Prof. Dr. med. (Universität Frankfurt), Mozartstr. 18, 65779 Kelkheim

Bandherausgeber:

Dölken, Mechthild, Schule für Physiotherapeuten, Wilkensstr. 25, 69120 Heidelberg

Mitarbeiter:

Wirth, Steffen-Boris, Dr. med., Schule für Krankengymnastik an der Stiftung Orthopädische Universitätsklinik Heidelberg, Schlierbacher Landstr. 200 a, 69118 Heidelberg

Vorwort der Herausgeber zum Gesamtwerk

1959 wurde das Lehrbuch der Krankengymnastik erstmals von Lindemann, Teirich-Leube und Heipertz herausgegeben, ein damals vierbändiges Werk, das vielen Schülern und Lehrern eine wertvolle Lern- und Unterrichtshilfe war.

1979 wurde das Konzept erneuert: Aus vier gebundenen Bänden wurden elf Taschenbücher mit neuen Autoren und erweiterten Inhalten. In der Nachfolge von Lindemann war H. Cotta Herausgeber und mit ihm W. Heipertz – spiritus rector der Erstausgabe – sowie A. Hüter-Becker und G. Rompe. Auch dieses Lehrbuchkonzept hat sich über viele Jahre mit mehrfachen Aktualisierungen der Einzelbeiträge bewährt.

1994 ist das neue Gesetz über die Berufe in der Physiotherapie verabschiedet worden und ebenfalls eine neue Ausbildungs- und Prüfungsverordnung für Physiotherapeuten, die jetzt gesetzlich geschützte Berufsbezeichnung der bisherigen Krankengymnasten. Der Lehrgang in der Physiotherapie dauert nun drei Jahre, die Ausbildungsinhalte wurden dem erweiterten Spektrum und der gewachsenen Kompetenz des Berufsbildes angepaßt. Diese strukturelle und inhaltliche Neugliederung der Ausbildung war Anlaß, auch die Lehrbuchreihe völlig neu zu konzipieren:

Die wissenschaftlichen Grundlagenbeiträge wurden ergänzt durch die neuen Ausbildungsfächer Pädagogik, Soziologie, Einführung in wissenschaftliches Arbeiten, Rehabilitation, Prävention, Sportmedizin und Arbeitsmedizin. In die klinischen Fächer wurde die Geriatrie eingefügt; die krankengymnastischen Behandlungstechniken wurden erweitert. Der Umfang der Lehrbuchreihe ist auf vierzehn Bände gewachsen, die in einem zeitgemäßen Layout erscheinen.

Dieses neue Konzept wird verantwortet von einer Physiotherapeutin/ Krankengymnastin – A. Hüter-Becker – sowie Prof. Dr. med. W. Heipertz und einer Expertin für Bewegung und Bewegungskontrolle – Dr. H. Schewe – als Herausgeber der Gesamtreihe. Die Einzelbände werden zusätzlich von Bandherausgebern betreut: bei überwiegend krankengymnastischen Inhalten von Physiotherapeuten, bei überwiegend medizinischen Inhalten von Ärzten.

Die jetzt ausgeschiedenen Herausgeber des Taschenlehrbuches Krankengymnastik, H. Cotta und G. Rompe, haben über Jahrzehnte mit ihrer über die Grenzen Deutschlands hinaus anerkannten Fachkompetenz dem Lehrbuch der Krankengymnastik Geltung verschafft und dazu beigetragen, es als Standardwerk zu etablieren. Sie haben sich mit diesem Engagement um die Krankengymnastik verdient gemacht.

Auch dieses neue Lehrbuchkonzept lebt vom Austausch zwischen Herausgebern, Autoren und Lesern, zu dem wir Schüler und Lehrer der Physiotherapie ausdrücklich ermutigen wollen. Wir sind dankbar für alle Vorschläge, die dazu beitragen, diese Lehrbücher den Erwartungen derer, für die sie geschrieben wurden, anzugleichen, damit sie eine optimale Lern- und Arbeitshilfe werden.

Heidelberg, Berlin, Frankfurt, März 1996

Antje Hüter-Becker
Heidrun Schewe
Wolfgang Heipertz

Vorwort

Dieses Buch schrieben wir für Schüler der Physiotherapie, hoffen aber auch, erfahrene Physiotherapeuten damit anzusprechen.

Der Schwerpunkt des Buches besteht darin, dem Leser und Lernenden grundlegende Prinzipien für die physiotherapeutische Untersuchung und Behandlung zu liefern.

Patientenbeispiele sollen die Umsetzung in die praktische Arbeit erleichtern.

Es werden Behandlungsmöglichkeiten angeboten, bei denen verschiedene Techniken zur Anwendung kommen. Ziel ist es nicht, die Techniken, wie z. B. Manuelle Therapie, PNF, FBL, Mobilisation neuraler Strukturen, in den Vordergrund zu stellen, sondern deren Anwendung innerhalb einer geplanten Behandlung für die speziellen Defizite des Patienten. Es ist meistens nicht von Bedeutung , welche Techniken oder physiotherapeutischen Verfahren eingesetzt werden, um zum Ziel zu kommen. Viel wichtiger ist es, zu wissen, wie das Ziel heißt, und den Weg dorthin zu überschauen, um sich dann gemeinsam mit dem Patienten der geeigneten Mittel zu bedienen.

Nur eine ausführliche Untersuchung und grundlegende Kenntnisse in funktioneller Anatomie und Biomechanik sowie der Pathophysiologie der orthopädischen Syndrome ermöglichen eine individuelle Behandlungsplanung ohne „Rezeptdenken".

Aus diesen Überlegungen heraus ergab sich die Gliederung des Buches.

Im allgemeinen Teil werden die Leitsymptome in der Orthopädie vorgestellt.

Grundlegende Prinzipien der Untersuchung und Behandlung dieser Symptome werden erläutert und in den speziellen Teil des Buches übertragen.

Das zweite Kapitel behandelt die physiotherapeutische Untersuchung.

Im speziellen Teil wird bewußt darauf verzichtet, eine Vielzahl von Krankheitsbildern aufzulisten. Statt dessen werden exemplarische Krankheitsbilder, die häufig vorkommen, Syndromkomplexen zugeordnet.

Im operativen Teil werden exemplarisch ausgewählte Operationen nach deren Zielsetzung (z. B. gelenkerhaltende oder gelenkersetzende Operationen) geordnet. Für die physiotherapeutische Untersuchung und Behandlung ist Wissen über die Wund- und Knochenheilung sowie Kenntnis über das operative Vorgehen notwendig. Nur so können Behandlungsprinzipien abgeleitet werden.

Begreift sich jeder im Beruf stehende Physiotherapeut als lernender Therapeut, so ist dieses Buch für alle gedacht!

Es kann sowohl zum Nachschlagen dienen, aber auch als Hilfe bei der Auswahl von Techniken und Methoden, über die man noch mehr wissen möchte.

Der aufmerksame Leser wird dabei erkennen, daß alle Inhalte auf viele Patientenprobleme und Behandlungssituationen übertragbar sind.

Aus Gründen der besseren Lesbarkeit wurde auf die Verwendung der weiblichen und männlichen Form verzichtet. Die verwendete Form spricht beide Geschlechter an.

Unser besonderer Dank gilt Frau Haarer-Becker vom Thieme Verlag für ihre gute Betreuung und wertvollen Hinweise. Weiterer Dank gilt Frau Hüter-Becker und Herrn Prof. Dr. med. Heipertz für die Korrektur der Manuskripte sowie Frau Gehrig für ihre geduldige redaktionelle Bearbeitung und dem Grafiker Herrn Hartmann für die ausgezeichneten Zeichnungen.

Herrn Prof. Dr. med. Gerner, Herrn Prof. Dr. med. Everbeck und Herrn Dr. med. Heinrichs von der Orthopädischen Universitätsklinik Heidelberg danken wir für die Bereitstellung der Röntgenaufnahmen.

Mechthild Dölken, Steffen Wirth

Persönlich danken möchte ich meiner Kollegin, Frau Astrid Birr, für das Korrekturlesen meiner Manuskripte.

Mechthild Dölken

Inhaltsverzeichnis

I. Allgemeiner Teil

1 Leitsymptome

6 Aseptische Osteochondronekrosen

7 Entzündliche rheumatische Erkrankungen

M. Dölken, S. Wirth

8 Erkrankungen mit verminderter Knochendichte

III. Spezieller Teil: Operative Orthopädie

9 Gelenkerhaltende Operationen

11 Gelenkversteifende Operationen

I. Allgemeiner Teil

1 Leitsymptome

1.1 Schmerz

M. Dölken, S. Wirth

■ *Definition:* Schmerz ist ein unangenehmes Sinnes- und Gefühlserlebnis, hervorgerufen durch eine aktuelle oder potentielle Gewebsschädigung, die vor weiterer Schädigung warnt (Pain 1979; 6 : 248 – 252).

Das Leitsymptom vieler orthopädischer Erkrankungen ist der Schmerz. Er führt den Patienten zum Arzt und anschließend zum Physiotherapeuten. Die Lebensqualität wird durch einen dauerhaft bestehenden Schmerz massiv beeinträchtigt. Die Erwartung des Patienten an den Arzt und den Physiotherapeuten ist meistens die möglichst schnelle Reduzierung des Schmerzes.

Die Schmerzempfindung ist subjektiv, sie kann zwischen einzelnen Patienten sehr unterschiedlich sein. Es besteht eine enge Verflechtung zwischen Schmerzempfindung und Schmerzverarbeitung.

1.1.1 Theorie des Schmerzes

•••• Komponenten des Schmerzes

1. sensorisch/sensibel

Der Patient erhält Informationen über Lokalisation, Dauer und Intensität des Schmerzes.

2. motorisch

Es werden Fluchtreflexe und Tonusveränderungen der Muskeln ausgelöst.

3. reflektorisch-vegetativ (autonom)

Im ZNS ankommende Schmerzimpulse beeinflussen u. a. den Sympathikusanteil des vegetativen (autonomen) Nervensystems, so daß es zu vegetativen Nebenreaktionen, wie z. B. veränderte Hautdurchblutung und Schweißsekretion, kommen kann.

4. affektiv (= emotional)

Es entsteht ein unangenehmes Gefühlserleben.

Die Wertung des Schmerzes ist die Summe dieser vier Komponenten. Äußere Einflüsse im Umfeld des Patienten können die Wahrnehmung und Schmerzverarbeitung zusätzlich beeinflussen (Beispiele siehe unten im folgenden Text).

Affektive Reaktion des Patienten auf den Schmerz

Die allgemeine Situation des Patienten, z. B. am Arbeitsplatz, in der Partnerbeziehung und in der Familie können die Schmerzverarbeitung in erheblichem Maße beeinflussen.

Schmerz steht den Allgemeinempfindungen Hunger, Durst und Angst nahe, die nicht exakt einer bestimmten Körperstruktur zugeordnet werden können. Trotzdem muß das klinische Phänomen des Schmerzes als Alarmsymptom einer Erkrankung bzw. einer Gewebestruktur gewertet werden.

Die Schmerzursache soll durch den ärztlichen und physiotherapeutischen Befund geklärt werden. Die genaue Anamnese und bestimmte Schmerzprovokationstests ermöglichen eine strukturelle Schmerzzuordnung. (Anamnese und Tests werden in Kapitel 2 beschrieben.)

Aufgrund der Subjektivität der Schmerzempfindung ist es manchmal schwierig, leichte Veränderungen innerhalb der Behandlungsserie auszumachen. Hier können Beurteilungen der Schmerzen in Prozentangaben hilfreich sein.

- *Beispiel:* Zu Beginn der Behandlungsserie 100% Schmerz – Der Therapeut beurteilt, mit wieviel Prozent der Patient seine Schmerzen nach vier Behandlungen angibt.

•••• Charakteristika des Schmerzes

1. Schmerzort

Schmerz- und Entstehungsort können identisch sein, häufig ist dies jedoch nicht der Fall. Die Schmerzausstrahlung kann abhängig von der schmerzauslösenden Struktur unterschiedlich breit gefächert sein.

- *Beispiele:*
  - Kompression der Spinalnervenwurzel
    Bei Schädigung einer Spinalnervenwurzel strahlt der Schmerz in das zugehörige Hautareal = Dermatom aus. (siehe unter *Neurologische Untersuchung*)

- übertragener Schmerz
  Schmerzfasern innerer Organe bilden Synapsen an den gleichen Schaltneuronen im Hinterhorn des Rückenmarks wie Schmerzfasern aus Hautarealen. Bei Schädigung eines inneren Organs empfindet der Patient den Schmerz aber hauptsächlich in der Haut, weil das ZNS die Ursache des Schmerzes eher als Trauma von außen kennt und als solches interpretiert.

2. Schmerzqualität

- Stechend und schnell mit exakter Lokalisierbarkeit, wenn er über schnelle Fasern geleitet wird = A-delta-Fasern (30 m/sec).
- Dumpf, bohrend und andauernd mit ungenauer Lokalisierbarkeit, wenn er über langsame Fasern geleitet wird = C-Fasern (3 m/sec).
- Brennend nach Myelinschädigungen der Nervenumhüllung peripherer Nerven, z. B. bei Polyneuropathie.

3. Schmerzart

- Somatischer Schmerz peripherer Nerven
- Oberflächenschmerz: Der Ursprung liegt in der Haut.
- Tiefenschmerz: Der Ursprung liegt in Gelenken, Knochen, Bindegewebe oder Muskeln.
- Viszeraler Schmerz: Der Ursprung liegt in den inneren Organen.
- Psychogener Schmerz: Sein Ursprung liegt im ZNS. Nicht jeder empfundene Schmerz muß durch Reizung von Nozizeptoren und deren Weiterleitung in Schmerzbahnen bedingt sein.

4. Zeitlicher Verlauf des Schmerzes

- Akut: Plötzlich aufgetreten, besteht erst seit kurzer Zeit, d. h. weniger als sieben Tage – danach gilt ein Schmerz schon als subakut.
- Chronisch: Ein Schmerz, der länger als sechs Wochen besteht.
- Intermittierend: Der Schmerz tritt in Intervallen auf, er nimmt zu und wieder ab.
- Physiologisch (adaptativ): Dieser Schmerz hat einen Sinn, z. B. schützt er nach einem akuten Trauma das geschädigte Gewebe vor zu hoher Belastung. Er soll durch Schonung der verletzten Muskulatur die Gewebeheilung begünstigen.
- Pathologisch (maladaptativ): Dieser Schmerz hat keine Funktion mehr. Das Gewebe ist schon lange verheilt, trotzdem bestehen noch Schmerzen. Für die Entstehung eines maladaptativen Schmerzes spielen viele Faktoren eine Rolle, z. B. die emotionale Reaktion auf den Schmerz. Durch Angst, Depression oder Ärger kommt es zu einer er-

höhten Adrenalinausschüttung im Nebennierenmark. Die Adrenalinausschüttung führt im peripheren Gewebe zu einer Freisetzung von Neurotransmittern, wie z. B. Prostaglandinen, Katecholaminen, Noradrenalin. Diese Neurotransmitter verursachen eine neurogene Entzündung im Gewebe der Peripherie, wodurch ein Teufelskreis in Gang kommt. Die Neurotransmitter verursachen wieder eine Gewebeschädigung, welche einen nozizeptiven Reiz in der Peripherie auslöst und wodurch die emotionale Reaktion des Patienten wiederum eine Adrenalinausschüttung auslöst usw.
Durch diesen Mechanismus kann sich ein Schmerzkreislauf über lange Zeit selbst erhalten. (Diskutiert werden auch Schmerzlernvorgänge im Gehirn = Schmerzgedächtnis.)
Ein maladaptativer Schmerz ist auch ein Verarbeitungsproblem im Hinterhorn des Rückenmarks.
Ein langandauernder Schmerzreiz aus der Peripherie über die C-Fasern führt zu einer allmählichen Übersäuerung des Hinterhorns durch die Freisetzung von Aminosäuren. Diese Übersäuerung führt auf Dauer dazu, daß Reize, die normalerweise keine Schmerzen auslösen, plötzlich Schmerzen auslösen (z. B. eine Berührung oder Bewegung).

5. Bedingungen des Auftretens

- Überwiegend unter Belastung
- Überwiegend in Ruhe
- Bevorzugt bei bestimmten Tätigkeiten

6. Begleiterscheinungen

- Veränderungen der Hautdurchblutung und Schweißdrüsensekretion: Sie entstehen durch Sympathikusreflexe. Nach Erreichen der Schmerzimpulse im ZNS werden sie auf rücklaufende Bahnen umgeschaltet. Diese ziehen zu den sympathischen Neuronen im Seitenhorn es Rückenmarks und weiter mit den Spinalnerven zu den Hautgefäßen, Schweißdrüsen und glatten Muskeln der Hauthaare.
- Tonusveränderungen der Muskulatur
- Muskelatrophie und regionale Osteoporose = objektivierbare Schonungszeichen: Durch die Schonung des schmerzhaften Körperabschnitts können Muskelatrophien und regionale Osteoporosen auftreten.

•••• Auslösende Ursachen von Schmerz

- Mechanische Gewebeschädigung: Einlaufschmerz zu Beginn einer Belastung; Bewegungsschmerz; Belastungsschmerz;
- Thermische Reize: > 45 °C;
- Chemische Reize: z. B. Kalium-Ionen, die aus zerstörten Zellen frei werden; Milchsäure; Gewebemediatoren wie Histamin und Prostaglandine;
- Entzündung: Ruheschmerz, v. a. nachts;
- Psychische Verfassung: Die persönliche Verfassung des Patienten (z. B. Streß, Kummer) kann die Schmerzempfindung und Verarbeitung in hohem Maße beeinflussen.

Die auslösenden Meldeeinrichtungen des Schmerzes sind die Nozizeptoren. Es werden zwei Arten von Nozizeptoren unterschieden:
- A_δ-Fasern: Es sind dünne myelinisierte Fasern; sie reagieren sehr schnell auf Reize, liegen vorwiegend in der Haut und lösen einen hellen, sehr gut lokalisierbaren, stechenden, schneidenden Schmerz aus (Primärschmerz).
- C-Fasern: Dünne marklose Fasern, die verzögert einen dumpfen, diffusen brennenden, bohrenden Schmerz auslösen (Sekundärschmerz).

•••• Lokalisation und Aufbau der Nozizeptoren

Nozizeptoren befinden sich in allen Gelenkstrukturen. (Außer im Knorpel, hier besitzt nur die subchondrale Schicht Nozizeptoren.)
- Knochen
- Muskeln
- Sehnen mit Sehnenscheiden
- Schleimbeutel
- Nerven
- Gefäße
- Haut und Unterhaut

•••• Aufbau der Nozizeptoren

Die Nozizeptoren sind die Schadensmelder des Körpers. Sie informieren über alle Gewebeschädigungen. Jede Schmerzwahrnehmung hat ihre „Initialzündung" in der überschwelligen Reizung der Nozizeptoren.

Nozizeptoren sind keine „freien Nervenendigungen". Das letzte Stück der Axone teilt sich in ein Bäumchen von Endverzweigungen. Da die Axone nicht von Schwann-Zellen umwickelt sind, ist keine Myelinscheide vorhanden. Die Schwann-Zellen bedecken die Endverzweigungen jedoch unvollständig. An den nicht bedeckten Arealen sind die Verzweigungen spindelförmig aufgetrieben und enthalten Vesikel mit Transmittern.

•••• Funktion der Nozizeptoren

- Auslösung von Schmerzempfindungen
- Einfluß auf Motoneurone der Muskulatur des Rumpfes, der Extremitäten, der Augen und des Kauapparates
- Einfluß auf das γ-System der Muskelfunktionssteuerung
- Einfluß auf das kardiovaskuläre und respiratorische System

Mit dem Ausdruck „Schadensmelder" wird die eigentliche Aufgabe dieses Rezeptortyps beschrieben. Sie werden auch häufig als „Schmerzrezeptoren" bezeichnet; dieser Begriff gibt aber nicht die ganze Vielfalt ihrer Funktionen wieder.

•••• Unterscheidung der Nozizeptoren nach ihrem Antwortverhalten

1. Uni- und polymodale Nozizeptoren

Nozizeptoren, die nur auf eine Qualität störender Reize (mechanischer, chemischer oder thermischer Art) reagieren, nennt man unimodale Nozizeptoren. Reagieren sie auf mehrere Qualitäten, nennt man sie polymodale Nozizeptoren.

Unimodale Nozizeptoren

Die Erregung erfolgt bereits bei nur einer Reizqualität. Sie erhöhen ihre Impulsrate auf folgende Reize:
- noxisch-mechanisch (z.B. Meniskusschädigung)
- noxisch-thermisch (z.B. bei Berührung einer heißen Herdplatte)
- noxisch-chemisch (z.B. Verätzung der Haut durch Salzsäure)

Polymodale Nozizeptoren

Die Erregung erfolgt nur bei kombinierter Reizung. Sie erhöhen ihre Impulsrate auf folgende Reize:
- noxisch-mechanisch + thermisch
- noxisch-mechanisch + thermisch + chemisch

Polymodale Rezeptoren sind sinnvoll, weil die schmerzauslösenden Reize sehr verschieden sind und kombiniert auftreten können.

2. Primär mechano-insensitive Nozizeptoren = stumme Nozizeptoren

Dabei handelt es sich um Nozizeptoren, die normalerweise nicht auf mechanische Reize reagieren. Es handelt sich dabei um C-Fasern. Ein hoher Anteil der C-Fasern wird erst bei einer Schädigung aktiv. Langandauernde nozizeptive Reize aus der Peripherie führen zu einer Aktivierung dieser stummen Nozizeptoren. Je länger ein Reiz besteht, desto mehr Nozizeptoren werden aktiv.

3. Nichtnozizeptive Neurone

Es sind keine Nozizeptoren, sondern Neurone, die Schmerz weiterleiten können. Auch sie können auf noxische Reize antworten.

•••• Vorkommen der verschiedenen Nozizeptorentypen

	Haut	Muskel	Gelenk	Eingeweide
mechanisch	•			
thermisch	•			
chemisch	•			
polymodal	•	•	•	
mechano-insensitiv	•	•	•	•

•••• Änderung des Antwortverhaltens der Nozizeptoren

Unter krankhaften Umständen kann sich das Antwortverhalten der Nozizeptoren verändern. Dies nennt man Plastizität. So führt z.B. eine Entzündung im Gewebe durch vermehrte Synthese und Freisetzung von Entzündungsmediatoren, wie Histamin, Bradykinin, Serotonin und Prostaglandinen, zur Sensibilisierung von Nozizeptoren in folgendem Sinne:

- Die Erregungsschwelle für mechanische und thermische Reize wird durch die Entzündung so weit gesenkt, daß bereits normalerweise schadlose Reize Impulse auslösen.
- Die Impulsfrequenz von Nozizeptoren erhöht sich.
- In „stummen" Nozizeptoren werden jetzt bereits bei mechanischer Reizung Impulse ausgelöst.
- Wurden afferente Nervenfasern geschädigt, können diese durch Transmitter des sympathischen Nervensystems, wie z.B. Adrenalin und ähnliche Substanzen aktiviert werden.

- Wurden periphere Nerven durchtrennt oder verletzt, erfolgt eine pathologische Spontanaktivierung.

•••• Weiterleitung der Schmerzimpulse

Der nozizeptive Prozeß besteht in der Weiterleitung der Nozizeptorenimpulse über die Schmerzbahnen zum Gehirn. Die bewußte Wahrnehmung ist die subjektive Schmerzempfindung in höheren Hirnstrukturen.

Schmerzverhalten ist überwiegend nicht angeboren, sondern wird erst sehr früh in der Entwicklung erlernt. Experimentell wurde an Katzen gezeigt, daß nozizeptive Prozesse auch nach Ausschaltung von höheren Hirnstrukturen weiterhin ablaufen.

Zentrale Steuerungsebenen

- Hirnstamm: Hier spielen u.a. das vestibuläre System und die Formatio reticularis eine Rolle.
- Thalamus: In diesem wichtigen Zentrum werden die ankommenden nozizeptiven Reize mit den sensorischen, motorischen und viszeromotorischen Zentren verknüpft. Die Thalamusregion verknüpft die somatische Afferenz auch mit dem Großhirn. Erst dann kann der Schmerz wahrgenommen werden. Damit stellt die Thalamusregion das „Tor zum Bewußtsein“ dar.
- Großhirn (Neokortex und limbisches System): Während die Großhirnrinde v.a. für die Wahrnehmung, Unterscheidung, Lokalisation und Wertung sowie die aktive Beantwortung des Schmerzes verantwortlich ist (kognitive Komponente), fügt das limbische System vor allem den Leidenscharakter hinzu (affektive und emotionale Komponente).

Die Schmerzbahn besteht aus zwei Hauptanteilen

a) Die erste Bahn wird aus den A_δ-Fasern mit einer Leitgeschwindigkeit von 30 m/sec gebildet. Sie ist für den ersten Schmerz verantwortlich, da sie dem zweiten Schmerz im Empfinden vorgeschaltet ist. Es handelt sich um dünne myelinisierte Fasern, die sehr schnell auf Reize reagieren, vorwiegend in der Haut liegen und einen hellen, sehr gut lokalisierbaren, stechenden, schneidenden Schmerz vermitteln.

Die Zellkörper der ersten peripheren Schmerzneurone werden von Bindegewebe umgeben und bilden mit anderen sensiblen Neuronen das Spinalganglion in der Hinterwurzel des Spinalnerven. Ihre Axone enden im Hinterhorn am zweiten Neuron. Deren Axone kreuzen im gleichen Rückenmarksegment auf die Gegenseite des Rückenmarks, um in der neothalamischen Bahn = lateraler Teil des Tracuts spinothalamicus zu den dritten Neuronen im Thalamus zu ziehen.

Der Thalamus gehört zum Zwischenhirn. Alle sensiblen Bahnen – mit Ausnahme der Riechbahn – gelangen über den Thalamus zur Großhirnrinde. Deren Axone ziehen v. a. zum sensiblen Areal der Großhirnrinde, wo die Schmerzempfindung wahrgenommen wird.

b) Der zweite Teil der Schmerzbahn wird aus den C-Fasern mit einer Leitgeschwindigkeit von 3 m/sec gebildet. Sie sind für den zweiten Schmerz verantwortlich, da sie den ersten Bahnen nachgeschaltet sind. Es handelt sich um dünne, marklose Fasern, die verzögert einen dumpfen, diffusen, brennenden, bohrenden Schmerz auslösen. Sie werden in der älteren palaeothalamischen Bahn geleitet = medialer Teil des Tractus spinothalamicus und Tractus spinoreticularis. Die Formatio reticularis ist ein Netz von Neuronen im Hirnstamm mit vielen chemischen Neuronensystemen und Reflexzentren. Sie ist u. a. für den Wachheitsgrad verantwortlich. Schmerz weckt auch einen schlafenden Patienten.

Schmerzneurone im peripheren und zentralen Nervensystem

Schmerzneurone im peripheren Nervensystem unterscheiden sich von denen des zentralen Nervensystems durch unterschiedliche Transmitter (Überträgerstoffe an Synapsen) und Neuropeptide (Modulatoren von Neuronen). Das Zusammenwirken von Transmittern und Neuropeptiden ist noch nicht eindeutig geklärt.

Gate-control-Theorie

Abzweigungen der Nervenfasern für Druck und Berührung (myelinisierte Fasern = A-alpha-Fasern, A-beta-Fasern und nichtnozizeptiver Teil der A_δ-Fasern) ziehen zu den zweiten Schmerzneuronen im Hinterhorn des Rückenmarksegments und bilden an ihnen eine hemmende Synapse = afferente, segmentale Hemmung.

Mechanische Reize, wie z. B. Massage und TENS, stimulieren die oben genannten Fasern und reduzieren so die Aktivität der Schmerzneurone.

Erkrankungen, die dicke Fasern für Druck und Berührung demyelinisieren, wie z. B. Polyneuropathien, reduzieren deren Aktivität und somit den hemmenden Effekt an den zweiten Schmerzneuronen im Hinterhorn des Rückenmarksegments. So läßt sich der spontane Schmerz bei diesen Erkrankungen erklären.

Melzack und Wall fügten 1965 dem oben Angeführten z. T. bisher nicht bewiesene Aussagen hinzu.

Nichtmyelinisierte Schmerzfasern aktivieren das zweite Schmerzneuron im Hinterhorn. Gleichzeitig sollen sie an Interneuronen enden, die das zweite Schmerzneuron hemmen. Diese Interneurone (Gate-Zellen) werden wiederum von den myelinisierten Schmerzfasern gehemmt. Je mehr Gate-Zellen gehemmt werden, desto weniger können sie das zweite Schmerzneuron hemmen, was eine Schmerzzunahme zur Folge hat.

Neu ist also, daß die Aktivität der zweiten Schmerzneurone durch eine Balance gesteuert wird. Die Balance findet zwischen myelinisierten Fasern für Druck und Berührung, die das Schmerzneuron hemmen, und den nichtmyelinisierten Schmerzfasern, die die Gate-Zellen hemmen, statt.

Bisher nicht gezeigt wurde die angenommene Verschaltung der Gate-Interneurone. Die Interneurone besitzen laut der Theorie gleichzeitig eine hemmende und eine aktivierende Synapse. Bisher wurde auch kein Neuron mit beiden Synapsentypen gleichzeitig gefunden.

Die Gesamtheit der bewiesenen und der nicht bewiesenen Erkenntnisse kann als „Gate-control-Theorie" bezeichnet werden. Bis heute gibt es Meinungsverschiedenheiten in der Wissenschaft darüber, ob diese Theorie richtig ist. Für den physiotherapeutischen Bereich sind nur die bewiesenen Erkenntnisse von Bedeutung.

Schmerzmanagement

Die Behandlung von Patienten mit maladaptativen Schmerzen ist für Ärzte und Physiotherapeuten sehr anspruchsvoll. Daher wird an dieser Stelle ein Beispiel zum Schmerzmanagement mit chronischen maladaptativen Schmerzpatienten beschrieben. Häufig ist die Zusammenarbeit mit anderen medizinischen Berufsgruppen, wie z.B. Psychotherapeuten notwendig.

Die emotionale Situation des Patienten ist extrem verändert. Der Schmerz bestimmt seinen Lebensrhythmus. Die Kontrolle über den Schmerz und die Verantwortung für die Beeinflussung des Schmerzes übernehmen die Patienten nicht mehr selbst. Sie gehen von Arzt zu Arzt, von Therapeut zu Therapeut und erhoffen sich bei jedem Hilfe. Der Patient muß wieder die Eigenverantwortung für die Beeinflussung des Schmerzes lernen. Dies setzt verschiedene Schritte in der Behandlung voraus:

1. Gute umfangreiche Untersuchung

Der Patient braucht das Gefühl „Jemand glaubt mir, nimmt mich mit meinem Schmerz ernst". Viele Patienten haben erlebt, daß sie für Simulanten gehalten wurden. Ein maladaptativer Schmerz kann aber funktionell und physiologisch erklärt werden (siehe unter *Charakteristika des Schmerzes*).

2. Dem Patienten die Schmerzentstehung erklären

- *Beispiele:*
  - Am Anfang steht das Trauma, z. B. ein HWS-Schleudertrauma.
  - Die Gewebeschädigung löst Schmerzen aus, die von der Peripherie dem Gehirn gemeldet werden. Die Schmerzinformationen werden im Hirnstamm gesammelt, von dort werden sympathische und emotionale Reaktionen ausgelöst.
  - Ein lange bestehender Schmerz führt zu Veränderungen im Hinterhorn, wodurch sich die Schmerzverarbeitung verändert (siehe unter *Charakteristika des Schmerzes*). Die emotionale Reaktion führt zur Ausschüttung von Entzündungsmediatoren im Gewebe (siehe unter *Charakteristika des Schmerzes*).
  - Allmählich kommen durch diese Abläufe andere Schmerzsyndrome im Körper hinzu, z. B. Schulter- und Ellenbogenschmerzen als Folge der HWS-Gefügestörung.
  - Während dieser Zeit passiert noch mehr: Die Unzufriedenheit des Patienten nimmt zu, Ängste entstehen, z. B. wie es beruflich weitergeht; Partnerschaft; Angst, daß Ärzte und Therapeuten den Patienten nicht mehr ernst nehmen; Belastbarkeit sinkt rapide – Schmerz behindert Freizeitaktivitäten, wie z. B. Sport. Diese Unzufriedenheit und Ängste haben wiederum einen negativen Effekt auf die Gewebeheilung. Adrenalin wird frei und Hormone, die den Schmerz hemmen können („Glückshormone" – Opiate) werden nicht mehr ausgeschüttet.
  - Dieser ganze Mechanismus hält den Schmerzkreislauf dauerhaft in Gang.

3. In der Therapie für gute „Gewebegesundheit" sorgen

Muskeln, Gelenke und neurales System behandeln, z. B. schmerzlindernd arbeiten, Verbesserung der Beweglichkeit, Anregung des Stoffwechsels (Anregung der Durchblutung, des Lymphflusses usw.). Überwiegend im schmerzarmen Bereich arbeiten. Der Schmerz darf nicht zunehmen. Entspannung, Schulung der Körperwahrnehmung.

4. Der Patient muß lernen, daß er sich zunehmend belasten kann

Pacing: Aktivität auf einer Basis ohne Schmerz anwenden, d. h. eine bestimmte Bewegung löst nach acht Wiederholungen Schmerzen aus. Als Hausaufgabe soll der Patient die Bewegung siebenmal durchführen. Allmählich wird die Wiederholungszahl gesteigert. Der Patient lernt, daß er ohne Schmerz oder ohne Schmerzverstärkung bewegen kann.

5. Die Aufmerksamkeit des Patienten vom Schmerz weglenken

- Patienten etwas üben lassen, was sie ohne Schmerzen ausführen können;
- Entspannungsfähigkeit verbessern;
- Spielerisch arbeiten, den ganzen Körper einbeziehen, nicht den „Schmerzort" in den Mittelpunkt der Behandlung stellen (z. B. Konzentrative Bewegungstherapie oder Teile aus der Tanztherapie, Psychomotorik).

Gerade bei Patienten mit chronischen Schmerzen wird deutlich, wie wichtig es ist, das Verhalten und Erleben zu beeinflussen und nicht nur „strukturell" zu denken. Hierzu sind alle ganzheitlichen Verfahren geeignet, um dem Patienten eine positive Einstellung zu seinem Körper zu vermitteln und ihn Bewegung als lustvoll – nicht schmerzhaft! – erleben zu lassen.

1.1.2 Auswirkung einer nozizeptiven Meldung auf den Bewegungsablauf

Jede von den Nozizeptoren gemeldete Störung führt zu einer reflektorischen Veränderung des Bewegungsablaufes. Sie geschieht bereits, bevor die Nozizeption vom Patienten wahrgenommen wird. Der Tonus der Muskulatur verändert sich. Alle Muskeln, deren Tätigkeit die Störung verstärken, werden hypoton geschaltet. Die Muskeln, die den Störherd vor weiterem Schaden schützen können, indem sie z. B. das Gelenk in einer bestimmten Position halten, werden hyperton geschaltet.

Die Ursache des Störherdes ist für diesen neurovegetativen Reflexmechanismus zur Schonung eines Krankheitsherdes zunächst unerheblich.

•••• Symptome der tonusveränderten Muskulatur

Hypotone Muskeln

- Druckschmerz des Muskels zunehmend bei Kontraktion
- Kontraktionsschmerz
- schmerzhafte muskuläre Müdigkeit
- faszikuläre Zuckungen bei Ermüdung des Muskels

Hypertone Muskeln

- Druckschmerz des Muskels zunehmend bei Dehnung
- Dehnungsschmerz
- schmerzhafte muskuläre Steifigkeit
- Zahnradphänomen bei passiver Dehnung, d. h. ruckhaftes Nachlassen des Muskels

Beide Muskelgruppen sind geringer belastbar, sie ermüden sehr schnell, die Kraftentfaltung ist deutlich gemindert. Bei vielen Störungen im Bewegungsapparat werden diese muskulären Symptome zuerst vom Patienten wahrgenommen.

■ *Beispiel:* Ein Patient mit beginnender Hüftarthrose nimmt ein zunehmendes Steifigkeitsgefühl innerhalb seiner hüftumgebenden Muskulatur wahr, vor allem morgens nach dem Aufstehen. Nach einer Gehstrecke von ca. 15 Minuten hat er das Gefühl, die Beine werden müde und lahm. Der Patient verspürt noch keinen typischen Gelenkschmerz. Er wird von seinen Mitmenschen auf seinen „schaukelnden" Gang angesprochen, der sich in den letzten Wochen verstärkt haben soll. Er selbst hat noch nicht wahrgenommen, daß sein Körper zur Schonung des Krankheitsherdes ein Entlastungshinken entwickelt hat.

1.1.3 Welche Strukturen des Bewegungsapparates können Schmerzen auslösen?

M. Dölken

•••• Gelenk als Schmerzursache

Es werden degenerative und entzündliche schmerzauslösende Ursachen unterschieden.

Folgende Gelenkstrukturen können die Nozizeption auslösen:
- Subchondrale Schichten der Gelenkfläche
- Periost
- Bandstrukturen
- Gelenkkapsel
- Synovialmembran
- Schleimbeutel

Degenerative Gelenkschmerzen

Entstehung

- mechanische Faktoren wie Fehl- oder Überlastung
- als Folge eines Traumas
- ständiger Aufenthalt in feuchter Witterung

Lokalisation des Schmerzes

Gelenk- oder Wirbelsäulenschmerzen mit Ausstrahlung in die zum Gelenk gehörenden Weichteilstrukturen (Muskeln, Sehnen, Bänder)

Schmerzqualität

- dumpf und bohrend (Muskelschmerz)
- akut und scharf bei Einklemmung (Menisken oder Gelenkmaus)

Auftreten des Schmerzes

- morgendlicher Anlaufschmerz
- unter Belastung Schmerzzunahme
- rasche Ermüdung
- später auch Nacht- und Ruheschmerz

Physiotherapeutische Untersuchung

- ❖ Beim Sichtbefund sind Schwellungen des Gelenks (bei aktivierter Arthrose), Entlastungsstellungen, Entlastungshaltungen und eventuell ein Entlastungshinken zu beobachten.
- ❖ Bei der Prüfung der Bewegung sind Bewegungsschmerzen und zunehmende Bewegungseinschränkungen vorhanden. Nicht alle Bewegungsrichtungen sind gleich stark eingeschränkt.
- ❖ Durch den Schmerz kommt es zu rascher Kraftminderung, der Tonus der Muskulatur verändert sich hyperton bzw. hypoton. Es findet sich ein Kontraktionsschmerz bzw. Dehnungsschmerz der Muskulatur. (siehe unter *Symptome bei reflektorisch veränderter Muskulatur*)
- ❖ Bei der Palpation reagieren die Gelenke mit einem lokalem Druckschmerz und Tonusveränderungen im Bereich der umgebenden Muskeln sind tastbar.

Entzündliche Gelenkschmerzen

Ursache des Schmerzes

- entzündliche Knochenerkrankungen und Tumore
- entzündliche Veränderungen der Membrana synovialis
- Gelenkergüsse

Lokalisation des Schmerzes

- Gelenk- oder Wirbelsäulenschmerzen mit diffuser Ausstrahlung in die Umgebung
- bei Knochenprozessen lokaler Periostschmerz

Schmerzqualität

Es tritt ein heftiger, scharfer, pulsierender, bohrender Entzündungsschmerz auf.

Auftreten des Schmerzes

- heftiger Dauerschmerz
- Ruhe- und vor allem Nachtschmerz mit Verstärkung in den frühen Morgenstunden

Physiotherapeutische Untersuchung

- Beim Sichtbefund sind massive Schwellungen mit verstrichenen Gelenkkonturen zu beobachten. Die Patienten nehmen Entlastungsstellungen bzw. -haltungen ein und klagen über ein starkes Krankheitsgefühl. Sie sind sehr schnell müde, und die Körpertemperatur ist erhöht.
- Bei der Prüfung der Bewegung finden sich massive schmerzhafte Einschränkungen der Bewegung. Alle Bewegungsrichtungen sind eingeschränkt.
- Durch den Schmerz ist die Kraft stark gemindert, alle umgebenden Muskeln werden hypoton geschaltet, da jede Bewegung zu einer Schmerzverstärkung führen würde.
- Bei der Palpation findet sich eine Temperaturerhöhung und ein massiver lokaler Druckschmerz im Bereich des entzündeten Gelenks.

•••• Bänder als Schmerzursache

Schmerzursache

Durch Überlastung vor allem im Bereich hypermobiler Gelenke führen vermehrte Dehnungs-, Druck- und Zugbelastungen durch Veränderungen der Umdrehungsachsen zu Überlastungen der Bandstrukturen.

Lokalisation des Schmerzes

Es tritt ein lokaler Rezeptorenschmerz an den Insertionsstellen der Sehnen und Bänder, oft mit Ausstrahlung in die zugehörige Muskulatur auf.

Schmerzqualität

Es handelt sich um einen diffusen, dumpfen, ziehenden, bohrenden Schmerz.

Auftreten des Schmerzes

Beim längeren dauerhaften Verharren in einer Position nimmt der Schmerz stetig zu.

Physiotherapeutische Untersuchung

- Beim Sichtbefund finden sich Gelenkstellungsveränderungen (z. B. Genu recurvatum-Kniegelenke sind im Stand und beim Gehen überstreckt, Achsabweichungen an den Kniegelenken im Sinne einer verstärkten Valgisierung).
- Die Trophik der Haut ist verändert.
- Im Bereich der Wirbelsäule sind teigig aussehende Querstreifen vorhanden. Die Falten sind eingezogen, Haut und Unterhaut sind verbakken.
- Die passive Bewegung ist im Bereich der hypermobilen Gelenke vergrößert, das translatorische Gelenkspiel ist ebenfalls vergrößert.
- Werden die Bänder durch Stabilitätstests unter Dehnungsstreß gesetzt, reagieren sie nach ca. 30 Sekunden mit vermehrtem Schmerz mit Ausstrahlung in die zugehörige Muskulatur.
- Bei der Palpation findet sich ein lokaler Druckschmerz an der Insertion oder im Bandverlauf.
- Bei länger anhaltendem Druck kommt es zur Schmerzausstrahlung. Im Bereich hypermobiler Wirbelsäulenabschnitte sind die Hautschichten verbacken und grobporig. Hyperalgetische Zonen reagieren nach der Palpation mit einer massiven lokalen Rötung.

•••• Gleitlager (Schleimbeutel, Sehnenscheiden) als Schmerzursache

Schmerzursache

- durch rheumatische und Stoffwechselerkrankungen (z.B. PCP = primär chronische Polyarthritis, Gicht)
- Störungen des Hormon- und Vitaminhaushaltes (z.B. in Zeiten massiver Hormonumstellung, in den Wechseljahren, bei Mangel von Vitamin E)
- einmalige oder wiederholte Mikrotraumen

Lokalisation des Schmerzes

Der Schmerz findet sich lokal über Schleimbeuteln und Sehnenscheiden.

Schmerzqualität

Es handelt sich um einen ziehenden, reißenden Schmerz.

Auftreten des Schmerzes

Der Schmerz tritt nach Überlastung oder gleichförmiger Arbeit auf.

Physiotherapeutische Untersuchung

- Im Sichtbefund sind lokale Schwellungen im Bereich der Schleimbeutel zu beobachten.
- Die Bewegung ist schmerzhaft, meistens in bestimmte Richtungen eingeschränkt. (Z.B. bei Bursitis subacromialis ist die Abduktion massiv eingeschränkt.)
- Unter Entlastung ist der Bewegungsschmerz geringer. (Z.B. unter Zug ist die Abduktion bei der Bursitis subacromialis weniger schmerzhaft.)
- Bei der Palpation sind die Schleimbeutel durch die Schwellungen plötzlich tastbar, durch Druck verstärkt sich der Schmerz. Im Bereich der Sehnenscheiden ist ein Krepitieren bei Bewegung vorhanden.

•••• Muskeln als Schmerzursache

Schmerzursache

- Durch reflektorische Veränderungen des Muskeltonus zur Schonung eines Krankheitsherdes, z. B. bei degenerierten Gelenken oder bei Gelenkblockierungen.
- durch Überlastung und Fehlbelastung, häufig durch Statik- und Konstitutionsabweichungen

Lokalisation des Schmerzes

- Lokaler Schmerz im Bereich des Muskels, der bei Kontraktion oder bei Dehnung zunimmt.
- Schmerz im Bereich der gesamten Muskelsynergie, d. h. in allen Muskeln, die eine funktionelle Einheit bilden. Es kommt zu sogenannten Kettenreaktionen.

Schmerzqualität

- diffuser, dumpfer, bohrender Schmerz
- hell und schneidend im Bereich von lokalen Muskelverhärtungen (Myogelosen)

Auftreten des Schmerzes

- Anlaufschmerz nach längerer Ruhigstellung (z. B. Morgenschmerz) und nach längerem Verharren in einer Stellung
- Schmerz nimmt bei Kontraktion oder Dehnung zu

Physiotherapeutische Untersuchung

❖ Der Sichtbefund kann völlig unauffällig sein. Nach längerem Bestehen sind Muskelatrophien oder verstärkte Muskelkonturen bei massivem Hartspann vorhanden.

❖ Beim Prüfen der Bewegung ist die Bewegungsqualität verändert. Der Widerstand kann erhöht sein und oft ist ein Zahnradphänomen spürbar. Die Bewegung kann eingeschränkt sein.

❖ Aktive Bewegung löst Schmerzen aus, vor allem exzentrische Muskelarbeit. Passive Bewegung ist schmerzfrei. Die betroffenen Muskeln sind druckschmerzhaft. Der Druckschmerz kann bei Kontraktion und bei Dehnung zunehmen. Lokale Verhärtungen im Muskel reagieren auf Druck mit Schmerzausstrahlung (aktive Triggerpunkte, Myogelosen).

•••• Nerven als Schmerzursache

Schmerzursache

Direkte Reizungen der Nervenbahn lösen Schmerz aus:
- mechanische Reizung durch Druck auf die Nervenwurzel bei Bandscheibenvorfällen
- Druck auf den peripheren Nerven durch Engpaßsyndrome (z. B. Karpaltunnelsyndrom = Einengung des N. medianus durch z. B. Schwellung der Sehnenscheiden im Karpaltunnel)
- Bei Druck auf den Nerv verstärkt eine Dehnung des Nervs die Schmerzsymptomatik. Das Gleiten des Nervs in seinem Gleitlager kann behindert sein.

Lokalisation des Schmerzes

- lokaler oder projizierter Schmerz im Ausstrahlungsgebiet des Nervs oder der Nervenwurzel
- scharfe Begrenzung

Schmerzqualität

- hell, stechend, schneidend, scharf, kribbelnd und blitzartig
- bei Einengung der Nervenwurzel plötzlich in das Ausstrahlungsgebiet einschießend

Auftreten des Schmerzes

- Bei Kompression der Nervenwurzel (radikulärer Schmerz) tritt der Schmerz zuerst in belastenden Positionen auf.
- Ist der Schmerz sehr akut, ist er auch in entlastenden Positionen vorhanden.
- Bewegung sowie Husten, Pressen und Niesen verschlimmern den Schmerz.
- Bei Kompression des peripheren Nervs kommt es zu Schmerzen in seinem sensiblen Ausstrahlungsgebiet. Diese können dauerhaft vorhanden sein und verstärken sich bei Dehnung des Nervs oder bei Druck auf die Engpaßstelle.

Physiotherapeutische Untersuchung

- ❖ Im Sichtbefund ist bei radikulärer Kompression eine Entlastungshaltung vorhanden, bei peripherer Kompression atrophiert die zugehörige Muskulatur.

- Bewegung löst Schmerzen aus.
- Die neurologische Untersuchung zeigt Reflex- und Sensibilitätsstörungen (Hypästhesie, Hyperalgesie, Parästhesie) im Dermatom oder im Areal des peripheren Nervs. Es finden sich motorische Ausfälle der Kennmuskeln oder der Muskeln des peripheren Nervs. Eine Störung der Schweißsekretion liegt nur bei Läsion eines peripheren Nervs vor.

1.1.4 Physiotherapeutische Behandlung von Schmerzen

- Schmerzen können auf spinaler Ebene beeinflußt werden, aber auch zentrale Regelmechanismen haben Einfluß.
- Physiotherapie hat Einfluß auf beide Systeme.
- Schmerzen bedeuten Streß für den Körper, die sympathische Reflexaktivität ist erhöht. Durch Reizung unterschiedlicher Sensoren in den einzelnen Geweben kann Physiotherapie die sympathische Reflexaktivität und die Schmerzen senken.

•••• Reize, die in der Physiotherapie eingesetzt werden

- *thermische Reize:* Kälte, Wärme (äußerlich appliziert oder durch Aktivität)
- *mechanische Reize:* Druck, Berührung, Reibung, Vibration, Entlastung, Belastung, Kompression

•••• Rezeptoren, die durch Physiotherapie beeinflußt werden können und deren Lokalisation

Haut und Unterhaut

Dort befinden sich Sensoren (Merkel-Zellen, Meißner-Tastkörperchen, Vater-Pacini-Körperchen, Ruffini-Körperchen), die auf Druck und Berührung reagieren.

Freie Nervenendigungen reagieren auf Kälte.

Muskelgewebe

In den Faszien, Retinacula, Aponeurosen und Sehnen befinden sich die Pacini-Körperchen; sie reagieren auf Druck, Dehnung und Vibration.

In allen oben genannten Strukturen und zusätzlich in den Sehnenscheiden befinden sich die Ruffini-Körperchen, die auf Wärme reagieren.

Gelenkkapsel

Hier befinden sich Mechanorezeptoren vom Typ I und II, die Stellungsveränderungen des Gelenks registrieren. Sie reagieren bei Bewegungen des Gelenks, auch bei passiven, z. B. translatorischen Bewegungen (Traktion und Gleiten). Translatorische Bewegungen in einem Gelenk sind nicht willkürlich, sondern nur durch die Hände des Therapeuten möglich. Es sind kleine parallele und senkrechte Bewegungen der Gelenkpartner. Die Richtung orientiert sich an dem konkaven Gelenkpartner (Behandlungsebene) (Abb. 1.**1**).

Bandstrukturen

Hier finden sich Mechanorezeptoren vom Typ III, diese sind jedoch für die Therapie nicht so gut geeignet, da ihre Reizschwelle zu hoch liegt.

Ruffini-Sensoren reagieren auf Wärme, paciniähnliche Körperchen auf Druck und Vibration.

Periost

Paciniähnliche Körperchen sind zwar selten, reagieren aber gut auf Druck und Vibration.

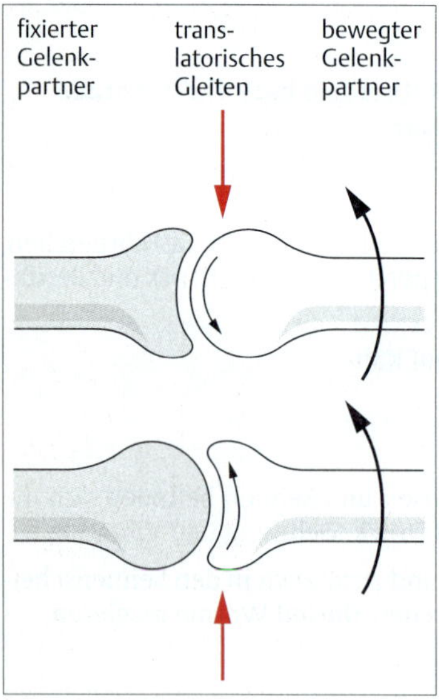

Abb. 1.**1** Zusammenhang zwischen der Form des bewegten Gelenkpartners und der Gleitrichtung [Nach: Kaltenborn]

•••• Physiotherapeutische Maßnahmen

- Ein grundsätzliches Ziel bei der Schmerzbehandlung ist es, eine angst – und streßfreie Behandlungssituation herzustellen.
- Der Patient muß über die geplanten Maßnahmen aufgeklärt werden. Es wird vorher verabredet, wie bei zu- oder abnehmenden Schmerzen verfahren wird.
- Schmerzprovokationstests werden angekündigt. Am Ende der Handlung wird der Patient gefragt, ob der Schmerz wieder verschwunden ist.
- Der Therapeut strahlt Ruhe aus, er nimmt sich Zeit für den Patienten. Bei Hektik und Zeitdruck kann kein Patient entspannen.

Entlastung der schmerzhaften Strukturen

1. Entlastung durch Abnahme von Gewichten

Entlastungsstellungen: Patienten mit Abduktionssyndrom können z. B. ihre Schultergürtelgewichte reduzieren, indem sie die Hände in die Hosentaschen stecken; die Nackenmuskulatur wird durch verminderte Haltearbeit entlastet.

(Abduktionssyndrom = der frontale Thoraxdurchmesser auf Achselhöhe ist in Relation zum Schultergelenkabstand zu groß, dadurch werden die Arme ständig gehalten. Eine Überlastung der Abduktoren und der Nackenmuskulatur ist die Folge.)

Entlastungslagerungen: Durch die Lagerungen werden alle gegen die Schwerkraft gerichteten fallverhindernden Aktivitäten ausgeschaltet. Die schmerzhafte Struktur wird durch verminderte Muskelaktivität entlastet (Abb. 1.**2**).

Durch die Unterlagerung des oben liegenden Armes und Beines wird kein Rotationsimpuls ausgelöst, die Schulter-Nacken-Muskeln und Becken-, Hüft-, und LWS-Muskeln brauchen keine Gewichte zu halten.

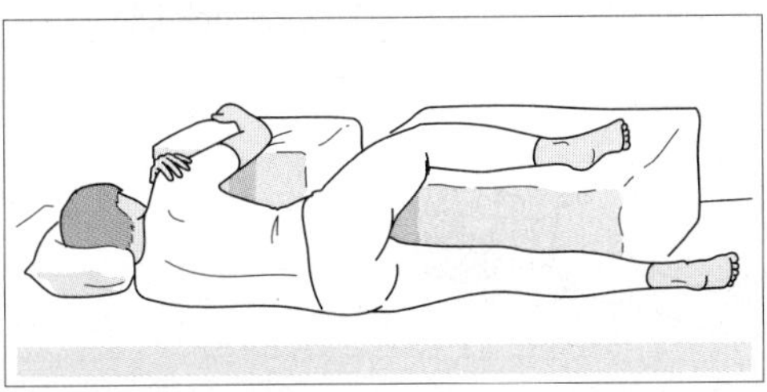

Abb. 1.**2** Entlastungslagerung: fallverhindernde Aktivitäten der Extremitäten werden ausgeschaltet

Durch die Lagerungen können die Strukturen gezielt in Positionen gebracht werden, in denen sie weniger Schmerz auslösen. Bei Kompression einer Nervenwurzel in der LWS z. B. ist die Stufenbettlagerung schmerzlindernd, da durch die Entlordosierung die komprimierte Wurzel entlastet wird (Abb. 1.**3**).

Schlingentisch: Die Gewichte der Extremitäten und des Rumpfes können durch verschiedene Aufhängungen abgenommen werden. Zusätzlich angehängte Expander oder Federn können die Entlastung noch verstärken (Abb. 1.**4**).

Im Wasser sind die Gewichte durch die Auftriebskraft reduziert. Durch zusätzliche Auftriebskörper kann die Wirkung noch verstärkt werden. Ein Körper verliert so viel an Gewicht, wie die von ihm verdrängte Wassermenge wiegt (Archimedisches Gesetz) (Abb. 1.**5**).
Durch die verminderte Haltearbeit können die Muskeln entspannen und die Gelenke mit einer deutlich verminderten Belastung bewegt werden.

2. Entlastung durch Traktion

Die Traktion erfolgt durch den Therapeuten. Die konkave Gelenkfläche stellt die Behandlungsebene dar. Die Traktion erfolgt senkrecht zur Behandlungsebene. Durch die minimale Entfernung der Gelenkpartner kommt es zu einer Druckverminderung im Gelenk. Die Gelenkrezeptoren registrieren eine Entlastung, was zur Hemmung der Schmerzrezeptoren führt.

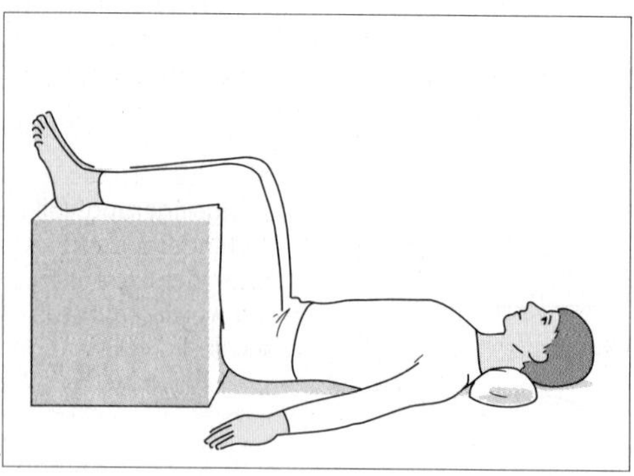

Abb. 1.**3** Stufenbettlagerung: Schmerzminderung durch Entlordosierung der Lendenwirbelsäule

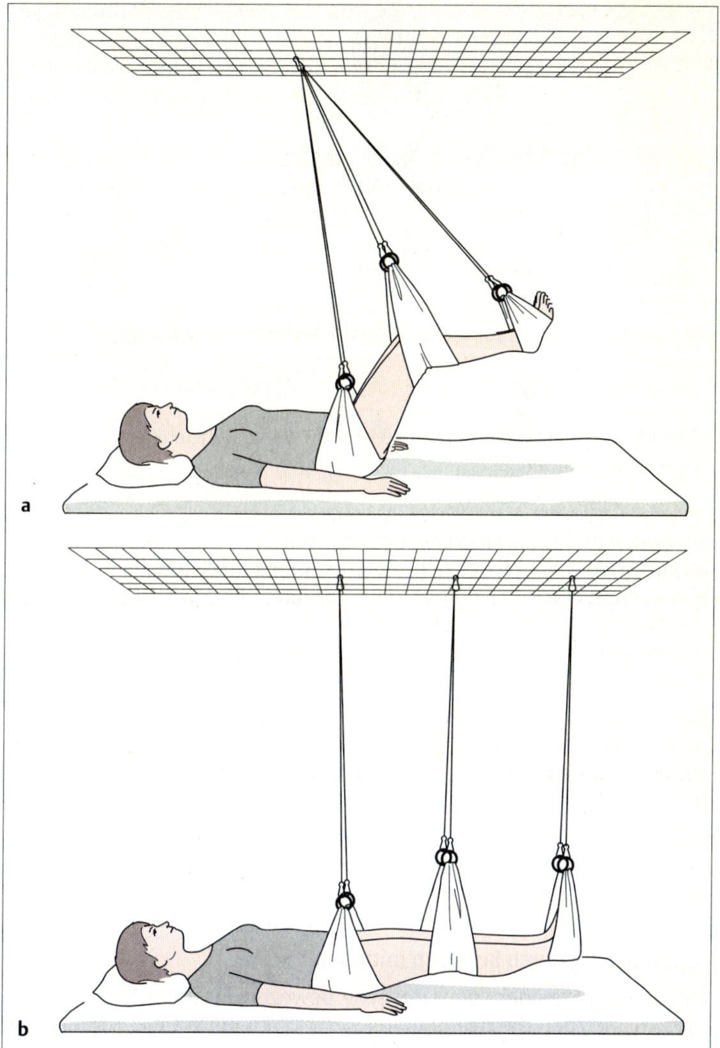

Abb. 1.**4** Entlastungslagerung durch Abnahme des Extremitäten- und Rumpfgewichtes im Schlingentisch: **a** halbsteile Einpunktaufhängung, **b** flache Mehrpunktaufhängung

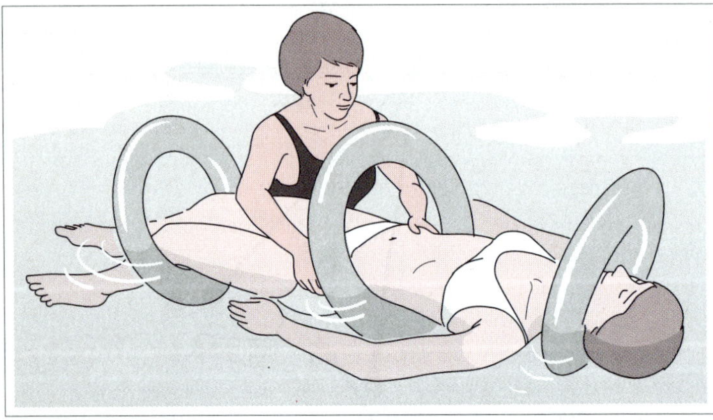

Abb. 1.**5** Reduktion des Körpergewichts durch die Auftriebkraft des Wassers und Auftriebskörper

Es werden drei Traktionsstufen unterschieden:

a) **Lösen:** Aufhebung der Adhäsionsspannung im Gelenk
b) **Straffen:** Die Gelenkkapsel wird entfaltet, der Slack wird herausgenommen. Auf dieser Stufe ist die Bewegung am größten.
c) **Dehnen:** Die kollagenen Fasern der Gelenkkapsel bekommen einen Dehnungsreiz. Es darf keine Gegenspannung auftreten.

Der Bewegungsspielraum bei der Traktion ist relativ klein. Da die Bewegung senkrecht zur Behandlungsebene ausgeführt wird, findet keine Winkelveränderung im Gelenk statt. Es darf nicht mit viel Kraft gearbeitet werden.

Bei der Traktion als schmerzlindernde Maßnahme wird nur in der ersten und zweiten Stufe gearbeitet. Das Gelenk befindet sich in der aktuellen Ruhestellung, d.h. in der Stellung, in der das Gelenk momentan am wenigsten Schmerzen auslöst. Der Kapsel-Bandapparat ist entspannt.

3. Entlastung durch Bewegen mit Kompression

Durch anguläre oder translatorische Bewegungen unter leichter Kompression werden die ligamentären Strukturen eines Gelenks entlastet; so reagieren z.B. Patienten mit Schleudertrauma auf eine dosierte Kompressionsbehandlung der HWS häufig besser als auf eine Behandlung mit Traktion. Leichter intermittierender Druck entlastet die ligamentären Strukturen und stimuliert die Mechanorezeptoren des Gelenks.

4. Wiederherstellung der physiologischen Bewegungstoleranzen eines Gelenks

Sobald ein verkürzter Muskel oder eine verklebte Gelenkkapsel die Bewegungstoleranz eines Gelenks einschränkt, kommt es zu einer Verlagerung der Bewegungsachse. Eine Fehlbelastung des Gelenks ist die Folge. Durch dauernde Fehlbelastung wird das Gelenk überlastet, Gelenkstrukturen reagieren mit Schmerz.

Die Durchführung der bewegungserweiternden Maßnahmen werden unter Punkt 1.2 „Beweglichkeit“ erläutert.

5. Anbieten eines Hilfsmittels oder ökonomischer Bewegungsabläufe zur Entlastung der schmerzhaften Struktur

▪ *Beispiel:* Entlastung eines Hüftgelenks durch Veränderung des Gehens.

Als Beispiel werden die Kräfte beschrieben, die in der Standbeinphase in der Frontalebene auf das Hüftgelenk wirken.

Dabei unterscheidet man:
- **äußere Kräfte:** Sie setzen sich im wesentlichen aus der Gewichtskraft und den bei der Bewegung auftretenden Beschleunigungskräften zusammen.
- **innere Kräfte**: Dabei handelt es sich um die von den Muskeln und Bändern übertragenen Kräfte.

Ein Drehmoment entsteht bei jeder Standbeinphase, da die einwirkenden Kräfte nicht unmittelbar durch die Bewegungsachse des Hüftgelenks gehen. Die Größe des Drehmoments ergibt sich aus der Summe der einwirkenden Kraft und dem senkrechten Abstand vom Kraftvektor zur Gelenkachse.

Drehmoment = Kraft × Kraftarm (Abb. 1.**6**)

Der Abstand des Kraftvektors zum Gelenk ist stark von den Gangbewegungen abhängig und dadurch physiotherapeutisch zur Entlastung eines schmerzhaften Hüftgelenks gut zu beeinflussen. Die Druckbeanspruchung des Hüftgelenks ist das Resultat aus der einwirkenden Kraft geteilt durch die Größe der Fläche, auf die sie einwirkt.

Druck ist proportional zur Kraft, jedoch umgekehrt proportional zu der Fläche, auf die er einwirkt, d. h. der Druck verringert sich mit der Zunahme der Fläche.

Durch Veränderung der Beckenneigung in der Standbeinphase kann die Überdachung des Hüftkopfes beeinflußt werden. Die Größe der Fläche, auf die der Druck einwirkt, kann vergrößert werden.

Das Becken ist in der Standbeinphase stabil, wenn sich das durch äußere Kräfte bewirkte Drehmoment (Lastmoment) mit dem durch Muskel-

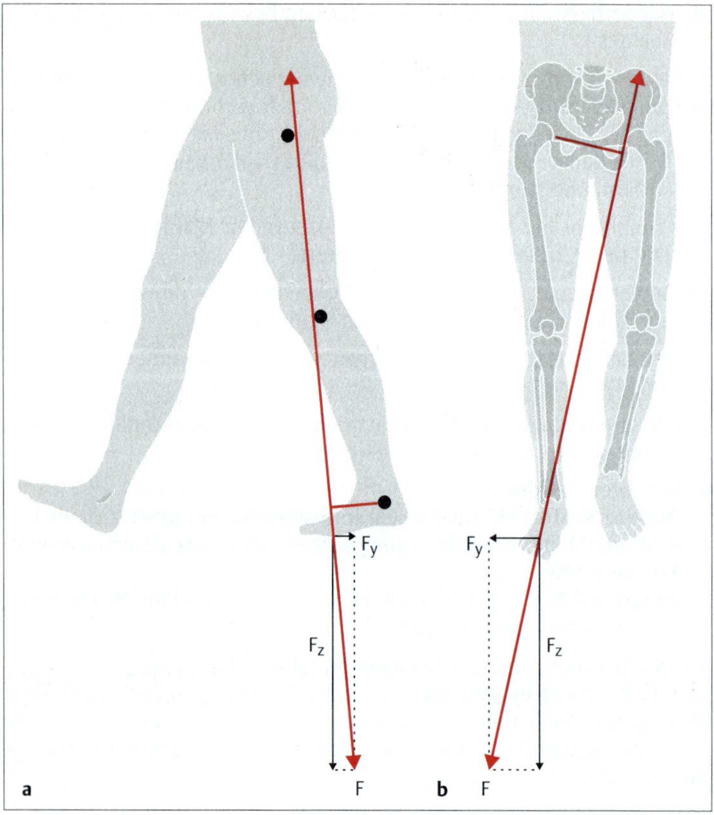

Abb. 1.**6** Kraftvektoren während der Standbeinphase: **a** Sagittalebene, **b** Frontalebene

kraft der Hüftabduktoren bewirkte innere Drehmoment im Gleichgewicht befindet. Die beim Gehen erforderliche Muskelkraft ist von der Größe des äußeren Lastmomentes abhängig.

Das Maß der äußeren einwirkenden Kraft hängt vom Körpergewicht ab, ist also nicht beeinflußbar. Das äußere Lastmoment wird aus dem Abstand zwischen der jeweiligen Gelenkachse und dem Verlauf der einwirkenden Kraft gebildet. Je geringer der Abstand zu der Gelenkachse, um so leichter ist es für die innere Kraft der Hüftabduktoren, das Becken im Gleichgewicht zu halten.

Die Beckenseitneigung zur Standbeinseite bewirkt folgendes:
- Die Zugrichtung der Muskeln wird verändert und damit die funktionelle Überdachung des Hüftgelenks verbessert.
- Die Hebelarme der Muskeln werden beeinflußt (besonders des M. tensor fasciae latae; der wirksame Hebel wird länger, dadurch wird seine Funktion als Beckenstabilisator verstärkt.).

■ *Merke:* Entlastungshinken kann also durchaus sinnvoll sein und muß den jeweiligen betroffenen Patienten manchmal gezielt angeboten werden!

Ein typisches Beispiel ist der Hinkmechanismus des positiven Duchenne.

Man kann drei Formen unterscheiden, von denen zwei sehr sinnvoll sein können, eine jedoch zur Überlastung der LWS führt:

a) Die Seitwärtsbewegung des Rumpfes zur Standbeinseite erfolgt durch eine Lateralflexion in der unteren LWS. Das Becken sinkt auf der Spielbeinseite ab – der Duchenne ist mit einem positiven Trendelenburg kombiniert. Bei dieser Form des Entlastungshinkens ist eine Überlastung der unteren LWS die Folge. Das Hüftgelenk wird unter Umständen sogar mehr belastet. Diese Form muß in der Therapie korrigiert werden.
b) Rumpf und Becken werden gleichsinnig über das Standbein geneigt, es findet eine Abduktion von proximal auf dem Standbein statt. Die der Entlastung dienende Verschiebung der Schwerelinie ist viel wirksamer als bei der ersten Form. Die Tragfläche des Hüftgelenks wird deutlich vergrößert, dadurch kommt es zur Druckentlastung. Der wirksame Hebel der Hüftabduktoren wird durch ihre Entfernung vom Drehpunkt verlängert. Die Bewegungsbelastung der unteren LWS erhöht sich nicht, da die LWS stabil bleibt.
c) Der Rumpf dreht sich um seinen Schwerpunkt, so daß der Schultergürtel sich zur Standbeinseite neigt. Das Becken wird zur Spielbeinseite verschoben, dadurch wandert der Drehpunkt Hüftgelenk, und damit die Gelenkachse in Richtung des Kraftvektors, wodurch das einwirkende Drehmoment kleiner wird. Die inneren, entgegengerichteten Muskelkräfte der Abduktoren können geringer sein, damit sinkt die einwirkende Druckkraft. Die Überdachung wird durch die Drehpunktverschiebung ebenfalls verbessert (Abb. 1.7).

Die beiden letzten Formen des Duchenne-Hinkens sind nur bei einer freien Abduktionstoleranz möglich, eine vermehrte Adduktion von proximal auf dem Standbein erhöht die Belastung.

Die Abduktion muß bei einer Arthrose im Hüftgelenk solange wie möglich frei gehalten werden!

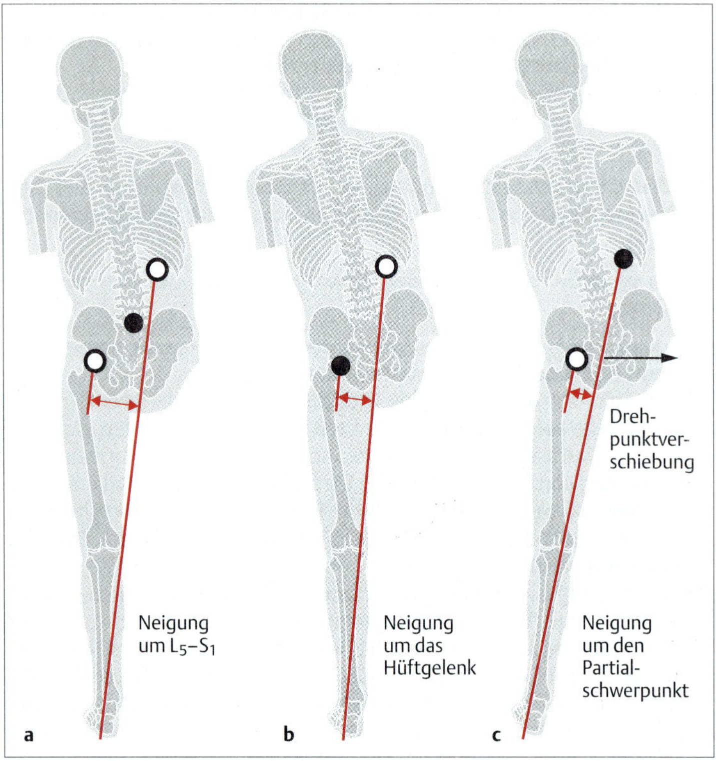

Abb. 1.**7** Drei verschiedene Belastungsformen bei positivem Duchenne (**a**–**c**)

Reichen diese Entlastungsmechanismen nicht aus oder sind sie nicht möglich, da dem Patienten z. B. die Abduktionstoleranz fehlt, kann dem Patienten eine Gehstütze auf der kontralateralen Seite der schmerzhaften Hüfte angeboten werden. Die Gehstütze wirkt in die gleiche Richtung wie das Kraftmoment der Abduktoren. Durch den langen Kraftmomentarm der Gehstütze erzeugt eine verhältnismäßig kleine Kraft eine deutliche Reduktion der Abduktorenkräfte und damit verminderte Druckkräfte auf das schmerzhafte Hüftgelenk (Abb. 1.**8**).

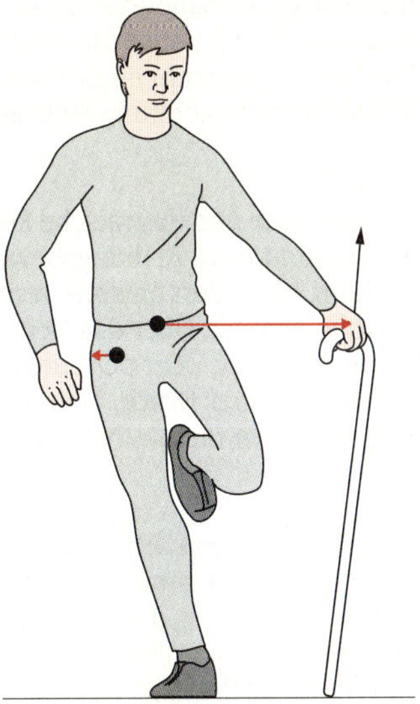

Abb. 1.8 Entlastung des rechten Hüftgelenks durch einen Gehstock

Mechanische Reize

Durch mechanische Reize werden schnelleitende Afferenzen stimuliert, wodurch es zur Hemmung der langsamleitenden Schmerzafferenzen kommt.

R. Melzack und P.D. Wall haben im Jahre 1965 die „Gate control of pain – Theorie" aufgestellt. Aus ihr geht hervor, daß es möglich ist, Schmerz auf spinaler Ebene zu beeinflussen. Die Autoren beobachteten, daß die Schmerzfortleitung gehemmt wird, wenn Sensoren stimuliert werden, die über dickkalibrige, schnelleitende, afferente Fasern Impulse weiterleiten. Schmerzfortleitung findet über dünnkalibrige, langsamleitende, afferente Fasern statt. Die mechanischen Reize über die schnelleren, dikken Fasern überdecken die langsamer eintreffenden Schmerzreize.

1. Elektrotherapie

- Transkutane Nervenstimulation (TENS)
  Durch diesen niederfrequenten Impulsstrom werden schnelleitende A_{δ}-Fasern stimuliert, wodurch wiederum die Schmerzrezeptoren ge-

hemmt werden. Die TENS-Geräte sind sehr kleine handliche Apparate, die die Patienten häufig auch leihweise für zu Hause zur Verfügung gestellt bekommen. Da sie in der Handhabung sehr einfach sind, können die Patienten diese Form der Schmerzbehandlung sehr gut alleine durchführen.

- Ultraschall
  Die Schallwellen lösen im Gewebe mechanische und thermische Reize aus. Durch die eintreffenden Wellen kommt es zu Reibungsbewegungen in den einzelnen Gewebeschichten, besonders an den Grenzschichten. Dadurch wird sekundär Wärme erzeugt. Über das Gefäßnervensystem wird eine aktive Hyperämie erzeugt. Über den mechanischen Reiz werden Sensoren stimuliert, die auf Druck, Dehnung und Vibration reagieren. Die Impulse gehen über dickkalibrige, afferente Bahnen nach zentral.
- Diadynamische Ströme
  Die Schmerzdämpfung kann durch eine Kopplung von Ultraschall mit diadynamischen Strömen verstärkt werden. Diadynamische Ströme sind gleichgerichtete Wechselströme von 50 – 100 Hz, die in vier unterschiedlichen Modulationen zur Anwendung kommen. Die unterschiedlichen Modulationen haben unterschiedliche Wirkweisen, sie können den Sympathikus dämpfen oder durchblutungsfördernd wirken.
- Galvanischer Strom
  Ein niederfrequenter Gleichstrom, bei dem positiv geladene Ionen in Richtung Kathode (negativer Pol) und negativ geladene Ionen in Richtung Anode (positiver Pol) fließen. Unter der Kathode wird die Erregbarkeit der motorischen Nervenfasern erhöht, unter der Anode wird die Erregbarkeit der sensiblen Nervenfasern gesenkt. Die vegetativen Fasern reagieren mit einer Durchblutungsverbesserung, unabhängig von den Polen. Während einer Quer- oder Längsdurchflutung können noch zusätzlich schmerzlindernde Medikamente eingeschleust werden *(Iontophorese)*.

2. Weichteiltechniken im Bereich Muskulatur, Sehnen und Bänder

- Querfriktion
  Sie wird an Muskel-Sehnenübergängen und an den Ligamenten angewandt (nicht am tendoperiostalen Übergang anwenden, da sonst das Periost gereizt wird und eine Periostitis die Folge sein kann).
  Wirkung: Durch vermehrte Afferenzen aus den Golgi-Mazzoni-Körperchen (Sehnenspindeln: dienen als Spannungsmesser des Muskels) kommt es zur Hemmung der α-Motoneurone. Eine Herabsetzung der Muskelspannung ist die Folge.
  Dämpfung der Nozizeption durch Reizung der Mechanorezeptoren, v. a. an Gelenkkapsel und Bandansätzen.

Lösung von Verklebungen und Durchblutungsförderung.
Durch „Akutmachen“ werden Wundheilungsprozesse in Gang gesetzt.
Durchführung: Es wird in eine Richtung mit Druck quer zur Struktur gearbeitet. Der Therapeut achtet auf den Tiefenkontakt; er sollte nicht auf der Haut rutschen. Meistens wird die Friktion mit einem Finger durchgeführt, wobei ein zweiter Finger zur Verstärkung darübergelegt wird. Querfriktionen sind für Patienten in den ersten Minuten zwar unangenehm, jedoch nicht direkt schmerzhaft. Der Therapeut nimmt nach mehreren Minuten ein Weicherwerden der Struktur wahr.
Die Dauer kann unterschiedlich sein. Zur Durchblutungssteigerung reichen 2 – 3 Minuten. Um Heilungsprozesse bei chronischen Schädigungen in Gang zu bringen, werden 15 – 20 Minuten benötigt.

- Druckinhibition
  Sie wird am tendoperiostalen Übergang und im Muskelbauch im Bereich von Triggerpunkten angewendet. Durch einen lokalen Druck auf die Struktur kommt es zur Schmerzreduzierung am tendoperiostalem Übergang. Häufig reicht ein Druck von ca. 15 Sekunden Dauer, bis es zur Schmerzreduzierung kommt. Bei Triggerpunkten sollte der Druck länger – mindestens 1 Minute – gehalten werden, da es erst dann zu einer lokalen Sauerstoffreduzierung mit Abbau des Triggerpunktes kommt.
- Quermassage/Querdehnung
  Sie werden im Bereich des Muskelbauches angewendet.
  Wirkung: Es kommt zur Tonussenkung und Durchblutungsverbesserung.
  Durchführung: Der Therapeut hakt sich mit dem Handballen quer zum Faserverlauf mit Tiefenkontakt am Muskelbauch ein. Bei der Quermassage arbeitet er in schnellen Intervallen mit Druck in eine Richtung, beim Rückweg wird der Druck nachgelassen.
  Bei der Querdehnung mit Druck quer zum Faserverlauf arbeiten, und die Dehnung für einen längeren Zeitraum – ca. 30 Sekunden – halten.

Thermische Reize

Thermische Reize werden bei der Physiotherapie in Form von Kälte, Wärme oder Hitze angewendet.

Kältereize wirken vorwiegend erregend auf den Sympathikus, wodurch die Nervenleitgeschwindigkeit deutlich gesenkt wird.

Wärmereize wirken vorwiegend erregend auf den Vagus, wodurch die Nervenleitgeschwindigkeit deutlich gesteigert wird.

1. Kälte

Kurzfristige, kräftige Kältereize wirken durch Überlastung der zentralen Schmerzrezeptoren vermutlich im Sinne eines Verdeckungseffekts schmerzlindernd. Auf die motorischen Nerven wirken sie anregend, der Tonus der Muskeln wird erhöht.

Bei längerfristigen Kälteeinwirkungen (über mehrere Minuten) kommt es zur Schmerzlinderung durch Blockierung der peripheren Rezeptoren infolge der Temperatursenkung, wodurch der Tonus der Muskeln gesenkt wird.

Anwendungsformen
- Eiswasser (Wasser mit Eiswürfeln; Vorteil: Anpassung an die Körperkontur)
- Eislollys
- Crasheis in einer Tüte (Vorteil: sehr gute Anpassung an die Körperkontur)
- Eispackungen (Nachteil: die Temperatur ist mit bis zu -18°C sehr niedrig, so daß bei langfristiger Anwendung oberflächliche Lymphbahnen zerstört werden können.)
- Kältespray (Nachteil: siehe Eispackungen)
- Kaltluft (Nachteil: siehe Eispackungen)
  Bei längeren Eisanwendungen (über 30 Sekunden) sollte darauf geachtet werden, daß die applizierte Form auf der Haut einen flächigen und keinen punktuellen Kontakt hat, da sonst die lokale Erfrierungsgefahr viel höher ist.

2. Wärme

Milde Wärme wirkt auf die Muskulatur durchblutungsfördernd und tonussenkend. Sie wird häufig als vorbereitende Maßnahme vor der Übungsbehandlung und als Langzeitanwendung (bis zu 20 Minuten) angewendet.

Anwendungsformen
- Heißluft
- warme Bäder: Vollbäder mit Wasser, Moor usw.
- lokale Applikation durch Packungen, wie Moor oder Fango

3. Hitze

Hitzeanwendungen werden unter Temperaturen von 45 °C und mehr und als Kurzzeitanwendungen (nur im Sekundenrhythmus) durchgeführt.

Wirkung
- Auslösung des Axonreflexes: Vasodilatation während der Hitzeanwendung, Vasokonstriktion beim Entfernen der Hitze. Die Muskelpumpe wird angeregt.

- Muskeltonuserhöhung während der Hitzeanwendung, Muskeltonussenkung beim Entfernen der Hitze.

Die Gewebespannung wird durch erleichterte Lymphbildung und Anregung des Lymphflusses gesenkt – Ödem wird gemindert – , und der Schmerz durch diese resorptionsfördernde Wirkung gesenkt.

Anwendungsformen
- heiße Tücher
- heiße Rolle

Durchführung: Je nach Größe des Behandlungsgebietes werden zwei bis vier Handtücher benötigt, die fest zu einem Trichter gerollt werden. In diesen wird ca. 1 Liter kochendes Wasser eingefüllt. Durch allmähliches Abrollen des äußeren Handtuchs kann die entweichende Wärme auf das behandelte Gebiet appliziert werden.

Ist ein Ödem die Schmerzursache, wird zunächst der proximale Abfluß angeregt: Bei einem Ödem im Knie z.B. beginnt die Hitzeanwendung in der Leiste, dann wird im Verlauf der Lymphgefäße distalwärts bis ins Zentrum der Schwellung gearbeitet. Hierbei werden auch frischgenähte Wunden nicht ausgespart, sofern eine primäre Wundheilung abläuft. Da nur mit heißem Dampf und nicht mit Nässe gearbeitet wird, besteht keine Gefahr für das Wundgebiet.
- *Ablauf untere Extremität:* Leiste → Oberschenkelinnenseite → Kniekehle/Patellabereich → Unterschenkel → Sprunggelenk → Fuß
- *Ablauf obere Extremität:* Achselhöhle → Oberarminnenseite → Ellenbeuge → Unterarm → Hand

Ist der Rumpf mitbetroffen, muß dieser ebenfalls behandelt werden.

1.2 Veränderte Beweglichkeit

Eine zielgerichtete Physiotherapie ist nur möglich, wenn die Ursache der veränderten Beweglichkeit bekannt ist. Dabei ist eine Einteilung nach Ursache und beteiligten Strukturen unerläßlich. Man unterscheidet:

- **Hypomobilität:** Die Beweglichkeit ist vermindert.

■ *Beispiel:* Eine verminderte Beweglichkeit im Hüftgelenk führt zu Veränderungen beim Gehen. Eine eingeschränkte Innenrotation führt zu einer vermehrten Divergenz des Fußes in der Abrollphase, der Abrollweg verkürzt sich.

- **Hypermobilität:** Die Beweglichkeit ist vermehrt.

■ *Beispiel:* Keine vermehrte Extension im Kniegelenk hat häufig eine Hyperextension in der Standbeinphase zur Folge. Das Gelenk ist nicht mehr stabil. Durch die Überlastung kommt es schneller zu degenerativen Veränderungen.

Beide Formen führen zu Veränderungen der Bewegungsabläufe. Veränderungen des Bewegungsverhaltens werden im Sichtbefund, Veränderungen der Beweglichkeit (Bewegungsausmaß/Qualität der Bewegung/mangelnde Kraft und Koordination der Bewegung) beim Prüfen der Bewegung erfaßt.

Die Durchführung des Sichtbefundes und der Bewegungsprüfung wird in Kapitel 2 *Physiotherapeutische Untersuchung* beschrieben.

1.2.1 Strukturen, die für Veränderungen der Beweglichkeit verantwortlich sein können

•••• Gelenk- und weichteilbedingte Veränderungen

Gelenkknorpel

Er braucht einen ständigen Wechsel von Be- und Entlastung. Ohne diese physiologischen Reize wird er nicht mehr optimal ernährt, und ein Abbau mit Veränderung der Beweglichkeit ist die Folge.

Gelenkkapsel

Eine Gelenkkapsel benötigt Bewegung, sonst kommt es zu Verklebungen im Bereich der Kapselfalten.

Bänder

Die Bänder sind gemeinsam mit der Kapsel für die passive Steuerung einer Bewegung verantwortlich. Diese nicht kontraktilen Strukturen sorgen für eine achsengerechte Gelenkbewegung und den physiologischen Bewegungsstop. Die Funktion der Bänder ist nur teilweise durch Muskulatur zu ersetzen. Die Muskulatur wird verstärkt eingesetzt, wenn die Bänder die passive Bewegungssteuerung nicht optimal leisten. Afferenzen aus dem Gelenk führen zu einer muskulären Korrektur des gestörten Bewegungsablaufes.

Weichteilschichten

Bewegung führt immer zu Verschiebungen verschiedener Gewebeschichten gegeneinander. Zwischen den Gewebeschichten befinden sich viele Gleitlager, z. B. gleiten Sehnen in Sehnenscheiden, Muskeln in Muskelfaszien, Nerven in Nervenscheiden und Schleimbeutel sind Gleitlager für Gelenkpartner. So erleichtert z. B. die Bursa subacromialis das Gleiten des Humeruskopfes unter das Akromion. Verklebungen zwischen den Schichten schränken die Bewegung ein.

•••• Muskulär bedingte Veränderungen

Die aktive Steuerung der Bewegung erfolgt über die Muskeln. Die Haltearbeit leistet in erster Linie die tonische Muskulatur. Sie besitzt überwiegend rote Muskelfasern und ist myoglobinreich. Außerdem besteht sie aus großen motorischen Einheiten und hat eine bessere Blutversorgung bei kleinerem O_2-Bedarf. Diese Muskeln ermüden langsam und neigen zur Verkürzung.

Die phasischen Muskeln mit überwiegend weißen Muskelfasern haben vor allem Bewegungsfunktionen. Da sie sich rasch ändernden Sollwerten für Länge und Spannung anpassen müssen, bestehen sie aus vielen kleinen motorischen Einheiten. Sie ermüden schneller und neigen zur Abschwächung.

Alle Muskeln des Körpers besitzen tonische und phasische Anteile. Das Mischungsverhältnis ist für die endgültige Funktion in den Bewegungsmustern ausschlaggebend.

Jeder Mensch besitzt zentral gespeicherte Bewegungsgrundmuster; diese werden bei jeder Bewegung mit peripheren Feedbackafferenzen (z.B. aus den Propriozeptoren der Gelenke) verglichen, die aktive Anpassung von Stellung und Bewegung erfolgt durch die Muskulatur.

Um die Anpassung optimal leisten zu können, muß die Muskulatur ihre volle Dehnfähigkeit und Kraft besitzen. Eine geringere Dehnfähigkeit oder Kraft führt zu einer sofortigen Veränderung der Bewegung.

Vermehrte Ruhespannung (Hypertonus)

- *reaktiver Hypertonus:* Der Hypertonus besteht nur bei Schwerkrafteinfluß.
- *persistierender Hypertonus:* Der Hypertonus ist auch im Ruhezustand mit abgegebenen Gewichten erhöht.

Ein dauerhafter Hypertonus führt zu einem O_2-Mangel durch eine verminderte Muskeldurchblutung. Die Folge ist ein ischämischer Schmerz.

In diesen Muskeln finden sich häufig lokal verhärtete Zonen, die auf Druck mit Schmerzausstrahlung reagieren können (Triggerpunkte = myofasziale Punkte, lokal umschriebene spannungveränderte Punkte). Druck kann vegetative Reaktionen, wie z.B. Schweißneigung und Piloarrektionen (Aufrichten der Haare) im Ausstrahlungsgebiet verursachen.

Verminderte Ruhespannung (Hypotonus)

- *reflektorischer Hypotonus*: Er tritt in Muskeln auf, die durch ihre Aktivität Schmerzen verstärken (siehe unter *1.1. Schmerz*).
- *gestörte Muskelaktivierung*: zentrale und periphere Paresen

Muskelverkürzung

- *reflektorische Verkürzung:* Es ist noch keine strukturelle Veränderung im Muskel vorhanden.
- *reversible strukturelle Verkürzung:* Es haben schon Umbauprozesse eingesetzt, die aber reversibel sind.
- *irreversible strukturelle Verkürzungen:* Es liegt eine Kontraktur vor. Die kontraktilen Einheiten haben sich in nichtkontraktile umgebaut, z.B. bei der Myositis ossificans.

Kraftminderung

- *reflektorisch bedingte Hemmung:* z.B. durch Schmerz – Muskeln mit Triggerpunkten schwächen ab.
- *verkürzte Muskeln:* Sie schwächen ab, da sie nicht mehr über die gesamte Bewegungsbahn bewegen.

■ *Merke:* Die Strukturen des Bewegungsapparates leben von Bewegung. Sie benötigen physiologische Reize wie Zug und Druck sowie Belastung und Entlastung. Fehlen diese Reize, werden die Strukturen nicht mehr optimal ernährt und eine Veränderung der Bewegung ist die Folge.

Während der Heilungsphase verletzter Strukturen muß ein Gelenk häufig für einen gewissen Zeitraum ruhiggestellt werden. Schmerzen in einem Gelenk zwingen den Patienten, sein Gelenk weniger zu bewegen.

Während der Ruhigstellung kommt es durch neurophysiologische, mechanische und biomechanische Prozesse zu Veränderungen der Bewegung. Die Prozesse beeinflussen sich gegenseitig, sie treten meistens gemischt auf. Ein Gelenk sollte nicht länger als nötig ruhiggestellt werden! Nach einer Ruhigstellung muß ein Gelenk langsam wieder auf höhere Belastungen vorbereitet werden. Eine zu schnelle Belastung schädigt das Gelenk.

1.2.2 Ursachen für eine Veränderung der Beweglichkeit

•••• Neurophysiologische Ursachen

1. Schmerz

Ein Schmerzreiz kann z.B. durch einseitige oder zu hohe Belastung verschiedener Strukturen oder durch Mikrotraumata verursacht werden. Bei letzterem werden zusätzlich Entzündungs- und Schmerzmediatoren freigesetzt (z.B. Prostaglandin, Serotonin, Histamin und Bradykinin).

Durch diese hohe mechanische Belastung oder biochemische Änderungen (Schmerzmediatoren) erfolgt eine nozizeptive Reizweiterleitung nach zentral. Die Weiterleitung erfolgt entweder über die schnelleitenden A_δ-Fasern oder über die langsamleitenden C-Fasern. Von zentral erfolgt eine Hemmung der Bewegung, die ansonsten weitere nozizeptive Reize auslösen würde.

Dieser Schonmechanismus des Körpers ist durchaus sinnvoll, denn nach Verletzungen von Strukturen muß eine gewisse Ruhephase eingehalten werden. Wird zu früh zu forciert belastet, wird die Heilung gestört.

Erfolgt die Weiterleitung über die C-Fasern („langsame Schmerzen") startet der Körper die Alarmphase. Dies geschieht immer nach einer Verletzung. Zunächst werden Art und Größe des Gewebedefektes festgelegt, dann wird verglichen, ob eine solche Verletzung schon einmal im Körper vorlag und wie darauf reagiert wurde (z.B.: wurde sie bagatellisiert?).

Nach Abschluß dieser Phase beginnt der Körper mit dem Heilungsprozeß. Die Dauer der Alarmphase (ca. 48 Stunden) und des anschließenden Heilungsprozesses hängt von der Größe des Gewebedefektes ab.

Während der Alarmphase wird vermehrt Adrenalin freigesetzt, die Aktivität der γ-Motoneuronen steigt und die sympathische Reflexaktivität ist erhöht.

Während der Alarmphase ist keine Heilung möglich, da die hohe Adrenalinkonzentration und die sympathische Reflexaktivität antagonistisch auf den Heilungsprozeß wirken. Die Alarmphase darf also nicht unterbrochen, sondern muß zum Abschluß gebracht werden. Erst danach ist eine Heilung möglich.

In der Alarmphase sollte das Gewebe durch Hochlagern, Kompression und Ruhigstellung geschützt werden. Bagatellisiert der Patient seine Verletzung, hält er also diese Schonungszeit während der Alarmphase nicht ein, erfolgt die Heilung neuer Verletzungen mit neuen Alarmphasen unvollständig. Es kommt zu dauerhaften Verletzungen mit dauerhaften Veränderungen der Bewegung.

Ein Gelenkerguß kann durch vermehrte Reizung der Nozizeptoren ebenfalls die Beweglichkeit behindern. Ein Erguß ist im Rahmen eines Heilungsprozesses im Gelenk völlig normal. Er hat die Funktion, die Gelenkkapsel unter Spannung zu halten und damit Verklebungen zu verhindern. Der Erguß stellt einen physiologischen Schutz für das Gelenk dar, und die vermehrte Mechanorezeptorenaktivität aktiviert die umgebende Muskulatur.

Kommt es jedoch zu einer überschießenden Ergußbildung, werden Enzyme freigesetzt, die die Nozizeptoren reizen und die Gelenkflächen angreifen. Dem sollte durch resorptionsfördernde Maßnahmen (Lymphdrainage, Hochlagern, Kompression) vorgebeugt werden.

Bei Schmerz ist die sympathische Reflexaktivität erhöht, wodurch die Durchblutung, das kollagene Bindegewebe und die Reizbarkeit peripherer Sensoren beeinflußt werden.

- Durchblutung
  - Vasokonstriktion im passiven Gewebe (nicht kontraktil – Kapsel, Bänder), Durchblutung vermindert.
  - Vasodilatation im Bereich der Arteriolen in der Muskulatur; sie wird aktiv, um auch im kapillaren Bereich durchblutet zu sein, denn dort kommt es ebenfalls zur Konstriktion.
- kollagenes Bindegewebe
  Durch die Durchblutungsverminderung kommt es zum Matrixverlust (wasserhaltige Puffersubstanz zwischen den kollagenen Fasern). Ohne Matrix wird die kollagene Faser stärker belastet. Um dieser stärkeren Belastung standzuhalten, verändert sich die molekulare Struktur: es bilden sich Querbrücken *(cross links)* zwischen den kreuzenden kollagenen Fasern, wodurch die Stabilität erhöht wird, die Mobilität jedoch erheblich nachläßt.
- Einfluß auf die peripheren Sensoren
  Die Reizschwelle wird durch die erhöhte sympathische Reflexaktivität gesenkt, wodurch Reize zur Weiterleitung gebracht werden, die normalerweise unterhalb der Reizschwelle liegen. Nozizeptive Reize werden viel eher wahrgenommen.
  Sensoren: z.B. Vater-Pacini-Körperchen, Tastsensoren, Muskelspindeln, Gehörsensoren, Sensoren der Retina.

2. Paresen

Zentrale und periphere Paresen verändern die Bewegung, da die Steuerung der Bewegung gestört ist. Die aktive Bewegung ist nicht mehr möglich, und die passive Bewegung kann vergrößert sein. Bei Paresen mit einem Hypertonus der Muskeln und bei schon lange bestehenden Paresen kann sie verkleinert sein, da die Gelenke nicht selbständig über die ganze Bewegungsbahn bewegt werden können.

•••• Biochemische Ursachen

Alle Strukturen des Bewegungsapparates bekommen ihre physiologischen Ernährungsreize durch Bewegung. Fehlen diese, z. B. durch Ruhigstellung, folgen biochemische Prozesse, die durch strukturelle Veränderungen die Bewegung weiter einschränken. (Sie wurden teilweise schon erwähnt.)

- Matrixabnahme durch verminderte Durchblutung im kollagenen Bindegewebe.
- Bildung von pathologischen Querbrücken, um die Stabilität des kollagenen Bindegewebes nach dem Matrixverlust zu erhöhen.
- Die Entfaltungsmöglichkeit der Gelenkkapsel wird durch die Bildung von Lipidbrücken (Fettbrücken) herabgesetzt, wodurch die Kapselfalten verkleben.
- Die Synovialflüssigkeit verliert ihre Viskosität; sie bekommt einen wäßrigen Charakter.
- Innerhalb der Muskulatur kommt es zur Einlagerung nicht kontraktiler bindegewebiger Anteile.

•••• Mechanische Ursachen

Eine verminderte Gleitbewegung kann die Ursache für eine Hypomobilität in einem Gelenk sein. Es kommt zu einer Verlagerung der Bewegungsachse. Durch das Überwiegen der Rollkomponente verändern sich Abstand und Haftung in einem Gelenk. Auf der einen Seite kommt es zur Kompression, auf der anderen zum Auseinanderklaffen. Die benachbarten Gelenke versuchen die verminderte Bewegung zu kompensieren, wodurch Hypermobilitäten dort die Folge sein können, so daß ein Teufelskreis entsteht. Durch Überlastung oder Fehlbelastung entstehen Schmerzen, das Gelenk wird ruhiggestellt, es setzen biochemische Prozesse ein, usw.

Die Gleitbewegungen der Gelenkpartner werden z. B. durch Veränderung der Viskosität der Synovialflüssigkeit, durch Beschädigung der Gelenkfläche (Arthrose, Arthritiden) oder durch Verkürzungen der umgebenden Muskeln behindert.

Gleitbewegungen finden in jedem Gelenk kombiniert mit Rollbewegungen statt. Bei konvexen Gelenkpartnern überwiegen die Rollkomponenten, bei konkaven und planen Gelenkpartnern überwiegen die Gleitkomponenten. Die Bewegungen finden an der Gelenkkontaktfläche statt. Dies ist die Fläche, die im Moment der Bewegung Kontakt zum Gelenkpartner hat. Hier findet auch die Druckübertragung statt. Sie ist kleiner als die anatomische Gelenkfläche. Je geringer die Konvex-Konkav-Differenz ist, desto größer ist die Kontaktfläche. (Wirbelbogengelenke – große Kontaktfläche; am Kniegelenk wird die große Differenz durch die Menisken ausgeglichen, wodurch die Kontaktfläche größer wird.)

Die gewichttragende Fläche (Tragfläche) in einem Gelenk ist meistens noch kleiner als die Kontaktfläche. Sie ist maßgebend für die mechanische Beanspruchung des Gelenks, weil hier der Gelenkdruck übertragen wird. Dieser wird nur in bestimmten Grenzen ohne Schädigung des Knorpels toleriert. Welcher Teil der Gelenkfläche belastet wird, hängt von der Gelenkstellung ab. Gewichttragende Fläche und Gelenkdruck verhalten sich umgekehrt proportional, d. h. je kleiner die gewichttragende Fläche, desto größer ist der Gelenkdruck (Abb. 1.**9**).

Eine veränderte Kongruenz in einem Gelenk hat eine Verlagerung der Bewegungsachsen zur Folge. Dadurch verändern sich die Kontaktfläche und die gewichttragende Fläche. Dies tritt z. B. bei angeborenen Fehlstellungen der Gelenke, bei degenerativen Veränderungen und bei vermehrter Beweglichkeit (Hypermobilität) auf. Jede veränderte Beweglichkeit in einem Gelenk hat eine Verlagerung der Bewegungsachsen zur Folge.

Bildgebende Untersuchungsverfahren (z. B. Röntgenbild) können bei der Bestimmung der Kräfte und den daraus resultierenden mechanischen Veränderungen, die auf ein Gelenk wirken, hilfreich sein.

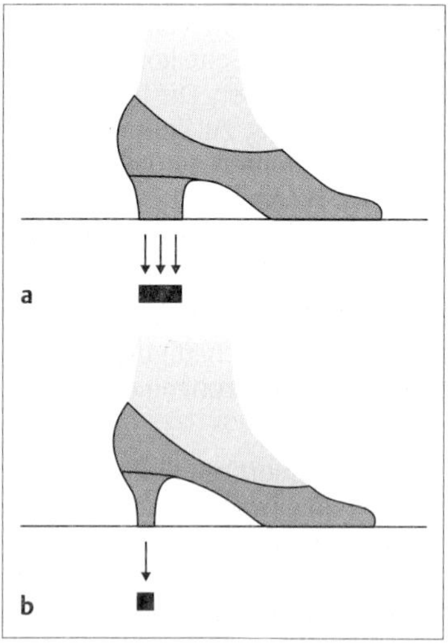

Abb. 1.**9** Unterschiedliche Tragflächen bei verschiedenen Absatzformen (**a** und **b**)

1.2.3 Physiotherapeutische Behandlung bei Veränderungen der Beweglichkeit

Gelenkbedingte Veränderung der Bewegung im Sinne einer Hypomobilität

Die Erweiterung einer Bewegung sollte immer schmerzfrei sein. Eine Nozizeptorenaktivität führt zur Erhöhung der sympathischen Reflexaktivität; diese wiederum provoziert die Gegenspannung der Muskulatur (weitere Wirkungen siehe unter neurophysiologische Ursachen S. 39).

Durch Techniken der Manuellen Therapie können gelenkbedingte Bewegungseinschränkungen verbessert werden.

In jedem Gelenk muß ein Gelenkspiel vorhanden sein. Gelenkspiel (joint play) = die passive geradlinige Verschiebbarkeit eines Gelenkpartners bei fixiertem anderen Gelenkpartner entlang einer der Gelenkachsen ohne Winkelveränderung im Gelenk.

Ist die Rollgleitbewegung in einem Gelenk gestört, ist das Gelenkspiel eingeschränkt. Das Endgefühl beim Prüfen der Bewegung tritt vorzeitig als harter Stop und bei Verklebungen im Bereich der Kapsel als hart-elastischer bis fest-elastischer Stop auf. Damit sind ein gleichmäßiger Abstand und die Haftung zwischen den Gelenkpartnern nicht mehr gewährleistet. Auf einer Seite kommt es zu einer vermehrten Kompression, auf der anderen zu einem Auseinanderklaffen. Die Folge ist eine Dezentrierung mit Verlagerung der Bewegungsachse.

Das Ziel der Mobilisation durch Traktion und Gleiten ist die Wiederherstellung des Gelenkspiels.

Gelenktraktion

Bei einer Gelenktraktion werden die Gelenkpartner voneinander entfernt, wodurch es zu einer Druckentlastung im Gelenk kommt. Dies wird von den Propriozeptoren des Gelenks registriert, und die Folge ist eine Senkung der Nozizeptorenaktivität mit Reduzierung des Muskeltonus.

Die Traktionsrichtung erfolgt senkrecht zur Behandlungsebene. Die Behandlungsebene haftet am konkaven Gelenkpartner. Wenn der konkave Partner Punctum fixum ist, bleibt die Traktionsrichtung in jeder Winkelstellung des Gelenks dieselbe. Bei mobilem konkaven Partner wandert die Behandlungsebene, so daß die Traktionsrichtung entsprechend angepaßt werden muß (Abb. 1.**10**).

Es werden drei Traktionsstufen unterschieden:

1. **Lösen:** Die Adhäsionsspannung des Gelenks wird aufgehoben. Diese Stufe wird durch den Griff des Therapeuten erreicht.

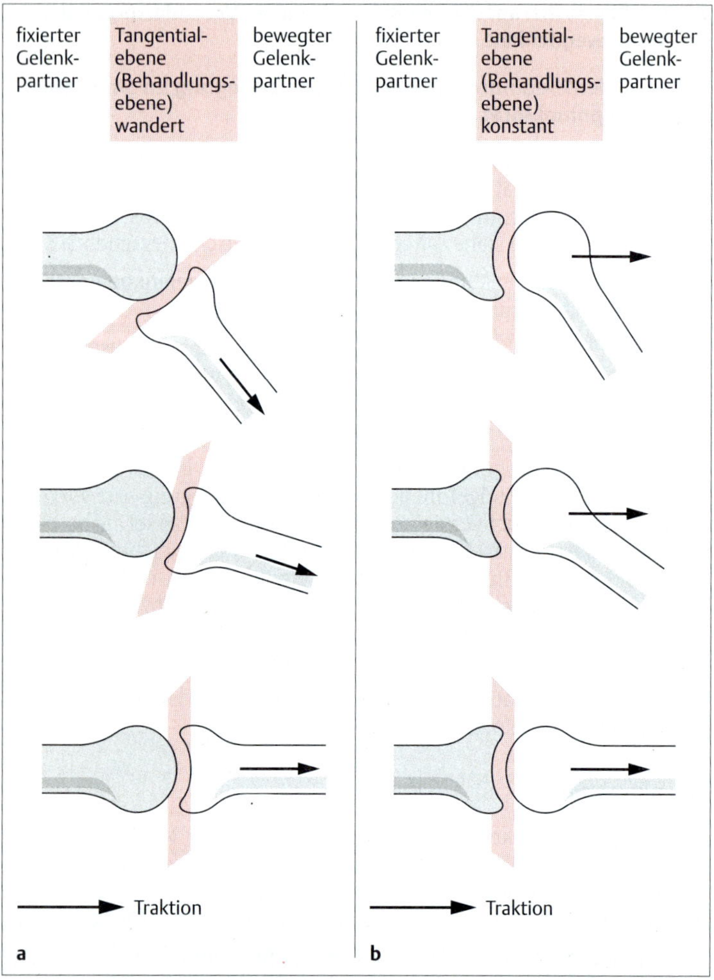

Abb. 1.**10** Unterschiedliches Verhalten der Behandlungsebene bei **a** Konkavität und **b** Konvexität des bewegten Gelenkpartners

2. **Straffen:** Es kommt zur Entfaltung der Gelenkkapsel. Der Slack wird herausgenommen. In dieser Stufe ist der Bewegungsspielraum am größten.

3. **Dehnen:** Es entsteht ein Dehnungsreiz auf die kollagenen Fasern der Kapsel. Es darf aber nicht zur Gegenspannung der Muskulatur kommen (Abb. 1.**11**).

Schon in der ersten und zweiten Traktionsstufe wird eine Schmerzlinderung erreicht, das Gelenk befindet sich dabei in der aktuellen Ruhestellung (siehe unter *Schmerz* S. 26). Bewegungserweiternd wird in Stufe 3 in der Behandlungsstellung (momentanes aktives Bewegungsende) des

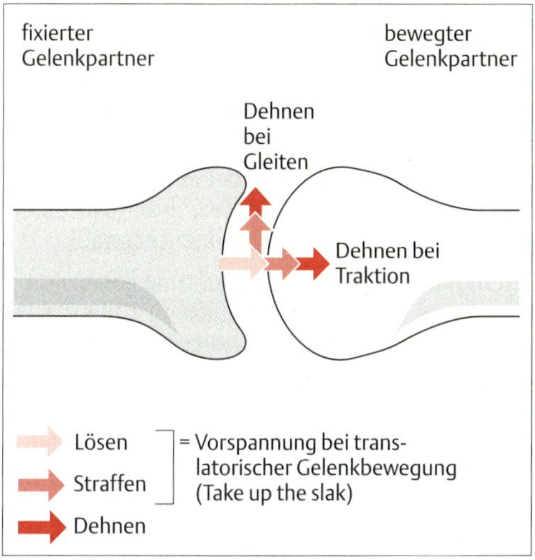

Abb. 1.**11** Die drei Behandlungsstufen der Traktion und des Gleitens

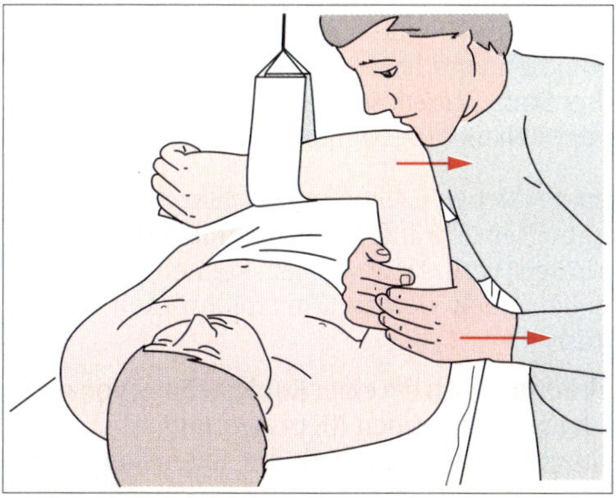

Abb. 1.**12** Traktion des Glenohumeralgelenks

Gelenks gearbeitet. Die Traktion wird mindestens 10 Sekunden in der dritten Stufe gehalten.

Eine intermittierende Traktion bewirkt eine Resorptionsförderung im Gelenk. Der Wechsel aus Druck und Zug wirkt stimulierend auf die Synovia. Durch die Stoffwechselanregung im kollagenen Bindegewebe kommt es zum Matrixaufbau.

Das Arbeiten in allen drei Traktionsstufen muß ohne großen Krafteinsatz erfolgen, und die Traktion darf keine Schmerzen auslösen (Abb. 1.**12**).

Gleitmobilisation des Gelenks

Das Gleiten ist die wichtigste Komponente der Gelenkbeweglichkeit. Bei der Gleitmobilisation arbeiten wir mit kleinen geradlinigen Parellelverschiebungen (translatorisches Gleiten). Bei den angulären (winkelverändernden) aktiven und passiven Bewegungen findet eine Kombination aus Rollen und Gleiten statt, denn nur so kann ein Gelenk zentriert bleiben. Für die Mobilisation greifen wir die Gleitkomponente heraus.

Bei mobilen konvexen Gelenkpartnern ist die Gleitrichtung gegensinnig zur Knochenbewegung im Raum. Bei mobilen konkaven Gelenkpartnern ist die Gleitrichtung gleichsinnig mit der Knochenbewegung im Raum und die Gleitrichtung erfolgt parallel zur Behandlungsebene (Abb. 1.**13**).

- *Beispiel:* Die Abduktion im Glenohumeralgelenk wird verbessert durch die Gleitmobilisation des Humeruskopfes nach kaudal. Die Knochenlängsachse im Raum wandert nach kranial lateral, der Humeruskopf gleitet gegenüber der Glenohumeralpfanne nach kaudal. Fehlt diese Gleitkomponente im Glenohumeralgelenk, rollt der Humeruskopf bei der Abduktion nur nach kranial. Die Folge ist eine Enge im subakromialen Raum, das Tuberkulum majus stößt unter das Akromion und die Abduktion wird behindert. Beim Gleiten arbeiten wir ebenfalls in den drei Stufen *Lösen, Straffen, Dehnen.*
  Das Gleiten erfolgt in der Behandlungsstellung (Abb. 1.**14**).

Es gibt einige Ausnahmen, bei denen Gleiten mit leichter Kompression sinnvoll sein kann. Bewegungseinschränkungen, die durch die Bildung von Lipidbrücken (Fettbrücken) verursacht werden, können mit Gleiten bei leichter Kompression behandelt werden. Die Lipidbrücken werden durch Kompression zerstört.

- *Beispiel:* Im Kniegelenk können sich bei einer Ruhigstellung von mehr als einer Woche im Gleitlager zwischen Menisken und Tibia Lipidbrücken bilden, wodurch die Flexion und die Extension einge-

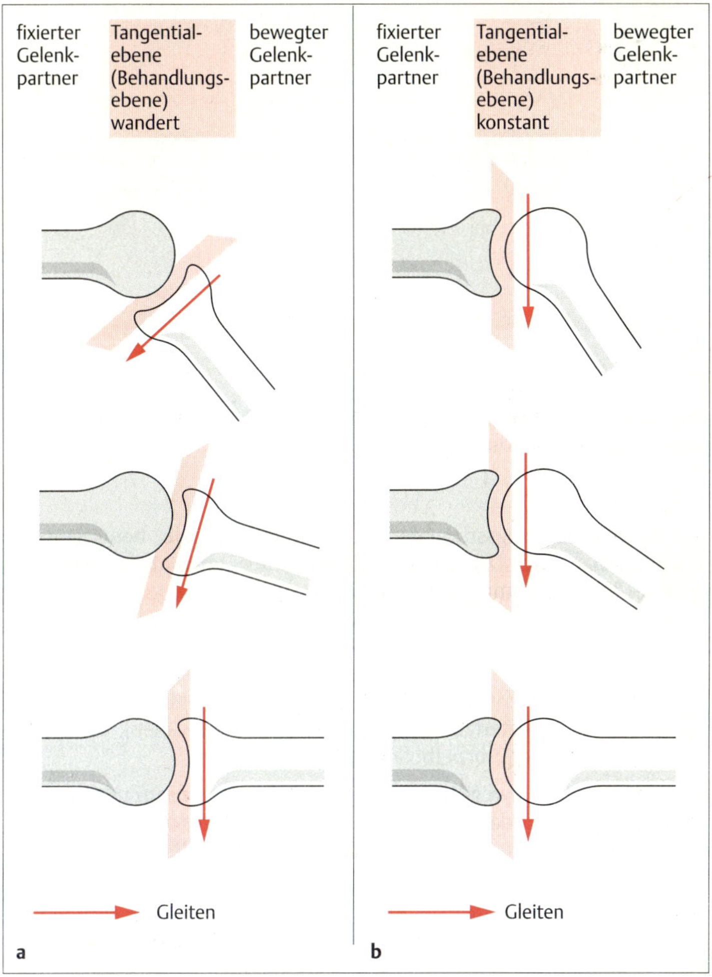

Abb. 1.**13** Gleitmobilisation: Gleichsinnige Gleitrichtung bei **a** konkaven Gelenkpartner und **b** gegensinnige Gleitrichtung bei konvexem Gelenkpartner

schränkt werden. Die Flexion kann durch Gleiten der Tibia gegen den Femur nach dorsal mit leichter Kompression verbessert werden, wobei bei der Kompression auf senkrechtes Einwirken zur Behandlungsebene geachtet werden muß.

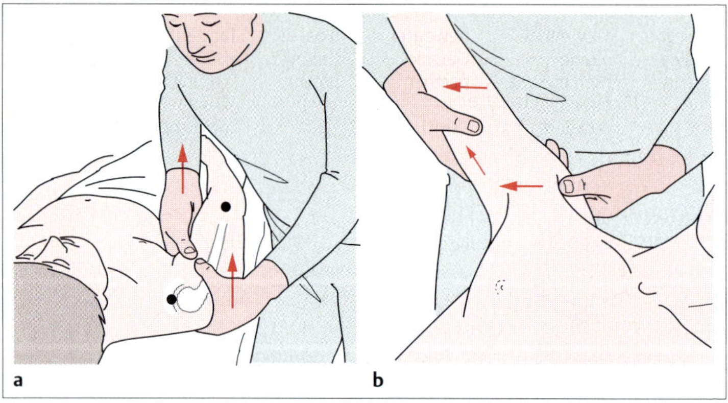

Abb. 1.**14** Verbesserung der Abduktion im Glenohumeralgelenk in der aktuellen Behandlungsstellung

Knorpelernährungsstörungen (z.B. Chondromalazie) benötigen Bildungsreize durch Druck und Zug. Hier kann es ebenfalls sinnvoll sein, unter leichter Kompression zu gleiten.
Der Knorpel hat die Funktion, Druckkräfte aufzufangen und zu übertragen. Bekommt er keine Druckreize mehr, baut er sich ab. Bekommt er zu viele Druckreize, z.B. bei der Verteilung von hohen Druckkräften auf eine extrem kleine Fläche, führt dies zur Zerstörung des Knorpels. Bei verlagerten Bewegungsachsen in einem Gelenk kann diese unausgewogene Knorpelbelastung die Folge sein.

Bei einer aktiven Bewegung sind die Muskeln gemeinsam mit der Kapselbandführung für das Gleiten der Gelenkpartner verantwortlich. Diese Aufgabe müssen die Muskeln bei einem hypomobilen Gelenk jedoch erst wieder lernen.

Deshalb müssen die Muskeln, die die entsprechende Gleitrichtung führen, nach der rein passiven Mobilisation durch Traktion oder Gleiten stimuliert werden.

- *Beispiel:* Abduktion im Glenohumeralgelenk
  Nach dem passiven Gleiten nach kaudal werden die Muskeln aktiviert, die das Kaudalgleiten führen. Der M. infraspinatus, der M. teres minor und die kaudalen Anteile des M. subscapularis übernehmen diese Aufgabe.
  Der Patient erhält in der Behandlungsstellung einen taktilen Reiz in der Achselhöhle und soll sich mental eine Drehpunktverschiebung nach kaudal vorstellen. Als Vorstellungshilfe kann z.B. eine Kugel in

der Achselhöhle dienen, die er in Richtung Füße rollen soll. Es darf keine sichtbare Depression der Skapula entstehen. Der Therapeut kann die Bewegung des Humeruskopfes taktil in der Achselhöhle überprüfen. Nach einer gewissen Lernphase eignet sich diese Übung auch als Hausaufgabe. Sie ist im Sitzen mit abgelegtem Armgewicht auf einem Tisch ohne großen Aufwand durchführbar. Eine Stabilisation des neu erreichten Bewegungsausmaßes beendet immer die Erweiterung!
Am Anfang muß mit ganz kurzen Hebeln gearbeitet werden. Nach der Erweiterung im Glenohumeralgelenk können Widerstände direkt am Humeruskopf die direkte gelenkumgebende Muskulatur stimulieren. Erst wenn hier eine gute Aktivierung möglich ist, wird der Hebel verlängert. Es wird am Bewegungsende immer erst statisch mit einem Wechsel zwischen Agonisten- und Antagonistenaktivität gearbeitet. Zum Schluß müssen die Agonisten aktiviert werden, damit das neue Bewegungsausmaß wahrgenommen wird. Eine zusätzliche Approximation (axiale Stauchung ins Gelenk) kann die stabilisierende Aktivität der Muskeln durch Stimulierung der Gelenkrezeptoren unterstützen.

Widerlagernde Mobilisation kombiniert mit Gleitmobilisation

Diese Kombination ist nicht an allen Gelenken möglich. Bei der widerlagernden Mobilisation bewegt der Therapeut aktiv oder passiv das Gelenk von beiden Hebelarmen aus, wobei sich der Drehpunkt im Raum verändert. Eine Hand des Therapeuten hat Kontakt zum Gelenkpartner und unterstützt die Gleitbewegung.

- *Beispiel:* Erweiterung der Abduktion im Glenohumeralgelenk durch widerlagernde Mobilisation kombiniert mit Kaudalgleiten.
  Der Patient liegt dabei in Seitlage. Eine Hand des Therapeuten liegt am Angulus inferior der Skapula und unterstützt dort die Schwenkbewegung des Angulus nach medial kaudal, die andere Hand übernimmt das Armgewicht und liegt von kranial am Humeruskopf. Während der Arm von beiden Hebeln in die Abduktion bewegt wird, unterstützt die Hand am Humerus das Kaudalgleiten (Abb. 1.**15**).

Bei der widerlagernden Mobilisation lernt der Patient, seine Bewegungstoleranzen ohne Ausweichbewegungen im Sinne einer weiterlaufenden Bewegung auszuschöpfen. Dadurch wird das differenzierte Bewegen gefördert. Diese Kombination bietet sich auch im Anschluß an die rein passiven Gelenktechniken an.

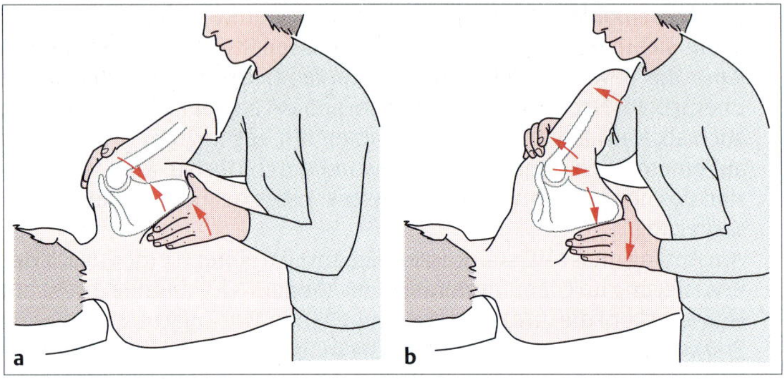

Abb. 1.15 Erweiterung der Abduktion im Glenohumeralgelenk: widerlagernde Mobilisation kombiniert mit Kaudalgleiten des Humeruskopfs

•••• Weichteilbedingte Veränderung der Bewegung im Sinne einer Hypomobilität

Verklebungen des Schleimbeutels

Diese werden ebenfalls durch Gelenktraktion und Gleitmobilisation behandelt.

Akute Schleimbeutelentzündungen verursachen durch die starken Schmerzen Hypomobilitäten. Hierbei muß zunächst schmerzlindernd in der aktuellen Ruhestellung mit Entlastung des Gelenks gearbeitet werden. Vor der Mobilisation muß die akute Entzündungsphase abgewartet werden.

Verklebungen im Bereich der Faszien

Faszien sind bindegewebige Hüllen, die überall im Körper vorkommen und Organe sowie Muskeln umhüllen. Eine große Körperfaszie trennt die Subkutis von der Muskulatur.

- Narbenmassage
  Verklebungen können durch Narben entstehen. Eine Narbenmassage sofort nach der Fädenentfernung beugt Verklebungen vor. Dabei hakt der Therapeut mit den Fingerkuppen die Haut flächig seitlich der Narbe an, die Finger verschieben mit Tiefenkontakt das Gewebe in Richtung Narbe. Die Patienten müssen die Narbenmassage täglich alleine durchführen.

- Bindegewebsmassage
  Im Bereich von Gelenken mit veränderter Beweglichkeit finden sich Hautzonen mit verminderter Abhebbarkeit und Verschiebbarkeit (z.B. Kibblerfalte im Bereich der Wirbelsäule). Durch die Bindegewebsmassage können sowohl das vegetative Nervensystem als auch innere Organe beeinflußt werden. Durch die flächigen Techniken wird die Spannung im Gewebe reduziert und die Verschiebbarkeit verbessert. Die Faszientechnik zum Anhaken der Muskelränder beeinflußt die Muskelfaszien, die Unterhauttechnik verbessert die Verschiebbarkeit zwischen Subkutis und Körperfaszie und die Hauttechnik wirkt im Bereich Kutis gegen Subkutis.
- Klassische Massage
  Hierzu gehören Hautrollungen, weiche Zirkelungen sowie Hautreizgriffe, wie z.B. Packgriffe, Walkungen und Knetungen.

Mobilitätsverluste im Bereich von Nerven

Das periphere und zentrale Nervensystem bilden eine Einheit, sie sind als Gewebetrakt miteinander verbunden. Das bedeutet, daß sich Mobilitätsverluste nicht nur lokal bemerkbar machen.

Das Nervengewebe muß sich bei allen Bewegungen mechanisch anpassen; es erfährt enorme Längenveränderungen. Diese Dehnfähigkeit hat ihre physiologischen Grenzen, daher sind einige Bewegungskombinationen nicht möglich.

Beispiel: Im Sitzen mit maximal flektierter Wirbelsäule und Dorsalextension des Fußes kann das Kniegelenk nur bei Extension der HWS maximal extendiert werden. Durch die Extension der HWS werden die Strukturen des Spinalkanals soweit angenähert, daß sie im Bereich der peripheren Nervenstrukturen wieder Kapazitäten für die Längenveränderungen freigeben.

Es gibt bestimmte Spannungstests, die die Mobilität der Nerven überprüfen. (Beispiele hierzu siehe unter *Spezieller Teil* Kapitel 3 bei den entsprechenden Krankheitsbildern.)

Exakte Kenntnisse der Anatomie und Physiologie des Nervensystems sowie des Verlaufs der Nervenstränge sind Voraussetzung, um im Nervensystem mobilisierend arbeiten zu können.

Die Mobilität des Nervensystems kann extraneural (zwischen Nerv und Umgebung) durch Schwellungen in der Umgebung (Ödeme, Narben, Ostheophyten u.ä.), intraneural (zwischen Nerv und Nervenscheide) durch Blutungen, chemische Vorgänge, Ödeme und pathologische Verklebungen (z.B. lange Ruhigstellung) behindert werden.

Die Mobilisation kann direkt am Nerv in den Bewegungsmustern der Spannungstests erfolgen. Indirekt erfolgt sie ständig bei allen Gelenkbewegungen. Eine Korrektur der Haltung und das Verändern des

Bewegungsverhaltens kann Ursachen beseitigen, die zu einer vermehrten Spannung der Nerven beigetragen haben.

•••• Muskulär bedingte Veränderungen der Bewegung im Sinne einer Hypomobilität

Durch Prüfung der Bewegung wird unterschieden, ob es sich um eine *reflektorische* Muskelverkürzung oder um eine *strukturelle* Muskelverkürzung handelt.

- *reflektorische Muskelverkürzung*
  Sie ist reversibel, da es im Muskel noch nicht zu strukturellen Veränderungen gekommen ist. Das Endgefühl ist eher fest-elastisch. Nach einer statischen Anspannung von ca. 8 – 10 Sekunden entspannt der Muskel und die Bewegung geht weiter.
  Der Muskel ist sehr gut mit Entspannungstechniken, wie z. B. der postisometrischen Relaxation, zu behandeln.
- *strukturelle Muskelverkürzung*
  Hierbei werden reversible und irreversible Muskelverkürzungen unterschieden. Innerhalb des Muskels ist es zu strukturellen Umbauprozessen gekommen. Das Endgefühl ist fest- bis hart-elastisch (bei echten Kontrakturen irreversibel).
  Reversible strukturelle Verkürzungen sind mit langanhaltenden Dauerdehnungen (ca. 10 – 20 Minuten) und tiefen Querdehnungen zu behandeln.

❖ Vor der Dehnung von Muskeln muß das „joint play“ geprüft werden! Ein verkürzter Muskel darf nicht über ein hypomobiles und/oder schmerzhaftes Gelenk längsgedehnt werden. In diesem Fall muß zuerst das Gelenk behandelt werden.

❖ Vor der Dehnung muß der Muskel z. B. durch Kontraktionen gegen leichten Widerstand aufgewärmt werden.

❖ Zweigelenkige Muskeln werden immer über das stabilere und/oder schmerzfreie Gelenk gedehnt.

❖ Nach der Dehnung muß der abgeschwächte Antagonist stimuliert werden.

Behandlung reflektorischer Muskelverkürzungen

1. Postisometrische Relaxation

Einstellung des Gelenks am Bewegungsende, die Gewichte der Körperabschnitte übernimmt der Therapeut.

Der zu dehnende Muskel wird für eine Dauer von 8 – 10 Sekunden statisch aktiviert. Durch die Instruktion des Therapeuten darf kein Bewegungsimpuls ausgelöst werden, d.h. er sollte nicht sagen: „Drücken Sie gegen mich!“, sondern: „Halten Sie den Unterschenkel am Ort, auch wenn ich einen leichten Gegendruck ausübe!“

Eine geringe Kraft reicht aus; über die Bewußtseinsebene kommt es nach der Anspannung zu einer bewußten Entspannung.

Eine Verbindung zwischen der Anspannung mit dem Einatmen sowie dem Ausatmen mit der Entspannung kann den Vorgang zusätzlich unterstützen.

In der Entspannungsphase bewegt der Therapeut das Gelenk in die erweiterte Richtung, bei Schmerzen erfolgt die Bewegung aktiv durch den Patienten. Durch die Antagonistenhemmung beim aktiven Bewegen kommt es zusätzlich zur Entspannung.

Dieser Vorgang wird mehrmals wiederholt, solange ein Weggewinn möglich ist.

Am Ende werden die abgeschwächten Antagonisten stimuliert.

Die postisometrische Relaxation kann auch sehr gut mit einer Gleitmobilisation kombiniert werden. In der Entspannungsphase des Muskels führt der Therapeut die Gleitmobilisation durch.

2. Antagonistenhemmung (reziproke Hemmung)

Der Antagonist des zu dehnenden Muskels bewegt sich gegen einen dosierten Widerstand des Therapeuten exzentrisch und konzentrisch über die gesamte Bewegungsbahn. Ist der Antagonist für die dynamische Arbeit zu schwach, kann er statisch aktiviert werden. Anschließend kann der Muskel in die Dehnstellung gebracht werden.

Vorteile:

- Der zu dehnende Muskel wird nicht durch statische Aktivität belastet.
- Durch die exzentrische Muskelarbeit werden alle Muskelspindeln des Antagonisten stimuliert, wodurch die Antagonistenhemmung effektiver ist.
- Das erweiterte Bewegungsmuster wird gleich vom Körper wahrgenommen. Der geschwächte Antagonist wird gut stimuliert.

▪ *Beispiel:* Die Dorsalextension des Fußes soll durch Antagonistenhemmung erweitert werden.
Der Therapeut gibt am Fußrücken einen dosierten Widerstand für die konzentrische und exzentrische Arbeit der Dorsalextensoren. Nach mehreren Wiederholungen bringt er den Fuß in die maximale Dorsalextension und hält die Dehnstellung.

3. Längsdehnung kombiniert mit Querdehnung

Das Gelenk wird entsprechend dem Faserverlauf des Muskels in die Endstellung bewegt (Endstellung muß schmerzfrei sein). Die bereits gedehnte Muskulatur wird quer zum Faserverlauf gegriffen und verschoben. Die Dehnung sollte ca. 10 Sekunden gehalten werden (günstig bei schmerzhaften Bewegungseinschränkungen und gelenkbedingten Bewegungseinschränkungen).
Die Querdehnung kann auch während des Bewegens in die Endstellung erfolgen. Dann handelt es sich um eine Quermassage kombiniert mit Längsdehnung.

4. Funktionsmassage nach Evjenth

Während der dehnenden Bewegung wird der Muskel mit dem Handballen gegen den Knochen gepreßt und längs im Faserverlauf nach proximal geschoben.

Behandlungen von Tonuserhöhungen der Muskulatur

Wird die Bewegung durch einen persistierenden oder reaktiven Hypertonus gestört, muß der Tonus gesenkt werden. Muskeln, die im Alltag dauerhaft Gewichte von Körperabschnitten gegen die Schwerkraft halten müssen (fallverhindernde Aktivität), weisen häufig einen persistierenden Hypertonus auf.

1. Das Bewegen mit abgegebenen Gewichten führt zu einer guten Durchblutung in der Muskulatur und der Tonus wird gesenkt.

   ■ *Beispiele:*
   - Widerlagerndes Bewegen des Schultergelenks in Abduktion im Schlingentisch führt zur Tonussenkung im Bereich der Schulter-Nacken-Muskulatur.
   - Die Schulter-Nacken-Muskulatur muß bei einer großen Brustkorbbreite mit schmalem Schultergürtel dauerhaft fallverhindernd arbeiten, da die Armgewichte nicht vollständig abgegeben werden können.

2. Hubfreies Bewegen
   Zur Entspannung der Knieflexoren wird das Kniegelenk in Seitlage in Knieextension mit hoher Wiederholungszahl und zügigem Tempo bewegt, wobei der Reibungswiderstand durch die Unterlagerung mit einem Tuch reduziert wird.

3. Weichteiltechniken
   - Quermassage
   - Griffe aus der klassischen Massage, wie z.B. Knetungen und Walkungen, sowie vorbereitend eine Wärmeanwendung

Behandlung von strukturellen reversiblen Muskelverkürzungen

1. Dauerdehnungen durch Dehnlagerungen
   Die Dehnlagen müssen vom Patienten täglich für ca. 20 Minuten eingenommen werden. Dazu ist eine entsprechende Instruktion notwendig, denn die Gewichte der Körperabschnitte dürfen bei den Lagerungen keine fallverhindernden Aktivitäten auslösen.
   - *Beispiel:* Strukturelle Verkürzung der Hüftadduktoren
     Der Patient läßt in Rückenlage die angestellten Beine in Abduktion fallen. Der Abstand der Oberschenkel zur Unterlage wird mit Kissen unterlagert (Abb. 1.**16**).
2. tiefe Querdehnungen
   - *Beispiel:* Hüftadduktoren
     Das Bein wird in die Endstellung der Hüftabduktion gelagert. Der Therapeut greift mit dem Handballen den Muskelbauch der Hüftadduktoren und dehnt ihn quer zum Muskelspindelverlauf. Die Dehnung wird über einen längeren Zeitraum (bis zu 2 Minuten) gehalten. Der Gesamtzeitraum der Dehnung beträgt ca. 20 Minuten (Abb. 1.**17**).

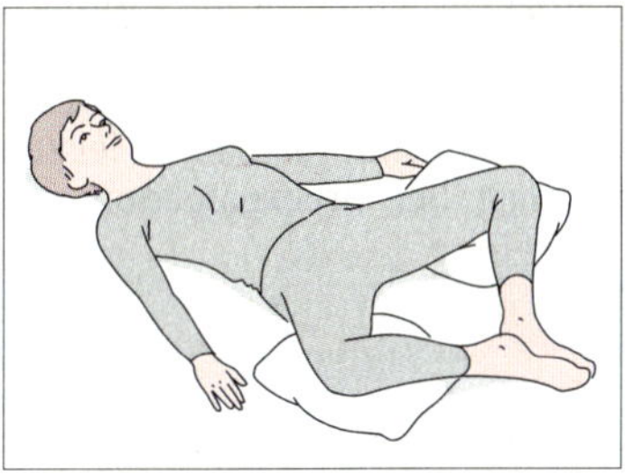

Abb. 1.**16** Dehnen der Adduktoren bei struktureller Verkürzung

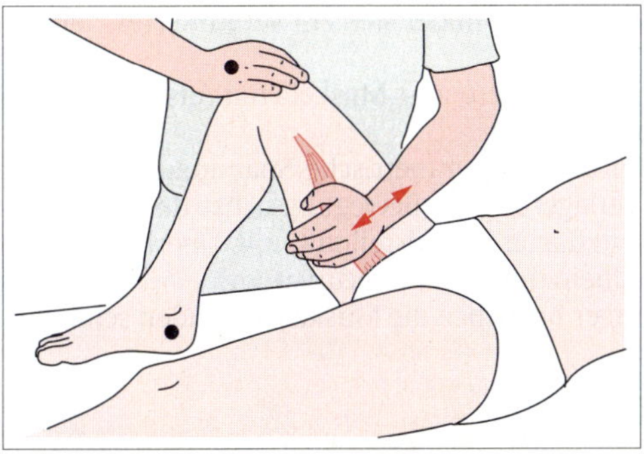

Abb. 1.**17** Tiefe Querdehnung der Hüftadduktoren

•••• Veränderungen der Bewegung durch Hypermobilität

In einem hypermobilen Gelenk sind die aktive und die passive Beweglichkeit vergrößert. Hypermobilität ist die Folge überdehnter Ligamente, Lockerung der Gelenkkapsel, Schwäche und/oder Koordinationsstörung der stabilisierenden Muskeln.

Ein hypermobiles Gelenk ist weniger stabil. Die Muskeln versuchen, die fehlende Stabilität zu kompensieren. Bei rein kapselbandgeführten Gelenken, wie z.B. dem Iliosakralgelenk und dem Sternoklavikulargelenk, kann die Muskulatur nicht ausgleichen.

Eine generalisierte Hypermobilität ist angeboren. Eine Hypermobilität in nur einem Gelenk kann die Folge eines Traumas sein, z.B. nach einer Verletzung des vorderen Kreuzbandes im Kniegelenk. Sportler bestimmter Sportarten (z.B. Kunstturnen) zeigen nach Beendigung des Leistungssports Hypermobilitäten in bestimmten Gelenken – so z.B. Kunstturner im Bereich der unteren LWS.

Hypermobilität in angrenzenden Gelenken hypomobiler Gelenke entsteht durch den Ausgleich der fehlenden Beweglichkeit. In der Wirbelsäule finden sich neben hypermobilen häufig hypomobile Abschnitte; so werden z.B. mangelnde Rotationstoleranzen der BWS im thorakolumbalen Übergang und in der LWS ausgeglichen und Überlastungen der segmentalen ligamentären Führung sind die Folge. Die Patienten bekommen beim längeren Verharren in einer Position Schmerzen, vor allem in belasteten Positionen, wenn der Bandapparat Haltearbeit leisten muß. Die Bandstrukturen reagieren auch bei Druckpalpation mit Schmerzen.

Folgen der Hypermobilität

- durch Hypermobilität bedingter Schmerz kann ligamentär oder muskulär sein
- beim Prüfen der Beweglichkeit findet sich ein vergrößertes Gelenkspiel
- Hypertonus der gelenkstabilisierenden Muskeln mit Ansatzreizen im tendoperiostalen Übergang
- gestörte Koordination durch asymmetrische Spannungen im Kapselbandapparat mit Verlagerung der Bewegungsachse des Gelenks
- Überlastung der Gelenkfläche in Endstellung (z.B. Überlastung der Kniegelenke am Standbein durch Genu recurvatum)
- Gelenke werden geringer belastbar, die Muskeln ermüden schneller

Physiotherapie bei Hypermobilität

1. Passive Therapie

Sie ist solange nötig, wie die Funktion aktiv nicht oder nur über einen kurzen Zeitraum gehalten werden kann.

Das Ziel aller passiver Maßnahmen ist es, über einen vermehrten mechanischen Reiz die stabilisierende Muskulatur oder die Gelenkrezeptoren zu stimulieren.

- Tapen

Die Tapepflaster können als gelenknaher Verband zur Stimulation der Gelenkrezeptoren angelegt werden. Der Tapeverband wird nie zirkulär angelegt. Die Pflasterstreifen werden sparsam verwendet; sie überlappen sich gegenseitig und folgen den Körperformen. Die Tapepflaster können in Verbindung mit der aktiven Therapie als Erinnerungshilfe eingesetzt werden, z.B. werden die Wirbelsäulenabschnitte nach der Haltungskorrektur in ihren neuen Einstellungen stabilisiert (Beispiel eines Tapeverbands am Sprunggelenk Abb. 1.**18**).

- Bandagieren

Das Gelenk wird mit elastischen Binden bandagiert.

■ *Beispiel:* nach Operationen im Bereich der Wirbelsäule, z.B. Bandscheibenoperation in der LWS

Hier können breite Bauchbinden in der frühen postoperativen Phase eine mechanische Stimulation und Erinnerungshilfe für die Einordnung der Körperabschnitte sein.

Bei dauerhafter Benutzung müssen elastische Mieder oder Stützapparate vom Arzt verordnet werden (Abb. 1.**19**).

Bei allen Bandagen und Tapeverbänden wird auf den Erhalt der Gelenk- und Muskelfunktion geachtet (z.B. am Kniegelenk immer die Patella freilassen, da ein vermehrter Anpreßdruck die Propriozeption verändert).

- schmerzlindernde Maßnahmen, solange akute Schmerzen bestehen
  - *tonussenkende Maßnahmen im Bereich der Muskeln:* Entspannungstechniken, Weichteiltechniken, Wärmeanwendungen
  - *Reizabbau an den Ligamenten:* Ultraschall, heiße Rolle, Querfriktion

2. Aktive Therapie

❖ Muskuläre Stabilisation entlastet den Kapselbandapparat.

❖ Die muskuläre Stabilisation ist am effektivsten, wenn Agonisten und Antagonisten im Sinne einer Kokontraktion gleichzeitig arbeiten. Die statische Arbeit der gelenkumgebenden Muskeln verhindert, daß sich das Gelenk in seinen passiven Arretierungen stabilisiert.

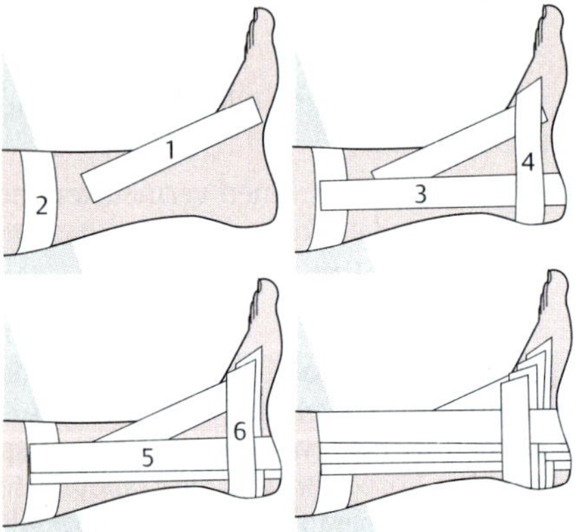

Aufbau eines Tapeverbandes medial am Sprunggelenk zur Unterstützung des Lig. deltoideum.

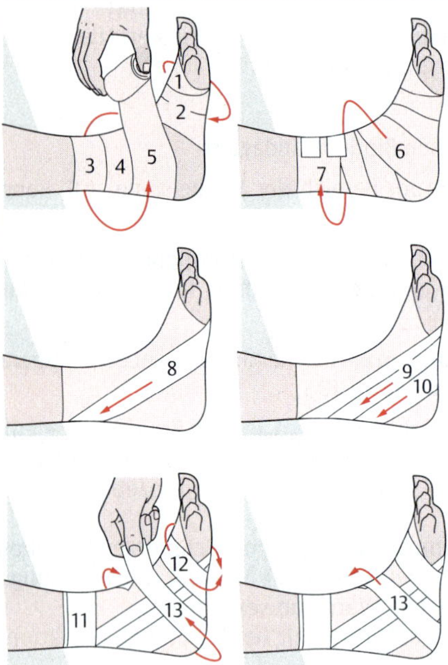

Fuß mit einer elastischen Klebebinde vom Fußaußenrand her in Pfeilrichtung kornährenförmig umwickeln (1–5).
Tour (6) umfaßt mit starkem Zug den lateralen Fußrand, läuft über die beiden malleolaren Spitzen und endet als Tour (7) distal des oberen Sprunggelenks. Fixierung mit 2 Leukotape-Streifen.

Lateraler Verstärkungszügel aus Leukotape (8) zieht in Pfeilrichtung von der dorsalen Kleinzehenseite über den lateralen Malleolus auf die mediale Unterschenkelseite.
Analog zu Zügel (8) verlaufen Zügel (9) und (10) in derselben Richtung , nur zur Ferse hin versetzt.

Streifen (11) und (12) fixieren die Zügelenden proximal und distal. Streifen (13) umfaßt in Pfeilrichtung das obereSprunggelenk und verhindert ein Lösen der drei lateralen Zügel.
Zügel (13) wird zirkulär kurz überlappend geschlossen.

Abb. 1.**18** Tapeverband: medial am Sprunggelenk

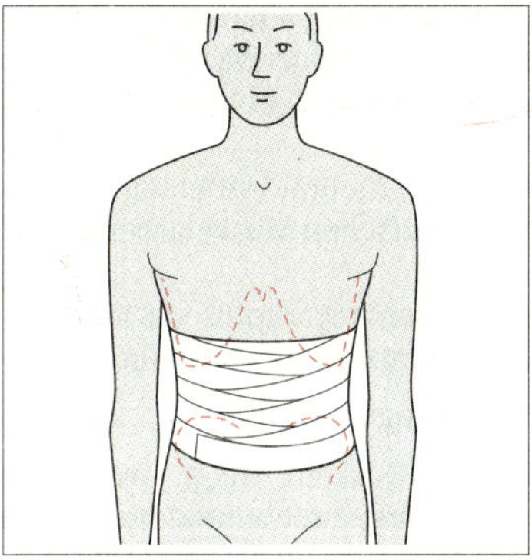

Abb. 1.**19** Stabilisierende Bandage für die Wirbelsäule

- Die Gelenke der unteren Extremität werden am effektivsten in der geschlossenen Kette stabilisiert (d.h. die Füße haben Kontakt mit dem Boden). Über die Fußsohle kommen zusätzliche propriozeptive Impulse. Die Muskeln arbeiten mit Kokontraktion, da die Standbeinsituation simuliert wird.
- Ist die Ursache der Hypermobilität eine Kompensation hypomobiler Gelenke, müssen diese erst mobilisiert werden.
- Ein intakter Kapselbandapparat mit seinen intra- und extraartikulären Rezeptoren sowie keine Schmerzverstärkung während der Stabilisation sind Voraussetzungen für die Stabilisationsfähigkeit der Muskeln.
- Die motorischen Grundeigenschaften Kraft und Ausdauer verbessern die Belastbarkeit der hypermobilen Gelenke.
- Nach dem gezielten Stabilisationstraining an einem Gelenk wird die Koordination ganzer Bewegungsabläufe trainiert, denn im gesunden Bewegungsverhalten kommt es immer gleichzeitig zum selektiven Stabilisieren und Bewegen einzelner Gelenke.

Möglichkeiten der Stabilisation

a) Arbeiten mit manuellen Widerständen

- Wird bei der Stabilisation mit manuellen Widerständen gearbeitet, beginnt der Therapeut mit gelenknahen Widerständen; so werden z.B. an der Wirbelsäule die Widerstände bei der segmentalen Stabilisation direkt an den Dorn- oder Querfortsätzen gesetzt. Durch die Wahl dieser kurzen Hebelarme wird die autochtone gelenknahe Muskulatur angesprochen.

Erst wenn diese Muskeln die Stabilisation leisten können, werden die Hebel verlängert, z.B. durch gelenkfernere Widerstände, Veränderung der Ausgangsstellung oder Anhängen von Hebeln durch die Extremitätengewichte.
- Der Patient kann sich beim Eigentraining mental Widerstände vorstellen und dadurch die Dosierung der statischen Muskelarbeit selbst steuern.
  Durch zusätzliche Approximation (Stauchungsimpuls entlang der Knochenlängsachsen) werden die Gelenkrezeptoren stimuliert.

b) Steigerung durch Veränderung der Ausgangsstellung

- Die Anforderung der stabilisierenden Muskeln steigt, wenn die Längsachse der Extremität oder des Körpers zunehmend horizontal eingestellt wird. Bei horizontal stehender Längsachse wirkt die Gewichtskraft durch die senkrechte Schwerkraft maximal.
- Durch Reduzierung der Kontaktstellen des Körpers mit einer Unterlage wird die Ausgangsstellung labiler; so ist z.B. der Vierfüßlerstand leichter zu stabilisieren, wenn Bauch und Becken mit einem Pezziball unterstützt werden.
- Die Unterlage sollte labiler gestaltet werden, z.B. durch Standbeinstabilisation auf einem Therapiekreisel.

c) Steigerung durch Kombinieren von Stabilität und Mobilität

Das hypermobile Gelenk bleibt stabil, obwohl benachbarte Gelenke oder angehängte Extremitätengewichte weiterlaufende Bewegungen provozieren; so erfordern z.B. beschleunigte Bewegungen der Extremitäten ein hohes Maß an Stabilität in der Wirbelsäule.

d) Verbesserung der Grundeigenschaft Kraft

- Die Ausgangsstellung, in der trainiert wird, richtet sich nach der momentanen Kraft. Die Hubbelastung, gegen die die Muskeln arbeiten müssen, kann durch unterschiedliche Schwerkrafteinwirkung variiert werden.
- Die Leistung sehr schwacher Muskeln wird durch zusätzliche exterozeptive und propiozeptive Reize verbessert.

- *exterozeptive Reize:* Der taktile Reiz des Therapeuten kann richtungsweisend sein. Der visuelle Reiz ist eine wichtige Rückkoppelung für den Patienten bei der Kontrolle der Bewegung und der statischen Muskelarbeit.
  Der verbale Reiz kann durch einen auffordernden Charakter die Aktivität steigern. Orientierungen im Raum oder am Körper können richtungsweisend sein.
- *propiozeptive Reize:* Angepaßter optimaler Widerstand wirkt richtungsweisend und stimulierend auf die Muskulatur. Angepaßt oder

optimal bedeutet, daß eine flüssige Bewegung stattfindet und statisches Halten möglich ist. Gegebenenfalls muß der Widerstand auf dem Bewegungsweg reguliert werden.

Traktion und Approximation

- Traktion = Zug entlang der Knochenlängsachsen erleichtert die Bewegung gegen die Schwerkraft (zur Unterscheidung von der Traktion aus der Manuellen Therapie).
- Approximation = Stauchungsimpuls entlang der Längsachsen; erleichtert die Stabilisation.
- Stretch: spricht die Muskelspindeln an. Als Initialstretch wird er bei Bewegungsbeginn auf die vorgedehnte Muskulatur gegeben, wodurch der Start der Bewegung erleichtert wird. Der Restretch steigert die Aktivität bereits kontrahierter Muskulatur.

• Bei einem gezielten Muskelaufbautraining werden die konzentrische, die statische und die exzentrische Muskelarbeit trainiert, wodurch der Querschnitt des Muskels zunimmt. Geübt werden koordinierte Bewegungsabläufe mit mäßigem Tempo bei ca. 60% der Maximalkraft, 8 – 15 Wiederholungen, 3 – 8 Serien mit Pausen von 1- 1,5 Minuten. Das Training erfolgt unter Kontrolle und Korrektur des Therapeuten. Außerdem sollte ein Eigentraining für den Patienten erstellt werden.

d) Verbesserung der Ausdauer

Der koordinierte Bewegungsablauf wird mit einer hohen Wiederholungszahl, aber geringerem Krafteinsatz geübt. Das Ausdauertraining eignet sich wegen der hohen Wiederholungszahl auch zum Automatisieren von Bewegungsabläufen. Es wird mit einem Trainingsreiz $< 60\%$ der Maximalkraft gearbeitet. Die Wiederholungsrate liegt zwischen 30 – 50.

Beim Trainieren der Kraft und der Ausdauer sollten dreidimensionale Bewegungsmuster bevorzugt werden. Die Muskeln haben spiralige Faserverläufe und durch die dreidimensionale Bewegung werden die Gelenke nicht zu sehr endgradig belastet. Bewegungsmuster aus dem PNF bieten hier gute Möglichkeiten, auch beim Einsatz von Trainingsgeräten, wie z.B. Zugapparate und Therabänder.

Der Therapeut erstellt gemeinsam mit dem Patienten ein Hausaufgabenprogramm. Dabei ist auf eine einfache Durchführbarkeit und nicht zu viele verschiedene Übungen zu achten. Außerdem ist eine genaue Angabe der Wiederholungszahl und der Häufigkeit der Übungsintervalle unerläßlich.

1.3. Verändertes Bewegungsverhalten

1.3.1 Biomechanische Grundlagen

Hierbei werden die Wirkungen physikalischer Kräfte auf den menschlichen Körper beschrieben. Biomechanische Grundlagen sind bei der Beurteilung von Bewegungsverhalten und der Auswahl geeigneter Maßnahmen zur Ökonomisierung der Bewegungen hilfreich.

•••• Biomechanik der Gelenke

Auf die Gelenke wirken verschiedene Kräfte ein. Dies sind einerseits das Körpergewicht (Last) und andererseits die Muskel- und Bandkräfte (Kraft).

Diese Kräfte können Drehmomente in den Gelenken auslösen. Ein Drehmoment entsteht, wenn eine Kraft außerhalb der Bewegungsachse einwirkt. Der wirksame Hebelarm ist der senkrechte Abstand zwischen der Kraftwirkungslinie und dem Drehzentrum. Durch diesen Hebel kann die Wirksamkeit des anatomischen Hebels bestimmt werden.

Alle Gelenke funktionieren als ein- oder zweiarmige Hebel, wobei jedoch die meisten einarmige Hebel sind, wie z. B. Schulter-, Ellenbogen- und Kniegelenk. Bei diesen Gelenken wirken Kraft und Last auf derselben Seite des Drehzentrums ein (Abb. 1.**20**).

Nur wenige Gelenke sind zweiarmig, wie z. B. das Hüft- und Fußgelenk. Bei diesen Gelenken wirken Last und Kraft beiderseits des Drehzentrums ein.

Die Drehmomente von Kraft und Last werden als Vektoren bezeichnet. Die Summe von Kraft und Last ergibt die gelenkresultierende Kraft. Das ist die eigentliche Belastung, die auf das Gelenk einwirkt. In jedem Gelenk werden drei Areale unterschieden.

1. Gelenkfläche = anatomische Gelenkfläche
2. Gelenkkontaktfläche = Kontaktfläche der Gleitbewegung
3. gewichttragende Fläche = Fläche, auf die der Druck einwirkt

Maßgebend für die mechanische Belastung eines Gelenks ist die gewichttragende Fläche. Gewichttragende Fläche und Gelenkdruck verhalten sich umgekehrt proportional, d. h. je kleiner die gewichttragende Fläche ist, auf die der Druck einwirkt, desto größer ist der einwirkende Druck.

Die gewichttragende Fläche ist meistens kleiner als die Gelenkkontaktfläche. Welcher Teil der gewichttragenden Fläche mit dem Gewicht belastet wird, hängt von der Gelenkstellung ab. Eine verkleinerte gewichttragende Fläche kann die Folge einer angeborenen Fehlstellung, eines

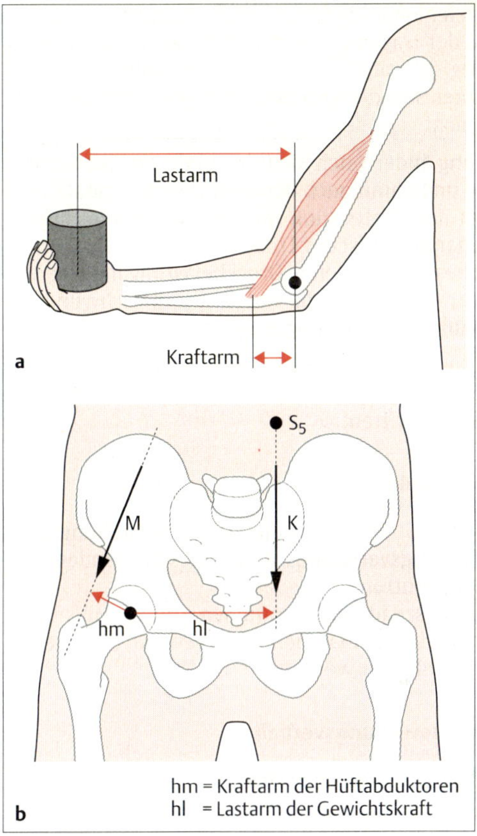

Abb. 1.**20** Hebeltypen: **a** Typ III am Ellenbogengelenk, **b** Typ I am Hüftgelenk

Traumas oder einer degenerativen Gelenkveränderung sein. Die Gewichtsübertragung auf die verkleinerte Tragfläche kann dann wiederum zur Degeneration des Gelenks führen.

Veränderungen des Bewegungsverhaltens können Gelenkstellungen und damit die gewichttragende Fläche verändern.

Lastarme (senkrechter Abstand zwischen der einwirkenden Last und dem Drehzentrum) und Kraftarme (senkrechter Abstand zwischen der einwirkenden Kraft und dem Drehzentrum) können ebenfalls verändert und die gelenkresultierende Kraft kann verkleinert werden, wodurch der Gelenkdruck sinkt.

Neben der Größe der gelenkresultierenden Kraft ist auch noch deren physiologische Lage auf der tragenden Fläche entscheidend. Die resultierende Krafteinwirkung soll möglichst zentral innerhalb der Tragfläche liegen. Dadurch können sich die Druckspannungen gleichmäßig auf die tragende Knorpelschicht verteilen.

Bei jeder Gelenkbewegung ändern sich Richtung und Lage der resultierenden Krafteinwirkung und damit auch der einwirkende Gelenkdruck. Der Gelenkdruck sichert den Kraftschluß im Gelenk, d.h. die Haftung der Gelenkflächen aufeinander. Er ist der Erhaltungsreiz für die Stützgewebe Knorpel und Knochen. Eine fehlende Druckbelastung hat eine Verkleinerung der gewichttragenden Fläche durch Knorpelschwund zur Folge, da die Durchwalkung als Ernährungsreiz fehlt.

Das andere Extrem ist die Überlastung bei einem permanenten Druck auf eine extrem kleine gewichttragende Fläche. Dort werden leicht die biologischen Grenzen überschritten.

1.3.2 Ziel der Physiotherapie

Merke: Das Ziel der Physiotherapie ist die Wiederherstellung eines achsengerechten Bewegungsverhaltens, d.h. die resultierenden Kräfte gehen durch die Drehzentren!
Bei nicht veränderbaren, schädlichen Einflüssen müssen Hilfsmittel, entlastende ausgleichende Maßnahmen oder bewußt Hinkmechanismen erarbeitet oder toleriert werden.

•••• Achsengerechtes Bewegungsverhalten

1. Achsengerechte Haltung (Statik im Stand)

- *Füße:* hüftgelenks- bis beckenbreit, Längs- und Querwölbung sind erhalten, die funktionellen Fußlängsachsen sind leicht nach vorn gerichtet.
- *Kniegelenke:* nicht in maximaler Extension, gerade soviel Flexion, daß der M. quadriceps aktiv wird.
  Die Drehpunkte Sprung-, Knie- und Hüftgelenke stehen in der Frontalebene übereinander. Die Extensions- und Flexionsachsen stehen parallel.
  Becken, Brustkorb und Kopf stehen übereinander, sie sind in die vertikale Körperlängsachse eingeordnet.
- *Becken:* Es muß ständig bewegungsbereit sein, es darf zu keiner statischen Dauerhaltung der Hüftgelenke und Lendenwirbelsäule kommen.
- *Brustkorb und BWS:* Scheitelpunkt der Lordosen in der mittleren BWS, der Brustkorb wird dynamisch stabilisiert; d.h. durch die ständige

Atembewegung sind die Extensoren der BWS in der Lage, dauerhaft das stärkere ventrale Brustkorbgewicht zu halten und damit einer Flexion entgegenzuwirken.
- *Kopf:* bewegungsbereit, keine statische Dauerhaltung der HWS
- *Schultergürtel:* auf dem Brustkorb abgelegt
- *Arme:* locker hängend

❖ **Veränderungen der Statik im Stand führen zu veränderten resultierenden Gelenkkräften.**

■ *Beispiel:* Beinachsenabweichung Genu valgum
Eine vermehrte laterale Druckbelastung und Streß auf die medialen Bandstrukturen sind die Folge (Abb. 1.**21**).
Bei einer physiologischen Beinachse treffen sich die Gewichtskraft und die Kraft, die durch die Bodenreaktion infolge des Aufpralls der Ferse entstehen, im Zentrum des Kniegelenks. Bei einem Genu valgum findet das Zusammentreffen der beiden Kräfte weiter medial statt. Die Kräfte lösen Drehmomente aus, da die Einwirkung der Last außerhalb des Drehzentrums liegt.
Das Tibiaplateau verändert seine Neigung in der Frontalebene; eine Rutschtendenz der Femurkondylen führt zu einer Dauerbelastung des Innenbandes und einer extrem kleinen gewichttragenden Fläche auf der lateralen Seite.
Die Auswirkungen auf die Fußgelenke bestehen in einer Eversion der Ferse mit vermehrter Innenrandbelastung und im Hüftgelenk entsteht eine vermehrte Innenrotation und Adduktion.
Das Bein wird funktionell kürzer. Eine einseitige Abweichung führt zusätzlich zu einer Stellungsveränderung der LWS im Sinne einer Lateralflexion.
Eine Zentrierung des Kniegelenkes durch eine nach lateral gerichtete Gegenkraft kann mit einer Schuhinnenranderhöhung und durch Beinachsentraining erreicht werden.
Bringen diese konservativen Maßnahmen keinen Erfolg mehr, kann die Beinachse operativ korrigiert werden.

❖ **Beinachsenkorrektur**
Einstellen des Kniegelenkes in die Valgus-Varuslinie – dies muß zu Beginn manuell durch eine am medialen Gelenkspalt einwirkende Kraft nach lateral vorgenommen werden.
- Durch geringe Flexion und Außenrotation des Oberschenkels im Hüftgelenk kann die Beugestreckachse des Kniegelenkes parallel zu den Beugestreckachsen des Hüft- und Fußgelenkes eingestellt werden.
- Ein taktiler Reiz unter dem Großzehengrundgelenk und an der lateralen dorsalen Ferse stimuliert eine Inversion der Ferse und eine Pronation des Vorfußes bei der Belastung des Fußes; somit können sich Quer- und Längswölbung aufbauen.

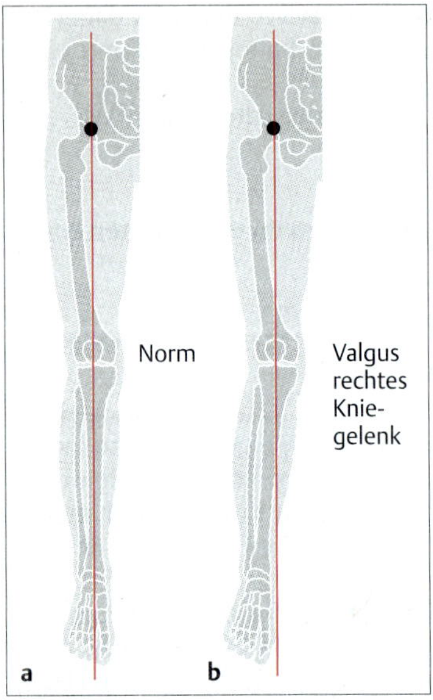

Abb. 1.**21** Beinachsen: **a** Norm, **b** Abweichung bei Genu valgum

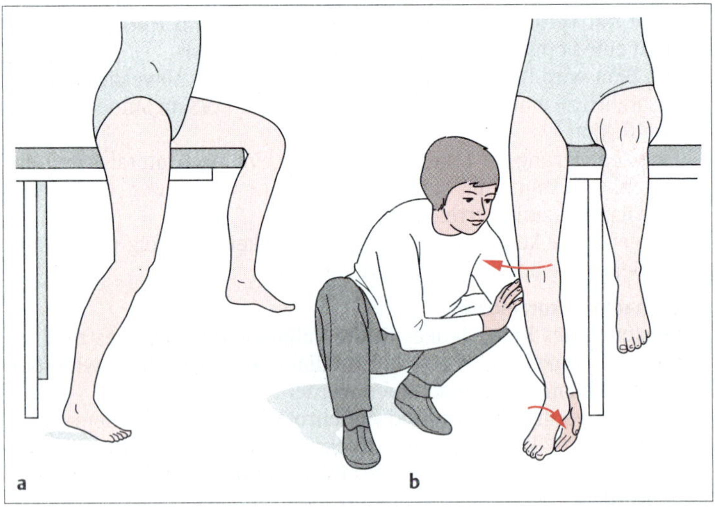

Abb. 1.**22** Korrektur der Beinachse im Halbsitz: **a** Ausgangsstellung, **b** Korrektur durch den Therapeuten bei Genu valgum

- Teilbelastet mit der Bewußtmachung der veränderten Gelenkstellungen beginnen, z. B. Halbsitz an der Bankkante.
- Die Standbeinmuskulatur wird nun in dieser korrigierten Stellung trainiert.
- Durch veränderte Belastung und Veränderungen der Unterlage kann das Training gesteigert werden (Abb. 1.**22**).

2. Anpassung des Bewegungsverhaltens an Alltagssituationen

- Bücktraining/Heben und Tragen
  Der optimale Bewegungsablauf ergibt sich aus den konstitutionellen Bedingungen des Patienten (Körperbau), den Alltagssituationen und der Beweglichkeit.
  Zunächst wird das individuelle Bückverhalten geprüft und dann gegebenenfalls verändert bzw. angepaßt.

Voraussetzungen für die beiden Bücktypen

- *Horizontaler Bücktyp*: Der Oberkörper wird mit stabilisierter Wirbelsäule aus den Hüftgelenken nach vorne geneigt. Die Hüftgelenke benötigen gute Flexionstoleranzen. Die Rückenstrecker müssen mit hoher Hubbelastung stabilisierend arbeiten, da die Schwerkraft senkrecht auf die Wirbelsäule wirkt. Durch einen langen Oberkörper wird die Hubbelastung erhöht, die Belastung für die untere Lendenwirbelsäule steigt.
- *Vertikaler Bücktyp:* Die Körperlängsachse bleibt vertikal, sie wird über die Flexion der Hüft- und Kniegelenke nach unten bewegt.
  Eine gute Flexionstoleranz in den Hüft- und Kniegelenken und eine gute Dorsalextensionstoleranz in den Sprunggelenken sind Voraussetzung. Eine fehlende Dorsalextension kann durch einen Absatz ausgeglichen werden. Durch die annähernd vertikale Einstellung der Körperlängsachse wird sehr viel Gewicht dorsal der Kniegelenke gebracht. Dadurch wird die Belastung der Kniegelenke massiv erhöht, der M. quadriceps arbeitet mit hoher Hubbelastung.
  Ungünstig wirken sich ein kurzer Oberkörper und viel Gewicht am Becken aus. Da sehr viel Gewicht nach hinten gebracht wird, kommt es zu Gleichgewichtsproblemen.

Der horizontale Bücktyp ist bei kurzem Oberkörper günstiger, bei langem Oberkörper ist der vertikale der günstigere. Beide Bücktypen sind entlastender für die Wirbelsäule als das Bücken mit Flexion in der Wirbelsäule. Bei beiden wird die Wirbelsäule durch die stabilisierte Nullstellung axial belastet.

Der Bewegungsablauf wird in der Therapie zuerst isoliert in einzelnen Teilschritten erarbeitet, indem z. B. das Vorneigen der Körperlängsachse aus dem hohen Sitz vorgeübt wird. Anschließend werden die Teilschritte zusammengesetzt. Dabei sind deutliche taktile und verbale Hilfen seitens des Therapeuten notwendig. Beherrscht der Patient den Bewegungsablauf, wird er auf verschiedene Situationen im Alltag übertragen.

Variationen der Alltagsbewegungen, z. B. durch wiederholtes Aufheben und Abstellen der Gewichte an verschiedenen Orten, fördert die Automatisierung des Bewegungsmusters. Durch das Tragen der Gewichte nahe am Körper werden die Gewichtskräfte reduziert. Der Lastarm ist länger, wenn die Gewichte weiter vom Körper entfernt getragen werden.

Das Übertragen des Bewegungsablaufes in verschiedene Ausgangsstellungen ist der nächste Schritt. So läßt sich z. B. die Vorneigung der Körperlängsachse mit stabiler Wirbelsäule beim Zähneputzen, Spülen, Bügeln und Staubsaugen und das Aufheben von Gegenständen mit einer Hand erarbeiten (Abb. 1.**23**).

Am Ende der Behandlung beobachtet der Therapeut den Patienten und fordert ihn auf, z. B. das Laken von der Behandlungsbank zu nehmen. Häufig gelingt der vorher erarbeitete Transfer des Bewegungsverhaltens beim Bücken nicht mehr, da der Bewegungsablauf noch nicht automatisiert ist. Jeder Mensch besitzt stereotype eingespeicherte Bewegungsmuster, dazu gehört auch der Bücktyp. Diese zu verändern, benötigt sehr viel Zeit und eine sehr starke Übungsbereitschaft beim Patienten.

Er braucht wahrnehmbare Kriterien, mit denen er sich selbst korrigieren kann. So werden dem Patienten z. B. die Länge der Bauchabstände (Abstand Symphyse – Bauchnabel und Bauchnabel – Fossa jugularis) sowie die Tatsache, daß sich diese Abstände nicht verändern dürfen, bewußt gemacht.

- Erarbeiten des Bewegungsverhaltens im Sitzen

Korrigierte Sitzhaltung
- ideale Sitzhöhe: Hüftgelenke höher als die Kniegelenke
- Die Körperlängsachse bleibt vertikal, das Stabilisieren der Wirbelsäule in der Nullstellung der Wirbelsäule fällt leichter.
- Der Abstand der Füße und Kniegelenke ist größer als die Beckenbreite, durch die transversale Abduktion der Hüftgelenke wird das Vorneigen der Körperlängsachse erleichtert, wie z. B. beim Sitzen am Schreibtisch.
- Die Füße stehen vor den Kniegelenken, wodurch die Unterstützungsfläche nach vorne vergrößert wird.

Nachdem die korrigierte Haltung im statischen Sitz erarbeitet wurde, werden verschiedene Ausgangsstellungen, z. B. Sitzen am Tisch und auf verschiedenen Sitzgelegenheiten sowie die Dynamik im Sitz geübt, wie Vor- und Rückneigen der Körperlängsachse, Greifen von Gegenständen vorne und seitlich mit Gewichtsverlagerungen im Sitzen (Abb. 1.**24**, 1.**25**, 1.**26**).

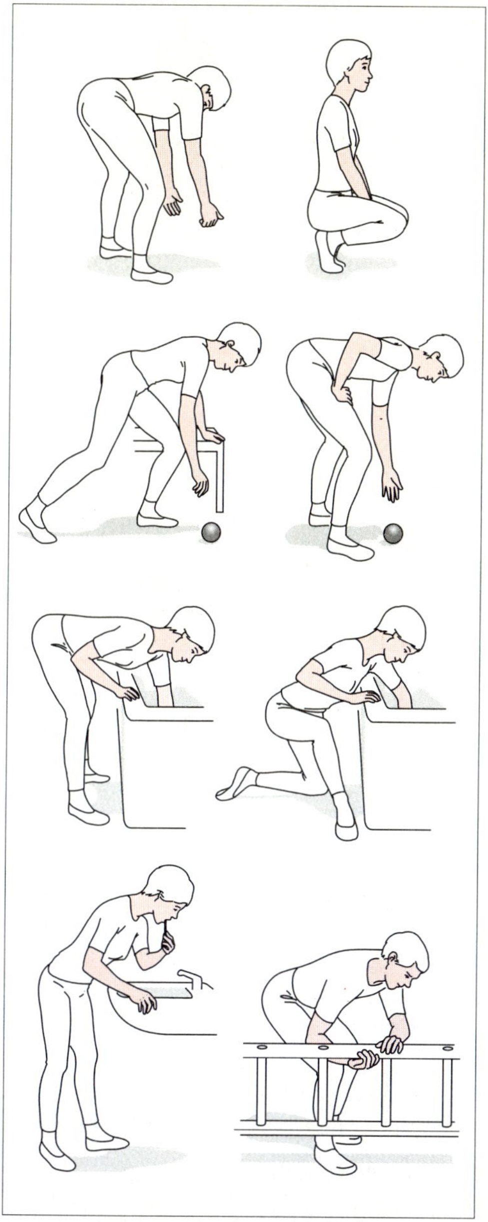

Abb. 1.**23** Horizontaler und vertikaler Bücktyp sowie angepaßtes Bückverhalten in verschiedenen Alltagssituationen

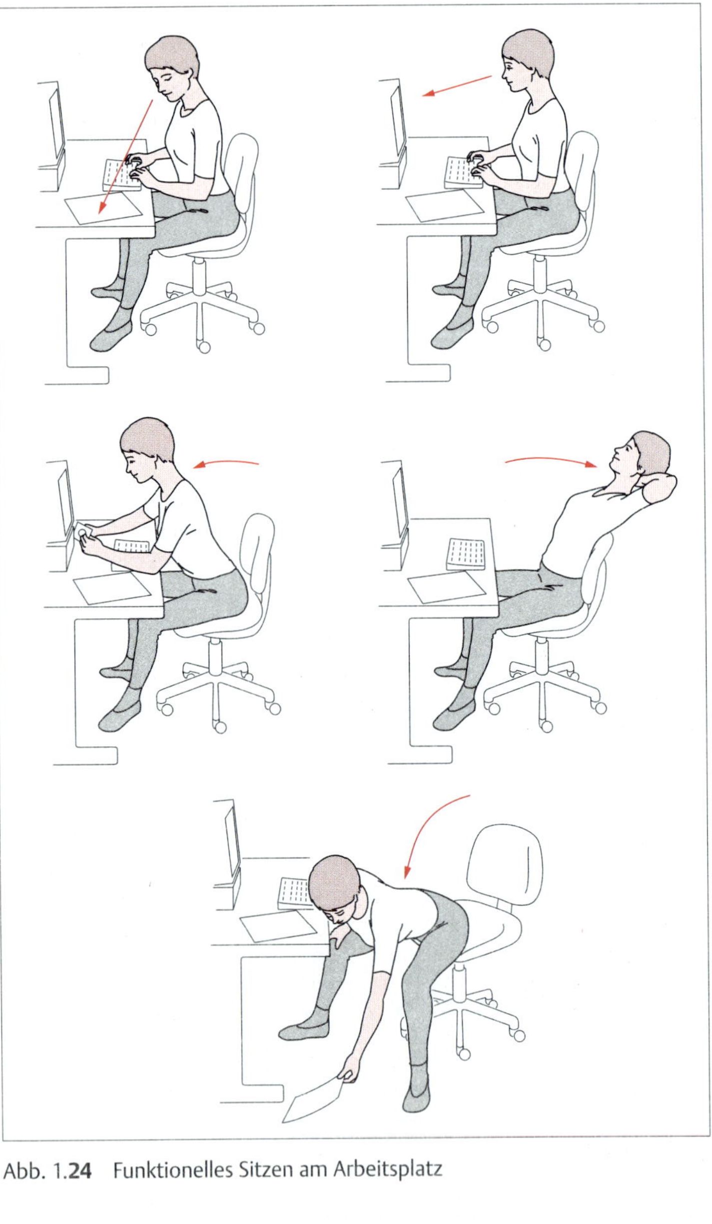

Abb. 1.**24** Funktionelles Sitzen am Arbeitsplatz

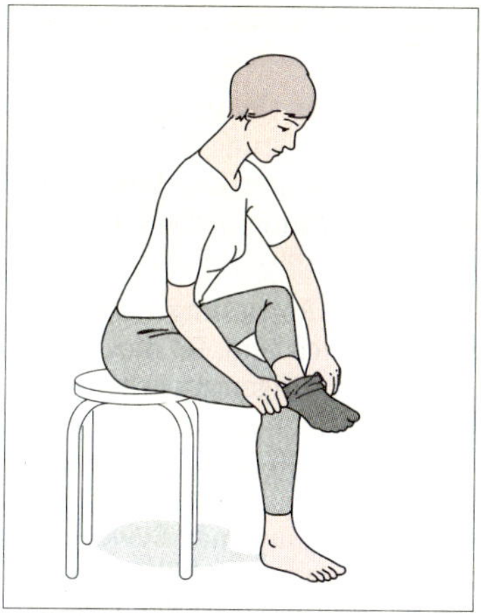

Abb. 1.25 Anziehen einer Socke in korrigierter Sitzhaltung

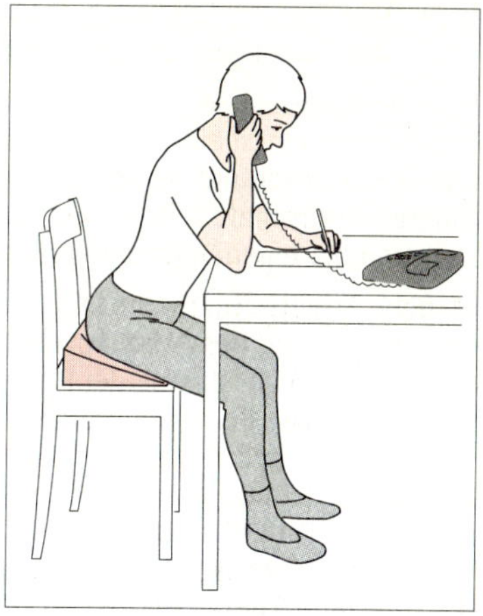

Abb. 1.26 Lordosierung der Lendenwirbelsäule durch ein Keilkissen. Die übrigen Abschnitte der Wirbelsäule sind in die Körperlängsachse eingeordnet.

Beispiele: Sitzgelegenheiten, die eine gute Haltung fördern:

- Höhenverstellbare Stühle können an individuelle Arbeitssituationen und konstitutionelle Bedingungen angepaßt werden.
- Bei Arbeiten im Sitzen, z. B. am Schreibtisch, sind Stühle mit Rollen vorteilhaft, da sie in verschiedenen Arbeitssituationen massive Rotationsbelastungen der Wirbelsäule verhindert.
- Eine leicht nach vorne geneigte Sitzfläche oder ein Keilkissen erleichtern die Lordosierung der LWS vom Becken aus, was Voraussetzung für die Einordnung der übrigen Wirbelsäulenabschnitte ist. (Ausnahme: Mit einer sehr hypermobilen unteren LWS und geringen Extensionstoleranzen im thorakolumbalen Übergang sollten Patienten nicht auf einem Keilkissen sitzen.)
- Armlehnen, um die Wirbelsäule von den Armgewichten zu entlasten.
- Stehhilfen: höhenverstellbare Stühle für Tätigkeiten, die auch im Stehen erledigt werden können. Rollen oder ein Standfuß in Form einer Halbkugel erleichtern das Anpassen an Arbeitssituationen.
- Sitzen auf einem Ball schützt die Muskulatur vor Ermüdung. Kleine Bewegungen auf der labilen Unterstützungsfläche fordern ein ständiges Anpassen an Gelenkstellungsänderungen und reaktives

Arbeiten zur Erhaltung des Gleichgewichtes, wodurch eine statische Dauerbelastung vermieden wird.

Eine Veränderung des Bewegungsverhaltens mit Übertragung in Alltagssituationen ist eine sehr anspruchsvolle Lernleistung für den Patienten. Das „Aufrichten" der Haltung gelingt nicht immer. Es erfordert eine innere Bereitschaft seitens des Patienten. Bewegungsverhalten ist Bestandteil der eigenen Körpersprache.

Manche Arbeitssituationen lassen eine optimale Anpassung nicht zu. Eine Besichtigung des Arbeitsplatzes kann hilfreich sein. Da dies jedoch oft nicht möglich ist, muß der Patient seine Belastungen am Arbeitsplatz simulieren. Die Bewegungsabläufe, die der Patient im Alltag benötigt, können dann gezielt trainiert werden; so läßt sich z.B. das Überkopfarbeiten bei einem Anstreicher nicht vermeiden.
Bei diesem Patienten muß geprüft werden, ob mangelnde Bewegungstoleranzen der Brustwirbelsäule oder eine mangelnde Stabilität der Skapula auf dem Thorax der Grund für die Schulterbeschwerden sind. Die fehlenden Faktoren werden dann isoliert erarbeitet und anschließend in die Alltagssituation übertragen.

Einfache Tips können zu einer Verbesserung der „guten Haltung und Bewegung" im Alltag führen.

■ *Beispiele:*
- Bei ständigem Arbeiten im Stehen sollten die Patienten die Schuhe häufiger wechseln und nicht jeden Tag dieselben Schuhe tragen.
- Bei chronischen Knieüberstreckern sind Absätze hilfreich.
- Beim Arbeiten im Sitzen sollten zwischendurch „Räkelphasen" eingelegt werden.
- Das Abgeben von Gewichten der Körperabschnitte reduziert die ständige statische Muskelarbeit, z.B. im Sitzen durch Abstützen des Kopfgewichts mit den Händen.
- Beim Spazierengehen: die Hände in die Manteltaschen stecken, reduziert die Armgewichte.
- Hände beim Gehen auf das Gesäß legen, dadurch wird mehr Gewicht nach hinten verlagert und somit die dorsale Muskulatur entlastet.
- Hilfen für das An- und Ausziehen anbieten: z.B. Benutzen eines langen Schuhlöffels, wenn das Greifen zu den Schuhen schwerfällt und Hinsetzen zum Schuhe anziehen.

Ausweichbewegungen sind Veränderungen im Bewegungsverhalten und weisen auf funktionelle Defizite hin. Sie werden im physiotherapeutischen Befund beobachtet und interpretiert. Ausweichbewegungen entstehen zum Eigenschutz des Körpers, da sie Schmerzen reduzieren und einzelne Strukturen entlasten können. Unter bestimmten Voraussetzungen können sie sinnvoll sein. Da sie aber immer zur Überlastung anderer Strukturen führen, beschränken sich die Situationen auf nicht veränderbare funktionelle Defizite.

Es ist wichtig zu untersuchen, ob es sich um bleibende Defizite handelt und in der Therapie muß die bestmögliche Kompensation gefunden werden. So erfordert z.B. eine Arthrose im Hüftgelenk ein dauerhaftes Entlastungshinken vom Typ Duchenne. (zu ökonomischen Formen siehe unter *Schmerz*)

Ist das funktionelle Defizit, z.B. eine mangelnde Bewegungstoleranz, beseitigt, wird mit dem Abbau der Ausweichbewegungen begonnen. Je länger eine Ausweichbewegung bestanden hat, desto länger dauert auch die Umstellung zum normalen Bewegungsverhalten. Die Ausweichbewegung ist als individuelles Bewegungsmuster abgespeichert. Ein Unterbrechen des Bewegungsmusters, z.B. durch Bewegen vom proximalen Hebel (Hüftflexion vom Becken aus) und deutliche taktile und verbale Wahrnehmungshilfen, ist für eine Umstellung hilfreich.

2 Untersuchung

2.1 Ärztliche Untersuchung

Nach der Erhebung der Anamnese nutzt der Arzt bei der Untersuchung in besonderem Maße seine fünf Sinne. Die *klinische Untersuchung* ist gerade für Erkrankungen des Bewegungssystems von großer Bedeutung. Zu ihr gehören die

- Inspektion des (unbekleideten) Patienten,
- die Beurteilung des Bewegungsverhaltens, z. B. beim Entkleiden,
- die Palpation der Strukturen und
- zahlreiche differenzierende Funktionsprüfungen, wie Gelenkmessungen, aktive und passive Bewegungsprüfungen.

Ebenso werden Reflexe und Sensibilität geprüft (s. u.).

Je nach Ergebnis der klinischen Untersuchung werden die nachstehenden speziellen diagnostischen Verfahren eingesetzt.

2.1.1 Labordiagnostik

S. Wirth

1. Blutabnahme

a) Bestimmen der **B**lut-**K**örperchen-**S**enkungsgeschwindigkeit (BKS): Blut wird in ein spezielles Röhrchen gefüllt. Die Blutkörperchen in gesundem Blut sinken in der ersten Stunde etwa 10 mm, in der zweiten Stunde: 20 mm.

Die Diagnose einer Erkrankung kann aufgrund veränderter BKS nicht gestellt werden. Sie dient als:

- Indikator für Erkrankungen: z. B. ist sie bei Tumoren und Entzündungen erhöht.
- Verlaufsbeurteilung von Knochenentzündungen: absinkende Tendenz bei Besserung.
- Therapieerfolg unter Antibiotika: ein Abfall signalisiert Besserung.

- Postoperative Kontrolle: Eine Woche nach Operationen steigt die BSG an und fällt rasch wieder ab. Bleibt sie erhöht, kann dies auf eine postoperative Entzündung hinweisen.

b) C-reaktives Protein: Dieses ist v.a. bei Entzündungen erhöht.

c) HLA-Antigene: Sie sind genetisch auf allen Körperzellen zu finden und auf Leukozyten (weiße Blutkörperchen) diagnostisch gut nachweisbar. Bei bestimmten Erkrankungen ist ihre Zahl häufig erhöht, z.B. HLA B27 bei Morbus Bechterew.

Patienten ohne Krankheitssymptome erkranken bei erhöhtem HLA-Antigen für eine bestimmte Erkrankung eher an dieser.

d) Rheumafaktoren: Sie sind bei Krankheiten des rheumatischen Formenkreises häufig erhöht.

e) Mineralien: Veränderungen von Kalzium und Phosphat sind Wegweiser z.B. bei systemischen Knochenerkrankungen, Knochenmetastasen und Knochentumoren.

f) Enzyme: Ein wichtiges Enzym des Knochenstoffwechsels ist die alkalische Phosphatase. Sie ist oft bei systemischen Knochenerkrankungen, Knochentumoren und Knochenmetastasen erhöht.

g) Präoperatives Screening: Die wichtigsten Parameter sind Leberwerte, Nierenwerte, Blutzucker, Elektrolyte und die Blutgerinnung.

2. Gelenkpunktion

Ein Gelenkerguß wird mit einer sterilen Punktionskanüle punktiert; seine Beschaffenheit gibt diagnostische Hinweise:
- blutig: bei Traumata;
- fibrinös-eitrig: bei Entzündungen;
- serös-nichtentzündlich: bei mechanischer Überbelastung oder venöser Abflußbehinderung.

Beurteilt wird die Synovia (Gelenkinnenhaut) auf:
- Farbe: z.B. rot bei Trauma, gelblich-braun bei eitriger Arthritis;
- Kristalle: z.B. Urat = Salz der Harnsäure bei Gicht;
- Viskosität: z.B. vermindert bei chronischer Polyarthritis;
- Zellen: z.B. erhöhte Anzahl von Leukozyten bei Entzündung.

3. Liquoruntersuchung und Myelographie

Liquor wird meist durch Lumbalpunktion, seltener durch Subokzipitalpunktion entnommen.

Beurteilt werden:
- Aussehen: normal wie klares Wasser; Gelbfärbung z.B. bei Eiweißvermehrung durch Tumoren;
- Zellzahl: gering; massiv erhöht bei Infektionen;
- Eiweißgehalt: normal 0,15–0,45 g/l; erhöht z.B. bei Tumoren und Entzündungen;
- Zuckergehalt: normal 60% des Blutzuckers; vermindert z.B. bei bakteriellen Infektionen.

Nach der Injektion von Kontrastmittel in den lumbalen Subarachnoidalraum läßt sich durch dessen Ausbreitung der Wirbelkanal gut darstellen = *Myelographie.* So können z.B. Bandscheibenvorfälle gut beurteilt werden. Die Myelographie wird häufig kombiniert mit einem Myelo-Computertomogramm, um die diagnostische Aussagekraft zu erhöhen.

2.1.2 Apparative Untersuchungsdiagnostik

Es ist immer die Diagnostikmethode zu bevorzugen, die aussagekräftig, risikoarm, wenig belastend und finanziell günstig ist. Die Notwendigkeit aufwendiger Diagnostiken sollte streng gestellt und die Belastung des Patienten so gering wie möglich gehalten werden.

1. Biopsien

Per Punktionskanüle wird ein kleiner Gewebszylinder entnommen, um z.B. Tumoren und Entzündungen auszuschließen. Mit Hilfe der Knochenbiopsie läßt sich z.B. bei Osteoporose der Knochenabbau quantitativ erfassen.

2. Arthroskopie = Endoskopie

Nach Schmerzbetäubung der betreffenden Region wird ein Arthroskop (Gerät zur Untersuchung von Gelenkinnenräumen) in den Gelenkspalt eingeführt. Über eine Minikamera lassen sich alle Strukurveränderungen diagnostizieren. Gleichzeitig ist es möglich, über eine zweite Zugangsstelle am Gelenk Instrumente zur Operation einzuführen.

Einsatz findet die Arthroskopie v.a. am Hüft- und Knie- sowie Schulter- und Ellenbogengelenk.

3. Neurologische Untersuchungsverfahren

a) Elektromyographie = EMG

Eine Nadelelektrode wird in die klinisch befallenen Muskeln eingestochen. In Ruhe und während Willkürkontraktion wird die Aktivität der motorischen Einheiten abgeleitet und auf einem Bildschirm dargestellt. Alle Muskelfasern, die von den Aufzweigungen eines Motoneurons innerviert werden, bilden eine motorische Einheit. Bestimmte Veränderungen des Aktivitätsmusters lassen klare Diagnosen zu. So z. B. die Klärung der Frage, ob Veränderungen muskulär oder nerval bedingt sind. Nach einem Bandscheibenvorfall auf die motorische Wurzel zeigt ein EMG frühestens zwei Wochen nach dem Ereignis krankhafte Veränderungen.

b) Elektroneurographie = ENG = Messung der Nervenleitgeschwindigkeit = NLG

Im Verlauf eines sensiblen oder motorischen Nerves werden an zwei Hautstellen Ableitelektroden angelegt. Der Abstand zwischen den Elektroden wird als Wegstrecke gemessen. Weiter proximal wird der Nerv gereizt. Hier wird die Zeit zwischen den zwei Ableitstellen gemessen. Die Geschwindigkeit läßt sich als das Verhältnis zwischen Weg und Zeit berechnen und anschließend mit Normwerten in Tabellen vergleichen.

Diese Methode eignet sich z. B. zur Diagnostik von Kompressionssymptomen peripherer Nerven oder Bandscheibenvorfällen.

c) Evozierte Reaktionspotentiale

Von außen gesetzte Reize werden über periphere Nerven zu den zentralen Bahnen weitergeleitet, welche die Reize in den spezifischen Hirnregionen enden lassen.

Gereizt werden:
- sensible Nerven an Extremitäten = somatosensibel evozierte Potentiale = SEP;
- die Augen mit Lichtmustern = visuell evozierte Potentiale = VEP;
- die Ohren mit Klicklauten = frühe akustisch evozierte Potentiale = FAEP.

Abgeleitet werden die Antworten dieser Reize in den dazugehörigen Hirnregionen:
- sensibel: im Gebiet hinter der zentralen Furche = Gyrus postcentralis;
- optisch: im Hinterhauptlappen
- akustisch: im Gebiet des oberen Temporallappens.

Die Signale lassen sich auf einem Monitor darstellen. Zeitliche Verzögerungen und Formveränderungen der Signale deuten bedingt auf Schädigungen der Leitungsbahnen hin.

Erfolgt eine Reizung der motorischen Areale im Gehirn durch Magnetstimulation = magnetisch evozierte Potentiale = MEP, so kann bei Ableitung an Hand- oder Fußmuskeln eine Leitungsverzögerung auf Schädigungen der motorischen Bahnen hinweisen.

4. Bilddarstellende Verfahren

a) Standardröntgen

Röntgen sollte mindestens in zwei Ebenen erfolgen – d. h. mit Strahlengang von hinten nach vorne posterior-anterior und von der Seite = lateral –, da nicht jede Veränderung in nur einer Ebene erkannt werden kann. Röntgenstrahlen sind elektromagnetische Wellen, die ab einer bestimmten Dosierung dem Körper schaden. Darstellbar ist nur Knochen, nicht aber Knorpel oder Weichteilgewebe. Beurteilen lassen sich u. a. Veränderungen der Knochendichte, Degenerationszeichen, Frakturen, Entzündungen, Tumoren, Metastasen, Zysten, Metallimplantate und Deformierungen mit Winkelmessungen.

Spezielle Röntgenaufnahmen sind:
- Funktionsaufnahmen, um Veränderungen des Bewegungsumfangs darzustellen;
- Gehaltene Aufnahmen zur Diagnose von Bandrupturen;
- Tomographie = Schichtaufnahmen, um kleinere Veränderungen, die auf Standardröntgenaufnahmen nicht oder schlecht zu sehen sind, besser im Detail darzustellen; z. B. entzündlich veränderte Knochenregionen bei Osteomyelitis, Tumoren, Knochenmetastasen oder Knochennekrosen.

b) Szintigraphie = Diagnostik mit radioaktiven Isotopen

Dem Patienten werden radioaktiv markierte Substanzen, z. B. 99m-Technetium, intravenös injiziert und gelangen in Knochen oder Weichteilgewebe. Da sie beispielsweise in aktive Knochenzellen eingebaut werden, reichern sie sich in allen Regionen an, die einen verstärkten Knochenumbau zeigen. Nach etwa drei Stunden wird mit Hilfe einer Ganzkörperkamera die Dichte der Radioaktivität gemessen. Auf diese Weise können z. B. Knochenmetastasen, Knochenumbauprozesse bei einer Reihe verschiedener Erkrankungen oder Knochenentzündungen dargestellt werden.

c) Computertomographie = CT = Craniale CT = CCT

Dabei liegt der Patient in einer Röhre. Eine Röntgenkamera fährt kreisförmig um den Patienten und nimmt viele Schichtbilder (= Tomogramme) auf. Diese werden von einem Computer zu einem Bild zusammengesetzt. Die Strahlenexposition ist daher mindestens doppelt so hoch wie bei Übersichtsaufnahmen. Mittels aufwendiger Datenverarbeitung sind auch dreidimensionale Darstellungen von Strukturen möglich (= Drei-D-Verfahren). Im Gegensatz zum Standardröntgen sind Weichteile und Knochen gleich gut beurteilbar.

Einsatz in der Orthopädie findet das CT v. a. bei Bandscheibenvorfällen, Tumoren, Traumata und Wirbelkanalverengungen.

Die Knochendichte läßt sich viel exakter als mit dem Standardröntgen messen = quantitatives CT-Verfahren. Das CT wird bei Bandscheibenvorfällen häufig mit einer Myelographie kombiniert (= Myelo-CT), um die diagnostische Aussagekraft zu erhöhen.

d) Kernspintomographie = Magnetische Resonanztomographie = MRT

Hier liegt der Patient in einer Magnetspulenröhre. In allen Körpergeweben dominieren Wasserstoffatome, die dort in unterschiedlichen Richtungen orientiert sind. Durch das extrem starke Magnetfeld werden alle Wasserstoffatome wie kleine Magnete in einer Richtung angeordnet. Nach Abschaltung des Magnetfelds springen sie in ihre Ausgangsposition zurück. Die freiwerdende Energie wird in ein Bild umgewandelt. Je weniger Wasserstoffatome, desto signalärmer das Bild.

Da Knochengewebe nur wenig Wasserstoffatome besitzt, ist es nur indirekt durch das Knochenfett erkennbar. Mit Hilfe des Kernspins sind schon kleinste pathologische Gewebeveränderungen darstellbar, jedoch lassen sie sich nur schlecht spezifizieren. Auf Querschnittsbildern von Extremitäten können Muskelveränderungen sehr gut beurteilt werden. Schädigende Wirkungen durch das Kernspin sind bisher nicht bekannt. Der Patient ist keiner Belastung mit Röntgenstrahlen ausgesetzt.

e) Sonographie = Ultraschalluntersuchung

Der Ultraschallkopf wird auf die Haut des Patienten aufgesetzt. Ähnlich wie eine Fledermaus oder Delphine sendet der Schallkopf schwingende Schallsignale aus. Sie werden an Gewebegrenzflächen teilweise reflektiert (= Echo) oder absorbiert. Das zur Hautoberfläche zurückkommende Echo wird wieder vom gleichen Ultraschallkopf empfangen und läßt sich auf einem Bildschirm als Grautonbild darstellen. Von großem Vorteil ist die Möglichkeit, auch während einer Bewegung zu untersuchen.

Wichtige Einsatzmöglichkeiten in der Orthopädie sind:
- Dysplasie der Säuglingshüfte
- Meniskusläsionen
- Sehnenveränderungen, z.B. Ruptur
- Zysten, z.B. in der Kniekehle
- Gelenkerguß und Gelenkkapselschwellung
- Degenerative Veränderungen im Bereich des Schultergelenks, z.B. Periarthropathia humeroscapularis.

2.2 Physiotherapeutische Untersuchung

M. Dölken

Die ärztliche und physiotherapeutische Untersuchung sind Voraussetzung für eine effektive, individuell angepaßte Behandlung. Eine systematische Vorgehensweise erleichtert die Untersuchung.

Das Ziel der Untersuchung ist das Erfassen des Hauptproblems des Patienten als Grundlage für die physiotherapeutische Behandlung. Als Hauptproblem geben die Patienten meistens Schmerz oder eine Alltagsverrichtung an, die plötzlich nicht mehr möglich ist. Die Beseitigung oder die Verbesserung ist das Behandlungsziel. Handelt es sich um ein irreversibles Problem, sollten dem Patienten Hilfen für den besseren Umgang mit diesem Problem gegeben werden.

Nach der vollständigen Untersuchung führt die Summe der vorliegenden Daten zu einem vorläufigen Ergebnis. Unerfahrenen Physiotherapeuten fällt die Interpretation der Untersuchungsergebnisse schwer, deshalb geben wir im speziellen Teil Hilfen durch Patientenbeispiele.

Durch regelmäßiges Aktualisieren der Untersuchungsdaten wird die Effektivität der Behandlung geprüft.

Eine Nachvollziehbarkeit der Untersuchungsergebnisse wird durch eine einheitliche Sprache und einheitliche Symbole erreicht.

Bei der Dokumentation können Abbildungen (z.B. Bodycharts) hilfreich sein. In diese können Abweichungen von der Norm, Schmerzlokalisationen oder Palpationsbefunde eingezeichnet werden (Abb. 2.**1**).

Bestandteile der physiotherapeutischen Untersuchung

1. Anamnese
2. Inspektion (Sichtbefund)
3. Palpation (Tastbefund))
4. Neurologische Untersuchung (nicht immer erforderlich)
5. Bewegungsprüfung
6. Prüfung der Muskulatur (auf Kraft, Länge und Schmerz)
7. Sonstige Meßbefunde: Längen- und Umfangmaße

2.2.1 Anamnese

•••• Persönliche Daten

- Name
- Geburtsdatum
- derzeitiger Beruf/Hobbys

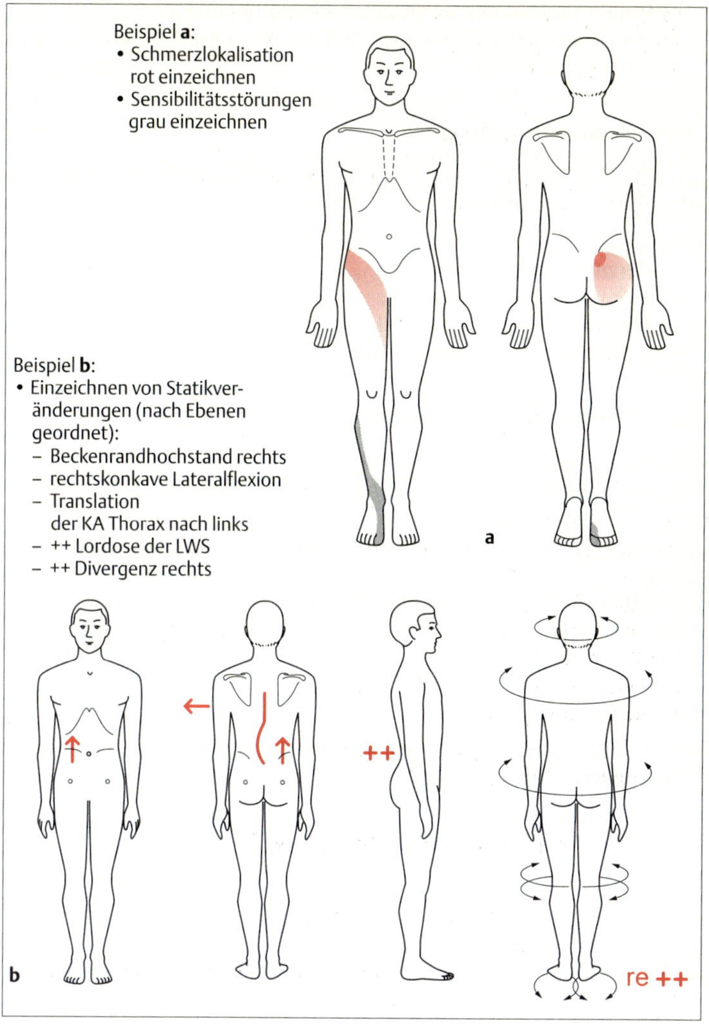

Abb. 2.**1** Bodycharts

- Aufnahmetag
- Aufnahmekrankenhaus
- Einweisungsdiagnose
- jetzige Diagnose

- Zeitpunkt und Art der verordneten Physiotherapie
- Größe/Gewicht (diese Angaben können bei statikbedingten Problemen bedeutsam sein)

•••• Begleiterkrankungen

Es werden nur Erkrankungen erwähnt, die für die physiotherapeutische Behandlung relevant sind.

- *Beispiele:*
  - Herzerkrankungen
  - Atemwegserkrankungen
  - Folgen früherer Unfälle/Verletzungen
  - Primäre chronische Polyarthritis

•••• Informationen zur momentanen Erkrankung

- Ärztliche Untersuchungsergebnisse:
  Röntgenbefund/CT/Kernspintomographie/EMG/Ultraschall usw.
- Operationsbericht:
  Art der Operation/Angaben zur Operationstechnik/Komplikationen usw.
- Ärztliche Angaben für die Physiotherapie:
  Stabilitätsgrad, z. B. freies Bewegen erlaubt, Angabe von nicht erlaubten Bewegungsrichtungen
  erlaubte Belastung: ohne Belastung/Sohlenkontakt/Teilbelastung/Vollbelastung/Bettruhe

Diese Informationen werden der Patientenakte entnommen bzw. durch Rücksprache mit dem Arzt erfragt.

•••• Informationen durch Befragung des Patienten

Fragenkatalog:
- Was sehen Sie als Ihr Hauptproblem an?
- Wie hat der Schmerz begonnen?
- Wie lange besteht der Schmerz/die Beeinträchtigung im Alltag?
- Wo ist der Schmerz lokalisiert?
- Wann tritt der Schmerz auf?
- Wie können Sie den Schmerz positiv oder negativ beeinflussen? (Welchen Einfluß hat die Bewegung auf den Schmerz oder auf das funktionelle Problem?)
- Wie ist die Schmerzqualität?
- Haben sich die Beschwerden im Laufe der Zeit verändert?

Die Schmerzanamnese liefert wichtige Hinweise, in welche Richtung bezogen auf Diagnose und Behandlung weitergedacht werden muß.

- Beispiel: Ein Patient mit akuten Schmerzen im Bereich der Lendenwirbelsäule und Ausstrahlung in das rechte Bein schildert, er habe die Schmerzen vor allem nachts. Er kann nicht lange in einer Stellung liegen, stehen und sitzen. Die Ausstrahlungslokalisation weist keine Dermatomgebundenheit auf. Der Schmerz wird unter Bewegung besser.

  Allein diese Angaben lassen den Rückschluß zu, daß es sich auf gar keinen Fall um eine radikuläre Symptomatik handelt.

  Begründung:
  - Der Schmerz wird unter Entlastung stärker!
  - Es liegt keine Dermatomgebundenheit vor!
  - Der Schmerz wird durch Bewegung positiv beeinflußt!

•••• Patientenangaben zur Erkrankung

- Beeinträchtigung der Lebensqualität des Patienten durch die Erkrankung
- Einstellung des Patienten zu seiner Erkrankung: verdrängt oder akzeptiert er die Erkrankung/realistische oder unrealistische Einschätzung?
- Bewertung bereits absolvierter Therapien: Effektivität/Probleme bei der Durchführung.

Diese Angaben sind vor allem bei Langzeiterkrankungen bedeutsam.

- Entstehungsmechanismus bzw. Unfallmechanismus: lassen Rückschlüsse auf die Schädigungsart zu.

Diese Angaben sind vor allem bei Patienten mit akuten Beschwerden bedeutsam.

•••• Hilfsmittelversorgung/apparative Versorgung

- Gehhilfen: Rollator/Unterarmgehstützen/Handstock/Gehwagen
- Hörgerät/Brille
- Orthesen/Prothesen (auch Zahnprothesen können bedeutsam sein, z.B. bei Patienten mit HWS-Symptomatiken)
- Lagerungsmaterial
- Zeitpunkt der Hilfsmittelversorgung

2.2.2 Sichtbefund

Der Therapeut beginnt mit der Beobachtung in dem Moment, wenn der Patient den Raum betritt. Der Patient rechnet zu diesem Zeitpunkt noch nicht mit einer Beobachtung. Schmerzbedingte Schonhaltungen und Hinkmechanismen können daher ungekünstelt wahrgenommen werden. Während sich der Patient entkleidet, sollte der Therapeut den Raum nicht verlassen.

Es gilt besonders, die folgenden Fragen zu beachten:
- Welche Bewegungen des täglichen Lebens fallen schwer?
- Welche Kompensationsmechanismen zeigt der Patient?

Bestandteile der Inspektion

Allgemeines: Haut/Narben/Muskelrelief/Schwellungen

Konstitution: Längen, Breiten, Tiefen und Gewichte der Körperabschnitte haben Einfluß auf das Bewegungsverhalten des Patienten.

Statik: Die Haltung des Patienten kann belastend auf den Bewegungsapparat wirken.

Alltagsbewegungen/Bewegungsübergänge (Bewegungsanalyse): Das Spontanverhalten des Patienten wird beobachtet. Wirkt es belastend oder entlastend auf den Bewegungsapparat?

•••• Allgemeines

Haut

- Hautfarbe:
  - blasse Haut (Hinweis auf verminderte Durchblutung)
  - gerötete Haut (Hinweis auf vermehrte Durchblutung, z.B. durch eine Entzündungsreaktion bei einer Arthrose)
- Beschaffenheit der Haut:
  - trocken
  - schuppig
  - feucht (Hinweis auf veränderte Stoffwechselsituation der Haut)

Narben

- frische Narben: auf die Wundheilung achten (Rötungen und Nässen der Narbe sind Hinweise auf Entzündungsreaktionen)
- alte Narben: Einziehungen der Narben können zu Bewegungseinschränkungen führen.

Muskelrelief

■ *Merke:* Die Konturen der Muskeln immer im Seitenvergleich beurteilen!

- abgeschwächte Kontur: Atrophie
- verstärkte Kontur: vermehrt beanspruchter Muskel

Leichte Konturveränderungen im Seitenvergleich können völlig normal sein, z.B. der rechte Arm wird bei einem Rechtshänder immer stärkere Konturen zeigen.

Schwellungen

■ *Merke:* Schwellungen immer im Seitenvergleich beurteilen!

- lokale Schwellungen: z.B. an Gelenken mit einer massiven Arthrose (Eine hufeisenförmige Schwellung im Bereich des Rezessus suprapatellaris deutet auf einen Kapselerguß am Kniegelenk hin.)
- generalisierte Schwellungen: z.B. bei Herzinsuffizienz oder bei Erkrankungen des Lymphsystems

•••• Konstitution

Es werden die Proportionen der Längen, Breiten, Tiefen und Gewichte der Körperabschnitte zueinander beurteilt. Es handelt sich um anatomische Gegebenheiten, die nicht veränderbar sind. Man orientiert sich an hypothetischen Normproportionen und Verhältnisrelationen. Abweichungen von der Norm werden notiert.

Notation der Abweichungen

Das Ausmaß der Abweichungen wird angegeben mit + und – .

+ = Verstärkung

– = Abschwächung

+++/– – –	übermäßig abweichend
++/– –	deutlich abweichend
+/–	etwas abweichend

Welche Bedeutung haben die Proportionen der Längen, Breiten, Tiefen und Gewichte für das Bewegungsverhalten?

Abweichungen der Proportionen zueinander führen zu vermehrter Belastung in einzelnen Muskelgruppen.

- *Beispiel:* Durch eine große Brustkorbbreite in der Frontalebene werden die Arme beim Gehen ständig abduktorisch aktiviert, da sie sonst durch den Brustkorb gebremst würden. Die ständige statische Aktivität in den Abduktoren führt durch verminderte Durchblutung zu einer Verringerung des O_2-Gehaltes in diesen Muskeln und ischämischer Schmerz ist die Folge.

Längen

Die Längen werden im aufrechten Stand beurteilt, Ansicht von ventral.

Der Trochanterpunkt unterteilt Oberlänge und Unterlänge.

Das Verhältnis liegt bei 1 : 1 (Abb. 2.**2**).

Oberlänge: Gesamtlänge der Körperabschnitte (KA) Becken, Brustkorb und Kopf.

Unterlänge: Länge der Beine – senkrechter Abstand der Trochanterpunkte zum Boden

Unterteilung in Oberschenkel- und Unterschenkellänge am Kniegelenkspalt

- *Beispiel* + Oberlänge bedeutet, daß die Oberlänge in bezug zur Unterlänge deutlich überwiegt. Patienten mit einer großen Oberlänge haben beim horizontalen Bücken mehr Probleme als beim vertikalen, da beim Vorneigen des Oberkörpers von den Rückenmuskeln und

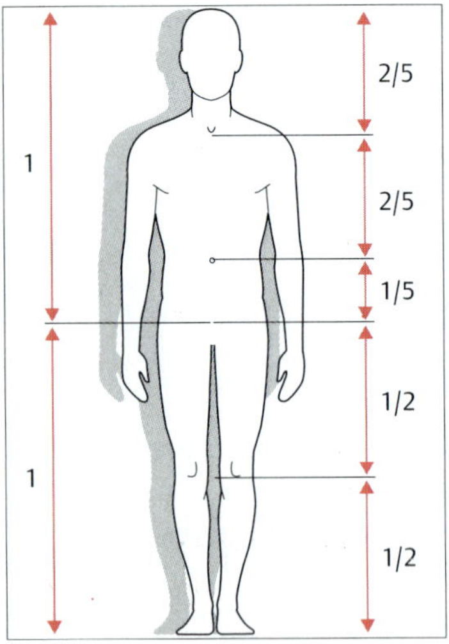

Abb. 2.**2** Längenverhältnisse

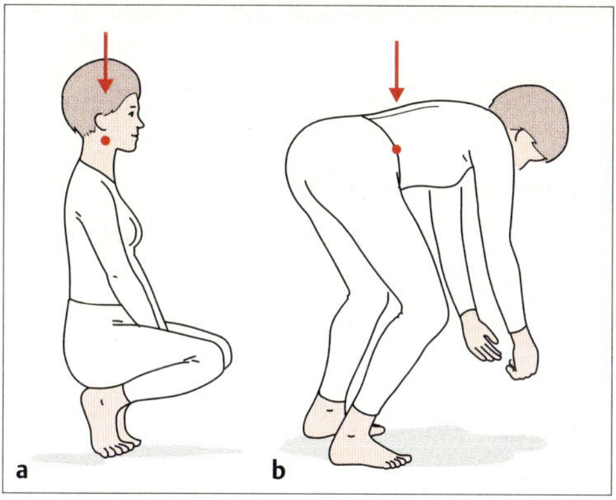

Abb. 2.**3** Bücktypen:
a Vertikaler und
b Horizontaler

den Hüftextensoren ein längerer Hebel gehalten werden muß (Abb. 2.**3**).

Breiten

Die Breiten werden im aufrechten Stand – Ansicht von ventral – beurteilt und in Relation zueinander gesetzt, aber auch in Relation zur Oberlänge getestet (Abb. 2.**4**).

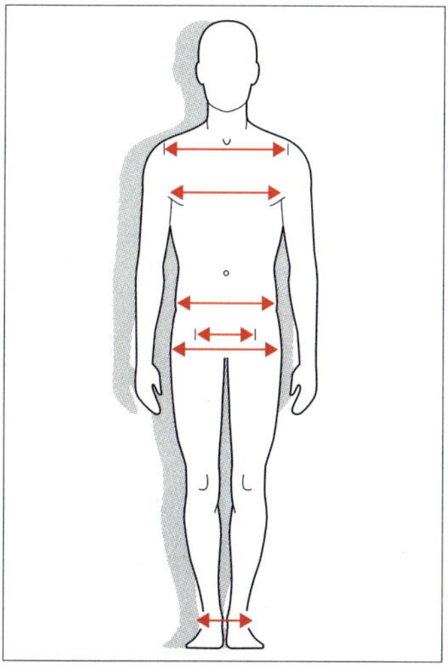

Abb. 2.**4** Breitenverhältnisse

Abstand der Schultergelenkzentren: Der Abstand sollte größer als die Brustkorbbreite sein.

Brustkorbbreite in der Frontalebene: Die Breite entspricht der Breite auf Höhe der Trochanterpunkte.

Beckenbreite: Die Breite ist geringer als die Brustkorbbreite.

Abstand der Trochanterpunkte: Der Abstand des rechten und linken Trochanterpunktes (TP) entspricht der Brustkorbbreite.

Abstand der Hüftgelenkzentren: Der Abstand entspricht der Spurbreite; ungefähr 1/5 der Oberlänge.

Standbreite: Sie entspricht mindestens dem Abstand der Hüftgelenke und höchstens der Beckenbreite.
Die Breiten werden von kaudal nach kranial beurteilt.

- *Beispiel:*
  – –Spurbreite/+ Brustkorbbreite heißt: Der Patient steht sehr schmal, die Unterstützungsfläche ist klein. Aufgrund der vergrößerten Brustkorbbreite können die Arme nicht frei hängen, sie müssen abduktorisch aktiviert werden (Abb. 2.**5**).

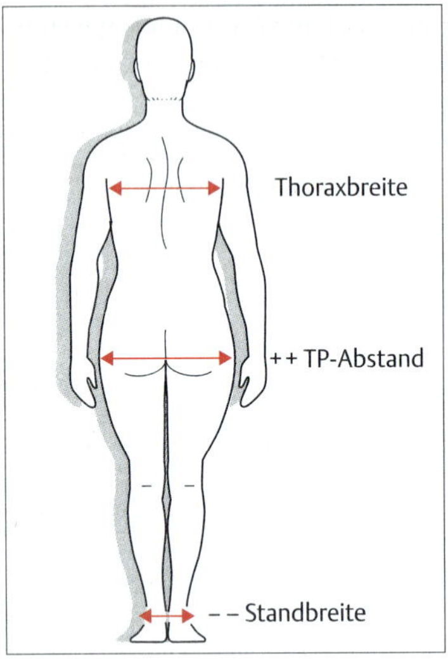

Abb. 2.**5** Vergrößerte Thoraxbreite und Trochanterabstand

Tiefen

Die Tiefen werden im aufrechten Stand – Ansicht von lateral – beurteilt und in Relation zueinander und zu den Breiten gesetzt (Abb. 2.**6**).

Kopfdurchmesser in der Sagittalebene: Es ist die Verbindung von der Nasenspitze zum hintersten Punkt am Hinterkopf. Diese Tiefe entspricht der Fußlänge und dem Thoraxdurchmesser in der Sagittalebene.

Thoraxdurchmesser in der Sagittalebene: Dieser wird in Relation zum Thoraxdurchmesser in der Frontalebene gesetzt. Der Durchmesser in der Sagittalebene ist etwas kleiner als der in der Frontalebene, jedoch größer als die Tiefe auf Nabelhöhe.

Fußlänge: Sie entspricht dem Thoraxdurchmesser in der Sagittalebene. Die Tiefen werden von kaudal nach kranial beurteilt.

Beispiel:
\+ Kopfdurchmesser in der Sagittalebene (+ Gesichtsschädel):
Dieses Erscheinungsbild findet man häufig bei Patienten mit Nackensyndromen; dabei handelt es sich um ein Mißverhältnis zwischen einem knöchern betont ausgebauten Gesichtsschädel und einem relativ kleinen Hinterkopf. Dies führt zu einem reaktiven Hypertonus der Nackenmuskulatur, denn durch das fehlende Gegengewicht des Hinterkopfes müssen die Nackenstrecker ständig fallverhindernd arbeiten.

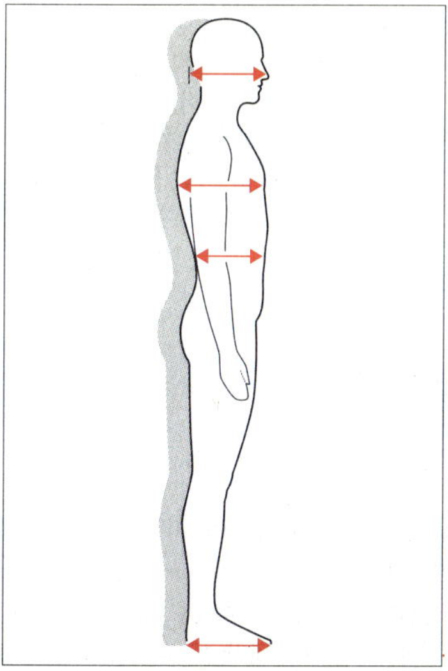

Abb. 2.**6** Tiefenverhältnisse

+++ Durchmesser auf Nabelhöhe (+++ Gewicht am Bauch)
Patienten mit diesem Erscheinungsbild zeigen eine vermehrte Extension der Lendenwirbelsäule, die Statik in der Sagittalebene verändert sich, die Rückenstrecker in der LWS weisen einen reaktiven Hypertonus auf.

Merke: Es besteht nicht immer ein unmittelbarer Zusammenhang zwischen Schmerzsymptomen und konstitutionellen Varianten innerhalb der Norm. Erst wenn die Bewegung und die Statik gestört sind, verändert sich das ökonomische Bewegungsverhalten. Durch Überlastung kommt es zu Schmerzen.
Längen-, Breiten- und Tiefenveränderungen können auf Dauer zu Statikveränderungen und Bewegungsstörungen führen.

Statik

Die Statik wird im aufrechten Stand von unten nach oben beurteilt. Der Körper wird in Bewegungsniveaus eingeteilt. Von der Nullstellung abweichende Gelenkstellungen werden notiert.

Bei der Betrachtung von lateral gilt die mittlere Frontalebene als Orientierung. Es werden veränderte Gelenkstellungen in der Sagittalebene und die daraus resultierenden Gewichtsverschiebungen nach vorne bzw. hinten angegeben.

Bei der Betrachtung von ventral und dorsal wird die Symmetrieebene als Orientierung benutzt. Es werden veränderte Gelenkstellungen in der Frontal- und Transversalebene und die daraus resultierenden Gewichtsverschiebungen nach rechts und links angegeben.

Merke: Ein Körper versucht immer im Gleichgewicht zu bleiben. Wenn ein Körperabschnitt zu weit nach vorne verschoben ist, wird kompensatorisch der darüberliegende Abschnitt weiter nach hinten verschoben. So bleibt der Massenmittelpunkt über der Unterstützungsfläche.

Folgen der Statikveränderungen

- Schubbelastungen auf die passiven Strukturen
- veränderter Muskeltonus:
  - reaktiver Hypertonus: in den Muskeln, die dauerhaft fallverhindernd arbeiten.
  - reaktiver Hypotonus: in den Muskeln, deren Aufgabe durch die Statikveränderung ausgeschaltet ist.

Merke: Durch dauerhafte Schubbelastungen kommt es zu Schmerzzuständen und erhöhten Verschleißerscheinungen an den passiven Strukturen, da sie ständig überlastet sind.

Dauerhafter reaktiver Hypertonus innerhalb der Muskulatur, führt zu Muskelschmerzen. Dabei handelt es sich um einen ischämischen Schmerz.

Notation der Abweichungen

+/++/+++ = Gelenkstellung ist leicht/deutlich/stark vermehrt ausgeprägt Wirbelsäulenkrümmung ist leicht/deutlich/stark vermehrt ausgeprägt

−/−−/−−− = Gelenkstellung ist leicht/deutlich/stark vermindert ausgeprägt
Wirbelsäulenkrümmung ist leicht/deutlich/stark vermindert ausgeprägt

Beurteilung der Statik von der Seite

Norm

Die Drehpunkte oberes Sprunggelenk/Kniegelenk/Hüftgelenk/Schultergelenk/Atlantookzipitalgelenk stehen übereinander.

Die Wirbelsäule hat eine doppel-S-förmige Krümmung, zwei lordotische (LWS und HWS) und einen kyphotischen Abschnitt (BWS).

Die beiden Lordosen von HWS und LWS treffen sich in der mittleren Brustwirbelsäule bei TH 5.

Der Scheitelpunkt der Lordosen liegt kurz vor der Lotlinie, der Scheitelpunkt der Kyphose dahinter. Durch diese räumliche Lage der Krümmungen und der Gewichtsverteilung sind die lordotischen Abschnitte potentiell beweglich. Im kyphotischen Abschnitt herrscht der Zustand der dynamischen Stabilität. Die Rückenstrecker im Bereich der Brustwirbelsäule sind prädestiniert, dauerhaft fallverhindernd zu arbeiten. Dies ist durch die ständige Dynamik möglich, die aufgrund der Atembewegungen des Thoraxes entsteht (Abb. 2.**7**).

Bewegungsniveaus

1. **Niveau:** Fuß/Boden: = Längswölbung des Fußes

2. **Niveau:** Unterschenkel/Fuß: = oberes Sprunggelenk

3. **Niveau:** Unterschenkel/Oberschenkel: = Kniegelenk

4. **Niveau:** Oberschenkel/Becken: = Hüftgelenk

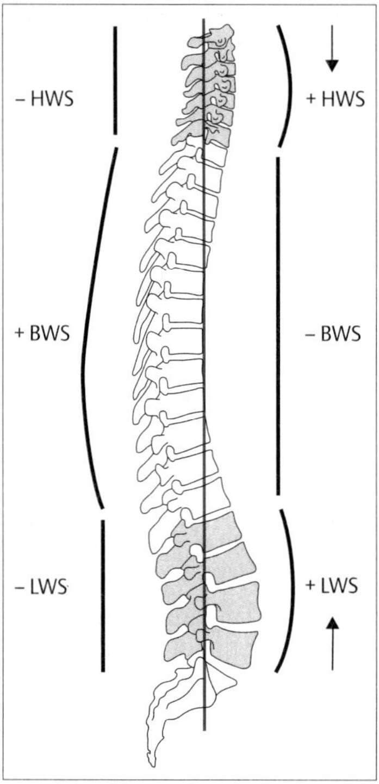

Abb. 2.7 Wirbelsäule mit Lotlinie

5. **Niveau:** Wirbelsäule: = LWS/BWS/HWS

6. **Niveau:** Brustkorb/Schultergürtel/Humerus: = Sterno- und Akromioklavikulargelenk/Humeroskapulargelenk

7. **Niveau:** Atlas/Axis, Okziput/Atlas: = Kopfgelenke

Beispiele von Abweichungen in den einzelnen Niveaus

1. Niveau: – „– – – Längswölbung“:
   Die Längswölbung ist stark abgeflacht, d. h. der normalerweise höchste Punkt, das Navikulare, hat schon Kontakt mit dem Boden.
2. Niveau: – „+ + Plantarflexion“:
   Die Plantarflexion im oberen Sprunggelenk ist deutlich verstärkt; z. B. durch eine anatomisch sehr kleine Ferse. Dadurch folgt einer ver-

stärkten Plantarflexion die Rückneigung der Unterschenkellängsachse und eine + Extension im Kniegelenk.

3. Niveau: – „+ + Flexion im Kniegelenk“:
   Der Drehpunkt Kniegelenk ist deutlich nach ventral verschoben. Dadurch folgt eine Vorneigung der Unterschenkellängsachse und die Rückneigung der Oberschenkellängsachse.
4. Niveau: – „+ + + Flexion im Hüftgelenk“:
   Der Drehpunkt des Hüftgelenks ist nach dorsal verschoben, dadurch ergibt sich eine Flexion im Hüftgelenk vom proximalen und distalen Hebel. Die Oberschenkellängsachse ist nach hinten geneigt, die Beckenlängsachse nach vorne.
5. Niveau: – „+ + + LWS/+ + + BWS/+ + +HWS“:
   alle Wirbelsäulenkrümmungen sind verstärkt ausgeprägt – Bild eines hohlrunden Rückens.
   „– – – LWS/– – – BWS/– – – HWS“:
   alle Wirbelsäulenkrümmungen sind abgeflacht – Bild eines Flachrückens.
   Wenn die physiologischen Krümmungen verschoben sind, so wird die Verschiebung der Lordose bzw. Kyphose nach kaudal oder kranial mit Bezeichnung der entsprechenden Bewegungssegmente angegeben.
6. Niveau: – „+ ventral ROT der Klavikula“:
   Das Akromion hat sich nach kaudal ventral verlagert.
   „+ Extension im Humeroskapulargelenk“:
   Tritt häufig in Kombination mit der Ventralrotation der Klavikula auf – , das Akromion steht kaudal ventral, der Drehpunkt Ellenbogengelenk steht dorsal kranial. Diese Stellung wird als *Extensionssyndrom* bezeichnet. Sie geht mit einer Verkürzung der Mm. pectoralii (vor allem M. pectoralis minor) und M. triceps brachii einher.
7. Niveau: – „+ + Extension atlantookzipital“:
   Der Übergang von Halswirbelsäule und Okziput steht deutlich verstärkt in Extension.
   Die Krümmungsveränderungen in diesem letzten Niveau sind immer Antworten auf Krümmungsveränderungen der übrigen Wirbelsäule. Der Blick bleibt weiterhin geradeaus gerichtet.

Beurteilung der Statik von hinten und vorne

Norm

Krümmungen der Wirbelsäule in der Frontalebene sind nicht physiologisch. Die Beweglichkeit in der Frontalebene ist in den lordotischen Abschnitten am größten. Deshalb werden Gelenkstellungsabweichungen in dieser Ebene in den lordotischen Abschnitten am deutlichsten ausgeprägt sein.

Verdrehungen in transversalen Ebenen sind ebenfalls nicht physiologisch. Die größten Rotationsniveaus liegen im thorakolumbalen Übergang und in den Gelenken zwischen Atlas und Axis.

Es werden die Gelenkstellungen in der Frontalebene und Transversalebene beobachtet. Dies sind in der Frontalebene lateralflexorische, abduktorische und adduktorische, in der Transversalebene rotatorische und transversale Verschiebungen.

Die Notierung erfolgt wiederum mit + und – (siehe Sagittalebene) (Abb. 2.**8**).

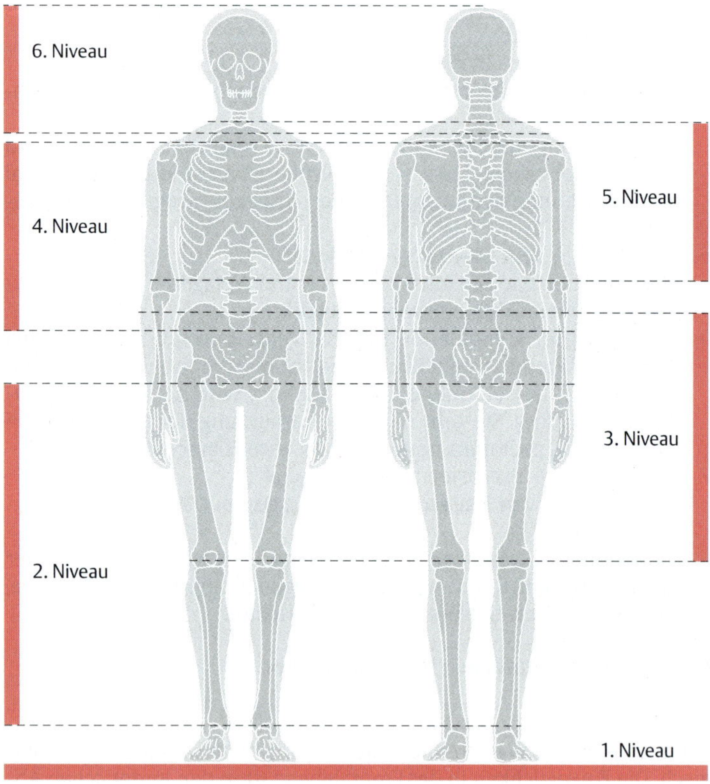

Abb. 2.**8** Bewegungsniveaus von ventral und dorsal

1. Niveau: Fuß/Boden

Abweichungen in der Frontalebene

- Querwölbung des Fußes verstärkt oder abgeschwächt
- Supination/Pronation im Talonavikulargelenk und Tarsometatarsalgelenk

Abweichungen in der Transversalebene

- Fußvor- und -rückstand
- Divergenz der funktionellen Fußlängsachse
- Konvergenz der funktionellen Fußlängsachse
- Hallux valgus oder Hallux varus

2. Niveau: Oberschenkel/Unterschenkel

Abweichung in der Frontalebene

Valgus-Varusstellung des Kniegelenks

Abweichungen in der Transversalebene

- Außenrotation/Innenrotation des Unterschenkels im Kniegelenk
- Tibiatorsion vergrößert oder verkleinert

3. Niveau: Becken (Verbindungslinie der rechten und linken Spina iliaca)/Oberschenkel

Abweichung in der Frontalebene

Abduktion und Adduktion im Hüftgelenk

Abweichungen in der Transversalebene

- Innen- und Außenrotation im Hüftgelenk
- Positiv- und Negativrotation des Beckens (positiv = mit dem Uhrzeigersinn; negativ = gegen den Uhrzeigersinn)

4. Niveau: LWS/BWS-Stellung und Form des Brustkorbes

Abweichung in der Frontalebene

Lateralflexion

Abweichung in der Transversalebene

Rotation/Torsion/Translation

5. Niveau: Schultergürtel/Arme/Brustkorb

Abweichung in der Frontalebene

Schulterhoch- oder -tiefstand

Abweichungen in der Transversalebene

- Schultervor- oder -rückstand: Ein Schultervorstand geht mit einer +Abduktion der Skapula bezogen auf den Abstand zur Wirbelsäule einher.
- Rotation des Schultergürtels (positiv oder negativ)

6. Niveau: Kopf/HWS: Okziput, Atlas, Axis, mittlere und untere HWS

Abweichung in der Frontalebene

Lateralflexion

Abweichung in der Transversalebene

Rotation/Translation

Beispiele von Abweichungen in den einzelnen Niveaus

1. Niveau
- „– – Querwölbung“: Die Querwölbung ist deutlich abgeflacht (Spreizfuß).
- „+ Eversion/+ Supination“: Der proximale sowie der distal längswölbungbildende Anteil erfüllen ihre Aufgaben nicht (proximal: Verbindung Talus und Navikulare; distal: Verbindung Cuneiformia und Metatarsalia). In der Sagittalebene sieht man eine Abflachung der Längswölbung.

2. Niveau
- „+ + Valgus des Kniegelenks“: Hier handelt es sich um ein deutliches X-Bein, die Kniegelenke berühren sich fast bei normaler Spurbreite.
- „+ Außenrotation des Unterschenkels im Kniegelenk“: Die Extensions- und Flexionsachse des Kniegelenks stehen in der Frontalebene, der Fuß zeigt aber nach lateral.

3. Niveau
- „Innenrotation des Beckens im rechten Hüftgelenk“: Die Innenrotation hat vom proximalen Hebel stattgefunden.
- „+ + Beckenhochstand rechts“: Der rechte Beckenkamm steht deutlich höher als der linke, dadurch kommt es im rechten Hüftgelenk zu einer Adduktion vom proximalen Hebel, im linken Hüftgelenk zu einer Abduktion von proximal.

4. Niveau
- „Negative Rotation des Beckens bei positiver Rotation des Brustkorbes“: Die Spinaverbindung ist gegen den Thoraxdurchmesser in der Frontalebene negativ rotiert, dieser wiederum ist positiv rotiert.
- „Beckenhochstand rechts mit kompensatorischer Translation des Thoraxes nach rechts“: Die LWS wird zur kompensatorischen rechtskonkaven Lateralflexion gezwungen, der Thorax hat sich über die höhere Beckenseite geschoben.

5. Niveau
„Schultervorstand rechts mit + Abduktion der Skapula rechts“: Die rechte Schulter steht im Verhältnis zur mittleren Frontalebene zu weit vorne und der Margo medialis hat sich von der Wirbelsäule entfernt.

6. Niveau
Der Kopf steht normalerweise über der Mitte der Unterstützungsfläche, beim Einbeinstand über dem belasteten Bein.

Translationen des Kopfes nach links oder rechts sind Antworten auf Verschiebungen von weiter unten.

(Korrektur muß von unten nach oben erfolgen.)

Positiv- oder Negativrotationen des Kopfes sind selten, denn der Blick bleibt normalerweise geradeaus gerichtet, auch sie sind Antworten von weiter unten.

•••• Alltagsbewegungen/Bewegungsübergänge (Bewegungsanalyse)

Die Frage ist, welche Komponenten des individuellen Bewegungsverhaltens zur Fehl- oder Überlastung der Gelenke geführt haben.

Bewegungsübergänge

Aufstehen/Hinsetzen
- Kann sich der Patient ohne Hilfe hinsetzen und wieder aufstehen?
- Bevorzugt der Patient Stühle mit Armlehnen?
- Ist das Sitzen auf niedrigen Stühlen möglich?
- Wie ist die Haltung im Sitzen? (Vergleich mit der Statuserhebung im Stand)
- Kann der Patient beim Aufstehen und Hinsetzen beide Beine belasten?
- Wie entlastet der Patient ein Bein, steht es vorne oder hinten?

Falls der Patient einen sitzenden Beruf ausübt, sollte man sich den Arbeitsplatz genau beschreiben lassen. Der Patient sollte typische Bewegungsabläufe demonstrieren, die er während der Arbeit machen muß. (gegebenenfalls Besichtigung des Arbeitsplatzes)

- *Beispiel:* Ein Patient mit eingeschränkter Hüftflexion wird angeben, daß er nicht gerne auf niedrigen Stühlen sitzt. Das Sitzen auf der ganzen Sitzfläche wird nur für sehr kurze Zeit toleriert. Die Patienten rutschen nach einiger Zeit an die Stuhlkante, stellen den Fuß unter den Stuhl und bringen den Oberschenkel bodenwärts. Dadurch vermeiden sie die Extremstellung im Hüftgelenk. Die LWS wird aus ihrer kompensatorisch auftretenden Flexion herausgeholt. Eine einfache Hilfe für solche Patienten ist der Sitzkeil oder ein höhenverstellbarer Stuhl (Abb. 2.**9** **a** u. **b**).

An- und Auskleiden

Benötigt der Patient Hilfe beim An- und Auskleiden? (z.B. Strümpfe an- und ausziehen fällt Patienten mit Wirbelsäulen- und Hüftproblemen häufig schwer)

Benutzt der Patient Hilfsmittel? (z.B. Strumpfanzieher, Schuhlöffel; viele Patienten mit Unterarmgehstützen setzen diese als Hilfsmittel ein.)

Sind Ausweichmechanismen zu sehen? (z.B. Patienten mit Schulterschmerzen zeigen beim Pullover An- und Ausziehen eine Wirbelsäulenflexion mit Ventraltranslation des Kopfes.)

Hinlegen und Aufstehen (Bett/Behandlungsbank)

Welche Zwischenschritte wählt der Patient? (z.B. Sitz, Seitlage, Rückenlage)

Benötigt er ein Hilfsmittel zum Hochziehen? (z.B. Bettgalgen)

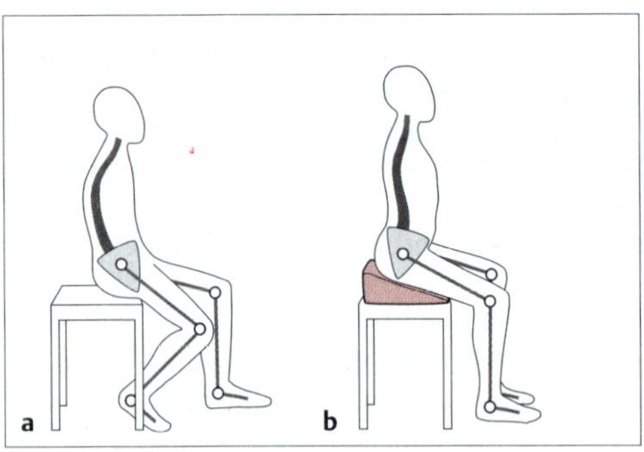

Abb. 2.**9** Sitzen
a mit eingeschränkter Hüftflexion,
b mit Sitzkeil

Kann der Patient über beide Seiten aufstehen oder bevorzugt er eine Seite?

Kann der Patient seine Körperabschnitte eingeordnet lassen? (z. B. bedeutsam nach Wirbelsäulenoperationen)

Bewegungsverhalten im Liegen

(Wichtig nach bestimmten Operationen, z. B. Bandscheibenoperationen, oder nach der Implantation eines künstlichen Hüftgelenks)

Rutschen im Bett: Bleibt die Wirbelsäule stabil?

Wird das operierte Bein zu stark belastet?

Drehen von Rückenlage in Seitlage und zurück: Bleibt die Wirbelsäule stabil?

Wird das operierte Bein ausreichend gesichert? (z. B. keine Adduktion nach Hüftendoprothese)

Beobachtung des Gangbildes

Gewisse Hinkmechanismen lassen Rückschlüsse auf Bewegungseinschränkungen und muskulär bedingte verminderte Ausdauerleistung zu.

- *Beispiele:*
  Trendelenburg: Die Hüftabduktoren gewährleisten durch eine zuggurtende Wirkung die Stabilität des Beckens auf dem Standbein. Sind sie abgeschwächt, sinkt die kontralaterale Beckenseite ab.
  Duchenne: Der Oberkörper neigt sich über das Standbein. Durch diese Schwerpunktverlagerung wird der Lastarm verkürzt. Eine Entlastung der Gelenke und Muskeln am Standbein ist die Folge (Abb. 2.**10 a** u. **b**).

Patienten mit Wirbelsäulenbeschwerden zeigen häufig eine Vermeidung der gangtypischen Rotation und eine Verstärkung der Schonhaltung, die schon im Stand sichtbar war. Selbst bei Patienten mit Pathologien im Schulterbereich sieht man Veränderungen im Gangablauf, die gangtypische Armbewegung fehlt.

Die Beobachtung des Gangbildes stellt die höchste Anforderung an den Beobachter. Es ist wesentlich schwieriger, eine fortlaufende Bewegung zu beobachten und zu analysieren als die Beobachtung und Analyse eines statischen Zustandes.

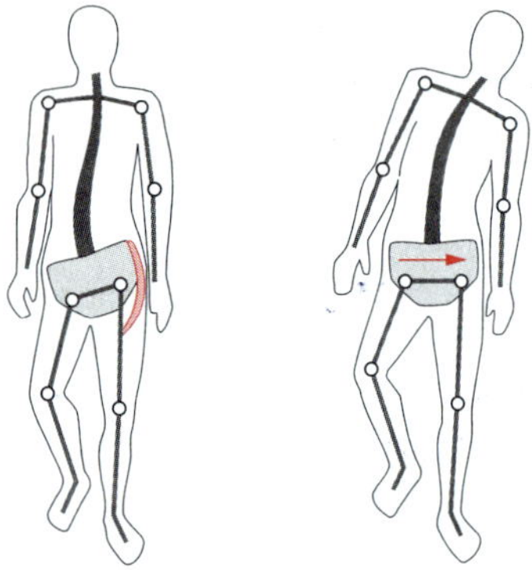

Durch die Schwäche der Abduktoren kommt es zum Absinken der kontralateralen Beckenseite

a

Durch Neigung des Oberkörpers über das Standbein verschiebt sich der Schwerpunkt. Der Lastarm für das Standbein wird kürzer.

b

Abb. 2.**10** Hinktypen **a** Trendelenburg: Durch die Schwäche der Hüftabduktoren kommt es zum Absinken der kontralateralen Beckenseite. **b** Duchennehinken: Durch Neigung des Oberkörpers über die Standbeinseite verschiebt sich der Teilkörperschwerpunkt in Richtung Standbein. Der Lastarm für das Standbein wird kürzer und das Bein dadurch entlastet.

Acht Beobachtungskriterien

1. Wie ist das Gangtempo? Das normale ökonomische Gangtempo liegt bei 120 Schritten pro Minute. Nur bei diesem Tempo kann das normale reziproke Bewegungsverhalten erwartet werden. Liegt das Tempo deutlich darunter, verändert sich z.B. die gangtypische Armbewegung.
2. Bleibt die funktionelle Körperlängsachse beim Gehen vertikal und bleiben die Körperabschnitte Becken, Brustkorb und Kopf in die Körperlängsachse eingeordnet?
3. Bewegt sich der Körperabschnitt Thorax mit seinem frontalen Thoraxdurchmesser horizontal und senkrecht zur Gehrichtung?
4. Ist die Spurbreite geringer als der Hüftgelenkabstand oder geht der Patient mit einer vergrößerten Spurbreite? (Abb. 2.**11**)
5. Wie ist die Schrittlänge? (Abb. 2.**12**)

Definition: Die Schrittlänge geht vom Fersenkontaktpunkt des einen zum Fersenkontaktpunkt des anderen Beins.

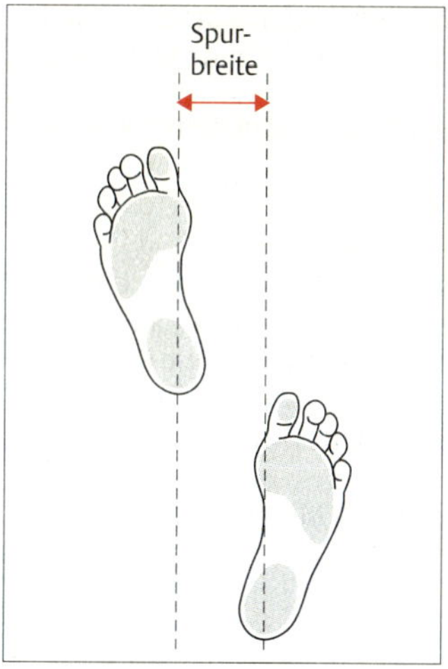

Abb. 2.**11** Spurbreite

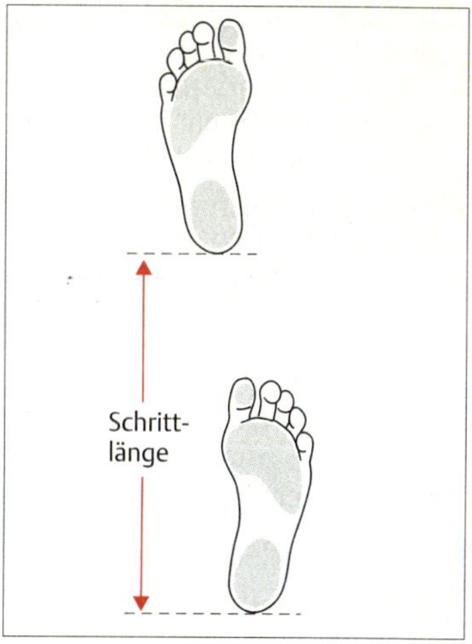

Abb. 2.**12** Schrittlänge

Normalerweise beträgt die Schrittlänge zwei bis drei Fußlängen.

6. Wie stehen die Fußlängsachsen zur Gehrichtung? Die anatomische Fußlängsachse bildet beim Abrollen eine physiolgische Divergenz von 11° zur Symmetrieebene. Die funktionelle Fußlängsachse zeigt in die Fortbewegungsrichtung (Abb. 2.**13**).
7. Wie ist das Bewegungsverhalten der Beine und des Beckens in der Stand- und Spielbeinphase?
8. Ist die gangtypische Armbewegung vorhanden?

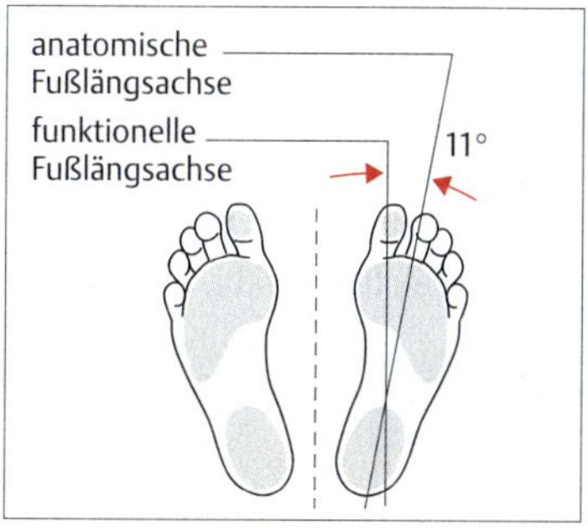

Abb. 2.**13** Stellung der funktionellen und anatomischen Fußlängsachse

Das Gehen wird auf ebener Strecke beobachtet. In der späteren postoperativen Phase wird das Gehen auch auf unebenen Gelände beobachtet.
- Bleibt das operierte Gelenk stabil?
- Kommt der Patient mit den Unterarmgehstützen auf dem ungewohnten Gelände zurecht?

Treppe rauf- und runtergehen:
- Kann der Patient reziprok die Treppe gehen?
- Werden Bewegungseinschränkungen beim Treppensteigen deutlich?
- Reicht z. B. die Bewegungstoleranz der Knieflexion nicht aus?
- Der Patient zeigt eine Einkürzung der Spielbeinseite beim Raufgehen.
- Benutzt der Patient beim Gehen ein Hilfsmittel?
- Kommt der Patient trotz Hilfsmittel mit dem Öffnen und Schließen von Türen zurecht?
- Benötigt er dabei Hilfe, belastet er in diesem Moment das Bein mehr, als es erlaubt ist?

2.2.3 Tastbefund

Ziele des Tastbefundes
- Lokalisation druckschmerzhafter Zonen
- Wahrnehmung von Veränderungen der Gewebestrukturen:
  - Temperaturveränderungen
  - Tonusveränderungen in den Muskeln
  - Konsistenzveränderungen
  - Verschiebbarkeit der Hautschichten, Faszien
- Wahrnehmung von Gelenkstellungsänderungen
- Wahrnehmung von Veränderungen der Bewegungen (Findet bei der Bewegungsprüfung statt, ist aber eine taktile Wahrnehmung.)

Die taktile Untersuchung ist eine der schwierigsten Untersuchungsmethoden am Bewegungsapparat, die viel Übung und sehr gute anatomische Kenntnisse erfordert. Die Wahrnehmung von Tasteindrücken erfordert eine geschulte Hand. Die Propriozeption des Untersuchers muß ungestört sein, da zu viele andere Sinneseindrücke sie unterbrechen können. Optische Einflüsse können durch Schließen der Augen reduziert werden.

Die Interpretation der Tasteindrücke setzt Aufmerksamkeit, Objektivität und Erfahrung voraus.

Vor allem unerfahrene Untersucher unterlaufen der Gefahr, daß sie fühlen, was sie fühlen möchten.

■ *Merke:* Ruhende Strukturen mit bewegter Hand, bewegte Strukturen mit ruhender Hand tasten!

Welche Strukturen werden getastet?

- Haut und Unterhaut
- Muskeln und Sehnen
- Knochen und Gelenke
- Nerven und Gefäße

•••• Haut und Unterhaut

- Temperaturveränderungen: Über entzündeten Strukturen ist die Temperatur erwärmt. (Z.B. im akuten Zustand einer Gelenkarthrose ist die Haut über diesem Gelenk erwärmt.)
- Hautverschiebbarkeit: Über chronisch gereizten Gebieten (z.B. chronische LWS-Syndrome) finden sich lokale Verklebungen mit teigiger Konsistenz.
- Kiblerfalte: Sie ist eine hyperalgetische Hautfalte, die bei akuten Zuständen parallel der Wirbelsäule vorhanden ist. Mit Daumen und Zeigefinger wird eine Hautfalte senkrecht von der Unterlage abgehoben und parallel zur Wirbelsäule abgerollt. In hyperalgetischen Zonen ist die Falte verdickt, von derber teigiger Konsistenz und zeigt eine grobporige Apfelsinenhaut.
- Narbenverschiebbarkeit: Eine mangelnde Narbenverschiebbarkeit führt zu Bewegungseinschränkungen. (z.B. kann eine Narbe, die ventral über das Kniegelenk verläuft, eine Flexionseinschränkung auslösen.)
- Durchblutung: Hyperalgetische Zonen reagieren nach der taktilen Untersuchung mit einer lokalen Rötung (Mehrdurchblutung und Histaminausschüttung, Temperaturerhöhung).
- Schweißsekretion: Über hyperalgetischen Zonen ist die Schweißsekretion verstärkt.

•••• Muskeln und Sehnen

- Tonusveränderungen: Tonusveränderungen sind die häufigsten Befunde am Bewegungsapparat. Es wird ein Ruhetonus und ein Aktionstonus unterschieden.
  a) Ruhetonus: Die oberflächlichen Schichten werden mit flach aufgesetzten Fingern bei völlig entspanntem Muskel weich durchtastet. Im Muskelbauchbereich quer zum Faserverlauf, im Sehnenbereich dem Sehnenverlauf folgend tasten. Der Tonus kann vermehrt oder vermindert sein.
  Es wird immer im Seitenvergleich getastet. Danach folgt eine Vergleichspalpation bei angespanntem Muskel.
  b) Aktionstonus: Der Aktionstonus wird in Ausgangsstellungen getastet, in denen der Körper der Schwerkraft ausgesetzt ist. Statusab-

weichungen beanspruchen häufig Muskeln, die normalerweise nicht dauerhaft fallverhindernd arbeiten müssen. Man unterscheidet:
- reaktiver Hypertonus: Der Tonus ist nur bei Schwerkrafteinwirkung erhöht.
- persistierender Hypertonus: Der Tonus ist auch im Ruhezustand bei abgegebenen Gewichten erhöht.

- Druckschmerz: Muskeln mit persistierenden Tonuserhöhungen reagieren auf Druck schmerzhaft; es finden sich aktive Triggerpunkte (lokale Verhärtungen innerhalb des Muskels, die auf Druck mit Schmerzausstrahlung reagieren).
  Sehnenreizungen im Ursprung oder Ansatz eines Muskels reagieren auf Druck massiv schmerzhaft, besonders aus vorgedehnten Positionen.

•••• Knochen und Gelenke

- glatter Knochen: In Bereichen, in denen andere Strukturen auf dem Knochen gleiten (z. B. Sehnen), ist er sehr glatt. Kommt es zu degenerativen Prozessen, kann er aufrauhen. Eine Krepitation beim Gleiten wird tastbar.
- rauher Knochen: Es gibt viele physiologische Rauhigkeiten (z. B. Tuberositas tibiae). Pathologische Rauhigkeiten können Exostosen sein (z. B. Fersensporn)
- Gelenkspalt: Der Gelenkspalt kann bei Gelenkarthrosen schmaler sein. Bei Schmerzzuständen sind die Strukturen über dem Gelenkspalt verquollen. Gelenkkapsel: Druckschmerz und Ergüsse finden sich bei Arthrosen und nach Gelenkoperationen. (z. B. weisen hufeisenförmige Schwellung im Rezessus suprapatellaris und eine tanzende Patella auf einen Erguß in der Kapsel des Kniegelenk hin.) *Durchführung des Tastens der tanzenden Patella:* Kniegelenk liegt in Nullstellung, bei Extensionsdefiziten leicht unterlagern. Rezessus suprapatellaris in Richtung Kniegelenk ausstreichen. Dadurch wird die Flüssigkeit ins Zentrum des Gelenks gelenkt. Die Patella wird am medialen und lateralen Rand umfaßt, der Zeigefinger drückt als Tastfinger auf das Zentrum der Patella. Eine positive tanzende Patella schwimmt wie eine Untertasse auf Wasser.
- Gelenkbänder: Sie sind bei hypermobilen Gelenken häufig druckschmerzhaft, da sie aufgrund des vermehrten Gelenkspiels überlastet sind. Bei Arthrosen sind sie ebenfalls schmerzhaft. Bei Gonarthrosen mit vermehrter Valgusstellung ist das Innenband schmerzhaft. Es ist überlastet, da es dauerhaft auf Dehnung beansprucht wird.
- Schleimbeutel: Bei Entzündungen sind sie verdickt, vergrößert und werden dadurch tastbar. (z. B. Bursa subacromialis)

- Stellung der Gelenke: Bei Bewegungsstörungen und Schmerzzuständen wird die Gelenkstellung überprüft (z. B. Stellungsdiagnostik im Bereich des Iliosakralgelenks durch Tasten der Spina iliaca anterior und Spina iliaca posterior).

•••• Nerven und Gefäße

Die Palpation kann erforderlich sein, wenn die vorherigen Untersuchungen die Störungsursache nicht im Bereich des anatomischen Gelenks oder im Muskel- Sehnenbereich mit dazugehörigen Gleitlagern feststellen konnten.

Nerven und Gefäße haben häufig einen gemeinsamen Verlauf, sie werden vor allem im Bereich der anatomischen Engpässe getastet.

2.2.4 Neurologische Untersuchung

Auch in der Orthopädie können Schädigungen der peripheren Nervenbahn auftreten. Meist ist eine Kompression die Ursache, z. B. durch Bandscheibenprolaps, Spinalkanalstenose oder periphere Kompressionsneuropathien. In diesem Untersuchungsteil werden die Tests zur Differenzierung der einzelnen peripheren Störungen beschrieben.

Schädigungen der peripheren Nervenbahn treten in folgenden Bereichen auf:
- Nervus spinalis/Radix spinalis (Nervenwurzel)
- peripherer Nerv

Je nach Läsionshöhe dominieren unterschiedliche Symptome, die es in der neurologischen Untersuchung zu erfassen gilt. Ein kurzer Überblick über die Neuroanatomie ist hilfreich, um die Symptome zu verstehen.

•••• Neuroanatomie der Spinalnerven und peripheren Nerven

Die Zahl der Rückenmarksegmente entspricht der Anzahl der austretenden Spinalnerven. Im Bereich der Halswirbelsäule werden acht Segmente unterschieden (C1-C8), da acht Spinalnerven austreten. Der erste Spinalnerv tritt zwischen Okziput und Atlas aus. Daraus ergibt sich, daß bei der HWS der austretende Spinalnerv immer nach dem Wirbel bezeichnet wird, über dem er austritt.

Aus der BWS treten die Spinalnerven Th1-Th12 aus; sie werden nach dem Wirbel bezeichnet, unter dem sie austreten.

Aus der LWS treten die Spinalnerven L1-L5 aus; sie werden ebenfalls nach dem Wirbel bezeichnet, unter dem sie austreten.

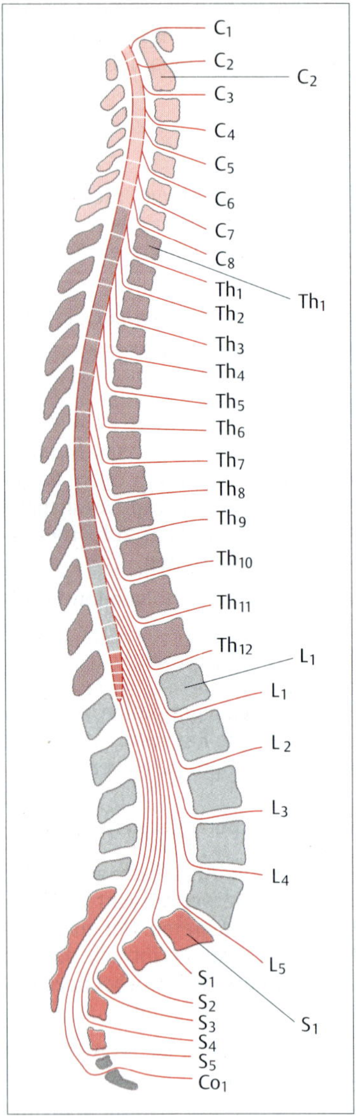

Abb. 2.**14** Die Beziehungen zwischen den Bewegungssegmenten und den Rückenmarkssegmenten sowie die Austrittsstellen der Spinalnerven

Die Spinalnerven S1-S5 treten durch die Foramina intervertebralia aus dem Sakralkanal aus. Die Verschiebung der Rückenmarksegmente in Relation zu dem Bewegungssegment, aus dem der Spinalnerv austritt, nimmt von kranial nach kaudal zu. Im Bereich der HWS stimmen Höhe des Rückenmarksegments und des Bewegungssegments überein.

In der BWS beginnt die Verschiebung. In Höhe des Bewegungssegments Th1-Th 6 beträgt sie zwei Rückenmarksegmente, auf Höhe Th7-Th9 drei Rückenmarksegmente, und im Bereich von Th9-Th10 befinden sich die lumbalen Rückenmarksegemente sowie bei Th11-L1 die sakralen Rükkenmarksegmente. Auf Höhe von L1-L2 endet das Rückenmark, darunter verlaufen die Spinalnerven im Spinalkanal als Cauda equina Abb. 2.**14**.

Die peripheren motorischen Nervenfasern verlassen das Rückenmark durch die Radix ventralis (Vorderwurzel). In jedem Segment vereinigt sich eine gewisse Anzahl an Nervenfasern und bildet auf diese Weise den motorischen Teil des Spinalnerven.

Die peripheren sensiblen Fasern treten mit den Hinterwurzeln in das Rückenmark ein. Die Zellkörper dieser sensiblen Fasern liegen im Spinalganglion, welches außerhalb des Zentralnervensystems liegt. Sie sind für die Impulsfortleitung von Sensoren, u. a. aus Haut, Muskeln, Sehnen und Gelenkkapseln, verantwortlich.

Noch immer gilt als allgemeines Prinzip, daß alle *sensiblen* Fasern (auch die nozizeptiven) das Rückenmark über die Hinterwurzel erreichen, während es alle *motorischen* Fasern über die Vorderwurzel verlassen. Die These einer so strengen Trennung erweist sich aufgrund klinischer Untersuchungen zunehmend als unhaltbar.

Nach Angaben von Coggeshall (1973) (ebenfalls entnommen aus: Winkel et al. 1985) sind 30% der Fasern der Radix ventralis unmyelinisiert, und ein großer Teil dieser Fasern auf allen Höhen des Spinalnerven ist nozizeptorischer Natur. Dies ist ein wichtiger neuroanatomischer Befund im Hinblick auf das Verständnis der Symptome bei einer Kompression der Vorderwurzel. Die Symptome sind keineswegs ausschließlich motorischer, sondern auch nozizeptiver Natur.

Klinische Befunde rechtfertigen die Annahme, daß die ventrale Wurzel einen Anteil an der Erregungsleitung nozisensibler Impulse hat. (Winkel et al. 1985)

Der Spinalnerv vereinigt sich vor dem Austritt aus der Wirbelsäule durch das Foramen intervertebrale zur Spinalwurzel. Diese verläßt das Foramen intervertebrale – umhüllt von einem „Ärmel", der Dura mater (harte Haut des Rückenmarks) – , distal vom Spinalganglion und geht ins Epineurium (äußerste Schicht des peripheren Nerven) über.

Der Spinalnerv weist gegenüber dem peripheren Nerven eine wesentlich empfindlichere Struktur auf. Die Nervenfasern verlaufen deutlich parallel, nicht so wellenartig wie die des peripheren Nerven (siehe unter *Kapitel* 3). Der Spinalnerv reagiert dadurch auf äußeren Druck und Zug viel empfindlicher und ist leichter verletzbar. Da das Perineurium innerhalb des Duraärmels (mittlere Schicht des peripheren Nerven) fehlt, gibt es auch keine Schranke für chemische Stoffe. Dadurch können z. B. die bei einer Verletzung freiwerdenden Substanzen eindringen und zusätzlich Schaden anrichten.

Jeder Spinalnerv verzweigt sich außerhalb der Foramina intervertebralia in einen Ramus dorsalis und einen Ramus ventralis. Beide führen sowohl somatomotorische als auch somatosensible Fasern. Der Spinalnerv führt auch vegetative Fasern (afferent und efferent), u. a. für die Innervation der Blutgefäße des Bewegungssystems. Eine Kompression würde somit auch die Durchblutung im segmentalen Zuordnungsgebiet verändern.

Der Ramus meningeus (N. recurrens) führt somatisch afferente, vegetativ afferente und efferente Fasern.

Bei Schädigung der Spinalnervenwurzel können die motorische vordere Wurzel, die sensible hintere Wurzel oder beide betroffen sein. Bei Kompression der Vorderwurzeln Th2-L2 können gleichzeitig sympathische Fasern komprimiert werden. Oberhalb von Th2 (Armbereich) und unterhalb von L2 (Beinbereich) lagern sich die sympathischen Fasern erst distal von den Wurzeln den Spinalnerven an. Daher gibt es in diesen Regionen bei Wurzelschädigung keine sympathische Symptomatik. Dies ist ein wichtiger Unterschied bei der Differentialdiagnostik von Wurzelschädigungen und Schädigungen peripherer Nerven.

Innervationsgebiete der verschiedenen Anteile der Spinalnerven

1. Ramus dorsalis

Er ist ein monosegmentaler (auf ein Segment beschränkter) Nerv.

Der Ramus dorsalis innerviert *sensibel* die Gelenkkapsel der Intervertebralgelenke (Wirbelgelenke), allerdings innervieren mehrere Abzweigungen verschiedener Ramii dorsales ein Wirbelgelenk, es wird nicht monosegmental innerviert. Dadurch breitet sich die Schmerzausstrahlung eines Intervertebralgelenks über mehrere Segmente aus.

Motorisch innerviert er die autochthone Rückenmuskulatur und *sensibel* das Dermatom (segmental zugeordnetes Hautareal) im dorsalen Bereich. Die Haut und Unterhautzonen, die von den Ramii dorsales der Spinalnerven sensibel und vegetativ innerviert werden, erstrecken sich vom Scheitel über das Okziput dann mehr oder weniger handbreit paramedian bis in die Region des Hiatus sakralis. Sie endet mit einer Raute, deren untere Schenkel schräg über die Regio glutea laufen und deren distale Enden in etwa durch die Rima ani markiert werden.

2. Ramus meningeus (N. sinuvertebralis oder N. recurrens)

Er besteht vor allem aus vegetativ afferenten Fasern (u.a. nozisensiblen Fasern) und postganglionären Fasern aus dem Truncus sympathicus.

Der Ramus meningeus verläuft monosegmental durch das Foramen intervertebrale ins Rückenmark zurück und schickt kollaterale Äste in den Wirbelkanal, die verschiedene Segmente in kaudale und kraniale Richtung überbrücken.

Er innerviert folgende Gewebe:
- Lig. longitudinale posterius
- Anulus fibrosus der Bandscheibe
- Wirbelkörper und Wirbelbogen
- Vorderen Anteil der Dura mater
- Radix ventralis

Daraus ergibt sich, daß die Symptome bei Kompression der Dura mater (z.B. durch eine Bandscheibenprotrusion) niemals in segmentaler Gesetzmäßigkeit ablaufen, sondern sich multisegmental, oft sogar bilateral ausbreiten.

3. Ramus ventralis

Die Rami ventrales der zervikalen, lumbalen und sakralen Spinalnerven vermengen sich untereinander und bilden jeweils einen Plexus (Plexus cervicalis, brachialis, lumbalis und sakralis). Aus diesem Plexus entstehen schließlich die peripheren Nerven, die Fasern aus mehreren Spinalnerven erhalten.

Der Ramus ventralis innerviert motorisch, sensibel und sympathisch die vordere Körperregion (Rumpf) sowie die Extremitäten. Eine Kompression löst die klassischen radikulären Symptome mit Schmerzausstrahlung und Abschwächung der Sensibilität in den Dermatomen (Hautareal, welches einem Rückenmarksegment über seine sensible Hinterwurzel sensible Impulse zuleitet) sowie Abschwächung oder Ausfall der Kennmuskeln aus.

Haut, Muskeln und Gelenke erhalten ihre periphere Innervation durch den Zusammenschluß der peripheren Nerven im Plexus immer aus mehreren Segmenten des Rückenmarks. Bei klinischen Untersuchungen wurde festgestellt, daß bestimmte Muskeln mehr oder weniger charakteristisch für ein bestimmtes Segment sind – dies sind die *Kennmuskeln*. Bei Ausfall dieser Kennmuskeln erhält man Hinweise auf das betroffene Segment.

Beispiel: Der M. extensor hallucis longus wird monosegmental aus L5 innerviert. Eine Kompression der L5-Wurzel führt zur Parese/Schwäche dieses Muskels. Die aktive Großzehenextension ist nicht mehr möglich oder deutlich eingeschränkt. Im thorakalen Bereich verlaufen die Rami ventrales monosegmental, sie werden dort N. intercostales genannt.

Der Spinalnerv teilt sich erst nach Austritt aus dem Foramen intervertebrale in den Ramus dorsalis und den Ramus ventralis; noch vor dieser Aufteilung entspringt der R. meningeus. Eine Kompression des Spinalnerven erfolgt, z. B. durch einen Bandscheibenvorfall, vor seiner Aufteilung. Daher finden sich Mischbefunde aller drei Anteile des Spinalnerven.

Bei Schädigung eines peripheren Nerven finden sich die Symptome nicht in den Dermatomen, sondern im sensiblen Hautareal des peripheren Nerven. Das Hautareal weicht von den Dermatomen ab. Ein peripherer Nerv erhält sensible Fasern aus mehreren Rückenmarksegmenten. Dieser wichtige Unterschied hilft, die Schädigung auf Wurzelebene von einer Schädigung auf Nervenebene zu unterscheiden.

Bestandteile der neurologischen Untersuchung

Merke: Durch die neurologischen Untersuchungen kann die Höhe des betroffenen Segments oder eine periphere Nervenschädigung bestimmt werden.

- **Prüfung der Sensibilität in den Dermatomen:** Eine Hypoqualität, z. B. Taubheit, spricht für eine Kompressionsymptomatik. Eine Hyperqualität, z. B. Berührungsempfindlichkeit, kann auch ein fortgeleiteter Schmerz (refered pain) sein; aus dem Segment durch Herabsetzung der nozizeptiven Hemmschwelle im zugehörigen Hinterhornkomplex – tritt z. B. bei Funktionsstörungen in diesem Bewegungssegment auf (siehe unter *Kapitel 3, Wirbelsäulensyndrome*) (Abb. 2.**15**).
  Bei Verdacht auf periphere Nervenschädigung wird die Sensibilität im peripher zugeordneten Hautareal geprüft (Abb. 2.**16**).
- **Prüfung der Kraft der Kennmuskeln:** Bei Ausfall findet sich eine schlaffe periphere Lähmung, Muskelathrophie, eventuell Muskelfaszikulation (Muskelzucken ohne Bewegungseffekt), Hypotonus des betroffenen Muskels. (Kennmuskeln der HWS- und LWS-Segmente werden in *Kapitel 5* aufgeführt.) Bei peripherer Läsion fallen alle Muskeln aus, die von diesem Nerv innerviert werden.
- **Prüfung der Reflexe:** Ist die motorische vordere Wurzel betroffen, sind die Reflexe abgeschwächt. Bei peripherer Läsion ist der Reflex ebenfalls abgeschwächt bzw. ausgefallen.

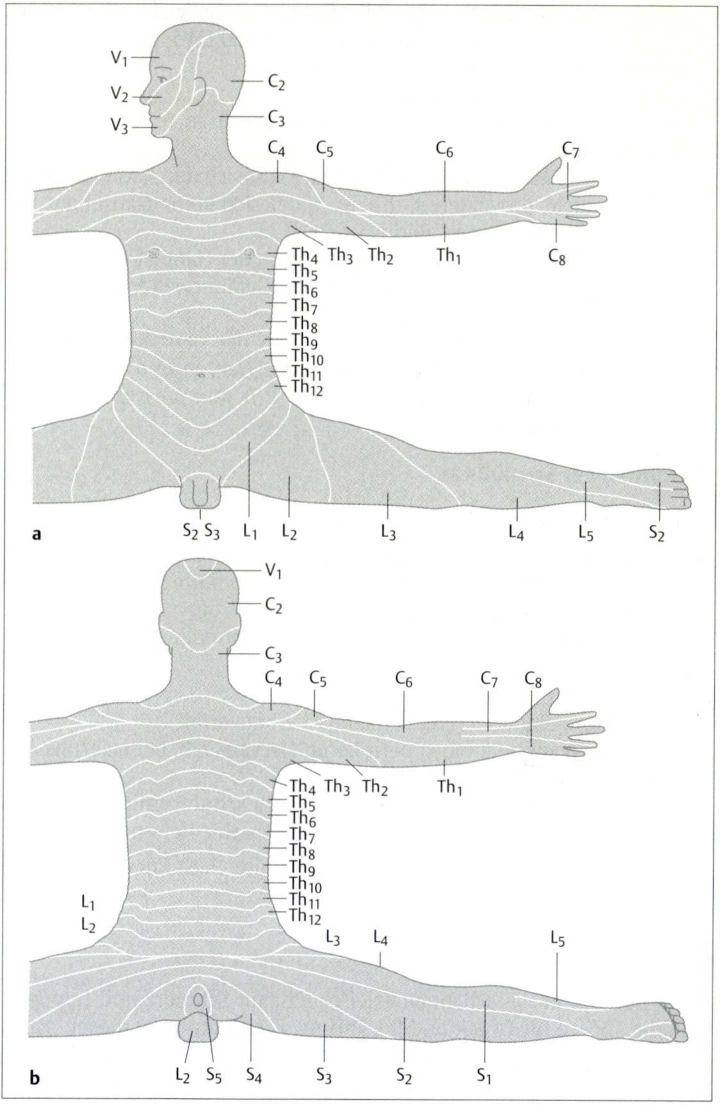

Abb. 2.**15** Dermatome von **a** ventral und **b** dorsal

- **Prüfung sympathischer Ausfälle:** Sympathische Ausfälle finden sich nicht bei Wurzelkompression in der HWS und LWS, nur in der BWS. Sie sind bei peripherer Läsion vorhanden.
  Sympathische Ausfälle sind:
  - Verminderte Sekretion der Hautschweißdrüsen, es resultiert trokkene Haut.
  - Die glatte Muskulatur der Hauthaare läßt sich durch Kneifen in die Haut nicht provozieren, d.h. es bildet sich keine Gänsehaut mit Aufstellen der Haare (Piloreaktion).
  - Durch Ausfall der glatten Muskulatur in der Haut ist keine Gefäßverengung möglich, es resultiert eine Gefäßerweiterung (Vasodilatation).
- **Provokationstests:** Die Provokationstests der neuralen Strukturen sind positiv, wenn die Beweglichkeit der Nerven und des Rückenmarks durch mechanische Hindernisse (z.B. Kompressionen) eingeschränkt sind.

1. Prüfung der Sensibilität

Bei der Sensibilitätsprüfung wird beurteilt:

a) Welche Wahrnehmungen sind verändert?
- Oberflächensensibilität: Schmerz und Temperatur; Druck und Berührung
- Tiefensensibilität: Lage- und Bewegungsempfinden, Vibrationsempfinden

b) Lokalisation der Sensibilitätsstörung:
- Dermatomgebunden (z.B. bei Bandscheibenvorfall)?
- Sensibles Hautareal eines peripheren Nerven (z.B. bei lagerungsbedingter Läsion des N. peroneus)
- Strumpfförmige Areale am Bein oder handschuhförmige Areale am Arm können Hinweise auf eine Polyneuropathie liefern.

Der Ausfall verschiedener Sensibilitätsqualitäten läßt Rückschlüsse auf die Läsionshöhe zu:

Oberflächensensibilität

Sie wird in zwei Hauptbahnen geleitet, eine für Schmerz und Temperatur, die andere für Druck und Berührung. Die Rezeptoren dieser Wahrnehmungen liegen v.a. an der Körperoberfläche. In Muskeln, Sehnen, Gelenkkapseln und Knochen gibt es ausschließlich Schmerz- und Druckrezeptoren.

1 N. occipit. maj.
2 N. occipit. min.
3 N. auricularis magn.
4 N. cut. brachii. rad. (N.axillaris)
5 N.cut. brachii. uln.
6 N. cut. brachii dors. (N. radialis)
7 N. cut. antebrachii ulnaris
8 N. cut. antebrachii dors. (N. radialis)
9 N. radialis (N. musculocut.)
10 N. radialis
11 N. ulnaris
12 N. medianus
13 N. clunium cran. med. et caud.
14 N. cut. femoris dors.
15 N. cut. femoris lat.
16 N. saphenus (N. femoralis)
17 N. suralis (N. tibialis)
18 N. cut. surae. lat. (N. peroneus)
19 N. suralis
20 N. superfic. prof.
21 N. calcaneus lat. (N. tibialis)
22 N. genitofemoralis
23 N. ileohypogastricus
24 Nn. supraclaviculares
25 N. cut. antebrachii rad. (N. musculocut.)
26 N. cut. femoris ant. (N. femoralis)
27 N. obturatorius
28 Ramus calcaneus (N. tibialis)
29 N. plantaris med. (N. tibialis)

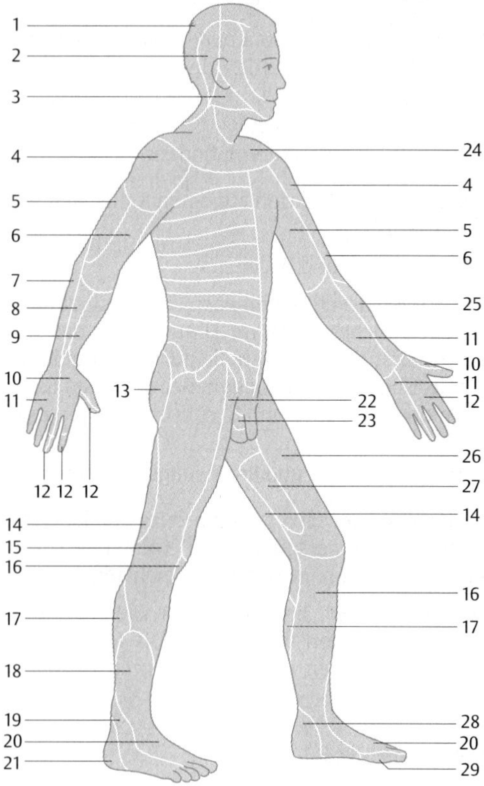

Abb. 2.**16** Sensible Innervationszonen der peripheren Nerven

Die Nervenfasern kreuzen direkt nach Eintritt über die Hinterwurzel im vorderen Bereich des Rückenmarks zur Gegenseite. Bei zentralen Läsionen im Rückenmark fallen deshalb Schmerz und Temperatur auf der Gegenseite aus.

Prüfung des Schmerzempfindens

Durch Hautreizung (z.B. Kneifen) läßt sich die Schmerzempfindlichkeit prüfen. Sie kann verstärkt oder abgeschwächt sein. Es wird immer im Seitenvergleich getestet.

Prüfung des Temperaturempfindens

Dabei wird die Reaktion auf einen Kälte- und Wärmereiz im Seitenvergleich geprüft.

Bahn für Druck und Berührung

Ihre Nervenfasern ziehen nach Eintritt über die Hinterwurzel zunächst auf der gleichen Seite im Hinterstrang des Rückenmarks zum Hirnstamm. Erst dort kreuzen sie zur Gegenseite, um zum sensiblen Areal der Großhirnrinde zu ziehen. Bei zentralen Läsionen des Rückenmarks fallen deshalb Druck und Berührung auf der geschädigten Seite aus.

Prüfung des Druck- und Berührungsempfindens

Der Untersucher setzt sensible Reize durch Berührung mit einem Wattebausch, den Fingerspitzen oder einem Pinsel. Der Patient soll die Sensibilitätsqualitäten im Seitenvergleich angeben.

„Ameisenlaufen", Brennen, Elektrisieren und Kribbeln sind typische Mißempfindungen und werden als Hyperqualitäten gewertet. Hypoqualitäten werden von den Patienten häufig als pelziges Gefühl beschrieben.

Tiefensensibilität

Das Kleinhirn ist Koordinationszentrum für Motorik. Hier werden alle Informationen der Propriozeptoren, die sich in Gelenken, Sehnen und Muskeln befinden, verarbeitet. Das Lage- und Bewegungsempfinden ist das Resultat dieser Informationen.

Die Prüfung der Tiefensensibilität erfolgt über den Lagesinn (Lage-Nachahmung und Bewegungsempfinden) sowie über das Vibrationsverhalten.

Prüfung des Lagesinns

Der Untersucher bringt die betroffene Extremität des Patienten in eine bestimmte Position. Der Patient soll die Position bei geschlossenen Augen mit der Gegenseite nachahmen.

Prüfung des Bewegungsempfindens

Der Untersucher bringt ein Gelenk, z.B. das Großzehengelenk, in eine bestimmte Position. Der Patient muß die Position des Gelenks mit geschlossenen Augen verbal wiedergeben. Voraussetzung ist die Klärung der Begrifflichkeit. Für die Bewegungsrichtung sollten Orientierungen im Raum und am Körper benutzt werden, wie z.B.: „Der Großzeh bewegt in Richtung Nase." Der Test wird mehrmals durchgeführt.

Prüfung des Vibrationsempfindens (Teil der ärztlichen neurologischen Untersuchung)

Dieser Test gilt als empfindliches Frühsymptom bei Tiefensensibilitätsstörungen. Eine schwingende Stimmgabel wird auf einen nicht von Weichteilen bedeckten Körperabschnitt des Armes oder des Beines aufgesetzt. Wichtig für die Beurteilung ist die Angabe des Patienten, ob bzw. ab wann er das Schwingen der Stimmgabel nicht mehr wahrnimmt. Die Meßskala reicht von 8/8 – 1/8. Pathologisch ist ein niedrigerer Wert als 6/8.

2. Prüfung der Reflexe

- Mit dem Reflexhammer wird ein kurzer Schlag auf die entspannte Sehne gesetzt. Eine kurze Kontraktion des Muskels erfolgt auf den Dehnungsreiz der Sehne.
- Reflexe werden immer im Seitenvergleich geprüft, denn nur ein Unterschied ist pathologisch.
- Die Reflexauslösung sollte mehrmals wiederholt werden.
- Bei zu schwachem Reflexerfolg läßt sich dieser mit Hilfe des Patienten bahnen, d.h. verstärken. Ein Eigenreflex kann durch die Aktivität anderer Muskelgruppen verstärkt werden, z.B. durch Auf-die-Zähne-Beißen.
- Mögliche Dokumentation der Reflexstärke:
  0 = fehlend; 1 = schwach; 2 = mittellebhaft; 3 = sehr lebhaft; VRZ = verbreiterte Reflexauslösezone.

■ *Beispiele für Reflexe:*
Es werden nur drei wichtige Reflexe exemplarisch dargestellt.

❖ Bizepssehnenreflex (BSR), M. biceps brachii; C5-C6; N. musculocutaneus: Der Unterarm des Patienten befindet sich in Pro- und Supinationsnullstellung. Der Untersucher legt seinen Zeigefinger auf die Bizepssehne in der Ellenbeuge. Er klopft mit dem Reflexhammer auf seinen Finger und löst damit eine Kontraktion des M. biceps brachii aus.

- Patellarsehnenreflex (PSR), M. quadriceps femoris; L2-L4; N. femoralis: Bei leichter Knieflexion wird durch einen Schlag mit dem Reflexhammer auf die Patellarsehne eine Kontraktion des M. quadriceps femoris ausgelöst.
- Achillessehnenreflex (ASR) M. triceps surae; S1-S2; N. tibialis: Ein Schlag auf die Achillessehne führt zur Plantarflexion des Fußes.

3. Durchführung der neurologischen Provokationstests

Bei diesen Tests wird das Gleitverhalten der neuralen Strukturen (Nerven und Dura) geprüft. Ein mechanisches Hindernis, z. B. Bandscheibenvorfall, schränkt die Gleitfähigkeit ein. Dadurch werden Schmerzen reproduziert bzw. verstärkt.

Bei Irritation der zervikalen Wurzeln

Spurling-Test

Die HWS wird lateralflektiert und zur gleichen Seite rotiert. Durch zusätzliche Extension werden die Foramina intervertebralia maximal verkleinert. Es wirkt alleine das Kopfgewicht, es darf kein Druck auf den Kopf ausgeübt werden! Nun wird beobachtet, ob die Kopfeinstellung die Schmerzen reproduziert bzw. verstärkt. Ein plötzlich einschießender Schmerz in den Arm tritt bei Kompression des Nerven auf. Ein langsam nach distal wandernder Schmerz oder lokaler Schmerz in der HWS spricht eher für einen Kompressionsschmerz des Wirbelgelenks durch die maximale Konvergenzbewegung.

Bei Irritation der Wurzeln L4-S1 (N. ischiadicus)

Lasègue-Test mit Bragard-Zeichen

Der Patient liegt auf dem Rücken. Sein im Knie gestrecktes Bein wird vom Untersucher im Hüftgelenk passiv gebeugt. Pathologisch sind einschießende Schmerzen im Bein oder Gesäß bei 70 < Hüftflexion.

Zur Differentialdiagnostik eines Muskeldehnschmerzes der Ischiokruralen oder eines Nervenschmerzes wird der Bragard-Test angeschlossen: Das Bein wird so weit in der Hüfte extendiert, bis der Schmerz abnimmt. Zusätzliche Dorsalextension setzt den N. tibialis unter Spannung. Kommt es zur Reproduktion des Schmerzes, sind Lasègue und Bragard positiv. Es wird immer im Seitenvergleich getestet.

Einschießende Schmerzen bei geringer Hüftflexion deuten auf eine akute Symptomatik hin. Der Bragard-Test ist nur im oberen Flexionsbereich zur Differentialdiagnostik bedeutsam.

Gekreuzter Lasègue-Test

Ausführung wie beim Lasègue-Test; treten beim Bewegen des schmerzfreien Beines Schmerzen im kontralateralen Bein oder Rücken auf, ist der Test positiv. Dies ist häufig ein Hinweis auf einen stark ausgeprägten lumbosakralen Bandscheibenvorfall.

Bei Irritation der Wurzeln L2-L4 (N. femoralis)

Umgekehrter Lasègue-Test

Das Bein wird aus der Bauchlage passiv im Hüftgelenk extendiert und im Knie flektiert. Dadurch wird der N. femoralis (L2-L4) unter Spannung gesetzt. Pathologisch ist ein einschießender Schmerz in die Leiste und/oder den ventralen Oberschenkel. Schmerzursache kann auch eine Arthrose des Iliosakralgelenks oder Hüftgelenks sein. Die Schmerzqualität ist dann eine andere.

Bei Irritation der Dura und der Spinalwurzeln

Kernig-Zeichen

In Rückenlage bewegt der Untersucher die gestreckten Beine passiv in Hüftflexion. Der Test ist positiv, wenn der Patient das Anheben der Beine schmerzbedingt nur mit Knieflexion toleriert.

Brudzinski-Nackenzeichen

In Rückenlage wird der Kopf des Patienten passiv in HWS-Flexion geführt. Der Test ist positiv bei Schmerzen in Wirbelsäule und Beinen, die sich durch Knieflexion verringern.

(Weitere Provokationstests für die physiotherapeutische Untersuchung werden unter *Kapitel 3, Kompressionssyndrome* beschrieben.)

4. Prüfen der Muskelkraft bei motorischer Läsion

Hierzu siehe unter *Physiotherapeutische Untersuchung, Prüfung der Muskelkraft.*

Die Kennmuskeln der LWS- und HWS-Segmente werden unter *Kapitel 5* aufgeführt.

2.2.5 Bewegungsprüfung

■ *Merke:*

- Bewegung immer im Seitenvergleich prüfen!
- Prüfung der aktiven und passiven Bewegung!
- Der Patient muß eine Schmerzverstärkung oder Schmerzabschwächung angeben!

- Bewegung in verschiedenen Ausgangsstellungen (z.B. in entlastenden und belastenden Positionen – vor allem bei den gewichttragenden Gelenken Wirbelsäule, Hüftgelenk, Kniegelenk, Fuß) prüfen!
- Bewegungen nie isoliert in einem Gelenk prüfen, beteiligte Nachbargelenke mitprüfen! (z.B.: Bei einer Hüftgelenkuntersuchung die LWS mituntersuchen, alle Bewegungen vom proximalen Hebel im Hüftgelenk erfordern Bewegungstoleranzen in der LWS.)

Beim Prüfen der Bewegung ist das Messen mit Augen und Händen wichtiger als der Winkelmesser oder das Maßband. Mit den *Augen* werden *Ausweichbewegungen* und *Bewegungsausmaße* beobachtet. Mit den *Händen* werden *Bewegungswiderstände* taktil wahrgenommen.

Die Mitarbeit des Patienten ist erforderlich. Er sollte eine Schmerzverstärkung oder eine Schmerzabschwächung bei der Bewegung angeben.

Das korrekte Einschätzen der Bewegungsausmaße erfordert häufige Übung. Selbstverständlich kann hier der Winkelmesser hilfreich sein.

Prüfung der aktiven Bewegung

Die Bewegung wird vom Patienten selbst ausgeführt. Der Therapeut achtet auf Ausweichmechanismen, Bewegungsausmaß und Schmerzangaben des Patienten. Es werden alle an der Bewegung beteiligten Strukturen auf Ausmaß und Qualität der Bewegung geprüft.

Immer im Seitenvergleich überprüfen!

Prüfung der passiven Bewegung

Die Bewegung wird vom Therapeuten ausgeführt. Eine Hand führt die Bewegung aus, die andere liegt als tastendes Kontrollorgan gelenknah, um eine Antwort der Gewebe zu erhalten. Bei massiven Arthrosen kann z.B. ein Krepitieren der Gelenke tastbar sein. Das passive Bewegungsausmaß ist normalerweise größer als das aktive.

Jedes Gelenk besitzt einen physiologischen Reserveraum, der die Gelenkstrukturen schützt. Er befindet sich am absoluten Ende der Bewegungsbahn. Beim aktiven Bewegen kommt das Gelenk nicht in diesen Bereich, da es sonst bei jeder endgradigen Bewegung zur maximalen Dehnung und Kompression der passiven Gelenkstrukturen kommen würde. Beginnende Bewegungseinschränkungen bei Degeneration eines Gelenks werden zuerst im physiologischen Reserveraum deutlich. Die Endgefühlqualität ist verändert, oder sie tritt früher als normalerweise auf (Abb. 2.**17**).

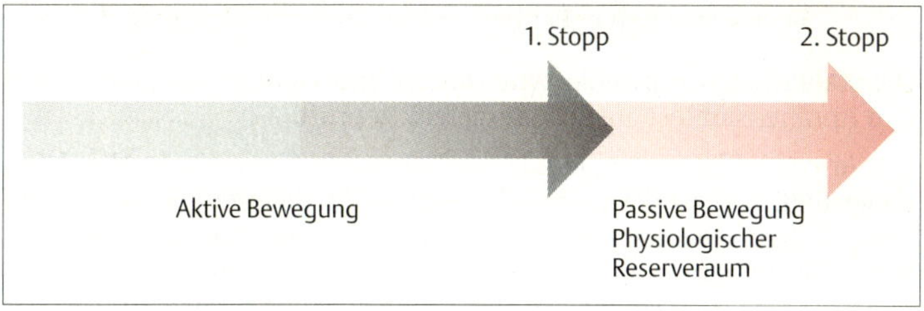

Abb. 2.**17** Physiologischer Reserveraum

•••• Das physiologische Endgefühl

Die passive Bewegung kann durch unterschiedliche Gelenkstrukturen gebremst werden.

- fest elastischer Stop: Kapsel und Ligamente bremsen die Bewegung.
- weich elastischer Stop: Weichteile behindern die Bewegung.
- hart elastischer Stop: Knorpel oder Knochen bremsen die Bewegung.

•••• Das pathologische Endgefühl

- Das Bewegungsausmaß ist vermindert, das Endgefühl tritt vorzeitig auf.
- fest elastischer Stop durch einen strukturell veränderten, verkürzten Muskel
- Fest-hartelastischer Stop bei einem Kapselmuster
- Hart unelastischer Stop durch Osteophytenbildung
- Es ist kein Endgefühl vorhanden, die Bewegung geht ins Leere (bei extremer Hypermobilität, bei Instabilitäten durch Bandverletzungen).
- Schmerz begrenzt die Bewegung, das Endgefühl ist nicht zu testen.

•••• Verminderte Beweglichkeit mit verändertem Endgefühl

Nach der angulären (winkelverändernden) Bewegungsprüfung folgt die translatorische, d.h. das Gelenkspiel wird durch Traktion und Gleiten aus der Ruhestellung und der Behandlungsstellung im Seitenvergleich geprüft.

Ist das Gelenkspiel nicht eingeschränkt, werden anschließend die Muskeln auf Verkürzung getestet.

•••• Vermehrte Beweglichkeit mit verändertem Endgefühl

Die Stabilität eines Gelenks wird durch einen Hypermobilitätstest, z. B. den Aprähensiontest am Schultergelenk geprüft.

Der Arm wird in maximale Außenrotation und transversale Abduktion eingestellt. Dies ist die verriegelte Stellung im Schultergelenk, d. h. der ventrale Kapselbandapparat ist maximal gespannt. Aus dieser Stellung wird der Humeruskopf nach ventral geschoben, es sollte keine Bewegung möglich sein. Findet sich eine Gleitbewegung nach ventral, ist das Schultergelenk hypermobil.

Prüfung der Bewegung an den Extremitäten

H. U. Debrunner hat die Neutralnullmethode entwickelt, an der wir uns orientieren.

Jede Abweichung von der Gelenkstellung eines aufrecht stehenden Menschen wird in Winkelgraden angegeben (Abb. 2.**18**).

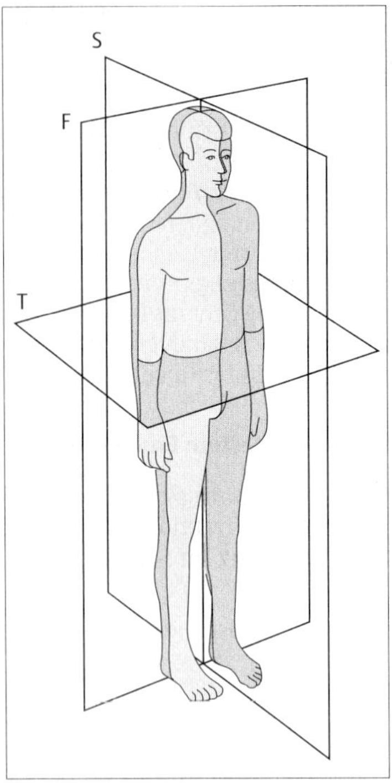

Abb. 2.**18** Ausgangsstellung für die Messung und die Ebenen, in denen die Bewegung stattfindet [Nach: Debrunner]

- *Beispiele:*
- Sagittalebene: Flexion und Extension

Dokumentation: Hüftgelenk: FLEX./EXT. – 60°/0°/10°

Es sind 60° Flexion und 10° Extension vorhanden.

- Frontalebene: Abduktion und Adduktion
  - Dokumentation: Hüftgelenk: ABD./ADD. – 20°/0°/10°
  - Es sind 20° Abduktion und 10° Adduktion vorhanden.
- Transversalebene: Außen- und Innenrotation
  - Dokumentation: Hüftgelenk: AR./IR. – 40°/0°/10°
  - Es sind 40° Außenrotation und 10° Innenrotation vorhanden.

Häufig muß die Bewegung abweichend von der Ausgangsstellung des aufrecht stehenden Menschen geprüft werden.

- *Beispiel:* Die Rotation des Hüftgelenks sollte sowohl aus der Nullstellung als auch aus 90° Hüftflexion geprüft werden.
  Die Rotation aus Nullstellung ist die entscheidende für die Standbeinphase. Ein beginnendes Kapselmuster zeigt sich zuerst in der Nullstellung, da dann der gewichttragende Teil des Hüftkopfes Kontakt in der Pfanne hat. Eine beginnende Degeneration wird hier deutlich.
  Bei der Rotation mit gebeugtem Hüftgelenk kommen andere Kapsel- und Muskelanteile unter Spannung.

Die Prüfung der Bewegung kann von beiden Hebelarmen aus geschehen. Die Bewegung sollte so geprüft werden, wie sie im Alltag erforderlich ist.

- *Beispiel:* Die Hüftrotation kann in entlastender Ausgangsstellung schmerzfrei und ohne große Einschränkungen möglich sein. Wird sie aber im Stand über den proximalen Hebel Becken geprüft, gibt der Patient Schmerzen an. Es sind dieselben Schmerzen, die er beim Gehen verspürt.
  Bei jedem Schritt benötigt der Mensch Rotationstoleranzen auf dem belasteten Hüftgelenk. Diese können bei beginnenden Degenerationen als erstes behindert sein. Schmerzen und Ausweichmechanismen sind die Folge.

Prüfung der Bewegung der Wirbelsäule

Debrunner hat auch hier Meßmethoden vorgegeben. Als Bezugspunkte nimmt er die Dornfortsätze, am Thorax Sternum und Rippenbogen, am Becken Beckenkamm und Spina iliaca posterior superior sowie das Sakrum. Es werden Abstandsveränderungen zwischen den Bezugspunkten bei Bewegungen angegeben.

Schober-Zeichen

- Beispiel:
  - **Lendenwirbelsäule**: Die erste Hautmarke wird über dem Dornfortsatz S1 aufgetragen, eine zweite 10 cm weiter oben. Bei Vorneigen des Rumpfes soll sich die Distanz um ca. 5 cm vergrößern.
  - **Brustwirbelsäule** (nach Ott): Der Dornfortsatz C7 wird markiert, die zweite Markierung wird 30 cm kaudal aufgetragen. Beim Vorneigen vergrößert sich der Abstand um ca. 8 cm.
    Notierung: Schober LWS: 10/15
    Schober BWS: 30/38

Diese Meßmethoden sollten kritisch betrachtet werden. Aussagen über hypomobile und hypermobile Wirbelsäulenabschnitte können nicht getroffen werden. Zu viele Strukturen sind beteiligt. Beim Schober in der LWS können verkürzte Mm. ischiokrurale die Bewegung vorzeitig hemmen. Die gesamte dorsale Muskelkette muß bei hoher Hubbelastung bremsend arbeiten. Ein Patient mit Schmerzen wird diesen Test kaum zulassen.

Segmentale Bewegungstoleranzen können nur mit abgegebenen Rumpfgewichten geprüft werden. Der Patient wird so gelagert, daß die Bewegungsachse, um die die Bewegung stattfindet, vertikal im Raum steht. Arm- und Beingewichte werden unterlagert, damit sie keine fallverhindernden Muskelaktivitäten auslösen.

Prüfung der Extension in der LWS

- *Beispiel:* Die Bewegung findet in der Sagittalebene um eine frontal verlaufende Achse statt. Die frontale Achse steht in der Seitlage vertikal im Raum. Zwischen die Oberschenkel wird ein kleines Kissen gelegt, damit das oben liegende Bein keinen rotatorischen Impuls auslöst. Die Hüftgelenke sollten nicht mehr als 70° flektiert sein, sonst läuft die Bewegung weiter auf die LWS. Der obere Arm stützt auf die Unterlage oder wird ebenfalls unterlagert.

Extension

Aktiv: Das Steißbein wandert Richtung Hinterkopf, im Bereich der LWS entstehen Falten. Der Therapeut beobachtet, ob es zu einem harmonischen Bewegungsablauf kommt. Setzt sich die Bewegung harmonisch von kaudal nach kranial fort, oder bewegt sich ein Wirbelsäulenabschnitt als Block mit?

Passiv: Der Patient liegt nah an der Bankkante, die Beine werden in Hüft- und Knieflexion an den Oberschenkeln des Therapeuten abgestützt. Eine Therapeutenhand umfaßt von ventral die Unterschenkel des Patienten und führt die Beine nach kaudal dorsal und gibt mit seinen Oberschenkeln leichten Schub nach dorsal. Der Tastfinger der anderen Therapeutenhand liegt interspinös und nimmt die Konvergenzbewegung der Dornfortsätze wahr. (Die Dornfortsätze nähern sich an.)

Die größte Bewegungstoleranz in die Extension hat das Bewegungssegment L5/S1, die Bewegung nimmt dann gleichmäßig nach kranial ab. Eine Abweichung von der Norm wäre eine mangelnde Konvergenzbewegung in den Segmenten L5/S1 und L4/5.

Notierung: LWS-EXT: L5/S1
L4/L5: stark hypomobil (Abb. 2.**19**)

Prüfung der Wirbelsäulenbewegung bei Belastung

Bei Patienten, die nur in belasteten Positionen Schmerzen in der LWS angeben, wird die Extension im Sitz über die Beckenbewegung geprüft. Das Becken rollt auf der Unterlage nach vorne. Es kommt zu einer Flexion in den Hüftgelenken vom proximalen Hebel, in der LWS zu einer Extension. Der Therapeut beobachtet, ob der harmonische Bogen gestört, ob sich die Bewegung gleichmäßig von kaudal nach kranial fortsetzt und ob Schmerzen bei der Bewegung auftreten.

Die Wirbelsäulenbewegung wird immer in folgender Reihenfolge geprüft:
- Aktive Bewegung hubfrei testen, d.h. die Bewegungsachse steht vertikal im Raum.
- Passive Bewegung segmental testen.
- Die Bewegung in belastenden Positionen prüfen, z.B. Stand oder Sitz.

Die physiologischen Bewegungstoleranzen in der Wirbelsäule (Abb. 2.**20**, 2.**21**)

Die Ergebnisse der Bewegungsprüfung sollten mit dem ärztlichen Befund verglichen werden. Die Bewegung kann durch strukturelle Veränderungen innerhalb des Gelenks bedingt sein, die auf dem Röntgenbild erkennbar sind.

■ Beispiel:
Bei einem Patienten mit einer Spondylarthrose haben sich Osteophyten im Bereich der Facettengelenke gebildet, die Bewegung in diesem Wirbelsäulenabschnitt ist massiv behindert. Der Patient gibt eine Schmerzerleichterung durch die zunehmende Versteifung an. Die degenerierten Wirbelgelenke kommen zur Ruhe. In diesem Fall sollte dieser Wirbelsäulenabschnitt auf keinem Fall mobilisiert werden.

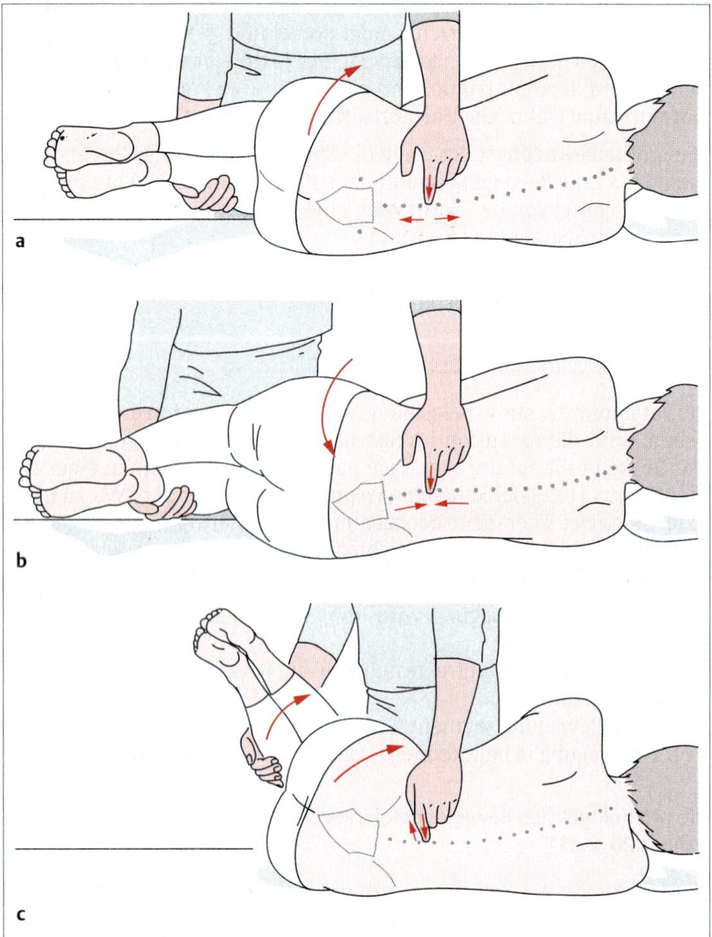

Abb. 2.**19** Segmentale Bewegungsprüfung der LWS **a** Flexion, **b** Extension, **c** Lateralflexion

Abweichungen der Statik und Konstitution werden in Relation zu der Bewegungsprüfung gesetzt.

- *Beispiel:* Ein Patient mit LWS-Beschwerden weist ein starkes Bauchgewicht mit Statikabweichungen in der Sagittal- und Transversalebe-

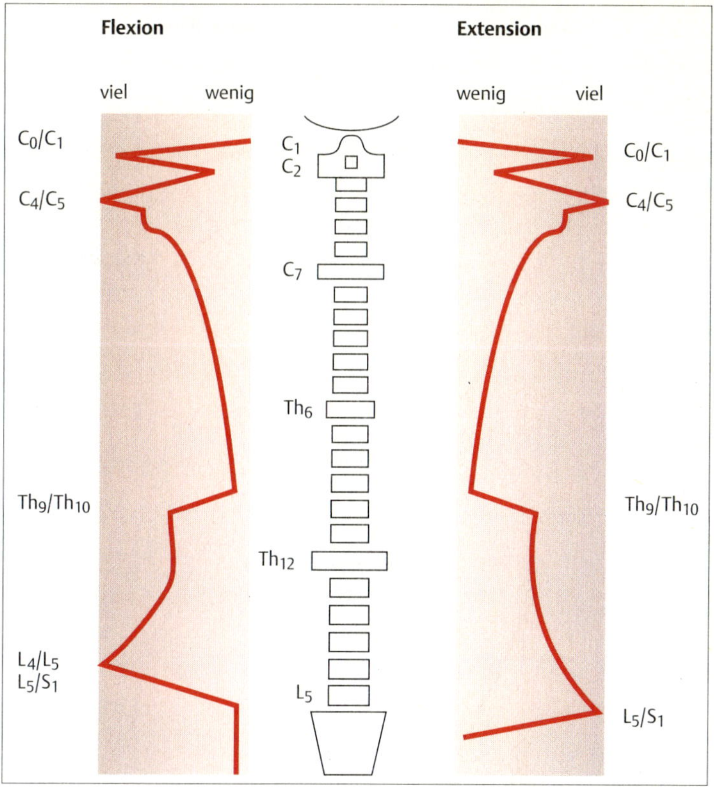

Abb. 2.**20** Physiologische Bewegungstoleranzen der Wirbelsäule in der Sagittalebene

ne auf. In den Hüftgelenken besteht eine ++ Flexion vom proximalen Hebel, ++ Lordose der LWS, der Körperabschnitt Thorax zeigt eine Translation nach dorsal gegen den Körperabschnitt Becken.

Die Bewegungsprüfung ergibt eine verminderte Extensionstoleranz in beiden Hüftgelenken. In der LWS und im thorakolumbalen Übergang ist die Flexion deutlich eingeschränkt.

Die Konstitution dieses Patienten zwingt Hüft- und Wirbelsäulengelenke in bestimmte Stellungen. Da die Konstitution nicht so schnell veränderbar ist, müssen diesem Patienten Entlastungshaltungen für die Wirbelsäule und Eigendehnungen der Hüftflexoren angeboten werden.

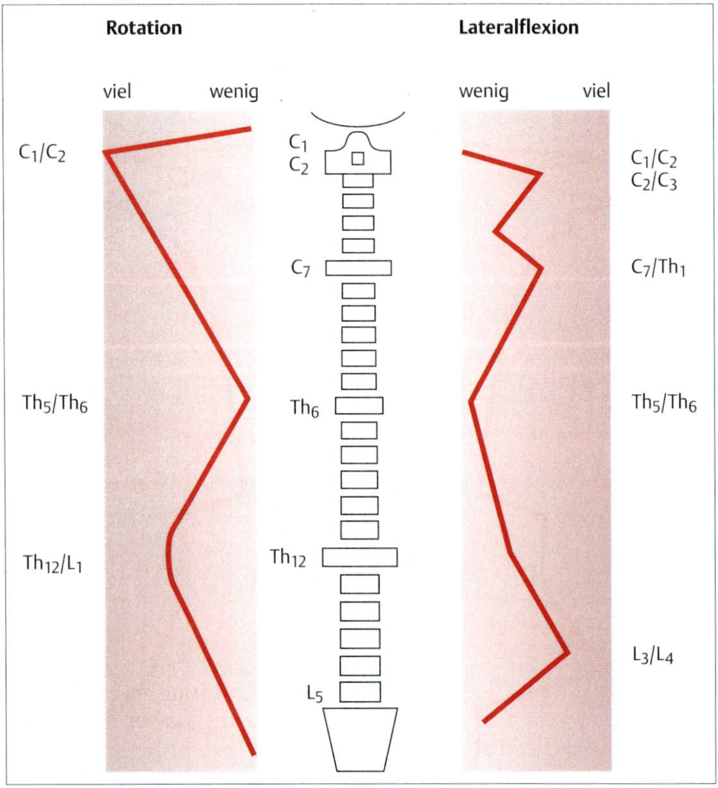

Abb. 2.**21** Physiologische Bewegungstoleranzen der Wirbelsäule in der Transversal- und Frontalebene

Die Flexionstoleranzen der Wirbelsäule werden mit abgegebenen Gewichten verbessert. Anschließend lernt der Patient, seine Körperabschnitte besser einzuordnen. Er bekommt einen individuellen Trainingsplan. Die Ausdauerleistung seiner Muskulatur kann durch regelmäßiges Üben verbessert werden.

2.2.6 Prüfung der Muskulatur

Muskulatur kann auf Kraft, Länge und Schmerz geprüft werden.

Normalbefunde der Muskulatur

- Die Muskelanspannung ist kraftvoll und schmerzfrei.
- Agonisten und Antagonisten sind unter Berücksichtigung der Gelenkstellung und der einwirkenden Hebel gleich stark.

■ *Beispiel:*
Es ist physiologisch, daß ein zweigelenkiger Agonist an Kraft verliert, wenn er über beide Gelenke maximal angenähert ist. Er befindet sich im Zustand der aktiven Insuffizienz. Pathologisch ist, wenn ein eingelenkiger Agonist bei Annäherung, also in den letzten Graden der Bewegungsbahn deutlich an Kraft verliert.

- Die aktive Gelenkstabilität muß statisch und dynamisch (konzentrisch und exzentrisch) unter maximaler Belastung gewährleistet sein.
- Die Bewegung der Gelenke ist endgradig möglich. Bei mehrgelenkigen Muskeln wird bei der Bewegungsprüfung die Gelenkstellung der Nachbargelenke mitberücksichtigt. Es ist physiologisch, daß der Bewegungsausschlag der Gelenke, die der mehrgelenkige Muskel überspannt nicht gleichzeitig endgradig sein kann.

■ *Beispiel:* Bei maximaler Hüftextension ist keine endgradige Knieflexion möglich, da der M. rectus femoris die Bewegung bei ca. 80° Knieflexion hemmt. Tritt die Hemmung allerdings schon bei 50° auf, handelt es sich um eine pathologische passive Insuffizienz. Der Muskel ist verkürzt. Bei eingelenkigen Muskeln ist eine passive Insuffizienz immer pathologisch.

Muskelkraft

Die Muskelkraft unterliegt von Mensch zu Mensch verschieden starken Variationen. Daher ist es nicht möglich, einen einheitlich gültigen vergleichenden Maßstab festzulegen. Als Anhaltspunkt gilt zum einen der Seitenvergleich, zum anderen die Muskelbalance.

Die Muskelbalance kann nur durch Bewegungen getestet werden, an der eine Vielzahl von Muskeln beteiligt sind. Nur durch ausgewogene Muskelbalance ist ein harmonischer Bewegungsablauf möglich.

•••• Muskelbalance – intermuskuläre Koordination

Das Zusammenspiel der Synergisten wird geprüft.

Ist die Muskulatur in der Lage, das Gelenk zu stabilisieren? (Kann z.B. das Becken auf dem Standbein stabil gehalten werden?)

Ist die Muskulatur in der Lage, die Aktivitäten des täglichen Lebens stabil-mobilisierend zu gewährleisten? (Kann z.B. die Körperlängsachse mit eingeordneten Körperabschnitten stabil gehalten werden, während sie beim Bücken nach vorne geneigt wird?)

Der Schwerpunkt der Prüfung der Muskeln im Hinblick auf ihre Funktionen, die sie im Alltag erfüllen müssen, liegt nicht in der isolierten Kraft, sondern in dem Zusammenspiel der Muskeln bei der Durchführung der Alltagsfunktionen.

Man kann während einer Bewegung zwei Gruppen unterscheiden:
- Mobilisatoren: Alle Muskeln, die während einer Bewegung das Rollgleiten des Gelenks führen.
- Stabilisatoren: Alle Muskeln, die während einer Bewegung die Gelenkpartner zentrieren. Die Stabilisatoren gewährleisten während der Bewegung die Haftung der Gelenkpartner, da sie eine longitudinale Krafteinwirkung auf das Gelenk haben. Ohne diesen Synergismus der mobilisierenden und stabilisierenden Muskelanteile würde es zu Fehlbelastungen der Gelenke kommen.

■ *Beispiel:* Durchführung der Abduktion im Schultergelenk

Als durchführende Muskeln werden der M. deltoideus und der M. supraspinatus genannt. Wären nur diese beiden Muskeln bei der Abduktion aktiv, würde der Humeruskopf bei jeder Abduktionsbewegung eine Dezentrierung nach kranial erfahren.

Beide Muskeln lösen bei Kontraktion eine Rollbewegung des konvexen Humeruskopfes nach kranial aus. Der Kopf würde ohne den Synergismus der Muskeln, die ein Kaudalgleiten des Kopfes bewirken, unter das Akromiondach stoßen. Schulterschmerzen und eine Veränderung des Bewegungsablauf wären die Folge.

Das Kaudalgleiten des Kopfes wird von den Adduktoren und der Rotatorenmanschette gewährleistet. Mit zunehmender Abduktion übernehmen der M. teres major und der M. latissimus dorsi, von ventral der M. pectoralis major diese Funktion. Das Zusammenwirken aller dieser Muskeln gewährleistet die Rollgleitbewegung im Gelenk ohne Dezentrierung des Humeruskopfes.

Der M. deltoideus stellt sich außerdem noch als überaus kräftiger Stabilisator dar, der in jeder Winkelstellung des Gelenks in der Lage ist, die Haftung des Kopfes in der Pfanne und die Fixierung des Oberarmes mit dem Schultergürtel zu gewährleisten (Abb. 2.**22**).

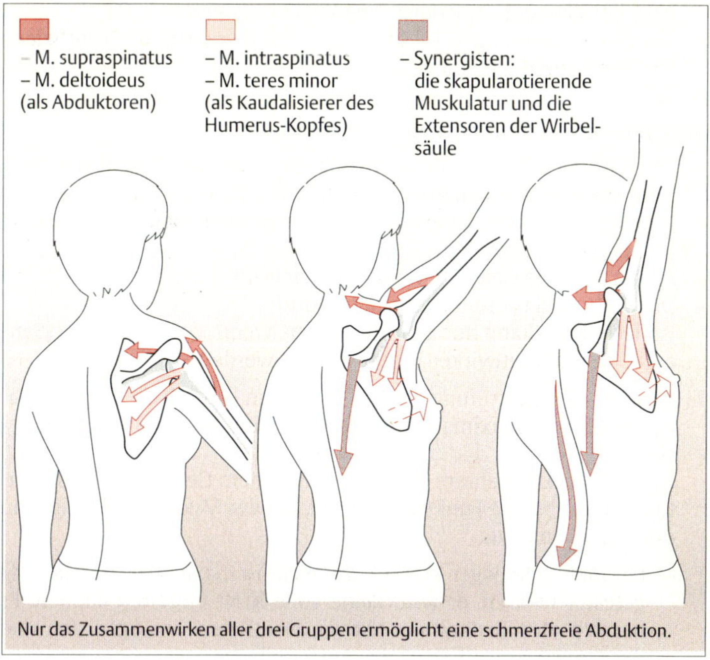

Abb. 2.**22** Muskelsynergismus bei der Schulterabduktion [Nach: Kapandji]

•••• **Isolierte Kraftmessung – intramuskuläre Koordination**
(Kraft innerhalb eines Muskels)

Bei Auffälligkeiten der Muskelbalance werden die Muskeln isoliert auf Kraft geprüft. Die Kraftergebnisse werden durch eine Kraftwertskala von 1–5 im Befund dokumentiert. Veränderungen der Kraftwerte werden dadurch gleich erkennbar.

Die Durchführung der isolierten Muskeltests erfordern große Sorgfalt des Untersuchers. Die Beurteilung ist in erheblichen Maß subjektiv. Besteht der Verdacht auf Nervenläsionen, müssen die Muskeln isoliert geprüft werden. (z.B. Überprüfung der Kennmuskeln bei Bandscheibenvorfällen)

Eine sorgfältige Überprüfung der Muskelkraft erfordert ein umfassendes und detailliertes Wissen der folgenden Muskelfunktionen:
- Bewegungsmöglichkeiten der Gelenke
- Ursprung, Ansatz und Verlauf des Muskels

- Agonistische und antagonistische Wirkungsweise
- Aus dieser Wirkungsweise sollte eine aktive und passive Insuffizienz abgeleitet werden können.

Was muß bei der Kraftmessung beachtet werden?

- Die Prüfung sollte möglichst immer von demselben Prüfer durchgeführt werden, da dann die Vergleichbarkeit objektiver ist.
- Die maximale Kraft kann nur bei voller Belastbarkeit und Schmerzfreiheit geprüft werden.
- Zuerst wird die Gelenkbeweglichkeit geprüft.
- Die Kraft wird im Seitenvergleich geprüft.
- Isolierte Kraft kann nur geprüft werden, wenn die Synergisten (Synergie = Zusammenwirken) ausgeschaltet werden.

▢ *Beispiel:* Bei der Prüfung der Hüftextension werden die Ischiokruralen durch eine maximale Knieflexion in eine aktive Insuffizienz gebracht.
Hat ein Muskel mehrere Funktionen an einem Gelenk, wird zur Prüfung möglichst die Funktion gewählt, die der Muskel als einziger an diesem Gelenk hat.

  - Ein mehrgelenkiger Muskel darf nicht in maximaler Annäherung getestet werden, er wird keine volle Kraft entfalten können. Es herrscht der Zustand der aktiven Insuffizienz im Agonisten und der passiven Insuffizienz des Antagonisten.
  - Die Prüfung muß in einer stabilen Ausgangsstellung durchgeführt werden.
  - Der Untersucher achtet auf Kompensationsmechanismen. Die kräftigeren Muskeln versuchen die Aufgaben der schwächeren zu übernehmen.

▢ *Beispiel:* Bei Schwäche der Hüftabduktoren kann es durch Kontraktion der lateralen Rücken- und Bauchmuskeln zu einer Vortäuschung der Abduktion kommen. Das Bein wird durch Einkürzen der Rumpfseite nach lateral bewegt. Die Testbewegung kann ebenso wie die Testposition verändert sein. Bei der Prüfung der Abduktion in Seitlage dreht sich der Rumpf zurück, so daß die Hüftflexoren das Bein in der gewünschten Position halten können.

Bewertungsskala

0 Keine sicht- und tastbare Muskelzuckung eines an der Bewegung beteiligten Muskels.

1 Sicht- und tastbare Muskelzuckung eines an der Bewegung beteiligten Muskels.

Die Innervation des Muskels kann am Ursprung, Ansatz oder Muskelbauch getastet werden. Nur schwach innervierte Muskeln werden aus angenäherter Position getestet.

2 Die Bewegung wird vollständig unter Abnahme der Schwerkraft durchgeführt.
Der Reibungswiderstand wird durch ein Laken oder die Hände des Therapeuten reduziert.

3 Die Bewegung wird vollständig gegen die Schwerkraft durchgeführt:

4 Die Bewegung wird mit dosiertem Widerstand vollständig gegen die Schwerkraft durchgeführt.

5 Die Bewegung wird vollständig gegen die Schwerkraft mit maximalem Widerstand durchgeführt.

Kann für die Bewertungen 3, 4 und 5 die Schwerkraft nicht genutzt werden, muß dies durch manuellen Widerstand ausgeglichen werden. Liegt die Bewertung zwischen zwei Werten, wird der untere angegeben.

Muskellänge

Ein normal langer Muskel läßt endgradige Bewegungsausschläge schmerzfrei und ohne Erhöhung seiner Spannung zu. Bei mehrgelenkigen Muskeln wird die Gelenkstellung des Nachbargelenks berücksichtigt. Die Bewegung kann nicht gleichzeitig endgradig erfolgen, eine passive Insuffizienz ist physiologisch (siehe Beispiel M. rectus femoris unter Normalbefunde der Muskulatur S. 127).

Muskelverkürzungen führen zu einer Veränderung des Endgefühls:

Das Endgefühl tritt vorzeitig auf. Die Spannung des Muskels nimmt schon vor dem Ende der Bewegungsbahn zu. Bei einer reflektorischen Muskelverkürzung, d.h. wenn noch keine strukturellen Veränderungen im Muskel vorhanden sind, kann die Bewegung durch Entspannungstechniken (z.B. postisometrische Relaxation) erweitert werden.

Ein fest-elastisches Endgefühl deutet auf eine strukturelle Verkürzung hin. Das Gelenk als Ursache für die Bewegungseinschränkung muß vorher durch translatorische Gelenktests ausgeschlossen werden.

Es werden reversible und irreversible strukturelle Verkürzungen unterschieden. Irreversible strukturelle Veränderungen liegen z.B. bei Myositis ossificans vor, wo es zu Kalkeinlagerungen im Muskel gekommen ist. Reversible Muskelverkürzungen können durch Dauerdehnungen positiv beeinflußt werden. Der Muskel wird mehrmals täglich für ca. 20 Minuten in die gedehnte Stellung gebracht.

Mit dem Patienten muß ein entsprechendes Hausaufgabenprogramm erarbeitet werden.

Prüfung der Muskeln auf Schmerz

1. Druckpalpation im Bereich des Muskelbauches, des Muskelsehnenüberganges und des tendoperiostalen Überganges löst Schmerzen aus. Im Bereich des Muskelbauches finden sich häufig aktive Triggerpunkte (lokale Verhärtungen), die auf Druck mit Schmerzausstrahlung reagieren.
2. Statische Kontraktion aus Mittelstellung und dynamisch konzentrische und exzentrische Kontraktion lösen Schmerzen aus, die Kraft ist reduziert.
3. Muskelselektionstest: Häufig haben in einer Muskelgruppe mehrere Muskeln die gleiche Funktion, durch selektives Testen der einzelnen Muskeln kann der betroffene Muskel gefunden werden.

Folgende Fragen sind vorab zu klären:

- Aus welchen Einzelmuskeln besteht die Gruppe?
- Wie unterscheiden sie sich in Verlauf und Funktion und haben sie z. B. noch Nebenfunktionen, die die anderen Muskeln der Gruppe nicht haben?
- Welche antagonistischen Funktionen können zur Differenzierung genutzt werden?

■ *Beispiel:* Die Muskelselektion kann gut an den Handextensoren erklärt werden: Die aktive Handgelenksextension ist gegen Widerstand im gesamten Verlauf der Muskelgruppe schmerzhaft. Druckschmerzhafte Punkte finden sich im Muskelbauchbereich und im Ursprungsbereich am Epicondylus lateralis. Der M. extensor carpi radialis longus und der M. extensor digitorum communis entspringen beide am Epicondylus lateralis bzw. etwas kranial davon und sind bei der Extension des Handgelenks aktiv. Diese beiden Muskeln können durch ihre isolierten Nebenfunktionen differenziert werden.
Der M. extensor carpi radialis longus macht als einziger der Extensorengruppe eine radiale Abduktion, da sein Ansatz an der Basis des Metacarpale II radial der Abduktions- und Adduktionsachse liegt. Der M. extensor digitorum communis ist als einziger ein Fingerextensor.

•••• M. extensor radialis longus

Der Untersucher gibt dorsal radial an der Hand einen Widerstand in die radiale Abduktion. Durch das gleichzeitige Festhalten eines Gegenstandes wird der M. extensor digitorum communis über Antagonistenhemmung ausgeschaltet.

• • • • M. extensor digitorum communis

Der Untersucher gibt einen Widerstand für die Fingerextension. Damit die übrigen Extensoren nicht weiterlaufend aktiviert werden, hemmt man sie durch einen gleichzeitigen Widerstand in die Palmarflexion durch Antagonistenhemmung.

4. Schmerzprovokationstest durch statischen Widerstandstest aus vorgedehnter Position:
   Leichtere Muskelreizzustände reagieren bei der statischen Anspannung aus Mittelstellung oft noch nicht. Eine stärkere Provokation ist die Anspannung aus vorgedehnter Position. Dabei wird der Muskel über alle beteiligten Gelenke in maximale Vordehnung gebracht. Aus dieser Position wird ein statischer Widerstand gegeben.
   Die Muskelselektion wird hier genauso angewendet wie bei den Tests aus Mittelstellung. Die Ausgangsstellung für den Test des M. extensor carpi radialis longus ist die maximale Ellenbogenextension, Pronation, Palmarflexion und ulnare Abduktion. In dieser Stellung wird ein statischer Widerstand für die radiale Abduktion gegeben.
   Die Provokation kann noch durch dynamisch konzentrische und exzentrische Muskelarbeit gesteigert werden. Dies ist bei Muskeln notwendig, die erst nach Belastung schmerzhaft reagieren.
   Die Hand arbeitet aus der oben beschriebenen Ausgangsstellung gegen Widerstand dynamisch konzentrisch und exzentrisch bis zur Reproduktion des Schmerzes.

2.2.7 Sonstige Meßbefunde

Längenmaße

Als Bezugspunkte werden knöcherne Punkte gewählt, die exakt bestimmbar sind und von verschiedenen Untersuchern reproduzierbar aufgefunden werden können.

Die Längenmessung erfolgt in der Neutralnullstellung.

• • • • Längenmessung an der unteren Extremität

a) funktionelle Beinlänge: Distanz zwischen Spina iliaca anterior superior und der Spitze des Malleolus lateralis
b) anatomische Beinlänge: Distanz zwischen dem oberen Rand des Trochanter major und des lateralen Gelenkspaltes des Kniegelenks für die Oberschenkellänge, des lateralen Gelenkspaltes des Kniegelenks und der Spitze des Malleolus latereralis für die Unterschenkellänge

c) Beinlänge im Stand überprüfen:
Der Stand der Beckenkämme wird durch das Unterlegen von Brettchen unter dem kürzeren Bein geprüft. Es werden so viele Brettchen untergelegt, bis die Beckenkämme auf gleicher Höhe sind. Dabei muß auf eine gleichmäßige Belastung der Beine geachtet werden. (Bei den Brettchen handelt es sich um einfache Holzbrettchen in der Größe von ca. 15x30 cm und einer Dicke von 1/2, 1, 2, 3 und 4 cm.)

•••• Längenmessung an der oberen Extremität

a) gesamte Armlänge: Distanz zwischen Akromionspitze und Proc. styloideus radii
b) Oberarmlänge: Distanz zwischen Akromionspitze und Epicondylus lateralis
c) Unterarmlänge: Distanz zwischen Epicondylus lateralis und Proc. styloideus radii

Umfangmaße

Der Umfang ist an eindeutig gekennzeichneten Stellen zu messen, die am besten in einem Abstand von z.B. 10, 20, 25 und 30 cm von einem festgelegten Bezugspunkt aus gewählt werden. Der Abstand kann variabel sein, er muß aber unbedingt im Befund angegeben werden.

Bei Schwellungen muß der Umfang der Extremität regelmäßig gemessen werden, um Veränderungen wahrzunehmen. Der Abstand zum Bezugspunkt hängt von der Schwellungslokalisation ab.

•••• Umfangmaße an der unteren Extremität

a) Oberschenkel: Der Abstand wird vom medialen Kniegelenkspalt aus angegeben. Kann dieser nicht sicher aufgefunden werden, ist auch der obere Patellarand als Bezugspunkt möglich, was dann aber im Befund vermerkt werden muß.
b) Unterschenkel: Der Abstand wird vom medialen Gelenkspalt angegeben. Möglich wäre auch die Patellaspitze, was aber wieder vermerkt werden muß.
c) Fuß: – Fersenmaß, über der Ferse und dem Rist gemessen
   – Ristmaß, quer über dem Navikulare gemessen
   – Ballenmaß, quer über den Großzehenballen gemessen

•••• Umfangmaße an der oberen Extremität

a) Oberarm: am Ansatz des M. deltoideus, 15 cm oberhalb des Epicondylus lateralis und direkt oberhalb der Kondylen
b) Ellenbogenumfang: bei gestrecktem Ellenbogen, auf Höhe des Olecranons.
c) Unterarm: 10 und 20 cm unterhalb des Epicondylus lateralis
d) Handgelenk: direkt distal vom Proc. styloideus radii und ulnae (leicht schräg, der Radius ist länger)
e) Mittelhand: über den Köpfen der Metacarpale II-V
f) Finger: in der Mitte des Grund-, Mittel- und Endgliedes und über dem proximalen und distalen Interphalangealgelenk

II. Spezieller Teil: Konservative Orthopädie

3 Überwiegend statisch bedingte Syndrome und Funktionskrankheiten

Mechthild Dölken

Statisch bedingte Syndrome und Funktionskrankheiten sind sehr vielfältig. Sie sind die Folge von Haltungsabweichungen. Haltungsabweichungen treten im Kindes- und Jugendalter häufig ohne Grunderkrankung auf. Eine generalisierte angeborene Hypermobilität begünstigt eine „Haltungsschwäche". Der Bewegungsmangel mit dauerhafter, einseitiger Sitzbelastung im Zeitalter der Fernsehgeräte und Computer wirkt sich negativ auf das noch wachsende Bewegungssystem aus.

Überlastung durch Fehlhaltungen und unökonomisches Bewegungsverhalten können lange Zeit beschwerdefrei kompensiert werden, bevor schmerzhafte, strukturelle Schäden entstehen.

Die frühe Behandlung im Kindes- und Jugendalter stellt eine Prophylaxe gegen spätere Schäden dar. Da die jungen Patienten in der Regel noch keine Beschwerden haben, fehlt oft die Einsicht in die Notwendigkeit einer Therapie. Der Physiotherapeut benötigt daher ein hohes Maß an Motivationsfähigkeit.

Die Schmerzsymptomatik kann akut auftreten. Sie steht jedoch typischerweise in keinem unmittelbaren Zusammenhang mit einer schädigenden Situation. Werden die Schmerzen nicht behandelt, besteht die Gefahr, daß sie in chronische Beschwerden übergehen.

3.1 Haltungsabweichungen (Abb. 3.**1 a–d**)

3.1.1 Physiotherapeutische Untersuchung

•••• Hohlrunder Rücken

1. Sichtbefund

Die Haltungsabweichung besteht in der Sagittalebene. Beim hohlrunden Rücken sind die physiologischen Lordosen und die Kyphose verstärkt. Sie können auch kranial-kaudalwärts verschoben sein.

Die Beckenlängsachse ist mehr als 15° nach vorne geneigt. Dadurch stehen die Hüftgelenke vom proximalen Hebel her in Flexion. Der Hüftkopf steht in der Pfanne relativ dorsal, wodurch sich eher innenrotierte Hüft-

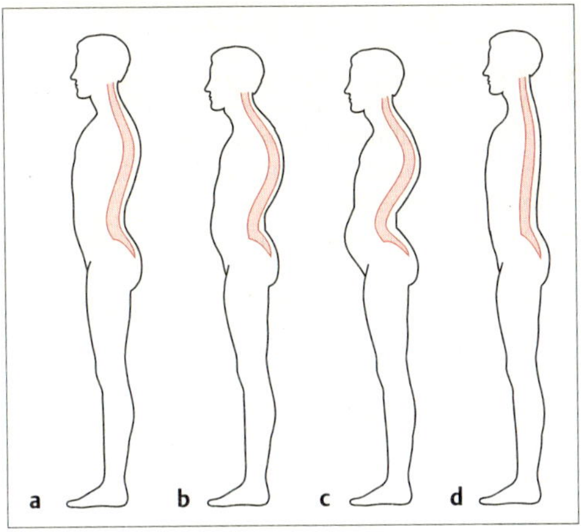

Abb. 3.1 Verschiedene Rückentypen
a Normalrücken,
b Rundrücken,
c hohlrunder Rücken,
d Flachrücken

gelenke ergeben. Durch die Beckenstellung bekommt der M. gluteaus medius vermehrt eine innenrotatorische Funktion, da ein größerer Teil der Muskelfasern ventral der Bewegungsachse wirkt. Das Sakrum steht nahezu horizontal, die Symphyse steht tief und die Lordose der LWS ist verstärkt. Der Scheitelpunkt der Lordose liegt nicht auf Höhe von L3/L4, sondern meist weiter kranial.

Die Brustkorblängsachse ist nach hinten geneigt. Die Kyphose ist vor allem in der mittleren und oberen BWS verstärkt. Der sagittale Thoraxdurchmesser ist meistens vergrößert, der frontale häufig verkleinert, was eine veränderte Schultergürtelstellung zur Folge hat. Die Auflagefläche der Skapulae nach lateral ist durch den kleinen frontalen Thoraxdurchmesser reduziert. Dadurch rutscht der Schultergürtel nach vorne unten.

Da der Körper seine Gewichte immer über der Mitte der Unterstützungsfläche im Gleichgewicht hält, steht der Kopf in Relation zum Thorax sehr weit ventral, in bezug zur Unterstützungsfläche befindet er sich in der Mitte.

In der mittleren und unteren HWS ist die Lordose verstärkt, der Scheitelpunkt liegt nicht bei C3/C4, sondern weiter kaudal, meistens bei C5/C6. Damit der Blick nach vorne gerichtet bleibt, ist die Lordose im Bereich der Kopfgelenke abgeflacht.

Die potentielle Beweglichkeit der HWS und LWS und die dynamische Stabilität der BWS gehen durch die Gewichtsverschiebungen verloren.

2. Tastbefund

Muskeln mit reaktiv erhöhtem Tonus
- *Hüftextensoren und Hüftaußenrotatoren:* Durch die vorgeneigte Bekkenachse und die innenrotierte Stellung der Hüftgelenke.
- *Bauchmuskeln:* Durch die nach hinten geneigte Thoraxachse ist der Tonus im Bereich des Oberbauches erhöht.
- *interskapuläre Muskeln:* Durch den nach vorne-unten gerutschten Schultergürtel.
- *dorsale und ventrale Halsmuskeln:* Da sie die Verbindung zwischen Kopf / Hals und Schultergürtel sind, bewirkt ein nach vorne unten abgerutschter Schultergürtel eine Tonusveränderung.

Der reaktiv erhöhte Tonus in diesen Muskeln kann in einen persistierend erhöhten Tonus übergehen.

3. Prüfung der Beweglichkeit

- Wirbelsäule

Hypermobile Wirbelsäulenabschnitte finden sich in den Bereichen mit hoher Schubbelastung.
- *lumbosakraler Übergang:* Durch das horizontal stehende Sakrum entsteht eine Schubbelastung nach ventral-kaudal.
- *thorakolumbaler Übergang:* Durch die verstärkte Lordose entsteht eine Schubbelastung nach ventral-kaudal, und die nach hinten geneigte Thoraxlängsachse bewirkt gleichzeitig eine Schubbelastung nach dorsal-kaudal.
- *mittlere HWS:* Vor allem im Bereich C5/C6 kommt es zu einer doppelten Schubbelastung. Das Schultergürtelgewicht zieht nach vorne-unten, das Brustkorbgewicht nach hinten-unten.

Teilsteifigkeiten in der LWS in die Flexion und in der mittleren und oberen BWS in die Extension entstehen häufig durch verkürzte Muskeln. Die Beweglichkeit der Rippengelenke ist durch die starke Kyphose eingeschränkt.

- Hüftgelenke

Die Extension ist durch verkürzte Hüftflexoren eingeschränkt.

- Schultergelenke

Die endgradige Flexion und Abduktion kann durch die Teilsteifigkeiten der BWS in Extension und durch verkürzte ventrale Brustmuskulatur behindert sein.

- Muskulatur

Verkürzte Muskeln

- Hüftflexoren: M. iliopsoas, M. rectus femoris, M. tensor fasciae latae, M. sartorius; ventrale Hüftadduktoren, z. B. M. pectineus, M. adductor longus
- Extensoren der LWS: lumbaler Teil des M. erector trunci, M quadratus lumborum, M. latissimus dorsi
- ventrale Schultergürtelmuskeln: M. pectoralis major, M. pectoralis minor
- ventrolaterale Halsmuskeln: Mm. scalenii
- Innenrotatoren der Schulter: M. pectoralis major, M. teres major, M. subscapularis
- Extensoren der HWS: M. trapezius pars deszendens, M. levator scapulae, M. scalenus posterior.

Bei diesen Muskeln handelt es sich überwiegend um posturale (tonische) Muskeln, die zur Verkürzung neigen. (siehe unter *Kapitel 1*)

Muskelkraft

Alle verkürzten Muskeln verlieren an Kraft, da sie sich nicht mehr über die gesamte Bewegungsbahn bewegen. Außerdem geschwächt sind:
- Hüftextensoren, z. B. M. glutaeus maximus, Mm. ischiocrurale
- Bauchmuskeln
- BWS-Extensoren
- Skapulamuskeln, z. B. Mm. rhomboidii, M. trapezius pars ascendens
- ventrale HWS-Muskeln

Die negativen pathomechanischen Dauerbelastungen des hohlrunden Rückens können auf Dauer zu strukturellen Veränderungen führen.

■ *Beispiele:*

- Lumbosakraler Übergang
  Die Sakrumbasis ist eine schiefe Ebene für den fünften Lendenwirbelsäulenkörper. Durch die verstärkte Neigung wird die Hangabtriebskraft nach ventral erhöht. Die Gelenkflächen zwischen L5 und S1 fangen diese Kraft durch ihre Stellung in der Frontalebene auf.
  Die erhöhte Druckbelastung kann eine Spondylarthrose begünstigen (Abb. 3.**2**).
- Bei einer Spondylolyse (= Unterbrechung des Zwischengelenkstücks; tritt bevorzugt am Wirbelbogen L5 auf) begünstigt die vermehrte Hangabtriebskraft eine Spondylolisthese. Im Wirbelbogen entsteht eine Ermüdungsfraktur der Interartikulärportion und der Wirbelkörper rutscht nach ventral-kaudal ab.

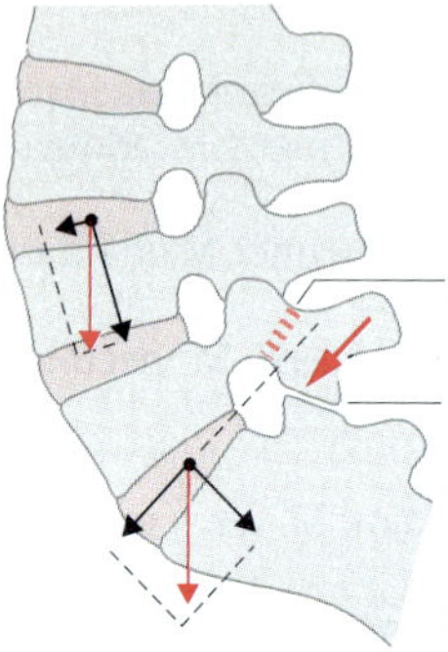

Abb. 3.2 Hangabtrieb im lumbosakralen Übergang

•••• Rundrücken

1. Sichtbefund

Die Beckenneigung nach ventral ist kleiner als 15°. Dadurch sind die Hüftgelenke vom proximalen Hebel her in Extension. Durch die ventral stehenden Hüftköpfe befinden sich die Hüftgelenke eher in Außenrotation. Die Lordose in der LWS ist vermindert.

Die Kyphose der BWS ist verstärkt. Der weitere Befund der Körperabschnitte Brustkorb und Kopf gleicht dem des hohlrunden Rücken.

2. Tastbefund

Es besteht ein reaktiver Hypertonus in folgenden Muskeln:
- *Hüftflexoren:* Vor allem M. iliopsoas; durch die nach hinten geneigte Becken- und Thoraxlängsachse. M. rectus femoris, M. sartorius und M. tensor fasciae latae verhindern ein Abrutschen des Beckens nach dorsal auf den Hüftgelenkköpfen.
- *Bauchmuskeln:* durch die nach hinten geneigte Thoraxachse.

Weitere Muskeln im Bereich Thorax und HWS siehe unter *hohlrunder Rücken.*

3. Prüfung der Beweglichkeit

- Wirbelsäule

Es besteht häufig eine gesamt hypermobile Wirbelsäule, eventuell Teilsteifigkeiten bezüglich der Extension in LWS und BWS . Durch die starke Kyphose ist die Beweglichkeit der Rippengelenke eingeschränkt.

Schubbelastung in der LWS nach dorsal-kaudal; ansonsten siehe unter *hohlrunder Rücken.*

- Hüftgelenke
- endgradige Einschränkung der Hüftflexion durch verkürzte Hüftextensoren
- endgradige Einschränkung der Innenrotation durch verkürzte Außenrotatoren

- Schultergelenke

siehe unter *Hohlrunder Rücken*

- Muskulatur

Verkürzte Muskeln

- Hüftextensoren: vor allem Mm. ischiocrurale
- Hüftaußenrotatoren: durch den ventral stehenden Hüftkopf in der Pfanne und die gleichzeitig dorsale Lage der Muskeln zur Extensions- und Flexionsachse
- Bauchmuskeln: durch die verminderte LWS-Lordose und vermehrte BWS-Kyphose
- Muskeln im Thorax- und HWS-Bereich: siehe unter *hohlrunder Rükken.*

Muskelkraft

Alle oben beschriebenen verkürzten Muskeln verlieren an Kraft, ebenso wie:
- Extensoren der LWS
- ventrale Halsmuskeln

Ein Rundrücken kann die Folge eines strukturellen, zusammengesunkenen Flachrückens sein. Er kann jedoch auch bei anderen Erkrankungen, z. B. Morbus Scheuermann, Morbus Bechterew oder Osteoporose vorkommen. Wegen fehlender Bewegungstoleranzen sind diese Rundrükken im Gegensatz zur reinen Haltungsschwäche kaum korrigierbar.

•••• Flachrücken

Der Flachrücken ist keine Haltungsschwäche, sondern strukturell bedingt, d. h. die Gelenkflächen- und Deckplattenstellung sind verändert.

Die physiologischen Wirbelsäulenkrümmungen sind abgeflacht. Die Stabilität der Wirbelsäule ist reduziert, wodurch eine Haltungsschwäche entsteht.

Die Federung der Wirbelsäule ist durch die abgeflachten Krümmungen deutlich vermindert. Diese Patienten bekommen sehr häufig durch die vermehrte Belastung Bandscheibenprobleme.

Durch die verminderte Kyphose in der BWS geht dort die dynamische Stabilität verloren. Der Flachrücken sinkt zusammen, und der Thorax rutscht nach dorsal-kaudal. Das Bild ähnelt dem eines Rundrückens.

Der sagittale Thoraxdurchmesser ist bei einem Flachrücken verkleinert, der frontale Thoraxdurchmesser dagegen ist meistens vergrößert.

Durch den kleinen sagittalen Thoraxdurchmesser haben die Muskeln, die die Skapulae auf dem Thorax fixieren, kurze Kraftarme. Der Schultergürtel kann schlechter auf dem Thorax stabilisiert werden. Bei einem zusammengesunkenen Flachrücken rutscht der Schultergürtel meistens nach vorne-unten. Die Patienten neigen zu BWS-Syndromen mit rezidivierenden Blockierungen der Rippengelenke.

Teilweise findet sich eine kurzbogige Kyphose im thorakolumbalen Übergang sowie eine Nackenkyphose bei zusammengesunkenem Flachrücken.

Durch die verminderte Lordose in der unteren und mittleren HWS stehen die Kopfgelenke in vermehrter Extension.

Die Wirbelsäule ist eher hypermobil mit Bewegungseinschränkungen einzelner Segmente.

3.1.2 Physiotherapeutische Behandlung

Da Patienten im jugendlichen Alter selten Beschwerden haben, dienen die Behandlungsmaßnahmen neben einer bestmöglichen Korrektur der Haltung der Prophylaxe gegen Überlastungserscheinungen.

•••• Behandlungsziele

- Der Patient soll seine Haltungsabweichung und/oder sein unökonomisches Bewegungsverhalten wahrnehmen.
- Der Patient soll seine Haltungsabweichung und/oder sein unökonomisches Bewegungsverhalten selbst korrigieren können.

•••• Behandlungsmaßnahmen

1. Schulung der Wahrnehmung

- Druckveränderungen auf der Unterstützungsfläche bei Gewichtsverschiebungen der Körperabschnitte wahrnehmen lassen.
- Tonusveränderungen der Muskeln bei Gewichtsverschiebungen der Körperabschnitte durch Palpation wahrnehmen lassen.
- Die mechanischen Folgen einer Haltungsabweichung für den Patienten mit Hilfe von Schautafeln, Knochenmodellen und Vorstellungsbildern verständlich erklären.

Bei Haltungsabweichungen reagiert der Körper mit Gleichgewichtsreaktionen nach dem Actio-Reactio-Prinzip. Die Gewichtsverschiebung eines Körperabschnitts hat immer die Verschiebung eines darüberliegenden Körperabschnitts in die entgegengesetzte Richtung zur Folge. Der Schwerpunkt des Körpers bleibt dadurch in der Mitte der momentanen Unterstützungsfläche. Durch Gewichtsverschiebungen der Körperabschnitte verändert sich ihre Lage in Relation zur Unterstützungsfläche. Der Patient soll die veränderte Stellung durch Druckveränderungen in bezug zur Unterstützungsfläche wahrnehmen.

■ *Beispiel:*
Der Patient nimmt die Druckveränderung unter den Tubern im Sitzen wahr, während der Therapeut den Thorax und die BWS mit Hilfe des Patienten nach dorsal und in Flexion sowie nach ventral und in Extension bewegt.
Anschließend erklärt der Therapeut dem Patienten die Folgen der Gewichtsverschiebungen für alle beteiligten Gelenke, wobei Bilder und Knochenmodelle als Demonstrationsobjekte dienen.
Die Entstehung der Schubbelastungen kann dem Patienten durch eine Zeichnung vermittelt werden, und mechanische Modelle aus dem Alltag können als Vorstellungshilfe dienen; so kann z. B. bei einem hohlrunden Rücken die Schubbelastung im lumbosakralen Übergang mit einer schiefen Ebene verglichen werden (Hangabtrieb am Beispiel einer Skiabfahrt) (Abb. 3.**3**).

Die Belastung der Muskeln können die Patienten durch Tasten bei verschiedenen Aktivitäten erfahren.

■ *Beispiel:*
Der Patient legt seine Finger an den unteren Rippenrand und neigt die Thoraxlängsachse im Sitz nach hinten, während sein Becken vorne bleibt. Er geht so weit, bis er eine deutliche Tonuserhöhung spürt und anschließend soll er versuchen, mit Hilfe des Therapeuten den Thorax so über dem Becken einzuordnen, daß der Tonus deutlich nachläßt (Abb. 3.**4**).

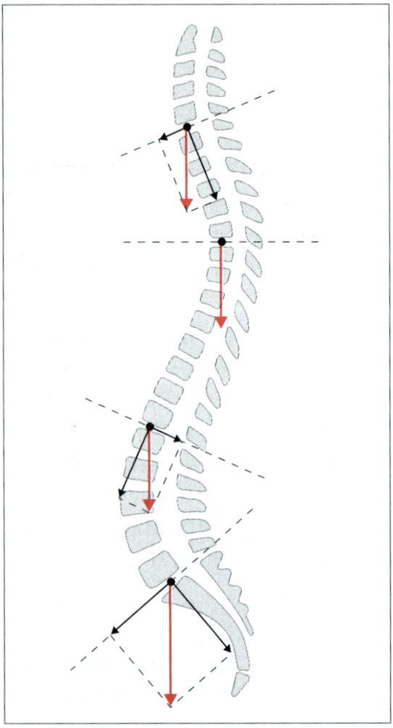

Abb. 3.**3** Schiefe Ebene an der Wirbelsäule

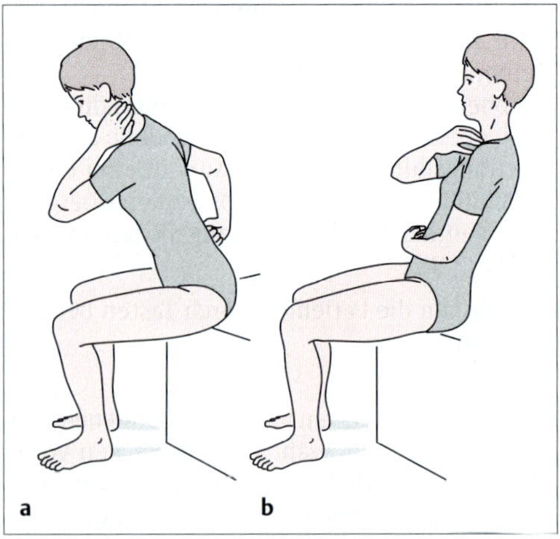

Abb. 3.**4** Wahrnehmung von Muskelspannungen durch Eigenpalpation **a** der dorsalen Muskulatur und **b** der ventralen Muskulatur

2. Verbesserung der Beweglichkeit

Da bei den Haltungsabweichungen die Bewegungstoleranzen der Wirbelsäule und der Extremitätengelenke in erster Linie durch verkürzte Muskeln begrenzt sind, sollten mit den Patienten Eigendehnungen für die entsprechenden Muskeln erarbeitet werden, die sie selbständig durchführen können.

- *Beispiele:*
  - *Mm. ischiocrurale:* Der Patient legt sich bei geöffneter Tür in den Türrahmen auf den Boden. Die LWS wird mit einem kleinen Kissen lordotisch eingestellt. Durch Flexion im Hüftgelenk wird die Oberschenkellängsachse deckenwärts gerichtet. Der Tuber liegt möglichst nah am Türrahmen. Die Ferse schiebt am Türrahmen dekkenwärts in die Knieextension. Dabei kann der Patient den Dehnungsgrad selbst steuern (Abb. 3.**5**).
  - *Bauchmuskeln und Brustmuskeln:* Der Patient liegt in flacher Rükkenlage, die LWS kann mit einem Kissen unterlagert werden. Die Arme werden in maximaler Flexion/Abduktion/Außenrotation neben den Ohren abgelegt, gegebenenfalls ein kleines Kissen unterlagern. Die Gewichte müssen komplett abgegeben sein. Durch zusätzliche Lenkung der Atembewegung in den Bauch kann die Dehnung unterstützt werden (Abb. 3.**6**).
  - Drehdehnlagen aus der Atemtherapie mit zusätzlicher Verstärkung der Atmung in verschiedene Richtungen unterstützen die Mobilisation bzw. die Dehnung. Teilsteifigkeiten der Wirbelsäule

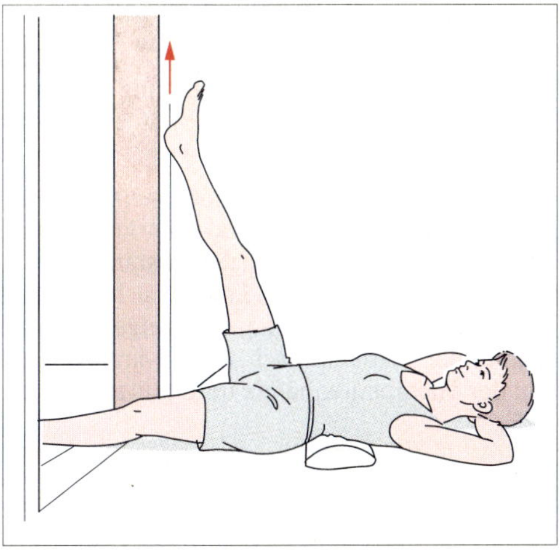

Abb. 3.**5** Eigendehnung der dorsalen Oberschenkelmuskulatur des rechten Beines

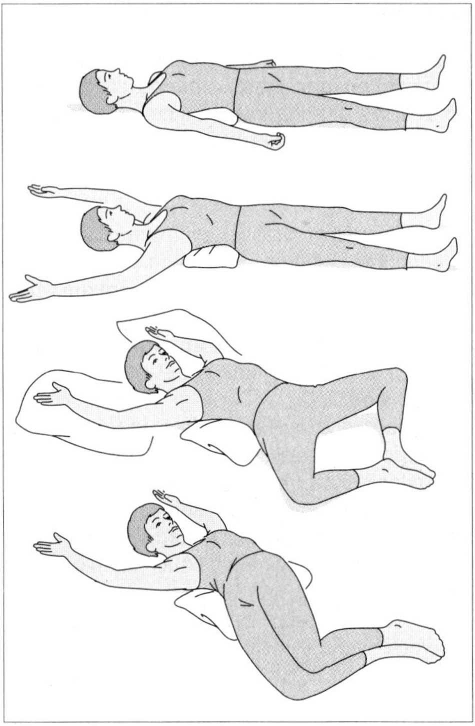

Abb. 3.**6** Verschiedene Dehnlagen für Bauch- und Brustmuskulatur

können hubfrei mobilisiert werden. Die Wahrnehmung der weniger beweglichen Wirbelsäulenabschnitte vermittelt der Therapeut durch deutliche taktile Hilfen.

- *Beispiel:* Die Extension der BWS wird in Seitlage mobilisiert. Der Therapeut begrenzt das zu mobilisierende Teilstück nach kranial und kaudal mit jeweils einem Finger. Der Patient soll den Abstand der Finger schätzen und ihn zu verkürzen versuchen. Er kann sich eine Medaille auf dem Brustbein vorstellen, die er jemandem zeigen möchte. Die kreisbogige Bewegung der Medaille nach ventral-kranial wird durch die Manipulation der Therapeutenhände unterstützt (vergleiche S. 185/186, Abb. 3.**25**).

3. Erlernen der Einordnung von Körperabschnitten in die Körperlängsachse

- Die Einordnung der Körperabschnitte kann am Anfang mit teilabgegebenen Gewichten erarbeitet werden. Durch die Ausgangsstellung läßt sich die Hubbelastung für die stabilisierende Muskulatur zunehmend steigern.

■ *Beispiel:* Bei einem zusammengesunkenen Flachrücken fällt die Einordnung des Körperabschnitts Thorax über dem Körperabschnitt Becken besonders schwer. Durch abgegebene Arm- und Schultergürtelgewichte auf einem Tisch und eine leicht nach vorne geneigte Körperlängsachse kann die Einordnung nach ventral erleichtert werden. Anschließend ordnet der Patient mit Hilfe des Therapeuten den Thorax bei vertikal eingestellter Körperlängsachse ein. Für die Beckeneinstellung kann der Rollweg der Tuber auf dem Stuhl als Wahrnehmungshilfe dienen. Wird diese Einordnung beherrscht, kann die Hubbelastung für die Extensoren durch Vorneigung und die der ventralen Rumpfmuskeln durch Rückneigung der Körperlängsachse gesteigert werden. Der Patient legt seine Finger an Symphyse, Bauchnabel und Sternumspitze und erhält den Auftrag, diesen Abstand bei allen Aktivitäten konstant zu halten.

- Die Muskelkraft muß durch ein gezieltes Trainingsprogramm verbessert werden. Der Therapeut analysiert die muskuläre Situation aus der Statik und der Konstitution.

■ *Beispiel:* Ein Patient mit einem hohlrunden Rücken wird Schwierigkeiten haben, die Muskeln des Unterbauches soweit konzentrisch zu verkürzen, daß der Körperabschnitt Becken in bezug zu Hüftgelenken und Thorax eingeordnet ist. Im Oberbauch sind die Muskeln bei hohlrundem Rücken ständig angenähert. Die Stabilisation des Körperabschnitts Thorax in gedehnter Stellung ist für sie eine völlig neue Funktion.

- Die selektive Betrachtung der Bauchmuskelfunktionen bei der Haltungskorrektur ist für ein gezieltes Training unerläßlich. Die Bauchmuskulatur muß auf diese Funktion erst in stabilen Positionen mit nicht zu starker Hubbelastung vorbereitet werden.

■ *Beispiel:* Ausgangsstellung ist die Rückenlage, ein Keilkissen unter dem Becken, mit der schmalen Seite nach kranial gerichtet, was die Verkürzung des Unterbauches unterstützt. Die angehängten Beingewichte in Hüftflexion, Knieflexion, Abduktion und Außenrotation fordern reaktiv die Bauchmuskelaktivität. Der Patient erhält den Auftrag, den Abstand Symphyse/Bauchnabel trotz Beingewichten konstant zu halten.

Der Schultergürtel strebt in Depression/Adduktion, das Brustbein wird kreisbogig nach ventral kranial bewegt (Medaille!). Die Ellenbogen des Patienten werden über der Körpermittellinie zusammengeführt und streben in Richtung Bauchnabel. Durch eine gleichzeitige Außenrotation der Schultergelenke werden weiterlaufend die Depression und Adduktion des Schultergürtels unterstützt. Der Therapeut kann durch gezielte Führungswiderstände an den Ellenbogen, Unterarmen und Beinen die Muskelaktivität erhöhen.
Ist die Bauchmuskelaktivität zu gering, sieht man eine Vorwölbung des entsprechenden Bauchanteils und bei Seitendifferenzen eventuell eine Verlagerung des Bauchnabels zur stärkeren Seite. Im Oberbauch vergrößert sich der epigastrische Winkel.
Durch Unterlagerung des Schultergürtels und des Beckens werden gleichzeitig die Extensoren der Wirbelsäule in Brückenaktivität gebracht, so daß sie die Wölbung der Wirbelsäule zwischen ihren beiden Auflagepunkten dynamisch stabilisieren müssen. In den Bereichen, in denen der Patient einzubrechen droht, gibt der Therapeut den taktilen Reiz: „Der Druck an meinem Finger darf sich nicht verstärken!“
Die Übung kann durch Bewegungen der Extremitäten bei gehaltenen Körperabschnitten des Rumpfes gesteigert werden.
Hat der Patient diese Übung richtig gelernt, kann er sie auch selbständig durchführen. Dazu sollten ihm Wiederholungszahl und Pausendauer angegeben werden (Bestimmung siehe *Kapitel 1*) (Abb. 3.**7**).

Die Einordnung der Körperabschnitte wird anschließend zunehmend auf Alltagssituationen übertragen. Die Jugendlichen bekommen auch Tips für ihr Verhalten in der Schule (siehe *Kapitel 1, Bewegungsverhalten im Sitzen*).

Für Kinder ist die Teilnahme an einer Kinderrückenschule sowie regelmäßige sportliche Betätigung zu empfehlen.

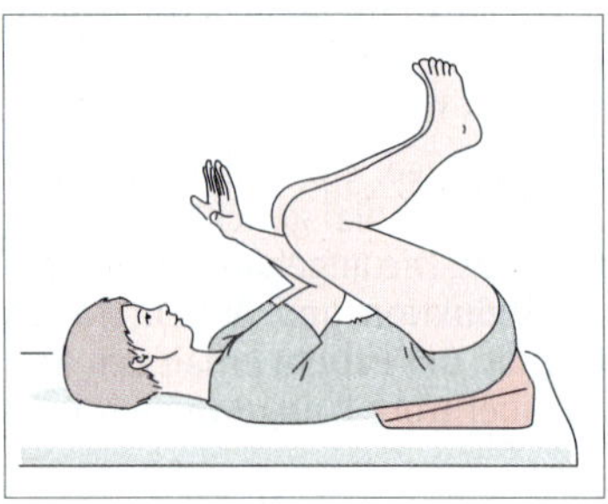

Abb. 3.**7** Selektives Bauchmuskeltraining [Nach: Klein-Vogelbach]

3.2 Wirbelsäulensyndrome

„Wirbelsäulensyndrom" ist ein allgemeiner Begriff. Er besagt nur, daß Schmerzen in der Wirbelsäule bestehen, die Ursache aber zunächst unklar ist. Neben dauerhaften Fehlhaltungen (siehe unter *Haltungsschwäche*) können strukturelle, degenerative, traumatische und entzündliche Veränderungen Wirbelsäulensyndrome verursachen. Sie können durch alle mit Schmerzrezeptoren beladenen Strukturen der Wirbelsäule ausgelöst werden.

Nozizeptoren befinden sich in:

- Wirbelgelenken und Rippengelenken
- Ligamenten
- Muskulatur
- Wurzelscheide der Spinalnerven
- Dura

Die Schmerzen können akut auftreten, z. B. kommt es durch eine ungewohnte Tätigkeit zu Überlastungsschmerzen in der Muskulatur bzw. in den Gelenken oder durch ein „Verhebetrauma" tritt eine reversible Funktionsstörung (‚Blockierung") auf. Blockierungen können auch spontan ohne Trauma auftreten. Häufig geht diesen akuten Prozessen jedoch eine längere, chronisch latent vorhandene Schmerzsymptomatik voraus. Ein kleiner Auslöser reicht dann aus, um eine „Akutsituation" auszulösen. In hypermobilen Wirbelsäulenabschnitten treten schneller Blockierungen auf.

In diesem Kapitel werden die Syndrome der Gelenke, Bänder und Muskeln beschrieben. Die durch die neuralen Strukturen ausgelösten Syndrome werden bei den degenerativen Wirbelsäulenerkrankungen dargestellt.

Die Wirbelsäulensyndrome können nach dem jeweils betroffenen Wirbelsäulenabschnitt unterschieden werden:
- LWS-Syndrom
- Iliosakralgelenksymptomatik
- BWS-Syndrom
- HWS-Syndrom

Die Syndrome können auch kombiniert vorkommen.

■ *Merke:* Bei allen Wirbelsäulensyndromen muß immer die gesamte Wirbelsäule einschließlich der angrenzenden Gelenke untersucht und behandelt werden!

3.2.1 Physiotherapeutische Untersuchung

1. Anamnese

Die Schmerzanamnese liefert wichtige Hinweise, in welche Richtung bezüglich der Diagnose und Behandlung weitergedacht werden muß.

Die Qualität eines Rezeptorenschmerzes aus Gelenk, Muskel oder Ligament wird vom Patienten eher als dumpf, schlecht lokalisierbar, ziehend geschildert. Ein neuralgischer Schmerz wird als scharfer, nicht erträglicher Schmerz, wie ein „Zahnarztschmerz" beschrieben.

Die Schmerzen, die auf Nozizeptorenreizung am Bewegungssystem beruhen, sind von der neuralgischen Kompression unterscheidbar. Bei Rezeptorenschmerz aus Gelenken, Muskeln oder Ligamenten kommt es nie zu neurologischen Ausfällen (Hypästhesie, Ausfall der Kennmuskeln). Ein leichte Abschwächung in den Muskeln ebenso wie eine Hyperästhesie (Berührungsempfindlichkeit) können schmerzbedingt vorhanden sein.

Je nach Haltung und Bewegung schwellen die Beschwerden an oder ab. Durch Stimulierung der Mechanorezeptoren bei Bewegung und dem damit verbundenen Überdeckungseffekt der Nozizeptoren können die Beschwerden bei Bewegung sogar geringer werden.

Durch z. B. langdauernde Fehlbelastung bei Fehlhaltung werden die Nozizeptoren im Gelenk, im Muskel mit persistierendem Hypertonus oder in Bandstrukturen der hypermobilen Wirbelsäulenabschnitten gereizt. Es kommt zur Ausschüttung von Schmerzmediatoren, wie z. B. Prostaglandin. Der Schmerz wird vor allem dort empfunden, wo die Nozizeptorenreizung erfolgt. Durch den sogenannten übertragenen Schmerz („referred pain", Head 1889 – 1896) kommt es jedoch auch in Strukturen, die nicht unmittelbar betroffen sind, zu Schmerzen.

Durch eine reversible Funktionsstörung in einem Wirbelgelenk („Blokkierung") können ausstrahlende Schmerzen auftreten.

Durch die Reizung der Nozizeptoren kommt es zur generellen Absenkung der nozizeptiven Hemmschwelle im gesamten zugehörigen Hinterhornkomplex. Dadurch entstehen auch in intakten Strukturen und Geweben, die demselben Segment zugeschaltet sind, Schmerzen.

- *Beispiel:* Bei einer Funktionsstörung im Bewegungssegment L4/L5 kommt es zu Schmerzen und Tonusveränderungen in den Hüftadduktoren. Die Adduktoren werden vom N. obturatorius innerviert, der aus dem Segment L4 versorgt wird. In diesem Hinterhornkomplex ist es zur Senkung der nozizeptiven Hemmschwelle durch die Reizung der Nozizeptoren aus dem Gelenk gekommen.

Bei reversiblen Funktionsstörungen der Wirbelgelenke tritt monosegmentaler „referred pain“ auf, da meistens nur ein Wirbelgelenk betroffen ist.
Kellgren (1938) spritzte in die paravertebrale Muskulatur, an Ligamente und Wirbelbogengelenke Kochsalzlösung und beobachtete die sich ausbreitenden Schmerzen, die generell der segmentalen Innervation folgten.
Travell und Rinzler (1952) beschreiben Druckpunkte in Muskeln und Faszien, die sie als „trigger points“ bezeichnen. Diese Punkte lösen bei lokalem Druck ebenfalls „referred pain“ aus und sind latent bei jedem Menschen vorhanden. Durch langandauernde Reizung, z. B. in einem Muskel, der durch Fehlhaltung einen persistierend erhöhten Tonus aufweist, werden die Triggerpunkte aktiv. Latente Triggerpunkte lösen auf Druck nur einen lokalen Schmerz, aktive Triggerpunkte dagegen einen ausstrahlenden Schmerz aus (Abb. 3.**8**).

Patienten mit Nozizeptorenreizung aus den Ligamenten schildern eine Schmerzverstärkung beim Verharren in einer Position, z. B. führt langes Stehen und Sitzen zu einer solchen Schmerzverstärkung. Das Abstützen und Anlehnen im Stehen oder Sitzen führt durch Entlastung der haltenden Bandstrukturen zu einer Schmerzerleichterung.

Die Patienten mit Rezeptorenschmerz aus Gelenk, Muskel und/oder Ligament schildern häufig eine witterungsabhängige Schmerzveränderung; Kälte und Nässe führen zur Schmerzverstärkung, Wärme dagegen wird als angenehm und schmerzlindernd empfunden.

Bei allen Wirbelsäulensyndromen muß der Patient nach Berufsbelastung und Hobbys gefragt werden. Einseitige Dauerbelastungen begünstigen die Schmerzentstehung, wofür in der Therapie ausgleichende Maßnahmen gefunden werden müssen.

Symptome der Wirbelsäulensyndrome

LWS/Iliosakralgelenke

- Schmerzausstrahlung in Leiste, Gesäß, Unterbauch und/oder Beine; auch bei Störungen der Unterbauchorgane strahlen die Schmerzen in diese Regionen aus. LWS-Syndrome entstehen nicht nur durch funktionelle Störungen.
- Bei Iliosakralgelenkstörungen kann die Belastung des betroffenen Beines zur Schmerzverstärkung führen.
- LWS- und ISG-Störungen haben sehr ähnliche Symptome, der Tastbefund und das Prüfen der Bewegung sind zur Differenzierung wichtig. Iliosakralgelenkstörungen sind oft mit Störungen in der unteren LWS kombiniert. Veränderte Iliumstellungen können über den Zug der

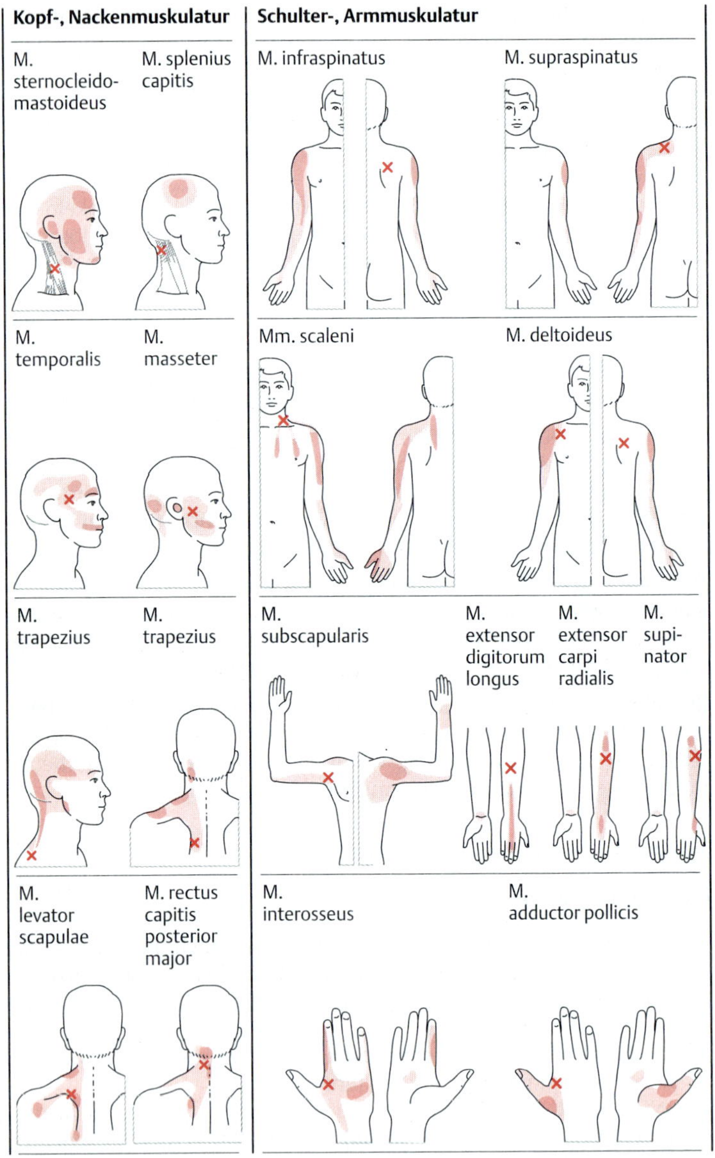

Abb. 3.**8** Übersicht über die häufigsten Triggerpunkte [Nach: Travell and Simons]

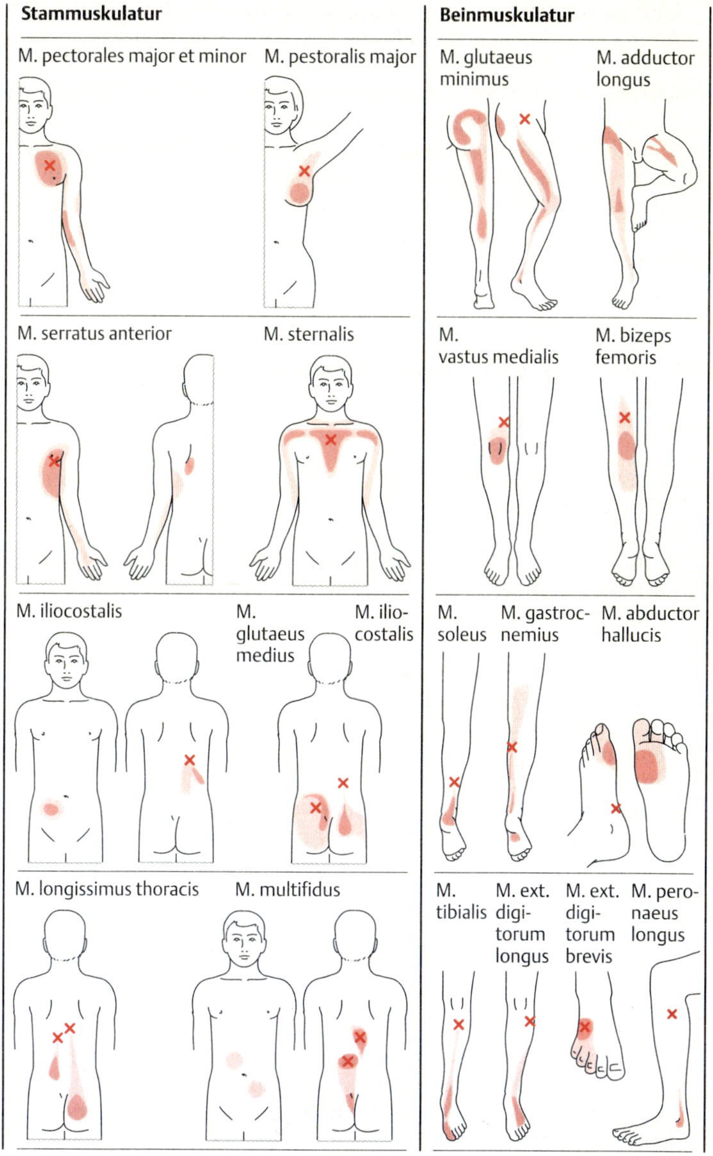
Stammmuskulatur
M. pectorales major et minor
M. pestoralis major
M. serratus anterior
M. sternalis
M. iliocostalis
M. glutaeus medius
M. iliocostalis
M. longissimus thoracis
M. multifidus
Beinmuskulatur
M. glutaeus minimus
M. adductor longus
M. vastus medialis
M. bizeps femoris
M. soleus
M. gastrocnemius
M. abductor hallucis
M. tibialis
M. ext. digitorum longus
M. ext. digitorum brevis
M. peronaeus longus

Ligg. iliolumbalia zu Stellungsveränderungen in der unteren LWS führen. Iliosakralgelenksyndrome treten bei allgemeiner Hypermobilität und häufig auch in der Schwangerschaft durch die „aufgelokkerten" Bandstrukturen auf. Sitzen mit Flexion in der LWS überträgt sich als Scherbelastung auf die Iliosakralgelenke. Die Ligg. iliosacralia dorsalia geraten unter Dauerspannung. Anatomische Beinlängendifferenzen führen zu veränderter Ilium- und LWS-Stellung und können hier zu Überlastungen der Bänder, Gelenke und Muskeln führen.

BWS/Rippengelenke

- „herz-ähnliche" Symptome: Es kommt zu atemabhängigem Schmerz, der sich ringförmig um den Brustkorb legt.
- Schmerzausstrahlung in die Arme und Schulterblätter

HWS

- ausstrahlende Symptome im Arm (Lokalisation mit segmentaler Zuordnung/Dermatome vergleichen)
- Kopfschmerzen:
  Stirn- und Augendruck bei Störungen in der oberen HWS; Schädeldach bei Störungen in der mittleren HWS; vom Hinterkopf helmartig hochziehend bei Störungen in der unteren HWS/zervikothorakaler Übergang
- Schwindel/Übelkeit bei Störungen in der oberen HWS
- Gesichtsschmerzen (Durch die autochthonen Nackenmuskeln treten die Hirnnerven aus und können bei Tonusveränderungen irritiert werden.)
- Ohrensausen bei Störungen der mittleren HWS
- Kloßgefühl im Hals durch hypertone ventrale Muskeln
- Bei Brillenträgern nach der letzten Augenkontrolle fragen – schlecht angepaßte Brillengläser bewirken eine Tonuserhöhung der autochtonen Nackenmuskeln.
- Kiefergelenkprobleme bewirken eine Tonuserhöhung der HWS-Muskeln, sie können aber auch Folge der HWS-Probleme sein.

2. Sichtbefund

- Haltungsabweichungen und Konstitution weisen auf dauerhaft überlastete Wirbelsäulenabschnitte hin. (Zu biomechanischen Folgen bei Statusabweichungen siehe unter *Haltungsschwäche;* Beispiele siehe *Kapitel 2* – Untersuchung)
- Statikabweichungen sollten von aktueller schmerzbedingter Entlastungshaltung, wie z.B. Flexion zur Entlastung der Wirbelgelenke und dauerhafter Fehlhaltung unterschieden werden.

- Die Statik der Beinachsen ist häufig ebenfalls verändert, die Stabilität der Beine einschließlich des Beckens ist herabgesetzt. Damit geht deren Funktion als „tragende Säulen“ für die Wirbelsäule verloren.
- Im betroffenen Wirbelsäulenabschnitt ist das Gewebe häufig aufgequollen:

  ■ *Beispiele:*
  - Iliosakralgelenk: im Sulcus sacralis und auf dem Sakrum
  - zervikothorakaler Übergang: Bei Hypomobilität kommt es durch lokal reduzierten Stoffwechsel zu Fetteinlagerungen im Gewebe um den zervikothorakalem Übergang (häufig bei HWS-Syndromen vorhanden).
  - In hypermobilen Wirbelsäulenabschnitten ist bei chronischen Schmerzen die Haut häufig stark eingezogen.

3. Tastbefund

- Kiblerfalte positiv (vergleiche Kapitel 2, Tastbefund S. 103)
- Unterscheidung zwischen reaktivem und persistierendem Hypertonus
- Prüfung der Triggerpunkte
- Druckschmerz der Ligamente (Druck mindestens 10 Sekunden halten)
- Durchblutung in hyperalgetischen Zonen: Bei akuten Prozessen kommt es nach der taktilen Untersuchung zur Mehrdurchblutung, bei chronischen Wirbelsäulensyndromen ist die Durchblutung jedoch vermindert.
- Druckschmerz im Bereich der Gelenke mit reversiblen Funktionsstörungen

In der oberen u. mittleren BWS ist die Kiblerfalte auf Höhe der Funktionsstörung positiv. In der unteren BWS und LWS verschiebt sie sich zunehmend nach kaudal.

■ *Beispiele*:

❖ „Schmerzrosette“ um die Dornfortsatzspitze

Der Patient ist in Bauchlage gelagert.
Mit mäßigem Druck prüft der Therapeut von allen Seiten am Dornfortsatz die Ansätze der Bänder (Ligg. supra und interspinale) und der autochthonen Muskeln (Interspinalis, Multifidus, Semispinalis) auf Druckschmerz.
Diese taktile Untersuchung kann sowohl an der LWS als auch an der BWS durchgeführt werden. In hypermobilen Wirbelsäulenabschnitten reagieren die Bänder mit Druckschmerz. Bei Funktionsstörungen ist die segmentale Muskulatur hyperton und druckschmerzhaft.

- Wirbelbogengelenke

  BWS und LWS

  Der Patient ist in Bauchlage gelagert.
  Springingtest:
  Die v-förmig gespreizten Zeige- und Mittelfinger werden direkt seitlich vom Dornfortsatz auf die Wirbelbogengelenke oder ca. 2 cm lateral auf die Querfortsätze gesetzt. Die ulnare Kante der anderen Hand gibt einen federnden Impuls auf die palpierenden Finger in ventraler Richtung. Geprüft wird die Schmerzempfindlichkeit der Wirbelbogengelenke und der segmentalen Muskeln.
  In der LWS kommt es durch die sagittal stehenden Gelenkflächen zu einem Ventralgleiten zum kranialen Partnerwirbel und minimaler Kompression in den Gelenken des kaudalen Partnerwirbels. In der BWS liegen eine Traktion zum kranialen Partnerwirbel und eine leichte Kompression in den Gelenken des kaudalen Partnerwirbels vor.
  In der BWS sind die Dornfortsätze sehr lang. Im Bereich Th1-Th5 und Th10-Th12 befinden sich die Querfortsätze ca. 1,5 – 2 Querfinger kranial vom Dorn, im Bereich Th6-Th9 sogar 2 – 3 Querfinger. Es sollte eine fest-elastische Federung vorhanden sein, in Bereichen mit reversiblen Funktionsstörungen ist die Qualität hart-elastisch, und es kommt zur Schmerzverstärkung (Abb. 3.**9**).

- Rippen-Wirbelgelenke

  Die Kostotransversalgelenke werden lateral vom M. erector trunci in einem Abstand von ca. 3 – 4 cm von der Dornfortsatzreihe getastet, durch die Länge der Dornen befindet sich das zugehörige Kostotransversalgelenk 2 – 3 Querfinger kranial der Dornfortsatzspitze. Schmerzhaftigkeit kann durch Fehlstellung oder Gelenkblockierung des Kostotransversalgelenks selbst oder der BWS-Gelenke des gleichen Bewegungssegments bestehen. Von lateral kommend kann die Rippe in ihrem Verlauf nach medial palpiert werden. Der Angulus costae ist als knöcherne Prominenz tastbar, medial des Angulus fällt der Tastfinger in ein „Tal". Hier kann das Kostotransversalgelenk auf Druckschmerz getestet werden. Das Kostovertebralgelenk ist dem Tastfinger nicht zugänglich (Abb. 3.**10a** u. **b**).

  HWS

  Der Patient sitzt auf einem Hocker.
  Gelenkfacetten C2-C7: In der mittleren HWS sind die Dornfortsätze schlecht tastbar, da sie von Muskulatur und dem Septum nuchae bedeckt sind. Die Wirbelbogengelenke befinden sich seitlich des Muskelbauchs der Nackenextensoren. Der erste palpierbare

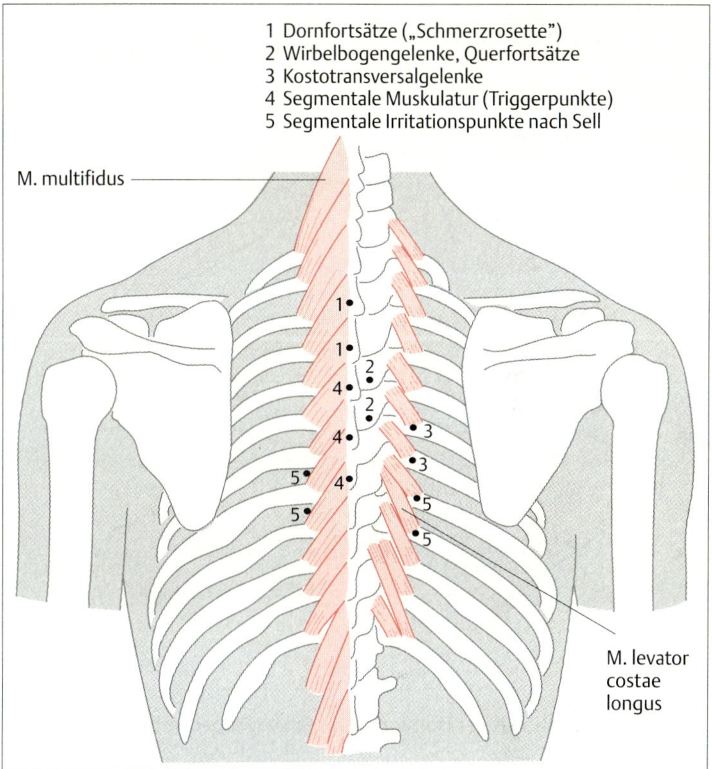

Abb. 3.**9** Palpationsstellen des Thorax

Dorn ist der C2 Dorn; von dort wandert der Tastfinger zunächst über einen „Berg", und fällt anschließend in ein „Tal". Hier liegt der Finger auf den Gelenken des Bewegungssegments C2/C3. Die kaudalen Facetten befinden sich jeweils im fingerbreiten Abstand. Über Funktionsstörungen finden sich lokale Aufquellungen und Druckschmerz.

- Iliosakralgelenk

Anhand der Tiefe des Sulcus sacralis und der Stellung des unteren lateralen Sakrumwinkels können solche Sakrumfehlstellungen palpiert werden, die zu Funktionsstörungen im Iliosakralgelenk führen (Abb. 3.**11 a** u. **b**).

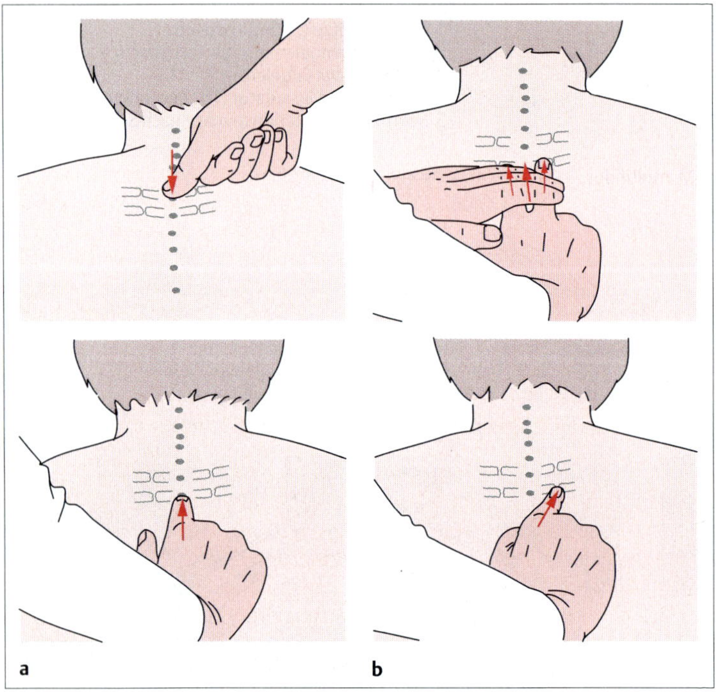

Abb. 3.**10** Palpation **a** des Dornfortsatzes, **b** der Rippenwirbelgelenke

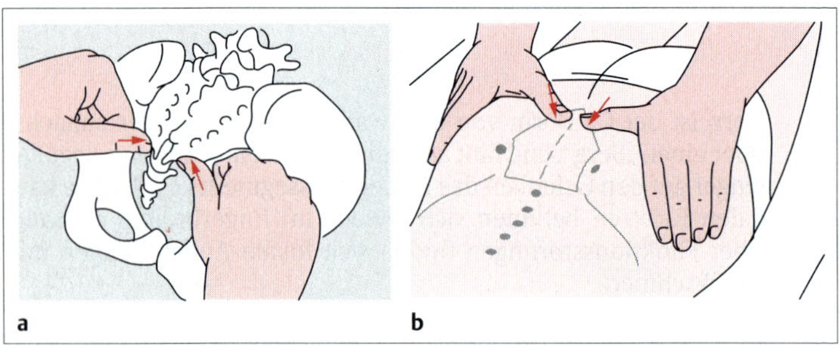

Abb. 3.**11** Palpation des unteren Sakrumwinkels **a** am Skelett, **b** am Patienten

Anhand der beidseitigen Palpation der Spina iliaca posterior superior (SIPS) und der Spina iliaca anterior superior (SIAS) kann eine Stellungsveränderung der Ilia palpiert werden. Fehlstellungen im Iliosakralgelenk können funktionelle Beinlängendifferenzen verursachen.

Die Stellung wird im Stand und im Liegen palpiert.

- *Beispiel:* Die rechte SIAS steht weiter kranial als die linke, die rechte SIPS steht weiter kaudal. Diese Stellung kann entweder eine Dorsalrotation des rechten Iliums sein oder das linke ist ventral rotiert. Durch eine Dorsalrotation vom Ilium gegen Sakrum wandert die Hüftgelenkpfanne nach kranial – ventral, das Bein wird funktionell kürzer; durch eine Ventralrotation wird das Bein funktionell länger. Veränderte Iliumstellungen können auch als Kompensation anatomischer Beinlängendifferenzen auftreten. Über einem anatomisch längeren Bein kommt es durch eine Dorsalrotation zu einer funktionellen Verkürzung. Im Tastbefund sind die Beckenkämme auf gleicher Höhe, die Stellung der SIAS weist einen deutlichen Unterschied auf. Dies ist ein Kompensationsmechanismus, der bei Beschwerdefreiheit nicht behandelt werden muß. Bei Beschwerden kann die Beinlänge durch einen Schuhausgleich korrigiert werden. Ein solcher Schuhausgleich ist jedoch bei einer Blockierung kontraindiziert! Blockierung muß von Kompensationsmechanismus unterschieden werden. Durch Bewegungspalpation und Provokationstests können schmerzauslösende Fehlstellungen von reinen Kompensationsmechanismen und von „echten" Blockierungen differenziert werden.
  Nicht jede Iliumfehlstellung verursacht Beschwerden.
  Eine veränderte Iliumstellung kann durch verkürzte und hypertone Muskeln ausgelöst werden: z. B. kann ein hypertoner M. psoas major eine Iliumrotation nach dorsal, ein hypertoner M. iliacus eine Rotation nach ventral machen. Diese Muskeln werden bei Iliumfehlstellungen mit vorhandenem Gelenkspiel (keine Blockierung) u. a. auf Verkürzung getestet und der Tonus im Seitenvergleich palpiert.

4. Prüfung der Beweglichkeit

Beim Prüfen der Beweglichkeit achtet der Therapeut auf schmerzverstärkende und schmerzreduzierende Bewegungsrichtungen. Bei reversiblen Funktionsstörungen geben die schmerzverstärkenden Richtungen Hinweise auf die blockierte Richtung. Das Bewegen in die blockierte Fehlstellung führt zur Schmerzverstärkung. Bei Rezeptorenschmerzen aus Gelenk, Muskel oder Ligament sind meistens nur bestimmte Richtungen schmerzverstärkend, bei Schmerzen durch Kompression neuraler Strukturen (z. B. durch einen Bandscheibenvorfall) ist die Bewegung in mehrere oder sogar allen Richtungen hochgradig eingeschränkt.

Teilsteifigkeiten und hypermobile Wirbelsäulenabschnitte grenzen oft aneinander. Schmerzsyndrome bestehen eher in den hypermobilen Abschnitten. Dort werden Ligamente und Muskeln durch veränderte Bewegungsachsen überlastet. Reversible Funktionsstörungen entstehen eher in den hypermobilen Abschnitten.

Folgende Prüfungen sollten in allen Wirbelsäulenabschnitten durchgeführt werden:

- hubfreie Prüfung aller Bewegungsrichtungen
- passive Prüfung der segmentalen Beweglichkeit
- Prüfung der Beweglichkeit in belasteten Ausgangsstellungen, vor allem wenn nur unter Belastung Schmerzen bestehen
- Prüfung der Bewegungskombinationen:
  - In der LWS und BWS kommt es segmental in Extension bei Seitneigung zu einer gegensinnigen Rotation. Bei Flexion erfolgt eine gleichsinnige Seitneigung und Rotation (= Lowett-Regel).
  - In der mittleren und unteren HWS (ab Bewegungssegment C2/C3) sind Seitneigung und Rotation gleichsinnig. In der oberen HWS (Bewegungssegmente C0/C1 und C1/C2) sind Seitneigung und Rotation gegensinnig. Diese Begleitrotationen bei der Seitneigung sind die Kombinationen, in denen durch die Gelenkstellung die größte Bewegungstoleranz besteht.

- LWS

- Prüfung von Extension und Flexion in Seitlage
- Prüfung der Lateralflexion im Vierfüßlerstand über die weiterlaufende Bewegung der Unterschenkel. Segmentale Prüfung in Seitlage über die weiterlaufende Bewegung der Beine bei abgenommenem Beingewicht (Abb. 3.**12a** u. **b**)
- Prüfung von kombinierten Bewegungen im Sitz (Abb. 3.**13a** u. **b**)
- bei Verdacht auf Blockierung Prüfung der translatorischen Beweglichkeit (Springingtest S. 158)
- bei Verdacht auf muskulären Schmerz Prüfung, ob ein Kontraktions- oder Dehnschmerz des Muskels vorhanden ist
- bei Verdacht auf ligamentären Schmerz Durchführung des Schmerzprovokationstests für die Bänder

Beispiel: Lig. iliolumbale
Patient in Bauchlage, LWS entlordosiert und in Lateralflexion lagern. Das Band auf der konvexen Seite zwischen Beckenkamm und Querfortsatz L4 aufsuchen und durch Druck bei vorgedehnter Stellung provozieren. Druck mindestens 10 Sekunden halten und den Patienten fragen, ob es zur Reproduktion oder Verstärkung der Schmerzsymptomatik kommt.

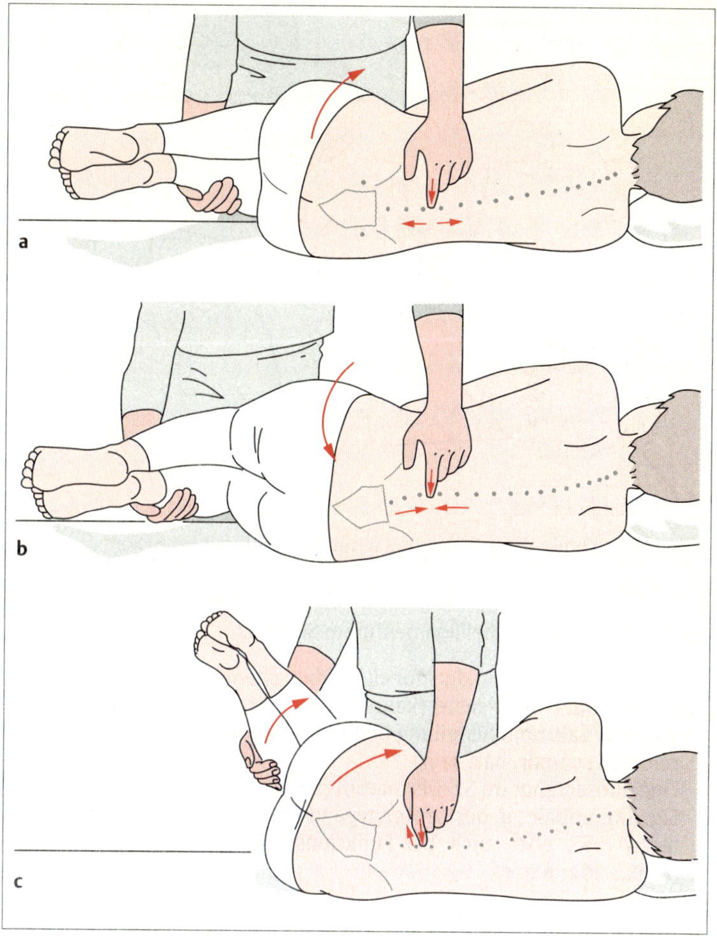

Abb. 3.**12** Segmentale Untersuchung der LWS: **a** Flexion, **b** Extension, **c** Lateralflexion

Das Lig sacrotuberale, Ligg. iliosacralia und das Lig. iliolumbale können auch in Rückenlage über den Schub des Femur in dorsale bzw. dorsolaterale Richtung provoziert werden.
Vorher muß eine Störung des Hüftgelenks ausgeschlossen werden!

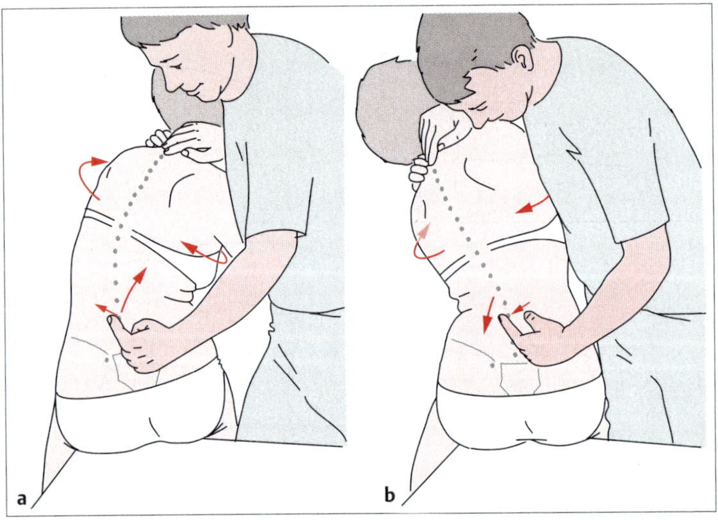

Abb. 3.**13** Kombinierte Bewegung **a** mit Flexion, **b** mit Extension

Schmerzausstrahlung bei ligamentärem Schmerz

- Lig. sacrotuberale: in den dorsalen Oberschenkel und druckschmerzhafter Tuber ossis ischii (kann bei Iliosakralgelenkstörungen, aber auch bei Sakrumfehlstellung bedingt durch Blockierung in der unteren LWS schmerzhaft sein)
- Ligg. iliosacralia: im S1-Dermatom (bei ISG-Störungen schmerzhaft)
- Lig. iliolumbale: in der Leistengegend (bei Hypermobilität in der unteren LWS, aber auch bei Funktionsstörungen in LWS und ISG) (Abb. 3.**14a**, **b** u. **c**)

• Iliosakralgelenke
- Die Bewegung wird über die weiterlaufende Bewegung der Wirbelsäule und des Sakrums sowie über die weiterlaufende Bewegung des Spielbeines durch den Vorlauftest und Rücklauftest geprüft.
- Bei Verdacht auf Blockierung anschließend translatorisch Gelenkspiel durch den Hebe- und Schütteltest prüfen.
- Schmerzprovokationstest = Patrick-Kubis-Test

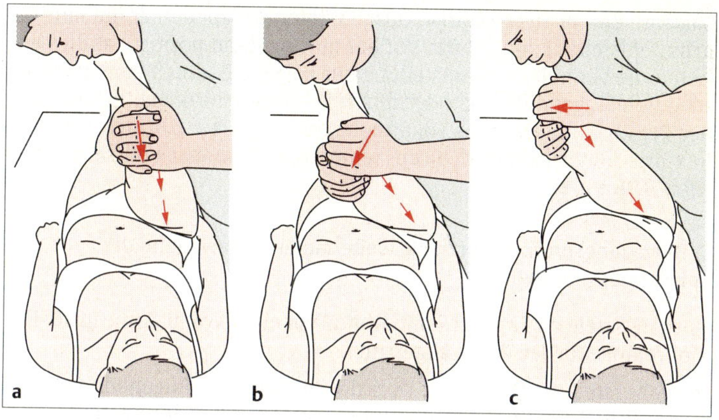

Abb. 3.**14** Bändertest: **a** Lig. sacrotuberale, **b** Lig. sacrospinale, **c** Lig. iliolumbale

1. Vorlauftest

Ausgangsstellung Patient: Stand mit gleichmäßiger Belastung der Beine.

Ausgangsstellung Therapeut: Dorsal vom Patienten in der Hocke, er palpiert von kaudal mit Hautvorschub die SIPS (Spina iliaca posterior superior) auf beiden Seiten. Die Augenhöhe sollte sich in Höhe der SIPS befinden, damit der Blick senkrecht darauffällt.

Ausführung: Der Patient leitet vom Kopf aus eine Flexion der gesamten Wirbelsäule ein. Der Therapeut palpiert, ob die SIPS seitengleich mit dem Sakrum nach kranial ventral wandern. Die Bewegung sollte mehrmals durchgeführt werden, da sich muskulär bedingte Seitendifferenzen verringern. (Ein hypertoner M. quadratus lumborum führt zu einem falsch positiven Vorlauf auf der betroffenen Seite, die Ischiokruralen können durch erhöhten Tonus oder Verkürzung über ihren Ursprung am Tuber das gleichseitige Ilium dorsal halten, wodurch es zum Vorlauf auf der kontralateralen Seite kommt. Diese zweigelenkigen Muskeln können durch leichte Knieflexion entspannt werden.)

Bei Blockierungen ist der Vorlauf auf der betroffenen Seite positiv. Da keine Unabhängigkeit zwischen Sakrum und Ilium besteht, wird das Ilium auf der betroffenen Seite vorzeitig mit nach ventral-kranial genommen. Ein Vorlauf ist bei einer Seitendifferenz $> 0{,}5$ cm positiv.

Der Vorlauf kann anschließend noch im Sitz geprüft werden. Die Ilia befinden sich in einer anderen Stellung, die Tuber stehen weiter auseinander, Ilia stehen im kranialen Bereich mehr dorsal medial gegenüber dem

Sakrum. Ein im Sitzen stärker ausgeprägter Vorlauf deutet auf eine Sakrumfehlstellung hin. Ist der Vorlauf nur im Stand positiv, hat dies von unten die veränderte Iliumstellung zur Folge, z.B. durch eine anatomische Beinlängendifferenz oder durch Funktionsstörungen in Gelenken der Beine. Ein blockiertes Tibiofibulargelenk kann z.B. durch einen reflektorisch hypertonen M. biceps femoris das Ilium nach dorsal rotieren (Abb. 3.**15a** u. **b**).

2. Bewegungsprüfung durch die weiterlaufende Bewegung des Spielbeines (Rücklauftest)

Ausgangsstellung Patient: Stand frontal vor einer Wand, Arme in 90° Flexion, Hände an der Wand abgestützt.

Ausgangsstellung Therapeut: Dorsal vom Patienten, Augenhöhe auf Höhe der Iliosakralgelenke, ein Daumen liegt auf dem Sakrum, der andere an der SIPS.

Ausführung: Der Patient bewegt das Bein im gleichseitigen Hüftgelenk in die Flexion, dabei palpiert der Therapeut die Dorsalrotation des Iliums gegen Sakrum. Die SIPS wandert nach dorsal-kaudal. Ist das Gelenkspiel im Iliosakralgelenk eingeschränkt, besteht keine Unabhängigkeit zwischen Ilium und Sakrum, das Sakrum bewegt sich sofort mit. Anschließend bewegt der Patient das Hüftgelenk in die Extension, im Iliosakralgelenk kommt es weiterlaufend zu einer Ventralrotation (Abb. 3.**16a** u. **b**).

3. Hebe- und Schütteltest

Ausgangsstellung Patient: Bauchlage, bei ausgeprägter Lordose mit Kissen unter dem Bauch, Füße im Überhang oder mit Rolle unterlagert.

Ausgangsstellung Therapeut: Kontralateral der zu testenden Seite, die Tastfinger palpieren die Bewegung. Bei der Palpation des rechten Iliosakralgelenks liegt der linke Zeigefinger am unteren Pol des ISG, der Mittelfinger liegt auf Höhe der SIPS und der Ringfinger im Sulcus sacralis. Die rechte Therapeutenhand umfaßt von lateral-ventral das Ilium, die Finger liegen am vorderen Darmbeinstachel und bewegen es beim Hebetest langsam nach dorsal, leicht medial (gemäß der Gelenkflächenstellung). Der Kleinfingerballen der Palpationshand fixiert das Sakrum.

Ausführung: Beim Hebetest wird endgradig bewegt und das Endgefühl geprüft. Beim Schütteltest wird über einen lumbrikalen Griff der ventralen Hand mit kleinen schnellen Intervallen das Ilium bewegt, jedoch nicht endgradig. Dabei nimmt der Therapeut wahr, ob eine Unabhängigkeit zwischen Ilium und Sakrum besteht. Diese Bewegung wird bei Hy-

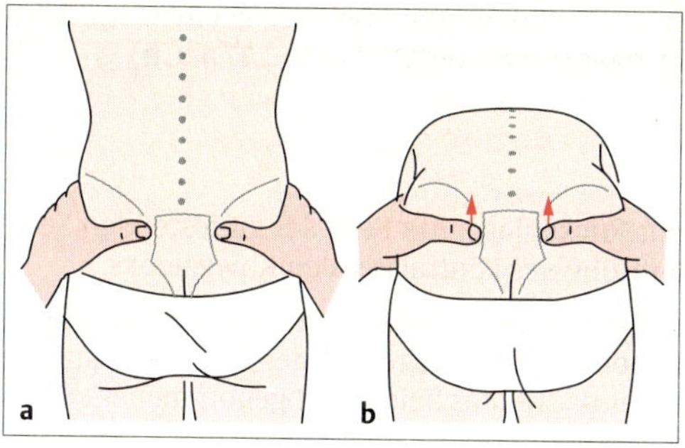

Abb. 3.**15** Vorlauftest im Stand:
a Ausgangsstellung,
b Endstellung

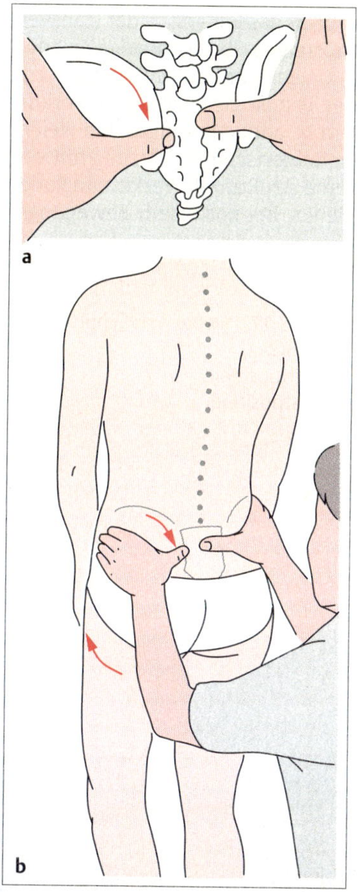

Abb. 3.**16** Prüfung der weiterlaufenden Bewegung des Spielbeins auf das ISG:
a Grifflokalisation,
b Testposition

permobilität oft als sehr angenehm empfunden, da sie einen stimulierenden Effekt auf die Mechanorezeptoren hat (Abb. 3.**17 a** u. **b**).

4. Patrick-Kubis-Test

Ausgangsstellung Patient: Rückenlage, das Bein der zu testenden Seite ist angestellt, der Fuß auf Höhe des kontralateralen Kniegelenks.

Ausgangsstellung Therapeut: Stand auf der zu testenden Seite, eine Hand fixiert die kontralaterale Beckenseite auf der Bank. Die andere Hand liegt am Kniegelenk und führt das Bein mit abgenommenem Beingewicht in die transversale Abduktion.

Ausführung: Die Hand am Kniegelenk prüft das Endgefühl der transversalen Abduktion. Bei einer Funktionsstörung im Iliosakralgelenk ist dieser Test schmerzverstärkend, da es im Gelenk zur Kompression kommt. Das Endgefühl ist hart-elastisch. Dieser Test ist gleichzeitig ein Verkürzungstest für die Adduktoren, vor allem M. adductor longus. Ein weichfest-elastischer Stop könnte auf eine reflektorische Verkürzung hinweisen, ein fest-hartelastischer Stop auf eine strukturelle Verkürzung oder kapsuläre Einschränkung des Hüftgelenks. Bei normalem Bewegungs-

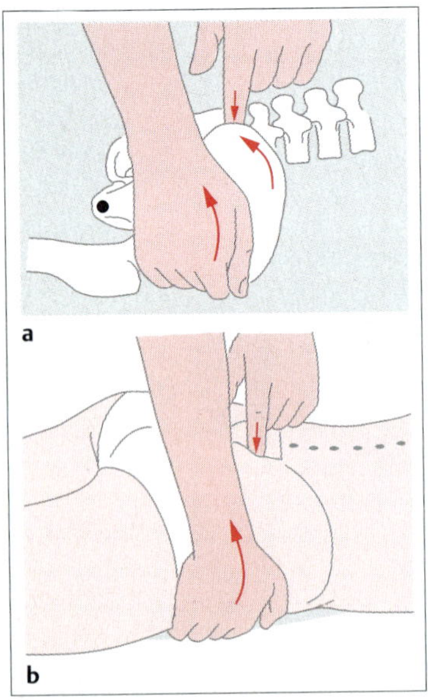

Abb. 3.**17** Hebe- und Schütteltest des ISG:
a Griffposition,
b Testposition

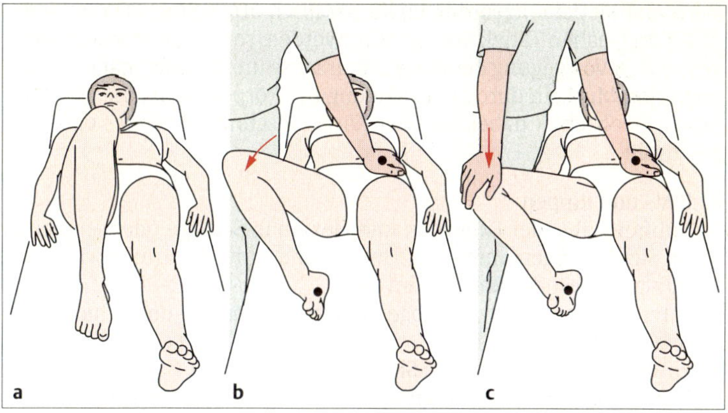

Abb. 3.**18** Patrick-Kubis-Test: **a** Ausgangsstellung, **b** Fixierung des Beckens durch den Therapeuten, **c** Prüfung des Endgefühls

ausmaß beträgt der Abstand Knie – Unterlage etwa eine Handbreit (Abb. 3.**18 a**, **b** u. **c**).

Merke: Alle Tests werden im Seitenvergleich durchgeführt!

Die Untersuchungschritte sind eine exemplarische Auswahl bei der Diagnostik von Störungen im Iliosakralgelenk. Es gibt sehr viele Fehlstellungen von Sakrum und Ilium und dementsprechend viele manualtherapeutische Untersuchungsschritte, die hier jedoch nicht alle dargestellt werden können. Die beschriebenen Tests können aber auf jeden Fall aussagen, ob eine veränderte Bewegung des Iliosakralgelenks die Schmerzursache ist.

Folgende Muskeln bei LWS- und ISG-Syndromen auf Verkürzung testen:

- Adduktoren
- Hüftaußenrotatoren
- Mm. ischiocrurale
- M. quadratus lumborum
- M. latissimus dorsi
- M. erector trunci

Folgende Muskeln auf Kraft prüfen:

- Bauchmuskeln
- Rückenmuskeln
- beckenstabilisierende Muskeln, z. B. im Stand und beim Gehen

Die Stabilität der eingeordneten Körperabschnitte sollte bei verschiedenen alltagsnahen Tätigkeiten geprüft werden, so z. B. die dorsalen Muskeln durch Vorneigung der Körperlängsachse im Sitz oder Stand und die ventralen Muskeln durch Rückneigung der Körperlängsachse. Der Therapeut beobachtet dabei, welcher Körperabschnitt als erstes einzusinken droht.

- BWS und Rippen
  - hubfreier Test der Extension und Flexion in Seitlage oder segmental im Sitz bei abgenommenem Thorax- und Schultergürtelgewicht
  - hubfreier Test der Rotation im Sitz
  - Lateralflexion im Sitz bei abgenommenem Thorax- und Schultergürtelgewicht
  - kombinierte Bewegung im Sitz (siehe unter *LWS*)
  - Prüfung der Rippenbewegung durch Palpation bei Ein- und Ausatmung

1. Bewegungsprüfung im Sitz

Ausgangsstellung Patient: Aufrechter Sitz an der Bankkante, Hände vor der Brust überkreuzt. Beim Testen der oberen BWS sind die Hände im Nacken gefaltet oder übereinander gelegt (auf HWS-Stellung achten!).

Ausgangsstellung Therapeut: In Schrittstellung ventral-lateral vom Patient, der Thorax wird von ventral umfaßt und nacheinander in die Flexion, Extension, Lateralflexion, Rotation und in die Kombinationsbewegung geführt.

Ausführung: Bei der Extension und Flexion palpiert der Therapeut die Bewegung dorsal an den Dornfortsätzen. Bei Flexion entfernen sie sich voneinander, bei Extension nähern sie sich an.

Bei der Lateralflexion neigt der Therapeut den Patienten von sich weg, die Thoraxhand liegt auf Höhe der Hauptumdrehung. Die Palpationshand palpiert von der konvexen Seite die Begleitrotation (bei Flex. gleichsinnig, bei Ext. gegensinnig). Die Rotation erfolgt zur Seite des Therapeuten, die Bewegung des Dorns zur kontralateralen Seite kann von lateral palpiert werden (Abb. 3.**19a** u. **b**).

2. Bewegungspalpation der Rippen

Die Rippenbewegung der oberen 4 – 5 Rippen findet überwiegend in der Sagittalebene statt. Bei Einatmung vergrößert sich vorrangig der sagittale Thoraxdurchmesser. Die Bewegung gleicht einer „Pumpenschwengelbewegung“ und wird auf der Thoraxvorderseite palpiert.

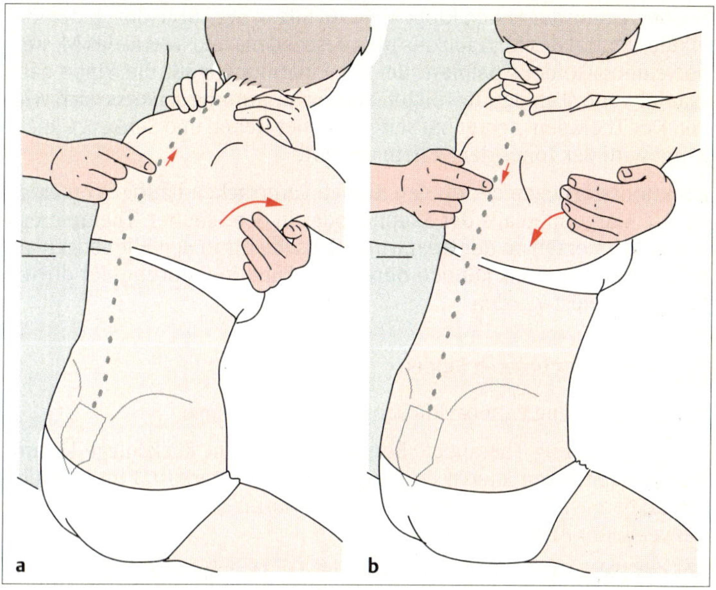

Abb. 3.**19** Segmentale Bewegung der BWS **a** in Flexion, **b** in Extension

Die Bewegung der mittleren und unteren Rippen findet eher in der Frontalebene statt. Beim Einatmen vergrößert sich vor allem der frontale Thoraxdurchmesser. Die Bewegung gleicht einer „Eimerhenkelbewegung" und wird über den seitlichen Thoraxpartien palpiert.

a) Palpation der oberen Rippen

Ausgangsstellung Patient: Rückenlage

Ausgangsstellung Therapeut: Von kranial am Kopfende. Die Daumen liegen flächig unmittelbar kaudal von der Klavikula, die restlichen Finger interkostal.

Ausführung: Zuerst Aufnahme des Bewegungsrhythmus bei der Normalatmung. Anschließend den Patienten zum tieferen Ausatmen auffordern; jedoch nicht zum tieferen Einatmen, da dann häufig eine starke Bewegung des Schultergürtels Richtung Ohren folgt.

Mit dieser Technik kann die Bewegung der 2.–5. Rippe palpiert werden. Der Therapeut achtet auf seitengleiche Atemexkursionen sowie auf Erweiterung und Verschmälerung der Interkostalräume.

Die Bewegung der ersten Rippe wird im Sitz in der Lücke dorsal der Klavikula, ventral des M. trapezius pars descendens und lateral des M. sternocleidomastoideus palpiert. Bei der Einatmung stößt die Rippe nach kranial-ventral an den Tastfinger, bei der Ausatmung senkt sie sich wieder. Der Therapeut achtet auf seitengleiches Heben und Senken. Gleichzeitig wird der Tonus der Skaleni geprüft.

Funktionsstörungen der oberen Rippen verursachen häufig Schmerzen an der Margo medialis der Skapula oder in der Schulter. Therapieresistente Schmerzen an der Oberarmaußenseite bis in den Ellenbogen am Epikondylus lateralis können durch eine Funktionsstörung der dritten Rippe ausgelöst werden.

b) Palpation der unteren Rippen

Ausgangsstellung Patient: Rückenlage und Bauchlage

Ausgangsstellung Therapeut: Bei der Palpation in Rückenlage kommt der Therapeut von kaudal und legt die Finger interkostal im lateralen Thoraxbereich. Die Bewegung wird bei Normalatmung, anschließend bei vertiefter Atmung getastet.

Bei der Palpation in Bauchlage kommt der Therapeut von kranial und legt die Finger dorsal lateral in die Interkostalräume, die Handballen liegen dorsal auf dem Thorax. Tasten der Bewegung erfolgt bei Normalatmung und vertiefter Atmung. Der Therapeut achtet auf seitengleiche Atemexkursionen und Erweiterung und Verschmälerung der Interkostalräume.

Bei Verdacht auf Störungen kann in Seitlage die Eimerhenkelbewegung über den Arm verstärkt werden.

Ausgangsstellung Patient: Seitlage

Die zu testenden Rippen werden durch Unterlagerung des Thorax etwas aufgespreizt, das obere Bein wird gestreckt, dadurch wird die Aufspreizung verstärkt.

Ausgangsstellung Therapeut: Am Kopfende auf der Ventral- oder Dorsalseite des Patienten. Der obere Arm wird mit leicht gebeugtem Ellenbogengelenk im Wiegegriff am Schultergelenk gefaßt. Der Tastfinger liegt im Interkostalraum in der vorderen oder hinteren Axillarlinie.

Ausführung: Am Ende der Einatmung erfolgt durch einen Zug des Armes nach kranial-dorsal eine verstärkte Aufspreizung der Interkostalräume, in der BWS kommt es zur Extension, Lateralflexion und Rotation. Dieser Armzug wird für jeden Interkostalraum wiederholt. Bei der Ausatmung tastet der Finger die Verschmälerung der Interkostalräume.

Am Ende der Ausatmung kann durch den längs der Rippe angelegten Finger eine weitere passive Bewegung nach kaudal geprüft werden.

Der Therapeut achtet auf eine gleichmäßige Verbreiterung der Interkostalräume bei der Einatmung und Verschmälerung bei der Ausatmung. Bei der Einatmung bewegen sich die Rippen nach lateral-kranial, bei der Ausatmung senken sie sich nach medial-kaudal. Die passive Bewegung über den Armzug bei der Einatmung und nach kaudal bei der Ausatmung sollte schmerzfrei sein.

Die Rippe kann in Einatemstellung oder Ausatemstellung blockiert sein. Ist sie in Einatemstellung blockiert, steht sie kranial und kann sich bei der Ausatmung nicht nach kaudal bewegen. Der kaudale schärfere Rand der Rippe ist deutlicher tastbar, der Interkostalraum zur darüberliegenden Rippe ist schmaler. Schmerzen verstärken sich bei der Ausatmung.

Steht die Rippe in Ausatemstellung, kann sie sich bei der Einatmung nicht heben. Die kraniale rundere Kante ist deutlicher tastbar, der Interkostalraum zur darunterliegenden Rippe ist schmaler. Der Schmerz verstärkt sich bei der Einatmung.

Die unteren Rippen verursachen einen ringförmigen Thoraxschmerz, der bei Ein- oder Ausatmung zunimmt.

In der oberen Thoraxhälfte sind durch die vorherrschenden Zugkräfte ligamentäre Schmerzsyndrome häufiger. In der unteren Thoraxhälfte kommen durch die ungleichmäßige Druckbelastung der Rippengelenke degenerative Veränderungen öfter vor. Die Druckbelastung entsteht, da die Gelenkflächen der kaudalen Rippen zunehmend flacher werden und durch die Lage des Gelenks auf dem Querfortsatz die Drehbewegung bei Ein- und Ausatmung im Gegensatz zu den oberen Rippen nicht mehr möglich ist. Es kommt zu einer Gleitbewegung nach kranial-dorsal bei der Einatmung und nach kaudal-ventral bei der Ausatmung. Als Begleitkomponente tritt eine Verkantung auf, da sonst die Eimerhenkelbewegung nicht möglich wäre.

(Bewegungsbeschreibungen von Keitl, Hayek und Werenskiold)

Bei Funktionsstörungen der Rippen muß immer das zugehörige BWS-Segment mituntersucht werden, da eine blockierte Rippe die Folge einer BWS-Blockierung sein kann!

Menschen mit sitzenden Tätigkeiten und Arbeiten, die mit den Armen körperfern durchgeführt werden müssen, neigen sehr stark zu BWS-Syndromen. Die Arme stellen für die BWS einen langen Hebel dar. Eine instabile BWS, etwa bei einem zusammengesunkenen Flachrücken, begünstigt die Entstehung zusätzlich. Menschen mit Atemwegserkrankungen, wie z.B. Asthma bronchiale, neigen durch starken Atemhilfsmuskeleinsatz zu Schmerzsyndromen, die häufig muskulär bedingt sind; es sind aber auch Funktionsstörungen in BWS und Rippen möglich.

Folgende Muskeln auf Verkürzung testen:

- M. pectoralis major
- M. pectoralis minor
- Mm. scalenii
- M. sternocleidomastoideus
- Bauchmuskeln

Folgende Muskeln auf Kraft prüfen:

- Die Schultergürtelmuskeln und die BWS-Extensoren müssen bei körperfernem Arbeiten weiterlaufende Bewegungen der Arme auf die BWS widerlagern, daher ist eine Prüfung der Stabilität der BWS bei diesen Tätigkeiten erforderlich.
- Außerdem ist die Kraftausdauer durch alltagsnahe Bewegungen mit eingeordneten Körperabschnitten zu prüfen.
- Durch PNF-Skapulapattern und Stützaktivitäten mit unterschiedlichen Hubbelastungen kann die Stabilität des Schultergürtels auf dem Thorax geprüft werden.

• HWS

- Prüfung aller Bewegungsrichtungen im Sitz
- Aktive bzw. assistive Prüfung der Bewegungen, d.h. die Hände des Therapeuten führen die Bewegung.
- anschließend Prüfung der segmentalen Beweglichkeit

1. Flexion

Der Therapeut beobachtet:
- Einleitung der Bewegung mit Einrollen des Kinns oder bleiben die Kopfgelenke in Extension?
- Ist der flexorische Bogen harmonisch, oder bleibt die mittlere HWS als Flachstück?
- Kommt es zu einer zusätzlichen Lateralflexion oder Rotation? – Eventuell Hinweis auf eine mangelnde Divergenz- oder Konvergenzbewegung eines Wirbelgelenks oder auf eine muskuläre Verkürzung.

2. Extension

- Einleitung der Bewegung harmonisch von kranial nach kaudal?
- Bewegt sich der zervikothorakale Übergang in die Extension oder bleibt er in Flexion stehen?
- Tritt eine Schwindelsymptomatik auf? – Wichtig: Der Patient sollte beim Bewegen die Augen offen halten.
- Kommt es zu ausstrahlenden Schmerzen in einen Arm? Tritt dieser plötzlich einschießend auf? – Eher Hinweis auf eine radikuläre Sym-

ptomatik (z. B. Kompression eines Spinalnervs durch Osteophyten). Tritt er langsam diffus ausstrahlend auf? – Eher Hinweis auf einen Rezeptorenschmerz aus dem Gelenk.

3. Lateralflexion

- Einleitung der Bewegung von den Kopfgelenken?
- Läuft die Bewegung harmonisch nach kaudal?
- Kommt es zu einer zusätzlichen Rotation?
- Läuft die Bewegung vorzeitig auf den Schultergürtel weiter?
- Durch zusätzliches passives Annähern der Muskeln über Schulterelevation kann die Muskulatur vom Gelenk als hemmende Ursache differenziert werden. Geht die Bewegung trotz Annäherung nicht weiter, liegt die Ursache am Gelenk.

4. Rotation

- Durch verschiedene Einstellungen in Flexion und Extension kann die Rotation hauptsächlich in unterschiedliche Etagen der HWS gelenkt werden; obere HWS: Hauptrotationsniveau C1/C2.
- Durch Flexion wird die mittlere und untere HWS durch Bandstraffung verriegelt, die Weichteile in der oberen HWS werden durch leichte Extension wieder angenähert und aus dieser Stellung wird die Rotation geprüft. Es sind ca. 20° zu jeder Seite möglich.
  - *Mittlere HWS*
    Die HWS in mittlere Flexion einstellen und aus dieser Stellung rotieren.
  - *Untere HWS und zervikothorakaler Übergang*
    Rotation bei eingeordneten Körperabschnitten prüfen; bewußt leichtes „Doppelkinn" einstellen und aus dieser Stellung rotieren. Die Rotation sollte bis Th4 herunterlaufen. Die Bewegung kann lateral am Dorn palpiert werden.

5. Kombinationsbewegung

- Die HWS wird in Flexion mit gleichsinniger Seitneigung und Rotation geführt. Auf der konvexen Seite kommt es zur Divergenz in den Wirbelgelenken der mittleren und unteren HWS.
- Die HWS wird in Extension und gleichsinniger Seitneigung und Rotation geführt. Auf der konkaven Seite kommt es zur Konvergenzbewegung der Wirbelgelenke der mittleren und unteren HWS. Diese Bewegung ist gleichzeitig ein Provokationstest bei Kompression austretender Spinalnerven (= Spurling-Test). Es kommt zu einem einschießenden Schmerz in den Arm. Ein lokaler Schmerz in der HWS oder ein langsam ziehender, diffus ausstrahlender Schmerz deuten eher auf einen Facettenschmerz hin.

6. Segmentale Bewegungsprüfung

Ausgangsstellung Patient: im Sitz

Ausgangsstellung Therapeut: Von ventral-lateral vor dem Patienten. Prüft der Therapeut die Bewegung der linken Wirbelgelenke, kommt er von rechts. Die Stirn des Patienten liegt an der rechten Therapeutenschulter. Den Zeigefinger der linken Hand als Tastfinger lateral des Muskelbauches am Wirbelbogengelenk anlegen. Die rechte Hand umfaßt von ventral den Kopf, die ulnare Handkante liegt unmittelbar über dem Tastfinger.

Ausführung: Mit dieser Grifftechnik wird der Kopf in alle Bewegungsrichtungen geführt. Der Körper des Therapeuten und der Kopf des Patienten sind bei der Bewegungsdurchführung eine Einheit (Abb. 3.**20a** u. **b**).

Folgende Muskeln auf Verkürzung testen

- M. trapezius pars descendens
- M. levator scapulae
- Kurze autochthone Nackenextensoren der oberen HWS (M. rectus capitis posterior major und minor, M. obliquus capitis superior und inferior). Die Verkürzung dieser Muskeln fixiert die Kopfgelenke in Extension: Bei der Einordnung der Körperabschnitte in die Körperlängs-

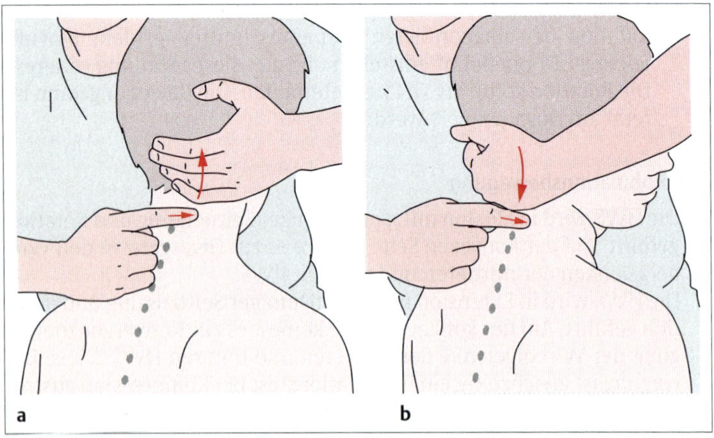

Abb. 3.**20** Kombinierte segmentale Bewegung der HWS **a** in Flexion, **b** in Extension

achse täuscht diese Verkürzung durch mangelnde Kopfeinordnung eine verminderte Extensionstoleranz im zervikothorakalen Übergang vor.
- Mm. scalenii
- M. sternocleidomastoideus
- M. pectoralis major und minor

Folgende Muskeln auf Kraft testen

- Ventrale Halsmuskeln
  Ausgangsstellung Patient: Rückenlage, Kopf im Überhang
  Ausgangsstellung Therapeut: Am Kopfende, unterstützt den Kopf eingeordnet in der Körperlängsachse.
  Ausführung: Der Patient erhält den Auftrag, den Kopf gegen die Schwerkraft in der Körperlängsachse eingeordnet zu halten. Anschließend werden durch Flexion der HWS die konzentrische und die exzentrische Aktivität geprüft und durch Öffnen des Mundes werden die oberflächlichen Halsmuskeln in eine aktive Insuffizienz gebracht. Auf gleiche Weise erfolgt anschließend die Prüfung der tiefen autochthonen prävertebralen Muskeln.
- Die Rumpfmuskeln werden wie bei LWS- und BWS-Syndromen durch alltagsnahe Bewegungen geprüft. Die Einordnung der HWS ist nur bei eingeordneten kaudalen Körperabschnitten möglich.

3.2.2 Physiotherapeutische Behandlung

•••• Physiotherapeutische Behandlungsziele

- Reduzierung der Schmerzen
- Verbesserung der Beweglichkeit hypomobiler Wirbelsäulenabschnitte/Beseitigung reversibler Funktionsstörungen
- Stabilisation hypermobiler Wirbelsäulenabschnitte
- Erlernen ökonomischen Bewegungsverhaltens

•••• Physiotherapeutische Maßnahmen

Es werden exemplarisch zu jedem Behandlungsziel Maßnahmen beschrieben. Weitere Maßnahmen finden Sie beim Krankheitsbild *Spondylarthrose* und im *Kapitel Leitsymptome.*

1. Schmerzlindernde Maßnahmen

- Wärme, Hitze
- Elektrotherapie: Galvanisation, TENS, diadynamische Ströme

- Ultraschall: mit niedriger Intensität im Bereich der Triggerpunkte, an schmerzauslösenden Ligamenten
- Querfriktion an schmerzauslösenden Ligamenten
- Quermassage, Querdehnung an hypertonen und verkürzten Muskeln Druckinhibition der Triggerpunkte: Der Triggerpunkt wird für die Dauer von einer Minute komprimiert, dadurch kommt es lokal zur Senkung der Blutzufuhr und damit zur verminderten O_2-Versorgung. Durch diese ischämische Kompression wird der Triggerpunkt gehemmt.
- Entlastung der schmerzhaften Wirbelsäulenabschnitte durch Entlastungsstellung und Entlastungslagerungen (siehe unter *Spondylarthrose* und *Leitsymptome)*

2. Maßnahmen zur Beseitigung reversibler Funktionsstörungen und Verbessern der Beweglichkeit hypomobiler Wirbelsäulenabschnitte

- Allgemein

- Gelenkzentrierung durch Traktion- und Gleitmobilisation
- hubfreie und hubarme Mobilisation, auch als Hausaufgabe für die Patienten
- Dehnung verkürzter Muskeln, auch Eigendehnungen als Hausaufgabe

- LWS und das Iliosakralgelenk

1. Segmentale Mobilisation in Extension und Flexion der LWS in Seitlage

Extension: Verbesserung des Konvergenzgleitens vom kaudalen zum kranialen Wirbel

Flexion: Verbesserung des Divergenzgleitens vom kaudalen zum kranialen Wirbel; bei dieser Mobilisation ist eine Kopplung mit der Postisometrischen Relaxation (PIR) für die lumbalen Rückenstrecker günstig.

Durchführung

Ausgangsstellung Patient: Seitlage mit angewinkelten Beinen, Oberschenkel liegt auf der Bank, Unterschenkel im Überhang, Knie liegen am Oberschenkel des Therapeuten. Bei der Extensionsmobilisation werden die Hüftgelenke in ca. 70° Flexion gebracht; bei der Flexionsmobilisation stellt der Therapeut die Flexion ein, bis die Bewegung im kaudalen Nachbarsegment ankommt.

Ausgangsstellung Therapeut: Die Knie des Patienten liegen am Oberschenkel des Therapeuten, die distalen Unterschenkel werden von ventral umfaßt. Der Therapeut führt die Bewegung über die Beine des Patienten und über seinen Körpereinsatz. Der kraniale Wirbel wird am Dornfortsatz fixiert.

Extension: Der Dorsalschub der Oberschenkel über die Knie des Patienten führt zum Konvergenzgleiten zum kranialen Wirbel, anschließend erfolgt segmentale Bewegung in die Extension.

Flexion: Divergenzgleiten durch Mitnahme des kaudalen Wirbels nach kaudal-ventral. Der Mobilisationsunterarm des Therapeuten liegt dabei fest auf dem Sakrum und führt die Bewegung. Diese Mobilisation kann mit PIR kombiniert werden; nach der statischen Aktivität der Extensoren folgt in der Entspannungsphase die Mobilisation in die Flexion (Abb. 3.**21 a** u. **b**).

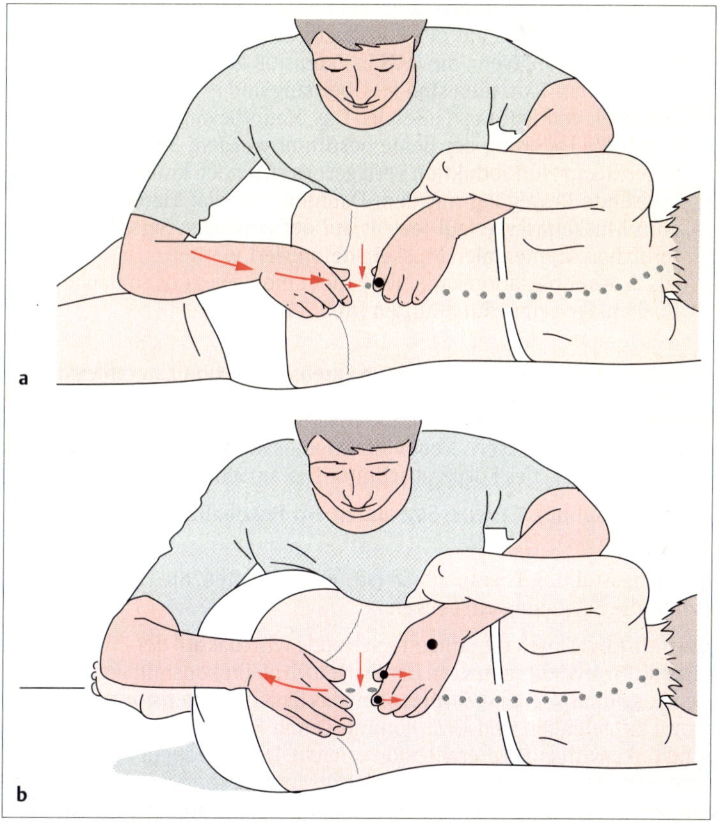

Abb. 3.**21** Segmentale Mobilisation **a** in Extension, **b** in Flexion

Nach dieser segmentalen Mobilisation erlernt der Patient die hubfreie Mobilisation der LWS in Extension oder Flexion. Der hypomobile Abschnitt wird ihm durch deutliche taktile Reize (Hautfalte, Abstand schätzen – verlängern und verkürzen) bewußt gemacht.

Ist die Mobilisation in die eingeschränkte Richtung zu schmerzhaft, kann erst mit einer anderen Richtung begonnen werden. Die Weichteile können vorbereitend durch Quermassage und mobilisierende Massage detonisiert werden.

- *Beispiel:* Bei schmerzhaft eingeschränkter Extension beginnt der Therapeut mit hubfreier Mobilisation in Lateralflexion in Bauchlage. Der Patient wird so weit entlordosiert, daß die Mobilisation nicht zur Schmerzverstärkung führt. Bei der Extension gleiten beide Wirbelbogengelenke in die Konvergenz, bei der Lateralflexion kommt es zum Konvergenzgleiten auf der konkaven Seite mit einer gegensinnigen Begleitrotation, wenn die LWS in Extension gelagert ist.
  Die Füße des Patienten sind im Überhang und er schiebt die Füße im Wechsel in Richtung Fußende. Das Hauptbewegungsniveau kann durch die Lagerung der Beine bestimmt werden. Bei zunehmender Lagerung in Hüftabduktion verlagert es sich nach kranial. Durch eine kreisende Bewegung mit dem Daumen oder der Handwurzel quer zum Muskelfaserverlauf jeweils auf der konkaven Seite können die lumbalen segmentalen Muskeln detonisiert werden.
  Als Automobilisation kann der Patient die Bewegung in Bauch- oder Rückenlage selbst durchführen (Abb. 3.**22a** u. **b**).

2. Hubarme Mobilisation der LWS in Extension/Flexion/Lateralflexion

Durch diese Mobilisation wird die potentielle Beckenbeweglichkeit bei stabiler BWS verbessert. Neben der Mobilisation in der LWS kommt es zur Stabilisation des Körperabschnitts Thorax/Schultergürtel.

Ausgangsstellung Patient: Sitz auf einem Pezziball, die Hände stützen seitlich auf zwei Hocker.

Ausgangsstellung Therapeut: Dorsal vom Patienten, die Hände manipulieren die Bewegung am Becken.

Ausführung: Durch die stützenden Hände wird das auf der LWS lastende Brustkorbgewicht reduziert. Der Brustkorb bleibt konstant am Ort, während es durch Vor- und Zurückrollen des Balls zur Extension und Flexion von Hüftgelenken und LWS kommt. Durch Rollbewegung nach rechts und links wird eine Lateralflexion erreicht. Der Therapeut achtet darauf, daß es nicht zu einer reinen Translation kommt, sondern zu einer kreisbogigen Bewegung. Ein zusätzlicher taktiler Reiz an der LWS kann die Bewegungswahrnehmung unterstützen.

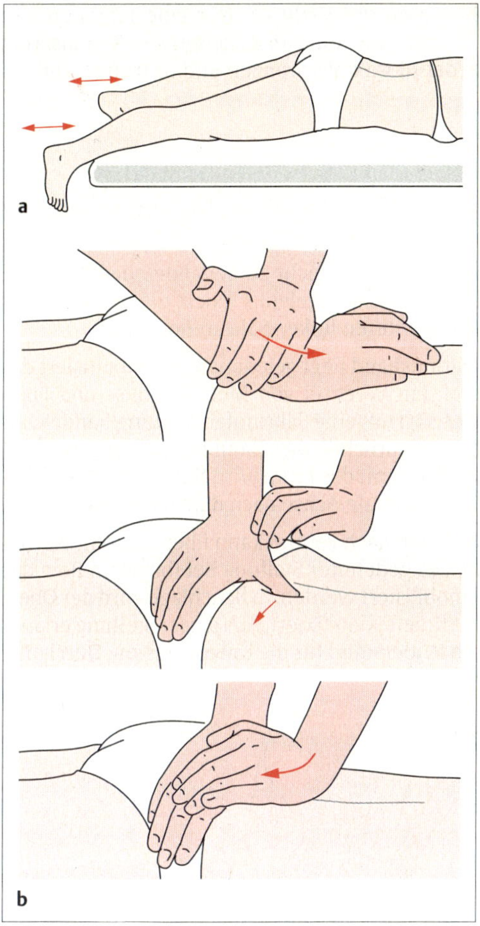

Abb. 3.**22** Mobilisation der Lateralflexion bei schmerzhaft eingeschränkter Extension der LWS:
a in Bauchlage,
b Detonisierung der Muskulatur auf der konkaven Seite

- Iliosakralgelenk

Mobilisation des Iliosakralgelenks in die Ventralrotation durch Kreuzgriff

Da die häufigste Blockierung die dorsalrotierte Stellung ist – z. B. durch plötzliche massive Belastung auf dem Standbein beim Übersehen einer Treppenstufe –, wird hier die Mobilisation nach ventral beschrieben. Es wird jedoch ausdrücklich darauf hingewiesen, daß dies nicht bei allen

ISG-Störungen die Mobilisation der Wahl ist. Nur eine umfangreiche manualtherapeutische Diagnostik mit anschließender Mobilisation kann die gesamte Breite der Iliosakralstörungen und Sakrumstörungen erfassen.

Durchführung

Ausgangsstellung Patient: Bauchlage, die LWS wird durch Unterlagerung entlordosiert.

Ausgangsstellung Therapeut: Auf der nicht zu behandelnden Seite. Bei der Mobilisation des rechten Iliosakralgelenks fixiert die rechte Therapeutenhand das Sakrum am unteren linken Sakrumpol.

Ausführung: Die Mobilisationshand liegt gelenknah und mobilisiert das Ilium nach ventral-lateral. Ein Wechsel von Mobilisations- und Fixationshand erfolgt, wenn es sich um eine Sakrumfehlstellung handelt, also der Vorlauftest im Sitzen deutlicher war. Dann liegt die rechte Hand am Ilium und die linke am Sakrum; das Ilium wird fixiert und der rechte obere Sakrumpol um eine diagonale Achse nach dorsal bewegt.

Nach der passiven Mobilisation nach ventral kann über statische Aktivität des M. rectus femoris aus gedehnter Stellung bei fixiertem Bein das Ilium aktiv nach ventral mobilisiert werden. In Bauchlage wird der Oberschenkel in Extension mit Knieflexion fixiert. Aus dieser Stellung erlangt der Patient einen leichten Widerstand für die Knieextension. Durch den

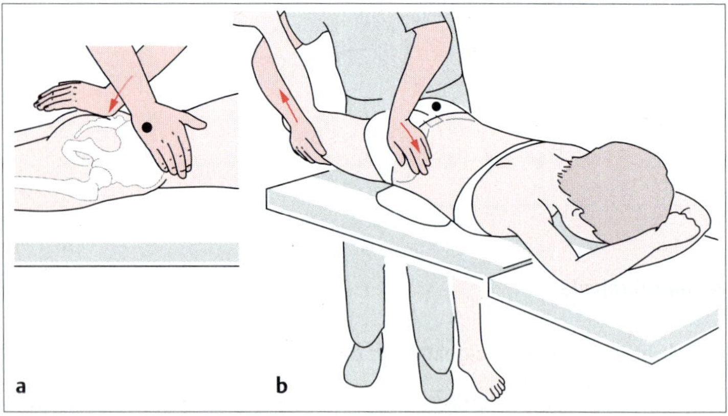

Abb. 3.**23** Mobilisation des Sakrums und des Iliums nach ventral
a Sakrummobilisation über den Kreuzgriff,
b Iliummobilisation über Muscle-energy Technik

Ursprung des M. rectus femoris an der Spina iliaca anterior inferior kann er über seinen Kraftwirkungsgrad das Ilium nach ventral ziehen (Abb. 3.**23 a** u. **b**).

Da Iliumfehlstellungen sehr häufig muskulär bedingt sind, sollten die hypertonen Muskeln detonisiert werden. so kann z. B. ein hypertoner oder verkürzter M. psoas major das Ilium nach dorsal rotieren. Dieser Muskel kann durch Quermassage detonisiert werden.

Durchführung

Ausgangsstellung Patient :Rückenlage; Annäherung der Bauchmuskeln über Lagerung in Hüft- und Knieflexion.

Ausgangsstellung Therapeut: Lateral auf der zu behandelnden Seite. Die palpierenden Fingerkuppen werden flächig am Seitenrand des M. rectus abdominis, etwas unterhalb des Bauchnabels angelegt.

Ausführung: Im 45° Winkel tasten die Finger in die Tiefe, der Muskel hat einen schrägen Verlauf von der LWS nach lateral-distal. Der Muskel fühlt sich fest-elastisch an und kann druckschmerzhaft sein. Die Fingerkuppen bewegen sich mit Druck in eine Richtung quer zum Faserverlauf. Falls dies zu schmerzhaft ist, hält der Therapeut den Druck flächig konstant an einem Punkt, bis der Tonus des Muskels nachläßt.

Alle hypertonen und reflektorisch verkürzten Muskeln können mit Quermassage oder Quer- und Längsdehnung z. B. durch postisometrische Relaxation entspannt werden.

Eine gute Entspannung des M. psoas major wird durch Bewegen des Hüftgelenks in Extension vom proximalen Hebel bei abgegebenen Beingewichten erreicht. Dies können die Patienten zu Hause auch alleine durchführen.

Eingeschränkte Hüftgelenkbeweglichkeit wird in den Iliosakralgelenken und der LWS kompensiert und kann dort zu Hypermobilität mit rezidivierenden reversiblen Funktionsstörungen führen. Wenn möglich, sollten sie verbessert werden und bei degenerativen Gelenkveränderungen möglichst lang erhalten bleiben.

- BWS und Rippen

Segmentale Mobilisation der BWS in Extension und Flexion

Ausgangsstellung Patient: Rückenlage, Hüft- und Kniegelenke in Flexion, Füße auf der Behandlungsbank aufgestellt. Die Hände sind im Nacken gefaltet, die Ellenbogen liegen zusammen, unter dem zu mobilisierenden Segment liegt ein festes Polster.

Ausgangsstellung Therapeut: Lateral vom Patienten, eine Hand palpiert dorsal die Bewegung und Einstellung interspinös und unterstützt die Mobilisationsbewegung. Die andere Hand liegt ventral an den Ellenbogen des Patienten.

Ausführung: Das Polster dient als Umdrehungsachse.

Bei der Flexionsmobilisation wird das zu behandelnde Wirbelsegment in Behandlungsstellung – in die Flexion – eingestellt. Nach statischer Anspannung des M. erector trunci bei der Einatmung folgt während der Ausatmung über die Ellenbogen ein transversaler Schub nach dorsal-kranial. Die dorsale Therapeutenhand gibt gleichzeitig einen Zugimpuls nach kranial-ventral, was zum Divergenzgleiten in den Wirbelbogengelenken führt. Der dorsale Schub bewirkt eine Traktion in den Gelenken.

Bei der Extensionsmobilisation wird das zu behandelnde Bewegungssegment mehr in Extension eingestellt. Nach statischer Anspannung der Flexoren bei der Einatmung folgt ein Transversalschub auf den zu mobilisierenden Wirbel nach dorsal über die Ellenbogen bei der Ausatmung. In den Wirbelgelenken lösen sich die Gelenkflächen voneinander, wodurch das Konvergenzgleiten erleichtert wird (Abb. 3.**24**).

Diese Ausgangsstellung kann auch zur Automobilisation genutzt werden:

Bei der Automobilisation in die Flexion stellt der Patient die Flexion so lange ein, bis sie im zu mobilisierenden Segment ankommt. Bei der Ausatmung veranlaßt er eine Druckverstärkung mit den Füßen in die Unterlage und einen kranial-dorsalen Schub der Wirbelsäule gegen die Unterlage. Die LWS ist durch die Stützfunktion der Beine entlordosiert stabil. In den Wirbelgelenken findet beidseitig eine Traktion statt.

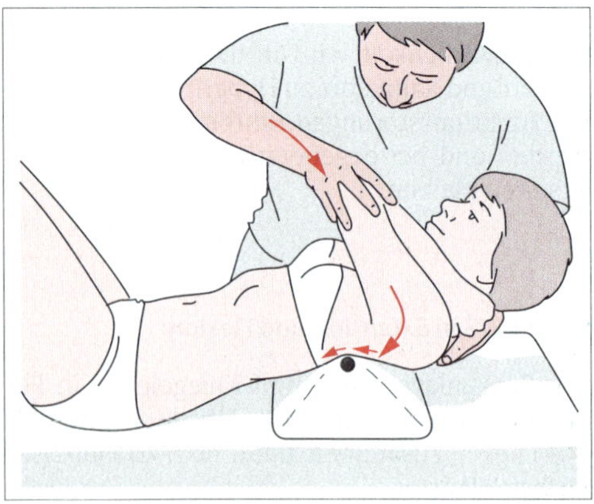

Abb. 3.**24** Mobilisation der BWS, Hypomochliontechnik (auch zur Eigenmobilisation geeignet)

Bei der Automobilisation in Extension stellt der Patient die Extension so lange ein, bis sie im zu mobilisierenden Segment ankommt. Bei der Ausatmung führt er einen dorsalen Schub in Richtung Unterlage aus, ansonsten s. o.

Zu Hause kann der Patient als Polster zwei Handtücher fest aufrollen. Die Automobilisation ist auch über eine Stuhllehne möglich, die LWS wird durch Flexion der Hüftgelenke beim Übereinanderschlagen der Beine stabilisiert.

Den meisten Patienten fällt es schwer, die Extensions- und Flexionsbewegung der BWS selektiv wahrzunehmen. Die hubfreie Mobilisation in Seitlage mit deutlichen Hilfen des Therapeuten durch Druckwahrnehmung am Dornfortsatz und das Verlängern und Verkürzen eines Abstandes auf der Haut sind Wahrnehmungshilfen beim Erlernen dieser Bewegung, die der Patient auch alleine durchführen kann.

Die umliegenden Weichteile werden mit der mobilisierenden Massage begleitend behandelt.

Der Patient gibt dem Druck des Therapeuten nach, durch einen axialen Druck rechtwinkelig zur EXT.-/FLEX.-Achse folgt eine extensorische Bewegung der BWS. Durch Erwiderung des Drucks kommt es zur flexorischen Bewegung (Abb. 3.**25a** u. **b**).

Die Bewegung kann auch im Atemrhythmus erfolgen. Dabei ist zu beachten, daß es bei der Einatmung zu einer minimalen Flexion der BWS mit Vergrößerung des frontalen und sagittalen Thoraxdurchmessers, bei der Ausatmung zu einer Extension kommt. Patienten mit einem starren Thorax zeigen häufig ein umgekehrtes Verhalten: Extension mit Atemhilfsmuskeleinsatz bei der Einatmung und Flexion bei der Ausatmung.

Durch die hubfreie Mobilisation der Rotation im Sitz kann bei konstantbleibendem Körperabschnitt Kopf und Becken vor allem der zervikothorakale und lumbothorakale Übergang mobilisiert werden.

Drehdehnlagen aus der Atemtherapie können den Patienten als mobilisierende Lagerungen für zu Hause gezeigt werden.

2. Rippenmobilisation durch den Kreuzgriff

Ausgangsstellung Patient: Bauchlage, bei sehr flacher BWS leichte Kyphosierung durch Unterlagerung. Der Kopf ist zur blockierten Seite rotiert.

Ausgangsstellung Therapeut: Auf Höhe der zu mobilisierenden Rippe, auf der nicht zu behandelnden Seite stehend. Die Fixationshand liegt mit dem Kleinfingerballen auf dem Querfortsatz der nichtmobilisierten Seite. Bei Mobilisation der rechten Rippen ist die rechte Therapeutenhand

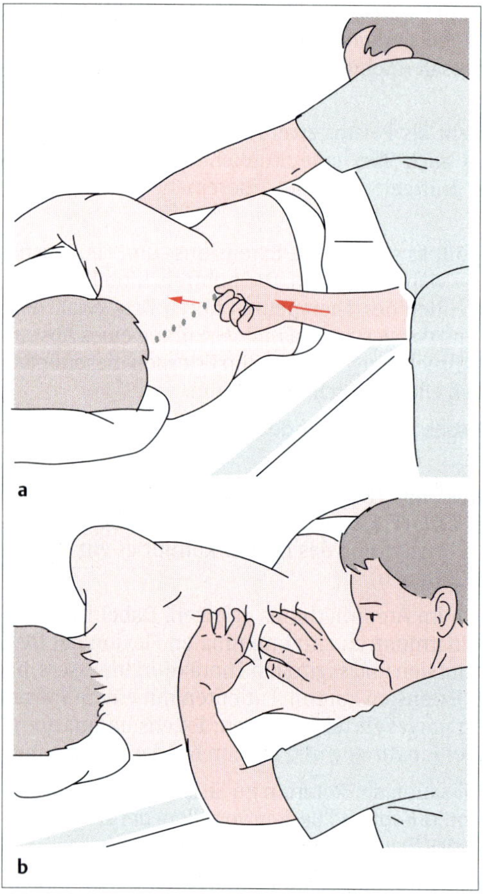

Abb. 3.**25** Mobilisierende Massage im Bereich der BWS:
a Üben der Bewegungen,
b Bearbeitung der Muskulatur während der Bewegung

die Fixationshand. Die Mobilisationshand liegt mit der ulnaren Handkante auf der Rippe, das Pisiforme liegt am Angulus costae, unmittelbar lateral zum zugehörigen Wirbelquerfortsatz.

Ausführung: Der Querfortsatz wird bei Mobilisation der rechten Rippe in Rechtsrotation fixiert, die Rippe wird nach ventral, lateral und kaudal mobilisiert.

Im Kostotransversalgelenk entsteht eine Traktion. Diese Mobilisation ist bei Inspirations- und Expirationsblockierungen der Rippen 4–12 möglich.

3. Mobilisation der oberen Rippen

Mit einer leichten Abwandlung kann die Automobilisation der BWS in Extension über eine Stuhllehne oder Handtuchrolle auch zur Mobilisation der oberen Rippen genutzt werden.

Ausgangsstellung Patient: Sitz, Stuhl mit hoher Lehne oder entsprechend verstellbare Behandlungsbank, als Alternative Rückenlage mit Polster. Die Höhe der Lehne oder Unterlagerung befindet sich am kaudalen Wirbel. Der Patient verschränkt die Arme und legt sie von ventral gegen die Stirn; das Kinn ist angezogen, damit es nicht zur Extension in der mittleren und oberen HWS kommt.

Ausgangsstellung Therapeut: Lateral, eine Hand umfaßt von ventral die Unterarme des Patienten, die andere Hand kann die Weite des Interkostalraumes tasten oder Gegenhalt an der kaudalen Rippe geben.

Ausführung: Der Therapeut bewegt die Arme des Patienten nach dorsal, wodurch weiterlaufend eine Extension im zervikothorakalen Übergang und eine Anhebung der Rippen in der Sagittalebene erfolgt. Dann drückt der Patient bei der Einatmung seine Unterarme leicht nach ventral gegen den Therapeutenarm, bei der Ausatmung und Entspannungsphase bewegt der Therapeut über das Polster oder die Lehne weiter nach dor-

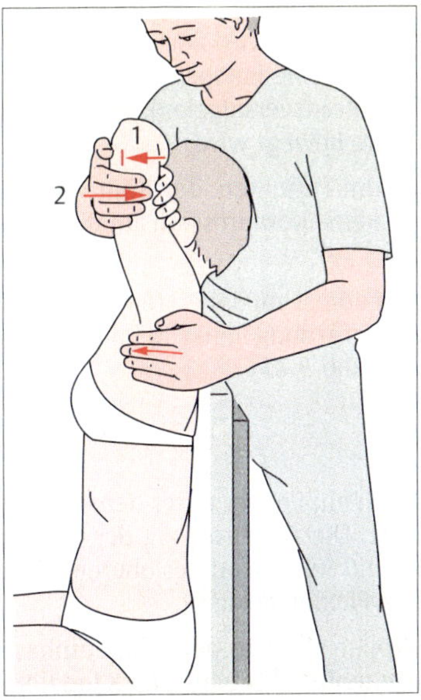

Abb. 3.**26** Mobilisation der oberen Rippen

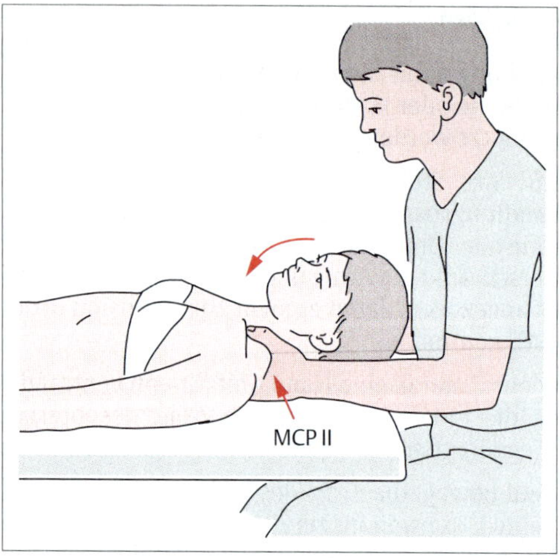

Abb. 3.**27** Mobilisation der ersten Rippe

sal. Diese Mobilisation kann der Patient in Rückenlage oder über die Stuhllehne als Automobilisation durchführen (Abb. 3.**26**).

4. Mobilisation der ersten Rippe

Ausgangsstellung Patient: Rückenlage, der Kopf wird zur mobilisierten Seite gedreht und geneigt, dadurch werden eine Entspannung der Mm. scaleni und ein Traktionsimpuls im Kostotransversalgelenk erreicht, da der Querfortsatz zur kontralateralen Seite bewegt wird.

Ausgangsstellung Therapeut: Kranial vom Patienten, der Kopf wird in der oben angegebenen Stellung fixiert; keine Kompression auf die HWS setzen.

Ausführung: Die Mobilisationshand von dorsal auf der ersten Rippe gibt flächig mit der Radialseite des Zeigefingergrundgelenks bei der Ausatmung einen Schub nach ventral kaudal (Abb. 3.**27**).

5. Automobilisation der unteren Rippen

Ausgangsstellung Patient: Seitlage, durch ein Polster unter dem Thorax wird die BWS in Lateralflexion gelagert. Die Aufspreizung der oberen Rippen wird durch Schulterabduktion und Adduktion des oberen Hüftgelenks verstärkt. Das untere Bein ist in Flexion gelagert.

Ausführung: Die Aufspreizung der Rippen wird in der Einatemphase durch eine Verlängerung der oberen Seite über Kranial- und Kaudalbe-

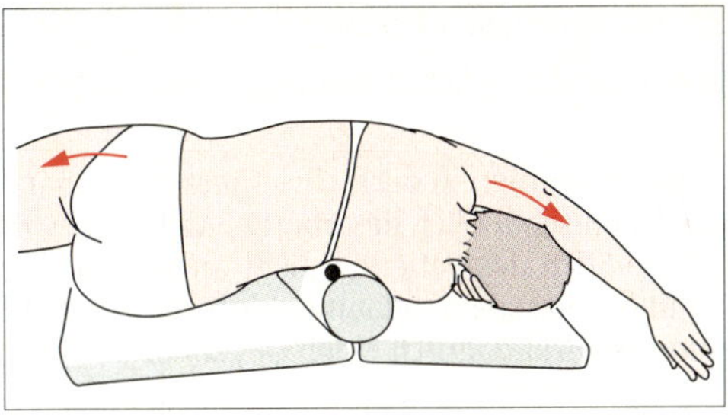

Abb. 3.**28** Automobilisation der unteren Rippen

wegung von Arm und Bein verstärkt. Durch die Interkostalmuskeln kommt es zu einem Dehnungsreiz. Trainiert werden gleichzeitig der untere M. quadratus lumborum und die Hüftabduktoren. Die Rippenmobilisation kann durch Weichteiltechniken seitens des Therapeuten unterstützt werden. Packgriffe und Interkostalausstreichungen mobilisieren die Gewebeschichten im Thoraxbereich (Abb. 3.**28**).

Im Anschluß an die Rippen- und BWS-Mobilisation kann die Atembewegung in die hypomobilen Abschnitte gelenkt werden. Hier ist ein unterstützender Einsatz von Atempattern aus der PNF möglich.

Muskeln, die die Thoraxbewegung durch Verkürzung behindern, werden gedehnt. Wichtig sind vor allem die Scaleni (sie fixieren die erste Rippe in Einatemstellung), der M. pectoralis minor (er fixiert den Schultergürtel in Ventralrotation und die 3.–5. Rippe) und der M. pectoralis major (er verhindert die Einordnung des Körperabschnitts Thorax gemeinsam mit den Bauchmuskeln). Durch Dehnlagerungen kann der Patient die Muskeln selbst dehnen.

- HWS

1. Mobilisation des zervikothorakalen Übergangs in Extension

In der Ausgangsstellung Sitz auf einem Stuhl mit hoher Lehne oder Rükkenlage mit Unterlagerung durch ein Polster kann der zervikothorakale Übergang durch den Therapeuten oder durch Automobilisation in Extension mobilisiert werden (Durchführung siehe unter *Mobilisation der oberen Rippen und der BWS in Extension*).

2. Mobilisation des zervikothorakalen Übergangs in Rotation

Die HWS-Rotation läuft bis TH4, bei hypomobilem zervikothorakalen Übergang wird die mangelnde Rotation in den mittleren HWS-Segmenten und den Bandscheiben kompensiert. Hypermobilitäten und Scherbelastungen sind die Folge.

Ausgangsstellung Patient: Sitz auf einem Hocker

Ausgangsstellung Therapeut: Stand in Schrittstellung lateral vom Patienten

Bei Mobilisation in Rechtsrotation umgreift die rechte Therapeutenhand den Kopf und die obere HWS einschließlich des oberen Wirbels des zu behandelnden Segments, die Stirn des Patienten liegt an der rechten Therapeutenschulter. Der linke Therapeutendaumen drückt von lateral gegen den Dornfortsatz und bewirkt dadurch einen Gegenhalt am kaudalen Wirbel des mobilisierten Bewegungssegments.

Ausführung: Die HWS wird in Rechtsseitneigung, Rechtsrotation und Flexion eingestellt, bis die Bewegung am entsprechenden Segment ankommt. Nach der statischen Anspannung in Linksrotation und Linksseitneigung sowie Extension bei der Einatmung folgt die Mobilisation in Rechtsrotation und Rechtsseitneigung sowie Flexion. Die Augenbewegung in die Anspannungs- und Mobilisationsrichtung kann die Mobilisation unterstützen. Hierbei handelt es sich nicht um eine translatorische Gelenktechnik, sondern eher um eine Muskeltechnik.

3. Mobilisation der HWS-Segmente unterhalb C2

Ausgangsstellung Patient: im Sitz

Ausgangsstellung Therapeut: Die Grifftechnik ist wie bei der segmentalen Bewegungsprüfung, nur wird hier der kaudale Wirbel mit dem Gabelgriff von dorsal fixiert und die ulnare Handkante der Mobilisationshand liegt genau am zu mobilisierenden Wirbelbogengelenk (vergleiche Abb. 3.**20**, S. 176).

Ausführung: Bei der Mobilisation des linken Gelenks in Divergenz wird die HWS in Flexion, Rechtsrotation und Rechtsseitneigung eingestellt. Die Mobilisationshand gleitet nach ventral-kranial. Der Unterarm des Therapeuten steht in Behandlungsrichtung. Durch einen Zug in kraniale, leicht dorsale Richtung kommt es zur Traktion im Gelenk. Die Divergenzmobilisation kann durch PIR gekoppelt mit der Augenbewegung unterstützt werden.

Alle Muskelentspannungstechniken an der HWS können über die Augenbewegung gesteuert werden, da die Muskeln mit Rotationsfunktion in der HWS mit der Augenbewegung verschaltet sind; bei Blickwendung nach rechts kommt es auf der rechten Seite zu einer tastbaren Tonuserhöhung, noch bevor eine Bewegung der HWS erfolgt.

4. Detonisieren der autochthonen kurzen Nackenmuskeln

Hierbei handelt es sich um eine Druckinhibition und eine Quermassage zwischen Atlasbogen und Okziput.

Ausgangsstellung Patient: Rückenlage

Ausgangsstellung Therapeut: am Kopfende

Ausführung: Die Fingerkuppen liegen flächig unmittelbar kaudal vom Okziput. Der Kopf des Patienten ruht auf den Händen des Therapeuten. Durch das Gewicht des Kopfes kommt es durch die Fingerkuppen lokal an den Muskelspindeln zu einem Dehnungsimpuls. Bei der Quermassage bewegen sich die Finger nach ventral-lateral, während der Kopf in leichte Extension bewegt wird (Abb. 3.**29**).

5. Dehnung von M. trapezius pars descendens, M. levator scapulae und Mm. scaleni

Die Muskeln können durch den Therapeuten in Rückenlage oder Seitlage gedehnt werden. Die Seitlage eignet sich auch zur Eigendehnung durch den Patienten.

Kopfeinstellung bei Dehnung rechts:

- M. trapezius pars descendens
  Flexion, Linksseitneigung und Rechtsrotation; Dehnung erfolgt über Schultergürteldepression.
- M. levator scapulae
  Flexion, Linksseitneigung und Linksrotation; Dehnung erfolgt durch eine Hand an der Skapula am Angulus superior, Bewegung der Skapula nach kaudal lateral (Abb. 3.**30 a** u. **b**).
- M. scalenus anterior
  Extension, Linksseitneigung und Rechtsrotation; Dehnung erfolgt durch eine Hand an der Klavikula und den oberen Rippen in kaudale Richtung.
- M. scalenus medius und posterior
  Flexion, Linksseitneigung und Linksrotation; Dehnung erfolgt durch eine Hand am kranialen Schultergürtel in kaudale Richtung.

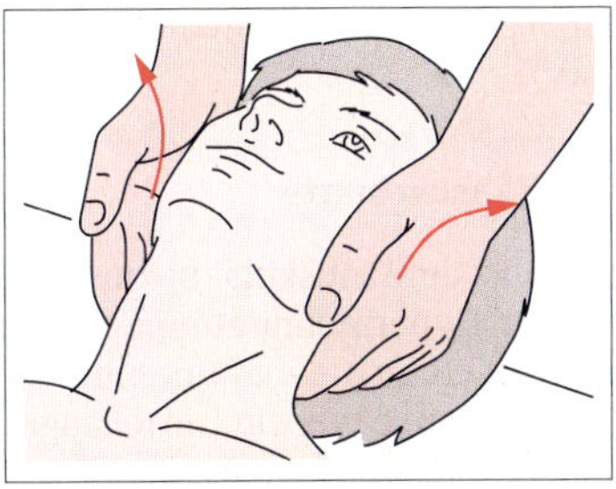

Abb. 3.**29** Quermassage der oberen kurzen Nackenmuskeln

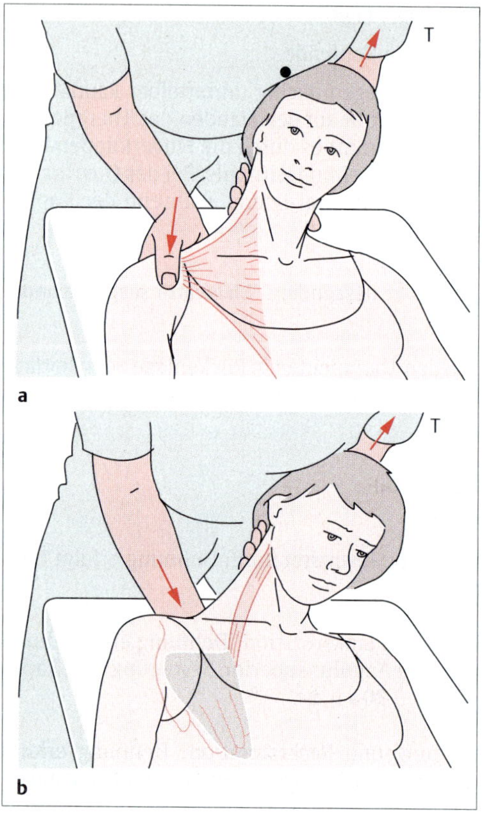

Abb. 3.**30** Dehnung des **a** M. trapezius pars descendens, **b** M. levator scapulae

- M. sternocleidomastoideus
  Extension, Linksseitneigung und Rechtsrotation. Bei ventraltranslatiertem Kopf wird er vom Flexor zum Extensor, da seine Kraftwirkungslinie über den Drehpunkt wandert. Er fixiert dann die Kopfgelenke in Extension.

3. Stabilisation hypermobiler Wirbelsäulenabschnitte

- *Passive Maßnahmen:* Das Iliosakralgelenk kann muskulär nicht stabilisiert werden, weshalb hier bei starker Hypermobilität eine Iliosakralgelenkbandage helfen kann. Es handelt sich dabei um eine Lederbandage, die auf Höhe der Iliosakralgelenke wie ein Gürtel angelegt wird.

Die LWS kann durch elastische Bandagen passiv stabilisiert werden. Die HWS kann kurzfristig bei sehr akuten Schmerzen durch die Schanzkrawatte ruhiggestellt werden, sie wird aber nicht zur Stabilisation eingesetzt.

- *Aktive Maßnahmen:* Sie sind den passiven vorzuziehen; passive können bei Schmerzen begleitend eingesetzt werden. Die segmentale Stabilisation erfolgt in erster Linie über die kleinen autochthonen Muskeln. Diese werden durch gezielte rotatorische Impulse mit nicht zu hoher Hubbelastung angesprochen. Bei zu früher und hoher Hubbelastung werden überwiegend die großen oberflächlichen Ketten aktiviert. Dabei kann durch unzureichende segmentale Stabilität eine Scherbelastung mit Verstärkung der Hypermobilität auftreten. Neuere Forschungsarbeiten belegen, daß die tiefen Muskeln, wie z.B. der M. multifidus und der M. transversus abdominis, aufgrund ihrer federnden elastischen Eigenschaften besonders wirksam anormale intersegmentale Bewegungen verhindern, die bei Wirbelsäuleninstabilitäten auftreten. Bereits schwache Kokontraktionen gewährleisten nahezu maximale Segmentstabilität. (Spinal Pain and Muscle Research Unit)
  Beinachsentraining verbessert die Funktion der Beine als „tragende Säulen" für die Wirbelsäule.

Beispiele stabilisierender Maßnahmen

❖ Segmentale Stabilisation

Ausgangsstellung Patient: LWS und BWS in Seitlage, HWS in Rückenlage

Ausgangsstellung Therapeut: Ventral vom Patienten; über die ulnare Handkante setzt der Therapeut einen rotatorischen Widerstand über die Querfortsätze. Bei der HWS steht der Therapeut am Kopfende, von lateral liegen die radialen Zeigefingerkanten an den Querfortsätzen.

Ausführung: Zuerst Aufnahme von Tiefenkontakt durch die Weichteile, dann Setzen eines langsam anschwellenden Widerstands. Die Seitlage des Patienten läßt sich durch Veränderung der Arm- und Beinlagerung labiler gestalten. Die segmentale Stabilisation an der HWS kann auch im Sitz durchgeführt werden.

❖ Stabilisation im Vierfüßlerstand

Ausgangsstellung Patient: Vierfüßlerstand, die Körperabschnitte sind in der Körperlängsachse eingeordnet.

Ausführung: Wechselnde Druckverstärkung unter einem Bein führt reaktiv zu einer Druckverstärkung unter dem kontralateralen Arm. Nur so bleibt der Schwerpunkt über der Mitte der Unterstützungsfläche und eine stimulierende Wirkung auf die Rotatoren ist die Folge.

Der Vierfüßlerstand läßt sich durch Verkleinerung der Unterstützungsfläche labiler gestalten. Durch das Abheben einzelner Extremitäten wird die Hubbelastung für die Rotatoren erhöht.

Stabilität kann auch mit Mobilität kombiniert werden, z.B. statische und dynamische Skapula- und Beckenpattern. Am Standarm Approximation mit statischer Aktivität in Depression posterior an der Skapula, am Spielarm dynamische Skapula- und Armpattern.

- Skapula- und Beckenpattern aus der PNF

Skapula- und Beckenpattern können sehr gut in Seitlage kombiniert werden, z.B. Kombination der Depression posterior an der Skapula mit Elevation anterior am Becken. Die Pattern können dynamisch und statisch kombiniert werden. Auf die Wirbelsäule laufen sie als rotatorische Aktivität weiter.

- Gangfazilitation aus der PNF

Die Beckenstabilität auf dem Standbein kann sehr gut durch die Gangfazilitation verbessert werden. Die Standbeinfunktion wird durch die gezielte Approximation entlang der Beinlängsachsen stabilisiert. Der Reiz auf die Gelenkrezeptoren erhöht die Funktion der Stützmuskeln. Am Spielarm und Spielbein lassen sich gleichzeitig dynamische Pattern durchführen.

4. Erarbeitung ökonomischen Bewegungsverhaltens

Merke:

a) Simulieren Sie mit Ihrem Patienten reale Alltagssituationen. Beobachten Sie Ihren Patienten bei Alltagsbewegungen, z.B. beim An- und Auskleiden oder Aufstehen und Hinlegen. Lassen Sie sich vom Patienten durch seinen Beruf bzw. Hobbys bedingte Bewegungsabläufe vormachen.
b) Überlegen Sie, wie Sie dem Patienten den Bewegungsablauf erleichtern können (z.B. durch Abgeben von Gewichten oder durch Hilfsmittel).
c) Bedenken Sie, daß manche Bewegungsabläufe im Alltag/Beruf nicht absolut optimierbar sind. Durch einen gezielten Bewegungsplan muß das Bewegungssystem lernen, dennoch mit einem Höchstmaß an Ökonomie zu arbeiten.

– Ungünstige Arbeitshaltungen mit ungenügender muskulärer Stabilisation der Wirbelsäule belasten die LWS und die Iliosakralgelenke mit dem langen Hebel des Oberkörpers. Daher sollten vor allem am Anfang Bücktraining und Alltagsbewegungen mit mehr vertikaler Oberkörpereinstellung geübt werden. Später können bei entsprechenden Längenverhältnissen (siehe unter *Status/Untersuchung*) zunehmend horizontalere Einstellungen geübt werden.

- Körperfernes Arbeiten verlängert den Lastarm für die wirbelsäulenstabilisierende Muskulatur. Aus diesem Grund sollte das körpernahe Arbeiten geübt werden.
- Den Patienten müssen Ausgleichsmöglichkeiten gezeigt werden (vor allem bei nicht veränderbaren Bewegungsabläufen). So sollten z. B. Patienten mit HWS-Problemen im Büro öfter ihr Kopfgewicht auf die Hände abgeben oder die BWS über die Lehne des Bürostuhls in Extension mobilisieren.

3.3 Tendopathien

Bei der Tendopathie handelt es sich um einen schmerzhaften Reizzustand der Sehne und ihrer Insertion am Knochen.

3.3.1 Häufig auftretende Tendopathien

•••• Obere Extremität

Synonyme: Tendinitis, Insertionstendopathie u. a.

1. Schulter

- M. supraspinatus
- M. infraspinatus
- M. biceps brachii
- M. subscapularis

2. Ellenbogen

Epicondylitis lateralis („Tennisellenbogen“)

- M. extensor carpi radialis longus
- M. extensor carpi radialis brevis
- M. extensor digitorum
- M. extensor carpi ulnaris

Am häufigsten sind die beiden Muskeln betroffen, die ihren Ursprung am Epicondylus lateralis haben, nämlich der M. extensor carpi radialis brevis und der M. extensor digitorum.

Epicondylus medialis („Golferellenbogen“)

- M. flexor carpi radialis
- M. palmaris longus
- M. flexor digitorum superficialis

- M. flexor carpi ulnaris
- M. pronator teres

•••• Untere Extremität

1. Hüfte

- Adduktoren
- M. rectus femoris
- M. iliopsoas
- ischiokrurale Muskelgruppe

2. Knie

- Pes anserinus-Gruppe
- M. gastrocnemius

3. Fuß

- M. triceps surae
- M. tibialis posterior

3.3.2 Allgemeine Ursachen

- Häufig besteht eine Relationsstörung der Muskeln hinsichtlich Spannung, Aktivierung und Kraftentwicklung.
- Akute Überlastung der Muskeln durch ein Trauma, z.B. durch eine plötzliche maximale Kontraktion beim Abfangen eines Sturzes.
- Chronische Überlastung der Muskeln durch einseitige Belastung. So können z.B. durch langes Arbeiten am Computer Überlastungen an den Extensoren des Handgelenks entstehen. Im proximalen Anteil leisten die Muskeln statische Daueraktivität, im distalen Bereich müssen sie koordiniert dynamisch arbeiten.
- Chronische Überlastung durch konstitutionelle Abweichungen, wiez.B. Abduktionssyndrom durch sehr großen frontalen Thoraxdurchmesser bei geringer Schultergelenkbreite.
- Chronische Überlastung durch statische Abweichungen. So kann z.B. eine nach vorne geneigte Körperlängsachse durch Gewichtverschiebung ein Extensionssyndrom mit Überlastungen am Schultergürtel nach sich ziehen, oder ein Genu valgum kann zur Überlastung der Pes anserinus-Gruppe führen.
- Chronische Überlastung durch Hypomobilitäten in der Wirbelsäule und mangelnde Stabilität des Schultergürtels auf dem Thorax. Eine mangelnde Extension der Wirbelsäule führt zur Überlastung der Schultergelenke und Schultermuskeln. Bei den letzten 30° der Flexion

und Abduktion läuft normalerweise die Bewegung auf die Wirbelsäule weiter. Wird dies durch mangelnde Bewegungstoleranz behindert, kann dies im Schultergelenk durch Kompensation zur Hypermobilität mit Überlastung der Muskeln führen.
Fehlt die Stabilität des Schultergürtels auf dem Thorax, bietet die Skapula kein Punctum fixum für die Muskeln und deren Funktion am Arm. Duch Verlagerung der Skapula auf den Thorax verändern sich die wirksamen Hebel der Muskeln; die Kraftarme können kürzer werden und dadurch die Muskeln schneller überlasten.

- Chronische Überlastung durch Hypermobilität; z.B. führt ein instabiles Schultergelenk zu einer Überlastung der Schultergelenkzentrierer (M. supraspinatus, M. infraspinatus, M. subscapularis lange Bizepssehne).
- Chronische Überlastung durch dauernde Druckbelastung durch anatomische Engpässe, wie z.B. Supraspinatustendopathie durch Enge im subakromialen Raum.
- Sportliche Überlastung, wie z.B. Tennis: Schmerzen beim Aufschlag im Schultergelenk. Durch falsche Aufschlagtechnik wird die Aktivität nur aus dem Arm geholt und läuft nicht auf den Rumpf über.

Langdauernde statische Belastungen führen durch eine Durchblutungsverminderung zu einem Sauerstoffmangel der Sehnen und des Muskels, so daß eine Degeneration der Sehnen die Folge sein kann. Sehnen, die anatomisch bedingt eine kritische Durchblutungssituation haben, sind dafür besonders anfällig (z.B. M. supraspinatus).

3.3.3 Allgemeine physiotherapeutische Untersuchung

Jede Zugbeanspruchung der Sehne führt zu einer Schmerzverstärkung; außerdem sind Kontraktion und Dehnung des Muskels schmerzhaft.

Vor allem die exzentrische Belastung verstärkt den Schmerz. Es ist möglich, daß die passive Bewegung schmerzfrei ist. Besteht der Reizzustand jedoch schon sehr lange, kann durch sekundäre gelenkbedingte Einschränkung der Bewegung aber auch die passive Bewegung schmerzhaft sein.

Beim Beurteilen der Konstitution und der Statik muß der Therapeut überlegen, welche Abweichung zur Überlastung geführt hat. Daneben können schmerzbedingte Schonhaltungen auftreten. Beim Tasten sind der Sehnenansatz und der Muskel druckschmerzhaft.

Eventuell ist eine Schwellung der Sehne tastbar. Der gereizte Muskel wird aufgrund der Schmerzen bei Kontraktion hypoton geschaltet, da jede Aktivität zur Schmerzverstärkung führt. Bei Dehnung und im Ruhezustand ist er eher hyperton. Die Antagonisten sind ebenfalls häufig tendomyotisch verändert, d.h. zur Schonung des Krankheitsherdes ist sein

Tonus hyperton oder hypoton verändert (vergleiche unter *Leitsymptome*). Die Tonusveränderung der Antagonisten kann hier auf Dauer ebenfalls zur Überlastung führen.

Beim Prüfen der Bewegung treten beim aktiven Bewegen durch den Schmerz Ausweichmechanismen auf, wie z.B. „painful arc" = schmerzhafter Bogen bei einer Supraspinatustendopathie. Der Arm weicht bei der Abduktion in Flexion und Außenrotation aus, um den subakromialen Raum nicht maximal zu verkleinern. Das Tuberculum majus wird nach dorsal-kaudal bewegt und liegt damit nicht unmittelbar unter dem Akromion.

Es ist möglich, daß die passive Bewegung endgradig und schmerzfrei ist.

Ein Krepitieren der Bewegung kann tastbar sein.

Die speziellen Schmerzprovokationstests ermöglichen die Abgrenzung zu Bursitis, Gelenkbeteiligung, Engpaßsyndromen und anderen Erkrankungen.

Statische und dynamische Widerstandstests aus Mittelstellung und gedehnter Stellung provozieren die Schmerzen:
- Keine Schmerzen und kräftiger Widerstand bedeutet, daß keine kontraktile Struktur betroffen ist.
- Schmerzen bei kräftigem Widerstand können auf eine kleine Läsion (Schädigung) hinweisen.
- Schmerzen erst nach wiederholtem Testen und nur bei exzentrischer Belastung können eine kleine Läsion als Ursache haben.
- Schwacher Widerstand ohne Schmerzen deutet auf eine Sehnenruptur oder Nervenschädigung hin.
- Schwacher Widerstand mit Schmerzen wird durch eine große Schädigung verursacht.

Bei Tendopathien der oberen Extremität muß die Halswirbelsäule, bei Tendopathien der unteren Extremität müssen LWS und Iliosakralgelenke mituntersucht werden.

3.3.4 Allgemeine physiotherapeutische Behandlung

- Schmerzlinderung durch heiße Rolle, Eis oder Elektrotherapie (vor allem Ultraschall);
- Querfriktion: Vermeiden bzw. Lösen von Verklebungen, durch erneutes „Akutmachen" werden Wundheilungsprozesse in Gang gebracht. Die Schmerzrezeptoren lassen sich durch Aktivierung der Mechanorezeptoren hemmen. Am tendoperiostalen Übergang werden wegen der Reizung des Periosts keine Querfriktionen angewandt (siehe unter *Leitsymptome*);
- Druckinhibition am tendoperiostalen Übergang;

- Schädigende Überlastungssituationen müssen herausgefunden und durch ein ökonomischeres Bewegungsverhalten vermieden werden; hierzu gehört auch Haltungsschulung;
- Hypomobile benachbarte Gelenke müssen mobilisiert werden;
- Stabilisationstraining der Wirbelsäule und hypermobiler Gelenke;
- Verbindung des Beinachsentrainings mit Bücktraining;
- Passive Maßnahmen, wie entlastende Bandagen oder Tapeverbände, ergänzen die physiotherapeutische Behandlung;
- In der sehr akuten Phase ist manchmal eine kurzzeitige Ruhigstellung notwendig. Injektionen und Infiltrationen mit Lokalanästhetika von ärztlicher Seite können die Physiotherapie unterstützen;
- Nach Abklingen der Schmerzen kann mit dosiertem Funktionstraining begonnen werden; zunächst mit konzentrischer und exzentrischer Muskelarbeit in der mittleren Bewegungsbahn, allmählich bis in die äußere Bewegungsbahn steigernd.

3.3.5 Tendopathien der oberen Extremität

•••• Schulterbewegungsmuster

Die Kenntnis des normalen Bewegungsmusters bei der angulären Schulterbewegung ist Voraussetzung für die Diagnostik von Störungen am Schultergelenk, wie z. B. Tendopathien.

Die Bewegungen erfolgen im „skapulohumeralen Rhythmus". Dabei handelt es sich um das Zusammenspiel aller Schultergürtelgelenke und des Schultergelenks bei der Abduktion und Flexion des Armes. Durch diesen Bewegungsrhythmus zwischen Schulter- und Schultergürtelgelenken werden $^{1}/_{3}$ der Flexion und Abduktion durch die Lageveränderung von Skapula und Klavikula auf dem Thorax erreicht.

1. Abduktion

a) 0°-70°

Glenohumeralgelenk

- Supraspinatus und Deltoideus kontrahieren konzentrisch auf dem Hinweg.
- Gleichzeitig lösen der M. infraspinatus und M. teres minor gemeinsam mit dem M. subscapularis das Kaudalgleiten des Humeruskopfes aus. Ist dieser Synergismus gestört, führt die alleinige Kontraktion von M. supraspinatus und M. deltoideus zum Anstoßen des Humeruskopfes am Akromion, wodurch die Sehne des M. supraspinatus und die Bursa subacromiale komprimiert werden.

Skapulothorakales Gelenk

- Durch den M. trapezius pars descendens und M. serratus anterior beginnt die Außenrotation der Skapula. Der Angulus inferior schwenkt nach lateral.
- Im Sternoklavikulargelenk folgt ein Kaudalgleiten mit Hebung des lateralen Klavikulaendes nach kranial.

b) 70°-150°
Das Kaudalgleiten geht weiter wie oben.

Skapulothorakales Gelenk

- Weitere Außenrotation der Skapula, die Pfanne des Glenohumeralgelenks wandert nach kranial-lateral.
- Im Sternoklavikulargelenk geht das Kaudalgleiten mit Hebung des lateralen Klavikulaendes weiter, gleichzeitig rotiert die Klavikula um ihre Längschse nach dorsal.

c) 150°-180°
In den letzten Graden bewegt sich die Wirbelsäule. Bei unilateraler Abduktion kommt es zur Lateralflexion zur kontralaterlen Seite, bei bilateraler Abduktion zur Extension der Wirbelsäule. Die Außenrotation der Skapula und die Kranialbewegung der lateralen Klavikula verstärken sich.

2. Adduktion

- Sie läuft in umgekehrter Reihenfolge mit Hilfe exzentrischer Muskelarbeit der Abduktoren.
- Die Skapula bewegt sich innenrotatorisch und adduktorisch, im Sternoklavikulargelenk kommt es ebenso wie im Glenohumeralgelenk zum Kranialgleiten,.
- Eine Adduktion gegen Widerstand erfolgt durch den M. pectoralis major, den M. coracobrachialis, den M. latissimus dorsi, den M. teres major und minor sowie den M. deltoideus pars spinalis. Die Rhomboideen, der M. latissimus dorsi und der M. trapezius pars transversa und pars acsendens führen die Skapula in Adduktion und Innenrotation.

3. Flexion

a) 0°-60°

Glenohumeralgelenk

- M. deltoideus pars clavicularis, M. coracobrachialis und M. pectoralis major pars clavicularis kontrahieren sich konzentrisch.
- Durch den Zug vom M. infraspinatus und M. teres minor kommt es zum Dorsalgleiten des Humeruskopfes.

b) 60°-120°

Glenohumeralgelenk

Dorsalgleiten, ab ca. 90° Kaudalgleiten.

Skapulothorakalgelenk

- Die Skapula bewegt sich auf dem Thorax im Sinne einer Außenrotation nach lateral-kranial.
- Die Klavikula rotiert um die Längsachse nach dorsal.

c) 120°-180°
Nach Beendigung der Schulter- und Schultergürtelgelenkbewegung erfolgt die weitere Flexion durch Lateralflexion bzw. Extension der Wirbelsäule.

4. Extension

- Die Bewegungsphasen erfolgen in umgekehrter Reihenfolge mit exzentrischer Muskelaktivität.
- Bei Extension gegen Widerstand erfolgt die Bewegung durch den M. ters minor und major, den M. deltoideus pars spinalis und den M. latissimus dorsi. Die Innenrotation mit Adduktion der Skapula erfolgt durch die Rhomboideen, M. latissimus dorsi und M. trapezius pars transversa und pars ascendens.

5. Rotation

Nur die Muskelsynergien für die Innen- und Außenrotation sind ungleich ausgestattet. Die Innenrotation ist doppelt so stark muskulär gesichert wie die Außenrotation.

a) Außenrotation

- M. infraspinatus
- M. teres minor
- M. deltoideus pars spinalis

Der Umfang der Außenrotation wird durch die Bewegung der Schultergelenkpfanne nach kranial-lateral wesentlich erweitert.
- In der Nullstellung sind 60° möglich
- Bei 90° Abduktion sind 90° Außenrotation möglich
- Bei 120° Flexion sind mehr als 90° Außenrotation möglich

b) Innenrotation

- M. subscapularis (neigt zur Verkürzung)
- M. latissimus dorsi (neigt zur Verkürzung)
- M. teres major (neigt zur Verkürzung)
- M. deltoideus pars clavicularis
- M. pectoralis major (neigt zur Verkürzung)
- M. biceps brachii

Das Überwiegen der Innenrotatoren könnte ein Grund für die zuerst eingeschränkte Außenrotation beim Kapselmuster sein.

Bei der weiterlaufenden Bewegung der Skapula auf dem Thorax bei der Außenrotation in Nullstellung handelt es sich um eine Adduktion, bei der Innenrotation um eine Abduktion.

Die Winkelgrade sind nur ungefähre Richtwerte, da es individuelle Schwankungen gibt.

•••• Tendopathie des M. supraspinatus

Schmerzausstrahlung: Schulter bis in den Oberarm

1. Physiotherapeutische Untersuchung

Die aktive Abduktion ist schmerzhaft, vor allem im Bereich 60°-120°, wo der subakromiale Raum am engsten ist. Bei stärkerer Läsion tritt in diesem Bereich eine Ausweichbewegung in Flexion und Außenrotation auf. Der „schmerzhafte Bogen" ist positiv.

Bei exzentrischer Abduktion ist der Schmerz am stärksten. Auch die statische Anspannung in Abduktion gegen den Widerstand des Therapeuten führt zur Schmerzverstärkung.

Oft ist das aktive Kaudalgleiten über die Synergisten gestört. Eine Palpation des Humeruskopfes bei der Abduktion zeigt die reine Rollbewegung des Kopfes nach kranial.

Bei der Abduktion ist eine fehlende Grübchenbildung lateral des Akromions zu beobachten. Bei der Ansicht von dorsal wird ein Vorlauf der Skapula auf dem Thorax sichtbar.

Die passive Bewegung kann uneingeschränkt und schmerzfrei möglich sein. Besteht die Läsion schon länger, kann die Bewegung auch passiv eingeschränkt sein (Abb. 3.**31 a**, **b** u. **c**).

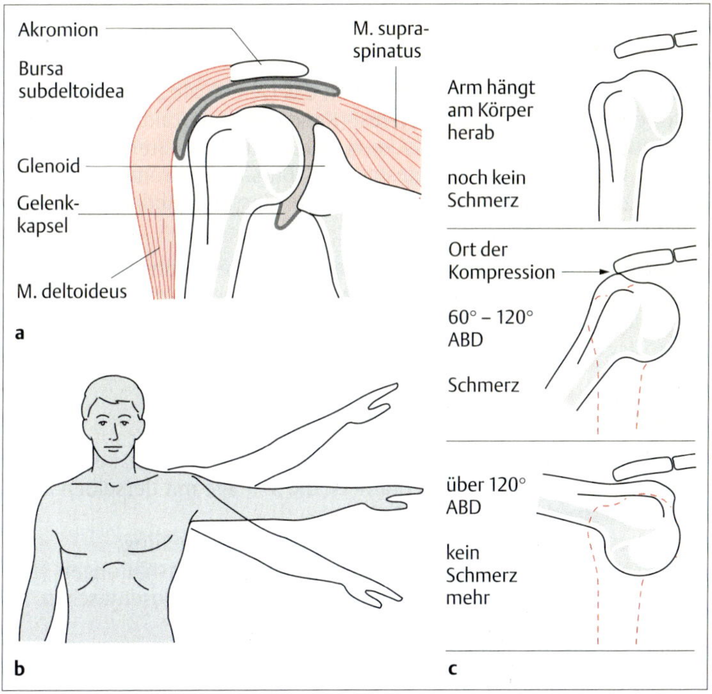

Abb. 3.**31** Tendopathie des M. supraspinatus **a** Verlauf des M. supraspinatus, **b** Testbewegungen bei schmerzhafter Abduktion, **c** Mechanismus des „schmerzhaften Bogens“

Schmerzprovokationstest aus gedehnter Stellung

Ausgangsstellung Patient: Sitz, Arm in Extension, Innenrotation und Adduktion, Hand und Unterarm auf dem Rücken.

Ausgangsstellung Therapeut: Dorsal vom Patient, die Sehne des M. supraspinatus wird unmittelbar ventral vom Akromion am Tuberculum majus palpiert. Die Sehne hat in dieser Ausgangsstellung einen Verlauf nach kranial kaudal. Sie wird quer zum Faserverlauf parallel zur ventralen Akromionkante palpiert.

Ausführung: Zuerst wird die Druckschmerzhaftigkeit geprüft, anschließend leistet die andere Therapeutenhand lateral am Oberarm Widerstand in die Abduktion.

Durch diesen Test kann der Supraspinatus vom Gelenk und von der Bursa subacromialis differenziert werden.

Ist der Test nicht ganz eindeutig, kann das Gelenk als Schmerzursache durch einen passiven Joint-play-Test (Kaudalgleiten, Traktion, Kompression) ausgeschlossen werden. Akromioklavikular- und Sternokavikulargelenk werden ebenfalls getestet. Die Bursa subacromialis wir als Schmerzursache durch Kaudalzug bei der passiven Abduktion ausgeschaltet.

Ist die Bursa die Ursache, wird der Schmerz bei Bewegung unter Zug geringer, da der subakromiale Raum passiv erweitert wird. Der dabei auftretende vermehrte Zug auf die Supraspinatussehne führt bei Vorliegen einer Läsion zur Schmerzverstärkung.

2. Physiotherapeutische Behandlung

- Druckinhibition oder Querfriktion der Sehne in der oben beschriebenen Ausgangsstellung, alternativ ist die Seitlage mit derselben Armeinstellung möglich (Abb. 3.**32**);
- Ultraschall in der oben beschriebenen Ausgangsstellung;
- bei Abduktionssyndrom Anbieten von Entlastungshaltungen (z. B. Reduktion der Armgewichte durch Hände in den Hosentaschen, im Sitzen durch Ablegen auf Lehnen oder Tisch);
- Erarbeitung des aktiven Kaudalgleitens in verschiedenen Winkelstellungen der Abduktion;
- Stabilisation des Schultergelenks (Beispiele S. 206);
- ansonsten siehe unter *Allgemeine Maßnahmen*

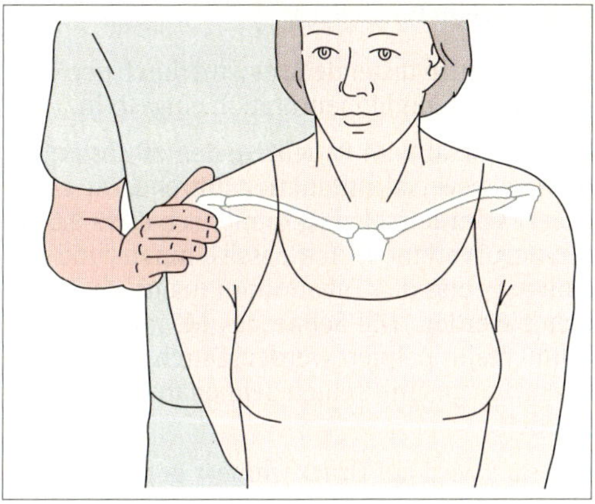

Abb. 3.**32** Druckinhibition bzw. Querfriktion bei Tendopathie des M. supraspinatus

3. Ärztliche Therapie bei chronischen Tendopathien

Bei sehr chronischen Tendopathien muß manchmal der subakromiale Raum durch eine Resektion des Lig. coracoakromiale und des lateralen Teils des Akromions operativ erweitert werden. Bei dieser Operation (Neer-Plastik) handelt es sich allerdings um eine symptomatische Therapie.

Physiotherapie postoperativ

- Verbesserung der Beweglichkeit
- Verbesserung der Stabilität des Schultergelenks
- ansonsten siehe unter *Physiotherapeutische Behandlung*

•••• Tendopathie des M. infraspinatus und des M. teres minor

Schmerzausstrahlung: dorsaler Oberarm bis lateraler Ellenbogen

1. Physiotherapeutische Untersuchung

Die aktive Außenrotation ist schmerzhaft. Die Innenrotation kann endgradig durch Dehnungsschmerz der Außenrotatoren behindert sein. Der statische Widerstandstest in Mittelstellung in Außenrotation führt zur Schmerzverstärkung. Die Außenrotation kann durch verkürzte Innenrotatoren eingeschränkt sein.

Schmerzprovokationstest aus gedehnter Stellung

Ausgangsstellung Patient: Sitz, der zu testende Arm wird durch den Therapeuten in transversale Adduktion und Innenrotation eingestellt.

Ausgangsstellung Therapeut: Dorsal vom Patienten, den zu testenden Arm durch den Wiegegriff in transversale Adduktion führend. Die andere Therapeutenhand palpiert vom dorsalen Akromioneck etwa 1,5 cm nach kaudal-lateral im Humerusverlauf. Durch passive Innen- und Außenrotation kann die Rollbewegung des Tuberkulum majus unterhalb des Akromioneckes getastet werden. Die Sehne des M. infraspinatus kann dorsal vom Tuberkulum majus palpiert werden. Durch die Armeinstellung wird das Tuberkulum majus mit seinen Sehnenansätzen unter dem Akromion hervorgehebelt.

Ausführung: Der Sehnenansatz wird auf Druckschmerz geprüft. Durch den statischen Widerstandstest wird die Sehne durch Zugbeanspruchung provoziert. Eine leichte Läsion reagiert bei einem einmaligen Test oft noch nicht, durch mehrmalige Wiederholung und dynamische konzentrische und exzentrische Widerstände kann jedoch die Provokation erhöht werden.

Die Sehnen vom M. infraspinatus und M. teres minor lassen sich nicht differenzieren und werden daher gemeinsam palpiert.

2. Physiotherapeutische Behandlung

- Querfriktion am Muskelsehenübergang in der oben beschriebenen Ausgangsstellung. Die Querfriktion erfolgt in die kraniale und kaudale Richtung quer zum Faserverlauf. Günstig ist auch die Seitlage, wobei der Arm in Adduktion und Außenrotation vor dem Körper liegt. Der Therapeut behandelt von dorsal und führt die Querfriktion mit dem Daumen kaudal-lateral vom dorsalen Akromioeck durch. Der Daumen wird durch die andere Hand unterstützt.
- Ultraschall in einer der oben beschriebenen Ausgangsstellung
- Anbieten von Entlastungsstellungen mit abgegebenen Armgewichten. Vor allem beim Gehen kommt es bei kleiner Schultergelenkbreite und großer Beckenbreite durch eine vermehrte Außenrotation mit Abduktion zur Überlastung. Durch diese Aktivität versucht der Patient, bei der gangtypischen Armbewegung das Schleifen der Hand am Oberschenkel zu vermeiden.
- Falls die Innenrotatoren verkürzt sind, müssen sie gedehnt werden.
- Stabilisation desSchultergelenks, z. B. durch gelenknahe Widerstände am Humeruskopf; später Erarbeitung von Armpattern kombiniert mit Skapulapattern aus der PNF, Eigentraining mit dem Patienten am Zugapparat und/oder Theraband;
- weitere Maßnahmen siehe oben.

•••• Tendopathie des M. biceps brachii

Schmerzausstrahlung: ventraler Oberarm bis in die Ellenbeuge

1. Physiotherapeutische Untersuchung

Die aktive Flexion der Schulter ist schmerzhaft. Die Ellenbogenflexion- und die Supination können ebenfalls schmerzhaft sein. Die Extension im Schultergelenk, vor allem kombiniert mit Ellenbogenextension, führt durch Dehnung zur Schmerzverstärkung.

Schmerzprovokationstest aus gedehnter Stellung

Beim M. biceps brachii lassen sich das Caput longum und das Caput breve isoliert testen. Das Caput breve muß von den anderen Strukturen am Proc. coracoideus differenziert werden.

a) M. biceps brachii caput longum

Ausgangsstellung Patient: Sitz, der zu testende Arm wird vom Therapeuten in Schulterextension, -adduktion, -außenrotation und Ellenbogenextension mit Pronation eingestellt.

Ausgangsstellung Therapeut: Dorsal vom Patienten; mit seinem Körper verhindert er eine weiterlaufende Rumpfrotation des Patienten.

Ausführung: Getastet wird die Sehne im Sulcus intertubercularis; bei passiver Flexion und Extension ist oft ein Krepitieren der Sehne tastbar. Zuerst wird die Außenrotation über den Hebel Unterarm bei 90° Ellenbogenflexion eingestellt. Diese Außenrotation muß während der folgenden Einstellung am distalen Humerus fixiert werden. Die Schulter wird in Extension mit Addukion gebracht, dabei vermeidet der Therapeut mit seinem Körper die weiterlaufende Rumpfrotation.

Zuletzt wird das Ellenbogengelenk in Extension und Pronation eingestellt. Allein diese Einstellung kann bei ausgeprägten Läsionen schon zur Schmerzverstärkung führen. Die statische Anspannung in Ellenbogenflexion und Supination provoziert die lange Bizepssehne, da sie auf Zug beansprucht und in den Sulcus intertuberkularis gepreßt wird.

Durch konzentrische und exzentrische Muskelarbeit in dieser Ausgangsstellung über das Ellenbogengelenk wird eine maximale Provokation erreicht.

b) M. biceps brachii caput breve

Die Sehne muß vom M. coracobrachialis und vom M. pectoralis minor differenziert werden. Alle drei Muskeln haben ihren Ursprung am Proc. coracoideus. Der Pectoralis minor liegt allerdings kaudal medial, er läßt sich durch Palpation und Anspannung in Depression mit Ventralrotation des Schultergürtels differenzieren. Vor allem bei Patienten mit Atemwegserkrankungen, wie z. B. Asthma bronchiale, kann er durch starken Atemhilfsmuskeleinsatz überbelastet sein.

Die Differenzierung vom M. coracobrachialis ist dagegen schwieriger, da beide Muskeln am Schultergelenk dieselbe Funktion haben und auch beide kaudal lateral vom Proc. coracoideus zu tasten sind. Sie können nur über die Ellenbogenkomponente des Bizeps unterschieden werden.

Ausgangsstellung Patient: Sitz oder Rückenlage, der zu testende Arm wird durch den Therapeuten in ca. 90° Abduktion und maxiale transversale Abduktion mit Außenrotation gebracht und der Ellenbogen in Extension mit Pronation eingestellt.

Ausgangsstellung Therapeut: Im Sitz dorsal vom Patienten, in Rückenlage kranial vom Arm des Patienten.

Über den Hebel Unterarm wird zuerst die Außenrotation eingestellt, dann die Schulter in Abduktion und transversale Abduktion geführt. Die andere Therapeutenhand führt den Ellenbogen in Extension und Pronation.

Ausführung: Beim Testen des kurzen Bizepskopfes leistet die distale Therapeutenhand einen Widerstand in Ellenbogenflexion und Pronation. Die weiterlaufende Aktivität auf das Schultergelenk wird durch einen gleichzeitigen Widerstand am dorsalen Oberarm mit der proximalen Therapeutenhand in die transversale Abduktion vermieden, wodurch der M. coracobrachialis infolge Antagonistenhemmung ausgeschaltet wird. Der M. coracobrachialis wird durch Widerstand in die transversale Adduktion bei gebeugtem Ellenbogengelenk getestet, dadurch wird der Bizeps angenähert und damit weniger provoziert.

2. Physiotherapeutische Behandlung

- Querfriktion nur am Caput breve, da das Caput longum einen indirekten Sehnenansatz hat. Bei einem indirekten Sehnenansatz verläuft die Sehne längere Zeit parallel zum Periost und ist damit verhaftet (bei der langen Bizepssehne im Sulcus intertubercularis). Bei indirekten Sehnenansätzen kann das Periost durch Querfriktion gereizt werden;
- Ultraschall an beiden Köpfen
- Weichteiltechniken am Muskelbauch
- Bei reflektorisch verkürztem Bizeps vorsichtige Dehnung durch Entspannungstechnik, z. B. postisometrische Relaxation;
- Stabilisation des Schultergelenks (siehe unter *M. infraspinatus*);
- weitere Maßnahmen siehe oben.

• • • • Tendopathie des M. subscapularis

Schmerzausstrahlung Achselhöhe, in den ventralen Oberarm ausstrahlend

1. Physiotherapeutische Untersuchung

Eine plötzliche maximale Kontraktion in Innenrotation aus gedehnter Stellung, z. B. bei einer Wurfbewegung, kann den Reiz am Tuberculum minus auslösen.

Die Anspannung in die Innenrotation ist schmerzhaft. Die Außenrotation kann durch Dehnung des M. subscapularis schmerzhaft eingeschränkt sein. In Nullstellung und in Abduktion ist die Außenrotation eingeschränkt. Es werden jeweils andere Anteile vom Muskel gedehnt, in Abduktion mehr die kaudalen, in Nullstellung die kranialen.

Schmerzprovokationstest

Ausgangsstellung Patient: Sitz, der Arm wird in Nullstellung in maximale Außenrotation oder in Abduktion in maximale Außenrotation eingestellt. Bei der Palpation des Muskelbauchs liegt der Patient in Rückenlage, der Arm wird in Abduktion und Außenrotation eingestellt.

Ausgangsstellung Therapeut: Der Sehnenansatz wird am Tuberculum minus palpiert. Das Tuberculum minus liegt ca. einen Querfinger lateral vom Proc. coracoideus. Bei passiver Innenrotation rotiert es nach dorsal, bei Außenrotation nach ventral.

Ausführung: Die distale Therapeutenhand leistet am Unterarm Widerstand für die Innenrotation. Durch konzentrische und exzentrische Muskelaktivität kann der Muskel stärker provoziert werden.

Der Muskelbauch wird in Rückenlage in der Achselhöhle getastet. Der Tastfinger tastet den M. subscapularis ventral der Margo lateralis scapulae, der M. teres major und M. latissimus dorsi und dorsal des M. pectoralis major in der Achselhöhle in kraniale und mediale Richtung. Mit dieser Grifftechnik können eine Quermassage und eine Querdehnung am Muskel durchgeführt werden.

2. Physiotherapeutische Behandlung

- Weichteiltechniken am Muskelbauch
- Druckinhibition am Tuberculum minus
- Ultraschall am Tuberculum minus
- vorsichtige Dehnung, da er bedingt durch die Haltung sehr häufig verkürzt ist

- Haltungskorrektur ist sehr wichtig
- Stabilisatin des Schultergelenks (siehe unter *M. infraspinatus*)
- ansonsten s. o.

• • • • Tendopathie der Handextensoren (Tennisellenbogen)

Schmerzausstrahlung: laterale Ellenbogenseite bis in den radialen Unterarm und Handrücken

Die aktive Handgelenkextension und Fingerextension ist schmerzhaft, eventuell auch die Ellenbogenflexion. Ebenso ist durch die Dehnung die Palmarflexion mit Fingerflexion schmerzhaft.

Die Patienten geben ungern die Hand, da die Dorsalextension mit radialer Abduktion bei der Greiffunktion zur Schmerzverstärkung führt.

1. Physiotherapeutische Untersuchung

- *Merke:* Die Untersuchung der HWS ist unbedingt erforderlich (vor allem C5/C6 und C6/C7).

Das Gelenkspiel des Radiohumeralgelenks ist manchmal durch einen Hypertonus der Extensoren eingeschränkt. Bei rezidivierenden Tendopathien des M. extensor carpi radialis longus oder brevis sollte das Gelenkspiel des Metakarpale II und III zum Os trapezoideum und Os capitatum geprüft werden. Funktionsstörungen in diesen Gelenken können Tendopathien an den dort ansetzenden Muskeln auslösen (M. extensor carpi radialis longus und brevis).

Liegt die Ursache am Epikondylus und im Muskel selbst, ist der gesamte Muskel im Tonus verändert und druckschmerzhaft. Liegt die Ursache an der HWS, ist nur der Epikondylus druckschmerzhaft und nicht der Tonus des ganzen Muskels verändert. Die Ursprünge der Handextensoren am Epikondylus lateralis können einzeln palpiert werden. Durch Anspannung in die entsprechende Hand- und Fingerextension werden die Muskeln deutlicher tastbar (Abb. 3.**33 a** u. **b**).

Die Differenzierung der Handextensoren beim Widerstandstest wurde bereits im Kapitel *Untersuchung* beschrieben.

Die Handflexoren sollten folgendermaßen auf Verkürzung getestet werden:

Armeinstellung

Bei allen Muskeln wird das Ellenbogengelenk eingestellt in:
- Extension
- Supination

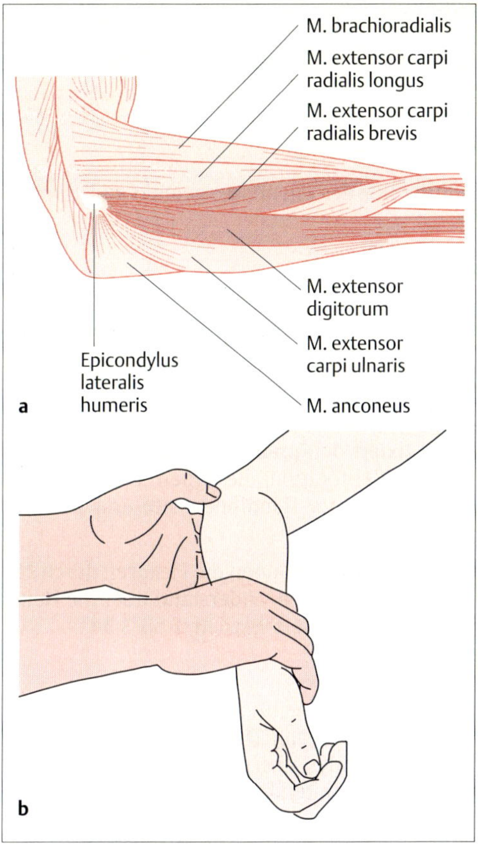

Abb. 3.**33** Tendopathie der Handextensoren **a** Verlauf des M. extensor carpi radialis brevis und des M. extensor digitorum, **b** Palpation der Handextensoren am Epikondylus lateralis

Handeinstellung

M. flexor carpi radialis
- Dorsalextension
- ulnare Abduktion

M. palmaris longus: Dorsalextension, über die Extension der Fingergrundgelenke wird die Palmaraponeurose gespannt.

M. digitorum superficialis
- Dorsalextension
- Extension der Fingergrund- und Fingermittelgelenke

M. flexor digitorum profundus
- Dorsalextension
- Extension der Finger einschließlich der Fingerendgelenke

M. flexor carpi ulnaris
- Dorsalextension
- radiale Abduktion

M. pronator teres: Einstellung nur des Ellenbogengelenks in Extension und Supination.

Durchführung

Ausgangsstellung Patient: Sitz oder Rückenlage, Schultergelenk in Abduktion

Ausgangsstellung Therapeut: Dorsal vom Patienten, in Rückenlage kranial vom Arm, das Ellenbogengelenk befindet sich auf Höhe des Beckens des Therapeuten. Eine Hand fixiert den proximalen Oberarm und verhindert eine weiterlaufende Außenrotation, die andere Hand liegt am distalen, volaren Unterarm oder in der Handinnenseite und stellt die entsprechenden Handkomponenten ein.

Ausführung: In dieser Ausgangsstellung können die Flexoren durch statischen, konzentrischen und exzentrischen Widerstand über die Hand- und Fingerfunktion auf Schmerz provoziert werden (Abb. 3.**34**).

2. Physiotherapeutische Behandlung

- Querfriktion am Muskelsehnenübergang (Durchführung siehe S. 213)
- Druckinhibition am tendoperiostalen Übergang
- Ultraschall und Eis können vorbereitend vor der Querfriktion angewendet werden

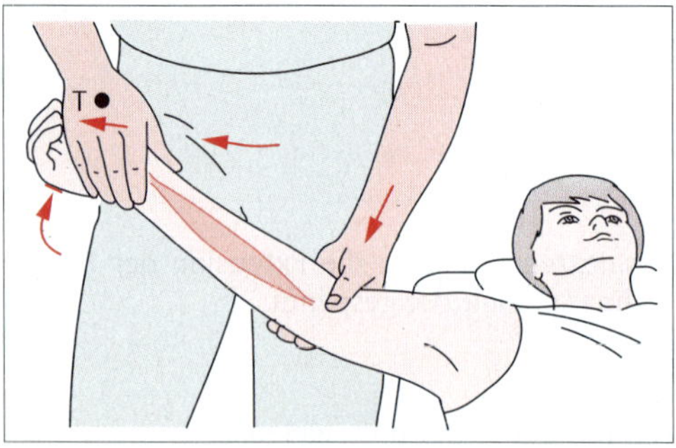

Abb. 3.**34** Widerstandstest für die Handflexoren

- Quermassage und Querdehnung des Muskelbauches
- gegebenenfalls Mitbehandlung der HWS
- Gelenkmobilisation des Radiohumeralgelenks durch Traktion nach kaudal; durch Gelenkdruckminderung kommt es zur Reduzierung gelenkdruckbedingter nozizeptiver Afferenzen, was eine Tonusverminderung der Extensoren zur Folge hat.
- Gleitmobilisation des Metacarpale II und III
- Weichteiltechniken der Flexoren (Ausgangsstellung wie beim Verkürzungstest)
- Längsdehnung der Flexoren
- als Vorbereitung eine heiße Rolle auf die Flexoren

Durchführung Querfriktion/Druckinhibition

Ausgangsstellung Patient: Rückenlage, Arm in Abduktion, Ellenbogen am Becken des Therapeuten

Ausgangsstellung Therapeut: kranial vom Arm in Schrittstellung; eine Hand stellt den Unterarm und die Hand in die gedehnte Stellung ein, die proximale Hand geht mit dem Daumen am Epikondylus lateralis nach medial in die Tiefe. Der Ursprung des M. extensor carpi radialis longus ist einen Querfinger kranial vom Epikondylus am lateralen Humerus tastbar.

Ausführung: Durch Gewichtsverlagerung auf das vordere Bein geht der Therapeut nach medial mit Druck quer zum Faserverlauf, ohne Druck zurück. Bei der Druckinhibition wird der Druck gehalten. Der Ellenbogen ist dabei in leichter Flexion und Supination, ansonsten wird der Daumen durch Weichteilspannung herausgedrückt.

In derselben Ausgangsstellung lassen sich auch die Quermassage und die Querdehnung an den Extensoren durchführen. Die Querdehnung kann mit einer Längsdehnung kombiniert werden, die distale Hand bewegt dann gleichzeitig den Unterarm in Extension und Pronation und die Hand in Dorsalextension und radiale Abduktion.

•••• Tendopathie der Handflexoren (Golferellenbogen)

Schmerzausstrahlung: vom medialen Epikondylus ausstrahlend in die volare Unterarm- und Handinnenseite

1. Physiotherapeutische Untersuchung

Das Festhalten von Gegenständen verstärkt den Schmerz durch die Fingerflexion und Haltefunktion der Handgelenkflexoren, während die Dorsalextension und die Ellenbogenextension den Schmerz durch die Dehnung verstärken. Eine Tendopathie kann nach einer langen einförmigen Tätigkeit mit Fingerflexion und Pronation auftreten, wie z.B. beim Schrauben festdrehen.

Eine Tendopathie der Flexoren kann auch als Folge einer Tendopathie der Extensoren vorkommen. Durch die dauerhafte Tonusveränderung sind sie dann nur noch geringer belastbar.

Verkürzte Extensoren führen ebenfalls zur Überlastung. Eine dauerhafte Fehlhaltung in Kyphose und mit innenrotierten Schultergelenken führt zur Tonusveränderung der gesamten Armmuskulatur. Die Folge können Tendopathien der Handflexoren und -extensoren sein. Der M. flexor carpi ulnaris kann durch eine Fehlstellung des Os pisiforme gereizt werden. Das Os pisiforme sitzt als Sesambein in den Sehnen des M. flex. carpi ulnaris und M. abductor digiti minimi. Diese beiden Muskeln stabilisieren den ulnaren Strahl. Ein Sturz auf die Hand kann z.B. zu einer Fehlstellung des Os pisiforme führen. Die Beweglichkeit läßt sich bei angenäherten Muskeln (Palmarflexion) nach medial und lateral testen.

Die statische und die dynamische Aktivität in Hand- und Fingerflexion sind schmerzhaft. Ebenso können die Ellenbogenflexion und die Pronation schmerzhaft sein. Außerdem besteht die Möglichkeit, daß der Tonus der gesamten Flexoren erhöht ist. Eine massive Tonuserhöhung des M. pronator teres kann sogar den dort durchtretenden N. medianus irritieren.

Die HWS und vor allem der zervikothorakale Übergang sollten mituntersucht werden.

Die Handflexoren sind an ihrem Ursprung nicht einzeln tastbar, da sie überlappend alle am Epikondylus medialis entspringen (Abb. 3.**35**).

Die Handextensoren, die Ellenbogenflexoren und Schulterinnenrotatoren werden auf Verkürzung getestet.

Verkürzungstest der Handextensoren
Armeinstellung

Der Ellenbogen ist bei allen Muskeln eingestellt in:
- Extension
- Pronation

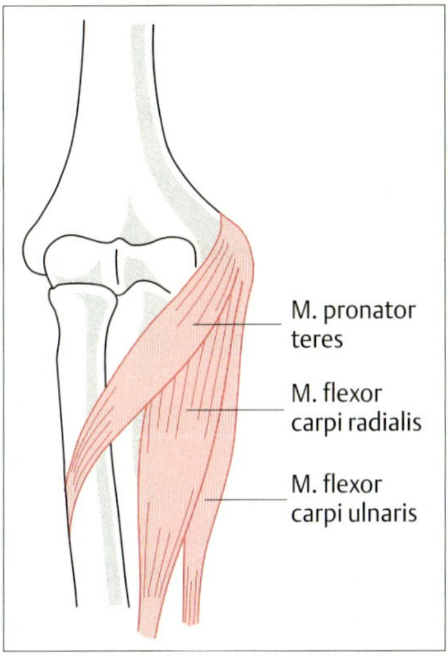

Abb. 3.**35** Verlauf der Handflexoren und des M. pronator teres

Handeinstellung

M. extensor carpi radialis longus
- Palmarflexion
- ulnare Abduktion

M. extensor carpi radialis brevis: Palmarflexion

M. extensor digitorum
- Palmarflexion
- Fingerflexion

M. extensor carpi ulnaris
- Palmarflexion
- radiale Abduktion

Die Ausgangsstellung des Therapeuten und die Grifftechnik sind dieselben wie beim Schmerzprovokationstest der Extensoren. Die proximale Hand verhindert eine weiterlaufende Innenrotation des Schultergelenks. Zuerst wird die Handkomponente eingestellt, dann folgt die Einstellung über das stabilere Ellenbogengelenk. Mit dieser Grifftechnik wird auch die Längsdehnung durchgeführt.

2. Physiotherapeutische Behandlung

- Druckinhibition am Epikondylus medialis
- Quermassage und Querdehnung des Flexorenmuskelbauches; dies kann auch mit Längsdehnung kombiniert werden;
- Ultraschall am Epikondylus medialis
- Längsdehnung der Handextensoren
- Längsdehnung der Innenrotatoren des Schultergelenks
- Mobilisation des zervikothorakalen Übergangs
- Haltungskorrektur
- Vorbereitend heiße Rolle
- ansonsten s. o.

Operative Therapie

Die Tendopathien am Epikondylus medialis und lateralis können von ärztlicher Seite auch operativ behandelt werden (OP nach Hohmann).

Dabei wird die betroffene Sehnenplatte eingekerbt und eventuell gleichzeitig eine sensible Denervierung nach Wilhelm durchgeführt. Postoperativ wird der Arm meistens für ca. eine Woche in einer Gipsschale ruhiggestellt. Danach ist der Arm übungsstabil.

Physiotherapie postoperativ

- entstauende Maßnahmen während der Ruhigstellung z.B. durch Hochlagern
- Eis oder heiße Rolle
- selbständige Bewegung der benachbarten Gelenke während der Ruhigstellung seitens der Patienten
- im Anschluß an die Ruhigstellung erfolgt eine Mobilisation von Ellenbogen- und Handgelenk
- ansonsten siehe oben

■ *Merke:* Es ist wichtig, nach der auslösenden Ursache zu forschen!

3.3.6 Tendopathien der unteren Extremität

• • • • Tendopathien im Bereich des Hüftgelenks

Im Bereich des Hüftgelenks treten Tendopathien häufiger kombiniert mit strukturell bedingten Erkrankungen auf, wie z. B. Coxarthrose oder Fehlstellungen am Hüftgelenk, Coxa valga oder kombiniert mit einem statisch bedingten LWS-Syndrom.

1. Tendopathie der Adduktoren

Schmerzausstrahlung: von der Leiste bis in den medialen Oberschenkel

Eine Fehlstellung des Hüftgelenks kann zu einer Verkleinerung der Kraftarme führen. Durch die Coxa valga kommt es durch die sehr nah beieinanderliegenden Hüftgelenkszentren zu kleineren Kraftarmen, was eine schnellere Überlastung zur Folge hat.

Verkürzte Adduktoren können beim Sport sehr leicht gereizt werden; so z. B. bestimmte Bewegungsabläufe bei Kampfsportarten.

Physiotherapeutische Untersuchung

Die Adduktoren arbeiten als Synergisten der Abduktoren der kontralateralen Seite bei der Beckenstabilität in der Standbeinphase in der Frontalebene. Eine mangelnde Kraft der Abduktoren (Trendelenburg positiv) führt zur Überlastung.

Die Adduktoren sind am Ursprung des Os pubis und im Muskelverlauf druckschmerzhaft und der Tonus kann erhöht sein. Die Muskeln werden auf Verkürzung getestet sowie in der gedehnten Stellung durch Widerstand auf Schmerz provoziert. Die LWS und das Iliosakralgelenk werden untersucht und die Kraft der Hüftabduktoren wird ebenfalls überprüft.

Durchführung des Verkürzungstests

Ausgangsstellung Patient: Rückenlage; beim Testen der ventralen Adduktoren ist das Bein gestreckt (M. pectineus, M. gracilis); aufgestelltes Bein, Fuß auf Höhe des kontralateralen Knies (vor allem M. adductor longus); maximale Hüftflexion mit transversaler Abduktion (M. adductor magnus). Das kontralaterale Bein wird als Widerlager der weiterlaufenden Bewegung in Abduktion gelagert.

Ausgangsstellung Therapeut: Lateral vom Patient, das Beingewicht wird durch den Therapeuten abgenommen. Die proximale Hand fixiert die kontralaterale Beckenseite auf der Unterlage oder leistet am medialen Oberschenkel Widerstand für die Adduktoren.

Ausführung: Zuerst führt die distale Hand das Bein bei Hüftextension in die Abduktion mit gestrecktem Knie. Am Bewegungsende wird das Kniegelenk flektiert. Geht die Bewegung jetzt weiter, hat der M. gracilis die Bewegung gestoppt. Ist dies nicht der Fall, war es der M. pectineus oder das Gelenk.

Durch eine Entspannungstechnik am Bewegungsende kann der Muskel vom Gelenk differenziert werden. Aus der gedehnten Stellung läßt der Therapeut den Patienten gegen Widerstand in die Adduktion anspan-

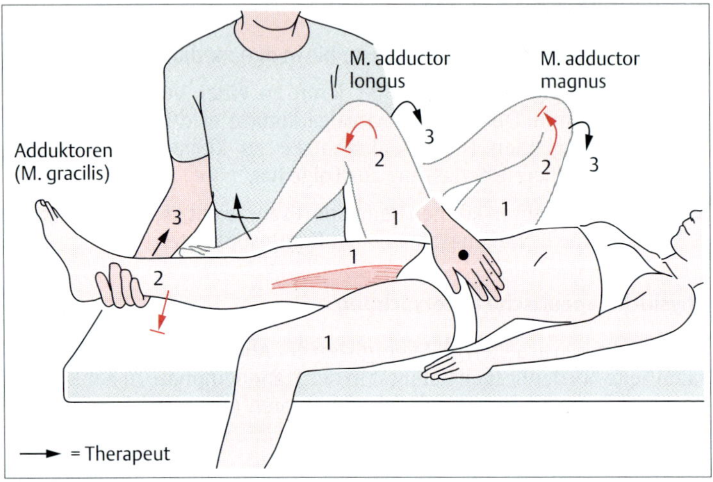

Abb. 3.**36** Verkürzungstest der Adduktoren: 1 Ausgangsposition, 2 Anpassung der Flexion im Kniegelenk und Hüftgelenk, 3 Dehnungsrichtung

nen. Der M. pectineus kann medial der A. femoralis (Puls in der Leiste) als fleischiger Muskel am Os pubis getastet werden.

Mit aufgestelltem Bein wird der M. adductor longus auf Verkürzung getestet; dies ist gleichzeitig ein Provokationstest für das Iliosakralgelenk (Patrick-Kubis-Test; siehe unter *Iliosakralgelenkuntersuchung*). Die Sehne des M. adductor longus tritt in dieser Ausgangsstellung als sehr prominente runde Sehne medial am Os pubis heraus und kann dort getastet werden.

Mit maximaler Hüftflexion, Hüftabduktion und Hüftaußenrotation wird der M. adductor magnus auf Verkürzung getestet. Sein Ursprung kann in dieser Ausgangsstellung medial vom Tuber ischiadicum getastet werden (Abb. 3.**36**).

Physiotherapeutische Behandlung

- Querfriktion am Muskelsehnenübergang und Druckinhibition am tendoperiostalen Übergang
- Querdehnung und Quermassage am Muskelbauch (Abb. 3.**37**)
- heiße Rolle
- Längsdehnung in den oben beschriebenen Ausgangsstellungen

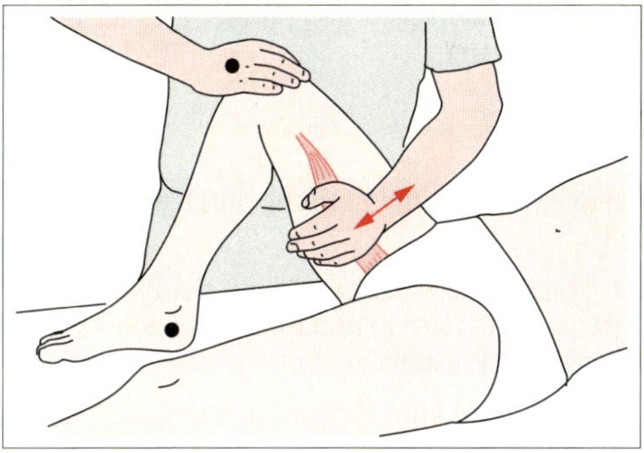

Abb. 3.**37** Querdehnung des Muskelbauchs

- Erarbeiten der Beckenstabilität auf dem Standbein, z. B. Abduktorentraining auf dem Standbein, Beinachsentraining
- gegebenenfalls Mitbehandlung des Iliosakralgelenks und der LWS
- ständige Fehlhaltung, z. B. beim Sitzen, führt zur Verkürzung, deshalb ist eine Haltungskorrektur unbedingt erforderlich

2. Tendopathien des M. iliopsoas und M. rectus femoris

Schmerzausstrahlung: Leiste und Unterbauch bis in den ventralen Oberschenkel

Verkürzte Hüftflexoren werden beim Sport sehr leicht gereizt. Bei plötzlicher maximaler Kontraktion aus gedehnter Stellung ohne vorhergehende, ausreichende Aufwärmung, wie z. B. dem Start beim Kurzstreckenlauf.

Ein dorsalrotiertes Iliosakralgelenk kann einen Ansatzreiz des M. rectus femoris und des Iliacus auslösen, da beide die Fehlstellung beheben wollen und sich daher hyperton einstellen.

Die aktive Hüftflexion ist schmerzhaft, und auch die Hüftextension kann durch die Dehnung schmerzhaft eingeschränkt sein. Der Sehnenansatz des M. iliopsoas am Trochanter minor und des M. rectus femoris an der Spina iliaca anterior inferior sind druckschmerzhaft. Der Muskelbauch des M. iliopsoas und des M. rectus femoris können hyperton und ebenfalls druckschmerzhaft sein.

Physiotherapeutische Untersuchung

Die Palpation des M. iliopsoas wurde schon bei den Wirbelsäulensyndromen beschrieben. Der Ursprung des M. rectus femoris wird kaudal der Spina iliaca anterior superior zwischen den Sehnen des M. tensor fasciae latae und M. sartorius getastet.

Verkürzungstest der Hüftflexoren

Die gesamte Gruppe kann in einer Ausgangsstellung durch den Thomas-Handgriff geprüft werden.

Ausgangsstellung Patient: Stand vor der Bankkante mit der Bank auf Tuberhöhe; das nicht zu testende Bein wird in maximaler Flexion vor dem Bauch fixiert, anschließend in der Rückenlage.

Ausgangsstellung Therapeut: Lateral vom Patienten, eine Hand unterstützt den Patienten beim Hinlegen am Rücken.

Ausführung: Mit Hilfe des Therapeuten legt sich der Patient mit dem Rücken auf die Bank, wobei die Tuber an der Bankkante abschließen. Der Therapeut unterstützt die Fixation des nicht zu testenden Beines im Thomas-Handgriff; dadurch wird die Lendenlordose ausgeglichen (Extension des Hüftgelenks des proximalen Hebels). Durch die maximale Hüftflexion kommt es gleichzeitig zu einer Abduktion des proximalen Hebels. Dies kann durch Außenrotation des flektierten Beines widerlagert werden, was besonders beim Testen des M. tensor fasciae latae sinnvoll ist.

Der Therapeut beobachtet in dieser Ausgangsstellung die Beinstellung.

Normalbefunde in dieser Ausgangsstellung:
- Der Oberschenkel hängt horizontal oder tiefer, wenn der M. iliopsoas nicht verkürzt ist.
- Der Unterschenkel hängt fast senkrecht, wenn der M. rectus femoris nicht verkürzt ist.
- Die Patella befindet sich fast in Mittelstellung und der Oberschenkel nicht in Abduktion, wenn der M. tensor fasciae latae nicht verkürzt ist.

In dieser Ausgangsstellung können die Muskeln durch Widerstände am Oberschenkel oder Unterschenkel auf Schmerz provoziert werden (Abb. 3.**38**).

Physiotherapeutische Behandlung

- Druckinhibition und Quermassage am Psoas major und Iliacus
- Druckinhibition des Ansatzes des M. iliopsoas am Trochanter minor. (Dieser ist allerdings nicht ganz einfach zu palpieren. Bei Hüftflexion mit transversaler Abduktion kann er dorsal des Muskelbauches der Adduktoren am proximalen Oberschenkel in Richtung Hüftgelenk getastet werden.)

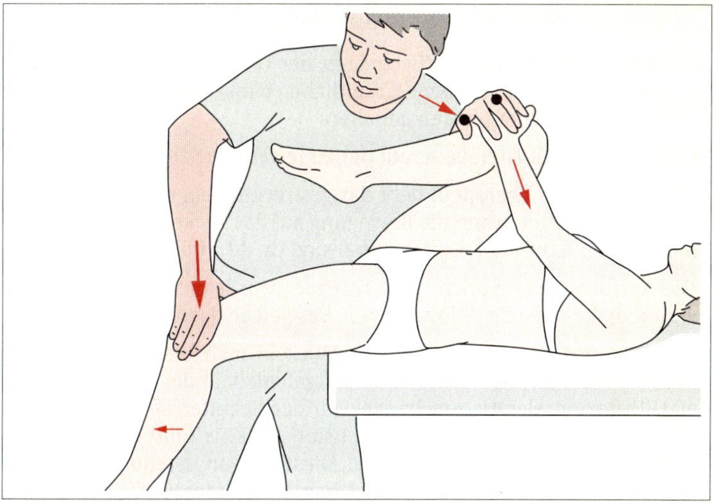

Abb. 3.**38** Verkürzungstest der Hüftflexoren

- Längsdehnung des M. iliopsoas und M. rectus femoris, z. B. in Bauch- oder Seitlage, das andere Bein im Thomas-Handgriff.
- gegebenenfalls Mitbehandlung der LWS und des Iliosakralgelenks
- ansonsten s. o.

3. Tendopathie der ischiokruralen Muskelgruppe

Schmerzausstrahlung: vom Tuber ischiadicum in den dorsalen Oberschenkel

Die Tendopathie kommt bei Sportlern und nach langem Arbeiten in gebückter Haltung (z. B. Gartenarbeit) vor. Der M. biceps femoris kann durch eine Fehlstellung im proximalen Tibiofibulargelenk, z. B. als Folge eines Inversionstraumas, am Fibulaköpfchen ebenso wie bei einem LWS-Syndrom oder einem ventralrotierten Ilium gereizt werden.

Physiotherapeutische Untersuchung

Das Vorneigen der Körperlängsachse, z. B. beim Bücken oder Hinsetzen, führt zur Schmerzverstärkung. Die aktive Hüftextension und Knieflexion kann schmerzhaft sein. Eventuell treten beim Gehen Schmerzen in der Standbeinphase auf. Auch der Ursprung am Tuber ischiadicum ist schmerzhaft. (Kaudal und medial werden M. semitendinosus und M. semimenbramosus, kaudal und lateral der M. biceps femoris getastet.)

Verkürzungstest der ischiokruralen Muskelgruppe

Ausgangsstellung Patient: Rückenlage, der Unterschenkel des nicht zu testenden Beines hängt über den seitlichen Bankrand. Die LWS-Lordose wird durch ein Lendenkissen gehalten.

Ausgangsstellung Therapeut: auf der zu testenden Seite

Ausführung: Der Therapeut hebt das gestreckte Bein von der Unterlage ab und beobachtet, wann die Bewegung auf das Becken weiterläuft und im Hüftgelenk beendet wird. Normal sind ca. 80° Hüftflexion.

(Die Ausführung entspricht dem Lasègue, Muskeldehnschmerz ist von neuralem Schmerz zu differenzieren. Vergleiche dazu S. 236.)

Bei intaktem Kniegelenk können die Muskeln auch über das Kniegelenk getestet und gedehnt werden. Das Hüftgelenk befindet sich in maximaler Hüftflexion, der Unterschenkel auf der Schulter des Therapeuten. Über Gewichtsverlagerung mit Extension der Knie führt der Therapeut den Unterschenkel in Knieextension. Diese Ausgangsstellung kann auch bei der Längsdehnung angewendet werden. Voraussetzung ist jedoch ein intaktes Knie, da bei der Dehnung durch den Zug der verkürzten Muskeln eine Gleitbewegung im Knie mit vermehrtem Druck der Menisken und der Bänder entsteht.

Die Dehnung ist auch in Seitlage durchführbar:
- Seitlage auf der nicht zu testenden Seite
- das untere Hüftgelenk wird in maximaler Extension gelagert, LWS-Lordose
- oberes Hüftgelenk in maximaler Flexion
- Der Therapeut befindet sich kranial vom Bein, führt das Kniegelenk in Extension und gibt mit der anderen Hand einen Reiz am Tuber für die Rumpfverlängerung der oberen Seite (Abb. 3.**39**).

Physiotherapeutische Behandlung

- Druckinhibition am Tuber ischiadicum
- Weichteiltechniken am Muskelbauch
- heiße Rolle
- Längsdehnung (Ausgangsstellung s. o.)
- gegebenenfalls Beseitigung von Tibiofibulargelenk- und Fußwurzelblockierungen durch Gelenkmobilisation
- eventuell Mitbehandlung der LWS und des Iliosakralgelenks
- Haltungskorrektur
- ansonsten siehe unter *Allgemeine Maßnahmen*

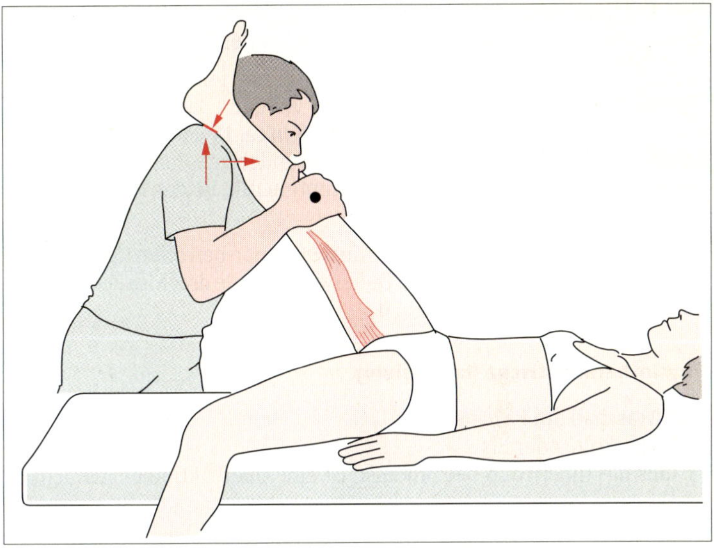

Abb. 3.**39** Verkürzungstest der ischiokruralen Muskelgruppe

•••• Tendopathien im Bereich von Knie und Fuß

1. Tendopathie der Pes-anserinus-Muskelgruppe

Schmerzausstrahlung: Innenseiten des Knies und des Oberschenkels

Physiotherapeutische Untersuchung

Die Pes-anserinus-Muskelgruppe unterstützt das Innenband bei der medialen Stabilisation des Kniegelenks. Bei Instabilität, z.B. durch eine Bandverletzung oder als Folge einer fortgeschrittenen Gonarthrose mit Genu valgum, kann diese Muskelgruppe überlastet werden.

Bei dorsalrotiertem Ilium werden sie hyperton geschaltet. Statisch bedingte Beinachsenabweichungen führen ebenfalls zur Überlastung, vor allem ein Genu valgum.

Die aktive Knieflexion mit Innenrotation des Unterschenkels kann schmerzhaft sein. Bei starkem Genu valgum treten eventuell auch Schmerzen in der Standbeinphase auf. Langes Sitzen mit schlechter Beinachse führt zur Schmerzverstärkung.

Der Pes anserinus ist in seinem ganzen Verlauf druckschmerzhaft, manchmal ist eine lokale Aufquellung vorhanden.

Die Pes-anserinus-Muskelgruppe kann durch einen Bänderprovokationstest vom Innenband differenziert werden. Das Kniegelenk wird durch den Therapeuten unter Valgusstreß in ca. 15° Flexion gesetzt. Diese Einstellung wird für mindestens 10 Sekunden gehalten. Kommt es dabei zur Reproduktion der Schmerzsymptomatik, ist das Innenband betroffen.

Oft ist die gesamte Pes-anserinus-Muskelgruppe betroffen (M. sartorius, M. gracilis. M. semitendinosus). Daher werden alle drei Muskeln auf Verkürzung getestet (Abb. 3.**40a** u. **b**).

Physiotherapeutische Behandlung

- Ultraschall am Pes anserinus
- heiße Rolle oder Eis
- falls das Innenband betroffen ist, ist eine Querfriktion angebracht

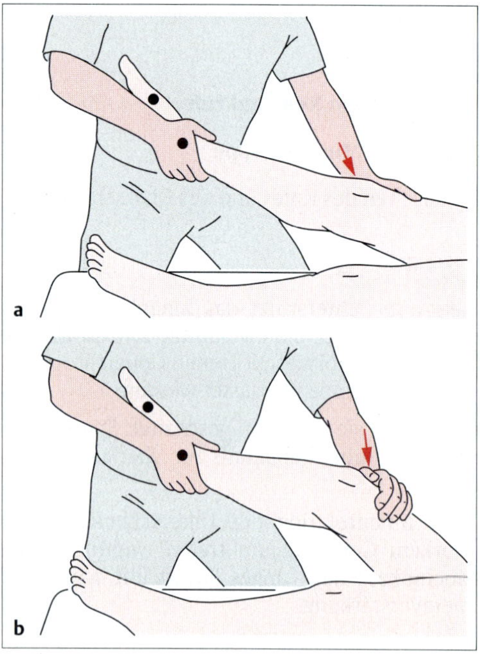

Abb. 3.**40** Valgusstreß im Kniegelenk: **a** bei vollständiger Extension, **b** bei 15° Flexion

- gegebenenfalls entlastende Maßnahmen am Kniegelenk (siehe unter *Gonarthrose*)
- Beinachsentraining; zunächst in Teilbelastung beginnen, z. B. Halbsitz bzw. Sitz; nach Abklingen der Schmerzen auch unter Belastung ebenso wie in Verbindung mit Bücktraining.
- Haltungskorrektur

2. Tendopathie M. gastrocnemius/M. triceps surae

Schmerzausstrahlung: Der Muskel kann am Ursprung im Bereich des Kniegelenks gereizt sein. Es kommt zu Schmerzen in der Kniekehle, die in die Wade ausstrahlen. Es besteht allerdings auch die Möglichkeit, daß der Muskel distal am Ansatz des Kalkaneus und die ganze Achillessehne gereizt sind. Distale Reizungen treten durch Sport z. B. Joggen auf, manchmal auch durch Tragen von sogenannten „Gesundheitsschuhen" mit Negativabsatz. Vor allem Patienten mit sehr kleinen Fersenbeinen und überstreckbaren Kniegelenken können Tendopathien in diesen Muskeln entwickeln. Sie schildern dann oft Beschwerden beim Gehen, vor allem wenn sie sich nach längerer Ruhephase wieder bewegen.

Physiotherapeutische Untersuchung

Das Gehen sollte beobachtet und auf Gewohnheitshaltung im Stand geachtet werden. Außerdem ist das Schuhwerk der Patienten zu begutachten. Der M. gastrocnemius und der M. soleus werden auf Verkürzung getestet. Die aktive Plantarflexion und eventuell auch die Knieflexion sind schmerzhaft. Die Dorsalextension kann durch Dehnschmerzen und Verkürzung der Plantarflexoren eingeschränkt sein. Die Gastrocnemiusköpfe können in der Kniekehle medial der Sehnen vom M. semitendinosus und M. biceps femoris auf Druckschmerz untersucht werden.

Lokale Verdickungen sind häufig an der Achillessehne tastbar. Außerdem wird die Verschiebbarkeit der Achillessehne geprüft.

Therapieresistente Achillestendopathien können durch eine Neuropathie des N. suralis ausgelöst werden. Der Nerv wird durch Dorsalextension mit Inversion provoziert. In dieser Stellung sind die Muskeln durch die Inversion nicht maximal gedehnt. Die Neuropathie des N. suralis kann z. B. durch Druck infolge zu harter hinterer Schuhkanten ausgelöst werden.

Verkürzungstest des M. gastrocnemius und des M. soleus

Ausgangsstellung Patient: Rückenlage, beim Test des M. soleus wird das Kniegelenk mit einer Knierolle unterlagert.

Ausgangsstellung Therapeut: Lateral auf der zu testenden Seite, die distale Hand umfaßt von dorsal die Ferse, der Unterarm befindet sich an der Fußsohle. Die proximale Hand liegt beim Testen des M. gastrocnemius am ventralen distalen Unterschenkel und fixiert das Kniegelenk in Extension, beim M. soleus fixiert sie den distalen Unterschenkel.

Ausführung: Die distale Hand bringt den Fuß in Dorsalextension mit Eversion, ein leichter Zug am Kalkaneus kann die Dehnung noch verstärken. Aus der gedehnten Stellung kann der Therapeut einen Widerstand für die Plantarflexion leisten.

Physiotherapeutische Behandlung

- Druckinhibition und Quermassage der Gastrocnemiusköpfe in der Kniekehle
- Quermassage und Querdehnung des Muskelbauches an der Wade
- Lösen von Verklebungen der Achillessehne durch Weichteiltechniken (Durchführung siehe unten)
- heiße Rolle
- Ultraschall an der Achillessehne
- Längs- sowie Eigendehnung des M. soleus und des M. gastrocnemius
- Schuhempfehlung: bei Minusferse leichte Absätze
- Beinachsentraining
- Haltungskorrektur

Weichteiltechnik an der Achillessehne

Ausgangsstellung Patient: Bauchlage, Knie in 90° Flexion

Ausgangsstellung Therapeut: Lateral auf der zu testenden Seite, eine Hand an der Ferse, Unterarm an der Fußsohle. Daumen und Zeigefinger der anderen Hand liegen medial und lateral der Achillessehne.

Ausführung: Die Hand an der Ferse führt den Fuß passiv in die Dorsalextension, im gleichen Moment üben Daumen und Zeigefinger einen flächigen Druck auf die Achillessehne und einen Zug nach dorsal aus.

Eigendehnung

Ausgangsstellung Patient: Schrittstellung, das zu dehnende Bein steht hinten, die Fußspitze zeigt nach vorne, der Vorfuß hat Kontakt am Boden.

Ausführung: Der Schritt muß so groß sein, daß die Ferse gerade noch auf den Boden gebracht werden kann. Dabei darf ein Dehngefühl auftreten. Das Kniegelenk befindet sich in Extension, aber nicht in Hyperextension. Durch eine Unterlagerung des Vorfußes kann die Dehnung noch verstärkt werden (Abb. 3.**41**).

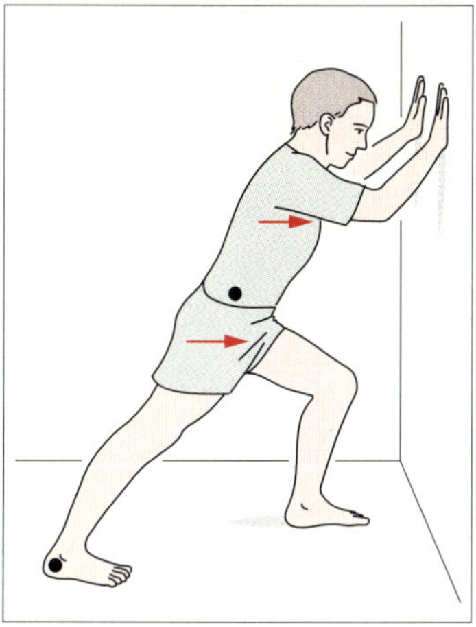

Abb. 3.**41** Eigendehnung des M. gastrocnemius und des M. soleus

3. Tendopathie des M. tibialis posterior

Schmerzausstrahlung: an der Fußsohle unter der Tuberositas ossis naviculare und mediale ventrale Schienbeinkante.

Der M. tibialis posterior ist ein stabilisierender Muskel der Längswölbung. Er stabilisiert gemeinsam mit dem M. abductor hallucis und M. flexor hallucis longus die Längswölbung von plantar. Flacht diese massiv ab, kann er überlastet werden. Bei Funktionsstörungen des Os naviculare und der Ossa cuneiformia, z. B. nach Inversionstraumen, kann er ebenfalls gereizt werden (Abb. 3.**42**).

Physiotherapeutische Untersuchung

Es muß auf eine abgeflachte Längswölbung geachtet werden: Flacht sie nur unter starker Belastung ab, z. B. im Einbeinstand, oder ist sie immer abgeflacht und baut sie sich aktiv im Zehenstand auf? In dieser Ausgangsstellung ist eine Valgisierung der Ferse mit verstärkter Längswölbung normal. Baut sie sich in dieser Stellung jedoch auch nicht auf, sollte die Mobilität der Fußwurzeln untersucht werden.

Der M. tibialis posterior ist an der Tuberositas ossis naviculare und an der medialen Tibiakante im distalen Untersschenkeldrittel druckschmerzhaft.

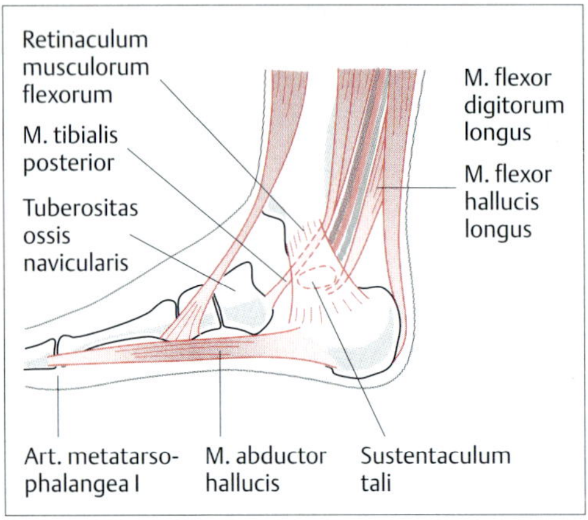

Abb. 3.**42** Verlauf der Muskeln, die die mediale Längswölbung stabilisieren

Folgende Muskeln sind auf Verkürzung zu testen:
- M. tibialis posterior
- Zehenflexoren und -extensoren
- M. tibialis anterior (Ein verkürzter Muskel zieht die Os cuneiformia in Relation zum Os naviculare nach dorsal und flacht damit die Längswölbung ab.)
- M. gastrocnemius und M. soleus
- Hüftadduktoren (Verkürzte Muskeln verhindern die korrekte Einstellung der Beinachse und flachen durch Medialisierung der Oberschenkel die Längswölbung ab.)

Physiotherapeutische Behandlung

- heiße Rolle
- Ultraschall an der Tuberositas ossis naviculare
- Druckinhibition an der medialen Schienbeinkante
- Dehnung der verkürzten Muskeln
- aktiver Aufbau der Längswölbung (Durchführung siehe unter *Beinachsentraining – Leitsymptome*)
- Beinachsentraining
- Weichteiltechniken an der plantaren Fußseite
- eventuell Gelenkmobilisation der Fußwurzelknochen
- Haltungsschulung

3.4 Kompressionssyndrome/Neuropathien

3.4.1 Funktionelle Anatomie und Biomechanik des Nervensystems

Dieser Teil des Kapitels befaßt sich hauptsächlich mit der Beweglichkeit des Nervensystems, nicht mit der Reizleitung. Das Bewegungsverhalten ist für das Verständnis der Entstehung von Kompressionssyndromen und Neuropathien (verminderte Gleitfähigkeit durch Verklebungen) und deren komplexe Untersuchung hilfreich.

Das Nervensystem muß hinsichtlich seiner Beweglichkeit als einheitliches Organ gesehen werden. Diese Betrachtung macht deutlich, daß bei einer Störung eines Teils des Organs auch der Rest in Mitleidenschaft gezogen wird.

Beanspruchungen, denen das periphere Nervensystem durch Bewegungen ausgesetzt wird, übertragen sich durch den Zug der Nervenwurzeln auch auf das zentrale Nervensystem.

Die peripheren Nerven müssen sich durch z. T. extreme Veränderungen ihrer Länge an die Bewegungen der Extremitäten anpassen; so muß sich z. B. das Nervenbett des N. medianus bei Dorsalextension der Hand und gleichzeitiger Ellenbogenstreckung um 20% verlängern.

Das zentrale Nervensystem im Spinalkanal muß sich ebenfalls durch Längenveränderungen an alle Bewegungen der Wirbelsäule anpassen. Da die Bewegungsachse für Extension und Flexion der Wirbelsäule ventral des Spinalkanals liegt, verlängert sich der Spinalkanal beim Bewegen aus der Extension in die Flexion um ca. 5–9 cm.

Ein Nerv benötigt zum Leben Bewegung und Spannung; nur wenn er beiden Belastungen ausgesetzt wird, kann er optimal ernährt werden. Nerven müssen sich in longitudinale und transversale Richtung bewegen können.

Die Modellvorstellung einer Kabelröhre verdeutlicht das Bewegungsverhalten. Die Kabelröhre als Ganzes bewegt sich zu ihren umgebenden Grenzgeweben (z. B. Muskeln, Knochen, fibroossäre Tunnelregionen, Faszien) = extraneurale Bewegung.

In der Kabelröhre gleitet des Reizleitungsgewebe = intraneurale Bewegung.

Im Spinalkanal wird die Kabelröhre durch die Dura mater gebildet und in ihr gleitet das Rückenmark mit seinen es umgebenden Häuten (Pia mater als innerste Schicht, Arachnaoidea als mittlerste Schicht und dazwischen – im subarachnoidealen Raum – vermindert der Liquor die Gleitreibung).

Der periphere Nerv wird ebenfalls von bindegewebigen Schutzschichten umschlossen. Sie bestehen überwiegend aus longitudinal verlaufenden kollagenen Fasern, die den Nerv vor Zugbelastung schützen. Es gibt drei Schichten, die von ihrer Lage her mit den Häuten des Rückenmarks verglichen werden können. Die Schutzschichten gleiten mit ihren Inhalten gegeneinander:

- Epineurium: äußere Schicht, vergleichbar mit der Dura mater
- Perineurium: mittlere Schicht, vergleichbar mit der Arachnoidea (aber nur von der Lage her, sie ist viel stabiler als die Arachnoidea und umhüllt die Faszikelbündel, die durch hohen Anteil an kollagenen Fasern widerstandsfähigste Schicht)
- Endoneurium: innere Schicht, vergleichbar mit der Lage der Pia mater, sie ist aber wesentlich stabiler und umhüllt die Basalmembran) (Abb. 3.**43**)

Ein peripherer Nerv besteht zu etwa 50% aus Bindegewebe. An den Überkreuzungsstellen von Gelenken, wo eine Abknickgefahr besteht, und an Stellen, wo der Nerv sehr oberflächlich verläuft, ist der Anteil noch höher. Fett schützt den Nerv vor Druck; vor allem an den oben genannten Stellen ist viel Fett vorhanden. So befindet sich z. B. am Ischiasnerv auf Höhe des Sitzknochens mehr Fettgewebe als an irgendeinem anderen Ort im Körper.

Fett verschwindet durch Abmagerung und als Folge entstehen dann sehr viel schneller Kompressionsneuropathien.

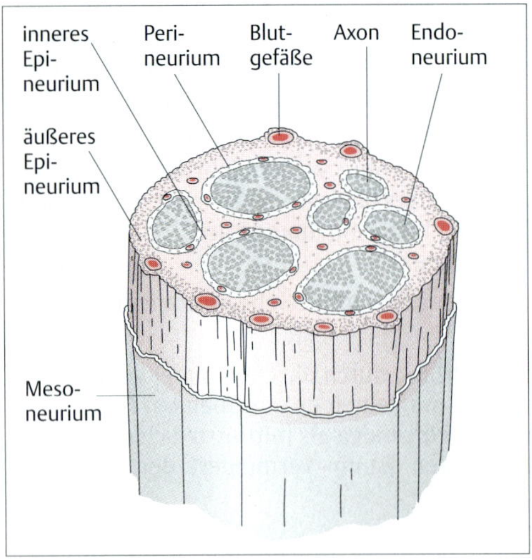

Abb. 3.**43** Aufbau eines peripheren Nerven

Die Faszikel im Inneren des Nerven verlaufen wellenartig im gesamten Nervenstamm und bilden permanent veränderte Geflechte. Dadurch sind sie vor Druck und Zug geschützt.

Bei Spannungszunahme wird die Blutzufuhr durch die Verminderung des Querschnitts gedrosselt. Die Drosselung beginnt schon bei 8% Verlängerung, bei 15% tritt eine Ischämie auf.

Anhand von Spannungstests wird die Gleitfähigkeit zu umliegenden Geweben und die Elastizität der Nerven untersucht, und auch hierbei kommt es zu einer kurzzeitigen, aber reversiblen Ischämie.

Die Spannungstests versetzen den Nerv durch bestimmte Einstellungen der Gelenke in eine maximale Spannung. Die Einstellungen wurden aus dem anatomischen Verlauf des Nerven in bezug zu den Bewegungsachsen abgeleitet. Die Spannungstests der oberen Extremität wurden 1979 von Robert Elvey entwickelt, der „Slump Test" wurde von Geoff Maitland in die Manuelle Therapie eingeführt.

Die Gleitfähigkeit des Nerven kann durch Neuropathien und Kompressionsyndrome reduziert sein. Besonders gefährdet sind dabei folgende Stellen:
- anatomische Engen, z.B. der Raum zwischen 1. Rippe und Klavikula, der Plexus brachialis;
- Stellen, an denen der Nerv fest mit seinem Grenzgewebe verhaftet ist und dadurch schlechter dem Druck ausweichen kann, z.B. am Fibulaköpfchen, dem N. peroneus;
- Überkreuzungsstellen, z.B. wenn der Nerv ein Gelenk überquert;
- Stellen, an denen der Nerv dicht unter der Haut liegt, z.B. der N. ulnaris im Sulcus n. ulnaris;
- Stellen, an denen das periphere in das zentrale Nervensystem übergeht, z.B. die Spinalwurzeln im Foramen intervertebrale;
- Stellen, an denen der Nerv durch Muskeln tritt, z.B. Durchtritt des N. medianus im M. pronator teres;
- Stellen, an denen der Nerv durch einen Tunnel zieht, z.B. der N. medianus im Karpaltunnel.

Das Nervensystem wird häufiger verletzt, als lange Zeit angenommen wurde. Neuropathien zeigen Symptome, die bisher artikulären Störungen zugeordnet wurden.

Bei allen Kompressionsyndromen und Neuropathien wird aber immer zuerst das artikuläre System (Gelenke und Muskeln) untersucht. Anschließend wird durch die Spannungstests die Bewegung des Nerven zu seinen Grenzgeweben sowie seine Elastizität untersucht.

3.4.2 Entstehung von Neuropathien

Neuropathien können folgende Ursachen haben:
- Einblutungen, z. B. nach Muskelfaserrissen
- Ödeme, z. B. in überlasteten Strukturen durch langanhaltende einförmige Arbeit (Fließbandarbeit)
- intraneurale Ödeme und Fibrosen
- Vernarbungen
- virale Infekte, z. B. lagern sich die Toxine der Grippe in intraneuralen Schichten ab

Man unterscheidet extraneurale von intraneuralen Neuropathien:

Extraneurale Neuropathien: Die Bewegung des Nerven zu seinen angrenzenden Geweben, z. B. im Nervenbett – der Medianus im Karpaltunnel ist eingeschränkt.

Intraneurale Neuropathien: Die Bewegungen der einzelnen Nervengewebselemente in Beziehung zu den bindegewebigen Berührungsflächen sind gestört; z. B. die Bewegung des Rückenmarks gegen die Dura mater oder Nervenfasern, die sich auffalten und sich gegen das Epineurium bewegen.

•••• Symptomatik

1. Extraneural

- der Schmerz verändert sich bei Bewegung
- der Schmerz hält kurz an; wird der Nerv vom extraneuralen Hindernis wegbewegt, verschwindet er wieder.

2. Intraneural

- der Schmerz verstärkt sich erst bei Spannung des Nerven, z. B. beim Lasègue-Zeichen erst bei 70° Hüftflexion
- der Schmerz verläuft entlang des Nervenverlaufs
- die Elastizität des Nerven ist verändert
- der Schmerz äußert sich wie Zahnschmerz

Bei vage brennendem Nachtschmerz sollten immer die neuralen Strukturen mit untersucht werden. Bestehen Schwellungen und vermehrte Schweißneigung, sind vegetative Fasern des Nerven mitbetroffen.

•••• Kontraindikationen für die Mobilisation der neuralen Strukturen

Bei den folgenden *bedingten Kontraindikationen* ist mit besonderer Vorsicht vorzugehen:
- Diabetes mellitus (das Perineurium ist durch chemische Prozesse geringer belastbar)
- Alkoholkrankheit
- AIDS
- Blutzirkulationsstörungen
- Schwindel und Übelkeit

Absolute Kontraindikationen sind:

- akute entzündliche Prozesse
- maligne Prozesse
- Kauda-equina-Syndrome
- im Falle von neurologischen Zeichen, wie z.B. Klonus, Babinski, Reflexabschwächungen (vorher testen!)
- Verschlechterung nach den Tests

Was geschieht bei der Mobilisation des Nervensystems?

- Der Nerv wird „gemolken", d.h. durch Bewegung wird der intraneurale Fluß angeregt (Fluß vom Zellkörper zum Zielgewebe = orthograder Fluß; Fluß vom Zielgewebe zum Zellkörper = retrograder Fluß).
- Die Durchblutung wird verbessert.
- Verklebungen werden gelöst.
- Die zerebrospinale Flüssigkeit fließt schneller.

3.4.3 Physiotherapeutische Untersuchung und Behandlung

Die Mobilisation des Nervensystems ist keine schnell erlernbare Fertigkeit. Sie setzt ein besonderes Maß an Sensibilität und Wahrnehmungsfähigkeit von Widerstand und Spannung voraus. Die Mobilisation erfordert eine Denkweise, die den ganzen Körper einbezieht.

In diesem Rahmen kann nicht die gesamte Behandlungsbreite beschrieben werden, da dies ein viel umfassenderes Wissen der Neurobiomechanik voraussetzt, als es hier beschrieben werden konnte.

Dieser Teil des Kapitels soll schon bei Schülern der Physiotherapie den Blick dafür schärfen, daß das Nervensystem bei gestörter Biomechanik eine ausgeprägte Symptomatik auslösen kann, was im Rahmen der physiotherapeutischen Untersuchung berücksichtigt werden muß.

Die Behandlung setzt sich aus folgenden Komponenten zusammen

- Direkte Mobilisation des Nervensystems, meistens über die Spannungstests und deren Ableitungen. (Bei extraneuralen Störungen wird über große Bewegungsamplituden in den Bewegungsmustern der Spannungstests, bei intraneuralen Störungen über kleine Bewegungsamplituden am Bewegungsende behandelt.) Da das Nervensystem als einheitliches Organ zusammenhängt, kann fernab des Geschehens mit der Mobilisation begonnen werden. Dies ist besonders bei akuten Störungen empfehlenswert.

■ *Beispiel:* Über die passive Nackenflexion und Spannungstests an den Armen kann die Dura von proximal bewegt werden, wenn dies bei akuten Prozessen in der LWS von kaudal her nicht möglich ist.

- Behandlung angrenzender und zum Nervenstamm in Beziehung stehender Gewebe, wie z.B. Gelenke, Muskeln, Faszien und Haut.
- Einbeziehung indirekter Behandlungswege, wie z.B. Haltungskorrektur, ergonomische Arbeitsmöbel, Entlastungsstellungen.

Im folgenden wird zunächst die Durchführung der einzelnen Spannungstests beschrieben, um daran anschließend auf die entsprechend notwendigen Tests für die Untersuchung und Behandlung zu verweisen.

•••• Die grundlegenden Spannungstests

Die Spannungstests wurden so einfach wie möglich gehalten, damit sie jederzeit in der gleichen Art und Weise wiederholt werden können. Die einzelnen Tests legen die Betonung jeweils auf einen bestimmten Nervenstamm. Durch die Komplexität des vermaschten Nervensystems ist es allerdings nicht möglich, einen Test ausschließlich auf einen ganz bestimmten Teil des Nervensystems auszurichten. Dies gilt ganz besonders für die obere Extremität, wo die anatomischen Verhältnisse viel komplexer als in der unteren Extremität sind.

Grundtests

- passive Nackenflexion („Passive Neck Flexion“ – PNF)
- Anheben des gestreckten Beines („Straight Leg Raise“ – SLR)
- „Slump“-Test
- passive Kniebeugung in Bauchlage („Prone Knee Bend“ – PKB)
- Spannungstest für die obere Extremität („Upper Limb Tension Test“ – ULTT 1, 2a, 2b, 3)

Welche Informationen sollen die Spannungstests geben?

1. Die Symptomreaktion
- An welchem Punkt der Bewegung beginnen die Symptome?
- Welcher Art sind die Symptome (z. B. Schmerz, Parästhesien)?
- Sind es die Symptome, über die der Patient klagt?
- Wie verhalten sich die Symptome am Ende der Bewegung?

2. Der Widerstand
- Wann tritt der erste Widerstand auf?
- Wann verhindert der Widerstand jegliches Weiterbewegen?
- Nimmt der Widerstand schnell oder langsam zu?

•••• Durchführung der Spannungstests

1. Passive Nackenflexion (PNF)

Ausgangsstellung Patient: Flache Rückenlage, wenn möglich ohne Kopfkissen, die Arme liegen in Nullstellung neben dem Körper und die Beine befinden sich ebenfalls in Nullstellung.

Ausgangsstellung Therapeut: am Kopfende

Ausführung: Der Therapeut übernimmt mit einer oder beiden Händen das Kopfgewicht und führt den Kopf passiv in die HWS-Flexion.

Dabei werden Symptomreaktion, Bewegungsausmaß und auftretender Widerstand notiert.

Normale Reaktion: Es sollte kein Schmerz auftreten. Ein leichtes Ziehen im zervikothorakalen Übergang kann als normal angesehen werden, es ist allerdings meist muskulär bedingt. Eine Differenzierung von Muskel und Nerv kann durch zusätzlich hinzugenommenen SLR erfolgen. Eine muskuläre Symptomatik verändert sich durch die Beineinstellung nicht, eine Verstärkung der Symptomatik würde in diesem Falle für das Nervensystem sprechen.

Der PNF ist als eigenständiger Basistest zu sehen, der jedoch auch in Kombination mit anderen Tests sehr aussagekräftig sein kann.

Der PNF sollte bei allen spinalen Störungen (z. B. LWS-Syndrome mit möglicher spinaler Beteiligung), bei Kopfschmerzsymptomen, bei HWS- und BWS-Syndromen sowie bei allen Arm- und Beinschmerzen mit möglichem spinalem Hintergrund angewendet werden.

Durch die passive Nackenflexion bewegt sich das Rückenmark mit seinen Meningen im Spinalkanal. Wird zusätzlich das gestreckte Bein ge-

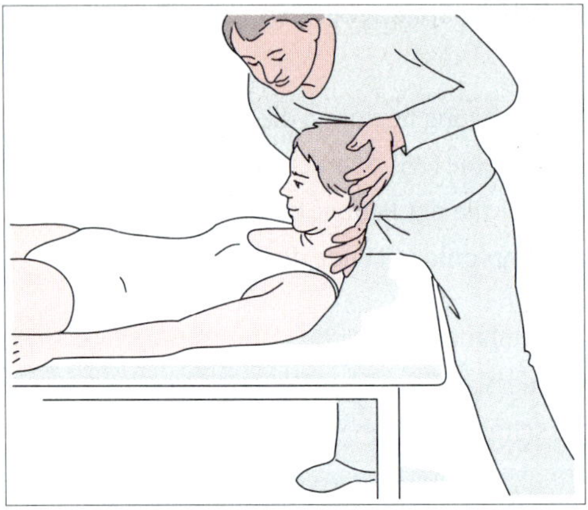

Abb. 3.**44** Spannungstest: Passive Nackenflexion [Nach: Butler]

hoben, entsteht eine verstärkte Spannung im Rückenmark. Es wird in die longitudinale und durch den Zug der Nervenwurzeln über die Beinkomponente auch in transversale Richtung gespannt (Abb. 3.**44**).

2. Anheben des gestreckten Beines (SLR)

Den meisten Lehrbüchern zufolge wurde dieser Test 1864 von Lasègue entwickelt. Er nahm damals an, daß der Ischiasnerv durch die Kompression der ischiokruralen Muskulatur Schmerzen auslöse.

Ausgangsstellung Patient: Flache Rückenlage nah an der Bankkante, möglichst kein Kopfkissen, ansonsten bei Wiederholungstests ebenfalls in genau der gleichen Weise unterlagern.

Ausgangsstellung Therapeut: lateral vom Patienten

Ausführung: Eine Hand umfaßt den distalen Unterschenkel auf Höhe der Achillessehne, die andere Hand verhindert am distalen ventralen Oberschenkel die Knieflexion. Das Bein wird passiv mit gestrecktem Kniegelenk in die Hüftflexion geführt. Der Therapeut achtet darauf, daß er in der Ebene bleibt und nicht in Abduktion oder Außenrotation ausweicht, da sich dann die Spannung für den Nerv reduziert. Das Bein wird dann bis zur Symptomangabe des Patienten oder bis zum Ende der Beweglichkeit geführt. Symptomangabe, auftretender Widerstand und Bewegungsausmaß werden notiert.

Der Test wird anschließend am anderen Bein durchgeführt und verglichen.

Normale Reaktion: Die normale Beweglichkeit variiert stark, sie kann zwischen 50°-120° Hüftflexion liegen (Troup 1986).

Ein Ziehen im dorsalen Oberschenkel, Kniekehle und Wade sind normal.

Manchmal können auch Haltungsveränderungen der HWS beobachtet werden, z.B. vermehrte Extension oder Lateralflexion.

Der SLR ist ein Routinetest bei Symptomen der Beine und der Wirbelsäule, weil er Aspekte der Biomechanik des Nervensystems vom Fuß bis zum Gehirn testet.

Während dieses Tests treten sowohl Bewegung wie auch Verlängerung des Ischiasnerven auf, der sich gegenüber seinen Grenzgeweben – z.B. den Nervenwurzeln im Foramen intervertebrale – bewegt; ab 70° Hüftflexion tritt nur noch Spannung im Nerven auf. Durch die Lumenverkleinerung wird die Blutzufuhr gedrosselt.

Durch Kombination des Tests mit der passiven Nackenflexion kann die Spannung z.B. bei Kopfschmerzsymptomen noch erhöht werden.

Durch das Hinzunehmen von zusätzlichen Komponenten dient der Test zur Differenzierung verschiedener distaler Anteile des N. ischiadicus und zur Abgrenzung einer Verkürzung der Ischiokruralen.

Infolge einer vermehrten Hüftadduktion wird der Nerv durch seinen lateralen Verlauf zum Tuber ossis ischii unter vermehrte Spannung gesetzt. Die Ischiokruralen werden durch die Hüftadduktion angenähert; verstärkt sich die Symptomatik bei zunehmender Hüftadduktion (der Flexionswinkel muß gehalten werden), spricht dies für eine durch den Nerven bedingte Symptomatik.

Mit Hilfe einer zusätzlichen Hüftinnenrotation kann die Spannung und damit die Rücken- und Beinsymptomatik des Patienten verstärkt werden.

Durch Hinzunahme von Plantarflexion mit Inversion wird der Traktus des N. peroneus communis verstärkt unter Spannung gesetzt. (Bei häufig rezidivierenden Inversionstraumen sollte er unbedingt untersucht werden, eine versteckte Neuropathie kann die Stabilität des Sprunggelenks beeinträchtigen.)

Bei Dorsalextension mit Eversion wird der Traktus des N. tibialis mehr unter Spannung gesetzt. (Beim hinteren Tarsaltunnelsyndrom und Morton-Neuralgie unbedingt untersuchen! siehe S. 274.)

Bei Dorsalextension mit Inversion wird der N. suralis vermehrt unter Spannung gesetzt. (Der N. suralis ist ein rein sensibler Nerv, der in der Fossa poplitea aus dem Peroneal- und Tibialnerven entsteht; durch Fußverstauchungen, Frakturen im Fußgelenkbereich und das Tragen hochhackiger Schuhe kann er eine Neuropathie auslösen. Bei allen chronischen Achillesehnenreizungen muß er untersucht werden. Er bereitet Schmerzen an der lateralen Ferse und der Wade.)

Die Fußkomponente kann entweder am Ende der Bewegung dazugenommen oder von Anfang an eingestellt werden.

Vermutet der Therapeut die Ursache der Symptome im proximalen Bereich (Becken, LWS), wird die Fußkomponente am Ende ergänzt. Sind die distalen Anteile (Kompressionssyndrom im Bereich Unterschenkel/Fuß) betroffen, wird die distale Komponente zuerst eingestellt (Abb. 3.**45a**–**e**).

3. Passive Kniebeugung in Bauchlage (PKB)

Dieser Test ist bei Bandscheibensymptomatiken in der oberen LWS auch als „umgekehrter Lasègue" bekannt. Er sollte jedoch nicht nur bei Bandscheibenvorfällen angewendet werden.

Ausgangsstellung Patient: Bauchlage nahe an der Bankkante, Kopfrotation zur Seite des Therapeuten.

Ausgangsstellung Therapeut: lateral vom Patienten

Ausführung: Das Kniegelenk wird passiv in die Flexion geführt.

Normale Reaktion: Die Ferse kann bis zum Gesäß bewegt werden, leichtes Ziehen im Bereich des M. quadriceps. Die Differenzierung von muskulären Verkürzungen ist bei diesem Test nicht ganz so einfach wie beim SLR. Die Schmerzqualität ist eine andere als beim Muskeldehnschmerz. Wird der Test alternativ in Seitlage durchgeführt, kann durch eine zusätzlich passive Nackenflexion differenziert werden. Spannung wird über den Femoralisnerv auf die Nervenwurzeln L2, L3, L4 geleitet.

Dieser Test ist als Routinetest bei allen Patienten mit Symptomen im Bereich des Knies, des vorderen Oberschenkels und der oberen LWS zu empfehlen.

Abb. 3.**45** Spannungstest: **a** Anheben des gestreckten Beines (SLR), **b** mit vermehrter Adduktion, **c** mit vermehrter Innenrotation, **d** mit zusätzlicher Plantarflexion und Inversion, **e** mit zusätzlicher Dorsalextension und Eversion zur Differenzierung der verschiedenen Anteile des N. ischiadicus [Nach: Butler] ▶

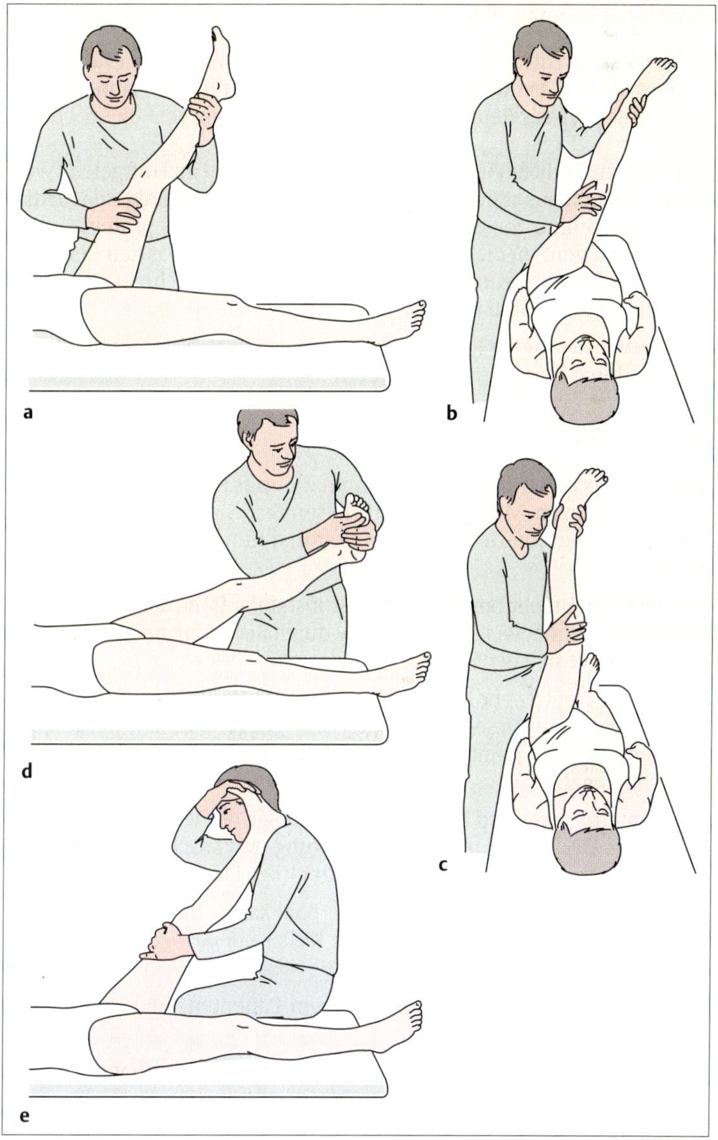
a
b
d
c
e

Zusätzliche Komponenten

- Durch zusätzliche Lagerung in Hüftextension mit leichter Adduktion wird der N. femoralis cutaneus femoris stärker gespannt und es kommt eher zur Reproduktion der Symptomatik, falls dieser betroffen ist.
- Durch zusätzliche Abduktion und Außenrotation im Hüftgelenk wird der N. saphenus stärker gespannt. Der Test sollte bei unklaren medialen Knieschmerzen angewendet werden. Der Ramus profundus tritt proximal vom medialen Femurkondylus durch die Faszien und kann dort bei einer Neuropathie einen medialen Knieschmerz auslösen (Neuropathia patellae)

Alle Nerven des Plexus lumbalis treten durch den M. psoas hindurch und können durch diesen irritiert werden!

4. Slump-Test

Schon Cyriax wendete 1942 die Kombination aus Kniestreckung mit zervikaler Flexion an. Maitland nannte diesen Test nach einer Studie (1979) Slump-Test, verfeinerte ihn noch weiter und führte ihn in die Manuelle Therapie ein.

Der Test sollte nicht bei Patienten mit instabiler Bandscheibensymptomatik angewendet werden! (Instabil = durch Belastung und massive Flexion verstärkt sich der Prolaps.)

Der Slump-Test ist sehr komplex und setzt das Nervensystem unter maximale Spannung. An seinem Beispiel kann gut verdeutlicht werden, wie des Nervensystem komplexe Bewegungskombinationen auch physiologisch begrenzt.

Die Durchführung wird hier in der Reihenfolge der Vorgehensweise beschrieben. Der Test ist in der Durchführung und anschließenden Interpretation allerdings schwierig und setzt einige Erfahrung voraus.

Ausgangsstellung Patient: Sitz an der Bankkante, die gesamten Oberschenkel liegen auf, die Hände liegen locker dorsal vom Patienten auf der Bank.

Ausgangsstellung Therapeut: Lateral vom Patienten, eine Hand unterstützt den Kopf am Kinn.

Durchführung: Vor Testbeginn werden vom Patienten vorhandene Symptome angegeben und nach jedem Testschritt etwaige Veränderungen erfragt.

Testschritt 1: Einnahme der Ausgangsstellung

Testschritt 2: Der Patient erhält den Auftrag, „in sich zusammenzusinken" („Slump"). Der Therapeut hält die HWS über das Kinn noch in Extension. Den anderen Arm legt er von dorsal-kranial auf den Schultergürtel und übt damit einen Überdruck auf die Wirbelsäule aus. Die Spannung der Wirbelsäule – wie ein „Bogen" – darf aber nicht über die Hüftflexion geschehen, das Sakrum muß vertikal bleiben.

3. Testschritt: Der Patient wird aufgefordert, das Kinn in Richtung Brustbein zu führen!
Der Therapeut übt vorsichtig Überdruck auf die HWS-Flexion aus.

■ *Merke:* Immer nach Symptomen fragen!

4. Testschritt: Der Patient soll sein Knie aktiv strecken und zwar mit der symptomfreien Seite beginnen! Es muß immer mit demselben Bein begonnen werden!

5. Testschritt: Der Patient wird aufgefordert, den Fuß in Dorsalextension zu führen.

6. Testschritt: Die Nackenflexion wird langsam aufgelöst, und der Patient sehr sorgfältig nach seiner Reaktion auf diese Bewegungskomponente gefragt. Ein Dehnschmerz der ischiokruralen Muskelgruppe würde sich durch diese Testkomponente nicht verändern. Hat das Nervensystem die Knieextension begrenzt, kann das Knie jetzt häufig weiter gestreckt werden.

7. Testschritt: Wiederholung des gleichen Bewegungsvorgangs mit dem anderen Bein.

8. Testschritt: Wiederholung des gleichen Bewegungsvorgangs mit beiden Beinen gleichzeitig.

Normale Reaktion

- keine Symptome bei Teststufe 2;
- ziehender Schmerz bei Teststufe 3 in der BWS auf Höhe Th8/Th9;
- ziehendes Gefühl in der Kniekehle und im Bereich der Ischiokruralen bei Teststufe 4; die Knieextension sollte symmetrisch eingeschränkt sein;
- leichte Einschränkung der Dorsalextension bei Teststufe 5;
- Abnahme der Symptome in allen Bereichen und größere Bewegung in Knieextension und Dorsalextension bei Teststufe 6.

Der Slump-Test kann bei Symptomen in der Wirbelsäule angewendet werden, jedoch nicht bei instabilen, sehr akuten Bandscheibensymptomen.

Er ist dann einzusetzen, wenn der Patient schildert, daß die Symptome in ähnlichen Haltungen auftreten, z. B. ein Schmerz am Fibulaköpfchen beim Einsteigen ins Auto oder im Langsitz.

Am Ende einer Behandlungsserie kann er angewendet werden, wenn der Therapeut sicher gehen will, daß sich das Nervensystem normal bewegt (Abb. 3.**46a**–**h**).

Spannungstests der oberen Extremität

Es gibt vier Basistests = Tensiontests für den Plexus brachialis

1. ULTT 1: Upper Limb Tension Test 1

Ein Test mit Dominanz des N. medianus, Hauptbewegungskomponente der Schulter ist die Abduktion.

2. ULTT 2a: Upper Limb Tension Test 2a

Ein Test mit Dominanz des N. medianus, Hauptbewegungskomponente der Schulter ist die Depression des Schultergürtels und die Außenrotation.

3. ULTT 2b: Upper Limb Tension Test 2b

Ein Test mit Dominanz des N. radialis, Hauptbewegungskomponente der Schulter ist die Innenrotation.

4. ULTT 3: Upper Limb Tension Test 3

Ein Test mit Dominanz des N. ulnaris, Hauptbewegungskomponente der Schulter ist die Außenrotation und die Abduktion, im Ellenbogengelenk die Flexion.

Diese Tests werden auch als SLR der Arme bezeichnet. Sie werden bei HWS, BWS und Armschmerzen angewandt.

Bei allen Tests liegt der Kopf zu Beginn in Neutralstellung, möglichst ohne Kopfkissen. Über die Lateralflexion der HWS kann dann die Differenzierung in neurale Strukturen und Muskeln getroffen werden. Sind die neuralen Strukturen betroffen, verstärken sich bei Lateralflexion zur kontralateralen Seite die Spannung und die Symptome; bei Lateralflexion zur betroffenen Seite nehmen die Symptome ab. Muskuläre Symptome am Arm verändern sich durch die Seitneigung nicht.

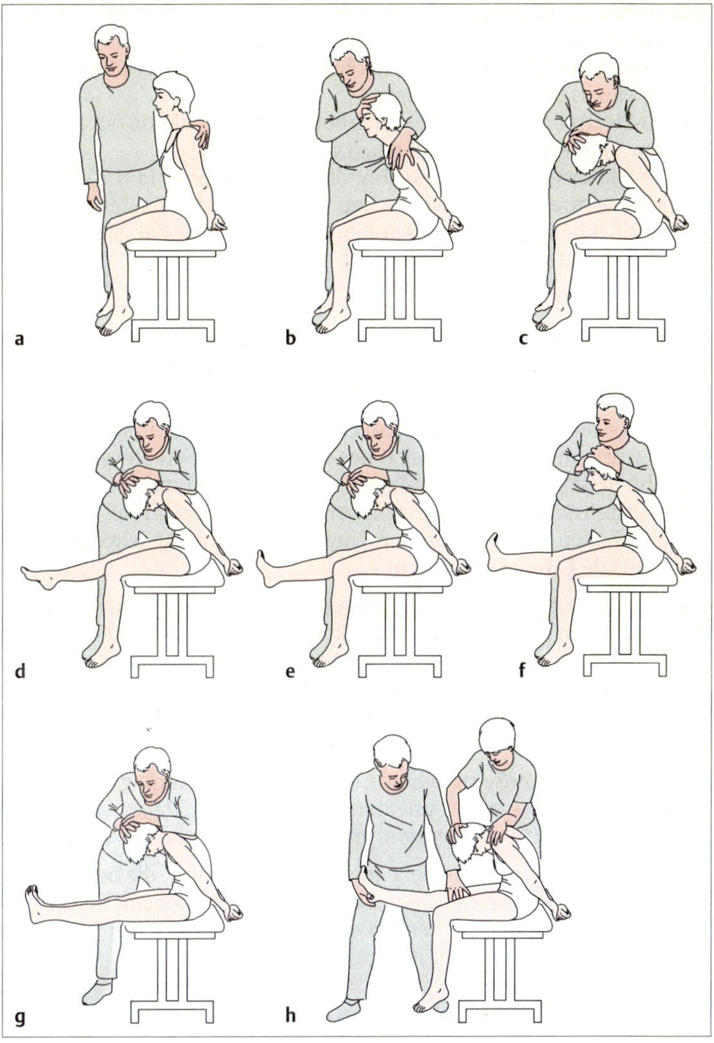

Abb. 3.**46** Testschritte des Slump-Test (**a** – **h**), [Nach: Butler]

Alle Tests der oberen Extremität sollten sehr vorsichtig durchgeführt werden, da die Symptome hier sehr leicht zu reizen und die Strukturen nicht allzu belastbar sind.

Mit diesen Tests werden alle neuralen Strukturen der Arme und viele Strukturen in der Hals- und Brustwirbelsäule unter Spannung gesetzt:

- Bei Schulterdepression werden die Nervenwurzeln von C5/C6/C7 und der Plexus brachialis gespannt.
- Der Plexus brachialis windet sich bei Schulterabduktion um den Proc. coracoideus und wird dadurch gespannt.
- Die Ellenbogenextension spannt den N. medianus und N. radialis, da beide ventral der Extensions- und Flexionsachse verlaufen.
- Die Ellenbogenflexion spannt den N. ulnaris, da er dorsal der Extensions- und Flexionsachse verläuft.

❖ *Durchführung ULTT 1*

Ausgangsstellung Patient: Nahe an der Bankkante, Kopf in Neutralstellung, der zu testende Arm liegt in leichter Abduktion auf dem Oberschenkel des Therapeuten.

Ausgangsstellung Therapeut: Kaudal vom Arm in Schrittstellung, eine Hand stützt unmittelbar kranial des zu testenden Schultergürtels und hält ihn in Depression. Die andere Therapeutenhand stellt von volar die Dorsalextension und Fingerextension ein. Dabei liegen zwei Finger am Daumenballen und zwei an den Fingern. Die Schulter wird in ca. 10° transversale Extension gebracht.

Ausführung: Über Gewichtsverlagerung auf das vordere Bein bringt der Therapeut den Arm in ca. 110° Abduktion, gleichzeitig bringt die distale Hand den Unterarm in Supination. Anschließend wird die Schulter in Außenrotation gebracht. Als letzte Komponente wird die Ellenbogenextension hinzugenommen. Bei dieser Komponente ist das Bewegungsausmaß am besten schätzbar und damit vergleichbar.

Beim Auftreten von Symptomen erfolgt die Differenzierung über die Lateralflexion. Sie wird vom Patienten aktiv eingestellt. Dabei ist darauf zu achten, daß es nicht zur Rotation, sondern nur zur Lateralflexion kommt.

Dieser Test wird vor allem bei Patienten durchgeführt, die beim Heben der Arme Beschwerden angeben. Der ULTT 1 testet eher eine Störung im kranialen Bereich und im Bereich des Plexus brachialis. Der Therapeut sollte wahrnehmen, wo der Patient ausweichen will.

Normale Reaktion

- Ziehen in der Ellenbeuge und im radialen Unterarm
- Ziehen im Daumenballen, seltener tritt auch ein Ziehen in der Schulter auf.
- Kribbeln der Finger 1–3
- Manchmal tritt ein Kribbeln im Kleinfingerballen auf, der N. medianus hat einen Verbindungsast zum N. ulnaris (Abb. 3.**47** **a** u. **b**).

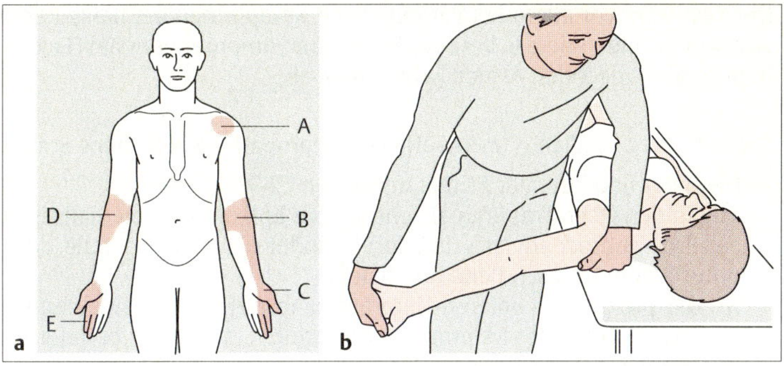

Abb. 3.**47** ULTT 1: **a** Bereiche, in denen Reaktionen bei der Testausführung physiologisch sind. A ventrale Schulter, B Ellenbeuge, C Daumenballen, D Ellenbogenbereich, E Zeige- und Mittelfinger, **b** Testdurchführung [Nach: Butler]

❖ *Durchführung des ULTT 2a*

Ausgangsstellung Patient: Rückenlage, nahe an der Kante, Schultergürtel im Überhang

Ausgangsstellung Therapeut: Kranial vom Arm, durch seinen Oberschenkel bringt er den Schultergürtel in Depression. Die andere Hand liegt in der Hand des Patienten und bringt sie in Dorsalextension mit Fingerextension. Zur Grifftechnik in der Hand s. o.

Beim Testen der linken Schulter befindet sich der rechte Oberschenkel am Schultergürtel, die rechte Hand des Therapeuten hält den Ellenbogen des Patienten und seine linke Hand liegt distal. Dadurch müssen sich die Positionen der Arme während der Testdurchführung kaum verändern und die Technik kann flüssig durchgeführt werden. Die Schulter befindet sich dabei in ca. 10° Extension.

Ausführung: Der Therapeut führt zuerst den Ellenbogen in Extension; die Extension und die Depression werden gehalten, während der Arm in Außenrotation geführt wird. Die proximale Hand liegt am Oberarm und fixiert ihn in Außenrotation, während die distale den Unterarm in Pronation bringt und die Dorsalextension der Hand und Finger verstärkt.

Als letzte Komponente wird die Abduktion der Schulter hinzugefügt, wobei etwa 30°-40° möglich sein sollten. Es ist besonders auf das Anhalten der Depression während der gesamten Durchführung zu achten.

Dieser Test testet eher die distalen Anteile. Bei Auftreten einer Unterarmsymptomatik kann eine verstärkte Sensibilisierung über die Schultergürteldepression erfolgen. Auch die Lateralflexion der HWS kann wieder hinzugenommen werden.

Der Test wird vor allem bei Patienten mit Symptomen bei hängendem Arm angewandt, wie z. B. bei Tätigkeiten am Computer oder bei Hausarbeiten mit hängenden Armen (Abb. 3.**48 a – e**).

Verlauf des N. medianus und häufig von Neuropathien betroffene Stellen

- Medialer und lateraler Primärstrang von C5-Th1
- Zug in den Oberarm; kranial ventral vom Epikondylus medialis liegt der Proc. suprocondylaris und dort befindet sich eine Engstelle, da er unter einem fibrösen Band durchzieht.
- An der proximalen volaren Unterarmseite zieht der Nerv zwischen den zwei Köpfen des M. pronator teres durch, bei Tonusveränderungen kann er hier irritiert werden.
- Der N. interosseus anterior ist eine kaudale Abzweigung, der durch die Membrana interossea zwischen Radius und Ulna zieht.
- Distal verläuft er unter dem Lig. carpi transversum durch den Karpaltunnel, hier kommt eine Einklemmungsneuropathie besonders häufig vor (Karpaltunnelsyndrom).

An diesen Grenzflächen treten besonders häufig extraneurale Schädigungen, Kompressionssyndrome und/oder Verklebungen auf.

❖ *Durchführung des ULTT 2 b*

Ausgangsstellung Patient: siehe ULTT 2 a

Ausgangsstellung Therapeut: siehe ULTT 2 a

Ausführung: Die Innenrotation ist die Schlüsselbewegung des Tests, sie wird als erstes eingestellt, denn der Unterarm kommt dabei zwangsläufig in Pronation. Die distale Hand führt dann das Ellenbogengelenk in Extension und das Handgelenk in Volarflexion sowie ulnare Abduktion mit Daumen- und Fingerflexion. Mit dieser Einstellung wird der Arm in Abduktion geführt, wobei 30°-40° möglich sein sollten.

Dieser Test ist ebenfalls bei Beschwerden besonders bedeutsam, die bei Tätigkeiten mit Schulterdepression auftreten. Er ist bei Symptomen im Versorgungsgebiet des N. radialis einzusetzen, wie z. B. bei chronischem Tennisellenbogen und Morbus de Quervain (Tendosynovitis der Sehnen des M. extensor pollicis brevis und M. abductor pollicis longus) (Abb. 3.**49 a – d**).

Normale Reaktionen

- Ziehen und/oder Kribbeln im Verlauf der Nerven
- Im Vergleich zum ULTT 1 werden bei beiden Tests nicht so viele nichtneurale Strukturen unter Spannung gebracht.

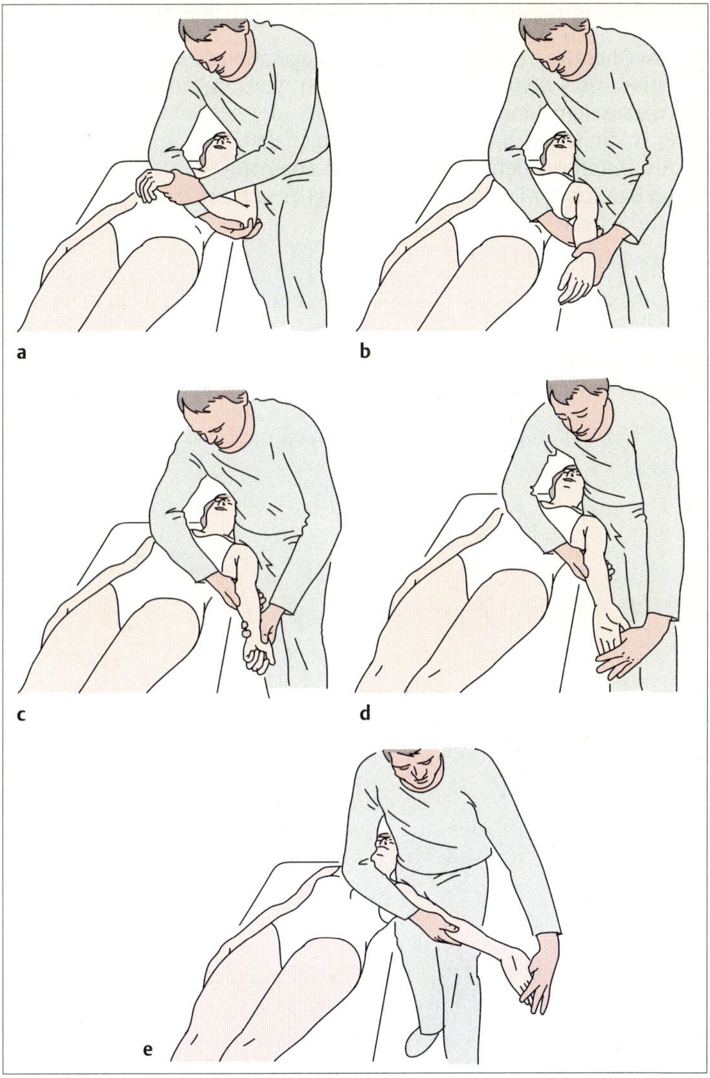

Abb. 3.**48** Durchführung des ULTT 2 a (**a**–**e**), [Nach: Butler]

Verlauf des N. radialis mit häufigen extraneuralen Störungen

- Am Oberarm verläuft der N. musculocutaneus, ein Seitenast an der Tuberositas deltoidea, der hier einen Ansatzreiz des M. deltoideus vortäuschen kann.
- Er ist am Humero-Radial-Gelenk angehaftet.
- Am Unterarm zieht er durch den M. supinator.
- Im Bereich der Fossa tabatière zweigt er sich auf, daher entsteht hier eine Schwachstelle.

❖ *Durchführung ULTT 3*

Ausgangsstellung Patient: siehe ULTT 1; der Ellenbogen liegt in der Leiste des Therapeuten.

Ausgangsstellung Therapeut: siehe ULTT 1

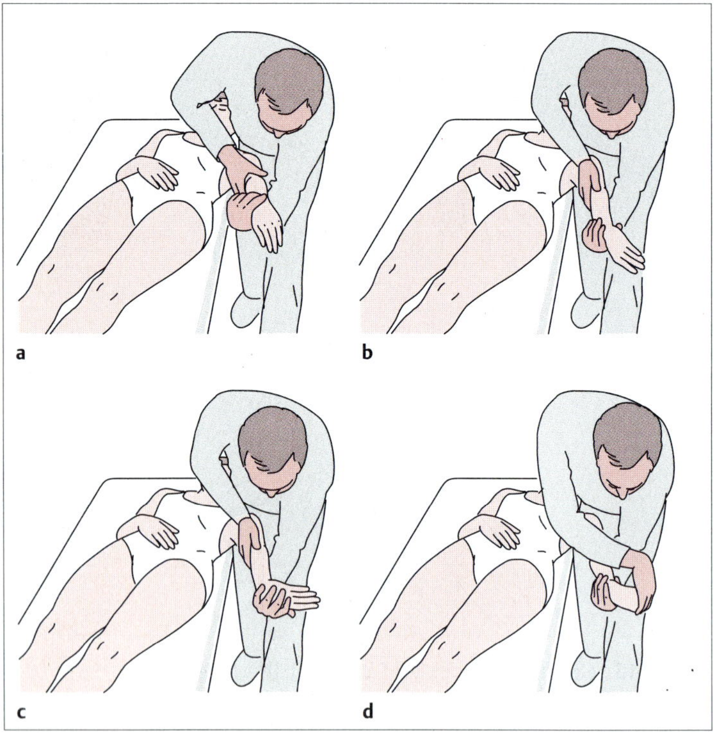

Abb. 3.**49** Durchführung des ULTT 2 b (**a**–**d**), [Nach: Butler]

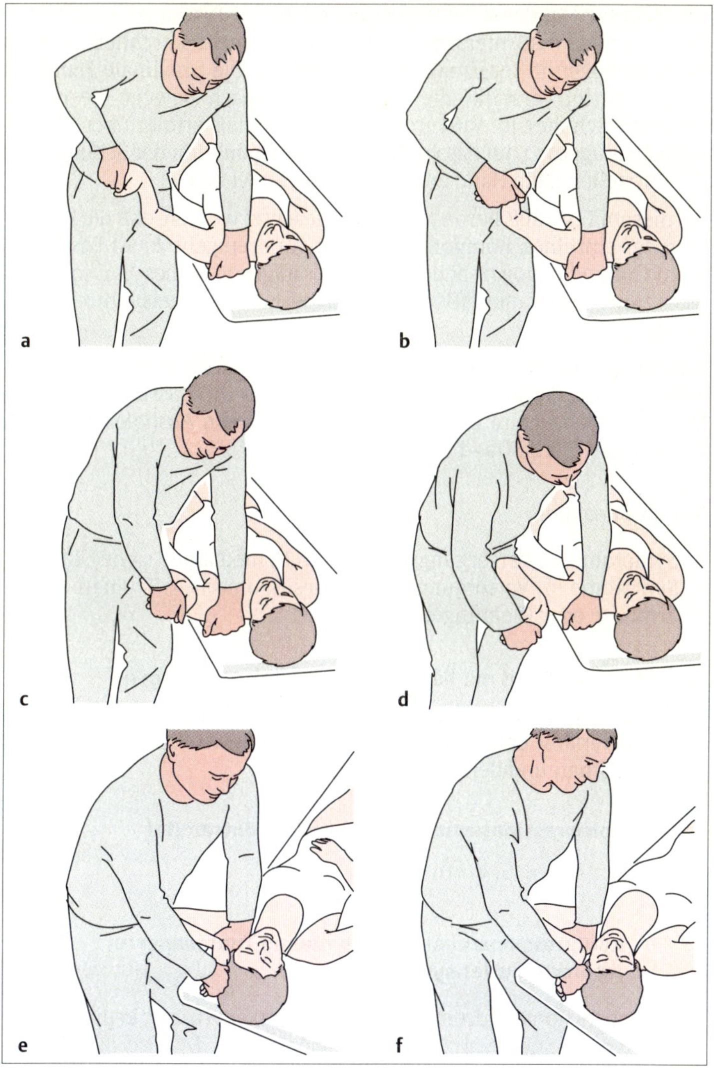

Abb. 3.**50** Durchführung des ULTT 3 (**a**–**f**), [Nach: Butler]

Ausführung: Hand und Finger werden mit der Grifftechnik des ULTT 1 in Extension und der Unterarm in Supination gebracht; anschließend wird der Ellenbogen in maximale Flexion geführt. Die proximale Hand am Schultergürtel verstärkt die Depression. Danach bewegt die distale Hand die Schulter in Außenrotation. Zum Schluß erfolgt über die Gewichtsverlagerung auf das vordere Bein die Abduktion der Schulter, mit der Vorstellung, die Hand zum Ohr führen zu wollen.

Bei diesem Test muß besonders darauf geachtet werden, daß die Einstellung der einzelnen Komponenten nicht verloren geht. Er ist besonders beim Golferellenbogen bedeutsam und aufgrund seines Verbindungsastes zum N. medianus läßt er sich auch bei Karpaltunnelsyndromen anwenden.

Alle Patienten, die in dieser Bewegungskombination Beschwerden angeben, sollten damit untersucht werden, z.B. beim Aufstützen des Kopfes in der Hand beim Lesen in Seitlage oder beim Ausholen für einen Golfschlag (Abb. 3.**50a–f**).

Normale Reaktion

- Symptome im Versorgungsbereich des N. medianus (siehe ULTT 1)
- Symptome im Versorgungsbereich des N. ulnaris, z.B. ulnare Unterarmseite oder Kleinfingerballen

Verlauf des N. ulnaris mit häufigen extraneuralen Störungen

- Er verläuft zwischen den Trizepsköpfen zum Sulcus N. ulnaris.
- Distal verläuft er durch die Loge de Guyon (zwischen dem Hamulus ossis hamati und dem Os pisiforme.

3.4.4 Kompressionssyndrome der oberen Extremität

M. Dölken, S. Wirth

•••• Kompressionssyndrome der oberen Thoraxapertur (thoracic-outlet-syndrome)

Das Kompressionssyndrom der oberen Thoraxapertur ist kein radikuläres (durch die Spinalwurzel bedingtes) Syndrom. Es wird durch Kompression des Gefäß-Nervenstranges an engen Durchtrittstellen des Schultergürtels verursacht.

Man unterscheidet in der oberen Thoraxapertur drei Kompressionssyndrome:
- Skalenussyndrom
- Kostoklavikuläres Kompressionssyndrom
- Pectoralis-minor-Syndrom (Abb. 3.**51**)

Wesentliche Symptome
- Schmerzen in einem oder beiden Armen, manchmal mit Ausstrahlung in den kleinen Finger und Hinterkopf;
- Kribbelparästhesien in den Dermatomen von C8-Th1, manchmal auch C2-C7;
- Gefühl von Kraftlosigkeit, vor allem während und nach einer Belastung.

Die Symptome werden durch verminderte Mikrozirkulation im Plexus brachialis und die Irritation sympathischer Fasern hervorgerufen.

1. Skalenussyndrom

- *Definition und wesentliche Merkmale:* Zwischen den Musculi scalenus anterior und medius sowie der ersten Rippe ziehen der Plexus brachialis und die A. subclavia. Die Kompression kann durch abnorm hypertrophe Muskelbäuche des M. scalenus anterior oder medius ausgelöst werden. Ursache für die Hypertrophie kann eine Überlastung durch massiven Atemhilfsmuskeleinsatz sein, z.B. bei Asthma bronchiale, seltener auch bei Sportlern. (Weitere Ursachen siehe unter *Röntgenbefund*)
  Dauerhaft statisch überlastete Muskeln neigen ebenfalls zur Hypertrophie, z.B. bei ungünstiger Statik oder Konstitution (siehe unter *Physiotherapeutische Untersuchung*)

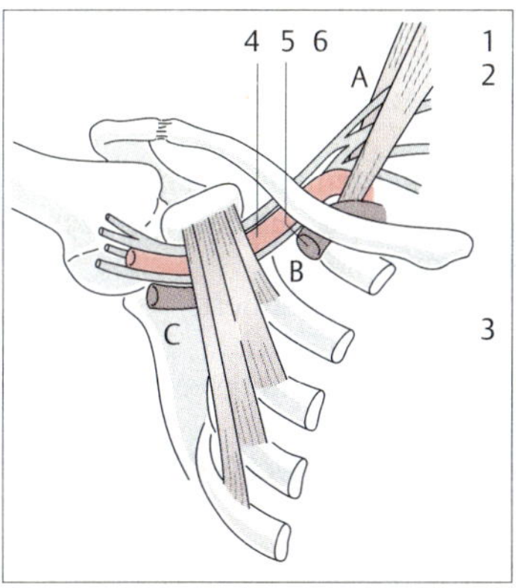

Abb. 3.**51** Kompressionsstellen der oberen Thoraxaperatur: A Skalenuslücke, B kostoclavikulärer Raum, C korako-thorakale-pektorale Durchtrittsstelle, 1 M. scalenus medianus, 2 M. scalenus anterior, 3 M. pectoralis minor, 4 A. subclavia, 5 V. subclavia, 6 Plexus brachialis

Es entstehen v. a. sensible (Hypästhesie oder Kribbelparästhesie, vor allem im Bereich des ulnaren Unterarms und Kleinfingers), seltener motorische Störungen und Durchblutungsstörungen.

- *Beispiel:* Eine 45jährige Frau klagt v. a. beim Rückwärtsfahren mit dem Auto über Kribbeln und ziehende Schmerzen in ihrem rechtem Unterarm auf der ulnaren Seite. Motorische Störungen hat sie keine. Auffällig ist eine sehr kleine Schultergürtelbreite bei großer Thoraxbreite und großen Brustgewichten.

Ärztliche Untersuchung

Zunahme der sensiblen Symptomatik (ulnare Betonung), Pulsabschwächung und Blässe der betroffenen Finger bei Provokationstests, die eine Enge verstärken:

- Adson-Test: Durch Kontraktion oder Dehnung der Skalenimuskeln bei gleichzeitiger Einatmung wird die Enge verstärkt. Die HWS wird in Extension mit Rotation zur zu testenden Seite (Dehnung) oder Rotation zur Gegenseite (Kontraktion) eingestellt. Durch die tiefe Einatmung hebt sich die erste Rippe. Das Armgewicht des Patienten muß auf dem Bein abgelegt sein, da ein herabhängender Arm den kostoklavikulären Raum verengen kann.
- Röntgen: Übersichtsaufnahme der oberen Thoraxapertur.

Mögliche Befunde:

  - Megatransversus C7
  - Halsrippe
  - Exostose der 1. Rippe
  - überschießende Kallusbildung nach Klavikulafraktur
  - Pancoast-Tumor (Lungenspitzentumor)
- EMG: Da sich das Krankheitsbild häufig spontan behebt, treten kaum Paresen auf. Selten findet man eine verzögerte Erregungsleitung des N. ulnaris.
- Arteriographie und Phlebographie: Zur Aufdeckung vaskulärer Kompressionen.
  Nur bei Verdacht auf Thrombose oder Mikroembolie erforderlich.
- Doppler-Sonographie: Ultraschallregistrierung, um Stenosen der arteriellen oder venösen Durchblutung aufzuspüren.
- Neurologische Untersuchung: Reflexe selten verändert.
  Geringe Hypästhesie, vor allem im Dermatom C8-Th1.

Kraftminderung durch Schmerzen und Durchblutungsverminderung während der Belastungsproben.

Seltener vegetative Symptome = vermehrte Schweißsekretion oder Handödem.

Differentialdiagnose

- Kostoklavikuläres Kompressionssyndrom
- Pectoralis-minor-Syndrom

Ärztliche Therapie

Operativ

Abtragen der Halsrippe bzw. der knöchernen Exostosen. Es handelt sich um einen sehr seltenen Eingriff.

2. Kostoklavikuläres Syndrom

- *Definition und wesentliche Merkmale:* Eine Enge kann durch eine Halsrippe, Megatransversus C7, überschießende Kallusbildung nach Klavikulafraktur, Hochstand der ersten Rippe in Einatemstellung, z. B. bei Blockierung oder starkem Atemhilfsmuskeleinsatz, hervorgerufen werden.
  Komprimiert werden die V. subclavia, Lymphgefäße, A. subclavia, Plexus bracialis – hier vor allem Beeinträchtigung der Mikrozirkulation und Kompression der sympathischen Fasern.
- *Beispiel:* Ein 31jähriger Waldarbeiter klagt über zunehmendes Kribbeln und Taubheitsgefühl im Arm während der Arbeit, vor allem beim Heben schwerer Gegenstände. In Ruhe hat er keine Probleme. Auffällig ist eine starke Kyphose der BWS.

Ärztliche Untersuchung

Das kostoklavikuläre Syndrom zeigt die gleiche klinische Symptomatik wie das Skalenussyndrom. Im Vordergrund steht jedoch das Handödem.
- Provokationstest: Probe nach Eden
  Die Depression mit Retraktion des Schultergürtels bei gleichzeitiger Lateralflexion des Rumpfes zur Gegenseite und Einatmung führen zur Verengung des kostoklavikulären Raums. Während des Tests palpiert der Untersucher den Radialispuls. Der Puls kann schwächer werden oder ganz abnehmen. Es können Kribbelparästhesien, Schmerzen und venösen Stauung im Arm auftreten.
- Weitere ärztliche Untersuchung: siehe unter *Skalenussyndrom.*

Differentialdiagnose

- Skalenussyndrom
- Pectoralis-minor-Syndrom

Ärztliche Therapie

Chirotherapie (Beseitigung der Blockierung der ersten Rippe)

Operativ

siehe unter *Skalenussyndrom*

3. Pectoralis-minor-Syndrom (Hyperabduktionssyndrom)

- *Definition und wesentliche Merkmale:* Eine massive Verkürzung oder ein Hypertonus des M. pectoralis minor kann zu einer Kompression der A. und V. subclavia sowie des Plexus brachialis führen. Langes Arbeiten über Kopf oder Schlafen mit über dem Kopf liegendem Arm kann durch Dehnung des Muskels die Symptome auslösen.

Ärztliche Untersuchung

- Provokationstest: Probe nach Wright (Hyperabduktionsmanöver) Der Arm wird langsam in maximale Flexion und Abduktion geführt. Der Untersucher palpiert den Radialispuls und achtet darauf, wie schnell und zu welchem Zeitpunkt die Symptome auftreten. Farbunterschiede der Hände, Abschwächung des Radialispuls sind zu beachten. Zusätzlich können Schmerzen und Kribbelparästhesien oder Hypästhesien auftreten. Häufig geben die Patienten ein Gefühl der Kraftlosigkeit an.
- Weitere ärztliche Untersuchung: siehe unter *Skalenussyndrom.*

Differentialdiagnose

- Skalenussyndrom
- Kostoklavikuläres Syndrom

•••• Kompressionssyndrome an Unterarm und Hand

Abbildung 3.**52** zeigt den Verlauf der Nerven im Arm. Folgende Kompressionssyndrome sind möglich:
- Pronatorkanalsyndrom
- Supinatorkanalsyndrom
- Kubitaltunnelsyndrom
- Karpaltunnelsyndrom
- Kompressionssyndrom in der Loge de Guyon (Abb. 3.**52 a – c**)

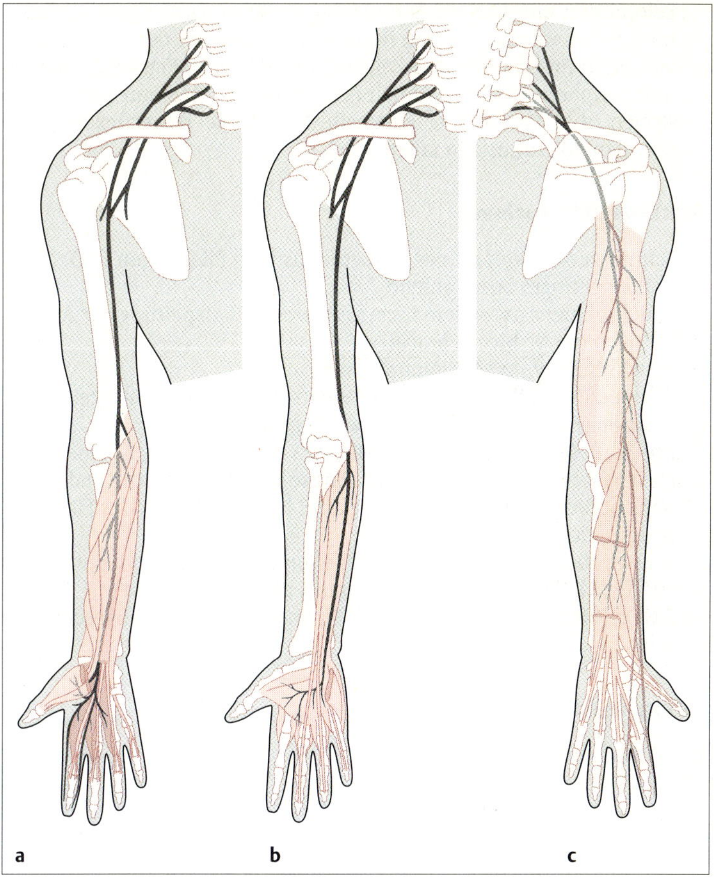

Abb. 3.**52** Verlauf der Nerven des Plexus brachialis **a** N. mediaus, **b** N. ulnaris, **c** N. radialis

1. Pronatorkanalsyndrom (N. medianus)

- *Definition und wesentliche Merkmale:* Der N. medianus zieht distal der Ellenbeuge durch die beiden Köpfe des M. pronator teres. Strukturelle Hypertrophie oder plötzliche, kräftige, wiederholte Kontraktionen des M. pronator teres (z.B. beim Schrauben Eindrehen) können den Nerv komprimieren.

Seltener ist ein direktes Trauma der Auslöser. Die Folge sind Taubheitsgefühl und Schmerzen im Innervationsgebiet des N. medianus, vor allem im Daumen und Zeigefinger (Abb. 2.**16**, *Kapitel 2, Innervation peripherer Nerven*). Allmählich kann eine Medianusparese entstehen, d.h. Pronatoren, Palmarflexoen, lange Fingerflexoren und Daumenballenmuskeln fallen aus.

Ärztliche Untersuchung

- Schmerzen im Verlauf des N. medianus vom Ellenbogen in Daumen und Zeigefinger ausstrahlend;
- Druckschmerz unter dem Lacertus fibrosus (Aufspaltung der Ansatzsehnen vom M. biceps brachii);
- Druckschmerz im M. pronator teres;
- Schmerzen bei Pronation gegen Widerstand, vor allem aus gedehnter Position (Ellenbogenextension und Supination);
- Die Kraft der oben genannten Muskeln kann abgeschwächt sein;
- Flaschenzeichen positiv: Durch Parese von M. abductor und opponens pollicis liegt die „Schwimmfalte" beim Umfassen des Flaschenbauchs nicht an;
- Faustprobe: Statt die Faust zu schließen, zeigt der Patient durch Ausfall des M. flexor digitorum profundus die „Schwurhand";
- EMG: Die Erregungsleitung des N. medianus kann abgeschwächt sein.

Differentialdiagnose

Karpaltunnelsyndrom

Ärztliche Therapie

- Ruhigstellung von Unterarm und Handgelenk
- Perineurale Injektion am Ort der Kompression

Operativ

Der Nerv wird chirurgisch außerhalb der Köpfe des M. pronator teres verlagert.

2. Supinatorkanalsyndrom (R. profundus des N. radialis)

- *Definition und wesentliche Merkmale:* In der Ellenbeuge spaltet sich der N. radialis in einen sensiblen R. superficialis und einen motorischen R. profundus. Der R. profundus zieht durch den M. supinator.

Direkte oder indirekte Traumata können den überwiegend motorischen R. profundus verletzen.

- direktes Trauma: Luxation oder Subluxation des Radiusköpfchens;
- indirektes Trauma: Plötzliche Dorsalextension mit Radialabduktion des Handgelenks und Supination gegen Widerstand (z.B. beim Tennisspielen) führen zur maximalen Kontraktion des M. extensor carpi radialis brevis und des M. supinator. Der Nerv kann an seiner Durchtrittstelle unter dem M. extensor carpi radialis brevis durch den M. supinator komprimiert werden.

Ärztliche Untersuchung

- Die Kraft aller Hand- und Fingerextensoren muß geprüft werden.
- Allmählich tritt eine „Fallhand" mit Radialabweichung (durch erhaltene Funktion der Mm. extensores carpi radialis longus und brevis) auf.
- Dorsalextension und Supination gegen Widerstand sind schmerzhaft, vor allem bei Ellenbogenextension.
- Druckschmerz an der ventralen Seite des Radiusköpfchens.
- EMG: Die Erregungsleitung des Ramus profundus ist abgeschwächt.

Differentialdiagnose

Die Schmerzbefunde gleichen denen bei Tennisellenbogen. Bei therapieresistenten Ellenbogen muß immer eine Kompressionsneuropathie in Betracht gezogen werden.

Ärztliche Therapie

Perineurale Injektion am Ort der Kompression.

Operativ

Der Nerv wird chirurgisch freigelegt.

3. Kubitaltunnelsyndrom (Sulcus-N. ulnaris-Syndrom)

- *Definition und wesentliche Merkmale:* Das Kubitaltunnelsyndrom ist eine proximale Ulnarisparese, die durch Druck auf den Nerv entsteht. Bei Flexion des Ellenbogens wird der N. ulnaris nach medial gegen den Epikondylus ulnaris gedrückt, gleichzeitig wird der mediale Trizepskopf in den Sulcus ulnaris gezogen. Das Lig. collaterale ulnare verhindert die Verlagerung des Nerven und übt dabei gleichzeitig eine Kompression aus.

Ein direktes Trauma oder stets wiederholende Mikrotraumata können das Kompressionssyndrom auslösen, wie z. B. wiederholtes Dehnen des Nerven bei stark ausgeprägtem Cubitus valgus (z. B. nach einer Fraktur).
Am Ellenbogen, in einer Rinne unter dem medialen Epicondylus des Oberarmknochens, ist der N. ulnaris leicht zu schädigen = Sulcus des N. ulnaris. Manchmal ist eine Luxation des Nerven aus dem Sulcus die Ursache für eine Neuropathie. Bei jeder Flexion luxiert der Nerv, bei Extension verlagert er sich zurück. Dabei handelt es sich aber nicht um eine Kompressionsneuropathie.
Die Patienten klagen über einen brennenden Schmerz im 5. Finger und in der ulnaren Hälfte des 4. Fingers. Anfangs dominiert Hyperästhesie, die allmählich in Hypästhesie übergeht.
Motorischer Ausfall der Mm. interoseii und des M. flexor pollicis brevis und adductor pollicis. Später können auch der M. flexor digitorum profundus und der M. flexor carpi ulnaris betroffen sein.

Beispiel: Nach einer Ellenbogenfraktur entwickelt ein 18jähriger Schüler eine Krallenhand und klagt über Sensibilitätsstörungen an der Ulnarseite der Hand (1 1/2 Finger palmar + 2 1/2 Finger dorsal), die v. a. bei verstärkter Beugung im Ellenbogengelenk auftreten. Die vom N. ulnaris innervierten Mm. interossei beugen in den Grundgelenken und strecken in den Endgelenken. Da sie ausfallen, überwiegen die Antagonisten und die Hand gerät in Krallenstellung. Der Daumen steht ab, da der adduzierende M. adductor pollicis ebenfalls ausfällt.

Ärztliche Untersuchung

- Muskelatrophie des Kleinfingerballens;
- Eine „Krallenhand" kann sich ausbilden;
- Einsenkungen zwischen den Mittelhandknochen als Zeichen für Atrophie der Mm. interossei, Spreizen und Schließen der Finger ist nicht mehr möglich;
- Flexion der Grundgelenke und Lumbrikalesgriff fallen aus;
- Froment-Zeichen: Der Daumen kann nicht an den Zeigefinger adduziert werden, als Kompensation erfolgt eine Flexion des Daumenglieds über den M. flexor pollicis longus;
- Sensibilitätsstörungen: siehe *Beispiel;*
- EMG: Die Erregungsleitung des N. ulnaris ist herabgesetzt.

Ärztliche Therapie

Operativ

Der Nerv wird chirurgisch in die Ellenbeuge verlagert.

4. Karpaltunnelsyndrom (N. medianus)

- *Definition und wesentliche Merkmale:* Die Rinne des Karpaltunnels wird durch die Handwurzelknochen gebildet. Darüber spannt sich eine Verstärkung der Unterarmfaszie, das Retinaculum flexorum. Im Karpaltunnel verlaufen der N. medianus sowie die langen Fingerflexoren und Gefäße. Das Karpaltunnelsyndrom tritt häufig bei „Handarbeitern" und Frauen zwischen 30 und 50 Jahren auf, besonders in Zeiten hormoneller Umstellungen (Klimakterium). Blockierungen der Handwurzelknochen, Veränderungen der Sehnen der langen Fingerbeuger bzw. des Lig. carpi transversum (Retinaculum flexorum) und Gicht (Stoffwechselstörungen) können die Ursache der Erkrankung sein. Motorische und sensible Ausfälle treten wie beim Pronatorkanalsyndrom auf. Schmerzen in Arm und Hand sowie Ausstrahlung bis in die HWS sind möglich. Der Schmerz ist nachts stärker als tagsüber.
  Die Erkrankung ist manchmal mit der primär chronischen Polyarthritis kombiniert. Häufig tritt das Karpaltunnelsyndrom schon vor der Manifestation der rheumatischen Beschwerden auf.
  In Fehlstellung verheilte Frakturen der Handwurzelknochen können auch zur Kompression führen.
  Außerdem kann es bei Hämodialyse-Patienten mit Shunt zwischen den distalen Unterarmgefäßen für die extrakorporale Blutreinigung auftreten.
  Es ist das häufigste Kompressionssyndrom der oberen Extremität.
- *Beispiele:*
  - Eine 53jährige Hausfrau klagt über nächtliche Schlafstörungen aufgrund ziehender Schmerzen und Kribbeln in den Fingern 1 – 3 = „Brachialgia paraesthetica nocturna". Die Finger fühlen sich geschwollen und steif an. Tagsüber hat sie keine Probleme.
  - Ein Patient mit chronischer Polyarthritis zeigt eine leichte Muskelatrophie des seitlichen Daumenballens. Kribbelerscheinungen und Schmerzen habe er schon vor der Manifestation seiner rheumatischen Beschwerden gehabt, vor allem nachts. Ab und zu sind sie jetzt auch tagsüber aufgetreten. Schütteln der Hand bessert die Symptomatik.

Ärztliche Untersuchung

- Klopfschmerzhaftigkeit im Bereich des Karpaltunnels = Hoffmann-Tinel-Zeichen;
- Hypästhesie, Kribbelparästhesie, Schmerzen v.a. im Gebiet $3^{1}/_{2}$ Finger palmar, dem sensiblen Hauptinnervationsgebiet des N. medianus;
- Atrophien der Daumenballenmuskulatur;
- Provokationstest: Phalen-Test
  Gegeneinanderdrücken beider Handrückenflächen vor dem Bauch für 5 – 10 Minuten. Durch die maximale Palmarflexion wird die Kompression verstärkt. Kribbelparästhesie und Taubheitsgefühl treten nach ca. 60 Sekunden auf;
- Flaschenzeichen: siehe unter *Pronatorkanalsyndrom;*
- Schwurhand: siehe unter *Pronatorkanalsyndrom;*
- Druckschmerz am Thenaransatz und M. palmaris longus;
- Dorsalextension der Hand verstärkt die Parästhesien;
- Ultraschall kann die Enge des Kanals bestätigen;
- Die Nervenleitgeschwindigkeit des N. medianus ist herabgesetzt;
- Elektromyographie der Daumenballenmuskulatur zeigt Muskelveränderungen.

Differentialdiagnose

- Zervikale Bandscheibenvorfälle und Funktionsstörungen
- Thoracic-outlet-syndrome
- Pronatorkanalsyndrom

Ärztliche Therapie

Konservativ

- Lokalinjektionen von Kortikosteroidpräparaten, die abschwellend wirken;
- Nachtschiene: Handgelenk in Mittelstellung, Finger frei.

Operativ

Spaltung des Retinaculum flexorum, ambulanter Eingriff mit anschließender Schienenversorgung für ein bis zwei Wochen.

5. Kompressionssyndrom in der Loge de Guyon (N. ulnaris-Syndrom = Radfahrerlähmung)

- *Definition und wesentliche Merkmale:* Die „Loge de Guyon“ ist eine anatomische Enge im Bereich der ulnaren Handwurzelknochen. Zwischen dem Os pisiforme und dem Hamulus des Os hamati, überdeckt vom M. palmaris brevis, ziehen die ulnaren Gefäße und der N. ulnaris. Bei Kompression des N. ulnaris treten v. a. motorische Störungen der Muskeln des ulnaren Handballens und der mittleren Gruppe auf (siehe unter *Sulcus-ulnaris-Syndrom*).
  Die Kompression besteht häufig nach dauerhafter Stützbelastung mit Dorsalextension der Hand, z. B. beim Fahrradfahren oder Gehen an Unterarmgehstützen.
  Tendinitis mit Verdickung der Sehne des M. flexor carpi ulnaris kann ebenfalls eine Kompression ausüben.
- *Beispiel:* Ein Rennradfahrer klagt nach einer langen Tour über leichtes Taubheitsgefühl im linken Kleinfinger und einem Schwächegefühl im Daumen.

Ärztliche Untersuchung

- Atrophie des Kleinfingerballens;
- Einsenkungen zwischen den Mittelhandknochen als Zeichen für Atrophie der Mm. interossei;
- Seltener klagen die Patienten über Sensibilitätsstörungen im Bereich des kleinen und des Ringfingers;
- Froment-Zeichen: siehe unter *Sulcus-ulnaris-Syndrom;*
- Krallenhand kann sich ausbilden;
- EMG: Die Nervenleitgeschwindigkeit ist häufig herabgesetzt.

Ärztliche Therapie

Falls nur Sensibilitätsstörungen bestehen: perineurale Injektion am Ort der Kompression.

Operativ

Bei motorischen Störungen: Neurolyse = chirurgische Freilegung des Nerven.

Allgemeine physiotherapeutische Untersuchung

M. Dölken

Ziel: Mit Hilfe der Untersuchung muß der Therapeut herausfinden, ob das Kompressionssyndrom durch funktionelle Störungen ausgelöst wird (z. B. durch verkürzte oder hypertone Muskeln oder Gelenkblockierungen); diese sind erfolgreich zu behandeln.

Bei Kompressionssyndromen, die z. B. durch Stoffwechselerkrankungen oder entzündliche Erkrankungen (PcP) ausgelöst werden, kann häufig nur schmerzlindernd gearbeitet werden. Nach Operationen muß die Beweglichkeit der beteiligten Gelenke erhalten bzw. verbessert sein. Die Beweglichkeit der neuralen Strukturen ist bei allen Kompressionsyndromen zu testen und zu verbessern.

Physiotherapeutische Untersuchung bei Kompressionssyndromen der oberen Extremität

1. Anamnese

- Berufliche und andere alltägliche Tätigkeiten begünstigen die Entstehung von Kompressionssyndromen
  - Positionen, die über eine lange Zeit beibehalten werden müssen;
  - häufig wiederholte Bewegungsabläufe;
  - Bewegungswiederholungen in einem Körperteil, während der restliche Körper statisch fixiert bleibt (Arbeiten mit Tastaturen);
  - Arbeiten, die mit Krafteinwirkungen wie Vibrationen (z. B. Preßlufthammer) verbunden sind;
  - langes Überkopfarbeiten.
- Begleiterkrankungen
  - Ein häufig erhöhter Tonus der Atemhilfsmuskeln bei Atemwegserkrankungen kann z. B. zu einem Hochstand der ersten Rippe führen und damit eine kostoklavikuläre Kompression auslösen;
  - Stoffwechselerkrankungen, z. B. Diabetes mellitus;
  - entzündliche Erkrankungen, z. B. Primär chronische Polyarthritis (PcP).
- Vorausgegangene Traumen: z. B. Frakturen mit überschießender Kallusbildung (Klavikulafraktur) und Vernarbungen können zur Verklebung neuraler Strukturen führen.
- Vorausgegangene Operationen: z. B. Nukleotomien im Bereich der HWS.
- Der Patient war einer ständig veränderten Belastung ausgesetzt; so kann z. B. langes Gehen an Unterarmgehstützen durch die dauerhafte Dorsalextension der Hand ein Eindringen des Lig. carpi transversum in den Karpaltunnel begünstigen und dadurch den N. medianus reizen.

- Nachtschmerzen, evtl. mit Parästhesien können durch zusätzliche komprimierende Faktoren, wie z. B. bei Liegen auf dem Arm, ausgelöst werden.
- Während und nach der kompressionsauslösenden Ursache können Kribbelparästhesien auftreten.
- ansonsten siehe unter *Kapitel 1, Befund*

2. Sichtbefund

Die Entstehung von Kompressionssyndromen kann durch Statik- und Konstitutionsabweichungen begünstigt werden:

- Kleine Schultergürtelbreite bei großer Brustkorbbreite; der Schultergürtel rutscht auf dem Thorax nach ventral kaudal; ein verkürzter M. pectoralis minor kann eine Kompression des Plexus brachialis am Proc. coracoideus auslösen.
- Große Brustgewichte bei Frauen können durch hypertone Mm. scalenii ein Skalenussyndrom begünstigen. Bei diesen Patientinnen ist eine Beratung bezüglich breiter BH-Träger angeraten, da zu schmale Träger einschnüren und damit eine Tonuserhöhung der gesamten Schulternackenmuskeln provozieren.
- Bei Kompressionssyndromen der oberen Thoraxapertur (thoracic outlet syndrome) können Gefäße und Nerven komprimiert werden, daher muß auf venöse oder arterielle Zeichen geachtet werden:
  - *Arterielle Kompression:* Blässe und Zyanose der Haut nach Belastung lähmendes Gefühl in den Armen
Schwierigkeiten bei Überkopfarbeiten
Schulterelevation und Aufstützen der Arme führt zur Entlastung
  - *Venöse Kompression:* Hände bläulich und geschwollen
verstärkte Venenzeichnung
Schwierigkeiten beim Tragen schwerer Gegenstände
Mattes, müdes Gefühl in den Armen

- Muskelatrophien: z. B. Daumenballen bei Kompression des N. medianus, Kleinfingerballen bei Kompression des N. ulnaris.
- Atembewegungen: Auf Atemhilfsmuskeleinsatz achten!

Spezifische Provokationstests

siehe unter *Ärztliche Diagnostik*!

3. Prüfen der Beweglichkeit

- HWS- und BWS-Beweglichkeit (siehe unter *WS-Syndrome*); besonders auf Schmerzauslösung in Schultergürtel und Arm achten. Bei veränderter Schweißneigung, z. B. in der Hand, ist der BWS besondere

Beachtung zu schenken; der vegetative Grenzstrang kann durch eine BWS- und Rippenstörung irritiert werden.
- Schultergelenk und Schultergürtelgelenke, Ellenbogengelenk und Handgelenk

(Bei Syndromen im Handbereich muß die Beweglichkeit der Handwurzelknochen untersucht werden; so kann z.B. ein volarfixiertes Os lunatum den N. medianus im Karpaltunnel reizen, die Mobilisation nach dorsal bringt Entlastung.)
- Beweglichkeit der ersten Rippe (siehe unter *WS-Syndrome*);
- Mögliche auslösende Muskeln auf Verkürzung testen: z.B. Mm. scalenii, M. pectoralis minor, M. pronator teres und M. supinator.
- Die Mobilität der neuralen Strukturen wird durch den ULTT 1, 2 a, 2 b und 3 getestet (vergleiche S. 244–250).

Physiotherapeutische Behandlung

1. Schmerzlinderung

- Erarbeitung von Entlastungsstellungen, in denen Arm- und Schultergürtelgewichte abgegeben sind.
- Detonisierende Maßnahmen für die hypertonen Muskeln, wie heiße Rolle sowie vorsichtige Weichteiltechniken.

2. Verbesserung der Beweglichkeit

- Segmentale Mobilisation der hypomobilen Wirbelsäulenabschnitte (Beispiele siehe unter *WS-Syndrome*); durch Mobilisation der BWS kann der vegetative Grenzstrang stimuliert werden.
- Hypomobile Schultergürtelgelenke können bei Schulterflexion und Schulterabduktion zu einer Enge im kostoklavikulären Raum führen.

Mobilisation des Akromioklavikulargelenks: Die Klavikula wird in Behandlungsstellung (bei Beginn der Symptomatik) gegen das Akromion nach ventral mobilisiert.

Mobilisation des Sternoklavikulargelenks: Die Klavikula muß je nach Schultergürtelstellung nach kranial oder kaudal mobilisiert werden. Häufiger nach kranial, da der Schultergürtel oft in Elevation steht, durch die in dieser Ebene konvexe Klavikula gleitet sie bei Depression nach kranial (Abb. 3.**53 a**–**f**).

- Handwurzelknochen: Bei einem Karpaltunnelsyndrom kann eine Schmerzerleichterung nach einer Mobilisation des Os lunatum gegen den Radius nach dorsal auftreten.
  Bei einer Kompression des N. ulnaris in der Loge de Guyon kann eine Mobilisation des Os pisiforme nach lateral schmerzerleichternd wirken (Abb. 3.**54 a** u. **b**).

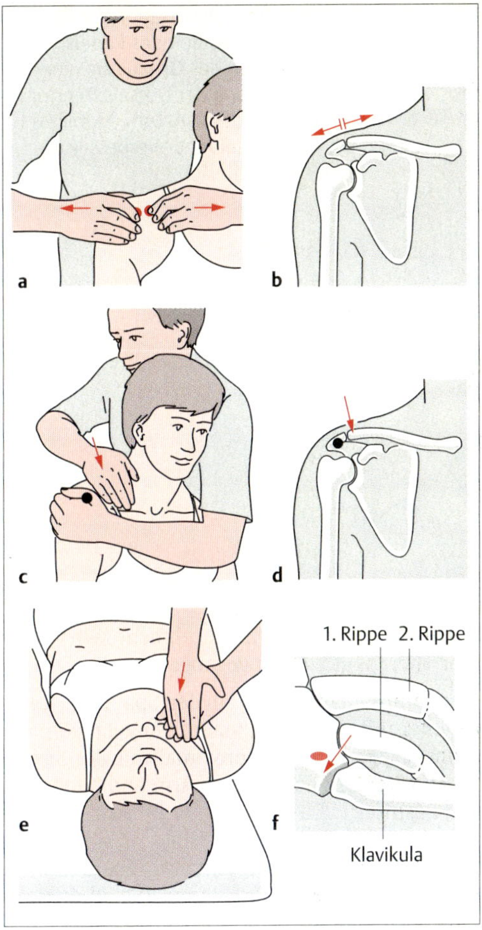

Abb. 3.**53** Mobilisation des Akromioklavikulargelenks (**a**–**d**), Mobilisation des Sternoklavikulargelenks (**e**–**f**)

- Dehnen der verkürzten Muskeln; Patienten sollen auch Eigendehnungen durchführen. (Bei der Dehnung der Schulternackenmuskeln muß besonders auf die Provokation der neuralen Strukturen geachtet werden – bewußt nach Symptomen im Arm fragen!)
- Verbessern der neuralen Mobilität: Da es sich bei den Kompressionssyndromen in erster Linie um extraneurale Störungen handelt, wird in den Bewegungsmustern der Spannungstests mit großen sanften Bewegungsamplituden behandelt. Eine Kribbelsymptomatik sollte –

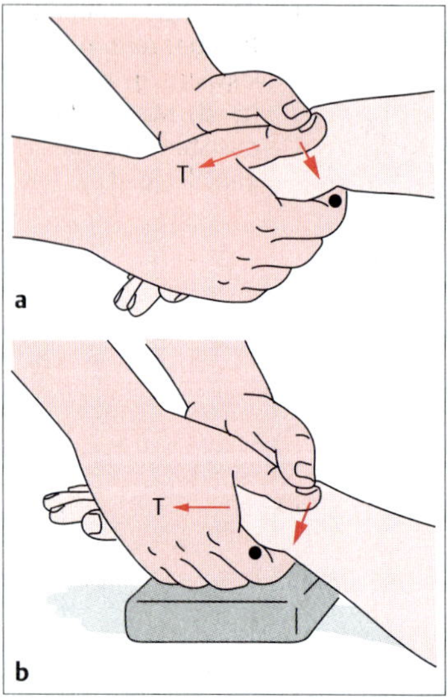

Abb. 3.**54** Mobilisation des Os lunatum **a** Fixation des Radius, Mobilisation des Os lunatum zur Verbesserung der Dorsalextension, **b** Fixation des Lunatum, Mobilisation des Radius zur Verbesserung der Palmarflexion

wenn der Arm wieder in Entlastungsstellung gebracht wird – verschwinden, sonst ist der Therapeut zu weit gegangen.

- *Beispiel:* Bei massiver Symptomauslösung bei den Spannungstests wird erst ganz vorsichtig mit einer Komponente angefangen. Bei distalen Kompressionssyndromen kann proximal mit der Schulterdepression begonnen werden; dabei liegen Arm und Kopf noch in einer entspannten Position.
  z. B. N. medianus:
  Schulterdepression fünf- bis sechsmal durchführen, dann als nächste Komponente die Schulter in Extension und Abduktion führen, anschließend die Ellenbogenextension hinzunehmen.
  Zum Schluß wird die distale Komponente eingestellt und weiterhin in großen Amplituden über das Ellenbogengelenk bewegt. Die höchste Steigerung wird durch zusätzliche Lagerung der HWS in Lateralflexion zur kontralateralen Seite erreicht. Werden beide Beine in SLR-Position z. B. gegen die Wand gelagert, erhöht sich die Spannung noch von zentral.
  Die Patienten können für alle neuralen Anteile Eigenmobilisationen durchführen (Abb. 3.**55 a** u. **b**).

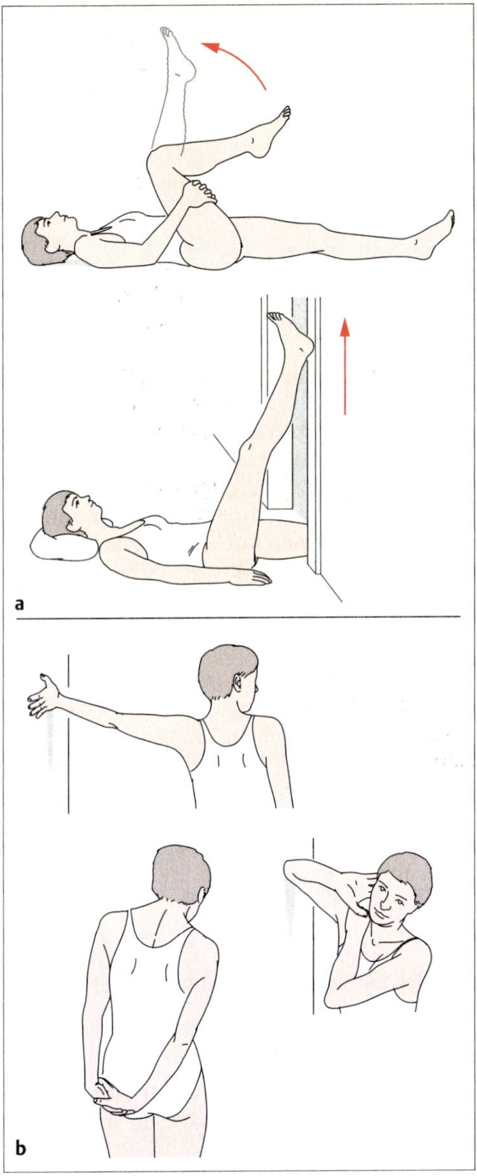

Abb. 3.**55** Eigenmobilisation des
a N. ischiadicus,
b N. medianus (oben), N. ulnaris (rechts) und N. radialis (unten)

- Haltungskorrektur;
- Ausgleichsmöglichkeiten zur einseitigen Berufsbelastung, z. B. die Arbeit am Computer unterbrechen und hubfreie und hubarme Wirbelsäulenmobilisationen im Sitz durchführen, große Armbewegungen verbessern die Durchblutungssituation der neuralen Strukturen.

3.4.5 Kompressionssyndrome der unteren Extremität

M. Dölken, S. Wirth

Die folgende Abbildung zeigt den Verlauf der Nerven im Bein (Abb. 3.**56**).

- **Piriformissyndrom:** N. ischiadicus, Hypertonus und Verkürzungen, Vernarbungen nach traumatischen Verletzungen – Sturz auf das Gesäß.
- **Meralgia paraesthetica:** Der N. cutaneus femoris lateralis wird zwischen dem Lig. inguinale und dem M. sartorius komprimiert. Der N. femoralis kann durch Herniotomienarben und nach der Implantation von Hüftgelenkprothesen komprimiert werden.
- **N. saphenus:** Er kommt aus dem N. femoralis und kann beim Durchtritt durch die Oberschenkelfaszie oder im Hunterkanal komprimiert werden und Schmerzen an der medialen Knieseite sowie unterhalb der Patella auslösen („Neuropathia patellae").
- **N. peroneus communis:** Fibulaköpfchen, z. B. durch falsche Lagerung in Schienen oder Gips.
- **Tarsaltunnelsyndrom:**
  a) posteriores Tarsaltunnelsyndrom: Das Flexorenretinakulum überbrückt den Raum zwischen Malleolus medialis und Kalkaneus; hier verläuft der N. tibialis und teilt sich im Tunnel in den N. plantaris medialis und lateralis.
  b) anteriores Tarsaltunnelsyndrom: Der N. peroneus profundus verläuft zunächst unter dem Retinaculum extensorum, weiter distal verläuft er unter der Sehne des M. extensor hallucis brevis. An beiden Stellen kann er durch zu enges Schuhwerk und vor allem durch Sandalen mit Riemen und hohen Absätzen komprimiert werden (Abb. 3.**57 a** u. **b**).
- **Leistenkanalsyndrom:** N. ilioinguinalis, Traumata, Kompression z. B. durch Hämatome im Bereich der Spina iliaca anterior superior.

1. Piriformissyndrom (N. ischiadicus)

□ *Definition und wesentliche Merkmale:* Posttraumatisch bedingte Veränderungen des M. piriformis und seiner Umgebung, die u. U. zu sehr starken Schmerzen in der Glutealregion führen, können eine Kompression des N. ischiadicus auslösen. Starke Tonusveränderungen des

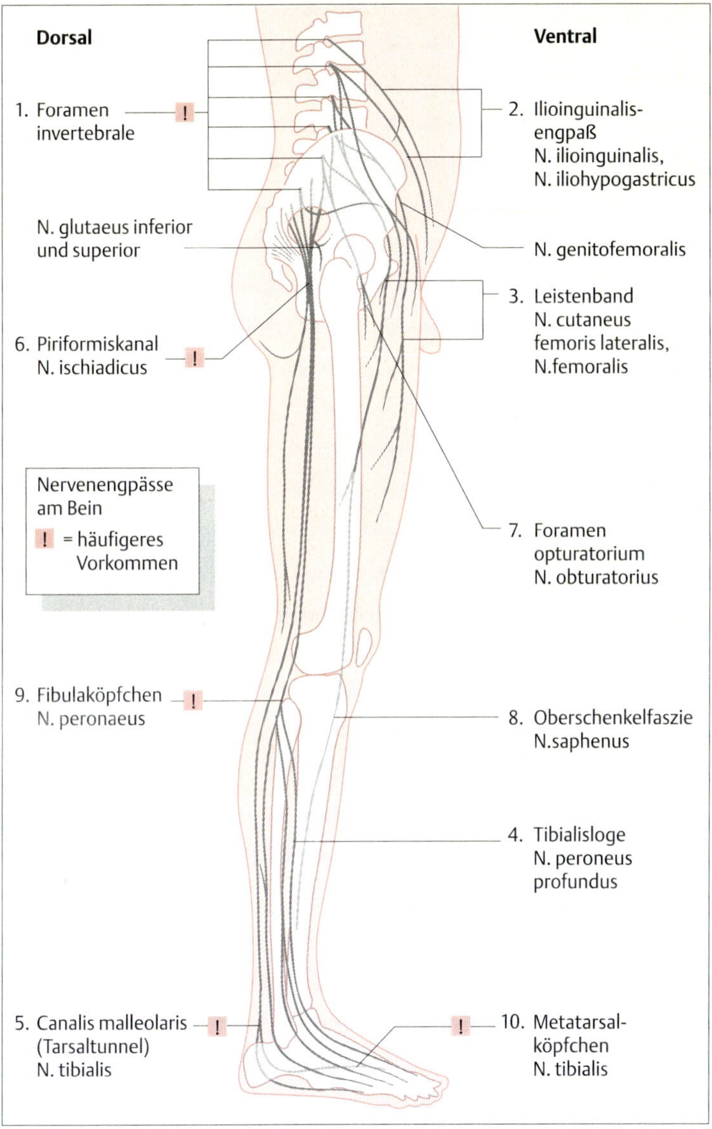

Abb. 3.**56** Verlauf der Nerven des Plexus lumbalis und Plexus sacralis

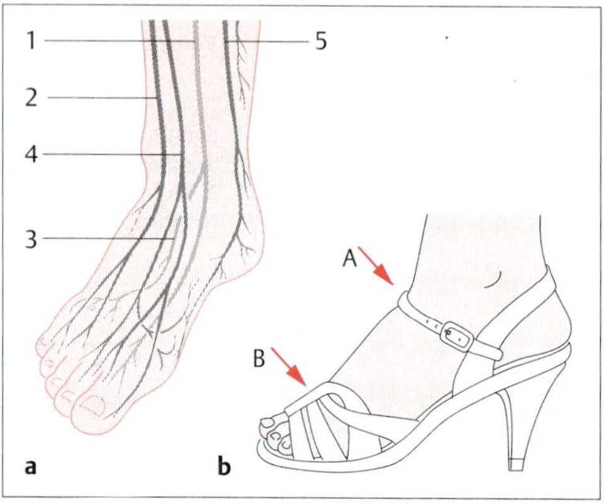

Abb. 3.**57** Tarsaltunnelsyndrom
1 N. peroneus profundus
2 N. cutaneus dorsalis intermedius
3 Lateraler motorischer Ast des N. peroneus superficialis
4 N. cutaneus dorsalis medius
5 N. saphenus
Kompressionsstellen [Nach: Butler]
A Verlauf des N. peroneus profundus im Tarsaltunnel
B Verlauf des N. peroneus profundus unter der Sehne des M. extensor hallucis longus [Aus: Mackinnon und Dellon]

M. piriformis z. B. durch Funktionsstörungen im Iliosakralgelenk mit Sakrumfehlstellungen können ebenfalls eine Irritation zur Folge haben.

■ *Beispiel:* Ein 18jähriger Motorradfahrer klagt ein Jahr nach einem Motorradunfall über sehr starke, lokalisierte Schmerzen in der rechten Gesäßhälfte. Beim Heben von Lasten strahlt der Schmerz oft ins Os sacrum, seltener in Hüftgelenk und Bein aus.

Ärztliche Untersuchung

- Druckschmerz in Höhe des Foramen ischiadicum majus;
- Schmerz kann durch Flexion und Innenrotation in der Hüfte provoziert werden;
- Selten tritt eine Atrophie der Gesäßmuskulatur auf;
- Der Lasègue-Test ist positiv.

Differentialdiagnose

- Hüftgelenkerkrankungen
- Funktionsstörungen der Iliosakralgelenke
- Bandscheibenvorfall in der unteren LWS mit Kompression der Wurzeln L4/L5 oder S1
- degenerative Veränderungen der Wirbelsäule lumbal und sakral

Ärztliche Therapie

Operativ

Der M. piriformis wird chirurgisch freigelegt und Verwachsungen des M. piriformis mit seiner Umgebung gelöst. Etwa 5 cm vor seinem Ansatz kann der M. piriformis teilweise oder vollkommen durchtrennt werden.

2. Meralgia paraesthetica (N. cutaneus femoris lateralis)

- *Definition und wesentliche Merkmale:* Medial der Spina iliaca anterior superior und unter dem Leistenband verläuft der rein sensible N. cutaneus femoralis lateralis des Plexus lumbalis. Ursachen für eine Kompression sind z.B. Traumata nach Beckenkammspanentnahme, Einengung durch zu enge Kleidung, Kompression während der Schwangerschaft oder bei Adipositas (Fettleibigkeit). Eine Beinverkürzung auf einer Seite führt durch die Adduktion am anderen Bein bei jedem Schritt zu einer Dehnung des Nerven, was auf Dauer zu einer Irritation führen kann. Die Folge einer Kompression sind Ausfall des Nerven oder Reizsymptome in seinem Versorgungsgebiet, der Oberschenkelaußenseite.
- *Beispiel:* Eine 53jährige Patientin klagt seit ihrer Beckenkammbiopsie links über ein Taubheitsgefühl in der linken Oberschenkelaußenseite.

Ärztliche Untersuchung

- Brennende Schmerzen und Parästhesien an der vorderen Außenseite des Oberschenkels, im späteren Stadium kann es auch zur Hypästhesie in diesem Gebiet kommen.
- Die Schmerzen nehmen bei längerem Stehen zu. Durch Bewegung des Beines, vor allem in Hüftflexion, lassen sich die Symptome reduzieren.
- Hüftextension bei gleichzeitiger Hüftrotation verstärkt die Symptomatik durch Zunahme der Kompression auf den Nerv.
- Druckschmerz medial der Spina iliaca anterior superior, dem Ort der Kompression.
- Der umgekehrte Lasègue-Test ist positiv.

Differentialdiagnose

Da der N. cutaneus femoris lateralis aus den Rückenmarksegmenten L2/L3 versorgt wird, könnten auch ein Tumor oder ein Bandscheibenvorfall mit Schädigung der Wurzeln L2 und L3 durch Ausstrahlung in die L2/L3-Dermatome ähnliche Beschwerden hervorrufen. Im Unterschied zur Wurzelkompression treten bei Meralgia paraesthetica nie motorische Störungen auf.

Ärztliche Therapie

Konservativ

Lokale Injektionen von Kortisonpräparaten und Lokalanästhetika.

Operativ

Neurolyse des Nerven im Verlauf unter dem Leistenband.

3. Syndrom des N. saphenus des N. femoralis (Hunter-Kanal-Syndrom)

- *Definition und wesentliche Merkmale:* Der N. saphenus ist der sensible Ast des N. femoralis. Er begleitet die A. femoralis am medialen Oberschenkel und tritt mit ihr in den Hunter-Adduktorenkanal ein. Es handelt sich um einen Spalt am distalen Oberschenkel zwischen dem M. adductor magnus und M. vastus medialis, der vorne zwischen den beiden Muskeln von einer bindegewebigen Membran bedeckt ist (Membrana vastoadductoria). Der Nerv verläßt den Kanal auch wieder durch diese Membran. Am Unterschenkel verläuft der N. saphenus dann zusammen mit der V. saphena magna. Schädigung und Reizung kann besonders am Durchtritt durch den Hunter-Kanal, aber auch an allen anderen genannten Stellen auftreten.

Mögliche Ursachen einer Verletzung des N. saphenus
- Operation von Krampfadern (Varizen)
- mediale Meniskusoperationen
- Operation einer verengten A. femoralis
- Shunt bei Dialysepatienten, wenn er zwischen A. femoralis und V. saphena magna angelegt wurde
- bindegewebige Narben nach Verbrennungen, die zu einer Einmauerung des N. saphenus führen
- Venenentzündungen (Phlebitis)

- *Beispiele:*
  - Ein 31jähriger Fußballspieler klagt nach einer medialen Meniskusoperation über sensible Mißempfindungen und sensible Ausfälle an der Innenseite des Unterschenkels, Schmerzen im Bereich des distalen Ober- und Unterschenkels sowie Schweregefühl im distalen Ober- und Unterschenkel.
  - Bei einer Patientin mit bindegewebigen Verbrennungsnarben haben sich im Laufe der Zeit folgende Symptome entwickelt:
    - Sensible Mißempfindungen oder sensible Ausfälle an der Innenseite des Unterschenkels
    - Schmerz im Bereich des distalen Oberschenkels und/oder des Unterschenkels
    - Schweregefühl im distalen Ober- und/oder Unterschenkel
    - Schmerz beim umgekehrten Lasègue-Test
    - Druckschmerzhaftigkeit des N. saphenus bei Durchtritt durch die vordere bindegewebige Wand, die Membrana vastoadductoria des Hunter-Adduktorenkanals

Ärztliche Therapie

Konservativ

Lokalinjektionen von Anästhetika oder Kortisonpräparaten lindern meist nur das Beschwerdebild.

Operativ

Eine Spaltung des Hunter-Adduktorenkanals bringt Beschwerdefreiheit.

4. Peroneussyndrom (N. peroneus communis)

- *Definition und wesentliche Merkmale:* Der N. peroneus communis verläuft hinter dem Fibulaköpfchen. Hier kann er durch direkte oder indirekte Traumata komprimiert werden. Falsche Lagerung in Schienen oder Gips, Inversionstrauma oder langes Arbeiten im Fersensitz kann zur Kompression führen. Schmerzen und Sensibilitätsstörungen treten am ventrolateralen Unterschenkel und am Fußrücken einschließlich der ersten vier Zehen auf. Dorsalextensoren und Pronatoren können geschwächt sein oder ausfallen.

Ärztliche Untersuchung

- Druckschmerz hinter dem Fibulaköpfchen
- Sensibilitätsstörung (Hyper- oder Hypoästhesie) am Fußrücken und den ersten vier Zehen
- EMG: Die Erregungsleitung des N. peroneus kann vermindert sein

Ärztliche Therapie

Konservativ

- Verringerung der Faszienspannung des Unterschenkels und der Mm. peroneii durch eine laterale Einlegesohle im Schuh
- perineurale Injektion

Operativ

- Neurolyse des N. peroneus

5. Tarsaltunnelsyndrom – anteriores (N. peronaeus profundus) und posteriores (N. tibialis)

- *Definition und wesentliche Merkmale*

  a) anteriores Tarsaltunnelsyndrom: Kompression des N. peronaeus profundus bei seinem Verlauf auf dem Fußrücken, zwischen einer bindegewebigen Verstärkung der Fußrückenaponeurose und den Mittelfußknochen. Weiter distal verläuft er unter der Sehne des M. extensor hallucis longus. An beiden Stellen kann der Nerv z.B. durch zu enges Schuhwerk komprimiert werden. Schmerzen treten in Großzehe und zweiter Zehe, eventuell auch im Mittelfuß auf. Manchmal ist der M. digitorum brevis abgeschwächt.

  b) posteriores Tarsaltunnelsyndrom: Der N. tibialis verläuft von der Rückseite des Unterschenkels kommend hinten um den Innenknöchel zur Fußsohle, in einem Raum zwischen Malleolus medialis und Kalkaneus. Dieser wird vom Retinaculum flexorum überbrückt. In diesem Raum teilt sich der Nerv in den N. plantaris medialis und lateralis.

  Durch Trauma, z.B. posttraumatisches Ödem nach Knöchelfraktur und Überlastungen, z.B. eine chronische Tenosynovitis des M. tibialis posterior, kann der Innenknöchelkanal zu eng werden und eine Kompressionssymptomatik verursachen. Eine sehr ausgeprägte Abflachung der Fußlängswölbung mit starker Valgusstellung der Ferse kann ebenfalls eine Kompression auslösen. Die Folge sind hauptsächlich sensible Störungen.

Beispiel: Ein 27jähriger Sportler klagt seit einiger Zeit über nächtliche Schmerzen und Ameisenlaufen in der linken Fußsohle mit Ausstrahlung in die Zehen. Motorische Störungen hat er nicht.

Ärztliche Untersuchung

a) anteriores Tarsaltunnelsyndrom
   - Schmerzen in der Großzehe und zweiten Zehe, eventuell auch im Mittelfuß
   - manchmal Ausfallerscheinungen des M. digitorum brevis
   - häufig auch Ausstrahlung des Schmerzes auch in das proximale Innervationsgebiet des N. peroneus
   - passive Plantarflexion mit Zehenflexion verstärkt den Schmerz

b) posteriores Tarsaltunnelsyndrom
   - brennender Schmerz in Ferse und/oder Fußsohle und Zehen
   - selten Ausfall der plantaren Fußmuskeln
   - Dorsalextension mit Eversion verstärkt den Schmerz
   - Druckschmerz hinter und unter dem Innenknöchel
   - Auslösen von Kribbeln durch Beklopfen der Stelle hinter dem Innenknöchel
   - evtl. herabgesetzte Nervenleitgeschwindigkeit des N. tibialis
   - elektromyographische Darstellung von Muskelveränderungen der vom N. tibialis innervierten Fußmuskulatur

Differentialdiagnose

Radikuläre Symptomatik L5-S1

Ärztliche Therapie

Konservativ

Zur Entlastung der Fußlängswölbung dient eine orthopädische Einlage, die den Fuß medial abstützt.

Operativ

Nur wenn die Beschwerden unter konservativer Therapie bestehen bleiben:
- Spaltung des Retinaculum flexorum
- Neurolyse des N. tibialis

6. Leistenkanalsyndrom (N. ilioinguinalis)

- *Definition und wesentliche Merkmale:* Der N. ilioinguinalis entspringt dem Plexus lumbalis der lumbalen Rückenmarksegmente. Der Nerv zieht hinter den Nieren und dann zwischen den Bauchmuskeln, die er innerviert. Sein sensibler Ast tritt durch die Bauchwand vor und unter der Spina iliaca anterior superior. Anschließend zieht er durch den Leistenkanal. Er innerviert die Haut in der Leiste und den äußeren Geschlechtsteilen (Hoden und Schamlippen). Durch Traumata, z. B. nach Leistenbruchoperation, und Kompression durch Narben bei Durchtritt durch die Bauchdecke kann der Nerv komprimiert werden. Dies führt zu Schmerz, Sensibilitätsausfall und eventuell kaum bemerkter Bauchmuskelschwäche.
- *Beispiel:* Ein 50jähriger Mann entwickelt fünf Jahre nach einer Leistenbruchoperation Kreuzschmerzen sowie ausstrahlende Schmerzen und Sensibilitätsstörungen in der Leistenregion. Beim Bauchmuskeltraining bemerkt er, daß sich die Bauchdecke ein wenig zu einer Seite verzieht.

Ärztliche Untersuchung

- Sensibilitätsausfälle in der Leiste, d. h. im Hautbereich über der Symphyse, des Hodensacks oder der Schamlippen und der Oberschenkelinnenseite;
- neuralgische Schmerzen im Ausbreitungsgebiet des sensiblen Innervationsgebiets (siehe oben);
- schmerzbedingte Einschränkung der Innenrotation und Extension im Hüftgelenk;
- leichte motorische Ausfälle der schrägen Bauchmuskeln, die vom Patienten oft nicht bemerkt werden;
- Druckschmerz medial und kaudal der Spina iliaca anterior superior;
- Patienten vermeiden die Anspannung und Dehnung der Bauchdecke und gehen manchmal leicht vornübergebeugt.

Ärztliche Therapie

Konservativ

Eine Lokalinfiltration des Nerven an der Durchtrittstelle zur Bauchdecke kann Schmerz und Sensibilitätsstörung mindern.

Operativ

Nur eine Neurolyse des N. ilioinguinalis bringt völlige Beschwerdefreiheit.

Physiotherapeutische Untersuchung

M. Dölken

1. Anamnese

- Vorausgegangene Traumen: Inversionstraumen können z.B. eine Funktionsstörung des Fibulaköpfchens zur Folge haben, wodurch der N. peroneus irritiert werden kann. Muskelfaserrisse in den Ischiokruralen können durch eventuelle Vernarbungen den Ischiadicus irritieren.
- Vorausgegangene Operationen: nach Implantation einer Hüftprothese z.B. kann der N. femoralis betroffen sein; Operationen nach Leistenbruch.
- Bevorzugtes Schuhwerk;
- Begleiterkrankungen, z.B. kann eine Koxarthrose durch einen hypertonen M. psoas major die dort hindurchziehenden Nerven des Plexus lumbalis komprimieren. Ein hypertoner M. piriformis kann den N. ischiadicus irritieren.
- Welche Bewegungen führen zur Symptomauslösung?
  Beim Piriformissyndrom führt die Innenrotation bei extendierter Hüfte zur Schmerzverstärkung, was wiederum zur Verkürzung der Standbeinphase führt.
  Bei Kompression der Leistenstrukturen ist die Extension der Hüfte schmerzhaft, die Patienten geben an, daß ihnen die Unterlagerung des Beines und das Vorbeugen im Stand Erleichterung verschaffen.
  Bei Reizung des N. peroneus führt das Tragen von Schuhen mit hohem Absatz zur Schmerzverstärkung, da der Nerv gedehnt wird.
- sensible Störungen: Parästhesien/ Hypoästhesien;
- Verzicht auf enge Kleidung bei Kompressionssyndromen in der Leiste.

2. Sichtbefund

- Konstitution: Große Bauchgewichte können Kompressionen im Leistenbereich begünstigen.
- Statik: Typische „easy standing position" – d.h. das Becken nach ventral translatiert – bei Lordose der LWS und zusammengesunkenem nach dorsaltranslatiertem Thorax können die Strukturen in der Leiste durch hypertonen M. psoas und gespanntes Leistenband irritieren.
- Genu valgum: Hohe Spannung der medialen Oberschenkelfaszie und der Muskeln des Hunterkanals können den N. saphenus irritieren.

Abgeflachte Längswölbungen führen durch hohe Spannung der Plantarfaszie eventuell zu einer Verstärkung des posterioren Tarsaltunnelsyndroms.

- Krampfadern: z.B. Phlebitiden im Bereich des Hunterkanals.

3. Prüfung der Beweglichkeit

- LWS und Iliosakralagelenke untersuchen, da sie z.T. ähnliche Schmerzausstrahlungsgebiete haben und einen Hypertonus im Bereich des M. piriformis oder M. psoas major auslösen können.
- Hüftgelenksbeweglichkeit: Bei Piriformissyndrom führt die Innenrotation bei extendierter Hüfte und Flexion mit Außenrotation zur Schmerzverstärkung. (Der M. pirifomis hat eine Umkehrfunktion, er ist in Flexion ein Innenrotator.)

Bei Läsionen des N. femoralis, N. cutaneus lateralis femoris und des N. saphenus führt die Hüftextension zur Schmerzverstärkung.

Kniegelenksbeweglichkeit, auch Provokationstest für das Innenband als Differentialdiagnostik bei Kompression des N. saphenus (Durchführung siehe unter *Tendopathien der Pes-anserinus-Gruppe*)

- Fußgelenksbeweglichkeit: Beim anterioren Tarsaltunnelsyndrom ist die Plantarflexion schmerzverstärkend, beim posterioren Tarsaltunnelsyndrom führt die Dorsalextension mit Eversion zur Schmerzverstärkung.
  Die Beweglichkeit der Fußwurzelknochen sollte ebenfalls untersucht werden, da sie bei Blockierungen ähnliche Schmerzmuster auslösen können (Abb. 3.**58a** u. **b**).
- Beweglichkeit des Tibiofibulargelenks, vor allem Gleiten der Fibula nach ventral.
- Testung der Muskeln auf Verkürzung: Hüftflexoren, Hüftadduktoren, Hüftaußenrotatoren, ischiokrurale Muskelgruppe, M. gastrocnemius, M. soleus, Zehenflexoren und Zehenextensoren.

Mobilität der neuralen Strukturen: SLR und Slump Test bei Beteiligung des N. ischiadicus, N. tibialis und N. peroneus.

Bei Betroffenheit der distalen Komponenten wird zuerst die Fußkomponente eingestellt.

„Prone knee bend“: Bei Beteiligung des N. femoralis, des N. cutaneus lateralis femoris und des N. saphenus.

Über den passiven Nackenflexionstest kann beim SLR und PKB die Differenzierung Nerv/Muskel getroffen werden.

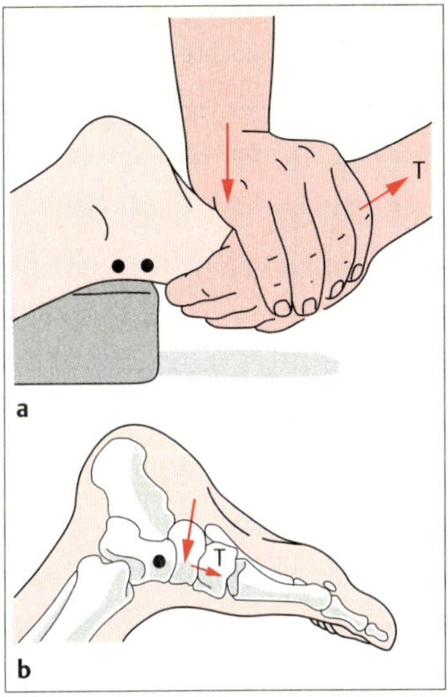

Abb. 3.**58** Mobilisation Os naviculare gegen Talus nach dorsal:
a Grifftechnik, **b** Behandlungsrichtung am Skelett

Physiotherapeutische Behandlung

1. Schmerzlinderung

- Entlastungsstellungen, z.B. Stufenbettlagerung bei Kompression in der Leiste, Seitlage mit unterlagertem Bein bei Piriformisreizung
- heiße Rolle auf hypertone Muskeln

2. Verbesserung der Beweglichkeit

- LWS und ISG: siehe unter *Wirbelsäulensyndrome*
- Mobilisation des Tibiofibulargelenks
- Mobilisation der Fußwurzelknochen, z.B. Os naviculare gegen Talus nach dorsal bei abgeflachten Längswölbungen, anschließend muskuläre Stabilisierung durch aktiven Aufbau der Längswölbung (siehe unter *Leitsymptome*) (Abb. 3.**59 a** u. **b**).
- Dehnen verkürzter Muskeln, z.B. M. piriformis
  Beineinstellung:
  a) Flexion ca. 70°, Adduktion und Innenrotation
  b) maximale Flexion, Adduktion und Außenrotation
  c) Bein in Bauchlage in Innenrotation bringen, in dieser Stellung Querdehnung des Muskelbauches.

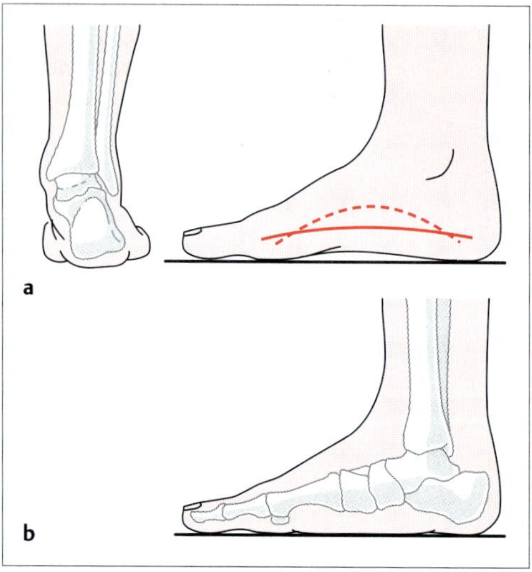

Abb. 3.**59** Abgeflachte Längswölbung des Fußes: Ansicht von **a** dorsal, **b** medial

Der Muskel kann auch im Sitz gedehnt werden. Dabei wird der Unterschenkel des zu dehnenden Beines auf den Oberschenkel des kontralateralen Beines gelegt, der Patient umfaßt von ventral das Knie und verstärkt die Flexion im Hüftgelenk über den proximalen Hebel, indem er mit den Tubern auf dem Stuhl nach vorne rollt (Abb. 3.**60 a** u. **b**).

Mobilisation der neuralen Strukturen

Im Muster der Spannungstests: extraneurale Störungen

- *Beispiele:*
  - SLR: Der Patient stellt seinen Fuß in die entsprechende Komponente ein , umfaßt den Oberschenkel von dorsal in Hüft- und Knieflexion und führt mit großen sanften Bewegungsamplituden eine Knieextension und eine -flexion aus. Die gleichzeitige Lagerung in HWS-Flexion kann die Spannung noch verstärken (vergleiche Abb. 3.**55 a** S. 267).
  - „Prone knee bend": im Falle von betroffenen N. saphenus und N. femoralis
    Ausgangsstellung Patient: Seitlage, Hände im Nacken, Knie in 90° Flexion
    Ausgangsstellung Therapeut: dorsal vom Patienten, Unterschenkel im Wiegegriff

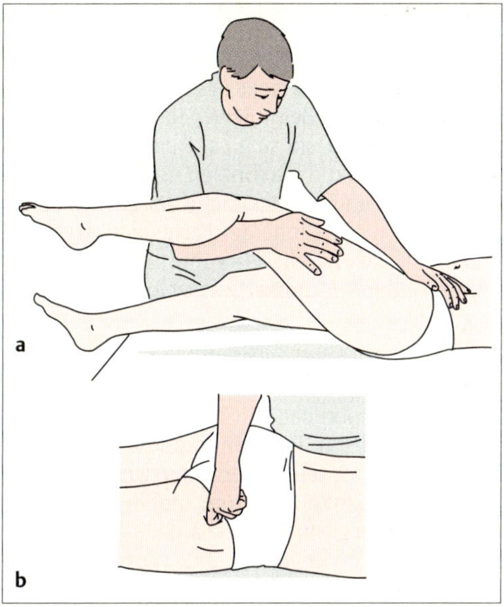

Abb. 3.**60** M. piriformis **a** Längsdehnung, **b** Druckinhibition

Durchführung: Der Therapeut führt den Oberschenkel in Hüftextension, Abduktion und Außenrotation. Wenn er das Bein zurück in die Hüftflexion führt, bewegt der Patient durch seinen Nackengriff die HWS in Flexion. Geht der Therapeut von distal wieder in die Dehnung, bewegt der Patient die HWS zurück in Nullstellung. Dadurch erfolgt eine gute Mobilisation der neuralen Strukturen zu ihren angrenzenden Geweben.

- Haltungskorrektur und Beinachsentraining

3.5 Statisch bedingte Schmerzsyndrome im Bereich der Kniescheibe

Schmerzsyndrome im Bereich der Kniescheibe können durch statische Abweichungen der Beinachse, aber auch durch anatomische Besonderheiten ausgelöst werden.

Kenntnisse in der Biomechanik des Femuropatellargelenks erleichtern das Verständnis für die Entstehung der Schmerzsyndrome.

3.5.1 Biomechanik des Femuropatellargelenks

Die Patella gleitet bei der Flexion im Kniegelenk auf den femoralen Kondylenflächen. Sie legt eine erhebliche Wegstrecke in der Sagittalebene in Relation zu den Femurkondylen zurück. Beim Bewegen aus maximaler Extension in maximale Flexion bewegt sie sich ca. 8 cm weit auf den Femurkondylen. Der Weg wird durch die maximale Entfaltung des Rezessus suprapatellaris ermöglicht. Auf der Rückfläche der Patella befindet sich ein kleiner First, der sich in die Rinne der Facies patellaris und Fossa interkondylaris einpaßt (Facies patellaris – ventral zwischen den Femurkondylen; Fossa interkondylaris – dorsal zwischen den Femurkondylen).

Die Facies patellaris und die Fossa interkondylaris bilden eine vertikale Rinne, in der die Patella gleitet. Die distale Verankerung der Patella mit der Tibia durch das unelastische Lig. patellae hält den Abstand Tibia/Patella bei Flexion und Extension konstant. Die Femurkondylen bewegen sich in Relation zur Rückfläche der Patella., wenn der Unterschenkel Punctum fixum ist. Ist der Unterschenkel Punctum mobile, gleitet die Patella um die Femurkondylen. Dabei greift der First auf der Patellarückseite in die vertikale Rinne der Facies patellaris und der Fossa interkondylaris.

Bei zunehmender Flexion taucht die Patella in die Fossa interkondylaris ein. Geführt wird die Patella durch den Streckapparat des Kniegelenks. Er gleitet über das distale Femurende wie ein Seil über eine Winde. Die Patella vergrößert den Abstand der Kraftwirkungslinie des M. quadriceps zur Bewegungsachse. Der wirksame Hebelarm des Muskels wird dadurch verlängert, d. h. die Effektivität des M. quadriceps ist durch die Patella deutlich erhöht (Abb. 3.**61 a – c**).

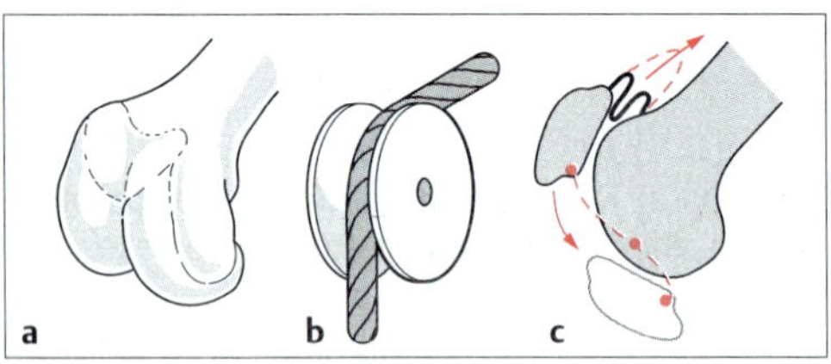

Abb. 3.**61** Mechanik des Femurpatellargelenks: **a** Die Facies patellaris und die Fossa intercondylaris bilden das Gleitlager für die Patella, **b** die Sehne des M. quadriceps gleitet über die Patella wie ein Seil über eine Winde, **c** Bewegung der Patella bei zunehmender Knieflexion [Nach: Kapandji]

Bei Extension und Flexion bewegt sich die Patella nur in der Sagittalebene. Durch den M. quadriceps wird sie in ihr Gleitlager gepreßt. Der Anpreßdruck auf die Patella nimmt bei Flexion zu, zwischen 60°-90° erreicht er sein Maximum. Danach taucht die Patella in die Fossa interkondylaris ein und der Druck reduziert sich wieder etwas. Der Anpreßdruck hängt jedoch auch von der Länge des Lastarmes (senkrechter Abstand der Wirkungslinie der Last zur Bewegungsachse des Kniegelenks) in Relation zur Länge des Kraftarmes (senkrechter Abstand von der Patellarsehne zur Bewegungsachse des Kniegelenks) ab. So liegt z. B. beim vertikalen Bücken die Last sehr weit dorsal von der Umdrehungsachse, wodurch der Lastarm sehr lang wird. Dieser lange Lastarm steht dem relativ kurzen Kraftarm des M. quadriceps gegenüber, d. h. der Muskel muß eine große Kraft aufwenden, um das Knie aus dieser Position wieder zu strecken. Aus diesem Grund steigt der Anpreßdruck in dieser Stellung sehr stark an.

Der Kraftarm des M. quadriceps ist bei gestrecktem Kniegelenk länger als bei gebeugtem; dies ist durch das Eintauchen in die Fossa interkondylaris bei Knieflexion bedingt.

■ *Merke:* Mit Ausnahme der letzten 15°-20° Extension erhöhen sich die Kräfte im Femuropatellargelenk bei zunehmender Quadrizepsaktivität.

Bei Hyperextension ist der Anpreßdruck am geringsten, hier hat die Patella sogar die Tendenz, sich von der Facies patellaris zu entfernen. Fortwährendes Stehen mit Hyperextension verändert die Knorpelernährung. Ein ständiger Wechsel aus Druck und Zug ist nicht optimal gegeben.

Die Patella droht in dieser Stellung eher nach lateral zu luxieren, da die Kraftwirkungslinie der Quadrizepssehne und des Lig. patellae einen nach lateral offenen stumpfen Winkel bilden. Eine Luxation nach lateral wird durch die laterale Wange des Patellagleitlagers verhindert, da diese prominenter ist als die mediale. Als angeborene Fehlstellung kann sie weniger prominent ausgebildet sein und dann wird die Kniescheibe nicht mehr sicher geführt; eine Luxation nach lateral in Streckstellung ist die Folge = habituelle Patellaluxation (Abb. 3.**62**).

Eine vergrößerte Tibiatorsion und/oder ein Genu valgum verstärken die Kraftrichtung vom Lig. patellae und M. quadriceps nach lateral. Der nach lateral stumpfe Winkel wird verkleinert, die Instabilität der Patella nach lateral vergrößert.

Eine muskuläre Dysbalance kann die Situation noch zusätzlich verschärfen. Die medial-kranial an der Patella inserierenden Fasern des M. vastus medialis bilden gemeinsam mit den lateral-kranial an die Patella inseriernden Fasern des M. vastus lateralis und des Tractus iliotibialis ein Zü-

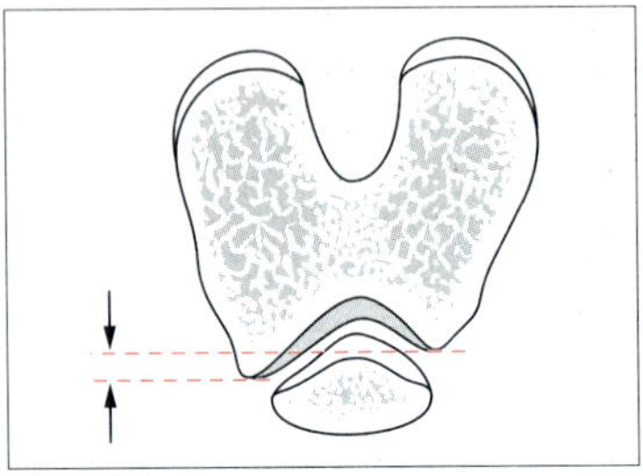

Abb. 3.**62** Abstand zwischen der Fossa intercondylaris und der Patella

gelsystem, das für die Führung in der vertikalen Rinne von Facies patellaris und Fossa interkondylaris verantwortlich ist. Der M. vastus medialis hat einen größeren Anteil an phasischen Fasern und neigt dadurch eher zur Abschwächung (siehe unter *Kapitel 2*).

Der M. vastus lateralis hat einen größeren Anteil an tonischen Fasern und neigt eher zur Verkürzung (siehe unter *Kapitel 2*). Bei ständigem Stehen in Hyperextension ist die Aktivität des M. quadriceps als Stabilisator des Kniegelenks nicht erforderlich. Das Knie wird durch passive Strukturen (Ligamente, Kapsel) gehalten. Diese Strukturen werden überlastet und der Quadrizeps verkürzt sich (Vastus lateralis) bzw. schwächt ab (Vastus medialis). Durch diese muskuläre Dysbalance wird die Zugrichtung der Patella nach lateral verstärkt.

Bei Kontraktion des M. quadriceps kommt es dann zu einer Rotationstendenz der Patella und der untere Patellapol wandert nach lateral-kranial (Abb. 3.**63**, Abb. 3.**64 a – d**).

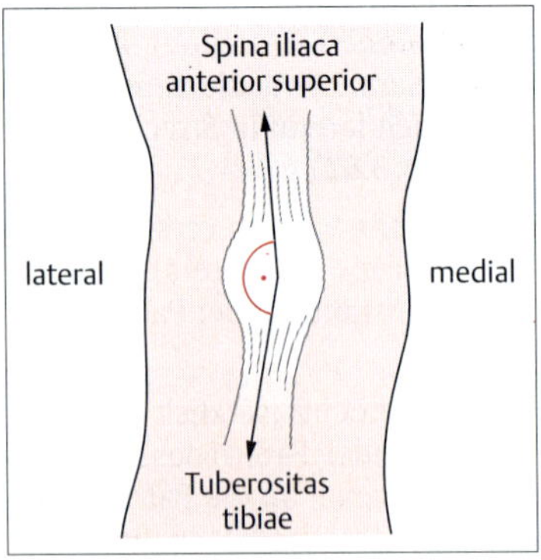

Abb. 3.**63** Durch den Patellastand wird der stumpfe Winkel zwischen M. quadriceps und Lig. patellae bestimmt

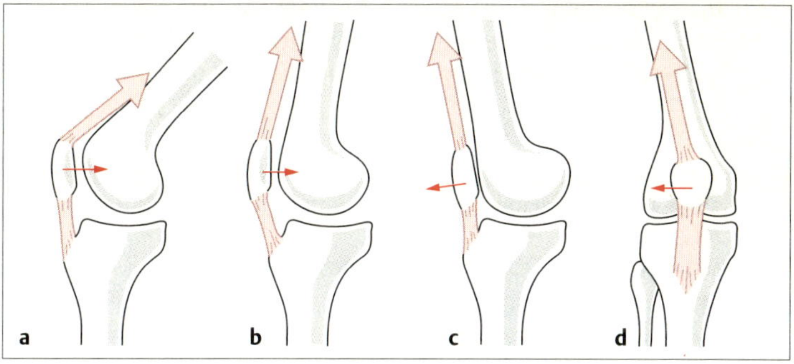

Abb. 3.**64** Wirkung des Muskelzugs auf das Femorpatellargelenk bei **a** Flexion, **b** Extension, **c** Genu recurvatum und **d** Genu valgum

Die veränderte Zugrichtung der Sehnen an der Patella führen zu einer vermehrten Kompression im lateralen Teil des Femuropatellargelenks, aber auch zu einer verminderten Druckbelastung des medialen Gelenkanteils. Die veränderte Knorpelernährung kann zur „Knorpelerweichung" der Chondromalacia patellae führen. Dadurch kann sekundär eine Arthrose im Femuropatellargelenk entstehen.

Die an der Patella inserierenden Weichteilstrukturen (Ligamente, Muskeln) können überlastet werden und mit Insertitionstendopathien reagieren. Bei Schmerzsyndromen der inserierenden Weichteilstrukturen handelt es sich um das parapatellare Schmerzsyndrom.

Synonym dafür ist das Patellaspitzensyndrom (Insertionstendopahie des Lig. patellae); Chondropathia patellae – dieser Begriff ist allerdings irreführend, da der Schmerz bei diesem Syndrom von den Weichteilen ausgeht. Knorpel besitzt jedoch keine Schmerzrezeptoren.

3.5.2 Chondropathia patellae = parapatellares Syndrom

M. Dölken, S. Wirth

- *Definition und wesentliche Merkmale:* Die Bezeichnung „Erkrankung des Patellarknorpels" ist falsch. Die Schmerzen im ventralen Kniebereich gehen nicht vom Knorpel aus, da dieser keine Nozizeptoren besitzt, sondern von Sehnenansätzen, Bändern und Synoviaansätzen. Strukturen, die an der Patella ansetzen (Quadrizepssehne, Retinaculum patellae mediale und laterale sowie Lig. patellae) werden bei mechanischer Überbelastung gereizt und beschädigt. Dazu prädestiniert sind Sportler und Menschen mit sitzenden und knienden Tätigkeiten.

Während des pubertären Wachstums tritt das Beschwerdebild gehäuft auf, wofür es keine definitive Erklärung gibt; eine wichtige Rolle können Muskelungleichgewichte spielen (siehe unter *Biomechanik des Femoropatellargelenks*).

Beispiele:

- Ein 32jähriger Sportlehrer klagt über Schmerzen beim Treppensteigen und Bergabgehen. Langes Sitzen löst einen Ruheschmerz aus.
- Ein 14jähriges Mädchen klagt in der Schule über Knieschmerzen beim Sitzen.

Ärztliche Untersuchung

- Treppensteigen und Bergabgehen verstärken den Schmerz;
- langes Sitzen löst Ruheschmerzen aus;
- Schmerz findet sich bei Druck und Verschiebung der Patella v.a. im vorderen Bereich des Kniegelenks und am Rand der Patella;
- Quadrizepsaktivität kann Schmerzen provozieren;
- Röntgenbefund ist unergiebig,
- Kernspintomographie (Abb. 3.**65**).

Differentialdiagnose

- Chondromalacia patellae = Erweichung des Knorpels der Patellarückfläche
- Gonarthrose = Verschleiß des Kniegelenks
- Gonitis = Entzündung des Kniegelenks
- Synovialitis = Entzündung der Gelenkinnenhaut
- Bursitiden = Entzündungen der Schleimbeutel im Kniegelenk
- Traumatische Ereignisse im Bereich des Kniegelenks

Prognose

Die Erkrankung kann spontan ausheilen oder zur Arthrose führen. Schwerwiegendere Folgen entstehen nicht.

Ärztliche Therapie

Konservativ

Infiltration von Lokalanästhetika in die schmerzhaften Strukturen

Operativ

selten, evtl. Druckentlastung durch Verlagerung der Tuberositas tibiae.

3.5.3 Chondromalacia patellae

- *Definition und wesentliche Merkmale:* Die Knorpelerweichung der Patella entsteht durch Überbeanspruchung. Die Erkrankung tritt gehäuft bei Dysplasie des patellofemoralen Gelenks mit Lateralisationstendenz der Patella (laterales Hyperkompressionssyndrom) auf. Bei Fortschreiten kann eine Arthrose des Femoropatellargelenks entstehen. Die klinische Symptomatik wird durch Freisetzung enzymatischer Substanzen hervorgerufen, die eine entzündliche Reaktion der Synovialis auslösen.
  Die Hauptsymptome sind Schmerzen hinter der Kniescheibe und Krepitationsgeräusche bei passiver Bewegung. Durch eine begleitende Synovialitis kann die Gelenkkontur verstrichen und der Rezessus verdickt sein.

- *Beispiel:* Ein 28jähriger Patient klagt seit Monaten über Schmerzen hinter der Kniescheibe. Er treibt viel Sport, vor allem Radfahren und Joggen. Zweimal ist eine Schwellung des rechten Kniegelenks aufgetreten. In letzter Zeit haben die Krepitationsgeräusche im Knie zugenommen.

Ärztliche Untersuchung

- Passive Bewegung im Kniegelenk löst Krepitationsgeräusche der Patella aus.
- Im Falle eines Gelenkergusses findet sich eine tanzende Patella.
- Die Gelenkkonturen sind verstrichen.
- Das Röntgenbild kann völlig normal sein, eine Dysplasie des Femoropatellargelenks mit Lateralisationstendenz der Patella läßt sich durch eine Tangentialaufnahme darstellen.
- Häufig wird die Diagnose mit einer Arthroskopie gestellt, bei gravierenden Befunden wird in der gleichen Sitzung arthroskopisch operiert.

Differentialdiagnose

- Chondropathia patellae
- Meniskusschäden
- Gonarthrose
- Gonitis
- Synovialitis
- Bursitiden
- Plica mediopatellaris = Synovialfalte medial der Patella – bei etwa der Hälfte der Bevölkerung auftretend. Durch Reibung kann sie zur Chondromalazie der Patellarückfläche führen.

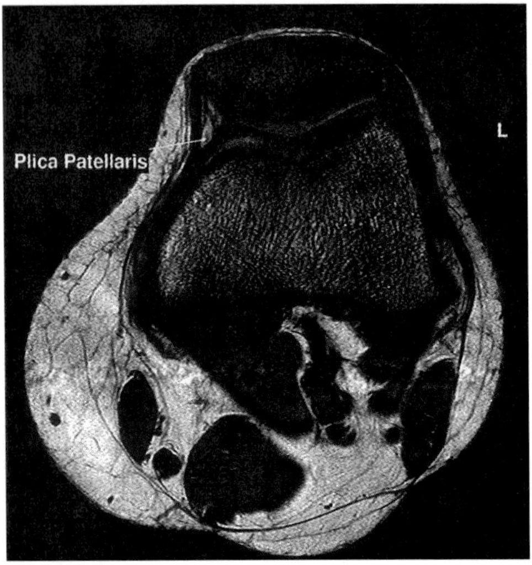

Abb. 3.**65** Kernspintomographie: Chondropathia Patellae

Prognose

In Frühstadien ist die Prognose gut. In Spätstadien entwickelt sich sekundär eine Arthrose. Da die exakte Ätiologie unbekannt ist, läßt sich die Ursache auch nicht operativ beheben.

Ärztliche Therapie

Konservativ

- In Frühstadien sollte sich der Patient schonen.
- Eindämmung der Synovialitis durch Antiphlogistika.
- Der Einsatz von Chondroprotektiva intraartikulär oder systemisch ist sehr teuer und die Wirkung nicht bewiesen.

Operativ

- Bei Verformung der Articulatio femoropatellaris mit seitlicher Verschiebung der Patella wird das Retinaculum patellae mediale gespalten.
- Der Knorpel kann arthroskopisch geglättet werden.

3.5.4 Physiotherapeutische Untersuchung der Schmerzsyndrome an der Patella

M. Dölken

1. Anamnese

Parapatellares Schmerzsyndrom

- Schmerzen im ventralen Kniebereich, rund um die Patella;
- Schmerzen nehmen bei Belastung des M. quadriceps zu: Treppen steigen, Bergabgehen, Aufstehen und Hinsetzen, Laufen und Springen;
- langes Sitzen mit gebeugten Kniegelenken, wie z. B. nach einem Kinobesuch, verstärkt den Schmerz;
- Knien verstärkt den Schmerz.

Chondromalacia patellae

- Schmerzen hinter der Kniescheibe, vor allem bei steigendem Anpreßdruck;
- verstärktes Bewegungsgeräusch (Krepitation) wird vom Patienten beim In-die-Hocke-Gehen, Aufstehen und Hinsetzen wahrgenommen;
- das Knie kann gelegentlich geschwollen sein.

2. Sichtbefund

- Hyperextension der Kniegelenke; in diesem Zusammenhang ist auch auf eine Minusferse zu achten. Ein sehr kleines Fersenbein begünstigt die Überstreckung der Kniegelenke, ein flacher Absatz kann hier leicht Abhilfe schaffen. Es kann jedoch auch die Neigung des Tibiaplateaus in der Sagittalebene verändert sein. Normalerweise ist es leicht nach dorsal abfallend. Wenn es statt dessen jedoch nach ventral geneigt ist, führt dies zu einem Genu recurvatum (Abb. 3.**66**).
- Genu valgum: Der nach lateral offene stumpfe Winkel der Wirkungslinien der kranial und kaudal inserierenden Sehnen an der Patella wird verkleinert, dadurch wird die Zugrichtung nach lateral verstärkt. Die medial an die Patella inserierenden Fasern versuchen die Patella zu halten und werden überlastet. Als Folge verkürzen sich die lateralen Fasern.
- Vergrößerte Tibiatorsion: Diese verändert ebenfalls den nach lateral offenen Winkel; zur Wirkung auf die Patella siehe unter *Genu valgum*.

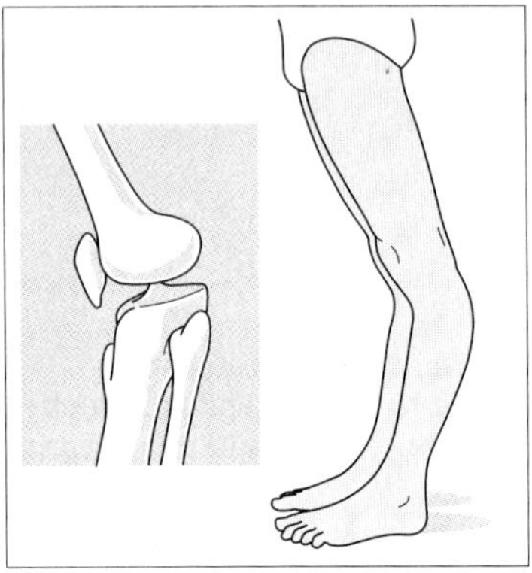

Abb. 3.**66** Genu recurvatum

Eine vergrößerte Tibiatorsion geht häufig mit einem großen Antetorsionswinkel des Hüftgelenks einher, durch die Medialisierung der Femurkondylen steht die Patella in Relation zu den Femurkondylen eher lateral. Die Lateralisationstendenz mit ihren Folgen (parapatellares Schmerzsyndrom, Chondromalacia patellae und später eine Femuropatellaarthrose) kann also auch durch eine Fehlstellung im Hüftgelenk verursacht sein.

- Abgeflachte mediale Längswölbung verändert die Beinachse von kaudal.
- Veränderte Beinstatik hat Statikabweichungen der Wirbelsäule zur Folge.
- Bei Chondromalacia patellae kann durch die begleitende Synovialitis der obere Rezessus (Rezessus suprapatellaris) verdickt sein. Die Gelenkkontur ist verstrichen, eventuell ist dann im Tastbefund ein Kniegelenkserguß nachweisbar.

3. Tastbefund

Die an der Patella inserierenden Strukturen werden auf Druckschmerzhaftigkeit untersucht (Abb. 3.**67**).

- Lig. patellae: Der Ansatz an der Tuberositas tibiae wird von kranial kommend palpiert, die obere Kante der Tuberositas ist als Stufe tastbar. Bei Flexion verschwinden die seitlich liegenden Hoffa-Fettkörper, dadurch sind die Seitenränder des Ligamentum gut tastbar. Das Band ist mit 1 – 1,5 cm sehr breit. Es wird in seinem gesamten Verlauf nach kranial bis zur Apex patellae getastet.
- Retinaculum patellae laterale und mediale: Durch Verschieben der Patella zur medialen bzw. lateralen Seite wird das zu tastende Retina-

1 M. vastus lateralis
2 Tendo m. vasti lateralis
3 M. vastus intermedius
4 M.rectus femoris
5 M. vastus medialis
6 M. vastus medialis obliquus
7 Patella
8 Lig. patellofemorale laterale
9 Lig. patellofemorale mediale
10 Lig. patellotibiale laterale
11 Lig. patellotibiale mediale
12 Lig. patellae

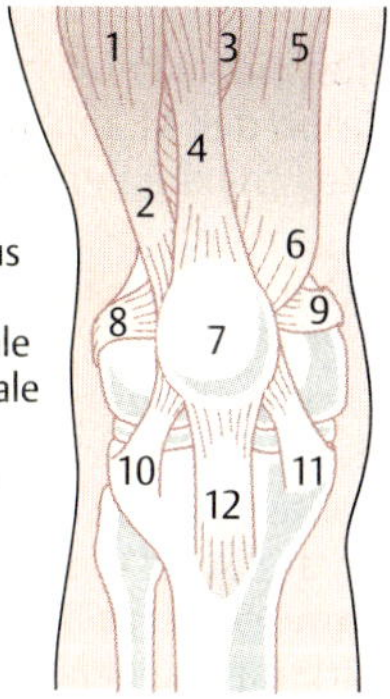

Abb. 3.**67** An der Patella inserierende Strukturen

culum angenähert und entspannt. Der Tastfinger palpiert entlang des gesamten medialen und lateralen Patellarandes und versucht, so weit wie möglich unter die Patella zu kommen, da das Retinakulum auch an der dorsalen Patellaseite inseriert.

- Oberrand der Patella: Hier werden die inserierenden Quadrizepsanteile auf Druckschmerz untersucht.
- Ansatz des Tractus iliotibialis am Tuberkulum tractus iliotibiale (Tuberkulum Gerdy), prominenter knöcherner Punkt am ventralen lateralen Tibiakondylus.
- Pes anserinus superficialis, an der ventralen medialen Tibia. (Bei Genu valgum verhindern sie als mediale Kniestabilisatoren den Hangabtrieb der Femurkondylen nach medial – eine Insertionstendopathie tritt häufig kombiniert mit den Schmerzsyndromen an der Patella auf.).
- Beachtung von Tonuserhöhungen der Plantarflexoren, z. B. ist bei abgesunkenen Quer- und Längswölbungen der Tonus der stabilisierenden Plantarflexoren und Zehenflexoren oft erhöht, da sie ein weiteres Absinken verhindern wollen. Eine reflektorische Verkürzung mit erhöhtem Tonus kann durch die Neigung der Unterschenkellängsachse nach dorsal bei fixiertem Fuß weiterlaufend eine Hyperextension im Kniegelenk begünstigen (Plantarflexion im Sprunggelenk vom proximalen Hebel).
- Bei Schwellungen des Kniegelenks muß auf Temperaturerhöhung geachtet werden.
- Bei großem Erguß des Kniegelenks ist eine tanzende Patella nachweisbar.
- Kleine Ergüsse können nach Auspressen des oberen Rezessus seitlich vom Lig. patellae im unteren Rezessus getastet werden. Sie können von einer Seite zur anderen gedrückt und dort palpiert werden.

4. Prüfung der Beweglichkeit

- Eine aktive Knieextension führt beim parapatellaren Schmerzsyndrom durch die Kontraktion des M. quadriceps zur Schmerzverstärkung, bei Anspannung aus maximaler Vordehnung kann dies noch verstärkt werden.
- Die passive Bewegung kann beim parapatellaren Schmerzsyndrom schmerzfrei sein.
- Bei aktiver und passiver Kniebewegung kann bei Chondromalacia patellae eine Krepitation der Patella tastbar sein.
- Das „Zohlen-Zeichen“ sollte kritisch betrachtet werden. Durch das passive Verschieben der Patella nach kaudal mit gleichzeitiger Kompression der Patella kommt es bei der Chondromalacia patellae zur massiven Schmerzverstärkung. Da bei diesem Test jedoch viele Teile komprimiert werden, wie z. B. die Falten der Gelenkkapsel, wird dieser Test von fast jedem Menschen immer als sehr unangenehm empfunden, nicht nur wenn ein Knorpelschaden der Patella besteht. Deshalb sollte sorgfältig überlegt werden, ob den Patienten dieser sehr unangenehme Test bei nicht ausreichender Objektivität zugemutet werden muß.
- Die Verschiebbarkeit der Patella wird nach kaudal, lateral und medial im Seitenvergleich getestet. Die Verschiebbarkeit nach lateral ist an der betroffenen Seite häufig vergrößert.
- Bei statischer Anspannung des Quadrizeps kann bei bestehender Muskeldysbalance eventuell die Rotation des unteren Patellapols nach lateral kranial getastet werden.
- Die Bewegungstoleranz des Hüftgelenks ist ebenfalls im Seitenvergleich zu prüfen, vor allem die Rotation aus der Nullstellung. (Wichtig für die Standbeinphase – bei vergrößertem Antetorsionswinkel ist die Toleranz zugunsten der Innenrotation verschoben.)

  Eine eingeschränkte Extension verändert die Beckenstellung auf dem Hüftkopf. Stehen die Hüften vom proximalen Hebel in Flexion, befindet sich der Hüftkopf dorsal in der Pfanne; begleitend tritt eher eine Innenrotation der Hüftgelenke auf. Die damit verbundene Medialisierung der Femurkondylen im Kniegelenk führt zu einer Lateralisationstendenz der Patella.

  Ein verkürzter, hypertoner M. rectus femoris kann den Anpreßdruck erhöhen, in diesem Zusammenhang kann auch eine Fehlstellung des Iliosakralgelenks bedeutsam sein. Ein Ilium posterior kann den Tonus des M. rectus femoris erhöhen (siehe unter *Iliosakralgelenkssyndrome*).
- Die Lendenwirbelsäule sollte ebenfalls segmental untersucht werden. Funktionsstörungen führen zu Tonusveränderungen der Beinmuskeln und können teilweise in den ventralen Kniebereich aus-

strahlen (Differentialdiagnostik); z. B. führt eine Funktionsstörung im Bewegungssegment L3/L 4 reflektorisch zur Tonusveränderung des M. quadriceps.

- Der M. tensor fasciae latae und der M. rectus femoris werden auf Verkürzung getestet.
- Vor allem die mediale Muskelgruppe – M. vastus medialis und Adduktoren – muß auf Kraft geprüft werden. Da der M. vastus medialis inserierende Fasern in den M. adductor magnus besitzt, muß dieser ein relatives Punktum fixum bei Aktivität des M. vastus medialis bieten. Hat der M. adductor magnus nicht genügend Kraft, kann auch der M. vastus medialis keine volle Kraft entwickeln.
- Die Stabilität der Beinachse ist bei verschiedenen Alltagstätigkeiten zu beobachten. Dabei sollten vom Patienten auch sportartspezifische Bewegungsabläufe vorgeführt werden.

3.5.5 Physiotherapeutische Behandlung bei Schmerzsyndromen der Patella

1. Schmerzlinderung

- Ultraschall im Bereich der Insertionstendopathien, Elektrotherapie (z.B. TENS), Querfriktionen bei Insertionstendopathien im Muskelsehnenübergang, am tendoperiostalen Übergang nur Druckinhibition;
- Der M. vastus medialis ist durch Korrektur der Beinachsen wieder in Funktion zu bringen. Er sollte in erster Linie in der geschlossenen Kette durch funktionelles Beinachsentraining aktiviert werden. Es kann erst in teilbelasteten Ausgangsstellungen, z. B. im Halbsitz, begonnen werden (siehe unter *Leitsymptome*). Später werden die Beinachsen bei zunehmender Belastung und labileren Ausgangsstellungen trainiert, z. B. im Stand auf einem Trampolin.
  Anfangs kann dabei mit einer Zügelung der Patella durch ein Tape gegen die Rotation der Patella gearbeitet werden. Dieses Tape kann der Patient auch im Alltag tragen. Es kann auch ein dynamisch konzentrisches und exzentrisches Training – vor allem in den letzten Graden der Knieextension – durchgeführt werden, z.B. über PNF (Abb. 3.**68 a – i**).
- Verkürzte Muskeln müssen gedehnt werden, die Patienten erhalten als Hausaufgaben auch Eigendehnungen (vor allem Hüftflexoren, Plantarflexoren, M. tensor faszie latae und M. vastus lateralis).
  Dehnung M. tensor faszie latae: In Seitlage wird das Hüftgelenk in Extension, Adduktion und Außenrotation gebracht. Da der M. tensor faszie latae bei 30° eine Umkehrfunktion in seiner Funktion als Knieflexor und -extensor erfährt, wird das Knie in diesen Winkel eingestellt. Aus dieser Stellung kann der Muskel durch Entspannungstech-

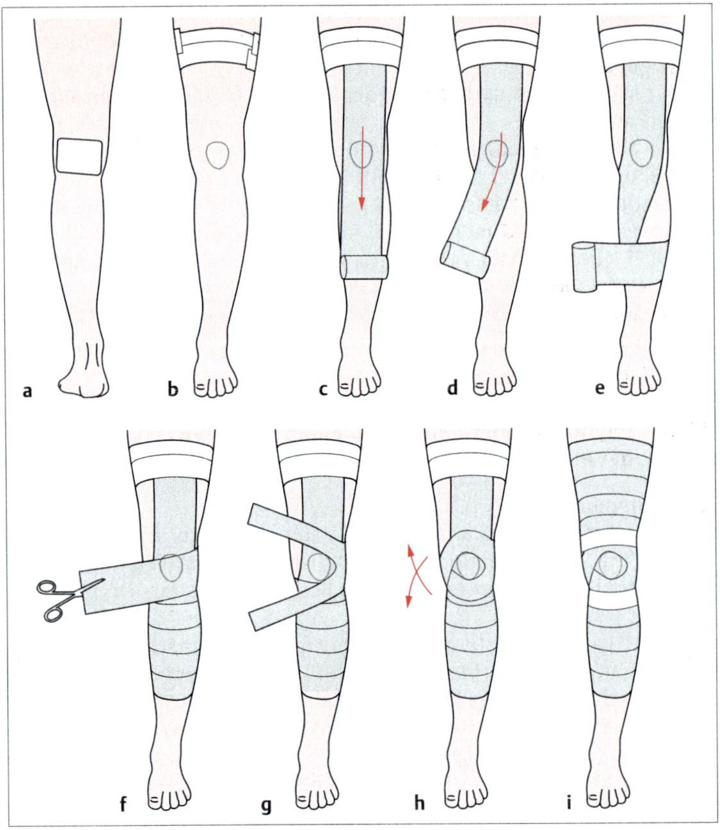

Abb. 3.**68** Tapeverband bei Schmerzsyndrom der Patella (**a**–**i**)

niken und Weichteiltechniken gedehnt werden. (siehe unter *Leitsymptome*)
Der M. vastus lateralis läßt sich vor allem durch Querdehnungen bei maximaler Knieflexion behandeln.

- Gegebenenfalls müssen die LWS und die Iliosakralgelenke mobilisiert werden (siehe unter *LWS- und ISG-Syndrome*).
- Verbesserung und Erhaltung der Bewegungstoleranzen im Hüftgelenk; so müssen z. B. bei einem großen Antetorsionswinkel vor allem die Außenrotatoren durch ein funktionelles Beinachsentraining wieder in Funktion gebracht werden. (z. B. „Pinguin" aus der FBL)
- Haltungskorrektur

- *Merke:* Bei allen Schmerzsyndromen im Bereich der Kniescheibe muß ein funktionelles Training erfolgen, das die gesamte Statik des Körpers beeinflußt!
  Hüftgelenke, LWS, ISG und Füße müssen in die Untersuchung und Behandlung miteinbezogen werden!

- *Beispiel:* Durchführung von funktionellem Beinachsentraining durch den „Pinguin"

Ausgangsstellung Patient: Aufrechter Stand, Zehenstand mit stark divergierenden funktionellen Fußlängsachsen, die Fersen üben Druck gegeneinander aus. Hüft- und Kniegelenke befinden sich hinsichtlich Extension und Flexion in Nullstellung.

Ausführung: In der ersten Phase werden die Arme im Schultergelenk in Flexion, Abduktion mit Innenrotation und im Ellenbogengelenk in Flexion geführt. Durch diese Armeinstellung wird die Körperlängsachse verlängert und damit labilisiert, der Bewegungsimpuls in die vertikale Richtung wird verstärkt.

In der zweiten Phase wird im Wechsel jeweils ein Fuß entlastet; bei der Entlastung wird der Spielfuß in Dorsalextension gebracht, ohne daß der Kontakt an der Ferse des Standfußes aufgegeben wird. Die Divergenz der Fußlängsachse muß ebenfalls erhalten bleiben. Auf diese Weise entstehen Trippelschritte, die an einen Pinguin erinnern.

Während des Trippelns muß die Körperlängsachse eingeordnet bleiben, sie verlagert sich nur mit der Schwerpunktverschiebung leicht nach rechts und links über den Standfuß. Beide Fersen behalten ständig Kontakt. Die Kniegelenke dürfen dabei nicht in Hyperextension geraten.

Diese Übung stabilisiert die Körperlängsachse, da die Balance bei kleiner Unterstützungsfläche gehalten werden muß.

Durch die funktionelle Verwringung des Fußes (Ferse in Inversion, Vorfuß in Pronation) baut sich die Längswölbung aktiv auf und muß unter erschwerten Bedingungen gehalten werden.

Der M. triceps surae muß mit Hubbelastung arbeiten.

Durch die maximale Divergenz müssen die Hüftgelenksaußenrotatoren bei maximaler Verkürzung arbeiten. Sie werden durch den Druck der Fersen ständig stimuliert.

Das Kniegelenk muß durch Kokontraktion der ventralen und dorsalen Muskeln dynamisch stabilisiert werden (Abb. 3.**69 a – c**).

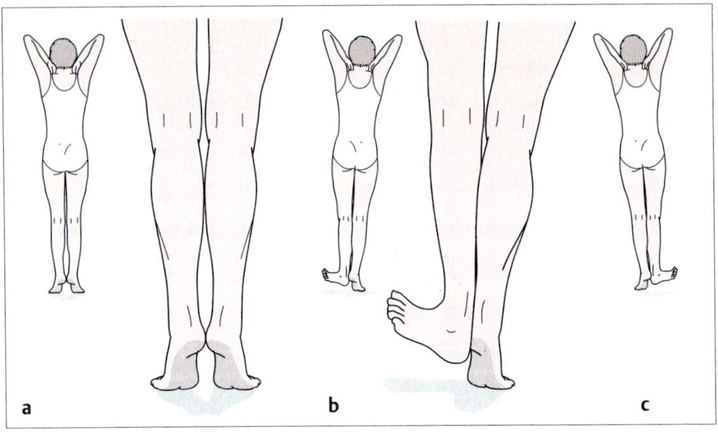

Abb. 3.**69** Phasen der Übung „Pinguin“ zum funktionellen Beinachsentraining (**a**–**c**) [Nach: Klein-Vogelbach]

3.6 Veränderungen der Fußstatik

M. Dölken, S. Wirth

3.6.1 Veränderungen der Fußwölbungen

- Knicksenkfuß = Pes planovalgus
- Spreizfuß = Pes transversoplanus
- Hohlfuß = Pes cavus

1. Knicksenkfuß

Definition und wesentliche Merkmale: Bei einem Knicksenkfuß ist die Abflachung der Fußlängswölbung mit einem Knickfuß (Pes valgus = Absinken des Rückfußes nach medial; siehe Abb. 3.**59 a** u. **b**) kombiniert.
Übergewicht und konstitutionelle Insuffizienz der den Fuß stabilisierenden Band- und Muskelstrukturen führen über Jahre hinweg zu einem Pes planovalgus. Der Übergang vom noch Normalen zum Pathologischen ist fließend. Beim Neugeborenen ist das Fußskelett noch überwiegend knorpelig angelegt, lediglich im Talus und Kalkaneus finden sich Verknöcherungszentren. Fehllagerungen bei Säuglingen

können durch unterschiedliche Be- und Entlastungen der Wachstumszonen beim späteren Fußwachstum zu Deformität führen. Veränderungen des Skeletts durch Mangelernährung, Entzündung, Fraktur oder Fehlanlage, z.B. Fibulahypoplasie, unterstützen sekundär die Ausbildung eines Pes planovalgus.

Ärztliche Untersuchung

- Abflachung der Fußlängswölbung.
- Valgusstellung des Rückfußes, die Muskeln der tiefen Unterschenkelflexoren und das Pfannenband stabilisieren den Talus nur ungenügend, so daß er unten nach medial absinkt.
- Manchmal flacht zusätzlich die Fußquerwölbung ab (Spreizfuß).
- Durch Röntgen lassen sich Skelettveränderungen, die sekundär zur Deformität geführt haben, erkennen.

Prognose

Klare Beurteilungskriterien, wie sich ein Pes planovalgus im Wachstumsalter entwickeln wird, gibt es nicht. Es ist durchaus möglich, daß sich ein im Kindesalter auftretender Pes planovalgus bis zum Jugendalter vollständig zurückbildet.

Ärztliche Therapie

Bei Kindern

Fußgymnastik und Einlagen nur bei stark ausgeprägtem Pes planovalgus. Die Einlage muß die Ferse vollkommen umfassen. Der Rückfuß wird durch einen medialen Fersenkeil und das Längsgewölbe durch einen Supinationskeil unterstützt. Bei Kindern wird in der Regel nicht operiert, da durch das nicht abgeschlossene Wachstum sekundär postoperative Deformitäten entstehen können.

Bei Erwachsenen

T-Arthrodese (double arthrodese = Gelenkversteifung) nur bei schwerster Deformität und sehr starken Schmerzen. Die Gelenkflächen des unteren Sprunggelenks werden reseziert, d.h. zwischen Talus und Kalkaneus sowie zwischen Talus und Os naviculare und zusätzlich zwischen Kalkaneus und Os cuboideum. Zur Korrektur werden am Kalkaneus lateral und am Talonavikulargelenk an der Plantarseite knöcherne Keile entnommen. Anschließend dreht der Operateur den Rückfuß gegenüber dem Vorfuß in die korrekte Position. Durch Anlagerung mit Knochenspongiosa wird die Heilung unterstützt. Bis die Gelenkversteifung verknöchert ist, wird der Fuß für etwa sechs Wochen in Liege- oder Gehgips fixiert.

2. Spreizfuß

- *Definition und wesentliche Merkmale:* Das Absinken der Fußquerwölbung führt zu einem häufig sehr schmerzhaften Spreizen der Mittelfußknochen. Das Metatarsale II verliert seine höchste Position und sinkt ab. Die Schmerzen entstehen meist durch den Druck unter dem zweiten und dritten Metatarsalköpfchen. Als Folge eines Spreizfußes kann sich ein Hallux valgus entwickeln (siehe unter *Biomechanik des Fußes* S. 304).
  Das Absinken der Fußquerwölbung läßt den Vorfuß breiter werden. Dadurch entsteht eine Druckbelastung der Köpfchen der Mittelfußknochen II-IV, an denen schmerzhafte Schwielen entstehen.

Mögliche Ursachen der statischen Deformität
- Insuffizienz der Band- und Muskelstrukturen, die das Fußquergewölbe stabilisieren.
- Übergewicht spielt eine große Rolle.
- Fußschädigendes Schuhwerk, z. B. Stöckelschuhe.
- Deformitäten des Rückfußes oder Mittelfußes prädisponieren für einen Spreizfuß.
- Entzündliche Veränderungen der Gelenke bei Erkrankungen des rheumatischen Formenkreises.

- *Beispiel:* Ein zwölfjähriges, übergewichtiges Mädchen, das gerne Stöckelschuhe anzieht, klagt über starke Schmerzen und Schwielenbildung im Bereich des Vorfußes.

Ärztliche Untersuchung

- An der Fußsohle läßt sich zwischen und an den Köpfchen der Mittelfußknochen ein Druckschmerz auslösen.
- Durch Druck kann im gesamten Mittelfuß Schmerz ausgelöst werden.
- Infolge der Verbreiterung des Vorfußes verändert sich die Zugrichtung der Sehnen, die an den Zehen ansetzen. So treten häufig sekundär Deformitäten auf, wie z. B. ein Hallux valgus oder eine Varusstellung der 5. Zehe.
- Röntgenbilder des Fußes dokumentieren die Ausprägung der eventuell vorhandenen sekundär arthrotischen Veränderungen und zeigen die Abweichung der Mittelfußknochen.

Ärztliche Therapie

Konservativ

- Bei akuten Entzündungsschmerzen Gabe von Antiphlogistika.
- Retrokapitale Abstützung der Mittelfußknochen: In den Schuh wird eine Erhöhung eingeklebt, die sich knapp hinter den Köpfchen der Mittelfußknochen befinden sollte. Alternativ kann eine Einlage mit Erhöhung an gewünschter Stelle dienen (Mittelfußpolster).

Operativ

Chirurgische Eingriffe kommen sehr selten vor.

3. Hohlfuß

□ *Definition und wesentliche Merkmale:* Bänder und Muskeln des Fußlängsgewölbes sind so stark verändert, daß sie zu einer Verstärkung der Längswölbung führen. Dadurch richten sich die Mittelfußknochen im Laufe der Zeit immer steiler auf (Ballenhohlfuß; Abb. 3.**70**). Das Ungleichgewicht der den Fuß stabilisierenden Muskulatur kann durch folgende neurologische Erkrankungen hervorgerufen werden:
- Schädigungen im Bereich des lumbalen Rückenmarks durch Spina bifida aperta;
- Neurologische Systemerkrankungen, bei denen die motorischen Fasern des Rückenmarks geschädigt werden;
- Kinderlähmung (Poliomyelitis), bei der das Virus Alpha-Motoneurone im Vorderhorn des Rückenmarks schädigt.

■ *Beispiel:* Ein Patient mit nichtgeschlossenen Wirbelbögen lumbal und Ausstülpung der Rückenmarkshäute hat durch die motorische Fehlinnervation einen Hohlfuß entwickelt.

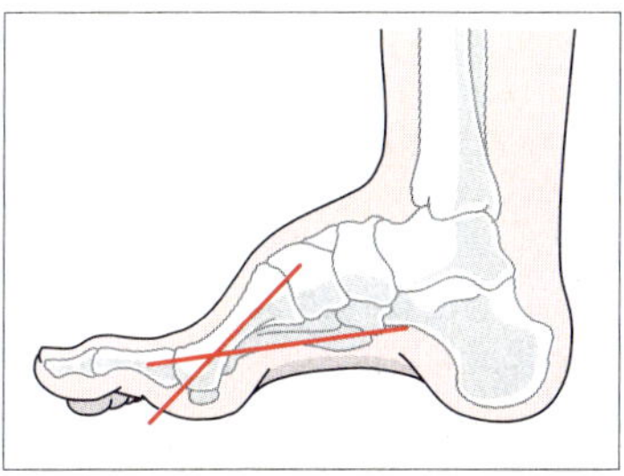

Abb. 3.**70** Hohlfuß: Die Längsachsen des Metatarsale I und V überkreuzen sich, da das Fußgewölbe an der medialen Seite am höchsten ist

Ärztliche Untersuchung

- Röntgenuntersuchung: Das seitliche Röntgenbild zeigt eine Überkreuzung des 1. und 5. Mittelfußknochens. Die Überkreuzungsstelle liegt im Bereich der Mittelfußköpfe.
- Durch die Steilstellung der Metatarsalia werden die Mittelfußköpfchen verstärkt belastet, so daß es in diesem Bereich zu Druckschmerzhaftigkeit und Schwielenbildung kommt.
- Der Rückfuß steht in Varusstellung. Dadurch kann im oberen Sprunggelenk der Fuß eher umknicken, so daß häufiger Inversionstraumen mit Außenbandrupturen auftreten.
- Durch die Steilstellungen der Mittelfußknochen entstehen häufig gleichzeitig Krallenzehen, weil die Sehnen der an den Zehen ansetzenden Muskeln zu kurz sind.

Ärztlich Therapie

Da die neurologische Erkrankung oft nicht geheilt werden kann und sich der Hohlfuß kontinuierlich weiter verstärkt, wird orthopädietechnisch versorgt oder operativ vorgegangen.

Konservativ

Kinder

Spezielle Innenschuhe oder Einlagen flachen die Längswölbung ab und führen den seitlich abgeknickten Hohlfuß nach medial, d. h. er wird proniert.

Erwachsene

Verordnung eines orthopädischen Spezialschuhs, der genügend Platz für den hohen Fußrücken und die Krallenzehen bietet. Zur Entlastung der schmerzhaften Mittelfußknochenköpfchen muß die Fußlängswölbung abgestützt werden. Der Schuh muß eine Abrolleinrichtung besitzen, da die Zehen deformiert sind.

Operativ

Kinder

Die Spaltung der Plantaraponeurose führt zu einer Entlastung der Fußlängswölbung. Bei starker Deformität Keilentnahme.

Erwachsene
- T-Arthrodese: siehe unter *Pes planovalgus*.
- Zusätzlich Osteotomie (Entfernung) der Basis des 1. Mittelfußknochens.

- Die Krallenzehen lassen sich durch Resektionsarthroplastik korrigieren. Hierbei wird entweder die knöcherne Basis oder das Köpfchen der Phalangen reseziert, wodurch die Zehen in eine korrekte Ausgangsstellung gebracht werden.

3.6.2 Veränderungen der Zehenstellungen

- Hallux vlagus (tritt häufig kombiniert mit dem Spreizfuß auf)
- Krallen- und Hammerzehen (treten häufig kombiniert mit dem Hohlfuß auf)

1. **Hallux valgus** („X-Bein" der Großzehe)

▢ *Definition und wesentliche Merkmale:* Meist als Folge eines Spreizfußes wird die Großzehe durch Muskelzug des M. extensor hallucis longus im Großzehengrundgelenk nach medial gezogen. Es entwickelt sich eine sehr schmerzhafte Arthrose des Großzehengrundgelenks, die im fortgeschrittenen Stadium chirurgisch behandelt werden muß.

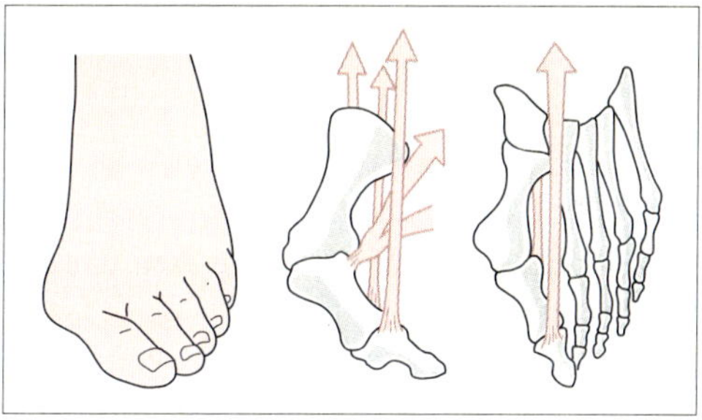

Abb. 3.**71** Hallux valgus: **a** Verstärkung der lateralen Abweichung im Grundgelenk der Großzehe durch den Muskelzug, **b** Tapeverband, **c** Hallux valgus: Nachtlagerungsschiene

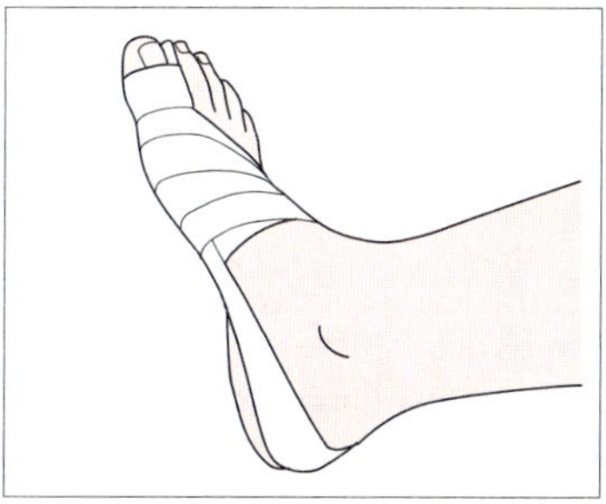

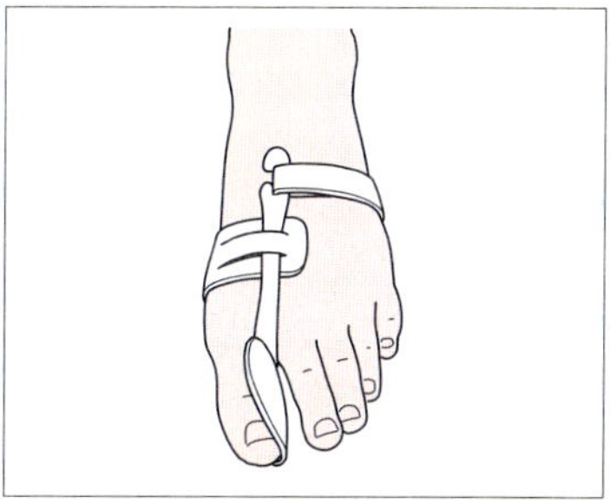

Es kann eine genetische Disposition bestehen, häufiger ist jedoch ein Spreizfuß die Ursache (Abb. 3.**71 a**).

Beispiel: Eine 45jährige Schauspielerin, die jahrzehntelang Stöckelschuhe getragen hat, sucht wegen starker Schmerzen im Großzehengrundgelenk ihres „verkrüppelten Fußes" den Orthopäden auf. In letzter Zeit ist das Großzehengelenk gerötet und erwärmt.

Ärztliche Untersuchung

- Großzeh in Valgusstellung
- 1. Mittelfußknochen in Varusstellung
- abgeflachte Fußquerwölbung
- verbreiterter Vorfuß
- Sicht- und tastbare knöcherne Anbauten im Bereich der Mittelfußköpfchen und Basis des proximalen Großzehenglieds
- Bursitis und Hornhautschwielen im Bereich des 1. Mittelfußköpfchens
- eingeschränkte Beweglichkeit im Großzehengrundgelenk
- Einstufung des Ausmaßes der sekundär arthrotischen Veränderungen sowie Beurteilung der Subluxation im Großzehengelenk anhand von Röntgenaufnahmen

Ärztliche Therapie

Konservativ

Nachts werden Hallux valgus-Lagerungsschienen eingesetzt, um den Krankheitsprozeß aufzuhalten (Abb. 3.**71 b** u. **c**).

Operativ

Anwendung von Resektionsinterpositionsarthroplastiken mit verschiedenen Techniken. Außerdem werden Teile der Phalangen oder Mittelfußknochen entfernt (Resektion) und dazwischen ein gestielter Lappen aus Kapselteilen und Periostteilen gelagert (Iponieren).

OP nach Brandes
- Anwendung bevorzugt bei älteren Patienten
- Entfernung der basisnahen $^{2}/_{3}$ des Großzehengrundglieds
- Entfernung des medialen Köpfchenteils des 1. Mittelfußknochens
- Einlagerung eines Lappens aus Kapselperiostteilen zwischen beide Schnittflächen
- Die Zehe wird für zwei Wochen mit Hilfe eines Kirschnerdrahtes gestreckt fixiert. Alternativ kommt eine Nageltraktion mit Bügelgipsschuh in Frage.

Prognose

Die Operation zeigt gut Langzeitergebnisse.

2. Krallen- und Hammerzehen

- *Definition und wesentliche Merkmale:*
  a) Krallenzehe: End- und Mittelgelenke der Zehen sind gebeugt, das Grundgelenk ist jedoch überstreckt.
  b) Hammerzehe: Das Endgelenk der Zehe ist bei gestrecktem Grundgelenk gebeugt.

Die Folge sind Schmerz, Hornhautschwielen (Hühneraugen) und sekundär arthrotische Veränderungen.

Mögliche Ursachen von Hammer- und Krallenzehen
- Andere Deformitäten, wie Spreizfuß oder Hallux valgus
- einengendes Modeschuhwerk
- Imbalancen in der motorischen Aktivität von Muskeln bei neurologischen Erkrankungen
- Nerven- oder Muskelverletzungen im Bereich des Beins
- angeboren (selten)

- *Beispiel:* Eine 58jährige Patientin mit Hallux valgus rechts und ausgeprägterem Spreizfuß links klagt über schmerzhafte Hornhautschwielen an den Zehen 1 – 3 an beiden Füßen. Die Zehen sind im Grundgelenk gestreckt, im Mittel- und Endgelenk gebeugt. Seit einiger Zeit kann sie keine schmalen Schuhe mehr tragen.

Ärztliche Untersuchung

- Klavi (Hühneraugen/Hornhautschwielen)
- sekundär arthrotische Veränderungen der Zehengelenke
- Luxationen und Subluxationen im Bereich der betroffenen Gelenke
- Druckschmerz im Bereich der Gelenke und Klavi
- Einstufung des Ausmaßes der sekundär arthrotischen Veränderungen sowie Beurteilung der Luxationen anhand von Röntgenaufnahmen

Ärztliche Therapie

Konservativ

- Tragen bequemer Schuhe
- Redressionen bei schwach ausgeprägter Deformität

Operativ

OP nach Hohmann = Resektionsinterpositionsarthroplastik
- Resektion des Grundgliedkopfes
- Raffung der Strecksehne der betroffenen Zehe
- Postoperative Fixation der Zehe mittels Pflasterzügelverband

OP nach Brandes: siehe unter *Hallux valgus.*

3.6.3 Biomechanik des Fußes

M. Dölken

Die Vielzahl von Gelenken am Fuß wird durch Muskeln und Bänder gehalten. Er kann sich durch seine Dynamik an verschiedene Beschaffenheiten des Untergrundes anpassen und Stöße abdämpfen. Die Fußwölbungen sind keine starren Gebilde, daher wird hier bewußt nicht von „Gewölbe“ sondern von „Wölbungen“ gesprochen.

Ein Gewölbe in einem Mauerwerk besitzt eine feste Architektur, das sich bei veränderter Belastung möglichst nicht verformen sollte. Wäre dies am Fuß der Fall, hätte er nur ungenügende Möglichkeiten, sich an verschiedene Belastungen anzupassen und Stöße abzufangen.

Der Fuß besitzt drei Auflagepunkte am Boden: das Köpfchen des Metatarsale I und IV und die dorsale, laterale Ferse. Zwischen diesen Punkten befinden sich die Längs- und Querwölbungen: zwei Längswölbungen – eine mediale und eine laterale – sowie eine Querwölbung (Abb. 3.**72**).

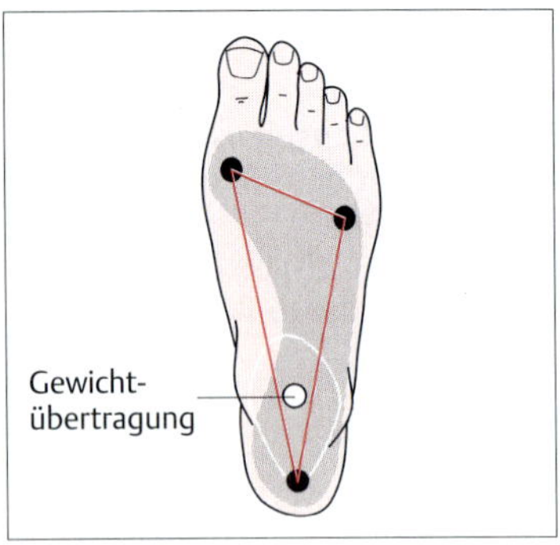

Abb. 3.**72** Die drei hauptsächlichen Auflagepunkte des Fußes am Boden

1. Mediale Längswölbung

Der Kalkaneus und das Köpfchen des Metatarsale I haben Kontakt mit dem Boden, dazwischen befindet sich die mediale Längswölbung. Den höchsten Punkt bildet normalerweise das Os naviculare. Die Wölbung wird durch Muskeln und Bänder gehalten. Die Muskeln an der plantaren Seite – vor allem der M. flexor hallucis longus und der M. abductor hallucis – spannen die Wölbung bei Kontraktion wie einen Bogen. Alle Muskeln , die auf der plantaren konkaven Seite der Wölbung ansetzen, ziehen den jeweiligen distalen Fußwurzelknochen gegen den proximalen nach plantar und verstärken damit die Konkavität (z. B. zieht der M. tibialis posterior das Navikulare gegen den Talus nach plantar, da er an der plantaren Seite der Tuberositas os naviculare ansetzt).

Die auf der Dorsalseite inserierenden Muskeln ziehen den distalen Gelenkpartner gegen den proximalen nach dorsal und schwächen damit die Konkavität ab (z. B. zieht der M. tibialis anterior die Ossa cuneiformia gegen das Os naviculare nach dorsal). Ein muskuläres Ungleichgewicht dieser beiden Muskelgruppen verändert die Längswölbung.

Das Lig. calcaneonaviculare plantare verhindert auf der plantaren Seite das Abrutschen des Os naviculare nach plantar. Bei Abrutschtendenz wird dieses Band gestreßt und kann dann mit Schmerz reagieren. Das

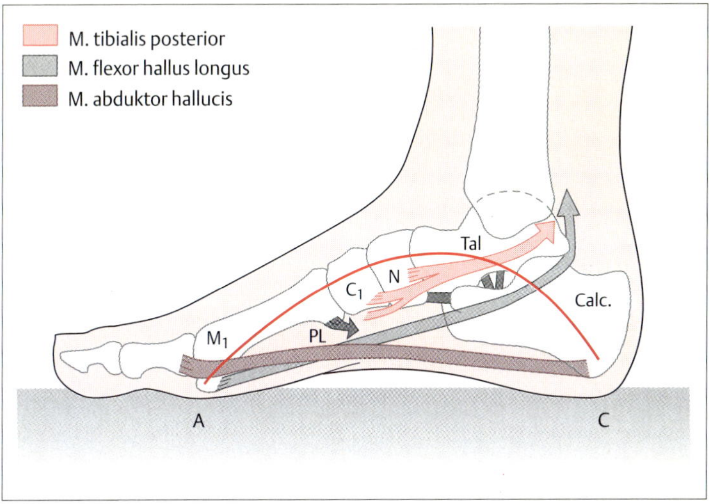

Abb. 3.**73** Muskuläre Verspannung der medialen Längswölbung [Nach: Kapandji]

Lig. plantare longum verläuft als kräftiges Band vom Kalkaneus zum Os cuboideum und zu den Basen aller Metatarsalen. Es unterstützt die Aufrechterhaltung der medialen und lateralen Längswölbung, gleichzeitig bietet es einen Ursprungsbereich für einige Beugersehnen.

Die Längswölbung wird nur bei gut koordinierter synergistischer Muskelarbeit der plantaren Stabilisatoren aktiv gehalten. Veränderter reflektorischer Muskeltonus und Muskelverkürzungen können zum Einsinken der Längswölbung führen. Das Os naviculare gibt seine höchste Position auf und sinkt nach medial plantar ab. Das Absinken ist durch eine rotatorische Komponente im Sinne einer Außenrotation begleitet (der mediale Teil rutscht stärker nach plantar ab). Der Talus gleitet nach

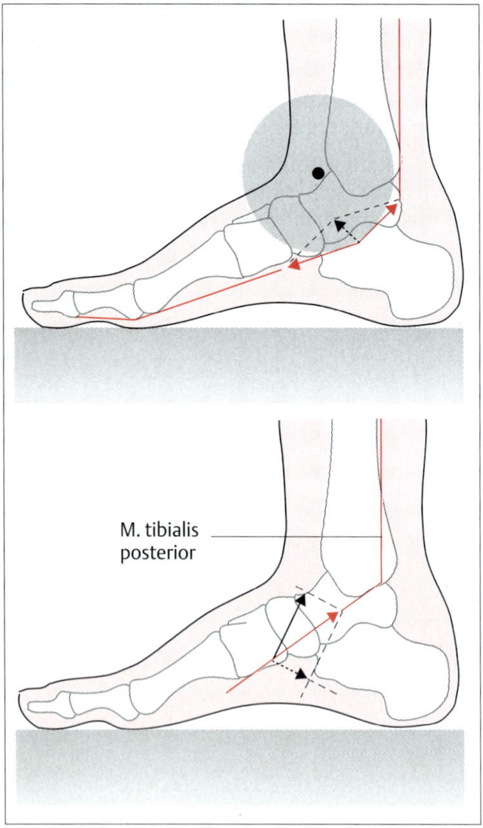

Abb. 3.**74** Wirkung des M. tibialis posterior **a** auf das Sustentaculum tali, **b** auf die medialen Fußwurzelknochen und Zerlegung der Kräfte im Parallelogramm

ventral, medial und distal auf dem Sustentakulum talare, weiterlaufend bekommt die Tibia durch die veränderte Talusstellung eine innenrotatorische Tendenz (Abb. 3.**73**).

Das Sustentakulum tali kann durch die Sehne des M. flexor hallucis longus stabilisiert werden. Wenn Unterschenkel und Fuß Punktum fixum sind, kann er bei Kontraktion das Sustentakulum als „lose Rolle" benutzen und der Rutschtendenz des Talus entgegen wirken (Abb. 3.**74**).

2. Querwölbung

Da sich das Os naviculare und das Os cuboideum zueinander wie zwei Zahnräder verhalten, folgt eine Innenrotation des Os cuboideum auf die Außenrotation des Os naviculare. Dadurch flacht zusätzlich die Querwölbung auf Höhe der Chopart- und Lisfranc-Gelenklinie ab.

Weiterlaufend wirkt sich diese Abflachung auf den Vorfuß aus. Die Querwölbung wird von den Metatarsalia gebildet, die höchste Position besitzt das Köpfchen des Metatarsale II. Die Köpfchen von Metatarsale I (mit seinen beiden Sesambeinen) und V liegen am Boden.

Verliert das Metatarsale II seine höchste Position, führt dies an den übrigen Metatarsalia zu einer Rotation, bei M I und II zu einer Außenrotation, bei M III, IV und V zu einer Innenrotation. Durch diese Rotation kann sich die Sehne des M. extensor hallucis lateral der Ab- und Adduktionsachse des Großzehengelenks verlagern, damit wird er vom Extensor zum Adduktor und kann die Subluxationstendenz eines Hallux valgus verstärken. Die Mm. interosseii plantare und der M. adductor hallucis stabilisieren aktiv die Querwölbung (Abb. 3.**75**, Abb. 3.**76**).

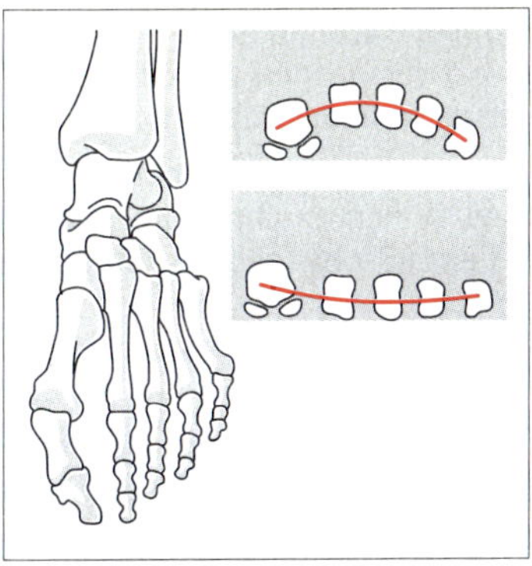

Abb. 3.**75** Lage der Metatarsalknochen bei intakter Querwölbung (oben) und bei Spreizfuß (unten)

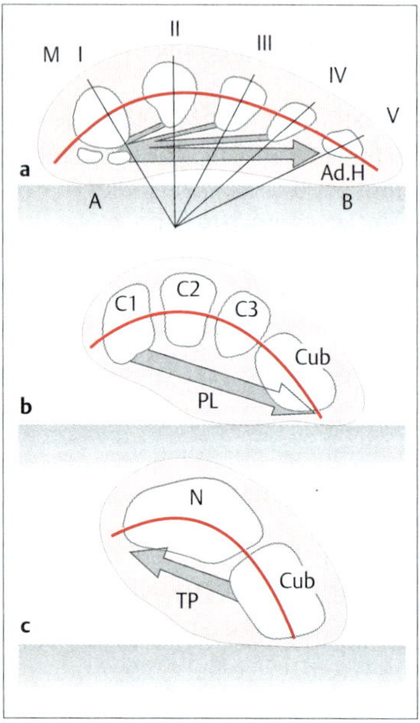

Abb. 3.**76** Verspannung der Querwölbung **a** auf Höhe der distalen Metatarsalia (I – V), Auflagefläche Metatarsalia I (A), Auflagefläche Metatarsalia V (B), Wirkungslinie des M. adduktor hallucis (ad.H), **b** auf Höhe der distalen Fußwurzelknochen, Ossa cuneiformia (C1 – C3), Os cuboideum (Cub), M. peroneus longus (Pl), **c** auf Höhe der Os naviculare (N) und Os cuboideum (Cub), M. tibialis posterior (TP)

3. Laterale Längswölbung

Die laterale Längswölbung wird von Kalkaneus, Cuboideum und dem Metatarsale V gebildet. Sie ist starrer und flacher als die mediale Längswölbung. Der Proc. anterior am Kalkaneus hat die höchste Position, Metatarsale V und Kalkaneus haben Kontakt zum Boden.

Der M. flexor digiti minimi und der M. opponens digiti minimi entspringen beide vom Lig. plantare longum und verspannen gemeinsam mit dem M. abductor digiti minimi die laterale Fußlängswölbung.

Der M. tibialis posterior hat einstrahlende Fasern an alle fünf Metatarsalia und bildet mit dem M. peroneus longus einen stabilisierenden Steigbügel für alle Wölbungen, der unter der Fußsohle zum Metatarsale I zieht.

Bei einem Hohlfuß sind die Längswölbungen verstärkt und die Querwölbung kann abgeflacht sein. Der Hohlfuß geht mit einer Steilstellung der Metatarsalia – vor allem des Metatarsale I – einher. Es kreuzt das Metatarsale V in der Sagittalebene. Die Köpfchen der Metatarsalia werden überlastet, begleitend bildet sich durch den verstärkten Druck im Vorfuß häufig ein Spreizfuß mit Krallenzehen aus. Die plantare Faszie ist verkürzt und neigt zu Verkrampfungen. Der gesamte Fuß ist starrer.

Beim Gehen flachen sich die Längswölbungen in der Mittelstandphase durch das einwirkende Gewicht leicht ab, in der Abdruckphase bauen sie sich durch die Aktivität der plantaren Fußmuskeln wieder auf. Der distale Gelenkpartner gleitet bei der Abflachung gegen seinen proximalen Partner leicht nach dorsal, in der Abdruckphase gleiten sie nach plantar.

Es kommt in jeder Gangphase zu einer Verwringung zwischen Vorfuß und Rückfuß. Beim Fersenkontakt zu Beginn der Standbeinphase befindet sich die Ferse in Inversion, der Vorfuß in Pronation. In der Mittelstandphase geht die Ferse eher in Eversion, der Vorfuß dadurch relativ in Supination; in der Abdruckphase geht die Ferse über den Zug des M. triceps surae in Inversion, der Vorfuß in Pronation und rollt so über den Großzehenballen ab. Das Großzehengrundgelenk benötigt 70°-80° Extensionstoleranz (Abb. 3.**77**, Abb. 3.**78**).

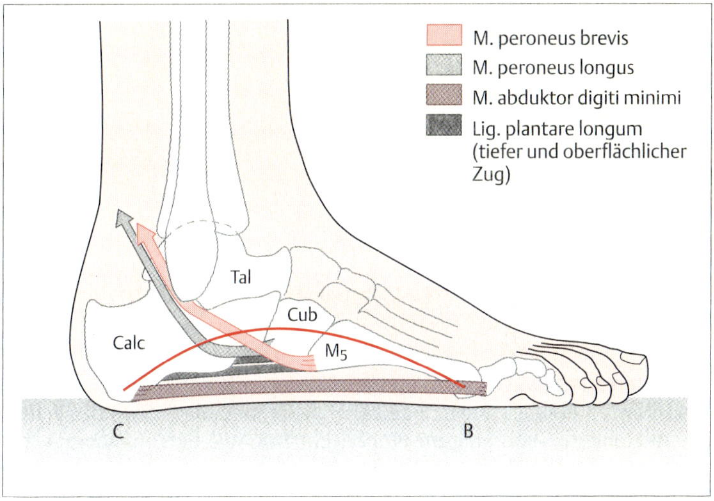

Abb. 3.**77** Stabilisierende Faktoren der lateralen Fußwölbung: Calcanaeus (Calc), Talus (Tal), Cuboid (Cub), Metatarsale V (M5), Auflagepunkte des Fußes (C, B), [Nach: Kapandji]

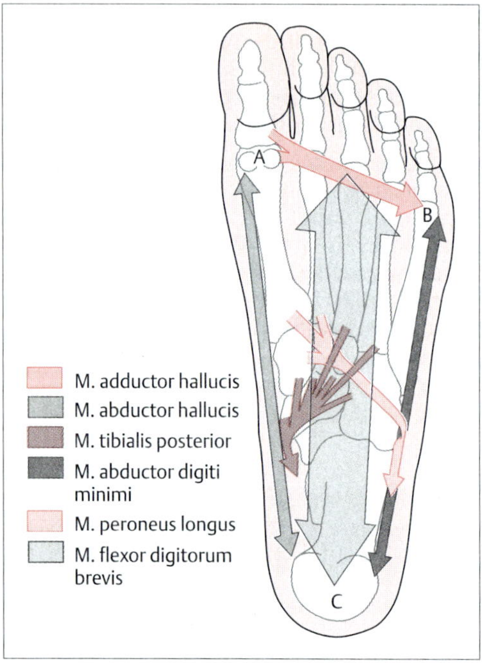

Abb. 3.**78** Stabilisierende Faktoren der Längs-und Querwölbung bei Ansicht von plantar, Auflagepunkte des Fußes (A, B, C)

3.6.4 Physiotherapeutische Untersuchung bei Fußfehlstellungen

1. Sichtbefund

Veränderte Fußwölbungen kommen häufig in Kombination mit einer veränderten Beinachse vor. Eine abgeflachte mediale Fußwölbung geht oft mit einem Genu valgum einher. Ein Hohlfuß tritt manchmal mit einer großen Tibiatorsion und einem großem Antetorsionswinkel im Hüftgelenk mit innenrotiertem Femur auf.

- Die Fußwölbungen werden im Stand und unter vermehrter Belastung im Einbeinstand beobachtet.
- Bauen sich die Längswölbungen aktiv im Zehenstand auf? Wenn nicht, muß die Beweglichkeit der Fußwurzel und der Vorfußgelenke durch translatorische Gelenktests untersucht werden.
- Beobachtung der Dynamik und der Koordination des Fußes auf labiler Unterlage!
- Beobachtung der Veränderungen der Fußwölbungen beim Gehen!
- Beobachtung des Abrollweges des Fußes! Wird über die funktionelle Fußlängsachse abgerollt?

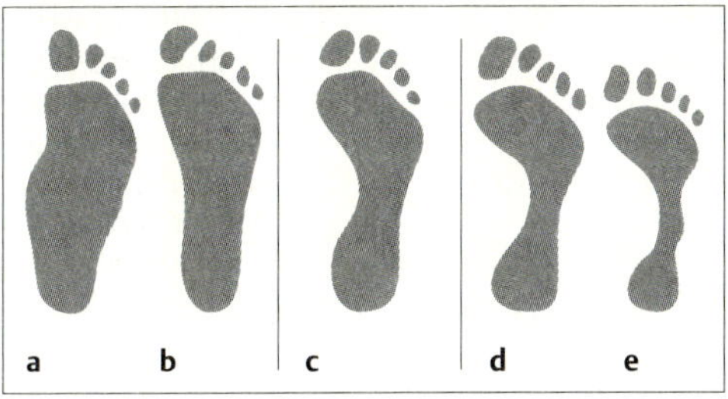

Abb. 3.**79** Fußabdrücke: **a** Plattfuß, **b** Senkfuß, **c** normal, **d** Hohlfuß, **e** verstärkter Hohfuß

- Bei Schmerzen am medialen Fußrand rollen die Patienten vermehrt über die Fußaußenseite ab. Bei einem schmerzhaften Hallux valgus wird der Fuß durch Innenrotation im Hüftgelenk einwärts gedreht, so daß der Abrollweg am Kleinzehenballen endet.
- Bei Krallen- und Hammerzehen wird der Abrollweg durch vermehrte Divergenz des Fußes verkürzt, dadurch wird die Dehnung der Zehenflexoren am Ende der Standbeinphase vermieden.
- Bei einem schmerzhaften Hallux valgus sind häufig eine Rötung und ein Glänzen der Haut medial am Großzehengrundgelenk im Bereich der Bursa vorhanden.
- Auf Schwielenbildung achten! Bei einem Spreizfuß kommt es zu vermehrter Schwielenbildung unter dem zweiten und dritten Metatarsalköpfchen.
- An den Schuhsohlen sieht der Therapeut durch die Abnutzung verursachte Belastungszonen des Fußes.
- Welche Schuhe bevorzugt der Patient?
- Ein Fußabdruck stellt sich unterschiedlich dar (z.B. Abdruck im Sand oder mit nassem Fuß) (Abb. 3.**79a**–**e**).

2. Tastbefund

- Untersuchung der Insertionen der stabilisierenden Muskeln und Bänder auf Druckdolenz, z.B. durch Palpation des M. tibialis posterior plantar der Tuberositas ossis naviculare.
- Auf Temperaturerhöhungen und Schwellungen achten! Bei starker Ausprägung eines Hallux valgus ist häufig die Bursa auf der medialen Seite des Großzehengrundgelenks entzündet.
- Beim Spreizfuß findet sich unter dem 2. und 3. Metatarsalköpfchen eine hohe Druckdolenz. Sie können durch einen Engpaß der Nn. digitalis pedis gereizt werden (Morton-Neuralgie) und die Druckdolenz kann zur Belastungsunfähigkeit führen.
- Bei Krallenzehen sind häufig Druckstellen über den Mittelgelenken und Klavi (Hühneraugen) vorhanden.

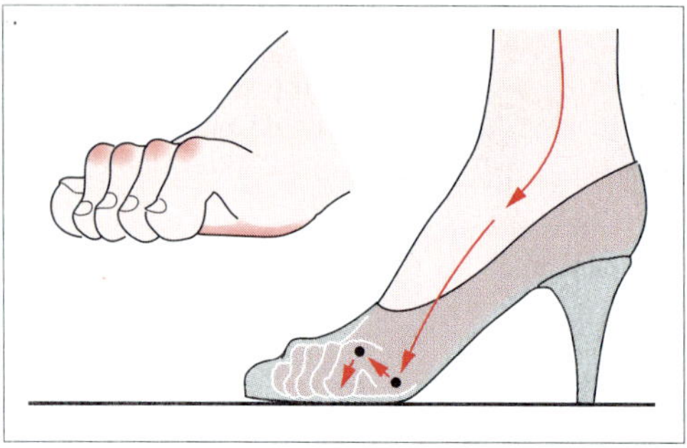

Abb. 3.**80** Typische Verhärtungen über den Mittelgelenken der Zehen bei Hammerzehen und möglicher Entstehungsmechanismus im Schuh

– Bei Hammerzehen tritt eine Schwielenbildung unter den Zehenkuppen auf (Abb. 3.**80**).

3. Prüfung der Beweglichkeit

a) Prüfung der aktiven Beweglichkeit:
Aktiv wird der Fuß im belasteten Zustand untersucht; Gehen, Zehenstand, Zeheneinbeinstand, Gehen auf unebenem Gelände und labilen Unterlagen. Dabei muß auf Ausweichmechanismen und Schmerzverstärkung geachtet werden.
Rückwärtsgehen auf der Stelle, der Patient rollt von vorne nach hinten ab. Der Therapeut muß beobachten, ob sich dabei eine Ferse schneller absenkt. Eventuell ist die exzentrische Arbeit des M. triceps surae auf dieser Seite vermindert oder der Muskel ist verkürzt.
Dabei wird auch die Stabilität des Kniegelenks in den letzten Graden der Extension beobachtet: Hat es die Tendenz, in die Hyperextension zu gehen?
Beobachtet der Therapeut z.B. beim Gehen das Abrollen über den Fußaußenrand (dies verstärkt sich noch beim Gehen auf labiler Unterlage), könnte das auf eine veränderte Beweglichkeit am medialen Fußrand hindeuten.
Normalerweise baut sich eine abgeflachte Längswölbung im Zehenstand aktiv auf. Ist dies nicht der Fall, kann eventuell durch dauerhafte Abflachung die Bewegungstoleranz eingeschränkt sein.
Dauerhafte statische Veränderungen weisen durch die veränderte Belastung häufig Hypermobilitäten und Hypomobilitäten im Bereich der Fußwurzel und des Vorfußes auf. Dieses Mißverhältnis führt zur Überlastung der passiven und aktiven Strukturen.

b) Prüfen der passiven Beweglichkeit:
Durch die Etagendiagnostik bei der passiven Bewegungsprüfung kann die Bewegungstoleranz der einzelnen Etagen untersucht werden.

1. *Der Patient befindet sich in Rückenlage, der Therapeut lateral:*
   Dorsalextension/Plantarflexion im oberen Sprunggelenk: Die Dorsalextension wird zuerst mit Knieflexion geprüft, anschließend wird der M. gastrocnemius mit Knieextension auf Verkürzung getestet.
   Bei von ventral fixiertem Talus wird die Bewegung des Kalkaneus in Inversion und Eversion getestet. Bei abgeflachter Längswölbung steht die Ferse dauerhaft in Valgusstellung und die Bewegung in die Inversion kann eingeschränkt sein.
   Bei einem Hohlfuß steht sie in Varusstellung und die Bewegung in die Eversion kann eingeschränkt sein.
2. *Therapeut von kaudal:*
   - Der Talus und der Kalkaneus werden von medial oder lateral fixiert, die andere Hand testet die Pronation und die Supination im Chopart-Gelenk.
   - Navikulare, Kuneiformia und Kuboid werden von medial (bei Supination) und lateral (bei Pronation) fixiert, die andere Hand prüft die Supination und Pronation in den Lisfranc-Gelenken.
3. *Therapeut von lateral:*
   Prüfung der Extension und Flexion der Zehengrund-, -mittel- und -endgelenke. Bei Krallenzehen sind vor allem Einschränkungen der Flexion in den Grundgelenken und der Extension der Mittel- und Endgelenke vorhanden. Beim Hallux valgus ist vor allem die Abduktion eingeschränkt. Bei sehr fortgeschrittener Fehlstellung können alle Richtungen schmerzhaft eingeschränkt sein.
4. *Prüfung der translatorischen Beweglichkeit in eingeschränkten Bewegungsniveaus:*
   - Bei eingeschränkter Dorsalextension wird das Gleiten des Talus gegen Tibia und Fibula nach dorsal geprüft, bei Plantarflexion nach ventral. Beim Hohlfuß kann die Dorsalextension eingeschränkt sein. Prüfung des Dorsalgleitens im Talonavikulargelenk, im Kalkaneokuboidgelenk und in den Lisfranc-Gelenken.
   - Bei eingeschränkter Inversion, Kalkaneus gegen Talus nach medial gleiten, bei Eversion nach lateral.
   - Bei eingeschränkter Supination: Navikulare gegen Talus und Kalkaneus nach dorsal mit leichter Außenrotation, Ossa cuneiformia gegen Navikulare nach dorsal und Metatarsale I und II nach dorsal; Os cuboideum gegen Kalkaneus und Os naviculare

nach plantar, Metatarsale IV und V gegen Os cuboideum nach plantar.
- Bei eingeschränkter Pronation genau entgegengesetzte Prüfung des Gleitens.
- Bei eingeschränkter Extension der Zehen Prüfung des Gleitens nach dorsal, bei Flexion nach plantar.
  Der Fuß und die Zehen befinden sich dabei jeweils in Behandlungsstellung, d.h. am Ende der aktiven Bewegungsbahn.

c) Test der Muskeln auf Verkürzung:
■ *Beispiele:*
- Zehenflexoren und Zehenextensoren, vor allem bei Krallenzehen;
- M. tibialis anterior und gesamte plantare Muskeln bei Hohlfuß;
- M. tibialis posterior bei eingeschränkter Pronation des Vorfußes gegen den Rückfuß;
- M. extensor hallucis longus bei Hallux valgus.

d) Kraft und Koordination:
- Prüfung der Stabilität der Beinachse bei verschiedenen Alltagsbewegungen, z.B. beim Aufstehen und Hinsetzen, Treppensteigen, Bücken;
- Vorwärts- und Rückwärtsgehen;
- Gehen auf labiler Unterlage;
- Zehenstand: Prüfung der konzentrischen und exzentrischen Aktivität des M. triceps surae.

Bei allen Fußfehlstellungen wird die gesamte Beinachse beobachtet, die Bewegungstoleranzen der Knie- und Hüftgelenke werden ebenfalls untersucht. Veränderte Toleranzen in Knie- und Hüftgelenk verändern die funktionelle Belastung des Fußes im Stand und den Abrollweg beim Gehen.

3.6.5 Physiotherapeutische Behandlung bei statischen Fußfehlstellungen

Die veränderte Fußbelastung führt zu statisch bedingten Beschwerden, die durch korrigierende Stabilisationsübungen mit gleichzeitiger Mobilisation hypomobiler Fußabschnitte vermindert werden können. Passive Maßnahmen, wie z.B. Einlagen und Tapeverbände unterstützen die Stabilität.

Bei Hohlfuß, Spreizfuß, Hallux valgus und Krallen- bzw. Hammerzehen ist symptomatisch zu arbeiten, da die Fehlstellungen therapeutisch kaum beeinflußbar sind.

Beim strukturell bedingten Hohlfuß können wölbungsunterstützende Einlagen mit bestmöglicher Mobilisation (Eigenmobilisation) die Starrheit des Fußes etwas lösen (Abb. 3.**81**).

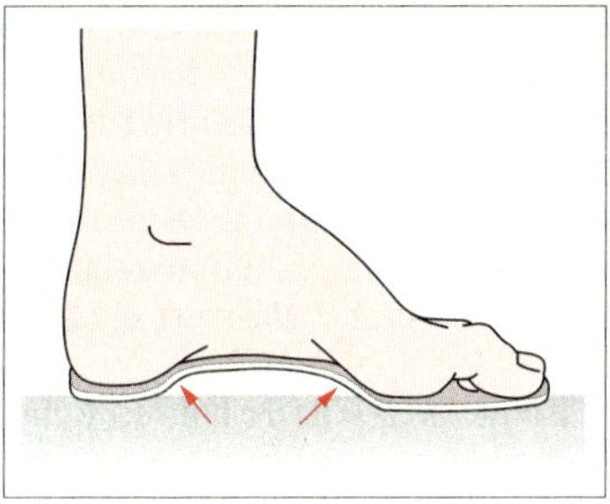

Abb. 3.**81** Stabilisierende Schuheinlage

Der kindliche Knickfuß ist während der Entwicklung der Beinachsen bei normaler Ausprägung nicht behandlungsbedürftig.

Bei einem schmerzhaften Hallux valgus und schmerzhaften Krallen- und Hammerzehen wird mit entlastenden schmerzlindernden Maßnahmen gearbeitet, da die Fehlstellung nicht beseitigt werden kann.

•••• Physiotherapeutische Behandlungsziele und Maßnahmen

1. Schmerzlinderung

- Entlastende Traktion (Traktionsstufe I-II) am Großzehengrundgelenk und den Zehengrundgelenken bei Hallux valgus und Krallen- und Hammerzehen. (für den Patienten auch als Eigentraktion möglich) (Abb. 3.**82**)
- Im Anfangsstadium eines Hallux valgus kann das Großzehengrundgelenk gegen die Adduktionsstellung getapet werden.

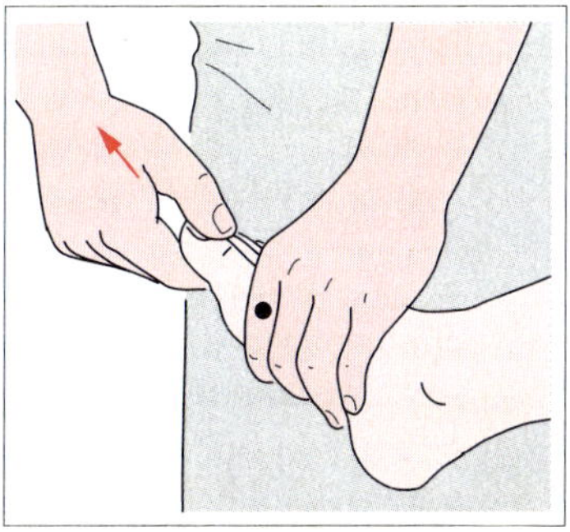

Abb. 3.**82** Traktion im Grundgelenk der Großzehe

- Spreizfuß: Ein kleines Polster unter dem Köpfchen des Metatarsale II bewegt es aus seiner Fehlstellung. Das Polster kann mit einem Tape fixiert werden. Dies kann eine entlastende Übergangslösung darstellen, bis der Patient eventuell dauerhaft Einlagen erhält (nicht bei Morton-Neuralgie anwenden!) Zusätzlich kann ein Tapezügel quer auf der plantaren Seite in Höhe der Mittelfußköpfchen angebracht werden. Er stimuliert die Mechanorezeptoren und aktiviert die Mm. interoseii plantare.
- Insertionstendopathien lassen sich mit Ultraschall, heißer Rolle, Querfriktion und Druckinhibition behandeln.
- Bei Hohlfuß können dem Patienten Weichteiltechniken im Bereich der plantaren Faszie gezeigt werden, eine Eigenmassage mit Tennis- oder Igelball verbessert die Durchblutung.

2. Verbesserung der Bewegungstoleranzen in hypomobilen Fußabschnitten und benachbarter Gelenke

Behindern Hypomobilitäten das funktionelle Beinachsentraining und wölbungsaufbauende Maßnahmen, müssen sie beseitigt werden. Manchmal sind akut auftretende reversible Hypomobilitäten die Folge einer lange bestehenden Hypermobilität bei sehr „durchgetretenen" Füßen. Die Patienten äußern, sie haben sich beim Gehen „vertreten" und hätten seitdem Schmerzen im Fuß.

- Translatorische Gleitmobilisation in Behandlungsstellung in die hypomobile Richtung (siehe unter *Translatorische Untersuchung*).
- Beispiele (Abb. 3.**83**).
- Beim Hallux valgus wird das Gleiten der Grundphalanx nach medial und plantar als angenehm empfunden (medial für die Abduktion, plantar für die Flexion).

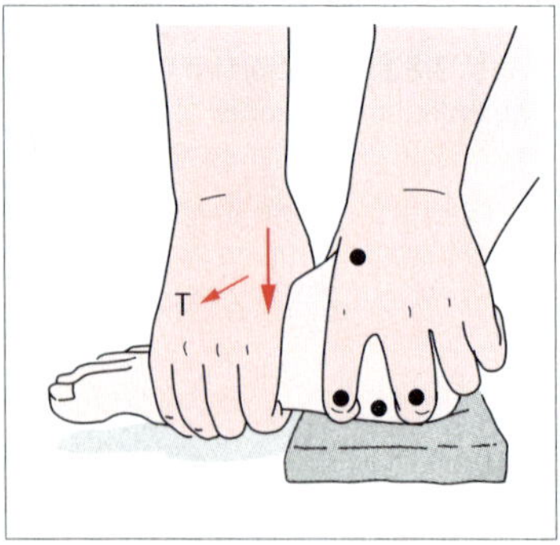

Abb. 3.**83** Grifftechnik bei der Mobilisation der medialen Fußwurzelknochen nach plantar am Beispiel des Os naviculare

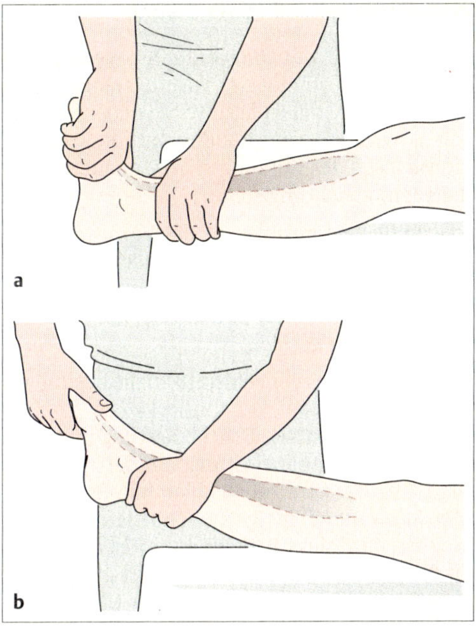

Abb. 3.**84** Dehnung des M. extensor hallucis longus mit Flexion der Zehen, Plantarflexion und Pronation

- Dehnen der verkürzten Muskeln, auch in Form von Eigendehnungen dem Patienten als Hausaufgabe geben.
- Bei der Dehnung der Zehenmuskeln sollte bei der Einstellung der Zehen immer ein leichter Zug in Längsrichtung auf die Zehen erfolgen, da sie auf Kompression mit Schmerz reagieren (Abb. 3.**84 a** u. **b**).
- Bei Hohlfuß sollten die Zehenextensoren zur Prohylaxe von Krallenzehen gedehnt werden.
- Falls notwendig, verbessern der Bewegungstoleranzen am Hüft- und Kniegelenk.

3. Korrektur der Beinstatik und Verbesserung der Koordination

Bei allen Fußfehlstellungen muß die gesamte Beinstatik und damit weiterlaufend die Statik der Wirbelsäule positiv beeinflußt werden. Es dürfen nie nur die Füße untersucht und behandelt werden!

4. Verbesserung der Längswölbungen und Querwölbung

Hier wird die inversorische Stabilität des unteren Sprunggelenks bei gleichzeitiger pronatorischer Gegenstabilität der Vorfußgelenke geübt. Die wölbungsaufbauende plantare Fußmuskulatur wird wieder in Funktion gebracht. Das Hüftgelenk wird so weit in Außenrotation gebracht, daß die Extensions-/Flexionsachsen des Knie- und Großzehengrundgelenks senkrecht zur Fortbewegungsrichtung stehen.

Häufig fehlt die pronatorische Bewegungstoleranz des Vorfußes gegen den Rückfuß. Der Großzeh kann dann den Kontakt am Boden bei der inversorischen Einstellung der Ferse nicht behalten. Die Beweglichkeit muß z.B. durch translatorische Mobilisation in den Chopart- und Lisfranc-Gelenken erst wiederhergestellt werden.

Der Patient lernt den Bewegungsweg aus der Fehlstatik in die bestmögliche Korrektur!

- Zuerst nimmt der Patient die momentane Druckbelastung unter der Fußsohle wahr. Aus der Fußinnenrandbelastung wandert jetzt der Druck unter die laterale Ferse, der Großzehenballen hält Bodenkontakt. Durch einen taktilen Reiz unter dem Großzehenballen und unter der lateralen dorsalen Ferse wird dem Patienten die Belastung des Fußes bewußt gemacht. Diese beiden Punkte sind relativ gleich stark zu belasten, ohne daß es jedoch zu einer Bewegung der Unterschenkellängsachse nach medial und einer Flexion der Zehen kommt.

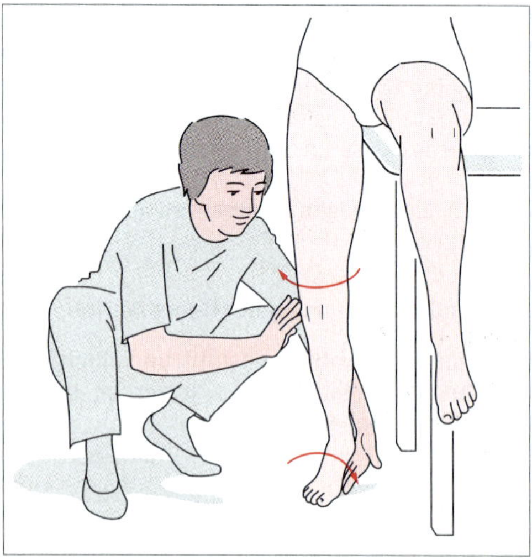

Abb. 3.**85** Aktivierung der Längswölbung durch Stimulation der Pronation gegen die Außenrotation des Beines im Hüftgelenk

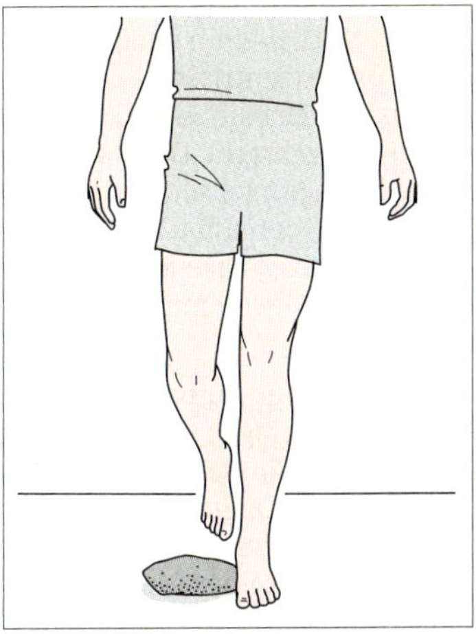

Abb. 3.**86** Sandsack unter dem linken Os naviculare bei sehr schwacher Muskulatur

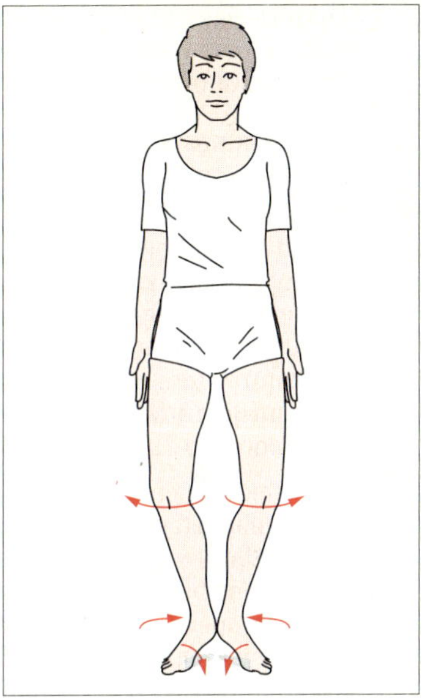

Abb. 3.**87** FBL-Übung: „Pinguin" [nach Klein-Vogelbach]

Durch einen gleichzeitigen Widerstand an der lateralen Unterschenkelseite wird der M. peroneus über den proximalen Hebel aktiviert. Durch die Steigbügelfunktion heben sich Längs- und Querwölbung. Es wird in teilbelasteten Ausgangsstellungen (hoher Sitz oder Halbsitz) begonnen und anschließend in belasteten Ausgangsstellungen (im Stand, beim Bücktraining, im Einbeinstand) gesteigert. Ein Theraband auf Höhe der Kniegelenke kann den Widerstand des Therapeuten ersetzen. Diese Übung ist nach einer gewissen Lernphase gut in den Alltag als Hausaufgabe integrierbar; so kann sich der Patient z. B. beim Warten an der Kasse die Punkte und Widerstände vorstellen und die Belastung des Fußes optimieren (Abb. 3.**85**).

- Bei sehr schwachen Muskeln muß bei den statischen Übungen im Stand manchmal am Anfang ein Sandsack unter das Os naviculare gelegt werden, um das Abrutschen zu verhindern (Abb. 3.**86**).
- Durch die FBL-Übung „Pinguin" muß die Längswölbung unter vermehrter Hubbelastung gehalten werden. (Durchführung siehe unter *Schmerzsyndrome im Bereich der Patella*) (Abb. 3.**87**)
- Förderung gangtypischer Synergismen im unbelasteten Ausgangsstellungen:

- *Beispiel:* Das PNF-Beinpattern in Extension/Abduktion/Innenrotation mit der Fußkomponente Plantarflexion/Eversion/Pronation/Zehenflexion trainiert die plantaren Fußmuskeln in der offenen Kette. Eine Verstärkung kann durch „Pivot" für die Fußkomponente erreicht werden. Das Bein wird mit Approximation statisch ins Muster eingestellt und aktiviert, der Fuß arbeitet im entsprechenden Muster dynamisch konzentrisch und exzentrisch.
  Durch Irradiation gangtypischer Muster über die Arme und den Rumpf wird der ganze Körper in Funktion gebracht. Die Standbein phase am rechten Bein kann z. B. durch das Armpattern Extension/Abduktion/Innenrotation mit posteriorer Depression der Skapula am kontralateralen Arm irradiatiert werden. Während der Therapeut am Bein arbeitet, zieht der Patient das Muster mit dem Theraband oder am Zugapparat (Abb. 3.**88**).

- Gangkorrektur: Beherrscht der Patient den aktiven Aufbau der Längswölbungen im Stand, muß er in den Gang übertragen werden. Dabei wird der Abrollweg über die funktionelle Fußlängsachse mit senkrecht zur Fortbewegungsrichtung stehenden Extensions-und Flexionsachsen der Großzehengelenke erlernt. Zuerst soll der Patient die Druckveränderungen unter der Fußsohle bei seinem üblichen Abrollweg wahrnehmen. Die funktionelle Fußlängsachse kann durch einen Klebestreifen auf dem Boden verdeutlicht werden. Auf diesem rollt der Patient über die laterale dorsale Ferse Richtung Großzehengelenk ab. Das Knie darf dabei nicht nach innen gedreht werden und

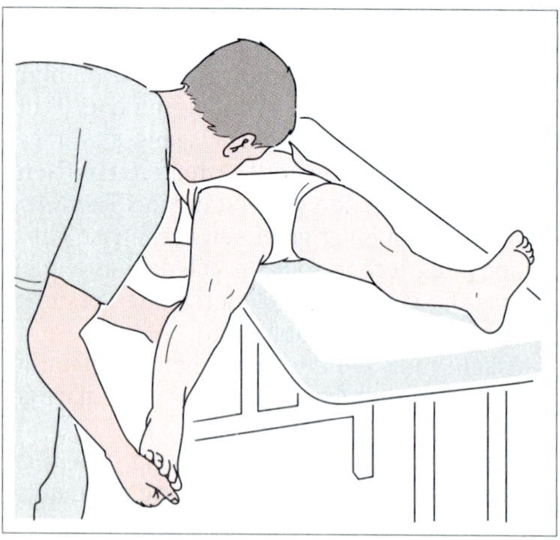

Abb. 3.**88** PNF-Beinpattern: Extension/Abduktion/Innenrotation

in die Hyperextension geraten. Der Therapeut kann am Knie einen Führungsreiz geben (Abb. 3.**89**).

- Gangfazilitation aus dem PNF kann die gesamten Standbeinmuskeln kräftigen. Gangtypische Muskelsynergien werden durch die Kombination verschiedener Pattern erleichtert. Durch die Approximation wird die Standbeinmuskulatur in der geschlossenen Kette in Funktion gebracht (Abb. 3.**90 a – d**).
- Koordination der Fußmuskeln durch Geschicklichkeitsübungen: Die Mobilität und Feinkoordination kann durch spielerische Übungen unterstützt werden, z. B. eine Zeitung greifen und mit den Zehen zerreißen, kleine Gegenstände aufheben und in einen Behälter legen. Kinder haben daran besonderen Spaß, wenn die Geschicklichkeitsübungen als Wettspiel ausgetragen werden.
- Gehen durch den „Dschungel": Es wird ein Pfad aufgebaut, auf dem die Patienten verschiedene labile Unterlagen bewältigen müssen, wie z. B. aufgerollte Matten, Trampolin, Schaukelbrett usw. Diese Übungen sind aber erst sinnvoll, wenn vorher die funktionelle Einstellung der Beinachse geübt wurde. Sie dienen dann zur Automatisierung der erlernten Einstellung.

Merke: Es werden immer Funktionen, nicht einzelne Muskeln geübt!

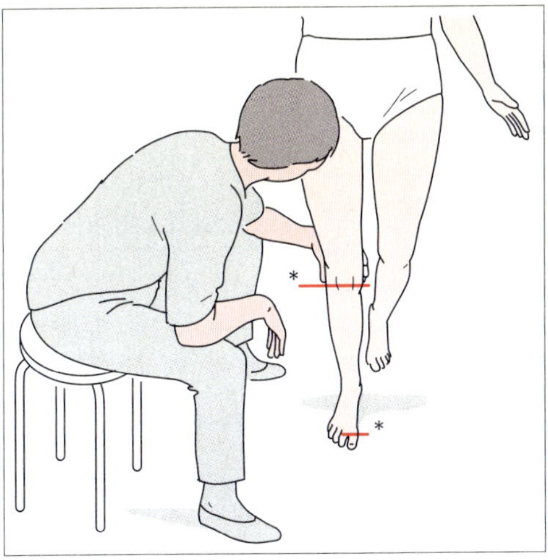

Abb. 3.**89** Die Beuge-Streck-Achse vom Großzehengrundgelenk und Kniegelenk stehen parallel

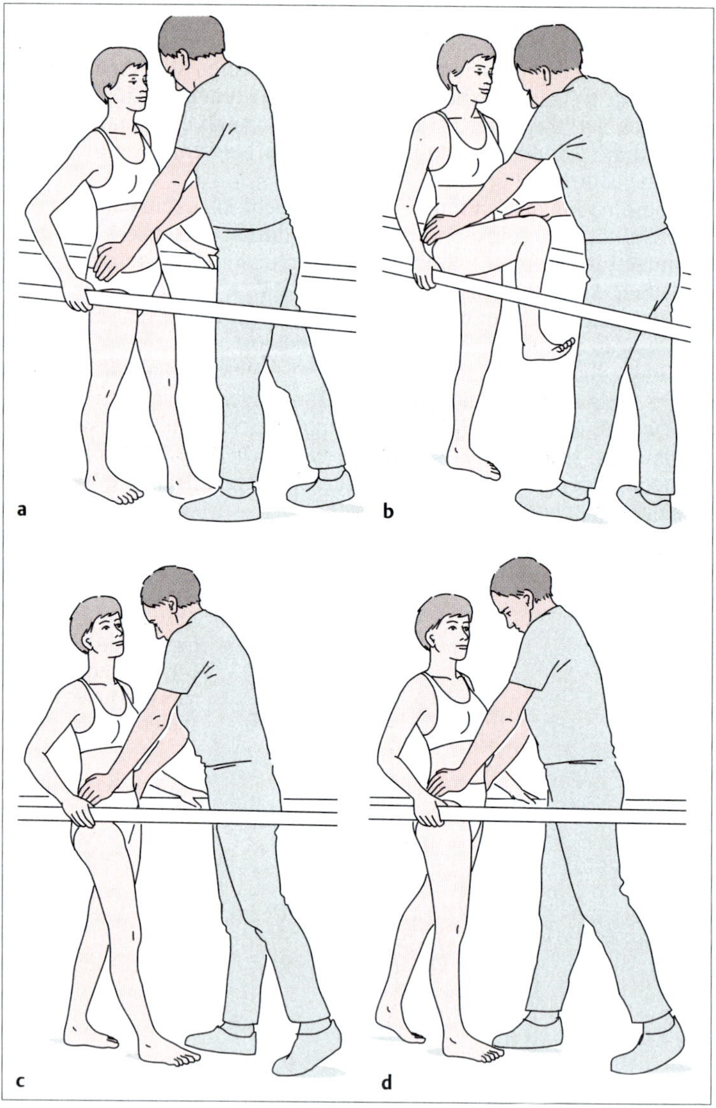

Abb. 3.**90** PNF: Gangfazilitation (**a** – **d**)

5. Schuhberatung

Eine Schuheinlage sollte folgende Bedingungen erfüllen:
- Bei abgeflachter Längswölbung muß die Eversionstendenz der Ferse durch eine Innenranderhöhung vermieden werden. Die Fußwölbungen werden unterstützt.
- Patienten mit Spreizfuß und Krallenzehen sollten keine Schuhe tragen, die hinten offen sind, da die ständige Greifaktivität der Zehen die Verkürzung der Zehenflexoren unterstützt.
- „Gesundheitsschuhe", die vorne sehr breit sind (mit Greifleiste) sind zu vermeiden.
- Patienten mit Hallux valgus sollten Schuhe aus weichem Leder mit ausreichendem Platz für die Zehen tragen.
- Schuhe mit extrem hohen Absatz belasten den Vorfuß sehr stark und sind daher ungünstig bei Hallux valgus, Spreizfuß und Krallenzehen. Patienten mit Hohlfuß haben bei starker Ausprägung eine verminderte Dorsalextension, hier kann ein Absatz hilfreich sein, aber nur so hoch, daß sie ohne Ausweichmechanismen abrollen können.

4 Strukturelle Fehlstellungen

M. Dölken, S. Wirth

4.1 Spondylolyse und Spondylolisthesis

- *Definition und wesentliche Merkmale:*

  Spondylolisthesis = Wirbelgleiten

  Spondylolyse = Unterbrechung der Interartikulärportion des Wirbelbogens

Aufgrund einer Unterbrechung im Wirbelbogen (im Zwischengelenkstück) kommt es zu einer Ventralverschiebung des kranialen Wirbels gegen den kaudalen Wirbel.

Am häufigsten ist der 5. Lendenwirbel betroffen.

Es gibt eine echte Spondylolisthesis und eine Pseudospondylolisthesis.

a) Pseudospondylolisthesis

Leichte Verschiebung von Wirbelkörpern im Alter durch degenerative Veränderungen in den kleinen Wirbelbogengelenken ohne Lyse zwischen den Gelenkfortsätzen.

b) Retrolisthesis

Verschiebung des oberen Wirbelkörpers nach hinten. Sie kommt sehr selten vor.

c) Spondyloptose

Der obere Wirbelkörper ist vollständig vor den unteren Wirbel gerutscht; im Röntgenbild sieht es wie ein umgekehrter Napoleonhut aus.

Die Spondylolyse tritt meist doppelseitig auf. Bei Kindern wird sie häufig als röntgenologischer Zufallsbefund entdeckt, da die Schmerzen bei der Spondylolisthese erst im Erwachsenenalter auftreten. Die zunehmende Instabilität im Bewegungssegment führt zu lumbosakralen Schmerzen, die in Gesäß und Beine ausstrahlen. Bei massiver Ausprägung können die Spinalwurzeln L5 und S1 komprimiert werden. Dann treten Schmerzen und Sensibilitätsstörungen in den Dermatomen L5 und S1, eventuell auch motorische Störungen in den Kennmuskeln von L5 (M. extensor hallucis longus) und S1 (M. triceps surae) auf.

Sportarten mit extremer Extension der Wirbelsäule (z. B. Ballett, Turnen, Speerwerfen, Trampolinspringen), die im Jugendalter betrieben werden, begünstigen die Spondylolisthese.

- *Beispiel:* Eine junge Turnerin klagt über rezidivierende Schmerzen lumbalsakral mit Ausstrahlung in beide Gesäßhälften, jedoch ohne Ausstrahlung in Dermatome. Die Schmerzen nehmen bei längerem Stehen zu. Seit einem halbem Jahr hat sie mit dem Training aufgehört, zwei Monate später haben die Beschwerden begonnen und seither stetig zugenommen. Ihr Hohlkreuz hat sich im Laufe der letzten Monate verstärkt.

4.1.1 Biomechanik des lumbosakralen Überganges und Spondylolisthesis

M. Dölken

Der lumbosakrale Übergang stellt einen Schwachpunkt der Wirbelsäule dar. Das Sakrumplateau kann als schiefe Ebene betrachtet werden. Aufgrund seiner Neigung hat der 5. Lendenwirbelkörper die Tendenz, nach ventral-kaudal zu rutschen.

Die Kraft, die aus Körpergewicht und Muskelkraft gebildet wird, kann in zwei Komponenten zerlegt werden. Eine Komponente wirkt senkrecht, die andere parallel zum Sakrumplateau. Die parallel wirkende Kraft würde einen Gleitvorgang des 5. Lendenwirbelkörpers nach ventral begünstigen. Dies wird bei einem gesunden Wirbelkörper durch die nahezu in der Frontalebene stehenden Gelenkfortsätze verhindert. Die kaudalen Gelenkfortsätze von L5 greifen in die kranialen Gelenkfortsätze des Sakrum. Durch die Schubkraft (G) des 5. Lendenwirbelkörpers entsteht in den Gelenkfortsätzen eine Gegenkraft (R). Diese beiden gegeneinander wirkenden Kräfte beanspruchen den Wirbelbogen im Bereich zwischen oberem und unterem Gelenkfortsatz, dem Isthmus des Bogens.

Tritt in diesem Bereich im Laufe des Wachstums eine Fraktur auf (meistens als Ermüdungsfraktur), spricht man von einer Spondylolyse. Der Wirbelbogen von L5 verliert seine Ankerfunktion und rutscht nach ventral-kaudal. Die einzigen Elemente, die den Wirbelkörper jetzt noch halten können, sind die Bandscheibe zwischen L5 und S1, die kaudalen Faserzüge des Lig. iliolumbale und die Rückenmuskeln. Die Fasern des Diskus werden extrem gespannt und große Scherkräfte begünstigen die Degeneration der Bandscheibe. Der Tonus der Muskeln ist ständig erhöht. Diese beiden Faktoren bestimmen das Schmerzbild der Patienten.

Die parallel zum Sakrumplateau wirkende Kraft kann durch verschiedene Faktoren vergrößert werden und damit die Abrutschgefahr vervielfachen:

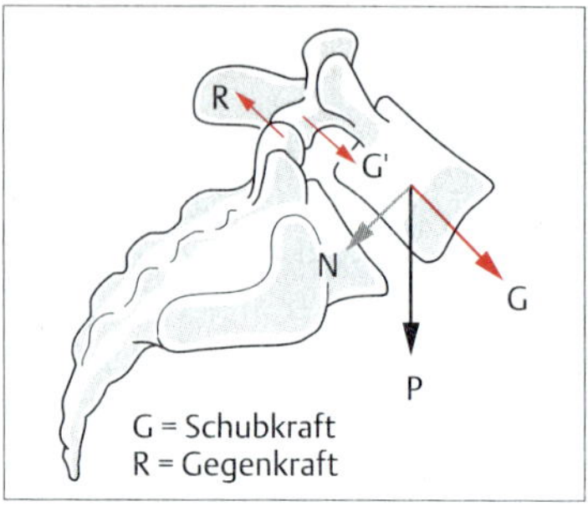

Abb. 4.1 Hangabtrieb bei Spondylolisthesis mit Zerlegung der Schubkraft im Kräfteparallelogramm (N, P)

- Große Bauchgewichte
- Hohlrunder Rücken – da das Sakrum mehr horizontal steht, ist die Neigung des Sakrumplateaus verstärkt.
- Verkürzte Hüftflexoren verstärken die Neigung des Sakrums (Abb. 4.**1**).

4.1.2 Ärztliche Untersuchung und Therapie

M. Dölken, S. Wirth

- Röntgenbefund: Ein 45°-Schrägbild stellt das Ausmaß des Wirbelgleitens am besten dar. Durch die Projektion der Gelenkfortsätze, der Pedikel und des Dornfortsatzes erscheint die Figur eines Hundes mit Halsband (da es sich um ein Seitbild handelt, keine 45° Schrägaufnahme).

Der Schweregrad der Ventralverschiebung wird nach Meyerding (entnommen aus: Niethardt, Orthopädie) quantifiziert. Die Einstufung erfolgt anhand der Stellung der Wirbelkörperhinterkante in Relation zum in vier Abschnitte eingeteilten Sakrumplateau. Es wird der Winkel zwischen Sakrumrückfläche und Grundplatte des 5. Lendenwirbelkörpers gemessen. Werte unter 90° bedeuten eine pathologische Kyphosierung. Die Quantifizierung erfolgt im Seitbild (Abb. 4.**2**).

Der Spondylolisthesis liegt eine wachstumsbedingte veränderte Form des 5. Lendenwirbelkörpers und des Sakrums zugrunde.

Durch die veränderte Biomechanik (siehe unter *Biomechanik des lumbosakralen Überganges und Spondylolisthesis*) wächst die Grundplatte L5 dorsal weniger und das Sakrumplateau ventral weniger. Die Folge ist eine trapezartige Form des 5. Lendenwirbelkörpers, das Sakrumplateau imponiert zunächst s-förmig, später kuppelförmig. Diese Form bewirkt dann das ventral-kaudale Abrutschen des 5. Lendenwirbelkörpers (Abb. 4.**2**).

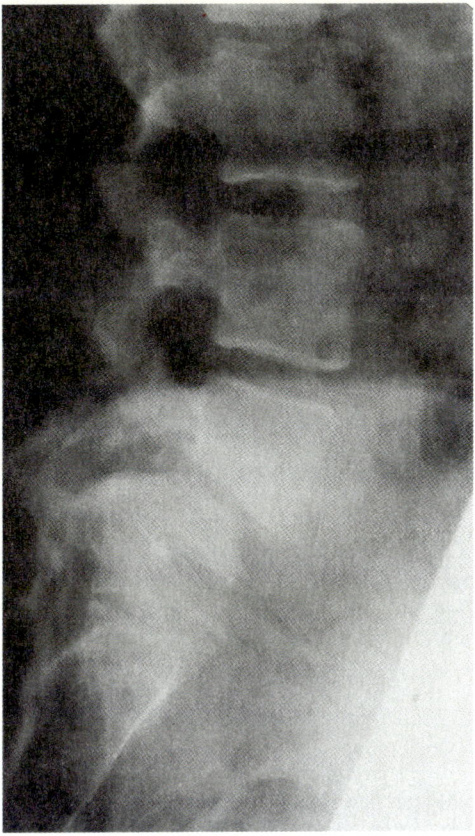

Abb. 4.**2** Spondylolisthesis (trapezartige Form L5, kuppelförmiges Sakrumplateau)

- Hypermobilität im betroffenen Wirbelsäulenabschnitt (siehe unter *Physiotherapeutische Untersuchung, Prüfung der Beweglichkeit*).
- Sprungschanzenphänomen (tastbare Stufe): Es tritt nur bei höhergradigen Spondylolisthesen auf. Sichtbar ist eine Verstärkung der LWS-Lordose mit Verschiebung des Rumpfes nach ventral (Abb. 4.**3**).
- Hüftlendenstrecksteife: Beim Anheben der Beine bei der Lasègue-Prüfung hält der Patient die Hüften schmerzbedingt in Extension, dadurch hebt er seinen Rumpf von der Unterlage ab. (Dieses Phänomen ist bei Kindern mit massiven Spondylolisthesen mit Einengung des Duralsacks zu beobachten.)

Differentialdiagnose

- Degenerative Veränderungen der Wirbelsäule mit Spondylarthrose
- Bandscheibenvorfälle mit Reiz- und Ausfallsymptomatik von Sensibilität und Motorik
- entzündliche Erkrankungen (rheumatische, bakterielle, virale u.a.)
- Tumoren der Wirbelsäule

Prognose

Die Progression des Wirbelgleitens ist durch alleinige konservative Therapie nicht wesentlich aufzuhalten.

Prognostisch günstig sind:

- Meyerding Stadium 1
- Auftreten nach der Pubertät
- Lordose im betroffenen Wirbelsäulenabschnitt

Prognostisch ungünstig sind:

- Auftreten vor der Pubertät
- Meyerding Stadium 2–4
- Kyphose im betroffenen Wirbelsäulenabschnitt

Therapie

Konservativ

- Sportarten mit übermäßigen Bewegungen in Extension der Wirbelsäule sollten vermieden werden, jedoch kein generelles Sportverbot.
- Akute Spondylolysen können durch Ruhigstellung im Gipsverband oder Korsett ausheilen.

Operativ

Reposition des Wirbelkörpers und Stabilisation von ventral oder dorsal mittels Fixateur interne und Knochenanlagerung zwischen den Querfortsätzen der betroffenen Wirbelsegmente = Spondylodese (siehe unter *Kapitel 11*).

4.1.3 Physiotherapeutische Untersuchung

M. Dölken

1. Anamnese

Die Spondylolyse verläuft meistens beschwerdefrei; sie wird bei Kindern oder Jugendlichen häufig röntgenologisch als Zufallsbefund entdeckt. Je jünger das Kind bei der Diagnose einer Spondylolyse ist, desto größer ist die Gefahr, daß sich eine hochgradige Spondylolisthesis entwickelt. Daher sollte auch bei diesen Kindern prophylaktisch eine physiotherapeutische Behandlung erfolgen.

Die Patienten müssen gefragt werden, welche Sportarten sie betreiben. Rezidivierende extensorische Belastungen, wie z.B. beim Handstandüberschlag, sollten auf jeden Fall vermieden werden. Geräteturnen und rhythmische Sportgymnastik im Kindes- und Jugendalter begünstigen die Erkrankung ebenfalls.

Im Erwachsenenalter kommt es aufgrund der Instabilität im Bewegungssegment L5/S1 zu Schmerzen im lumbosakralen Übergang mit Ausstrahlungen ins Gesäß und in die Beine. Bei sehr massiver Ausprägung der Spondylolisthesis können die Spinalnervenwurzeln von L5 und S1 irritiert werden. Dann tritt eine radikuläre Symptomatik mit Schmerzen im Dermatom L5 und S1 und eventueller Hypoästhesie in diesen Dermatomen auf.

Die Patienten geben bei längerem Verharren in einer Position – vor allem beim Stehen – häufig eine Schmerzverstärkung an. Die Schmerzverstärkung wird von dem Gefühl des „Abbrechens“ begleitet. Eine Entlordosierung, z.B. durch Aufstützen auf den Oberschenkeln oder Lagerung mit angewinkelten Beinen, führt häufig zur Schmerzerleichterung.

2. Sichtbefund

- Haltungsstatus
  - vermehrte Flexion in den Hüftgelenken vom proximalen Hebel
  - vermehrte Lordose der LWS
  - Bei den höhergradigen Spondylolisthesen ist eine extreme Verschiebung des Rumpfes mit einer ausgeprägten Lordose kranial des betroffenen Segmentes sichtbar (= Sprungschanzenform lumbosakral) (Abb. 4.**3**).
- Gang
  - Verminderte Hüftextension in der Standbeinphase kann auf verkürzte Hüftflexoren hindeuten.

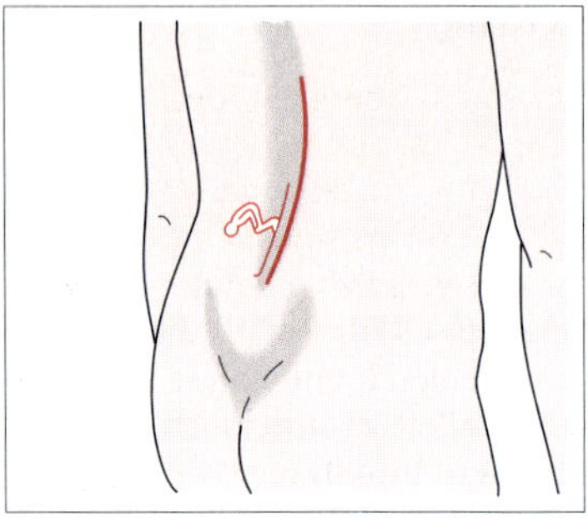

Abb. 4.3 Sprungschanzenphänomen bei Spondylolisthesis

- Verminderte Rotation im thorakolumbalen Übergang wird durch Mitbewegen des Thorax kompensiert. Der frontotransversale Thoraxdurchmesser bleibt nicht rechtwinkelig zur Fortbewegungsrichtung.
- Beim Abrollen des Fußes Beachtung eventueller Fußheberschwäche oder Schwäche des M. triceps surae in der Abdruckphase.

3. Tastbefund

- Kranial der Listhese ist eine Stufenbildung tastbar.
- Bei einem instabilen Gleitwirbel löst der Druck auf den nächsthöheren Dornfortsatz des betreffenden Gleitwirbels einen Schmerz aus.
- Der Dornfortsatz des betroffenen Wirbels ist kaum tastbar, da er sehr weit ventral liegt.
- Bestehen Irritationen der neuralen Strukturen, können die Symptome durch Druck auf die Dornen verstärkt werden.
- Das Lig. iliolumbale ist auf beiden Seiten massiv druckschmerzhaft.
- Das Lig. sacrotuberale ist häufig schmerzhaft, da es ein Nutationsverhinderer des Sakrums ist.
- Der M. piriformis ist als Nutationsverhinderer ebenfalls reflektorisch hyperton. Alle Nutationsverhinderer versuchen, die Neigung des Sakrumplateaus zu reduzieren.
- Der Tonus der Rückenstrecker ist beidseits erhöht. Positive Triggerpunkte können bei Druck zur Ausstrahlung ins Gesäß und in den Oberschenkel führen.
- Der Tonus der Bauchmuskeln kann hypoton sein, eventuell sind Ansatzreize an der Symphyse vorhanden.
- Das Gewebe im lumbosakralen Übergang ist verbacken und reagiert eher mit einer verminderten Hyperämie.
- Sind neurale Strukturen betroffen, muß die Sensibilität in den Dermatomen überprüft werden.

4. Prüfung der Beweglichkeit

Die Bewegung von LWS und thorakolumbalem Übergang muß segmental geprüft werden.

- Hauptsächlich die Flexion in der LWS ist eingeschränkt. Die Einschränkung ist meistens muskulär durch Verkürzungen des M. erector spinae und des M. quadratus lumborum bedingt.
- Durch die oben genannten Verkürzungen kann die Lateralflexion ebenfalls eingeschränkt sein.
- Die segmentale Beweglichkeit weist im betroffenen Segment eine Hypermobilität auf. Darüber finden sich allerdings häufiger Funktionsstörungen, z.B. vermindertes Divergenzgleiten im Bewegungssegment L2/L3 oder im thorakolumbalen Übergang.
- In Regionen mit verminderter Beweglichkeit wird die Bewegungsqualität durch den Springing-Test geprüft. Sie ist verändert, denn statt eines fest-elastischen findet sich ein hart-elastischer Stop mit vermehrter Schmerzhaftigkeit (Durchführung siehe S. 332).
- Die Extension in der LWS führt oft zur Schmerzverstärkung.
- Im thorakolumbalen Übergang sind häufig die Rotation und die Extension eingeschränkt.
- Die Beweglichkeit der BWS sollte ebenfalls geprüft werden. Eine verminderte Extension verhindert die Einordnung der Körperabschnitte in die Körperlängsache.
- Ebenso Prüfung der Beweglichkeit der Iliosakralgelenke.
- Die Hüftflexoren müssen auf Verkürzung getestet werden. Ein verkürzter M. iliopsoas verstärkt durch seinen Ursprung am Wirbelkörper bei fixiertem Hüftgelenk den Gleitvorgang nach ventral-kaudal.
- Eine eingeschränkte Hüftrotation erfordert beim Gehen mehr Mitbewegungen im lumbosakralen und thorakolumbalen Übergang und verstärkt damit die Hypermobilität.
- Verkürzte Hüftadduktoren – vor allem die ventralen Adduktoren – verhindern eine freie Hüftextension.
- Verkürzte Rückenstrecker verstärken die Lordose.
- Beachtung der Atembewegungen, da Patienten mit lumbosakralen Problemen (Bandscheibenvorfälle, Spondylolisthesen) fast ausschließlich in den Bauch atmen. Durch das Zurückbleiben der Atemweite im thorakalen Bereich in Verbindung mit der thorakalen Inaktivität kommt es dann zum Verlust der dynamischen Stabilität der BWS und des Thorax. Durch das Zusammensinken des Körperabschnittes Thorax wird die Schubbelastung im lumbosakralen Übergang erhöht.
- Bei Verdacht auf Mitbeteiligung der neuralen Strukturen muß der Lasègue (SLR) geprüft werden. (Durchführung siehe unter *Kompressionsyndrome*)

- Durchführung Springing-Test der LWS
  Ausgangsstellung Patient: Bauchlage, Ausgleich der Lordose durch leichte Unterlagerung. Die Arme liegen neben dem Körper, die Unterschenkel sind mit einer Knierolle unterlagert.
  Grifftechnik und Durchführung: Beim Bewegungssegment L5/S1 zeigen die Finger des Therapeuten nach kaudal. Die Fingerkuppen liegen lateral der Dornfortsätze auf dem Wirbelbogen von L5, die ulnare Handkante der anderen Therapeutenhand liegt auf den Fingerkuppen. Durch Körpereinsatz nimmt der Therapeut Tiefenkontakt auf und leistet mit wenig Kraft einen Schub nach ventral-kranial. Durch diese Bewegung wird ein Klaffen in den Facetten zwischen oberen und unteren Wirbeln erreicht. Gibt der Therapeut nur einen Schub nach ventral, kommt es eher zur Kompression des kaudalen Wirbels. Ab L4 aufwärts sind die Fingerkuppen nach kranial gerichtet. Die Durchführung bleibt gleich. In Bereichen mit verminderter Beweglichkeit ist die Bewegungsqualität verändert. Sie fühlt sich hart und unelastisch an. In Bereichen mit vermehrter Beweglichkeit ist die Bewegung größer, beim Halten in der Endposition tritt nach einigen Sekunden ein ligamentärer Schmerz auf. Bei Spondylolisthesis muß der Therapeut im betroffenen Bewegungssegment sehr vorsichtig sein. Ist schon eine Stufenbildung tastbar, sollte der Test nur in den nicht betroffenen Bewegungssegmenten durchgeführt werden, um eventuelle Hypomobilitäten über dem hypermobilen Bewegungssegment zu finden (Abb. 4.**4a** u. **b**).

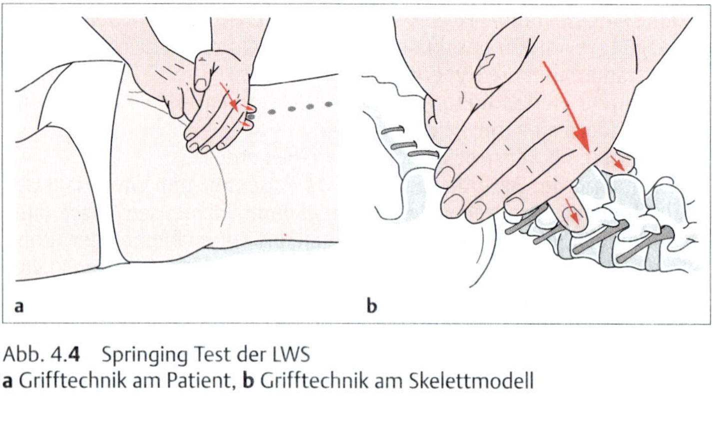

Abb. 4.**4** Springing Test der LWS
a Grifftechnik am Patient, **b** Grifftechnik am Skelettmodell

- Prüfung der Muskelkraft
  - Prüfung der rumpfstabilisierenden Muskulatur sowie der Bauch- und Rückenmuskeln. Mit Hilfe der segmentalen Stabilisation kann sich der Therapeut einen Überblick über die Leistung der autochthonen Rückenmuskeln verschaffen. (Durchführung siehe unter *LWS-Syndrom*).
  - Sind die neuralen Strukturen betroffen, müssen die Kennmuskeln auf Kraft geprüft werden.
  - Motorische Schnelltests für die Kennmuskeln:
    - L4: M. tibialis anterior/Fußaußenkantengehen
    - L5: M. extensor hallucis longus/Fersengang, auf Anhebung der Großzehe ist zu achten.
    - S1: M. triceps surae/Zehenspitzengang
  - Prüfung der beckenstabilisierenden Muskeln auf dem Standbein, z. B. durch Trendelenburg-Test. Diese Muskeln sind wichtig, da die Belastung im hypermobilen lumbosakralen Übergang bei schlechter Beckenstabilität steigt. Bei Irritationen der L5- oder S1-Nervenwurzel können die Hüftabduktoren (L5) oder Hüftextensoren (S1) geschwächt sein.

4.1.4 Physiotherapeutische Behandlung

1.Schmerzlinderung

- Anbieten von Entlastungslagerungen, z. B. Stufenbettlagerung, stabile Seitenlage mit Unterlagerung des Bauches, Bauchlage an der Tischkante;
  (Abbildungen siehe unter *Kapitel 5, Spondylarthrose*)
- Anbieten von Entlastungsstellungen, die den lumbosakralen Übergang entlasten

Beispiele:
- im Sitz, zwischen Bauch und Stuhllehne liegt ein Kissen, die Arme können auf dem Tisch gestützt sein. Durch das Kissen können Teilgewichte vom Brustkorb abgelegt werden und durch den Gegendruck am Bauch gerät der lumbosakrale Übergang nicht in Hyperextension. (Abb. unter *Spondylarthrose*)
- im Stand, ein Bein auf einem Hocker abgestellt, durch Vorneigung der Körperlängsachse wird der Ellenbogen der gleichen Seite auf dem Oberschenkel abgelegt.

- heiße Rolle auf die hypertonen Muskeln und Ansatzreize
- Ultraschall auf die Ansatzreize und gereizten Ligamente

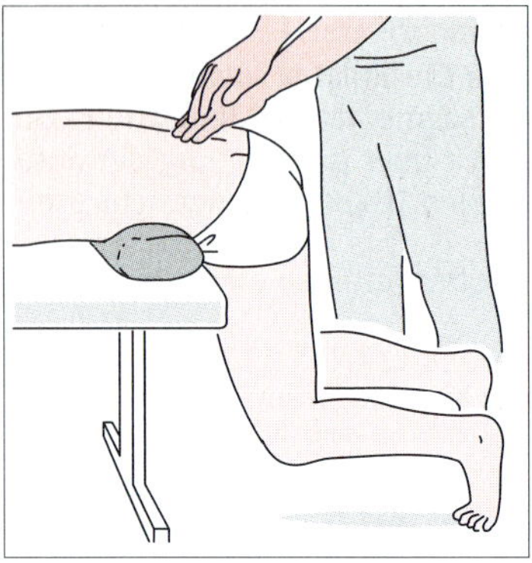

Abb. 4.5 Behandlung der Triggerpunkte M. iliocostalis und M. longissimus dorsi in Entlastungslagerung für den lumbosakralen Übergang

- Behandlung der Triggerpunkte durch lokalen Druck von mindestens einer Minute Dauer.
- Weichteiltechniken (z. B: Druckinhibition oder Quermassage) im Bereich der hypertonen Muskeln

2. Dehnung der verkürzten Muskeln

- Längsdehnung der Rückenstrecker in Rückenlage oder in Bauchlage über der Bankkante
- Querdehnungen der Rückenstrecker in Seitlage oder Bauchlage
- Längsdehnung der Hüftflexoren; dabei ist darauf zu achten, daß die LWS durch den Thomas-Handgriff in Flexion fixiert wird.
- Quer- und Längsdehnung der Hüftadduktoren und Hüftaußenrotatoren
- Eigendehnungen für die betroffenen Muskeln

Durchführung der Dehnung der Rückenstrecker in Bauchlage an der Bankkante

Ausgangsstellung Patient: Der Patient legt sich mit dem Bauch über den Behandlungstisch, so daß sich die LWS in Flexion befindet. Über die Tischkante kann ein Kissen gelegt werden. Die Beine haben Vorfußkontakt zum Boden, Hüft- und Kniegelenke befinden sich in Flexion. Durch das Beingewicht kommt es intervertebral zu einer Entlastung und zu einer Divergenzbewegung in den Gelenken. Diese Ausgangsstellung kann der Patient zu Hause als Entlastungsstellung einnehmen.

Ausgangsstellung Therapeut: Lateral vom Patienten, die banknahe Hand wird auf das Sakrum gelegt, die bankferne Hand liegt am thorakolumbalen Übergang.

Durchführung: In dieser Ausgangsstellung können die Rückenstrecker mit der postisometrischen Relaxation gedehnt werden, nach einer statischen Aktivität in Extension (wenig Kraft) dehnt der Therapeut über das Sakrum in ventral-kaudaler Richtung.

In dieser Ausgangsstellung lassen sich die Triggerpunkte des M. iliocostalis und M. longissimus dorsi durch lokalen Druck von mindestens einer Minute behandeln (Abb. 4.**5**).

Auch Querdehnungen der Rückenstrecker durch Anharken des Os pisiforme quer zum Faserverlauf sind leicht durchzuführen.

3. Verbesserung der Beweglichkeit in hypomobilen Wirbelsäulenabschnitte

- Segmentale Mobilisation, auch gekoppelt mit PIR (häufig müssen Bewegungssegmente in der oberen LWS in Divergenz mobilisiert werden) – Durchführung siehe unter *LWS-Syndrom;*
- hubfreie Mobilisation (thorakolumbaler Übergang, BWS); Thoraxmobilisation bei den reinen „Bauchatmern", z. B. Atemlenkung durch Atempattern, Packgriffe, Rippenmobilisation durch den Kreuzgriff (siehe unter *BWS-Syndrom*), Schulung der Patientenwahrnehmung für die Atembewegung.

Der hypermobile Wirbelsäulenabschnitt sollte bei den Mobilisationen möglichst stabil bleiben. Bei den hubfreien Mobilisationen kann der Patient lernen, den Unterbauchabstand konstant zu halten, während er in der BWS oder thorakolumbal bewegt.

4. Stabilisation der hypermobilen Wirbelsäulenabschnitte und Haltungskorrektur

- Segmentale Stabilisation: Durch gezielte Widerstände an den Querfortsätze oder Dornfortsätzen im Sinne einer Rotation oder Extension/Flexion werden die autochthonen Muskeln stimuliert.

■ *Merke:* Die Widerstände ganz langsam anschwellen lassen und am Anfang nur gering dosieren!

- Beckenpattern aus der PNF: z. B. wird durch das Muster „Elevation anterior" gezielt die Unterbauchmuskulatur trainiert. Durch die Technik „combination of isotonic" (agonistische Umkehr) lernen die Muskeln, koordiniert konzentrisch und exzentrisch zu arbeiten. Kombiniert mit den Skapulamustern trainieren sie die rotatorische Stabilität. Am Anfang kann das Beckenmuster statisch gehalten werden, während die Skapula dynamisch arbeitet.

- Die Beckenstabilität auf dem Standbein kann durch Gangfazilitation aus der PNF verbessert werden.
- Erarbeitung der Kokontraktion von Bauch- und Rückenmuskeln:

Beispiele:

- Bilaterales Armpattern in Flex./Abd./AR und Ext./Add./IR, statisch und dynamisch; durch Approximation bei der statischen Durchführung kommt es zu einer guten Kokontraktion. Durch Anstellen der Beine, mit gleichzeitiger Druckverstärkung der Fersen in die Unterlage, fällt es dem Patienten leichter, den Unterbauch stabil zu halten.
- Klassischer Frosch, z.B. bei Rundrückentypen
- Urfrosch, z.B. bei Flachrückentypen

Die Froschübungen müssen am Anfang in Rückenlage, eventuell mit Unterlagerung des Beckens durchgeführt werden. Dadurch wird die Arbeit für die Bauchmuskeln erleichtert. (Abbildung siehe unter *Hohlrunder Rücken.*) Später wird die Körperlängsachse zunehmend vertikalisiert, z.B. im hohen Sitz.

- Haltungsschulung und Stabilisationstraining mit zunehmender Hubbelastung. Der Physiotherapeut kontrolliert bei der Haltungskorrektur lumbosakral die Stufenbildung. Die Körperabschnitte werden so weit wie möglich in die physiologischen Wirbelsäulenkrümmungen eingestellt. Lumbosakral ist häufig ein Ausgleich der Hyperlordose notwendig. Jedoch darf nie nur in der LWS entlordosiert werden, ohne auf die Körperabschnitte BWS und Thorax zu achten! Werden diese Körperabschnitte korrekt eingeordnet, ist häufig nur noch eine geringe Entlordosierung notwendig. Den Ausgleich der Stufenbildung kann der Patient selbst tasten.
- Rückenschonendes Verhalten im Alltag: z.B. Bücktraining; am Anfang ist häufig nur das vertikale Bücken möglich. Beim horizontalen Bücken ist der Hebel für die Muskeln, die den lumbosakralen Übergang stabilisieren, zu lang.
- Teilnahme an Rückenschulgruppen, mit der Zielsetzung, das rückenschonende Verhalten zu automatisieren. Dies ist jedoch nur als Sekundärprävention und nie als alleinige Maßnahme geeignet!

4.2 Strukturelle Fehlstellungen im Hüftgelenk

- Hüftdysplasie
- Coxa valga
- Coxa antetorta
- Coxa vara

4.2.1 Biomechanik der Fehlstellungen

Hüftdysplasie, Coxa valga und Coxa antetorta treten häufig kombiniert auf und führen zu einer massiven Instabilität des Hüftgelenks mit der Gefahr einer Hüftluxation.

•••• Hüftdysplasie

Die Instabilität der Neugeborenenhüfte, z. B. durch Kapselüberdehnung bei intrauteriner Steißlage, führt zur Verknöcherungsverzögerung am Pfannenerker, was eine mangelnde Formgebung der Pfanne zur Folge hat.

Normalerweise ist die Hüftgelenkpfanne nach ventral, lateral und kaudal ausgerichtet. Sie bildet mit der Horizontalen einen Winkel von 30°-40°. Dadurch kann der kraniale Abschnitt der Pfanne den Kopf nach lateral ausreichend umgreifen. Das Ausmaß des kranialen Umgriffs wird anhand des Wiberg-Winkels gemessen. Dieser Winkel wird aus der Lotlinie des Zentrums des Hüftkopfkerns mit dem äußeren Rand des Pfannenerkers gebildet. Der Winkel beträgt normalerweise 30° (Abb. 4.**6**).

Bei der Hüftdysplasie kommt es – bedingt durch die geringere Ausprägung des Pfannenerkers – zu einer deutlichen Verkleinerung dieses Winkels. Eine geringere Überdachung des Kopfes ist die Folge. Die maßgebliche Kraftübertragung findet im Bereich des Pfannendaches statt, weil hier die Knorpelschichten am dicksten sind. Durch einen kleinen Wiberg-Winkel verkleinern sich die Gelenkkontaktfläche und die Tragfläche des Gelenks erheblich. Da derselbe Druck auf eine kleinere Fläche einwirkt, steigt die Gefahr der vorzeitigen Degeneration.

Bei einer massiven Ossifikationsstörung ist die Überdachung des Kopfes so gering, daß es zu einer Luxation des Hüftkopfes nach kranial-dorsal kommt.

Die Luxationsgefahr steigt durch ein muskuläres Ungleichgewicht. Alle transversal verlaufenden Muskeln (Außenrotatoren, Gluteen) am Hüftgelenk tendieren dazu, den Hüftkopf in die Pfanne zu pressen.

Die longitudinal verlaufenden Muskeln – hier in erster Linie die Hüftadduktoren – haben die Tendenz, den Hüftkopf nach kranial aus der Pfanne zu luxieren, vor allem bei dysplastischem Pfannenerker. Die luxierende Wirkung verstärkt sich bei zunehmender Adduktion (Abb. 4.**7**).

Wird das Hüftgelenk in Abduktion bewegt, reduziert sich diese Gefahr, da sich die Stellung des Kopfes in Relation zum Pfannenerker verändert und der Kraftarm der Adduktoren geringer wird. Diese Tatsache erklärt die Einstellung des Hüftkopfes in Abduktion bei der konservativen Bandagenbehandlung der Hüftdysplasie.

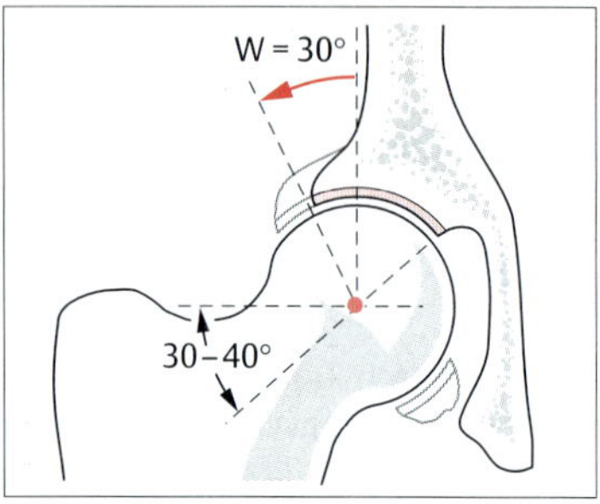

Abb. 4.6 Wiberg-Winkel

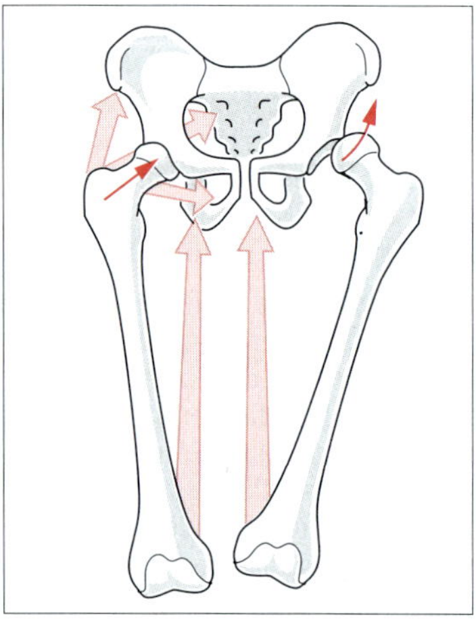

Abb. 4.7 Rechtes Hüftgelenk: Zentrierung des Femurkopfes durch den Synergismus der Hüftabduktoren und -außenrotatoren; Linkes Hüftgelenk: luxierende Wirkung der Hüftadduktoren

Bei einer kindlichen Hüftluxation nach kranial-dorsal kommt es durch die Kranialisation des Ansatzes der Glutealmuskeln am Trochanter major zu einer aktiven Insuffizienz dieser Muskeln. Infolge der mangelnden Aktivität treten eine Beugekontraktur und ein positiver Trendelenburg auf.

Bestehen begleitend eine Coxa valga und eine Coxa antetorta (= Coxa valga antetorta), wird die Instabilität der Hüfte noch erhöht.

•••• Coxa valga

Die Coxa valga ist eine Fehlstellung in der Frontalebene. Die physiologische Coxa valga antetorta des Neugeborenen entwickelt sich normalerweise bis zum 12. Lebensjahr zu einem Centrum-Collum-Diaphysen-Winkel (CCD-Winkel) von 125° und einem Antetorsionswinkel von ca. 20° zurück.

Bei einer Coxa valga ist der CCD-Winkel bei einem Erwachsenen größer als 130°. Durch diese Steilstellung des Schenkelhalses vergrößert sich die Gefahr der Luxation bei der Adduktion. Bei der Adduktion erfährt der Kopf eine Lageveränderung nach lateral, die 20° über der Norm liegt, d. h. in einem pathologischen Hüftgelenk entspricht eine Adduktion von 30° bezogen auf die Lage des Kopfes der von 50° in einem normalen Gelenk. Durch den kleinen Pfannenerker bei der Hüftdysplasie tritt der Kopf nach lateral und kranial aus der Pfanne heraus.

Die Steilstellung des Schenkelhalses wirkt sich auf die architektonische Struktur der Knochenbälkchen (Trajektorien) aus. Longitudinal verlaufende Trajektorien nehmen zu, da in dem steilen Schenkelhals die vertikalen Druckkräfte gegenüber horizontalen Biegespannungen überwiegen. Die Elastizität der Knochenstruktur nimmt ab.

Der Kraftarm der Abduktoren verkleinert sich, weshalb sie bei der Stabilisation des Beckens auf dem Standbein mit viel größerer Kraft arbeiten müssen. Der höhere Kraftaufwand wirkt sich als erhöhte Kompressionsbelastung im Gelenk aus (Abb. 4.**8**).

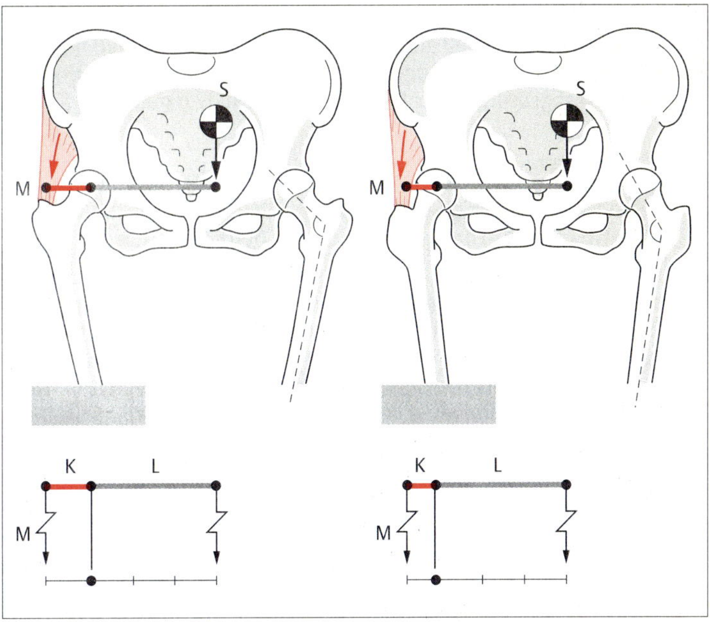

Abb. 4.**8** Kraft und Lastarm der Hüftabduktoren bei **a** normalen CCD-Winkel, **b** Coxa valga

Coxa antetorta

Die Coxa antetorta ist eine Fehlstellung in der Transversalebene. Der Schenkelhalswinkel bei der Ansicht von kranial bildet beim Erwachsenen einen nach ventral ausgerichteten Winkel von 12°. Bei einer Coxa antetorta ist dieser Winkel beim Erwachsenen größer als 20°. Die Folge ist, daß der Kopf in Relation zur Pfanne mehr ventral steht. Der vordere Kopfanteil wird normalerweise – bedingt durch die divergente Ausrichtung der Hals- und Pfannenachse bei extendierter Hüfte (z.B. in der Standbeinphase) – nicht bedeckt.

Ist der Hals nun durch einen vergrößerten Antetorsionswinkel noch weiter nach ventral gedreht, steigt die Luxationsgefahr des Kopfes nach ventral. Vor allem eine Außenrotation würde diese Gefahr verstärken. Durch die Innenrotation wird der Kopf in Relation zur Pfanne nach dorsal und damit bei einer vergrößerten Antetorsion ins Zentrum der Pfanne bewegt. Dies erklärt die innenrotierten Hüftgelenke beim Gehen bei Patienten mit großem Antetorsionswinkel. Es erklärt auch die Innenrotation in Verbindung mit der Abduktion und Flexion bei der konservativen Bandagenbehandlung von Kindern mit Hüftdysplasie kombiniert mit Coxa valga antetorta.

Coxa valga und Coxa valga antetorta können isoliert bestehen oder mit einer Dysplasie der Pfanne kombiniert sein. Sie können auch einen Restbefund nach abgeschlossener Dysplasiebehandlung darstellen.

Coxa vara

Coxa vara ist eine Abweichung des Schenkelhalses in der Frontalebene. Der Centrum-Collum-Diaphysen-Winkel ist beim Erwachsenen kleiner als 120°.

Diese Fehlstellung kann angeboren, manchmal auch kombiniert mit anderen Fehlstellungen der entsprechenden Extremität oder als Folge einer Stoffwechselerkrankung (z.B. Rachitis) auftreten. In Fehlstellung verheilte Schenkelhalsfrakturen, Femurosteotomien, Epiphysenlösungen oder M. Perthes können ebenfalls zur Coxa vara führen.

Durch den verkleinerten CCD-Winkel steigen die Biegespannungen auf den Schenkelhals und die Architektur des Schenkelhalses verändert sich. Es kommt zur vermehrten Anlagerung von Knochensalzen in horizontaler Richtung im lateralen Schenkelhalsanteil (Zugtrajektorien) ebenso wie von vertikalen Trajektorien (Drucktrajektorien) im medialen Anteil.

Patienten mit Coxa vara neigen häufiger zu Schenkelhalsfrakturen. Durch die erhöhten Biegespannungen bricht der Schenkelhals in der so-

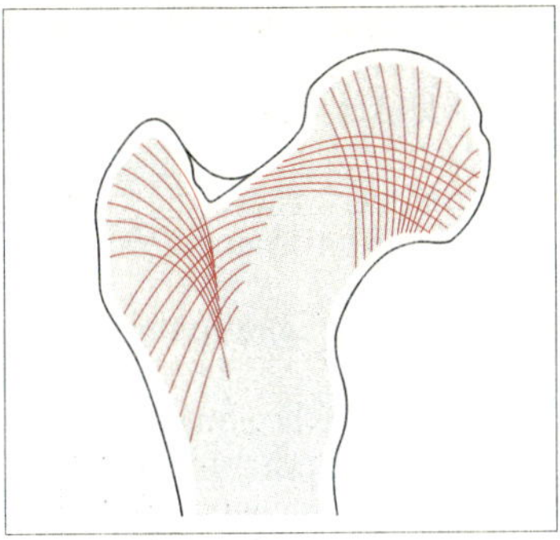

Abb. 4.9 Trajektorien des Schenkelhalses

genannten „hellen Zone“. Diese Zone befindet sich zwischen den beiden Hauptzügen der Trajektorienarchitektur (Abb. 4.9).

Der M. tensor fasciae latae versucht, über seine Zuggurtungsfunktion die erhöhten Biegespannungen zu mindern. Bei diesen Patienten neigt er durch Überlastung zu Insertionstendopathien.

Durch den verkleinerten CCD-Winkel ist die Kontaktfläche des Hüftgelenks größer. Durch den Hochstand des Trochanter major werden die Hüftabduktoren aktiv insuffizient. Dieses äußert sich beim Gehen durch einen positiven Trendelenburg.

4.2.2 Ärztliche Untersuchung und Therapie

M. Dölken, S. Wirth

1. Hüftdysplasie

- Ortolani-Stabilitätsuntersuchung des Hüftgelenks: Die Mittelfinger der Untersucherhände liegen beidseits auf dem Trochanter major des auf dem Rücken liegenden Säuglings. Knie- und Hüftgelenke sind 90 Grad gebeugt. Das Bein wird nach dorsal in die Unterlage gedrückt, anschließend wird ein Bein in der Hüfte in eine transversale Abduktion geführt und über den Trochanter nach ventral gehebelt. Die Untersuchung des anderen Hüftgelenks erfolgt analog.
  Die Instabilitätsuntersuchung ist die wichtigste Hüftgelenksuntersuchung beim Säugling!
  - „Klicken“: tritt bei Instabilität der Hüfte auf.
  - „Schnappen“: spricht für Subluxation = positives Ortolani-Zeichen.
  - Barlow-Zeichen: vollständige Luxation, d. h. die Hüfte kann vollständig ein- und ausgerenkt werden.

- Abspreizbehinderung: Sie ist das zweitwichtigste klinische Symptom und tritt bei einer beginnenden Dezentrierung des Hüftgelenks durch reflektorischen Hypertonus der Adduktoren auf. Sie wird von den Eltern häufig beim Wickeln entdeckt.
- Gesäßfaltenasymmetrie: Sie tritt bei einseitiger Luxation durch Beinverkürzung auf. Es handelt sich jedoch um ein unsicheres Zeichen, da es auch bei gesunder Hüfte auftreten kann.
- Bewegungsarmut des betroffenen Beines: Meist wird das erkrankte Bein vom Kind weniger bewegt.
- Positives Trendelenburg-Zeichen: Es tritt mit Laufbeginn bei beidseitiger Luxation auf, da durch den Hochstand der Trochanteren die Glutealmuskulatur durch die Verlagerung der Ansatzstellen aktiv insuffizient ist. Das Becken kann nicht mehr ausreichend stabilisiert werden.
- Da auch Ursprung und Ansatz der Hüftstrecker angenähert werden, überwiegen die Hüftbeuger mit der Folge einer Hüftbeugekontraktur. Das Becken kippt nach ventral-kaudal, und es entsteht kompensatorisch eine Hyperlordose der LWS.

Ultraschall

- Dies ist die wichtigste Untersuchungsmethode, da sie bereits direkt nach der Geburt einsetzbar ist.
- Es wird besonders der knorpelige und knöcherne Teil des Pfannendachs untersucht.
- Fehler bei der Untersuchung können durch Fehllagerung des Säuglings auftreten.

Röntgen

- Röntgen ist frühestens drei Monate nach der Geburt möglich, da das Pfannendach erst zu diesem Zeitpunkt für eine röntgenologische Beurteilung ausreichend verknöchert ist.
- Es werden beide Hüftgelenke geröntgt und im Seitenvergleich Unebenheiten in der Verknöcherung, Abrundung oder Doppelkontur des Pfannendachs beurteilt.

  Hilfslinien und Winkelangaben helfen, den Grad der Pfannendysplasie und Dezentrierung des Hüftkopfs exakter zu ermitteln (siehe unter Biomechanik der Fehlstellungen, Wiberg-Winkel Abb. 4.**6**):

  Menard-Shenton-Linie: Eine Linie, die nur im Normalfall einen Bogen vom Unterrand des Os pubis nach medial zum Femur bildet. Bei der Hüftdysplasie ist sie unterbrochen.

  Azetabulum-Winkel (AC-Winkel): Dieser Winkel wird aus der Hilgenreimer-Linie (Verbindung beider Pfannenepiphysenfugen) und der Tangente zur Hüftgelenkspfanne gebildet.

Zentrum-Eckwinkel (CE-Winkel): Dieser Winkel wird aus der Lotlinie durch das Zentrum des Hüftkopfkerns und der von diesem Punkt aus an den Pfannenerker gelegten Tangente gebildet.

Arthrographie

Sie dient der Beurteilung von Repositionshindernissen in der Tiefe der Pfanne bei der Behandlung der Hüftluxation, wird aber nur sehr selten angewandt.

Ätiologie

Die Hüftdysplasie kann multifaktoriell sowohl genetisch als auch nicht-genetisch bedingt sein.

Endogene Faktoren

- genetische Veranlagung zur Pfannendachdysplasie
- hormonal bedingte Elastizitätszunahme der Gelenkkapsel
- Gelenkkapselüberdehnung durch Fehllagerung im Uterus

Exogene Faktoren

- neuromuskuläre Erkrankungen mit Ungleichgewicht in antagonistischen Muskelgruppen
- Myelomeningozele
- Zerebralparese
- Koxitis = Entzündung des Hüftgelenks mit Schädigung der Gelenkstrukturen

Komplikationen

Gefürchtet ist die Hüftkopfnekrose bei zu heftiger Repositionsbehandlung und Fixation in Positionen, die eine Durchblutung des Gelenks einschränken.

Therapie

Ziel der Therapie ist die Zentrierung des Hüftkopfs als Voraussetzung für die Nachverknöcherung der verformten Pfanne.

Konservativ

- Die Behandlungsperiode ist um so kürzer, je früher sie beginnt.
- Da Säuglinge noch keine Luxation und keine Abduktionseinschränkung aufweisen, muß nicht vorbehandelt werden.
- In den ersten Lebensmonaten dauert die Behandlung etwa doppelt so lang wie das Alter des Säuglings ist.

Es folgen drei Therapiephasen aufeinander:

1. Vorbehandlung: Vojta-Therapie, um den erhöhten Adduktorenmuskeltonus herabzusetzen; Overhead-Traktion (Zug an den Beinen in Längsrichtung), um das Weichteilgewebe vorzudehnen und das Zentrieren des Hüftkopfs zu erleichtern. Repositionen treten dabei oft schon spontan auf.

2. Reposition und Retention: Beim Säugling ist es oft möglich, das Hüftgelenk durch Flexion mit Abduktion (siehe unter *Ortolani-Zeichen*) zu reponieren. Gelingt dies nicht, muß in Narkose untersucht oder arthrographiert werden.

Die seltene offene Reposition wird nur bei Versagen der anderen Maßnahmen durchgeführt.

3. Therapie in der Retentionsphase: Die zentrierte Stellung des Hüftkopfes ist Voraussetzung für die komplette Ausheilung (Nachverknöcherung) der Pfannendysplasie. Hierzu werden folgende konservativen Methoden angewandt:

a) Spreizhose

Das Hüftgelenk wird in Flexion und Abduktion gehalten. Wichtig ist die Kontrolle, ob der Hüftkopf richtig zentriert ist. Beim schnellen Wachstum in den ersten Lebenswochen muß die Spreizhose regelmäßig gewechselt werden.

b) Bandagen

Am häufigsten wird die Pavlik-Bandage angewendet. Dabei wird das Bein in einem Zügelsystem in Flexion, Abduktion und Innenrotation gehalten. Die Bandage ermöglicht dem Kind noch Strampelbewegungen. Sie wird in der Regel nach der sechsten Lebenswoche bis zum zweiten Lebensjahr angewendet.

c) Gipsverband

Kann das Hüftgelenk mit der Bandage nicht ausreichend stabilisiert werden, wird es im Gips in Flexion und Abduktion ruhiggestellt.

Operativ

Mit Hilfe der folgenden Methoden läßt sich Überdachung des Femurs mit Gelenkpfannenknorpel erreichen:

„Salter“-Beckenosteotomie

- Nur in den ersten Lebensjahren durchführbar, da dann die Symphyse noch elastisch ist.

- Oberhalb des Hüftgelenks wird das Os ilium osteotomiert. Da die Symphyse noch elastisch ist, kann die Gelenkpfanne nach ventral und lateral gebogen werden. Zur Stabilisierung wird ein Knochenkeil eingeschlagen und die neue Stellung mit Kirschnerdrähten fixiert. Der Hüftkopf ist wieder zentriert.

Pfannendachplastik

- Nur in den ersten Lebensjahren durchführbar, da dann die Symphyse noch elastisch ist.
- Durch Einschlagen lediglich eines Knochenspans kann das Pfannendach nach ventral und lateral gebogen werden, ohne daß das Os ilium durchgesägt werden muß.

Triple-Osteotomie

- Ältere Kinder zeigen ungenügende Elastizität in der Symphyse, so daß die beiden vorigen Verfahren nicht mehr anwendbar sind.
- Neben dem Os ilium müssen auch Os pubis und Os ischii durchgesägt werden, um die Gelenkpfanne nach lateral und ventral bringen zu können.

Chiari-Beckenosteotomie

- Diese Osteotomie wird im Adoleszenten- und Erwachsenenalter durchgeführt.
- Direkt am Ansatz der Gelenkkapsel wird von lateral-kaudal nach medial-kranial das Os ilium osteotomiert und durch Verschieben des unteren Knochenteils mit dem Gelenk nach medial die Gelenkpfanne vergrößert. Gelenkkapselteile werden interponiert. An diesem neuen Knochenteil der Pfanne bildet sich von der Gelenkkapsel aus Ersatzfaserknorpel.

Derotierende Varisierungsosteotomie des Femurs

Bei kindlichen Luxationen werden folgende häufig auftretende Fehlstellungen des Femurs mitkorrigiert:
- vergrößerter Antetorsionswinkel: verstärkte Drehung des Femurhalses nach ventral – er wird zurückgedreht.
- Korrektur des CCD-Winkels bei zusätzlicher Coxa valga (siehe unter *Coxa valga*).

2. Coxa vara, Coxa valga und Coxa antetorta

Ätiologie:

Diese drei Fehlstellungen können zu Schenkelhalsanomalien führen.

Coxa vara
- Stoffwechselerkrankungen, z.B. Rachitis und Osteomalazie (Knochenerweichung)
- Perthes (Osteochondronekrose des Hüftgelenks)
- Epiphyseolysis capitis femoris (Abrutschen der Wachstumsfuge des Hüftkopfes)
- Achondroplasie (angeborene Schädigung des Knorpelwachstums)
- in Fehlstellung geheilte Schenkelhalsfrakturen
- isolierter Hochstand des Trochanter major durch verfrühten Schluß der Hüftkopfepiphyse

Coxa valga und antetorta
- neuromuskuläre Erkrankungen, z.B. Zerebralparese, Spina bifida
- als Teildeformität einer Hüftgelenkdysplasie bzw. -luxation
- durch zu lange Abspreizbehandlung im Rahmen einer Hüftgelenkdysplasie

Beispiele:
- Eine Patientin mit Coxa antetorta bei Hüftgelenkdysplasie fällt durch Gehen mit starker Innenrotation auf. Durch die verstärkte Innenrotation zentriert sich der Oberschenkelkopf vermehrt in die Hüftpfanne.
- Bei einem Jungen mit Zerebralparese entwickelt sich eine Coxa valga. Durch das muskuläre Ungleichgewicht entwickelt sich infolge von Knochenfehlwachstum eine Coxa valga.

- Neben der normalen Röntgenaufnahme im Stehen wird zusätzlich eine Spezialröntgenaufnahme nach Rippstein II durchgeführt. Die Hüfte befindet sich in 90° Flexion und 20° Abduktion. Mit dieser Aufnahme lassen sich CCD-Winkel und Antetorsionswinkel genauer bestimmen.
- weitere Untersuchung siehe unter *Physiotherapeutische Untersuchung.*

Therapie

Konservativ

- Bei der Coxa vara kann durch die starken Scherkräfte eine Pseudarthrose (Falschgelenk) am Schenkelhals auftreten, die sich durch eine Orthese mit Aufsitz am Sitzbein entlasten läßt.

- Eine Coxa valga normalisiert sich häufig im Laufe des Wachstums von selbst.
- Eine Coxa antetorta kann konservativ nicht behandelt werden. Häufig normalisiert sie sich jedoch im Laufe des Wachstums von selbst.

Operativ

- Bei Coxa vara und Oberschenkelhals-Pseudarthrosen wird zur Korrektur eine Valgisierungsosteotomie durchgeführt (siehe unter *Kapitel 9*) – jedoch erst nach Wachstumsabschluß.
- Bei isoliertem Hochstand des Trochanter major kann dieser nach distal versetzt werden.
- Nur eine extreme Coxa valga mit begleitender Deformierung der Hüftpfanne wird nach Wachstumsabschluß mittels Varisierungsosteotomie korrigiert (siehe unter *Kapitel 9*).
- Eine Coxa antetorta wird nur bei Hüftpfannendysplasie und massiven Gangstörungen osteotomiert. Es wird eine Derotationsosteotomie durchgeführt (siehe unter *Hüftdysplasie*).

4.2.3 Physiotherapeutische Untersuchung

M. Dölken

1. Sichtbefund

- Bei einseitigem Auftreten einer Fehlstellung sind Asymmetrien der Gesäß- und Analfalte vorhanden; dies ist besonders deutlich bei Kindern mit Hüftdysplasie.
- Bewegungsarmut des betroffenen Beines, da die Kindern mit diesem Bein weniger strampeln.
- Bei konservativer Behandlung mit langen Ruhigstellungsphasen ist eventuell die gesamte motorische Entwicklung verzögert, die Bewegungsarmut ist noch deutlicher. Die Muskeln des Beines sind athrophiert.
- Ab dem Laufalter ist bei Kindern mit Hüftdysplasie eine extreme kompensatorische Flexion des Beckens in den Hüftgelenken mit auffälliger Hyperlordose der LWS zu finden. Diese Stellung gewährleistet eine bessere Überdachung der Femurköpfe. Die Folge ist die Ausbildung einer hartnäckigen Beugekontraktur. Bei einem großen Antetorsionswinkel kann der gleiche Befund sichtbar sein.
- Bei einseitiger Subluxation oder Luxation ist eine deutliche Beinverkürzung sichtbar.
- Atrophien im Bereich der pelvitrochantären Muskulatur
- Bei älteren Kindern treten schnellere Ermüdbarkeit des betroffenen Beines, Duchenne- und Trendelenburghinken auf.

- Patienten mit Coxa valga antetorta haben sehr eng beieinander stehende Hüftgelenkzentren, wodurch die Hüftadduktoren einen kürzeren Kraftarm haben. Eine Hypertrophie der Adduktoren kann die Folge sein.
- Patienten mit Coxa valga und Coxa antetorta zeigen eine vermehrte Innenrotation beim Gehen, bei normaler Tibiatorsion zeigen die Fußlängsachsen nach medial. Bei großem Antetorsionswinkel ist die Tibiatorsion häufig vergrößert. Die Kniegelenke werden durch die starke Innenrotation enorm belastet (siehe auch unter *Patellasyndrome* und *Gonarthrose*).
- Kinder mit großem Antetorsionswinkel sitzen gerne mit innenrotierten Oberschenkeln zwischen den Fersen („umgekehrter Schneidersitz").

2. Tastbefund

- Bei Kindern in konservativer Behandlung mit langer Ruhigstellung kann die gesamte Beinmuskulatur hypoton sein.
- Bei älteren Kindern und Erwachsenen mit Coxa valga antetorta finden sich häufig Ansatzreize an den Ansätzen der Hüftaußenrotatoren und Hüftabduktoren.
- Bei Coxa vara vor allem Ansatzreize der Hüftabduktoren
- Bei älteren Kindern und Erwachsenen sind die lumbalen Rückenstrecker häufig hyperton.
- Bei Kindern mit Hüftdysplasie, vor allem mit Hüftluxation, sind die Hüftadduktoren extrem hyperton.
- Bei Erwachsenen sind häufig druckschmerzhafte Zonen in der LWS und im thorakolumbalen Übergang vorhanden.
- Erwachsene und ältere Kinder mit instabilen Hüftgelenken (Hüftdysplasie, Coxa valga antetorta) haben nach sportlichen Belastungen manchmal Schmerzen im ventralen Hüftgelenkbereich. Durch die Instabilität nach ventral und lateral kann es durch beschleunigte Aktivitäten in Hüftflexion und Adduktion mit langem Hebel in der offenen Kette zu einer Dezentrierung nach ventral oder lateral kommen. Die Bursa iliopectinea kann gereizt werden. Sie liegt an der ventralen Kapselseite unter der Sehne des M. iliopsoas.

3. Prüfung der Beweglichkeit

- Abspreizbehinderung bei Säuglingen und Kleinkindern mit Subluxation und Luxation
- Ab dem Laufalter manifestiert sich bei Subluxation oder Luxation eine deutliche Beugekontraktur.

- Bei großem Antetorsionswinkel ist die Hüftextension durch die ständige Beckenflexion in den Hüftgelenken häufig eingeschränkt, jedoch nicht so massiv wie bei der Luxation.
- Bei großem Antetorsionswinkel kommt es zur Verschiebung der Rotationstoleranzen zugunsten der Innenrotation; z.B. sind vom Gesamtrotationsausmaß (ca. 80°) sind 60° Innenrotation und nur 20° Außenrotation möglich.
- Bei Erwachsenen mit beginnender Arthrose sind Bewegungseinschränkungen im Sinne des Kapselmusters mit festem bis hartem Endgefühl vorhanden (siehe unter *Coxarthrose*).
- Die Flexion im thorakolumbalen Übergang und in der LWS kann eingeschränkt sein.

4. Prüfung der Muskelkraft

- Bei großem Antetorsionswinkel sind die Hüftaußenrotatoren deutlich geschwächt.
- Bei allen Fehlstellungen sind die Hüftabduktoren geschwächt und der Trendelenburgtest ist meistens positv.
- Durch die Beckenfehlstellung sind Hüftextensoren und Unterbauchmuskeln deutlich geschwächt.

Alle Muskelschwächen äußern sich vor allem durch eine verminderte Beckenstabilität in der Standbeinphase.

4.2.4 Physiotherapeutische Behandlung

•••• Säuglinge und Kleinkinder

- Vor der Reposition bei Hüftluxation Detonisierung der Hüftadduktoren durch Vibrationen, sanfte Massage und Querdehnungen.
- Durch eine bessere Zentrierung des Hüftkopfes werden die formenden Druckkräfte verbessert.

■ *Beispiele:*
  - ❖ Vojta-Methode
    In definierten Ausgangsstellungen lassen sich durch die Reizung von bestimmten Periostzonen – auch in Kombination mit Stretch auf die Muskeln – globale Bewegungsmuster im Sinne der Fortbewegung auslösen. Die entstehende „Reflexlokomotion" entspricht stets reziproken Fortbewegungsmustern und breitet sich auf das gesamte Bewegungssystem aus. In den exakt eingestellten Ausgangsstellungen kommt es durch eine Muskelaktivität von proximal nach distal (die Extremitäten sind Punctum fixum, der Ursprung des Muskels ist Punctum mobile) zu einer Schwerpunkt-

verlagerung, d.h. das Gewicht des Rumpfes wird auf die Extremitäten verlagert. Durch die Zugrichtung der Muskeln kann das Hüftgelenk zentriert werden (Abb. 4.**10**).

- Üben der Gleichgewichtskontrolle mit Stützfunktion des betroffenen Beines, z.B. durch Sitzen auf einer breiten Rolle (durch die Flexion mit Abduktion gute Zentrierung des Kopfes).

Förderung der motorischen Entwicklung, z.B. durch die Vojta- oder Bobath-Methode etc.

•••• Ältere Kinder und Erwachsene

- Detonisierung der hypertonen Muskeln im Bereich der Hüfte und der Wirbelsäule, z.B. durch Quermassage, Querdehnung, bei Schmerzen auch Druckinhibition an den Muskelansätzen und Triggerpunkten; vorbereitend ist auch eine heiße Rolle möglich.
- Erhaltung bzw. Verbesserung der Beweglichkeit:
  a) Hüftgelenk
    - vor allem Extension, Abduktion, bei großem Antetorsionswinkel Außenrotation, bei beginnender Arthrose Innenrotation (auch durch Gelenktechniken – siehe unter *Kapitel 5, Koxarthrose*)

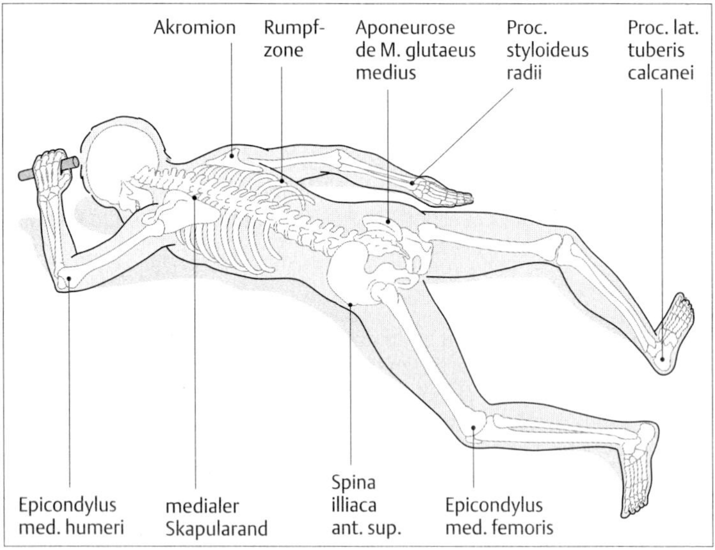

Abb. 4.**10** Reflexkriechen [Nach: Vojta]

- Dehnen verkürzter Muskeln durch Längs- und Querdehnungen; wichtig für den Patienten sind auch Eigendehnungen
- Widerlagernde Mobilisation (Beschreibung in Kapitel 5 unter Koxarthrose)

b) LWS/thorakolumbaler Übergang
- Dehnen der lumbalen Rückenstrecker durch Quer- und Längsdehnung
- hubfreie Mobilisation

Verbesserung von Kraft und Koordination der Hüft- und Beinmuskeln

Für alle Hüftfehlstellungen gilt allgemein:

Wegen der veränderten Hebelverhältnisse sollten Übungen mit hoher Hubbelastung in der offenen Kette vermieden werden!

Der Therapeut muß sich beim Erstellen des Trainingsplans die veränderten Kraftarme und aktiven Insuffizienzen der Muskeln klar machen.

- *Beispiel:* Bei der Coxa valga ist der Kraftarm der Hüftabduktoren kürzer als bei normalen anatomischen Verhältnissen; Abduktorentraining in Seitlage mit langem Hebel und mit Widerstand kann bei diesen Patienten sehr leicht zu Ansatzreizen führen. Die Kompressionsbelastung ist unnötig hoch, da der Lastarm die ca. zehnfache Länge des Kraftarmes hat.

Günstig sind Übungen mit Korrektur der Beinachsen in der geschlossenen Kette, durch die Kokontraktion wird das Hüftgelenk besser stabilisiert und ökonomischer belastet.

Jedoch muß häufig in teilbelasteten Ausgangsstellungen begonnen werden. Die Einstellung der Beinachse in die hypothetische Norm ist nur begrenzt möglich; so vermindert z.B. die Einstellung des Beines in die Außenrotation und Extension des Beckens die Überdachung des Hüftkopfes. Die Bewegungen müssen in unbelasteten Ausgangsstellungen frei gehalten werden.

Beim Beinachsentraining bei vergrößerter Antetorsion wird die Extensions-/Flexionsachse des Kniegelenks nur so weit nach außen gedreht, daß sie parallel zur der des Hüftgelenks steht. Die Fußlängsachse zeigt dann leicht nach außen.
- Beinachsentraining in verschiedenen Ausgangsstellungen, z.B. im Halbsitz, Stand, Stand auf labilen Unterlagen;
- Beinachsentraining im Zusammenhang mit Alltagsbewegungen, wie Bücktraining, Aufstehen und Hinsetzen, Treppengehen;

- Bei großem Antetorsionswinkel müssen die Hüftaußenrotatoren in Funktion gebracht werden, z. B. durch die Übung „Pinguin" (Beschreibung siehe unter *Patellasyndrome*) oder durch widerlagerndes Bewegen in die Außenrotation in der Ausgangsstellung Seitlage.
- Gangfazilitation
- Die Rumpfmuskeln müssen in Funktion gebracht werden, auch mit entlasteten Hüftgelenken, denn häufig sind durch die Kompensationsbewegungen in der Wirbelsäule Hypermobilitäten vorhanden.

Gelenkschonendes Verhalten und Erarbeitung von Entlastungsstellungen

- Haltungskorrektur mit dem Hauptziel „Verbesserung der Becken-Beinstatik" (siehe oben)
- Patienten, die einen Entlastungshinkmechanismus (z. B. Duchenne) zeigen, dürfen nie ohne Befund einfach „auftrainiert werden". Durch den Duchenne kann die Tragfläche des Gelenks vergrößert und der Kraftarm der Abduktoren verändert werden. Der Hinkmechanismus entlastet den Gelenkknorpel, kann also durchaus sinnvoll sein. Wird die LWS durch den Hinkmechanismus zu stark belastet, kann dem Patienten eine Gehstütze auf der gegenüberliegenden Seite angeboten werden. Mit dem Patienten muß dann jedoch der ökonomische Umgang mit der Unterarmgehstütze erarbeitet werden.
- Entlastungslagerungen, in denen die Becken- und Beingewichte abgegeben werden, z. B. Seitlage mit Unterlagerung des oberen Beines
- Entlastungslagerungen und -stellungen für die LWS (siehe unter *LWS-Syndrom und Spondylolisthesis*)
- Entlastung des Hüftgelenks durch Traktion im Schlingentisch

(Prä- und Postoperative Behandlung siehe unter *Operative Orthopädie*)

4.3 Strukturelle Fehlstellungen des Kniegelenks

- Genu valgum
- Genu varum

4.3.1 Biomechanik des Genu valgum und varum

Normalerweise geht die Traglinie des Beines (Mikulicz-Linie) durch die Zentren von Hüft-, Knie- und Sprunggelenk. Nur dann ist gewährleistet, daß sich die Kräfte beim Gehen im Kniegelenkzentrum treffen. Bei einer Achsenabweichung in der Frontalebene verlagert sich das Kniegelenkzentrum in Relation zur Traglinie nach medial (Genu valgum) oder nach lateral (Genu varum) (Abb. 4.**11 a** u. **b**).

Genu valgum

Durch die mediale Lage des Kniegelenkzentrums in Relation zur Mikulicz-Linie wird der laterale Kniegelenkbereich vermehrt komprimiert. Im medialen Kniebereich ist die Knorpelernährung durch verminderte Druckbelastung reduziert, wodurch die Gefahr einer Arthrose steigt.

Zu Beginn der Standbeinphase (beim Fersenkontakt) wirken die Bodenreaktionskraft von kaudal im Verlauf der Unterschenkellängsachse und die Gewichtskraft von kranial im Verlauf der Oberschenkellängsachse auf das Kniegelenk. Die Resultierende dieser beiden Kräfte verläuft in transversaler Richtung nach medial, d.h. beide Kräfte haben eine ver-

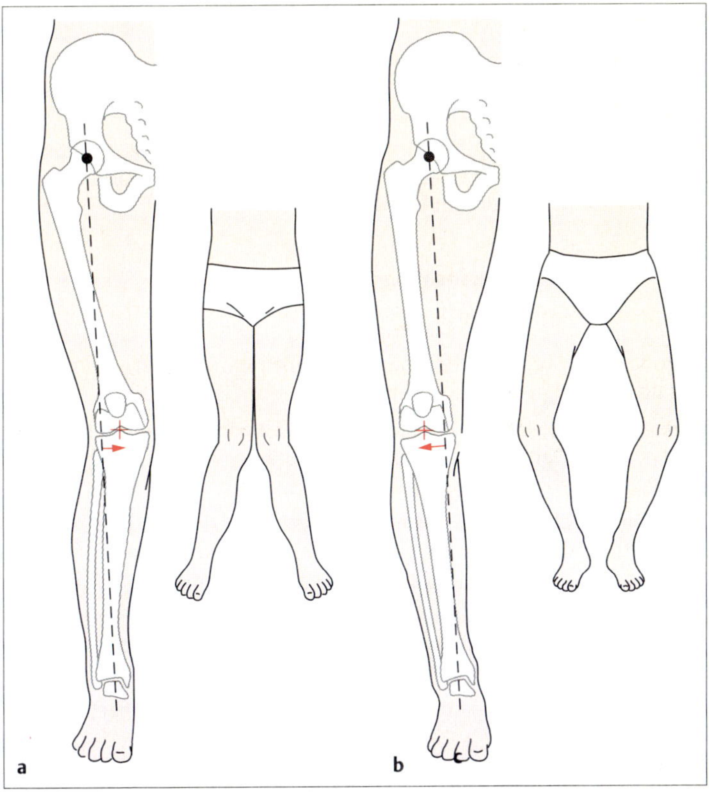

Abb. 4.**11** Veränderung der Traglinie im Kniegelenk bei **a** Genu valgum, **b** Genu varum

stärkende Wirkung auf das Genu valgum. Die medialen Kapselbandstrukturen und die medialen Muskeln (Pes-anserinus-Gruppe) versuchen, dieser Kraft entgegenzuwirken. Diese Strukturen können mit schmerzhaften Ansatzreizen auf die Überlastung reagieren.

Bei einem Genu valgum steigt die Patellaluxationsgefahr. Dies ist durch den nach lateral offenen Winkel des M. quadriceps und die laterale Stellung der Patella bedingt (siehe unter *Patellasyndrome*).

•••• Genu varum

Durch die laterale Lage des Kniegelenkzentrums in Relation zur Mikulicz-Linie wird der mediale Kniegelenkbereich vermehrt komprimiert. Im lateralen Kniebereich ist die Knorpelernährung durch verminderte Druckbelastung reduziert, wodurch die Gefahr einer Arthrose steigt.

Die Resultierende aus Bodenreaktionskraft und Gewichtskraft verläuft in transversaler Richtung nach lateral, d. h.beide Kräfte können die Varusstellung verstärken.

Die lateralen Kapselbandstrukturen und Muskeln (M. vastus lateralis, Tractus iliotibialis und M. biceps femoris) wirken dieser Kraft entgegen. Alle Strukturen können mit Überlastung reagieren.

4.3.2 Ärztliche Untersuchung und Therapie

M. Dölken, S. Wirth

Genu varum = O-Bein, d. h. Knieaußenwinkel wird größer (beim Säugling normal)

Genu valgum = X-Bein, d. h. Knieaußenwinkel wird kleiner (beim Kleinkind normal). Der Winkel ist bei Mädchen stärker ausgeprägt als bei Jungen.

Diese Kniedeformitäten führen zu verfrühtem Gelenkverschleiß und zur Überlastung aller am Gelenkaufbau beteiligten Strukturen.

Während des Wachstumsprozesses verändern die Beinachsen physiologisch ihre Stellung. O-Beine des Säuglings werden zu X-Beinen beim Kleinkind, die bei Mädchen ausgeprägter sind. Normalerweise begradigen sich die Achsen spontan von selbst.

Folgende Erkrankungen können zu Abweichungen der Beinachsen führen:

- in Fehlstellung geheilte Frakturen
- degenerative Erkrankungen (Arthrose) mit medialer oder lateraler Knochenabnutzung

- Tumoren, z. B. im Knochen oder in Gelenknähe
- Gelenkentzündungen, z. B. rheumatische Erkrankungen
- neuromuskuläre Erkrankungen; z. B. Zerebralparese, Spina bifida können durch verstärkte Kontraktion einer Muskelgruppe zur Deformierung führen
- Knochenfehlwachstum bei Schädigungen oder Erkrankung der Wachstumsfugen
- Knochenerweichung im Rahmen von Stoffwechselerkrankungen, z. B. Rachitis und Osteomalazie
- hormonell bedingte Wachstumsstörungen
- Knorpelschädigungen, z. B. im Rahmen einer angeborenen Achondroplasie (Knorpelwachstumsstörung)

□ *Beispiel:* Ein 51jähriger Mann klagt über zunehmende Schmerzen im linken Kniegelenk bei beidseitigen O-Beinen (Genu varum). Das Röntgenbild zeigt degenerative Abnutzungserscheinungen, vor allem in den medialen Bereichen der Gelenkflächen. Das linke O-Bein hat sich in den letzten zwei Monaten mit steigenden Beschwerden verstärkt ausgeprägt.

- Röntgenbefund: Röntgenaufnahmen der Beinachsen im Einbeinstand und in Großformat sind für die Planung des operativen Eingriffs unbedingt notwendig. Beinachsenfehlstellungen können vermessen werden (siehe Biomechanik). Da bei einem Genu valgum der laterale Kniegelenkbereich vermehrt komprimiert wird, werden lateral Knorpel und Knochen stärker abgenutzt; bei einem Genu varum liegt der Prozeß medial.
- weitere Untersuchung siehe unter *Physiotherapeutische Untersuchung.*

Therapie

- Beinachsendeformitäten während des Wachstums werden in der Regel nicht operativ korrigiert.
- Beinachsendeformitäten durch Stoffwechselerkrankungen normalisieren sich oft spontan nach Behandlung der Stoffwechselerkrankung.

Konservativ

Eine konservative Korrektur von Genu valgum oder varum ist nur vor Abschluß des Wachstums sinnvoll. Sie hilft, führt aber selten zur vollständigen Korrektur. Mittels Oberschenkel-Nachtlagerungsschienen soll das Beinachsenwachstum gelenkt werden.

Operativ

Operiert werden sollte auf jeden Fall bei ausgeprägten Beinachsendeformitäten. Korrekturosteotomien am Schienbeinkopf oder oberhalb der Femurkondylen bringen die Beinachsen in eine korrekte Position. (Beschreibungen der Osteotomien siehe unter *Kapitel 9*) Bei Deformitäten durch Störungen der knorpeligen Wachstumsfuge können die Beine zusätzlich verlängert werden.

4.3.3 Physiotherapeutische Untersuchung

M. Dölken

- Die Lotlinie verläuft beim Genu valgum lateral, beim Genu varum medial des Kniegelenkzentrums.
- Beim Genu valgum ist der Abstand der Innenknöchel vergrößert und der Abstand der medialen Femurkondylen verringert. Beim Genu varum verhält es sich genau umgekehrt.
- Gehen und Stehen findet beim Genu valgum mit verbreiterter Spur, beim Genu varum mit schmaler Spur statt.
- Bei einseitiger Beinachsenabweichung liegt eine funktionelle Beinverkürzung vor.
- Beim Genu valgum stehen die Patellae eher lateral, beim Genu varum eher medial.
- Beim Genu valgum kommt durch die Fehlbelastung häufig ein Knick- oder Knicksenkfuß vor.
- Beim Genu valgum äußert sich das Gehen häufig mit innenrotierten Hüftgelenken, bei normaler Tibiatorsion zeigen die Fußlängsachsen nach medial.
- Beim Genu varum führt die Fehlbelastung entweder zu vermehrter Fußaußenrandbelastung mit Inversions- bzw. Varusstellung der Ferse oder zu kompensatorischer Fußinnenrandbelastung mit Knickfuß. (Schuheinlagen mit Außenranderhöhung nur bei Patienten mit Varusstellung der Ferse, nicht bei Knickfuß!)
- Beim Genu valgum tritt häufig eine allgemeine Bindegewebsschwäche mit Hypermobilität auf und die Knie neigen zur Hyperextension.
- Meist liegt ein Hypotonus der gesamten Hüft-, Bein- und Fußmuskeln vor.

4.3.4 Physiotherapeutische Behandlung

Die physiologische X- und O-Beinstellung während des Wachstums ist nicht behandlungsbedürftig. Achsenkorrekturen mit konservativen Maßnahmen (Einlagen, Physiotherapie) sind während des Wachstums nur bedingt, nach Wachstumsabschluß überhaupt nicht mehr möglich.

- Durch Beinachsentraining müssen die hypotonen Bein- und Fußmuskeln in Funktion gebracht werden. (Beispiele siehe unter *Fußfehlstellungen* und *Patellasyndrome*)
  - Hüftgelenke mehr in Außenrotation bringen
  - stärkere laterale Fersenbelastung beim Knickfuß
  - muskuläre Stabilität des Kniegelenks trainieren, Hyperextension der Kniegelenke vermeiden
  - Beginn zuerst teilbelastet, anschließend Steigerung mit zunehmender Belastung
  - Bei verbesserter Eigenkontrolle auch Üben auf weichen Unterlagen, Therapiekreisel und Schaukelbrett.
- Bei Kindern konsequente Korrektur der Sitz- und Spielhaltung: Sitzen mit innenrotierten Hüftgelenken vermeiden.
- Bei Erwachsenen gelenkschonendes Verhalten, z.B. Arbeiten statt im Stehen mit Stehhilfe erledigen, Schuhberatung.
- Bei schmerzhaften Sehnenansätzen Schmerzlinderung und Reizabbau durch Druckinhibition, Querfriktion und Ultraschall.
- Sportarten mit starker Stauchungsbelastung, wie z.B. Fußball und Skifahren sind ungünstig; besser geeignet sind Radfahren und Schwimmen.

(Behandlung nach Korrekturosteotomien siehe unter *Operative Orthopädie)*

4.4 Skoliose

Die Skoliose ist eine Wachstumsdeformität der Wirbelsäule. Die fixierte Seitausbiegung, die Rotation der Wirbel gegeneinander und die Torsion der Wirbel und Wirbelsäule in sich mit der Neigung zur Progredienz sind Zeichen einer echten Skoliose.

In Zeiten des stärksten Wirbelsäulenwachstums – insbesondere in der Pubertät – besteht die stärkste Progredienz.

Etwa 85% der Skoliosen sind idiopathischen Ursprungs, d.h. ihre Ursache ist nicht bekannt.

Je nach Erkrankungsbeginn lassen sich die idiopathischen Skoliosen folgendermaßen einteilen:
- infantile Skoliose: bis zum 4. Lebensjahr
- juvenile Skoliose: bis zum 10. Lebensjahr
- adoleszente Skoliose: nach dem 10. Lebensjahr

4.4.1 Problematik der Therapie

Man unterscheidet strukturelle von nichtstrukturellen Skoliosen.

Bei den strukturellen Skoliosen kommt es zu Veränderungen an Bindegewebe, Knorpel und Knochen. Die nichtstrukturellen werden auch als funktionelle Skoliosen bezeichnet, sie sind gut korrigierbar. Es besteht keine Fixation, sie können z.B. als schmerzbedingte Schonhaltung (Ischiasskoliose) auftreten.

Für die physiotherapeutische Behandlung bedeuten Deformierung und Fixierung bei der strukturellen Skoliose nur begrenzte Korrigierbarkeit. Je höher die Beweglichkeit, desto besser ist die Korrigierbarkeit. Die Gefahr einer vermehrten Beweglichkeit ist die verminderte passive Stabilität der Gelenke. Wenn die Wirbelsäule muskulär nicht gehalten wird, verschlechtert sich die Gewohnheitshaltung der Patienten.

Bei allen progredienten infantilen und juvenilen Skoliosen wird eine möglichst frühe Orthesenversorgung angestrebt. Die Physiotherapie ist ein unabdingbarer Bestandteil der Korsettbehandlung. Die Behandlung wird erst durch die Kooperation der Familie und die Mitarbeit des Orthopädiemechanikers vervollständigt. Das Ziel der Korsettbehandlung ist es, die Progredienz aufzuhalten. Eine Verbesserung des Ausgangsbefundes ist in der Regel nicht möglich.

Alle modernen Rumpforthesen basieren auf dem EDF-Prinzip (Extension, Derotation, Flexion). Das Korsett muß konsequent 23 Stunden am Tag getragen und darf nur zur Körperpflege abgenommen werden.

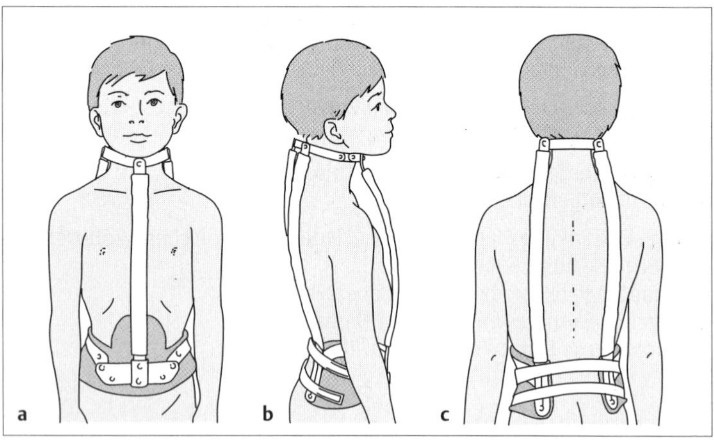

Abb. 4.**12** Milwaukee-Korsett von ventral, lateral und dorsal (**a**– **c**)

Man unterscheidet zwischen Aktiv- und Passiv-Korsetts:
- Milwaukee-Korsett: Aktiv-Korsett; das Kind wird durch Mahnpelotten angehalten, im Korsett eine aufrechte Haltung einzunehmen.
- Boston-Korsett: Passiv-Korsett; mit diesem sehr eng anliegenden Korsett werden das Becken und die Lendenwirbelsäule fixiert. Pelotten üben einen korrigierenden Druck aus.
- Chêneau-Korsett: Passiv-Korsett; es ist wie das Boston-Korsett aufgebaut, schließt aber den Thorax mit ein (Abb. 4.**12 a–c**, Abb. 4.**13**, Abb. 4.**14**).

4.4.2 Ärztliche Untersuchung und Therapie

M. Dölken, S. Wirth

Korrektur durch Physiotherapie ist durch Deformierung und Fixierung nur begrenzt möglich. Das Problem ist, daß nur gute Beweglichkeit Korrekturen ermöglicht, diese aber zu verminderter passiver Stabilität der Gelenke führt. Muskuläre Schwächen verschlechtern dann die Haltung.

Skoliosen treten viermal häufiger bei Mädchen auf, die rechtsthorakale Skoliose ist die häufigste Form.

Eine Skoliose schreitet in der Zeit der Wachstumsschübe, d. h. im fünften Lebensjahr und in der Pubertät am schnellsten voran. Sie wird daher als Wachstumsdeformität eingestuft. Sekundär kann es bei massiven Skoliosen zu Kompressionsschäden an Lunge, Herz, Nieren und Darm kom-

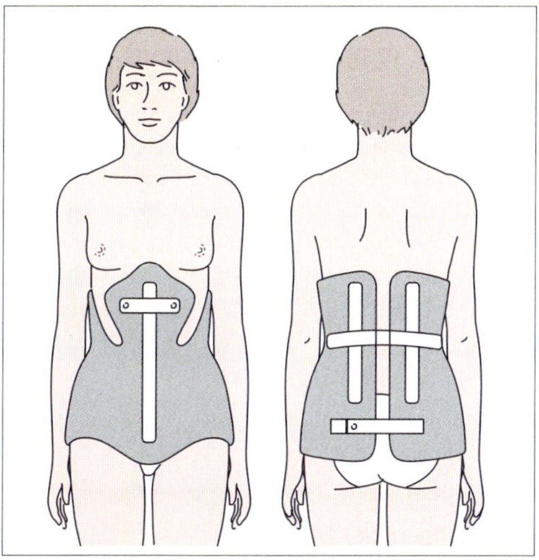

Abb. 4.**13** Boston-Korsett von ventral und dorsal

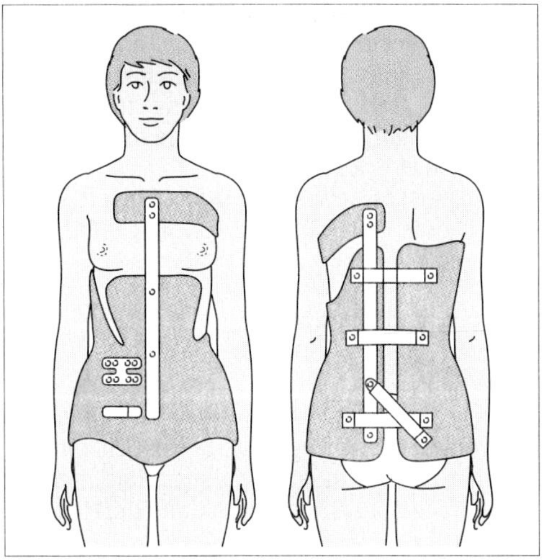

Abb. 4.**14** Chêneau-Korsett von ventral und dorsal

men. Progrediente Schmerzen treten erst im späteren Verlauf der Erkrankung auf.

Beispiele:

- Ein sieben Monate altes Mädchen fällt den Eltern durch schiefe Lage beim Liegen auf. Der Arzt stellt eine c-förmige Verkrümmung der thorakalen und lumbalen Wirbelsäule fest. Zusätzlich finden sich ein Schiefhals und eine vermehrte Adduktion in der linken Hüfte.
- Ein Sportlehrer rät den Eltern einer neunjährigen Schülerin, das Mädchen einem Orthopäden vorzustellen. Bei der Rumpfbeuge falle sie durch einen Buckel rechts auf. Schmerzen habe das Mädchen nicht. Auf dem Röntgenbild zeigt sich trotz kyphotischer Vorwölbung der Rippen eine lordotische Verbiegung der Wirbelsäule mit Rotation der Wirbel gegeneinander, eine Torsion einzelner Wirbel und ein Drehgleiten des 10. Thorakalwirbels.

Befund

a) bei der Säuglingsskoliose

- Schräglagesyndrom
- Schiefhals
- verstärkte Adduktion im Hüftgelenk
- c-förmige Verbiegung der thorakalen und lumbalen Wirbelsäule

b) im Kindes- und Erwachsenenalter

- Im Kindesalter treten noch keine Schmerzen auf, im Erwachsenenalter nehmen die Schmerzen stetig zu.
- Vorbeugetest als Skoliose-Screening: Der Rippenbuckel verstärkt sich bei Rumpfbeugung. Da die Rippen gelenkig mit den Wirbelkörpern verbunden sind, werden sie durch die Rotation der Wirbel gegeneinander und durch ihre Torsion (verdrehtes Wachstum des einzelnen Wirbels) hervorgewölbt. An der Stelle des Rippenbuckels ist die Wirbelsäule häufig lordotisch verkrümmt.
- Mit zunehmender Rumpfverkürzung und Deformierung werden Herz, Lunge, Nieren und Magen-Darm-Trakt in ihren Funktionen eingeschränkt.
- Lotfällung: Fällt man ein Lot vom Hinterhauptbein, weicht es seitlich der Rima ani ab.
- Die Taillendreiecke sind bei Skoliosen im Lumbalbereich verzogen.
- Als Lendenwulst wölbt sich bei lumbalen Skoliosen die Rückenmuskulatur hervor.
- Weiterer Sichtbefund siehe unter *Physiotherapeutische Untersuchung.*
- Röntgenbefund: Das Röntgen erfolgt nur nach Ausgleich einer Beinlängendifferenz mit einem Fußbrettchen im Stehen. Bei Strahlengang von hinten nach vorne wird eine Großaufnahme der Brust- und Lendenwirbelsäule angefertigt (Abb. 4.**15**).

Folgende Veränderungen können auftreten:
- Das Ausmaß der Seitverbiegung kann durch die Winkelmessung nach Cobb angegeben werden. Oberhalb und unterhalb der Seitbiegung wird an dem Wirbel, bei dem eine Richtungsänderung von der Konvexität zur Konkavität stattfindet (oberer und unterer Neutralwirbel), jeweils eine parallele Linie zur Wirbelkörperdeckplatte (unterer Wirbel) und Wirbelkörpergrundplatte (oberer Wirbel) eingezeichnet. Der Schnittwinkel beider Linien ist der Cobb-Winkel.
  Die Größe des Cobb-Winkels entscheidet wie folgt über die Weiterbehandlung:
  - $<20°$: Physiotherapie
  - 20–40°: Physiotherapie und Korsett
  - $>40°$: Operation
- Das Ausmaß der Rotation der Wirbel gegeneinander ist an der Stellung der Wirbelbogenwurzeln (Pedikel) bezogen auf den Wirbelkörperrand erkennbar. An einem Rasternormogramm, welches auf das Röntgenbild gelegt wird, läßt sich so der Rotationswinkel ablesen.
- Torsion, d.h. das verdrehte Wachstum eines Wirbels kann durch die veränderten Druckverhältnisse entstehen.
  Risser-Zeichen: Oben auf dem Beckenkamm liegt ein Knorpelstreifen, die Beckenkammapophyse, die nach der Geburt vom oberen vor-

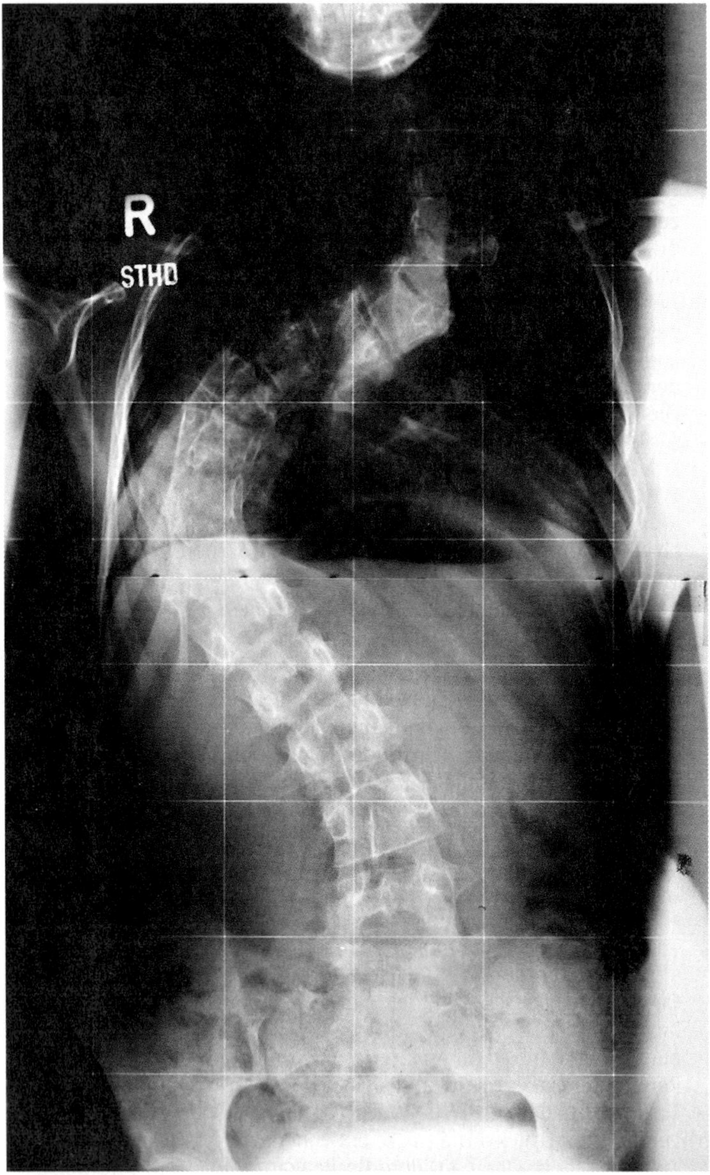

Abb. 4.**15** Skoliose

deren Darmbeinstachel in Richtung Kreuzbein verknöchert. Das Voranschreiten der Verknöcherung wird in vier Risser-Stadien eingeteilt und dient zur Beurteilung der Skelettreife. Beginnt eine Skoliose bereits im Risser-Stadium 1, d. h. wenn nur der lateralste Teil des Knorpelstreifens verknöchert ist, so bedeutet dies eine schlechte Prognose.
- Drehgleiten eines oder mehrerer Wirbel, d. h. durch die Rotation der Wirbel können einzelne Wirbel aus ihrer normalen Lage gleiten und so z. B. Nervenwurzeln schädigen.
- Rippensynostosen, d. h. knöchernes Zusammenschmelzen der Rippen bei kongenitaler Skoliose.

Während des pubertären Wachstumsschubs sollte durch sechsmonatliche Röntgenkontrollen ein rasches Voranschreiten der Verkrümmung rechtzeitig erkannt werden.

Differentialdiagnose

In etwa 80 – 90 % aller Fälle sind Skoliosen idiopathisch, d. h. ihre Ursache ist nicht erklärbar. Die Diagnose kann erst gestellt werden, wenn die nachfolgend aufgeführten, nachweislichen Ursachen, die durch Änderungen der Gewebsbeschaffenheit oder durch muskuläres Ungleichgewicht die Deformität bewirken, ausgeschlossen sind:
- Muskuläre Erkrankungen, z. B. Muskeldystrophien, bei denen ein Muskeleiweiß nicht oder nur unzureichend gebildet wird.
- Neurologische Erkrankungen, z. B. zerstören Poliomyelitisviren bei Kinderlähmung die Motoneurone im Vorderhorn des Rückenmarks mit der Folge schlaffer Muskellähmungen. Bei Zerebralparese kommt es zu einer Unterbrechung der zentralen Pyramidenbahn und Entwicklung von Spastik.
- Bindegewebserkrankungen, z. B. Narbenzug, verhindern normales Wachstum; Marfansyndrom mit verstärkter Bindegewebsschwäche (Hochwuchs mit Überstreckbarkeit der Gelenke, Spinnenfingrigkeit und Augenlinsenluxation).
- Angeborene Störungen, z. B. Spina bifida, bei der durch Fehlen von Wirbelbögen und Ausstülpung von Rückenmarkshäuten Schäden der nervalen Strukturen zu Muskelungleichgewicht führen können.
- Systemerkrankungen, z. B. achondroplastischer Zwergwuchs, bei dem eine angeborene Knorpelwachstumsstörung vorliegt.
- Beinlängendifferenzen.

Prognose

Entscheidend für den Verlauf und die Prognose ist die Frühdiagnose einer Skoliose. In der Zeit der Wachstumsschübe, d.h. um das fünfte Lebensjahr und zur Zeit der Pubertät schreitet eine Skoliose am schnellsten voran. Zum Arzt kommen die Patienten leider oft erst in fortgeschritteneren Stadien der Skoliose, wenn Schmerzen auftreten.

Prognostisch ungünstig sind:

- Arztbesuch erst im fortgeschrittenen Stadium;
- Beginn einer Skoliose im Risser-Zeichen 1 (siehe unter *Röntgen*), d.h. erst wenn der lateralste Teil des Knorpelstreifens auf dem Beckenkamm verknöchert ist;
- idiopathische Formen.

Therapie

Konservativ

Bei allen progredienten infantilen und juvenilen Skoliosen wird eine möglichst frühe Orthesenversorgung angestrebt (siehe S. 358). Die physiotherapeutische Behandlung ist zur Begleitung der Korsettbehandlung unabdingbar. Kooperation der Familie und Mitarbeit des Orthopädiemechanikers sind sehr wichtig. Das Ziel der Korsettbehandlung ist es, die Progredienz aufzuhalten. Der Ausgangsbefund bessert sich in der Regel nicht.

Operativ

Operiert wird ab einem Cobb-Winkel von $> 40°$ (siehe unter *Röntgen*). Präoperativ können über einen Monat mittels Halotraktion die Weichteile durch Zug gelockert werden. Intraoperativ werden die Wirbel in eine korrekte Stellung gebracht und anschließend fixiert. Dazu werden Schrauben in die Wirbelkörper eingebracht. Die Schrauben werden durch Metallstäbe oder Metallkabel verbunden. Durch Aufeinanderzuschrauben können die Wirbel in ihrer Position verändert werden. Das Verfahren wird häufiger von dorsal, bei lumbalen Skoliosen aber auch von ventral durchgeführt.

Zusätzlich werden an einigen Stellen die Bandscheiben entfernt und der Knochen der Wirbelkörperplatten angefrischt. Durch diese Anfrischungen wachsen angelagerte Knochenspäne besser mit den Wirbelkörpern zusammen und versteifen die Wirbelsäule (Spondylodese). Die Versteifung ermöglicht später eine volle Belastbarkeit der Wirbelsäule. Bei einigen operativen Verfahren muß der Patient postoperativ unter Umständen bis zu einem Jahr lang ein Korsett oder einen Rumpfgips tragen (siehe unter *Kapitel 11, Spondylodese*).

4.4.3 Physiotherapeutische Untersuchung

M. Dölken

Zur Untersuchung muß das Korsett abgenommen werden.

1. Sichtbefund

Die Abweichungen in der Haltung betreffen alle drei Ebenen. Der Körper kann zur Klassifizierung der Haltungsabweichungen in verschiedene Blöcke eingeteilt werden. Es gibt einbogige und mehrbogige Skoliosen. Die kurz- und mehrbogigen Skoliosen sind weniger progredient als die lang- und einbogigen.

Drei- und vierbogige Skoliosen kommen am häufigsten vor, die Einteilung erfolgt in drei bzw. vier Blöcke.
- *lumbaler Block:* von der Leiste bis zum Bauchnabel; bei vierbogigen Skoliosen wird dieser Block nochmals in einen Taillen-Lendenwirbelsäulen-Block und einen Beckengürtel-Kreuzbeinblock unterteilt.
- *thorakaler Block:* vom Bauchnabel bis zur Axilla
- *kranialer Block:* von der Axilla bis zur unteren Halswirbelsäule

Die kraniale und kaudale Begrenzung der Blöcke kann entsprechend dem Befund variieren.

Bei Gesunden stehen die Blöcke bei der Ansicht von vorne als drei rechteckige Blöcke lotrecht übereinander. Bei der Ansicht von der Seite stellen sie sich als trapezförmige Blöcke dar. Die dorsal oder ventral kürzeren Seiten der Trapeze stimmen mit den jeweiligen konkaven Seiten der physiologischen Lordose und Kyphose überein (Abb. 4.**16**).

Bei der Skoliose stehen die Blöcke nicht lotrecht übereinander. In der Frontalebene verändern sie sich in Richtung Trapez- bis Keilform, zusätzlich kommt es zu einer seitlichen Verschiebung der Blöcke in Richtung der jeweiligen Konvexseite der Skoliose (Abb. 4.**17**).

Die transversale Verschiebung kann so stark sein, daß die Wirbelsäule aus dem Lot gerät. Es entsteht ein Rumpfüberhang zur Konvexseite der Hauptkrümmung der Skoliose.

In der Transversalebene kommt es durch die strukturelle Torsion und zusätzliche Rotation der Wirbelkörper zu einer Verdrehung der Blöcke gegeneinander. Die Konvexseiten der Skoliose sind nach dorsal, die Konkavseiten nach ventral gedreht. Dadurch entsteht dorsal auf der Konvex-

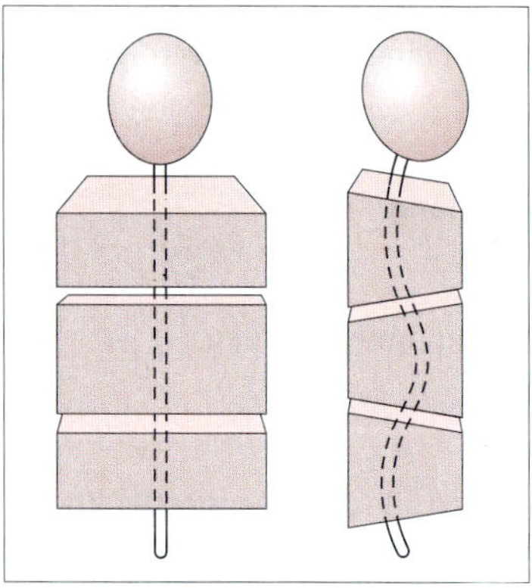

Abb. 4.**16** Norm: Körperblöcke von ventral und lateral

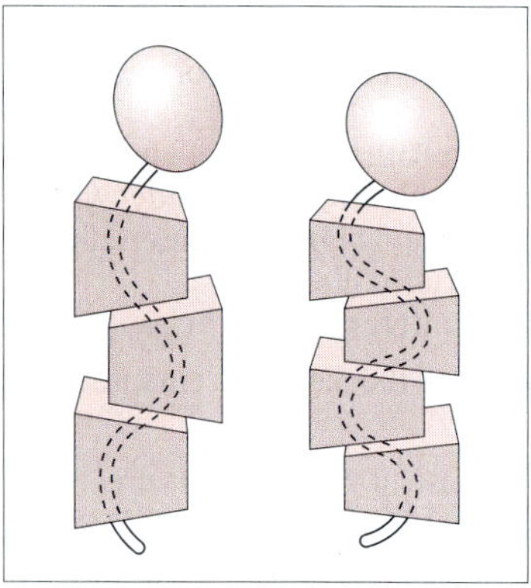

Abb. 4.**17** Dreibogige und vierbogige Skoliose von lateral

seite im thorakalen Bereich der Rippenbuckel und im lumbalen Bereich der Lendenwulst. Größe und Form des Rippenbuckels entsprechen nicht unbedingt dem Ausmaß der Wirbelsäulenkrümmung. Bei Männern ist er meistens seltener und flacher.

In der Sagittalebene kann die BWS-Kyphose vermindert (Flachrückentypus) oder verstärkt (Kyphoskoliose) sein. Der Flachrückentypus kommt häufiger vor, bei schweren Skoliosen kann eine vermehrte Kyphosierung auftreten.

Bei den mehrbogigen Skoliosen wird zwischen Hauptkrümmung und Nebenkrümmung unterschieden. Die Hauptkrümmung ist die Krümmung mit der stärksten Defomierung.

Am häufigsten sind rechtskonvexe thorakale Hauptkrümmungen, dabei liegt der Scheitelwirbel zwischen Th 5 und Th 12.

Thorakolumbale Hauptkrümmungen sind seltener und meistens rechtskonvex. Bei ihnen liegt der Scheitelwirbel zwischen Th 8 und L3.

Lumbale Krümmungen treten häufig mit thorakaler Hauptkrümmung auf. Sie sind meistens linkskonvex und haben einen Lendenwulst auf der linken Seite. Der Scheitelwirbel liegt zwischen L1 und L5.

Sehr selten sind zervikothorakale Krümmungen. Ihr Scheitelwirbel liegt meistens bei Th 3.

Teilweise bestehen zusätzliche Beckenasymmetrien (Beckenskoliose).

- Eine asymmetrische Michaelis-Raute deutet auf eine Beckenasymmetrie hin. Dann muß die Stellung der Spina iliaca posterior superior und Spina iliaca anterior superior durch Palpation im Stand beurteilt werden. Eine veränderte Stellung dorsal und ventral derselben Seite kann eine funktionelle Beinlängenveränderung hervorrufen.
  Bei veränderter Stellung muß das Iliosakralgelenk untersucht werden (siehe unter *Iliosakralgelenksyndrom*). Stehen die dorsale und die ventrale Spina derselben Seite tiefer, liegt eine Beinverkürzung vor. Durch probeweises Unterlegen von Brettchen wird beobachtet, wie die Wirbelsäule auf den Längenausgleich reagiert. Korrigiert sie sich in der Frontalebene, ist ein Schuhausgleich empfehlenswert. Eine unausgeglichene Beinlängendifferenz kann die Progredienz der lumbalen Krümmung ungünstig beeinflussen. Im Wachstum muß die Beinlänge regelmäßig nachkontrolliert werden.
- Ein Taillendreieck, aus der medialen Begrenzung des hängenden Armes und der seitlichen Rumpfbegrenzung gebildet, ist bei Seitendifferenzen ein früher diagnostischer Hinweis auf eine Skoliose.
- Lotfällen im Stand von C7: Befindet sich die Skoliose im Lot, trifft diese die Rima ani. Bei Abweichungen vom Lot kann der Abstand zur Rima ani in Zentimetern angegeben werden.
  - Bei Abweichungen vom Lot kommt es zu Schwerpunktverschiebungen. Bei dreibogigen Skoliosen wandert der Schwerpunkt zur Konvexseite der thorakalen Hauptkrümmung und das konvexseitige Hüftgelenk ist dann stärker belastet.
  - Das entlastete Bein steht häufig stärker in Außenrotation.
  - Bei vierbogigen Skoliosen kann es durch den lumbosakralen Bogen unterhalb der lumbalen Krümmung zur Schwerpunktverschiebung in Richtung thorakal konkave Seite kommen. Dann ist das konkavseitige Bein stärker belastet.
- Vorbeugetest: Durch Vorbeugen im Stand werden die Niveauunterschiede im Bereich des Rückens deutlicher und Rippenbuckel und Lendenwulst treten deutlicher hervor. Den Scheitelpunkt der thora-

kalen Krümmung kann der Therapeut durch Palpation der dorsal am deutlichsten hervortretenden Rippe in medialer Richtung finden. Die Rippe artikuliert mit dem Scheitelwirbel. Die Dornfortsätze lassen aufgrund der Torsion keine Einschätzung zu. Sie sind zur konkaven Seite häufig gedreht und zur konvexen Seite manchmal gebogen.
- Die Skapulastellung kann abhängig von Thoraxform und Muskellänge asymmetrisch sein. Beurteilt werden Verlauf der Margo medialis und Position des Angulus inferior in bezug auf eine gedachte Körpermittellinie.
- Schulter-Nackenlinie: Aus der Stellung der Scapulae ergibt sich eine Asymmetrie. Je stärker eine hochthorakale Krümmung ausgeprägt ist, desto deutlicher zeigt sich die Asymmetrie der Schulter-Nackenlinie.
- Alle skoliosetypischen Veränderungen sind ventral nicht so deutlich ausgeprägt wie dorsal.
- Für die Derotation der Lendenwirbelsäule im Korsett wird das Becken extensorisch in den Hüftgelenken eingestellt, die LWS-Lordose ist abgeflacht.
- Der Pelottendruck am Rippenbuckel kann einen Flachrücken verstärken.
- Bei der Säuglingsskoliose fällt die schiefe Lage des Säuglings auf, die nicht voll ausgleichbar ist. Die LWS und BWS weisen eine C-förmige Verkrümmung auf. Begleitend können eine vermehrte Adduktionsstellung eines Hüftgelenks und ein Schiefhals vorhanden sein.

Diese ausgeprägte Fehlstatik fördert die Degeneration der Wirbelsäule, so daß mit zunehmendem Alter vermehrt Schmerzen auftreten. Zwischen den einzelnen Krümmungen kann es durch die entgegengesetzte Drehung zu einem „Drehgleiten" (Pseudospondylolisthesis) kommen. Dies ist eine sekundäre Gefügestörung, die zu erheblichen Schmerzen führen kann.

2. Tastbefund

- Hypotonus der Muskeln vor allem an den Konkavseiten, Hypertonus vor allem an den Konvexseiten. Durch die Schwerkraft werden die Muskeln in vertikalen Positionen asymmetrisch fallverhindernd stimuliert. Mit zunehmendem Alter und Einsteifung werden die haltenden Muskeln partiell entlastet. Erheblich eingesteifte Skoliosen verursachen meist relativ wenig Schmerzen.
- Tonusunterschiede sind vor allem in folgenden Muskeln vorhanden: Mm. ischiocrurales, M. glutaeus maximus und minimus, M. latissimus dorsi, M. trapezius, M. levator scapulae. M. rhomboideus und M. erector trunci.

- Bei ausgeprägter Neigung zu kalten, feuchten und bläulich verfärbten distalen Extremitäten besteht eine zusätzliche vegetative Labilität, die bei der physiotherapeutischen Behandlung berücksichtigt werden sollte. Ausschließlich statische Muskelarbeit in vertikalen Positionen ist zu vermeiden; mehr dynamische Muskelarbeit, häufiger Lagewechsel, um hypotonen Kreislaufdysregulationen entgegenzuwirken.
- Bindegewebsbefund: Bei Kindern ist noch kein exakter Bindegewebsbefund zu erheben, da sich die Zonen erst später ausprägen. Bei Patienten mit schweren Skoliosen ist das Bindegewebe im Bereich des Thoraxes sehr fest und verhaftet. Durch die unterschiedliche Durchblutungs- und Belüftungssituation der konvexen und konkaven Seite sind häufig Seitendifferenzen vorhanden.

3. Prüfung der Bewegung

- Je stärker die Wirbelsäulenbewegung, desto besser ist die Korrigierbarkeit. Durch die Lateralflexion zu beiden Seiten und die Aufrichtung durch Traktion am Kopf kann die Korrigierbarkeit grob beurteilt werden.
- Je fester das Endgefühl bei der Wirbelsäulenbewegung, desto besser ist der ligamentäre und kapsuläre Halt der Wirbelgelenke. Je weicher und elastischer das Endgefühl, desto besser ist die Dehnfähigkeit der Ligamente und Kapsel. Bei großer Dehnfähigkeit muß eine kräftige, ausdauernde Muskulatur den fehlenden passiven Gelenkhalt ersetzen, sonst kommt es zum Haltungsverfall mit verstärkter Progredienz der Skoliose.
- Die Beweglichkeit der angrenzenden Gelenke sollte frei sein, so brauchen Patienten mit Korsett eine gute Hüftgelenkbeweglichkeit. Zum Schuhe und Strümpfeanziehen mit Korsett wird viel Hüftaußenrotation benötigt. Beim Gehen ist die Bewegung der Wirbelsäule eingeschränkt und die Hüftgelenke kompensieren die Bewegung.
- Muskelverkürzungen: Durch die Beckenstellung im Korsett bilden sich die gleichen Verkürzungen wie beim lumbalen Flachrücken (siehe unter *Flachrücken*).
  - Hüftextensoren (auch Ischiokrurale)
  - Hüftflexoren
  - Bauchmuskeln: Durch die Rotation der einzelnen Körperabschnitte bestehen Seitendifferenzen.
  - epigastrischer Winkel, Lage des Bauchnabels, Beobachtung der Atembewegung
  - Bei Verkürzung können Brustmuskeln und Schulternackenmuskeln die Korrektur behindern.

4. Prüfung der Muskelkraft

Normalerweise werden die rumpfstabilisierenden Muskeln in vertikalen Positionen symmetrisch durch die Schwerkraft beansprucht. Durch die Form und die Haltung bei der Skoliose kommt es zur asymmetrischen Stimulierung. Der Abstand zwischen Ursprung und Ansatz verändert sich. Die Stimulation durch die Schwerkraft erreicht die Muskeln, die die vertikale Haltung bestmöglich gewährleisten, die anderen werden inaktiv.

Die haltungskorrigierenden Muskeln erscheinen zu schwach, da sie bei der Skoliose unter erschwerten Bedingungen arbeiten müssen. Diese Muskeln müssen bei der Korrektur gezielt stimuliert werden.

Die Ausdauerleistung der Rumpfmuskeln kann durch den Mathiass-Test erfaßt werden:

Im korrigierten Stand wird der Patient aufgefordert, seine Arme in 90° Flexion zu halten. Diese Position sollte ohne Veränderung der Haltung für mindestens 30 Sekunden gehalten werden. Bei verminderter Ausdauerleistung sinkt der Thorax nach dorsal-kaudal, und der Kopf wird als Gegengewicht nach ventral geschoben. Die Schultern bewegen sich in Elevation und Abduktion.

5. Messungen

- Körpergröße: Die Körpergröße wird in Gewohnheitshaltung und korrigierter Haltung gemessen. Der Unterschied kann für die Patienten einen Ansporn darstellen, sich bewußter zu halten.
- Vitalkapazität: Bei einem Cobb-Winkel unter 45° liegen die Vitalkapazitätswerte meistens in der Norm. Bei höhergradigen Skoliosen kann es zur Einschränkung der kardiopulmonalen Funktion mit Reduzierung der Vitalkapazität kommen.

4.4.4 Physiotherapeutische Behandlung

•••• Säuglinge

- Anregung des Säuglings zur Orientierung in Richtung Konkavseite, z. B. durch Stellung des Kinderbettes, Spielzeug usw.
- Behandlung der Asymmetrie durch Vojta-Therapie: Diese basiert auf dem Prinzip der Reflexfortbewegung. Durch Berührung bestimmter Körperzonen („Auslösezonen") in klar definierten Ausgangsstellungen (z. B. „Reflexkriechen" oder „Reflexumdrehen") lassen sich reflektorisch physiologische Bewegungsabläufe anbahnen. Pathologische Haltungs- und Bewegungsmuster können korrigiert werden.

Muskeln, die bisher im pathologischem Muster nicht gearbeitet haben, werden in physiologischen Bewegungsketten aktiviert. Es kommt zu einer verbesserten Schwerpunktverlagerung, Aufrichtung, Gleichgewichtssteuerung und koordinierter Körperhaltung.
- Die Übungsprogramme müssen möglichst regelmäßig durchgeführt werden, möglichst von den Eltern. Motivation und Schulung der Eltern ist eine wesentliche Voraussetzung für den Therapieerfolg. Die Therapie soll sehr frühzeitig – möglichst vor dem 12. Lebensmonat – beginnen.
- häufiges Umlagern

Schulkindalter

- Versuch der Wachstumslenkung mit Hilfe der Vojta-Therapie
- Haltungskorrektur mit und ohne Korsett; es sind mehrere Methoden möglich, z. B. dreidimensionale Skoliosebehandlung nach Lehnert-Schroth, Skoliosebehandlung nach Martha Scharll (Beispiele siehe unter *Konservative Skoliosebehandlung*)
- Erarbeitung von Hausaufgaben, da die Patienten täglich selbständig üben müssen.
- Stabilisation der korrigierten Haltung
- Bei Korsettbehandlung: Beratung der Handhabung:
  - Beim Anziehen auf korrekten Sitz achten, eventuell mehrmals anziehen, bis der richtige Sitz gefunden wird.
  - Die Verschlüsse werden zunächst nur leicht angezogen und erst nach 5 – 10 Minuten nachgestellt und endgültig fixiert. Das Festziehen der Verschlüsse erfolgt von unten nach oben.
  - Auf einen faltenfreien Sitz des Baumwolltrikots achten. Außerdem darf es nicht feucht sein, da sonst Druckstellen gefördert werden.
  - Häufiges Duschen, Frottieren und Abreiben mit Franzbranntwein zur Abhärtung der Haut und um Transpiration und Rückstände auf der Haut zu vermeiden.
  - Durch häufige, kleine anstelle von umfangreichen Mahlzeiten werden Druck- und Völlegefühl im Korsett vermieden.
  - Druck durch das Korsett in der Leistengegend beim Sitzen läßt sich durch höheres Sitzen mit verminderter Hüftflexion verhindern.
  - Drückende Stellen sollten auf keinen Fall zusätzlich abgepolstert werden, da der Druck dadurch noch zunimmt und ein Druckgeschwür begünstigt. Die Patienten sollen versuchen, sich im Korsett aufzurichten und für die Druckstellen müssen Entlastungslagerungen gefunden werden. Kann die Druckstelle trotzdem nicht ausreichend entlastet werden, muß eventuell nach Rücksprache mit dem Arzt das Korsett geändert werden.

  - Die Haut der Patienten muß regelmäßig von den Eltern kontrolliert werden.
- Kurzzeitige intensive Mobilisation der Wirbelsäule, um eine verbesserte Korrektur zu erzielen.

■ *Merke:* Rücksprache mit dem behandelnden Arzt ist wichtig!

- Dehnen verkürzter Muskeln: Während der Korsettentwöhnung müssen vor allem die Ischiokruralen gedehnt werden, da sie durch die Extension des Beckens in den Hüftgelenken im Korsett zur Verkürzung neigen. Bauchmuskeln und M. glutaeus maximus können ebenfalls verkürzt sein. Während der Korsettbehandlung können diese Muskeln prophylaktisch gedehnt werden.
- Während der Korsettentwöhnung werden die normalen Beckenbewegungen beim Gehen durch schonende Mobilisation des lumbothorakalen Übergangs verbessert.
- Erarbeitung von ökonomischem Bewegungsverhalten mit und ohne Korsett.
- Letztendlich muß der Patient selbst die korrekte Haltung in den Alltag integrieren. Dies setzt voraus, daß er den Wert der lotrechten Haltung erkennt, die Haltung positiv empfindet und die lotrechte Haltung als ökonomisch wahrnehmen kann.
- Erarbeitung von Entlastungslagerungen mit und ohne Korsett; so sollten z. B. hohlliegende Stellen durch angepaßte Polster unterlagert werden. Dabei darf es sich jedoch nur um Minimalunterlagerungen handeln, da sonst die Fehlstellung noch verstärkt wird. Durch eine weiche Schaumgummiauflage auf einer festen Matratze kann an prominenten Körperstellen erhöhter Auflagedruck vermieden werden (weitere Entlastungslagerungen siehe unter *Leitsymptome*) (Abb. 4.**18**).
- Erarbeitung von Korrekturlagerungen: Durch die Lagerung soll es zu einer „Entdrehung" des Rumpfes kommen. Im Gegensatz zur Entlastungslagerung werden hierbei zur „Entdrehung" häufig die prominenten Körperstellen unterlagert (Beispiele zu Rücken-und Seitlage siehe unter *Konservative Skoliosebehandlung*) (Abb. 4.**19 a** u. **b**).
- Bei geringer Vitalkapazität Kräftigung des Zwerchfells, z.B. durch Einatmen gegen einen dosierten Widerstand (Nasenstenose); Atemlenkung durch Atempattern, Weichteiltechniken vor allem auf der konkaven Thoraxseite zur Reduzierung der Gewebswiderstände. Da die Durchblutung konvexseitig häufig schlechter ist, können hier ebenfalls Weichteiltechniken und die heiße Rolle angewendet werden.
- Nach Testen der individuellen Leistungsfähigkeit kann ein angemessenes Ausdauertraining erfolgen (z.B. Fahrradergometer, Laufen, Radfahren, Schwimmen).

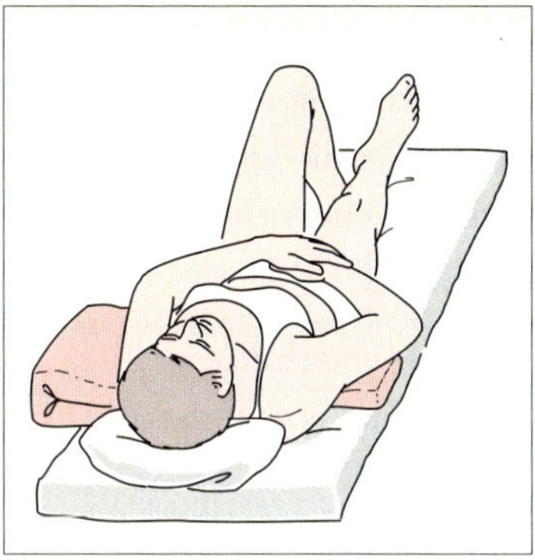

Abb. 4.**18** Entlastungslagerung in Rückenlage: Hohl liegende Stellen werden durch angepaßte Polster unterstützt, um die Muskeln zu entlasten

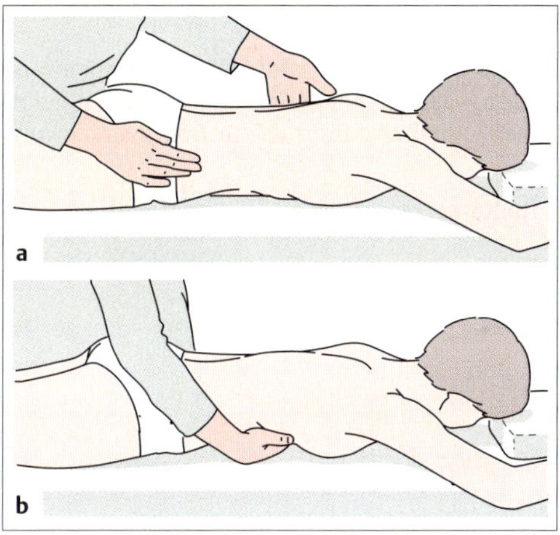

Abb. 4.**19** Haltungskorrektur nach M. Scharll: **a** in Bauchlage in der Frontalebene, **b** in Bauchlage in der Transversalebene

- Sportarten mit nicht ökonomischer Wirbelsäuleneinstellung, wie leistungsorientiertes Radfahren in aerodynamischer Position, Rudern und Gewichtheben, sind zu vermeiden. Schwimmen ist mit Korsett möglich. Viele passioniert betriebene Disziplinen müssen wegen einer Skoliose keinesfalls aufgegeben werden. Körperlicher Einsatz, Bereitschaft und Freude an körperlicher Bewegung sind wichtige Aspekte, die die Weiterführung rechtfertigen. Bei Sportarten mit symmetrischen Bewegungsabläufen (z.B. Alpinskilaufen, Reiten) sollte der Patient selbst kontrollieren, ob er sich seitengleich bewegt.

Häufig wird vom Arzt entschieden, ob der Patient das Korsett zum Üben tragen muß oder nicht. Gibt der Arzt keine Anweisung, muß der Physiotherapeut nach funktionellen Aspekten entscheiden.

Für die Behandlung ohne Korsett sprechen folgende Argumente:

- Die aktive Korrektur des Patienten läßt sich optisch und taktil besser kontrollieren.
- Die Kraft- und Ausdauerleistung der Muskeln kann besser dosiert gefordert werden, da keine passive Fixierung unterstützt.
- Die Propiozeptoren des Patienten müssen die Korrekturhaltung ohne Korsett wahrnehmen lernen.

Für die Behandlung im Korsett spricht:

- Durch die passive Fixierung des Rumpfes kann das Korsett beim Einnehmen und Halten der Korrekturhaltung, vor allem in anspruchsvollen Positionen hilfreich sein .
- Das Korsett kann während der Übungen kontrollierend wirken und ermöglicht eine Druckverringerung bei der Korrektur an den Pelotten; bei Verstärkung der Fehlhaltung führt es zur Druckverstärkung an den Pelotten.
- Die Übungen können im Korsett jederzeit zu Hause wiederholt werden.

Präoperative Behandlung

- intensive Wirbelsäulenmobilisation
- intensive Thoraxmobilisation
- Ausdauertraining
- Erarbeiten des Bewegungsverhaltens mit Spondylodese (siehe unter *Operative Orthopädie*)

Konservative Behandlung

Vorgehensweise bei der Haltungskorrektur:

- Zuerst muß der Patienten die Abweichungen der Haltung in allen drei Ebenen wahrnehmen.
- Der Patient muß die Veränderung der Haltung durch die Korrektur erkennen.
- Die Haltung der einzelnen Körperabschnitte wird aktiv korrigiert und die Körperabschnitte in sinnvoller Reihenfolge gegeneinander bewegt.
- Der Patient erlernt die selbständige Korrektur in verschiedenen Ausgangsstellungen.

Erst wenn der Patient die Haltung selbständig korrigieren kann, wird sie stabilisiert und gekräftigt.

Die Korrektur erfolgt zuerst in horizontalen Ausgangspositionen mit großer Unterstützungsfläche. Erst nach Beherrschung der Korrektur wird zunehmend in vertikalen und labilen Ausgangsstellungen geübt.

Die Korrektur der Haltung erfolgt immer in der gleichen Reihenfolge: von kaudal nach kranial, zuerst die Sagittalebene, dann Frontalebene und Transversalebene. Erfordert die Haltung des Patienten eine andere Reihenfolge, so wird diese ebenfalls immer eingehalten.

Vom Therapeut werden folgende Hilfen gegeben:
- verbaler Auftrag
- Führungskontakt
- Haltewiderstand zur aktiven Fixation
- optische Kontrolle
- Anleitung zu taktiler und optischer Kontrolle durch den Patienten selbst

1. Haltungskorrektur nach M. Scharll

Als Beispiel wird die Korrektur einer dreibogigen Skoliose beschrieben. Die Hauptkrümmung ist thorakal rechtskonvex, Nebenkrümmungen sind lumbal und hochthorakal linkskonvex.

Korrektur in Bauchlage

Ausgangsstellung Patient: Bauchlage, Polster unter der Stirn, die Arme neben dem Körper; die Füße in Dorsalextension, Kniegelenke in leichter Flexion (Abb. 4.**19 a** und **b**).

Ausführung: Bei Beckenschiefstand wird dieser durch einen gezielten Reiz an der Fußsohle des kürzeren Beines aktiv vom Patienten korrigiert. Die LWS wird durch Extension des Beckens in den Hüftgelenken leicht, jedoch nicht maximal entlordosiert. Die Spannung der Gesäßmuskeln und des Unterbauches wird gehalten. Liegt der Thorax gegenüber dem Becken zu weit rechts, gibt der Therapeut rechts-lateral am Becken einen Haltewiderstand, links-lateral am Thorax einen Führungswiderstand. Der Patient versucht nun, den Thorax gegen den Widerstand leicht nach links zu bewegen. Dem Patienten kann der Weg zur „Mitte“ mehrmals bewußt gemacht werden, so daß er anschließend den Weg ohne Kontakt des Therapeuten findet.

Der schwierigste Teil ist die Korrektur in der Transversalebene.

Die linke Beckenseite wird gegen den Führungswiderstand des Therapeuten nach ventral in Richtung Unterlage bewegt und dort anschließend durch einen Haltewiderstand aktiv fixiert. Die andere Therapeutenhand gibt an der rechten Thoraxseite den Führungswiderstand für den Weg in Richtung Unterlage an. Die Thoraxhand liegt auf der zum Scheitelwirbel gehörenden Rippe. Durch die Extension des Beckens in den Hüftgelenken und die Aktivität der schrägen Bauchmuskeln bleibt der M. erector trunci relativ entspannt. Diese Entspannung sollte erhalten bleiben.

Nach der Korrektur der Wirbelsäule in allen drei Ebenen werden die Scapulae durch einen taktilen Reiz am Angulus inferior symmetrisch nach dorsal-kaudal eingestellt. Die rechte Skapula muß dabei einen etwas weiteren Weg zurücklegen.

Bei einem Flachrückentypus wird die BWS durch einen Reiz an der mittleren BWS leicht in Flexion bewegt. Bei Kyphoskoliosen wird das Sternum in ventral-kraniale Richtung bewegt und der Rumpf durch einen Reiz am Scheitel verlängert.

Es muß darauf geachtet werden, daß mit wenig Kraft gearbeitet wird. Zu hohe Muskelspannung verhindert eine feinkoordinierte Korrektur.

In allen anderen Ausgangsstellungen erfolgt die Korrektur nach dem gleichen Prinzip.

Die Korrektur erfordert sehr viel Körperwahrnehmung seitens des Patienten. Durch folgende Fragen erhält der Therapeut Aufschluß über die Körperwahrnehmung des Patienten:
- Wo spüren Sie die Muskelspannung?
- Welche Stellen müssen noch nachkorrigiert werden?
- Auf welcher Seite mußten Sie schwerer arbeiten?
- Worauf haben Sie beim Wiederholen der Übung besonders geachtet?
- Sind Sie mit Ihrer Haltung zufrieden?

Kann der Patient diese Ausgangsstellung selbständig einstellen, läßt sich Haltung durch Widerstände vom Therapeuten stabilisieren. Der Therapeut versucht, den Patienten aus dieser Haltung herauszubringen. Dabei ist auf eine gute Dosierung mit langsam anschwellendem Widerstand zu achten. Der Hebel kann in zunehmendem Maße durch Widerstände an den Extremitäten verlängert werden. Der Patient ist schließlich in der Lage, auch bei Dynamik der Extremitäten seine Haltung zu korrigieren. Zur Kräftigung können auch kombinierte Becken- und Skapulamuster aus der PNF angewendet werden.

Bei gehaltener Korrekturhaltung können dynamische und statische PNF-Arm- und Beinmuster durchgeführt werden.

2. Haltungskorrektur nach Lehnert-Schroth

Beispiele:

„Hochräkeln im Schneidersitz zwischen zwei Stäben“

Ausgangsstellung Patient: Aufrechter Schneidersitz (Tubersitz) vor einem Spiegel.

Links und rechts neben die Hüften werden zwei Stäbe vertikal auf den Boden gestellt. Der Patient greift die Stäbe in Kopfhöhe, wobei die Ellenbogen weit auseinandergehen. Das Körpergewicht befindet sich auf der konkavseitigen Hüfte (bezogen auf die Hauptkrümmung). Becken und Schultergürtel sollen schon durch die Position der Stäbe entdreht werden.

Ausführung: Zuerst wird die Wirbelsäule mit winzigen Seitschwingungen nach kranial geräkelt. Der Kopf soll dabei eingeordnet und das Bekken noch voll belastet bleiben.

Bei jedem Ausatmen werden nun in dieser Position die Stäbe bodenwärts gedrückt. Die Ausatemspannung kann bis zum Abheben des Bekkens erfolgen (Abb. 4.**20**).

„Beckenanheben aus der Seitlage“

Ausgangsstellung Patient: Seitlage, Konkavseite (Thorax) liegt unten, der Lendenwulst ist unterlagert und „entdreht“. Der Unterarm der unten liegenden Seite befindet sich in seitlicher Stützfunktion. Beide Beine

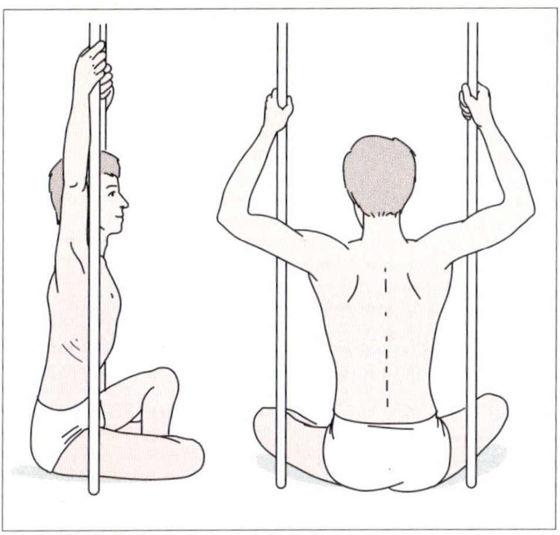

Abb. 4.**20** Hochräkeln zwischen zwei Stäben von lateral und dorsal

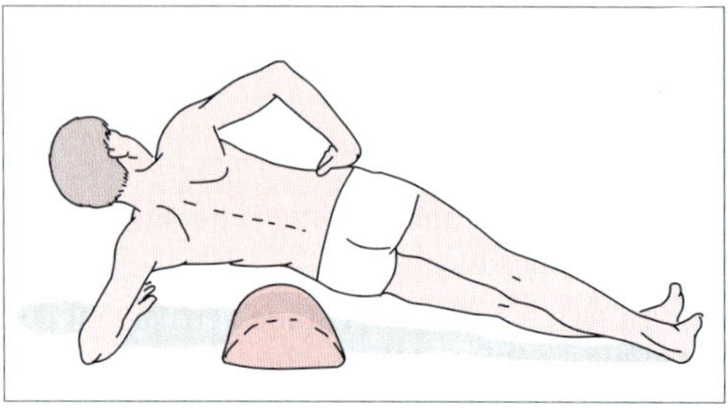

Abb. 4.**21** Beckenanheben aus der Seitlage

sind gestreckt. Das Bein der oben liegenden „Rippenbuckelseite" liegt hinter dem unteren Bein. Die Hand des oberen Armes befindet sich seitlich am oberen Beckenkamm.

Ausführung: Während des Einatmens streckt sich der ganze Körper durch Räkeln. Die obere Hand schiebt den Beckenkamm nach kaudal.

Während des Ausatmens wird die Position gehalten und gleichzeitig das Becken abgehoben (Abb. 4.**21**).

3. Korrekturlagerung in Rücken- und Seitlage nach Lehnert-Schroth

Benötigt werden vier mit Sand, Hülsenfrüchten oder Getreide gefüllte Säckchen in Postkartengröße. Sie sollten hart und trotzdem nachgiebig sein, um sich den Körperformen anpassen zu können. Sie werden als Hilfsmittel beim Entdrehen der gegeneinander verdrehten Rumpfabschnitte benötigt.

Korrekturlagerung in Rückenlage

Ausgangsstellung Patient: Rückenlage ohne Kopfkissen, die Beine sind angewinkelt oder hochgelagert.

Ausführung: Ein Säckchen wird unter die konkavseitige Beckenseite (bezogen auf die Thoraxkrümmung) und eines unter das Schulterblatt der gleichen Seite gelegt.

Ein weiteres Säckchen befindet sich unter dem dorsalen Rippenbuckel, damit sich der Druck dort auswirken kann, wo der Rippenbuckel kaudal nach dorsal abzuweichen beginnt. Der Druck darf nicht auf der Konkavseite erfolgen. Sollte unter der Konkavseite ein dicker Lendenwulst bestehen, wird dieser ebenfalls unterlagert.

Korrekturlagerung Seitlage

Ausgangsstellung Patient: Seitlage auf der konkaven Seite (Thorax). Er soll nicht auf der Rippenbuckelseite liegen, auch nicht zum Schlafen. Die Verdrehung der Wirbelsäule und die Buckelbildung können durch den Seitendruck begünstigt werden.

Der Arm der unten liegenden Seite befindet sich ausgestreckt unter dem Kopf des Patienten, der Kopf liegt auf dem Oberarm. Das Becken wird in die Frontalebene eingeordnet. Ein Säckchen liegt unter der Konvexkrümmung der LWS, aber nicht unter den Rippen der Konkavseite.

4.5 Strukturelle Fehlstellungen des Fußes

M. Dölken, S. Wirth

- Klumpfuß
- Sichelfuß
- angeborener Plattfuß
- Hackenfuß

4.5.1 Klumpfuß

Es handelt sich um eine sehr komplexe Fehlstellung der aktiven und passiven Strukturen des Fußes. Da eine sehr frühzeitige Einsteifungstendenz besteht, sollte die Therapie beim Neugeborenen beginnen.

•••• Ärztliche Untersuchung und Therapie

Der Klumpfuß setzt sich aus den vier folgenden Deformitäten zusammen:

Pes varus
Fuß in Supination, v. a. durch Überaktivität des Klumpfußmuskels „M. tibialis posterior"

Pes equinus
Fuß in Spitzfußstellung (wie beim Pferd = Equus) durch Verkürzung der Achillessehne; therapeutisch am schwierigsten zu korrigieren

Pes excavatus
Hohlfuß, verstärkte Fußlängswölbung

Pes adductus
Sichelfuß aufgrund von Adduktion der Phalangen und Metatarsalia

Der angeborene Klumpfuß ist idiopathisch, d. h. die Ursache ist unbekannt. Er kann ein oder beidseitig auftreten. Jungen sind häufiger betroffen als Mädchen.

Der Klumpfuß kann auch sekundär im Rahmen anderer Erkrankungen, die ein neuromuskuläres Ungleichgewicht bewirken, auftreten:
- Arthrogryposis multiplex congenita (angeborene Gelenkkontrakturen durch Stoffwechselstörungen oder Störungen der motorischen Vorderhornzellen).
- Neurologische Störungen, wie Spina bifida, Zerebralparese, Lähmungen unterhalb der lumbalen Nervenwurzeln L3 oder L4 sowie Läsionen des N. peronaeus communis, die zum Ausfall der Peronäusmuskeln mit Überwiegen der Supinatoren führen.

Prognose

Der Klumpfuß bei Arthrogryposis multiplex congenita rezidiviert trotz Therapie häufig.

- *Beispiele:*
  - Bei der Geburt eines Jungen diagnostiziert der Gynäkologe einen doppelseitigen Klumpfuß, dessen Ursache nicht erklärbar ist. Die Wadenmuskulatur ist schwach ausgebildet (Klumpfußwade). Mittels manueller Redressierung ist die Deformität nur unvollständig korrigierbar.
  - Ein neugeborenes Mädchen zeigt eine Fußhaltung, die aussieht wie ein angeborener Klumpfuß, jedoch durch Platzmangel in der Gebärmutter entstanden ist. Passiv kann der Geburtshelfer die Deformität vollständig durch manuelle Redressierung korrigieren, was beim angeborenen Klumpfuß nicht möglich ist.

- Sichtbefund und Prüfung der Beweglichkeit: siehe unter *Physiotherapeutische Untersuchung.*
- Der Röntgenbefund dokumentiert parallele Achsen von Talus und Kalkaneus – ein Befund, der durch den Fersenhochstand bedingt ist. Im Normalfall findet sich ein dorsal offener Winkel von 30°. Durch wiederholtes Röntgen läßt sich die Winkeländerung im Verlauf der Therapie kontrollieren.

Therapie

Konservativ

- Mit der Therapie muß gleich am ersten Tag nach der Geburt begonnen werden. Durch einen redressierenden Gips wird der Fuß in Normalposition gebracht.
- Der Gips muß zunächst täglich, dann alle zwei Tage, anschließend bis zum dritten Lebensmonat einmal pro Woche gewechselt werden. Ist die Fußstellung bis dahin nicht korrigiert, wird eine Operation erforderlich.

Operativ

- Der Name „Pes equinovarus" betont die beiden Hauptkomponenten des Klumpfußes. Der Spitzfuß ist unter allen Komponenten diejenige, die am schwierigsten zu normalisieren ist. Um sie zu korrigieren, wird die Achillessehne z-förmig verlängert und zur Entlastung zusätzlich die dorsalen Anteile der Kapseln des oberen und unteren Sprunggelenks durchschnitten (dorsale Kapsulotomie). Der Ansatz der Achillessehne wird bei der z-förmigen Verlängerung seitlich belassen, damit der varisierte Rückfuß in eine Valgusstellung gelangt.
- Bei Mißlingen oder einem Späteingriff nach dem dritten Lebensmonat sollte die Operation erweitert werden. Die Supinationswirkung der tiefen Flexoren wird durch Verlängerung der tiefen Flexorensehnen reduziert. Bei Klumpfuß durch neuromuskuläre Imbalance werden die Sehnen nicht verlängert, sondern sogar vollständig durchtrennt, um das Rezidivrisiko zu mindern. Alle medialen und dorsalen Kapselanteile und Bänder des Fußes werden zusätzlich durchtrennt.
- Bei älteren Kindern wird die Ansatzstelle des M. tibialis anterior von der medialen und plantaren Fläche des Os cuneiforme mediale und der Basis des Os metatarsale I auf den äußeren Fußrand verlagert. Dadurch wird dem Spitzfuß entgegengewirkt und die supinierende Wirkung des M. tibialis anterior zusätzlich aufgehoben.
- Postoperativ muß der Fuß für mehrere Monate im Gips ruhiggestellt werden. Es folgt eine Phase mit Oberschenkel-Nachtlagerungsschalen, in denen der Fuß in maximaler Eversion gelagert ist. Sobald die Patienten laufen, bekommen sie Fußeinlagen, die fersenumfassend sind und einen vorgezogenen Innenrand aufweisen.
- Nach Wachstumsende, d. h. nach Schluß der Epiphysenfugen, können mit Hilfe einer T-Arthrodese knöcherne Restkorrekturen vorgenommen werden. Dabei werden die Gelenkflächen des oberen und unteren Sprunggelenks weggeschnitten und knöcherne Keile zur Stellungskorrektur entnommen. Das Endresultat ist eine Versteifung im oberen und unteren Sprunggelenk.

•••• Physiotherapeutische Untersuchung

M. Dölken

Sichtbefund

- Oberes Sprunggelenk befindet sich in Plantarflexion, der Kalkaneus erscheint hochgezogen mit zusätzlicher Inversions- bzw. Varusstellung.

- Der Vorfuß steht in Adduktion und Supination, gleichzeitig ist er nach medial gebogen, wodurch eine Hohlfußkomponente entsteht.
- Hypertrophie der tibialen Muskulatur, vor allem des M. tibialis posterior („Klumpfußmuskel")
- typische hypoplastische Klumpfußwade mit nur proximal ausgeprägtem Muskelbauch
- Unbehandelte Klumpfüße oder Klumpfußrezidive, die während des Wachstums durch Vernachlässigung der Therapie auftreten können, führen zu einem sehr unphysiologischen Gangbild. Durch das Überwiegen der medialen Muskeln gehen die Kinder auf dem Fußaußenrand oder sogar auf dem Fußrücken. Es entwickeln sich ausgeprägte Hornhautschwielen und Druckulzera. Eine frühzeitige Arthrose der Fußgelenke ist die Folge.

Prüfung der Bewegung

- Eine vollständige passive Korrigierbarkeit besteht bei reinen Klumpfußhaltungen, die durch intrauterine Raumenge entstehen. Sie sind daher von echten Klumpfüßen abzugrenzen.
- Durch massive Verkürzungen der Achillessehne ist die Spitzfußstellung am schlechtesten korrigierbar. Bei massiver Überkorrektur mit alleinigem Druck gegen den Vorfuß in die Dorsalextension besteht die Gefahr des „Aufbrechens" der Fußlängswölbung. Dadurch kann die Zusatzkomplikation eines Schaukelfußes hervorgerufen werden. Beim Bewegen in Dorsalextension muß immer gleichzeitig ein Zug am Kalkaneus nach kaudal erfolgen.
- Die Pronation, Eversion und Dorsalextension sind aktiv und passiv eingeschränkt.

•••• Physiotherapeutische Behandlung

Schon am Tag der Geburt beginnt die Therapie mit redressierendem Gipsverband. Dieser wird täglich bzw. mehrmals täglich gewechselt. Die Physiotherapie erfolgt begleitend.

Die Eltern müssen angeleitet werden, Teile der Behandlung mitzuübernehmen.

Passive manuelle Redression

- Zuerst Plazierung der Ferse in Varusstellung, anschließend ist der Vorfuß bei gehaltener Ferse in Abduktion/Pronation zu bringen und zum Schluß die Ferse nach kaudal zu ziehen.

- Herstellung der optimalen Dehnfähigkeit der Achillessehne so weit wie möglich durch Kaudalisieren der Ferse mit gleichzeitiger Quermassage; vorbereitend ist eine heiße Rolle möglich.
- Manuelle Reizausübung am lateralen Unterschenkel und Fußaußenrand, um die Dorsalextensoren und Pronatoren zu stimulieren: z.B. Tapping, Bestreichen, Klopfen, kurze Eisabreibung.
- Vojta-Therapie
- Anleitung der Eltern zum Handling des Kindes
- Später aktive Übungsbehandlung mit Dehnen der verkürzten Muskeln, Kräftigen der insuffizienten Muskeln, Beinachsentraining und Gangkorrektur.

Postoperative Behandlung

- Resorptionsförderung, z.B. durch Hochlagern, manuelles Ausstreichen im Lymphbahnenverlauf oder Lymphdrainage
- Gangschulung ohne Belastung
- Verbesserung der Stützkraft
- Mobilisation des Fußes nach der Gipsentfernung
- Stabilisations-, Koordinations- und Beinachsentraining

4.5.2 Sichelfuß

M. Dölken, S. Wirth

= Pes adductus oder Metatarsus varus

•••• Ärztliche Untersuchung und Therapie

Mittelfuß und Zehen sind vermehrt adduziert. Dies kann konstitutionell bedingt sein, entsteht aber häufig auch als Lagerungsdeformität. Bei Säuglingen, die häufig auf dem Bauch gelagert werden, kann die innenrotierte Beinhaltung zu Fehlwachstum des Mittelfußes nach medial führen. Der Sichelfuß kann auch eine Restdeformität der Klumpfußbehandlung sein. Beim Kleinkind ist er relativ gut korrigierbar, jedoch ist die Rezidivneigung groß. Angeboren tritt er häufig kombiniert mit einem Hallux varus auf.

- Die erste oder alle Zehen sind adduziert, d.h. nach innen gebogen.
- Der Rückfuß ist beweglich und in Valgusstellung.
- Röntgen kann das Ausmaß sekundärer Schädigungen dokumentieren.

Prognose

Leider kommt es trotz erfolgreicher Behandlung häufig zum Rezidiv.

Therapie

Konservativ

- Die Verkürzung des Fußinnenrandes kann durch die Drei-Backen-Einlage korrigiert werden. Die Einlage hat einen vorgezogenen Innenrand und umfaßt die Ferse;
- manuelle Redression;
- Oberschenkelgipsverband;
- Oberschenkel-Lagerungschiene zur Nacht.

Operativ

Operiert wird selten und nur nach erfolgloser konservativer Therapie. Die Basis der Mittelfußknochen wird keilförmig osteotomiert, so daß die Adduktion der Phalangen und Metatarsalia korrigiert ist.

•••• Physiotherapeutische Untersuchung

M. Dölken

Sichtbefund

- Es ist häufig ein Hallux varus vorhanden, die erste Zehe steht medial.
- Eventuell stehen alle Zehen medial.
- Im Gegensatz zum Klumpfuß steht der Kalkaneus in Valgusstellung/ Eversion.
- Die Fußlängswölbung ist abgeflacht.
- Das Kuboid und die Basis des Metatarsale V erscheinen lateral sehr prominent.
- Beobachtung der Haltung in Bauchlage!

Prüfung der Beweglichkeit

- Der Rückfuß ist im Gegensatz zum Klumpfuß passiv beweglich und kann aus der Eversionsstellung herausgebracht werden.
- Der Mittelfuß weist eine verminderte Beweglichkeit in die Pronation mit Abduktion auf.

•••• Physiotherapeutische Behandlung

- Manuelle Redression: Bei fixierter Ferse in leichter Inversion wird der Mittelfuß in den Chopart- und Lisfranc-Gelenken in die Pronation mit Abduktion bewegt.
- Während des Bewegens erfolgt eine taktile Stimulation am lateralen Fußrücken und der Fußaußenseite (z.B. Tapping, Bestreichen, Klopfen, kurze Eisabreibung).
- Anleitung der Eltern, diese Maßnahmen mehrmals täglich durchzuführen.
- Vermeidung der Bauchlage. Die Versorgung mit Unterschenkelschaumstoffringen korrigiert die Fußstellung bei „Bauchliegern".
- Später muß eine aktive Behandlung erfolgen, z.B. Beinachsentraining, Gangschulung.
- Vorsicht vor Überkorrektur – Knickfußstellung
- Wachstumslenkung durch die Vojta- und Bobath-Therapie etc.
- Anleitung der Eltern zum Handling des Kindes
- Ermöglichen von viel Aktivität des kindlichen Fußes:
  - Kind barfuß robben und krabbeln lassen.
  - Bei Steh- und Gehbeginn in der Wohnung keine festen Schuhe anziehen, besser barfuß oder mit rutschfesten Socken laufen lassen.

4.5.3 Angeborener Plattfuß

M. Dölken, S. Wirth

= Pes planovalgus congenitus, Talus verticalis, Schaukelfuß, Tintenlöscherfuß

Diese angeborene Fehlstellung tritt häufig kombiniert mit anderen Fehlstellungen, z.B. Hüftdysplasie auf.

•••• Ärztliche Untersuchung und Therapie

Erworben kommt der Plattfuß häufig vor, selten ist dagegen der angeborene Plattfuß. Durch angeborene Hochstellung der Ferse und Steilstellung des Talus in Verlängerung der Tibia kommt es zu einer Subluxation im Talonavikulargelenk. Der Rückfuß ist valgisiert, d.h. der Fußaußenrand steht leicht nach oben.

Der angeborene Plattfuß tritt häufig kombiniert mit anderen Fehlstellungen auf, z.B. Hüftdysplasie. Er zeigt sich auch gehäuft bei neurologischen Erkrankungen, die ein neuromuskuläres Ungleichgewicht bewirken, wie Arthrogryposis multiplex congenita und Spina bifida.
- Zum Boden gerichtete Abrundung der Fußsohle, einem Tintenlöscher vergleichbar.

- Der Rückfuß ist valgisiert, d. h. der Fußaußenrand steht nach oben.
- In Höhe des Taluskopf können Schwielen und Druckulzera vorhanden sein, da dieser Bereich durch die Steilstellung des Talus stark belastet wird.
- Anhand von Röntgenaufnahmen lassen sich folgende Befunde dokumentieren:
  - Ausmaß der Hochstellung des Kalkaneus;
  - Steilstellung des Talus in Verlängerung der Tibia und die dadurch bedingte Subluxation im Talonavikulargelenk des unteren vorderen Sprunggelenkes;
  - Nach dorsal offener Winkel von 50 – 90° zwischen Talus und Kalkaneus.

Differentialdiagnose

- Erworbener Plattfuß;
- Normvariante des normalen Säuglingsfußes bei starker subkutaner Fetteinlagerung an der Fußsohle.

Prognose

Konservative Therapie führt selten zum Erfolg.

Therapie

Konservativ

Mit der Therapie muß wie beim Klumpfuß gleich am ersten Tag nach der Geburt begonnen werden (redressierender Geburtstagsgips). Durch den Gips wird der Fuß in seine Normalposition gezwungen. Ohne zusätzliche OP läßt sich die Deformität jedoch leider nur selten korrigieren.

Operativ

- Um die Subluxation im Talonavikularteilgelenk des unteren vorderen Sprunggelenkes zu beheben, müssen die Kapseln des oberen und unteren Sprunggelenkes eröffnet und die Achillessehne verlängert werden.
- Die Fußlängswölbung kann durch Vorsetzen der Sehne des M. tibialis posterior und Rücksetzen der Sehne des M. tibialis anterior muskulär abgestützt werden.
- Wie beim Klumpfuß ist eine lange postoperative Behandlung erforderlich.
- T-Arthrodese ermöglicht wie beim Klumpfuß Restkorrekturen.

•••• Physiotherapeutische Untersuchung

M. Dölken

Sichtbefund

- Die Fußsohle ist plantar total konvex. Durch das subkutane Fettgewebe beim Säugling ist die Längswölbung immer abgeflacht, daher wird diese Fehlstellung zunächst häufig verkannt.
- Die Ferse steht in Valgusstellung/Eversion und ist durch die Verkürzung der Achillessehne hochgezogen.
- Durch die Subluxation des Talonavikulargelenks erscheint das Os naviculare dorsal prominent.
- Der Vorfuß befindet sich in Abduktion, Pronation und Dorsalextension.
- Beim unbehandelten angeborenen Plattfuß treten nach Gehbeginn durch die vermehrte Belastung am Taluskopf Druckgeschwüre auf.

Prüfung der Beweglichkeit

- Die Dorsalextension im oberen Sprunggelenk ist durch den hochgezogenen Kalkaneus eingeschränkt.
- Supination, Adduktion und Plantarflexion sind in den Vorfußgelenken eingeschränkt.

•••• Physiotherapeutische Behandlung

Sofort nach der Geburt sollte mit einer korrigierende Gipsbehandlung begonnen werden. Die Physiotherapie setzt nach der Gipsabnahme ein. Die alleinige konservative Therapie reicht leider häufig nicht aus.

- Dehnung der Achillessehne durch Kaudalisieren der Ferse, Weichteiltechniken, vorbereitend heiße Rolle.
- Bei kaudalisierter Ferse wird der Vorfuß in Supination und Adduktion bewegt.
- Taktile Stimulation am medialen Fußrand und der medialen Fußsohle.
- Anleitung der Eltern
- weitere Maßnahmen siehe unter *Sichelfuß*

Postoperative Behandlung

siehe unter *Klumpfuß*

4.5.4 Hackenfuß

M. Dölken, S. Wirth

= Pes calcaneus congenitus

Bei Neugeborenen kommt es durch eine intrauterine Zwangslage häufiger zu einer Hackenfußstellung ohne Bewegungseinschränkung im oberen Sprunggelenk. Bei dieser Fehlhaltung besteht keine anatomische Fehlanlage. Sie ist selten therapiebedürftig und daher vom echten Hakkenfuß abzugrenzen, der durch eine Steilstellung der Ferse mit Ausfall der Wadenmuskeln gekennzeichnet ist. Dieser Ausfall kann durch Schädigung des N. tibialis, Achillessehnendurchtrennung oder überdosierte Achillessehnenverlängerung bedingt sein.

•••• Ärztliche Untersuchung und Therapie

Zur Untersuchung siehe unter *Physiotherapeutische Untersuchung.*

Therapie

Konservativ

- Der Hackenfuß des Neugeborenen bildet sich innerhalb der ersten Lebenswochen spontan zurück. Unterstützend kann mit anschließender Schienen- oder Gipsredression manuell redressiert werden.
- Ein echter Hackenfuß wird mit orthopädischen Schuhen versorgt, bei denen der Absatz rückverlagert wird und eine Teilentlastung des Kalkaneus durch Fußbettung erfolgt.

Operativ

- Bei isoliertem Ausfall der Wadenmuskeln können Muskelersatzoperationen durchgeführt werden, z. B. die Verlagerung der Insertion des M. tibialis anterior auf die Ferse.
- Nach Wachstumsabschluß ist eine korrigierende T-Arthrodese mit dorsaler Keilentnahme möglich.

•••• Physiotherapeutische Untersuchung

Sichtbefund

- Bei der Hackenfüßigkeit des Säuglings liegt der Fußrücken der ventralen Unterschenkelseite an.

- Bei unbehandelten echten Hackenfüßen kann es bei Gehbeginn zu Drucknekrosen unter dem steilstehenden Kalkaneus kommen.
- Eventuell bestehen zusätzlich eine Eversions-/Valgusstellung der Ferse und Pronation des Vorfußes mit Abflachung der Längswölbung.

Prüfung der Beweglichkeit

- Bei der Hackenfußstellung des Säuglings durch intrauterine Zwangslage besteht volle passive Beweglichkeit.
- Beim echten Hackenfuß ist das obere Sprunggelenk in Plantarflexion und Dorsalextension aktiv und passiv eingeschränkt.
- Die Inversion und die Supination sind eingeschränkt.

•••• Physiotherapeutische Behandlung

- Manuelle Redression: Ferse in Varusstellung, Vorfuß in Supination und Plantarflexion
- Taktile Stimulation der korrigierenden Muskeln an Fußsohle und Wade durch Streichen mit den Fingern, Tapping, weichen Bürstchen und Pinseln
- Anleitung der Eltern
- Ermöglichen von viel Aktivität für den kindlichen Fuß:
- Kind barfuß robben und krabbeln lassen.
- Bei Steh- und Gehbeginn in der Wohnung keine festen Schuhe anziehen, sondern barfuß oder Socken mit rutschfester Sohle.

Postoperative Behandlung

siehe unter *Klumpfuß*.

5 Degenerative Erkrankungen

5.1 Arthrose (Gelenkverschleiß, Arthrosis deformans)

S. Wirth

- *Definition und wesentliche Merkmale:* Bei der Arthrose handelt es sich um einen degenerativen Prozeß, der mit lokaler Knorpelschädigung beginnt, über Jahre fortschreitet und ein oder mehrere Gelenke betreffen kann. Zum Knorpelabbau kommt es durch ein Ungleichgewicht zwischen Belastbarkeit und Belastung des Gelenks. Sekundär können zusätzlich Kapselveränderungen, Knochenläsionen und Entzündungen auftreten. Die Erkrankung kann zur Schwerstbehinderung führen.

Der Gelenkbefall läßt sich in folgende Häufigkeiten einteilen: Wirbelsäule > Knie > Hüfte > Schulter.

Andere Gelenke werden seltener befallen.

Symptomatik

Der Knorpelverschleiß führt über ein latentes, symptomloses Stadium schließlich zu Symptomen. Primär hat der Patient nur Gelenkbeschwerden, während sein Allgemeinbefinden nicht in Mitleidenschaft gezogen ist. Erst sekundär kann der Knorpelverschleiß Knochenläsion und Entzündung mit Schrumpfung der Gelenkkapsel zur Folge haben – , ein Zustand, der als aktiviertes Stadium bezeichnet wird und mit akuter Verschlimmerung der Symptome einhergeht.

Es sei betont, daß die Schwere der Symptomatik häufig nicht vom Ausmaß morphologischer Schädigungen abhängt, d. h. sie kann nicht alleine aus dem Röntgenbefund interpretiert werden. Nur manchmal sind Parallelen zwischen Symptomatik und Röntgenbild ersichtlich.

Die Arthrose wird in folgende drei, fließend ineinander übergehende Stadien eingeteilt:

Stadium 1

Durch Lockerung des Bandapparats kann an Knie- und Schultergelenk ein instabiles „Schlottergelenk“ entstehen. Mechanischer Schmerz tritt überwiegend nur bei Belastung und Ermüdung auf. Er kann reflektorisch zu Muskelverspannung führen und dadurch Beweglichkeit und Bewegungsverhalten verändern. Röntgenologisch findet sich eine Verschmälerung des Gelenkspalts durch Knorpelschädigung.

Stadium 2

Der Patient gibt bereits bei unbelasteter Bewegung Schmerzen an. Dies läßt die Ursache in der Muskulatur und den Sehnenansätzen vermuten (Tendomyosen). Hingegen hat der Patient bei Kapselirritation auch Schmerzen bei passiver Bewegung. Nach Ruhephasen gibt er einen Einlaufschmerz an, der nach längerer Belastung verschwindet, da durch die Bewegung die in Ruhe eingetretene Vernetzung von Bestandteilen der Gelenkschmiere (Synovia) wieder gelöst wird. Nicht nur Ruhe, sondern auch Kälte fördert die Vernetzung der Gelenkschmiere (Kälteschmerz). Es können bereits schmerzbedingte Kontrakturen vorliegen (siehe Kapselmuster v. a. an Knie, Hüfte und Schulter). Die Patienten klagen häufig über Kraftlosigkeit und das Gefühl von „einknickenden Beinen“. Röntgenologisch sind Risse (Usuren) im Knorpel und eine Verhärtung des Knochens unter dem Gelenkknorpel (subchondrale Sklerosierung) sichtbar.

Stadium 3

Da der Knorpel jetzt fast vollständig zerstört ist, kommt es durch die tägliche Belastung zu einem Anschleifen des Knochens und zu Knochenhöhlen, sogenannten Geröllzysten. Durch die bei Gelenkbeanspruchung auftretenden Schub- und Scherkräfte können an den Gelenkrändern Knochenzellen (Osteozyten) dazu aktiviert werden, verstärkt Knochenmaterial zu produzieren, so daß Knochenleisten (Osteophyten, an der Wirbelsäule Spondylophyten genannt) entstehen. Durch die mechanische Reibung können sich sekundär die Gelenkstrukturen entzünden. Die Folgen sind Weichteilschwellung, Erguß, morgendliche Steifigkeit sowie Ruhe-, Dauer- und Nachtschmerz. Diese Schmerztrias ist für einen Entzündungsschmerz typisch. Schmerz entsteht auch durch einen erhöhten Druck in den Venen des Knochens. Diese venöse Hypertonie wird durch eine entzündungsbedingte reaktive Knochenmarkfibrose verursacht. Darunter versteht man ein verstärktes Wachstum der Bindegewebszellen im Knochenmark. Entzündungsbedingte Kontrakturen der Kapsel und dauerhafte Muskelkontrakturen werden häufiger und intensiver. Im Endstadium können die Gelenke durch die starken Gelenkreaktionen deformieren und versteifen.

5.1.1 Ärztliche Untersuchung und Therapie

Anamnese

Alter

Bereits ab dem 30. Lebensjahr finden sich zu etwa 50 % lokale Abnutzungserscheinungen am Gelenkknorpel, da er keine Gefäße hat und nur durch Diffusion ernährt wird. Im Alter von 70 Jahren zeigt fast jeder Mensch beginnende Veränderungen im Sinne einer Arthrose, die aber noch nicht zu Symptomen führen müssen. Bis zum Alter von etwa 45 Jahren sind häufiger Frauen, nach dem 55. Lebensjahr häufiger Männer betroffen.

Beruf und Hobby: einseitige, extreme Belastung, auch Bewegungsmangel.

Schmerz

Je nach Stadium Belastungs- oder Ruheschmerz (Details: siehe unter *Stadien 1 – 3*).

Körperliche Untersuchung

Sichtbefund

- Konstitutions- und Haltungsauffälligkeiten und Veränderungen des Bewegungsverhaltens
- Störung des Gangbildes
- Verformung der Gelenkkonturen durch knöcherne Veränderungen
- Schwellung und Rötung der Gelenkweichteile durch Entzündung
- Muskelatrophie durch schmerzbedingte Inaktivierung

Tastbefund

- Druckschmerz an Gelenken
- Druckschmerz an Muskeln und Sehnenansätzen
- Osteophyten und Kapselverdickung
- Erwärmung der Gelenkweichteile

Akustische Beobachtung

Reiben, Knarren und Knirschen bei Bewegung; dies sind jedoch keine Anzeichen für den Schweregrad einer Arthrose.

Prüfung der Beweglichkeit

- Bewegungseinschränkungen im Sinne des Kapselmusters (siehe unter *Leitsymptome*).
- In Frühstadien schmerzt das Gelenk häufig in der Endphase einer passiven Bewegung.
- In Spätstadien zeigen sich Bewegungsschmerz und schmerzhafte Bewegungseinschränkung.

Neurologische Untersuchung

siehe unter *Gelenkarthrosen*.

Häufige Differentialdiagnosen

- sekundär entzündliche Arthritiden (z.B. nach Darminfektion)
- Osteoporose
- Osteochondrosen (z.B. Morbus Scheuermann)
- rheumatische Erkrankungen (z.B. primär chronische Polyarthritis)
- gelenknahe Tumoren (z.B. Osteosarkom)
- Stoffwechselstörungen (z.B. Gicht)

Apparative Diagnostik und Laborwerte

- Kernspintomographie: Mittels dieser Untersuchung sind Frühdiagnosen möglich.
- Röntgen: Zwei Ebenen, d.h. anterior/posterior und lateral; Funktionsaufnahmen, gelenkspezifische Spezialaufnahmen und CT lassen die Schädigung des Knochens gut erkennen. Knorpelschaden ist auf Röntgenbildern nicht zu erkennen, nur indirekt bei Abnutzung des Knorpels durch Zusammenrücken von Knochenteilen. Morphologische Veränderungen im Detail werden unter den Röntgenstadien beschrieben.
- MRT: Stellt Gelenkknorpel gut dar; Knochen ist durch die Darstellung seines Fettgewebes ebenso beurteilbar.
- Szintigraphie: Läßt aktive Knochenareale (z.B. Metastasen) erkennen.
- SPECT (**S**ingle-**P**hotonen-**E**missions**c**omputer**t**omographie) und PET (**P**ositronen**e**missions**t**omographie): Veränderungen des Stoffwechsels und der Durchblutung werden erfaßt.
- Sonographie: Veränderungen der Gelenkstrukturen sind teilweise beurteilbar.
- Thermographie: Entzündliche Areale können erkannt werden.

- Laborwerte: Die Entzündungsparameter sind im akuten entzündlichen Stadium einer Arthrose erhöht. Ansonsten liegen Entzündungsparameter und Parameter, welche z.B. bei Rheuma häufig erhöht sind, im Normbereich.

Ätiologie und Pathogenese

Gelenkknorpel wird ausschließlich im Wachstumsalter von subchondralen Blutgefäßen ernährt und ist auch nur dann noch teilungsfähig. Im Erwachsenenalter ist der Knorpel gefäßlos und kann nur noch durch Diffusion aus der Gelenkflüssigkeit (Synovia: Filtrat aus dem Blutserum und Produkte der Synovialzellen) ernährt werden. Die Diffusion ist um so besser, je mehr das Gelenk bewegt wird, d.h. einem Wechsel von Zug und Druck bzw. Ent- und Belastung („Kompressionsaktivierung") ausgesetzt wird.

Da im Erwachsenenalter keine Knorpelzellteilung des Gelenkknorpels mehr stattfindet, kann eine Knorpelschädigung nicht mehr repariert werden, d.h. die Regenerationsfähigkeit ist eingeschränkt.

Zu lokalen Unebenheiten der Gelenkknorpeloberflächen kommt es bereits physiologisch bei Alterung der Gelenke, einem meist beschwerdefreien Prozeß. Die schnellere Entwicklung einer Arthrose mit Beschwerden wird durch primäre, d.h. idiopathische Faktoren (unbekannte Ursache der Gewebsschwäche) sowie durch folgende sekundäre Faktoren (bekannte Ursache) gefördert:
- angeborene oder erworbene Gelenkfehlstellungen, die zu einer mechanischen Überbelastung normaler Gelenke führen
- normale Belastung strukturell vorgeschädigter Gelenke (Luxationen, Frakturen, Durchblutungsstörungen, Ernährungsstörungen, Entzündungen, Toxine, Stoffwechsel- und Hormonerkrankungen, Störungen des Immunsystems)
- unphysiologische, zu starke Fehlbelastung durch Beruf oder Sport
- anlagebedingte, vererbbare Schwäche der Gelenkstrukturen
- „schlecht geschmierte" normale Gelenke durch Veränderungen der Gelenkflüssigkeit, häufig als Folge einer Immobilisation
- Immobilisation (Bewegungsarmut)
- Übergewicht

Die primär mechanische Knorpelschädigung führt dazu, daß kein reibungsloses Gleiten mehr möglich ist, und der elastische Stoßdämpfereffekt des Knorpels nicht mehr wirkt. Sekundär führt dies häufig über eine Entzündung der Synovialmembran (Synovitis) zu einer Entzündung aller Gelenkstrukturen und damit auch des Knochens (Osteoarthritis). Ein Teufelskreis entsteht dadurch, daß durch die mechanische Schädigung der Gelenkstrukturen lysosomale Enzyme (Lyse = Auflösung) aus Knorpelzellen und anderen geschädigten Gelenkstrukturen freigesetzt werden, die den Gelenkknorpel zusätzlich zerstören.

Verlauf, Prognose, Komplikationen und soziale Folgen

Der Prozeß der Gelenkknorpelschädigung schreitet langsam voran, kann sich aber schubweise verschlechtern. Es gibt maligne Formen der Arthrose, durch die der Patient letztlich auf den Rollstuhl angewiesen sein kann.

Therapie

Eine Heilung der Arthrose ist bisher nicht möglich, jedoch kann das Voranschreiten verlangsamt werden.

Aufklärung des Patienten und Tips zur Lebensweise
- Gewichtsreduktion
- Vermeidung von Sportarten, die Spitzenbelastungen des Gelenks verursachen. Ein generelles Sportverbot besteht nicht – im Gegenteil: regelmäßige, die Gelenke nicht zu stark belastende sportliche Betätigungen, wie Spazierengehen, Schwimmen und Fahrradfahren fördern die Ernährung der Gelenkstrukturen durch Diffusion („Wer rastet, der rostet"). Die Belastung darf bis zur Schmerzgrenze gehen.
- Kälte und Nässe sind zu vermeiden, da sie zu verstärkter Vernetzung der Gelenkschmiere führen.
- Stoffwechselerkrankungen, wie z. B. Diabetes mellitus, müssen medikamentös eingestellt werden, da sie aufgrund der Durchblutungsstörung die Ernährung des Knorpels durch Diffusion einschränken.

Konservativ

Gemildert werden die Beschwerden des Patienten v. a. durch die Reduzierung des mechanischen und entzündlichen Schmerzes.

Physikalische Maßnahmen
- lokale Wärme (Rotlicht, Kurzlicht, Heißwelle)
- feuchte Wärme (Fangopackungen)
- Elektrotherapie (Mittel- und Hochfrequenz)
- Unterwasserdruckstrahlmassage

Medikamentös
- Nichtsteroidale Antiphlogistika (z. B. Diclofenac, Azetylsalizylsäure) hemmen die Entzündung und den Schmerz.
- Intraartikuläre Injektionen von Kortison (entzündungshemmender Effekt) sind überwiegend bei akuter Synovitis indiziert.
- Lokalanästhetika werden am Schmerzort in das Gewebe injiziert.
- Muskelrelaxantien vermindern den durch Muskelverspannung bedingten Schmerz.

- Chondroprotektiva, die den Knorpel schützen und „aufbauen“ sollen, haben bisher nicht sicher zum Erfolg geführt.

Akupunktur

Orthopädische Hilfsmittel
- Orthesen und Korsetts
- Schuheinlagen
- orthopädische Schuhe
- Erhöhung des Schuhrandes
- Gehhilfen

Operativ

Nicht alle Ursachen lassen sich chirurgisch beheben. Eine operative Linderung ist von der Entstehung abhängig. Bei mechanischer Ursache kann im Gegensatz zur biologischen Gewebsschwäche eine OP zu einer wesentlichen Verbesserung der Situation beitragen.
- „Gelenktoilette“, d.h. Entfernung des zerstörten Gelenkknorpels.
- Anbohrung der subchondralen Knochenschicht (z.B. Pridiebohrung), damit Gefäße und Bindegewebszellen in das Areal gelangen und so – ein allerdings minderwertiges – Ersatzgewebe bilden.
- Synovektomie, d.h. Entfernung der Synovialmembran, um die Entzündung zu reduzieren.
- Umstellungsosteotomie, d.h. Entnahme von keilförmigen Knochenstücken, z.B. bei O-Beinen, um die Beinachse zu korrigieren.
- Gelenkersatz (Endoprothese): Das Lebensalter des Patienten sollte über 60 – 65 Jahre liegen, da Prothesen nur begrenzt haltbar und Operationen nicht beliebig oft wiederholbar sind. Hüftprothesen sind etwa 10 – 20 Jahre haltbar, Knieprothesen etwa 5 – 10 Jahre. Gute Erfolge konnten bisher an Hüfte, Knie und Schulter erzielt werden. Prothesen gibt es auch für Ellenbogen-, Sprung-, Kiefer-, Finger- und Zehengelenke, sind allerdings weniger lang haltbar und werden seltener eingesetzt.
- Operative Gelenkversteifung (Arthrodese) reduziert oder beendet die Schmerzsymptomatik. Sie wird nur angewendet, wenn konservative und andere operative Maßnahmen versagen.

5.2 Spondylarthrose

M. Dölken, S. Wirth

☐ *Anmerkung:* siehe zunächst unter Allgemeiner Teil, Arthrose.

☐ *Definition und wesentliche Merkmale:* Bei der Spondylarthrose handelt es sich um eine Arthrose der kleinen Wirbelbogengelenke zwischen den Wirbelkörpern. Sie ist die häufigste Form der Arthrose.

Durch Wasserverlust und Einrisse der Bandscheibe (Chondrose = Zusammensacken der Bandscheibe) im Rahmen des Altungsprozesses erfolgt Elastizitätsverlust und Höhenminderung, die den Bandapparat lockern und einen Bandscheibenschaden verursachen können. Bei gelockerten Bändern führt die verstärkte Belastung zur Verhärtung des subchondralen Knochens und Zystenbildungen im Knochen (Osteochondrose). Zusätzlich entsteht eine Zugbeanspruchung an den Ansätzen der Längsbänder, die zu knöchernen Randleisten (Osteophyten) führt, welche speziell bei der Wirbelsäule Spondylophyten genannt werden. Wachsen sie aufeinander zu, spricht man von Spondylose oder Spondylosis deformans der Wirbelgelenke. Knöcherne Vorsprünge, die hingegen nicht am Ansatz des Längsbandes, sondern direkt an der Wirbelkante entstehen, wie z. B. bei Morbus Bechterew, heißen Syndesmophyten. Diese Knochenauswüchse können zu einer Einengung des Foramen intervertebrale mit Druck auf Spinalnervenwurzeln oder Spinalnerv führen. Ebenso ist eine Einengung des Wirbelkanals möglich. Durch Lockerung des Bandapparates werden zusätzlich die kleinen Wirbelbogengelenke überbeansprucht und dadurch schneller abgebaut (Spondylarthrosis deformans). Der Stadienverlauf entspricht dem aller Arthrosen (siehe unter *Allgemeiner Teil, Arthrosen*).

Spezielle Probleme der einzelnen Wirbelsäulenabschnitte

Halswirbelsäule
- Die seitliche Erhöhung der Wirbelkörperkanten (Uncus vertebrae oder Processus uncinatus) kann den Wirbelkanal einengen, was zu Symptomen seitens der langen Rückenmarkbahnen führt.
- Blockierungen der Wirbelbogengelenke können einen akuten Schiefhals auslösen.
- Einengung der Arteria vertebralis kann Durchblutungsstörungen im hinteren Hirnkreislauf zur Folge haben.
- Da vegetative sympathische Fasern um die Arteria vertebralis geschädigt werden, können Schwindel, Kopfschmerzen und Übelkeit auftreten.
- Es können Bandscheibenvorfälle vorkommen, sind aber seltener zervikal als lumbal.

Brustwirbelsäule

Es treten akute, atemabhängige Schmerzen auf, die interkostal ausstrahlen.

Lendenwirbelsäule
- Häufig treten Bandscheibenvorfälle auf.
- Morbus Baastrup („kissing spine“, d. h. die Processus spinosi berühren sich).

Fallbeispiele

Fall 1

Eine 45jährige Sekretärin klagt über Kopf- und Nackenschmerzen mit Sehstörungen, Schwindel und Übelkeit. Sie meint, Sehstörungen, Schwindel und Übelkeit seien ja sicherlich nicht auf die ausstrahlenden Schmerzen in Schulter und Arm zurückzuführen.

Fall 2

Eine 61jährige Sekretärin klagt über stechende Schmerzen entlang der linken Rippen.

Fall 3

Ein 56jähriger Mann klagt seit zwei Monaten über beidseitig zunehmende Kreuzschmerzen, die beim Gehen in beide Beine ausstrahlen. Er lindert die Schmerzen durch Stehenbleiben und Abstützen auf den Oberschenkeln.

Erklärungen zu den Fallbeispielen

Zu Fall 1

- Die Schädigung der vegetativen sympathischen Fasern um die Arteria vertebralis, die durch die Foramina transversaria verläuft, führt zu den vegetativen Symptomen.
- Kopf- und Nackenschmerzen sind auf Tonuserhöhungen der Nackenmuskulatur zurückzuführen.
- Die ausstrahlenden Schmerzen können bei Bandscheibenvorfall mit Druck auf die Spinalnervenwurzeln radikulärer oder bei Veränderung der Wirbelbogengelenke pseudoradikulärer Natur sein.

Zu Fall 2

Die ausstrahlenden Schmerzen können bei einem Bandscheibenvorfall – thorakal sehr selten – mit Druck auf die Spinalnervenwurzeln radikulärer oder bei Veränderung der Wirbelbogen- und Kostotransversalgelenke pseudoradikulärer Natur sein. Eine Interkostalneuralgie durch Reizung der Interkostalnerven kann ähnliche Symptome hervorrufen.

Zu Fall 3

Die intermittierenden Schmerzen (Claudicatio intermittens spinalis) werden durch Durchblutungsstörungen der Spinalgefäße verursacht, welche durch die knöcherne Verengung des Wirbelkanals bedingt sind. Vorbeugen des Rumpfes reduziert die Verengung des Spinalkanals leicht, so daß sich die Symptome bessern.

5.2.1. Ärztliche Untersuchung und Therapie

- siehe unter *Physiotherapeutische Untersuchung.*
- Röntgenuntersuchung: siehe unter *Allgemeiner Teil.*

Differentialdiagnose

- Morbus Bechterew
- Morbus Scheuermann
- akute Arthritiden nach Atem- oder Darminfekten
- Skalenussyndrom
- Blockierung der kleinen Wirbelgelenke und der Kostotransversalgelenke
- Interkostalneuralgie
- Auch Erkrankungen innerer Organe können eine ähnliche Symptomatik hervorrufen, v.a. Herzinfarkt, Lungenembolie, Pneumothorax und Gallensteinkoliken

Therapie

Konservativ

☐ *Anmerkung:* siehe zuerst unter *Allgemeine Arthrose.*

HWS

Schanz-Krawatte

LWS
- Stufenbett mit Hochlagerung der Beine
- stützende Mieder und Korsetts
- lokale Infiltrationen mit Schmerzmitteln

Operativ

HWS

Entlastung der Wurzeln und der Arteria vertebralis durch Entfernung der knöchernen Vorsprünge. Anschließend werden die Wirbel mit einem Knochenspan stabilisiert (Fusion bzw. Spondylodese).

LWS

Entfernung der knöchernen Vorsprünge. Anschließend werden die Wirbel mit einem Knochenspan stabilisiert (siehe unter *Kapitel 11*).

5.2.2 Physiotherapeutische Untersuchung der Arthrose und Spondylarthrose

M. Dölken

Die physiotherapeutische Untersuchung ist sehr umfangreich und muß daher systematisch durchgeführt werden.

Ziel ist es, das Hauptproblem des Patienten zu erfassen. Meist sind es der Schmerz oder die zunehmende Versteifung, die zu einer Behinderung im Alltag führen. Die Ergebnisse der physiotherapeutischen und ärztlichen Untersuchung weisen dem Physiotherapeuten den Weg für eine individuell an die Bedürfnisse des Patienten angepaßte Behandlung.

1. Anamnese

Basisinformationen

Besonders bedeutsam sind folgende Daten:
- Lebensalter
- Beruf/Hobbys
- Größe und Gewicht (viele degenerative Prozesse sind konstitutionsabhängig – Gewichte belasten die Gelenke).
- Fragen an den Patienten:
- Wurden Sie schon einmal physiotherapeutisch behandelt? – Hinweise zur Motivation des Patienten!
  - Welche Maßnahmen brachten Ihnen Schmerzerleichterung?
  - Was tun Sie selbst, um die Schmerzen zu lindern?
  - Kälte oder Wärme/Ruhe oder Bewegung – Wichtige Hinweise zur Erstellung des Therapieplanes!

2. Sichtbefund

Konstitution: Gewicht belastet die Gelenke und beschleunigt degenerative Prozesse.

Statikabweichungen: Sie werden in Relation zu den Gewichtsverteilungen gesetzt.
- LWS: Ein großes Bauchgewicht führt zu einer verstärkten Lordose. Dadurch kommt es zu einer zusätzlichen Einengung des durch Osteophyten schon sehr eingeengten Spinalkanals. Die im Gehen und Stehen verstärkte Schmerzsymptomatik lindern die Patienten durch Vorbeugen mit Abstützen auf den Oberschenkeln. Durch die Entlordosierung kommt es zur Erweiterung des Spinalkanals (= Claudicatio spinalis).
- HWS: Ein schwerer Gesichtsschädel zieht nach vorne und die Nackenmuskulatur muß das ausgleichen. Die Folge ist eine Überlastung der Muskulatur und der Gelenkstrukturen.

Bewegungsanalyse

Hier muß auf die Ökonomie der Bewegungsübergänge geachtet werden. So ist es z.B. besser, über die Seitlage als über die Rückenlage aufzustehen. Die angehängten Beingewichte verursachen über den Iliopsoaszug eine verstärkte Lordose.

Gang

Schmerzausstrahlung in ein Bein führt dazu, daß die Standbeinphase auf dieser Seite verkürzt ist. Manchmal wird die Abrollphase funktionell durch eine zusätzliche Außenrotation der Hüfte verkürzt, wodurch der Abrollweg kürzer ist.

Schmerzausstrahlung in beide Beine führt zu einem kleinschrittigen, verlangsamten Gang sowie manchmal zu einem Duchênne auf beiden Seiten (Duchênne = Neigung des Oberkörpers über das Standbein).

Bei Patienten mit Beschwerden im Bereich der BWS und HWS ist der Gang häufig verlangsamt und die gangtypische Armbewegung fehlt.

3. Tastbefund

Muskulatur

Es wird vor allem nach Tonusveränderungen der Muskulatur getastet.

- Welche Muskulatur weist einen reaktiv erhöhten Tonus auf?
  Normal ist, daß Muskulatur, die in belasteten Positionen (Sitz, Stand) fallverhindernd aktiviert wird, in diesen Positionen einen erhöhten Tonus aufweist. In entlasteten Positionen ist die Muskulatur dann wieder normoton.
- Welche Muskulatur weist eine persistierende Tonuserhöhung auf?
  Muskulatur, die dauerhaft fallverhindernd aktiviert wird, zeigt auch im Ruhezustand häufig einen erhöhten Tonus.
  Folgende Muskeln weisen häufig Tonusveränderungen auf:

❖ LWS
  - M. erector spinae: Er wird paravertebral getastet.
    M. quadratus lumborum/M. latissimus dorsi: Tasten des Ansatzes der beiden Muskeln am Beckenkamm. Bei Entlastung eines Beines ist der Tonus erhöht.
  - Bauchmuskulatur: Tasten des Ansatzes des M. rectus abdominis am Schambein.
    Den Ursprung der schrägen Bauchmuskeln am unteren Rippenbogen tasten.

Bei Patienten mit dorsaltranslatiertem Thorax ist der Tonus im Bereich des Oberbauches häufig erhöht.
- M. glutaeus medius: Er wird kranial des Trochanter major getastet. Lokale Verhärtungen können auf Druck eine Schmerzausstrahlung in das S1-Dermatom (Generalstreifen an der Beinaußenseite) verursachen.
- Hüftadduktoren: Leistennahes Tasten am medialen Oberschenkel. Ist das Bewegungssegment L3/L4 betroffen, sind die Adduktoren fast immer hyperton (segmentale Zuordnung).
- Hüftaußenrotatoren: Tasten im Bereich des dorsalen Beckens auf einer Diagonalen vom kaudalen lateralen Sakrumwinkel zum Trochanter major.
  Lokale Verhärtungen im mittleren Drittel führen auf Druck zu Schmerzausstrahlung in den dorsalen Oberschenkel.
- M. iliopsoas: Tasten des M. iliacus auf der Innenseite der ventralen Beckenschaufel. Tasten des M. psoas major in der Tiefe des Bauchbereiches seitlich der Linea semilunaris (Sphigel-Linie). Ein M. iliopsoas mit erhöhtem Tonus fixiert die LWS in Extension und die Gelenke werden belastet.

❖ HWS/BWS
- M. trapezius pars descendens: Den Ursprung an der Linea nuchae, den Muskel in seinem gesamten Verlauf tasten.
- M. levator scapulae: Den Ansatz am Angulus superior der Skapula tasten.
- M. sternocleidomastoideus: Im Verlauf des Processus mastoideus zum Sternum tasten.
  Bei erhöhtem Tonus kann er Gesichtsschmerzen auslösen.
- M. pectoralis minor: Er wird kaudal des Processus coracoideus getastet.
- M. pectoralis major: Im gesamten Verlauf von Sternum und Rektusscheide zur Schulter tasten.
- BWS-Extensoren: Sie werden paravertebral getastet.
  Sie weisen im Stand und Sitz häufig einen reaktiv erhöhten Tonus auf.

Wirbelgelenke

Über den betroffenen Wirbelgelenken findet sich häufig eine lokale Aufquellung, die auf Druck mit Rötung und Schmerz reagiert (vergleiche dazu *Kapitel 3, Wirbelsäulensyndrome*).

4. Neurologische Untersuchung

- Dermatome
- Kennmuskulatur
- Lasègue (SLR)/Bragard
- Passive Nackenflexion, eventuell mit SLR gekoppelt
- Slump-Test
- ULTT 1 – 3

(Durchführung siehe *Kapitel 3, Kompressionssyndrome,* und *Kapitel 2, Neurologische Untersuchung*)

Patienten, bei denen es durch Ostheophyten zur Einengung des Spinalkanals kommt, zeigen erst nach längerer Belastung neurologische Symptome.

Daher sind die neurologischen Tests nur in belasteten Positionen und nach längerer Belastung positiv. Sie werden auch vom Arzt durchgeführt, es empfiehlt sich daher eine Rücksprache.

5. Prüfung der Beweglichkeit der einzelnen Wirbelsäulenabschnitte einschließlich der angrenzenden Gelenke

Wirbelsäule

■ *Merke:* Es ist unbedingt Rücksprache mit dem Arzt zu halten – Röntgenbilder!

- In Bereichen mit massiver Ostheophytenausbildung ist eine Mobilisation nicht mehr möglich!
- Wirbelsäulenabschnitte kommen häufig erst durch Versteifung zur Ruhe = weniger Schmerz.
- Lokal begrenzte Hypomobilität fordert Hypermobilität in einem angrenzenden Wirbelsäulenabschnitt. Hypermobilität beschleunigt die Degeneration. Funktionell bedingte Hypomobilität (z. B. aufgrund verkürzter Muskulatur) sollte beseitigt werden. Teilsteifigkeiten in der Wirbelsäule erleichtern die Stabilisierung der Haltung.

■ *Merke:* Es ist gründlich abzuwägen, ob eine Mobilisation wirklich erforderlich ist! Es sollte immer die Beweglichkeit der gesamten Wirbelsäule überprüft werden!

Hüftgelenke

Eingeschränkte Innenrotation und Extension können auf eine beginnende Koxarthrose hinweisen. In der Standbeinphase kommt es dann kompensatorisch bei jedem Schritt zu einer Extension und Rotation in der LWS. Die Folge sind Überlastungen der Gelenke und der Bandscheiben.

Eine eingeschränkte Flexion kann im Sitzen durch die vorzeitig weiterlaufende Flexion in der LWS zu einer Überlastung führen.

Schultergelenke

Alle Einschränkungen im Schultergelenk und in den Schultergürtelgelenken führen zu einem vorzeitigen Weiterlaufen der Bewegungen auf die Wirbelsäule.

Eine eingeschränkte Flexion fordert eine vermehrte BWS-Extension, so daß eine Überlastung die Folge sein kann.

Bei Einengung durch Ostheophyten in der HWS kommt es aufgrund der Kompression der Nerven zur Kraftminderung der Arme und die aktive Bewegung ist vermindert.

6. Prüfung der Muskulatur

a) Prüfung der Kennmuskeln auf Kraft
siehe unter *Bandscheibenvorfall* und *Neurologische Untersuchung, Kapitel 2.*

b) Prüfung der Muskeln auf Verkürzung
Verkürzte Muskeln belasten die Wirbelgelenke, wenn sie Bewegungen einschränken und entlastende Haltungen behindern.

Häufig verkürzte Muskeln sind: M. trapezius pars descendens, M. levator scapulae, M. pectoralis major und minor, M. iliopsoas, Mm. ischiocrurale, M. gastrocnemius

c) Prüfung der Muskelkraft und Kraftausdauer
Die Prüfung sollte erst nach Abklingen der Schmerzphase vorgenommen werden.

5.2.3 Physiotherapeutische Behandlung

Behandlungsziele

- Schmerzlinderung und Entlastung der betroffenen Strukturen
- Verbesserung der Beweglichkeit
- Stabilisierung der Wirbelsäulenabschnitte
- Erarbeitung ökonomischer Bewegungsabläufe im Alltag

1. Schmerzlinderung und Entlastung der betroffenen Strukturen

a) Entlastende Lagerungen/Entlastungsstellungen
b) Entlastung der Wirbelgelenke durch segmentale Traktion und Erweiterung des Intervertebralraumes

c) feuchte Wärme
d) lokaler Ultraschall auf gereizte Strukturen
e) Weichteiltechniken im Bereich der Muskulatur mit erhöhtem Tonus
f) Mobilisation der Dura, z.B. über die „Passive Nackenflexion (PNF)“: Verbesserte Durchblutung führt zur Verlängerung der Gehstrecke und befristeter Schmerzlinderung. (Ausführung siehe unter *Kompressionssyndrome*)

a) Entlastende Lagerungen/Entlastungsstellungen

Die Patienten sollen Ruhestellungen und Arbeitshaltungen finden, die alle gegen die Schwerkraft gerichteten, fallverhindernden Aktivitäten der Körperabschnitte ausschalten. Dadurch kommt es zu einer Entlastung der Strukturen des Bewegungssegments:
- Entlastungsstellungen für die LWS
- Entlastungsstellungen für die BWS
- Entlastungsstellungen für die HWS

❖ LWS

Anregung:
Finden Sie Ruhestellungen und Arbeitshaltungen, die alle gegen die Schwerkraft gerichteten Aktivitäten in Hüft- und LWS-Gelenken automatisch ausschalten!
Probieren Sie zusammen mit dem Patienten aus, welche Positionen zur Schmerzerleichterung führen!
Patienten mit einer Einengung des Spinalkanals benötigen entlordosierte Entlastungsstellungen. Ebenso verhält es sich bei Patienten mit M. Baastrup. Bei zu starker Extension der LWS kommt es zum Kissing-spine-Syndrom (Berührungssyndrom der Dornfortsätze).

■ *Merke:* So viel entlordosieren, wie für die Schmerzfreiheit notwendig ist!
Die physiologische Stellung der LWS ist eine Lordose.
Die folgenden Entlastungsstellungen der LWS gelten häufig gleichzeitig für die BWS und HWS.

Entlastungsstellungen der LWS in Rückenlage

Stufenbettlagerung

Die Gewichte der Beine sind in einem Flexionswinkel von ca. 90° Hüft- und Knieflexion auf einem Würfel oder Stuhl abgelegt. Benötigen die Patienten eine starke Entlordosierung, kann der Flexionswinkel des Hüftgelenks größer als 90° sein (Abb. 5.**1**).

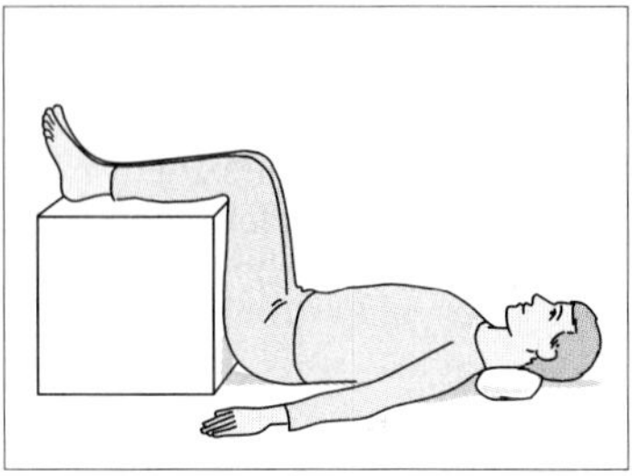

Abb. 5.**1** Stufenbettlagerung

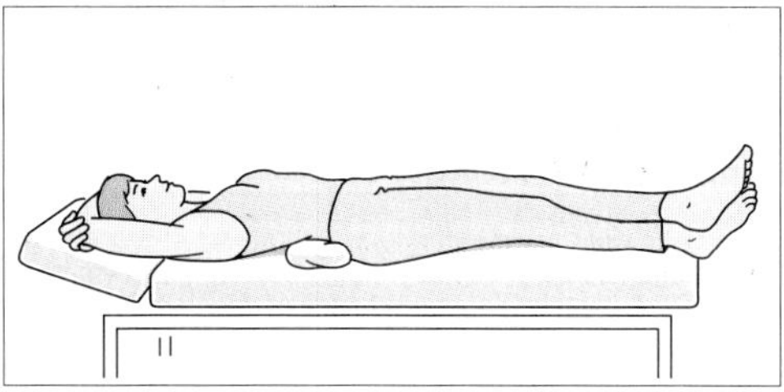

Abb. 5.**2** Rückenlage mit Lendenkissen

Rückenlage mit Unterstützung der LWS und Dehnung der ventralen Muskelketten

Der Patient liegt flach auf dem Rücken. Die LWS ist durch ein Lendenkissen unterlagert. Falls der Patient die flache Rückenlage nicht toleriert, werden die Knie unterlagert. Bei Lagerung der Arme in Flexion und Außenrotation wird die gesamte ventrale Kette gedehnt (Abb. 5.**2**).

Entlastungsstellung im Schlingentisch

Der Patient wird in einer steilen oder halbsteilen Becken-Beinaufhängung in den Schlingentisch gehängt. Ein zusätzlich von kaudal wirkender Expanderzug vermeidet die Stauchung der Wirbelgelenke. Bei Mitbeteiligung der Bandscheibe führt diese Maßnahme häufig zu einer Schmerzerleichterung, da der Intervertebralraum erweitert wird (Abb. 5.**3a** u. **b**).

Entlastungsstellung in der Halbseitenlage

In der Halbseitenlage wird zur Unterpolsterung des Bauches und der proximalen Oberschenkel ein Kissen untergelegt. Durch die Kompression des Bauches kommt die LWS in eine entlordosierte Stellung (Abb. 5.**4**).

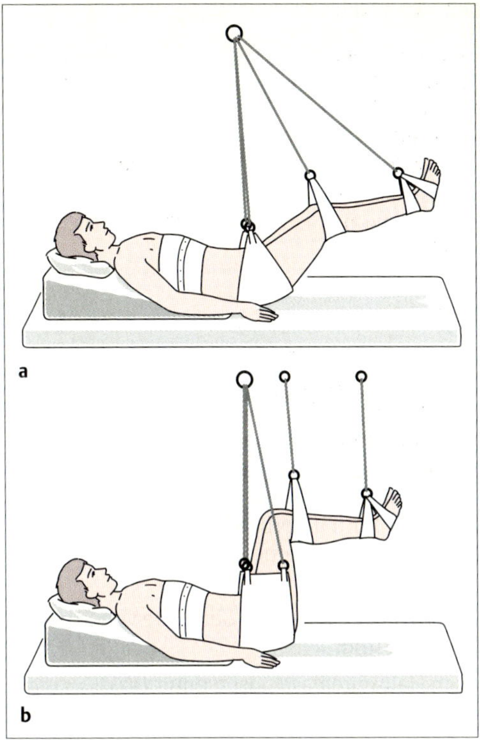

Abb. 5.**3** Becken-Beinaufhängung im Schlingentisch

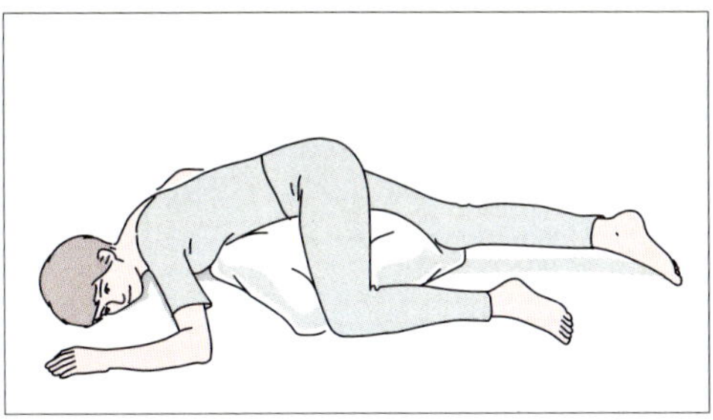

Abb. 5.**4** Halbseitenlagerung

Entlastungsstellung im Sitz – Bauchlehne

Diese Ausgangsstellung kann auch am Arbeitsplatz eingenommen werden. Der Patient setzt sich rittlings auf einen Schreibtischstuhl und legt ein Kissen zwischen Bauch und Stuhllehne. Durch die ventrale Abstützung, die bis zum kaudalen Teil des Brustkorbes reicht, wird ein großer Teil der Gewichte von Brustkorb und Schultergürtel abgegeben. Die Arme können auf dem Arbeitstisch abgelegt werden. Die Belastung der LWS, insbesondere des lumbosakralen Übergangs und der BWS, wird drastisch gesenkt (Abb. 5.**5**).

Entlastungsstellung im Stand

- Ein Bein wird auf einem Hocker abgestellt und der seitengleiche Ellenbogen auf dem Oberschenkel abgestützt. Dadurch neigt sich die Körperlängsachse flexorisch in den Hüftgelenken nach ventral. Die nach ventral geneigten Körperabschnitte Becken und Brustkorb können durch die Abstützung keine Schubtendenzen auf die LWS ausüben. Die Dauerbeanspruchung der extensorisch fallverhindernd arbeitenden Lumbalmuskulatur wird unterbrochen.
- Abstützen ohne Vorneigung des Oberkörpers (Abb. 5.**6 a** u. **b**).

❖ BWS
Finden Sie Ausgangsstellungen, in denen die Gewichte von Schultergürtel und Thorax abgegeben sind.

  - Entlastungsstellung in Halbseitenlage (siehe unter *LWS*)
  - Entlastungsstellung im Sitz – Bauchlehne (siehe unter *LWS*)

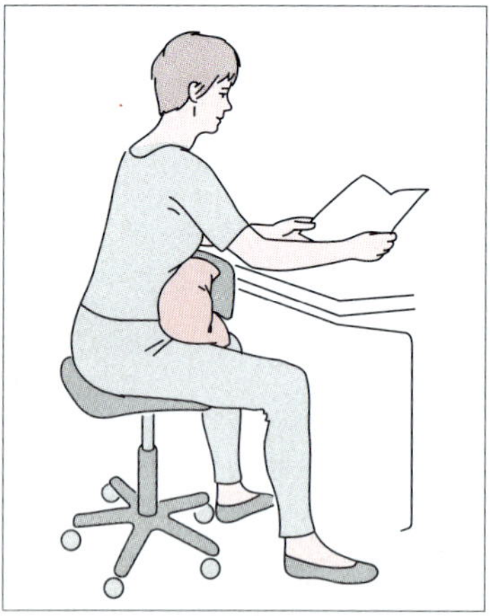

Abb. 5.**5** Sitz mit Bauchlehne

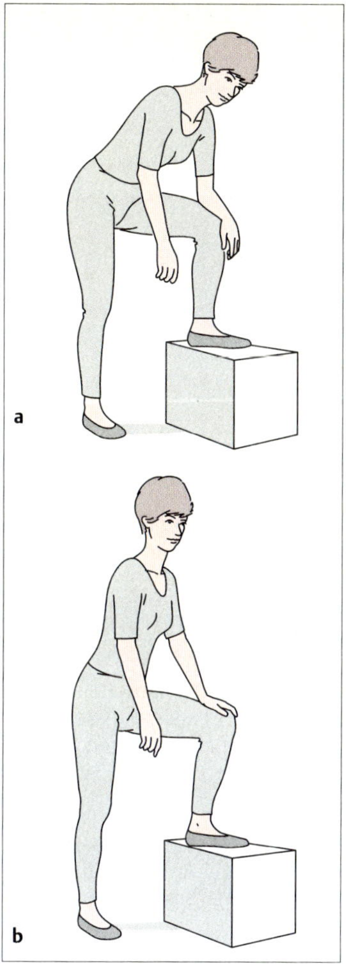

Abb. 5.**6** Entlastungsstellung der LWS im Stand: **a** Abstützen mit Vorneigung der Körperlängsachse, **b** Abstützen ohne Vorneigung der Körperlängsachse

Entlastungsstellung im Sitz durch abstützende Arme

Der Patient sitzt mit nach ventral geneigter Körperlängsachse, die Unterarme werden auf die Oberschenkel abgelegt. Die notwendige Entlordosierung kann der Patient selbst bestimmen.

❖ HWS
Finden Sie Ausgangsstellungen, in denen das Kopfgewicht und das Schultergürtelgewicht abgegeben sind (Abb. 5.**7**).

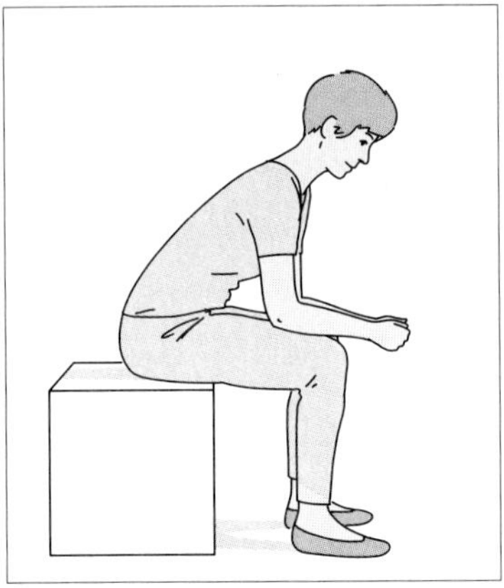

Abb. 5.**7** Entlastungsstellung im Sitz

Entlastung im Schlingentisch mit Kopf- und Armaufhängung

Durch zusätzliche manuelle Traktion in Längsrichtung der Körperlängsachse wird eine Entlastung des Intervertebralraumes und der Wirbelgelenke erreicht (Abb. 5.**8**).

Entlastungsstellung in Seitlage

Hier sollte die Größe des Kopfkissens der Schultergelenkbreite entsprechen, das Gewicht des oben liegenden Armes wird auf ein Kissen abgegeben. Das oben liegende Bein kann ebenfalls auf einem Kissen gelagert werden (Abb. 5.**9**).

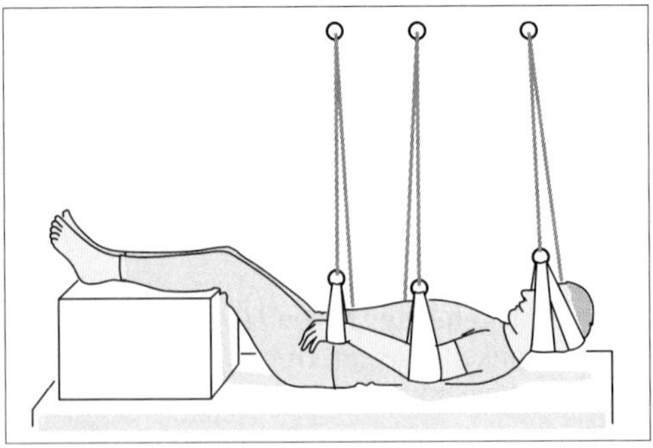

Abb. 5.**8** Kopf- und Armaufhängung im Schlingentisch

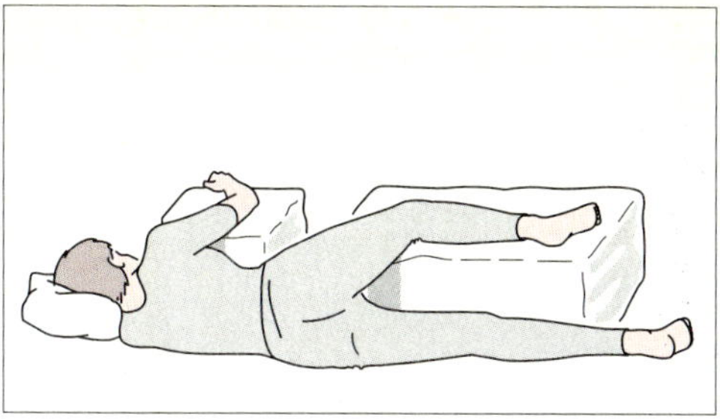

Abb. 5.**9** Entlastungslagerung in Seitlage

Entlastungsstellung im Sitz durch Abstützen des Kopfes

Der Patient sitzt am Tisch. Das Kopfgewicht wird in die aufgestützten Hände abgegeben. Dies ist eine günstige Ausgangsstellung für Patienten mit schwerem Gesichtsschädel, da die Dauerbeanspruchung der extensorisch fallverhindernd wirkenden Nackenmuskulatur unterbrochen wird.

■ *Merke:* Die Entlastungshaltungen und -lagerungen müssen häufig in den Alltag integriert werden, daher sollten sie ohne Aufwand durchführbar sein.
Es kann gleichzeitig lokale Wärme appliziert werden (Abb. 5.**10a** u. **b**).

b) Entlastung der Wirbelgelenke und der Bandscheibe durch Erweiterung des Intervertebralraumes

❖ LWS

Entlastung der Bandscheibe und der Gelenke im Schlingentisch

Der Zug am Becken nach kaudal bewirkt eine Erweiterung des Intervertebralraumes und ein Divergenzgleiten in den Wirbelgelenken. Durch die Erweiterung des Intervertebralraumes kommt es zur Entlastung der Bandscheibe und der Gelenke.

Ausgangsstellung: Becken-Beinaufhängung im Schlingentisch, dann Kaudalzug durch Expander oder manueller Zug am Becken (siehe unter *Entlastungsstellungen der LWS in Rückenlage*).

Erweitern des Intervertebralraumes in Seitlage

Ausgangsstellung Patient: Seitlage, ein kleines Polster zwischen den Oberschenkeln.

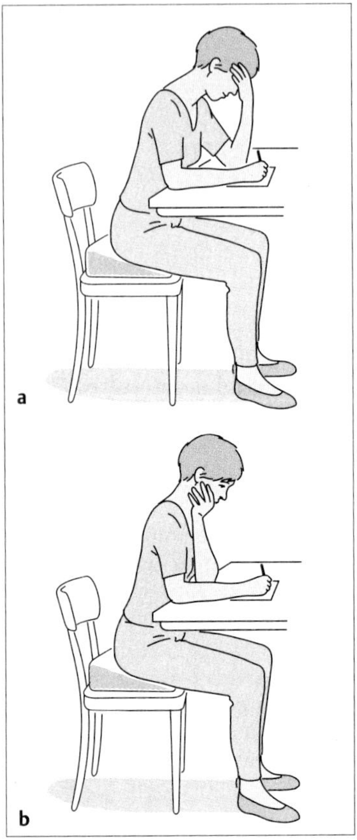

Abb. 5.**10** Entlastungsstellung im Sitz mit Abstützen des Kopfes

Ausgangsstellung Therapeut: Ventral vom Patienten, die Mobilisationshand liegt dorsal auf dem Sakrum. Der Unterarm steht in Behandlungsrichtung und weist nach kaudal.

Ausführung : Durch Zug nach kaudal kommt es zur Entlastung intervertebral.

Der Zug nach kaudal-ventral führt es zu einem Divergenzgleiten in den Facetten (Abb. 5.**11**).

- BWS

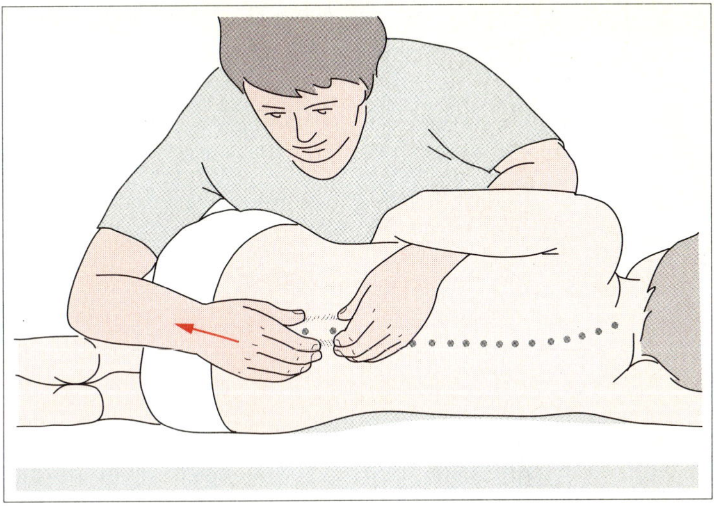

Abb. 5.**11** Traktion der LWS in Seitlage

Traktion der BWS im Sitz

Ausgangsstellung Patient: Sitz auf der Behandlungsbank, die Arme sind vor der Brust gekreuzt.

Ausgangsstellung Therapeut: Steht hinter dem Patienten in Schrittstellung und umfaßt dessen Ellenbogen. Durch einen Keil, der am Bauch des Therapeuten liegt, kann die Höhe des zu behandelnden Segments bestimmt werden.

Ausführung: Der Therapeut verlagert sein Gewicht auf das rückwärtige Bein, wodurch eine Erweiterung in den Intervertebralräumen entsteht. Wird der Zug nach dorsal-kranialwärts gerichtet, kommt es zu einem Divergenzgleiten in den Wirbelgelenken. Diese Traktion wird auch zur Mobilisation bei hypomobiler BWS angewendet. Dadurch kann eine Überlastung bei lumbaler spinaler Enge verringert werden (Abb. 5.**12**).

❖ HWS

Erweitern der Intervertebralräume in Rückenlage durch Traktion

Ausgangsstellung Patient: Kopf und Armaufhängung im Schlingentisch (Abb. siehe unter *Entlastungsstellungen HWS*).

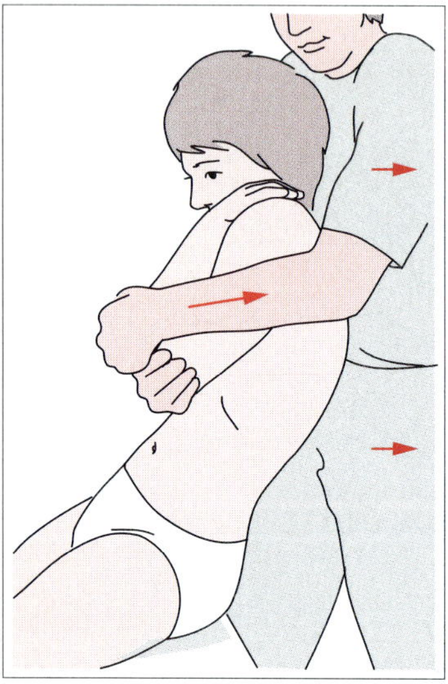

Abb. 5.**12** Traktion der BWS im Sitz

Ausgangsstellung Therapeut: Eine Hand dorsal am Okziput, eine Hand am Kinn. Ausführung: Die Hände üben einen Zug in die kraniale Richtung aus. Es kommt zu einer Entlastung intervertebral und zu einem Divergenzgleiten in den Wirbelgelenken. Die Traktion bietet sich bei Mitbeteiligung der Bandscheibe an (Abb. 5.**13**).

c) Feuchte Wärme

Die heiße Rolle wirkt bei hypertoner Muskulatur detonisierend. Zur Vorbereitung bei der Behandlung der Muskulatur mit Weichteiltechniken wird sie lokal auf der entsprechenden Muskulatur angewendet.

d) Ultraschall lokal auf die Wirbelgelenke

Tastet man einzelne aufgequollene Zonen mit massiver Druckschmerzhaftigkeit, kann in diesen Bereichen Ultraschall angewendet werden.

e) Weichteiltechniken im Bereich der Muskulatur mit erhöhtem Tonus

Im folgenden werden beispielhaft Techniken an häufig betroffenen Muskeln gezeigt, die bei allen Wirbelsäulenbeschwerden angewendet werden können.

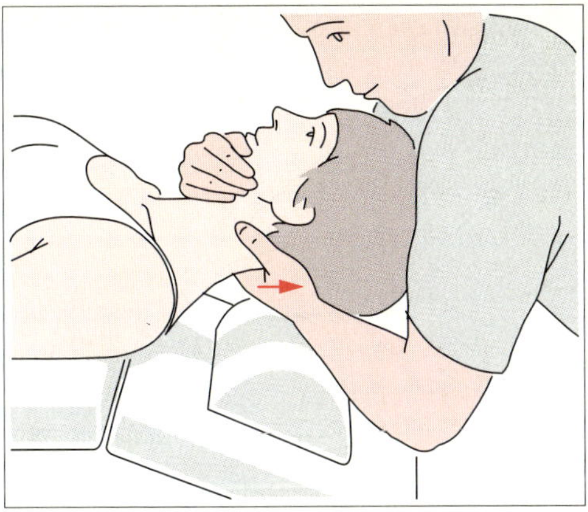

Abb. 5.**13** Traktion der HWS in Rückenlage

Lokale Maximalpunkte, die auf Druck mit Schmerzausstrahlung reagieren, werden mit Druckinhibition, der gesamte Muskel mit Querdehnungen behandelt.

Querdehnung des M. erector spinae

Ausgangsstellung Patient: Seitlage an der Bankkante, eventuell ist die Taille unterlagert. Durch die Höhe der Unterlagerung wird die Dehnung des Muskels bestimmt. Die Ausgangsstellung muß schmerzfrei sein.

Ausgangsstellung Therapeut: Ventral vom Patienten, die Unterarme mit ihren Flexorenbäuchen liegen lateral auf Thorax und Becken, die Fingerkuppen medial des Muskels.

Ausführung: Der Therapeut zieht die Hände nach oben zu sich heran und drückt gleichzeitig mit den Unterarmen das Becken nach kaudal und den Thorax nach kranial.

Man kann diese Technik mit der postisometrischen Relaxation kombinieren. Dabei möchte der Therapeut die Rumpfseite mit seinen Unterarmen durch Zug am Becken verlängern; das läßt der Patient aber nicht zu. Die Spannung ist für ca. 8 Sekunden zu halten, in der Entspannungsphase die Querdehnung durchzuführen.

Diese Technik ist bei Mitbeteiligung der Bandscheibe günstig, da die Foramina intervertebralia geöffnet werden und es dadurch zu einer Entlastung der Nerven kommt (Abb. 5.**14**).

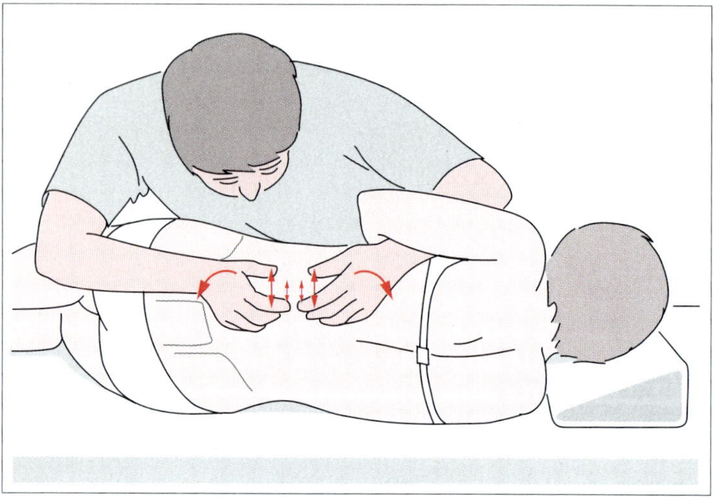

Abb. 5.**14** Querdehnung des M. erector spinae

Querdehnung der Hüftadduktoren

Ausgangsstellung Patient : Rückenlage, das Bein ist in Flexion und transversaler Abduktion auf dem Oberschenkel des Therapeuten gelagert.

Ausgangsstellung Therapeut: An der betroffenen Seite stehend, die Mobilisationshand mit dem Handballen ist quer zum Faserverlauf angelegt. Befindet sich die Hand leistennah, erreicht man die kurzen Adduktoren.

Ausführung: Der Handballen nimmt Tiefenkontakt mit dem Muskel auf und übt einen Druck nach dorsal quer zum Faserverlauf aus.

- *Merke:* Es darf nicht nur die Haut verschoben werden! (Abb. 5.**15**, siehe Abb. 1.**17** u. 3.**37**)

Druckinhibition und Querdehnung des M. piriformis

Ausgangsstellung Patient: Bauchlage, gegebenenfalls liegt ein kleines Kissen unter dem Bauch.

Ausgangsstellung Therapeut: Kontralateral zu der behandelnden Seite, die mittleren Phalangen der Finger werden quer zum Muskelfaserverlauf am dorsalen Becken angelegt. (Orientierung: eine Diagonale vom kaudalen lateralen Sakrumwinkel zum Trochanter major)

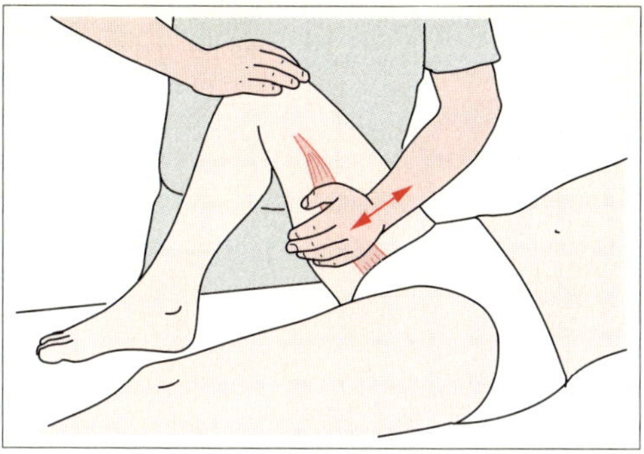

Abb. 5.**15** Querdehnung der Hüftadduktoren

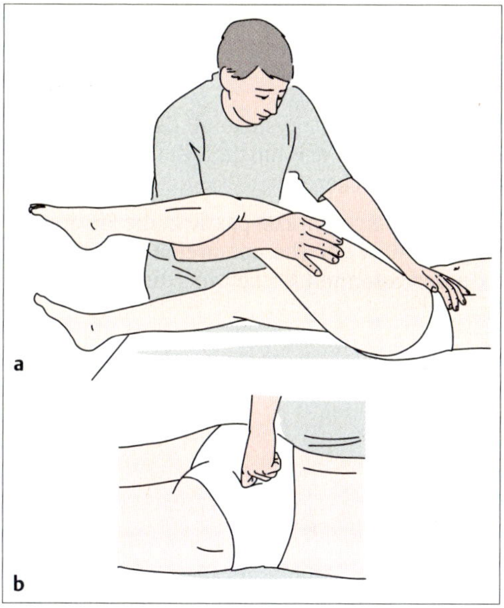

Abb. 5.**16** M. piriformis **a** Längsdehnung, **b** Druckinhibition

Ausführung: Die Druckinhibition wird mit flächigem Druck in die Tiefe ausgeführt. Der Druck ist so lange zu halten, bis eine Tonussenkung spürbar wird. Die Querdehnung wird nur in eine Richtung quer zum Faserverlauf mit Druck ausgeführt (Abb. 5.**16**, siehe Abb. 3.**15**).

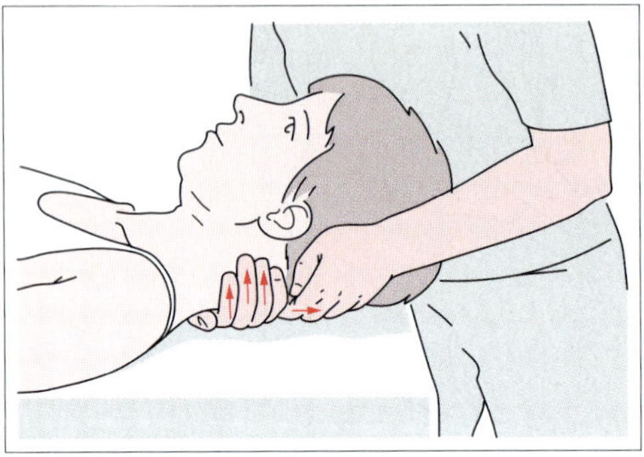

Abb. 5.**17** Querdehnung der Nackenmuskulatur

Querdehnung der Nackenmuskulatur

Ausgangsstellung Patient: Rückenlage

Ausgangsstellung Therapeut: Am Kopfende stehend, der Kopf des Patienten ruht in der einen Hand, die andere Hand umfaßt flächig von dorsal den Muskelbauch der Nackenstrecker.

Ausführung: Der Kopf wird unter leichtem Zug passiv in die Flexion bewegt. Während der Bewegung führt der Therapeut eine Querdehnung aus. Diese Technik kann an der gesamten Nackenmuskulatur durchgeführt werden (Abb. 5.**17**).

2. Verbesserung der Beweglichkeit

a) Mobilisation der Gelenke

Segmentale Traktion der hypomobilen Gelenke

Die Durchführungen der segmentalen Mobilisationen und der Wirbelsäulenabschnitte wurden bereits im Kapitel *Schmerzlinderung, Entlastung* beschrieben, da sie gleichzeitig eine Entlastung und Mobilisation bewirken.

- Flexionsmobilisation der LWS in Seitlage
- Traktion der BWS im Sitz
- weitere Mobilisationen siehe unter *Wirbelsäulensyndrome*

■ *Merke:* Es werden gezielt die hypomobilen Abschnitte erreicht, ohne die hypermobilen Abschnitte zu beeinflussen.

Hubfreie Mobilisation der hypomobilen Wirbelsäulenabschnitte

Durch die hubfreie Mobilisation wird mit einem Minimum an Belastung ein Maximum an differenzierter, koordinierter, feiner Bewegung in den einzelnen Wirbelsäulenabschnitten erreicht. Gleichzeitig kommt es zu einer verbesserten dynamischen Stabilität der Wirbelsäule.

Da die Wirbelsäule ein funktionell zusammengehöriges System ist, kann man die einzelnen Abschnitte weder global, noch voneinander unabhängig behandeln. Soll ein einzelner Abschnitt mobilisiert werden, müssen die Bewegungen durch die aktive Widerlagerung oder durch die Manipulation des Therapeuten begrenzt werden.

Die segmentale Mobilisation ist eine vom Therapeuten passiv durchgeführte Technik, während die hubfreie Mobilisation eine Aktivität seitens des Patienten erfordert. Daher ist eine Kombination der beiden Techniken besonders effektiv.

b) LWS

Hubfreie Mobilisation in Extension und Flexion

Ausgangsstellung Patient: Seitlage, ein kleines Kissen liegt jeweils zwischen den Knien und unter dem Kopf (Größe entsprechend der Schulterbreite). Der oben liegende Arm wird bei großer Schultergelenkbreite auf ein ventral liegendes Kissen gelagert.

Ausgangsstellung Therapeut:
- Zu Beginn der Mobilisation ist eine Hand manipulierend von dorsal auf das Sakrum zu legen.
- Eine Begrenzung des Bewegungsabschnitts wird durch Anlegen der Finger des Therapeuten auf die Dornfortsätze erreicht.

Ausführung Extension:
- Verbale Instruktion: „Das Steißbein bewegt sich kreisbogig in Richtung Hinterkopf, dabei entstehen Querfalten im Bereich der LWS".
- Verbale Instruktion: „Der Abstand zwischen meinen Fingern soll sich verkleinern".

Ausführung Flexion:
- Verbale Instruktion: „Das Steißbein bewegt sich bauchwärts, die Querfalten verschwinden".
- Verbale Instruktion: „Der Abstand zwischen meinen Fingern soll sich vergrößern" (Abb. 5.**18**).

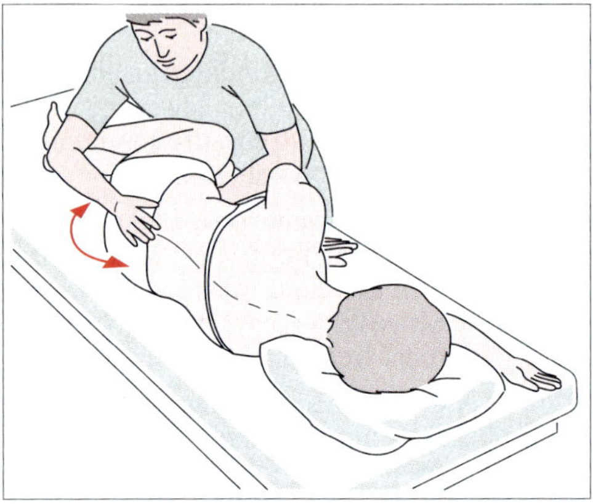

Abb. 5.**18** Hubfreie Mobilisation der LWS in Extension und Flexion

Hubfreie Mobilisation in Lateralflexion

Ausgangsstellung Patient: Rückenlage, die Beine sind angestellt.

Ausgangsstellung Therapeut: Seitlich vom Patienten, die Hände liegen manipulierend an den Beckenkämmen.

Ausführung: Verbale Instruktion: „Die beiden Beckenkämme wandern im Wechsel in Richtung Ohr“. So entstehen automatisch eine abduktorische und eine adduktorische Bewegung in den Hüftgelenken, bei 90° Flexion kommt es zur Innen- und Außenrotation.

c) BWS und HWS

Hubfreie Mobilisation der Rotation in der BWS, des lumbothorakalen und des zervikothorakalen Übergangs

Bei mangelnder Rotation in diesen Wirbelsäulenabschnitten gleichen die Bandscheiben die fehlenden Bewegungstoleranzen aus, wodurch sie aber vermehrt beansprucht werden.

Ausgangsstellung Patient: Aufrechter Sitz, die Hände liegen übereinander auf dem Brustbein.

Ausgangsstellung Therapeut: Dorsal vom Patienten, die Hände liegen von kranial auf dem Schultergürtel.

Ausführung: Der Patient stellt sich einen Stab quer durch den Brustkorb vor, der sich kreisbogig im Raum nach rechts und links bewegt. Das Becken verändert seine Lage nicht. Entweder kann der Kopf en bloc mitgeführt werden oder der Blick bleibt nach vorne gerichtet. Dabei wird

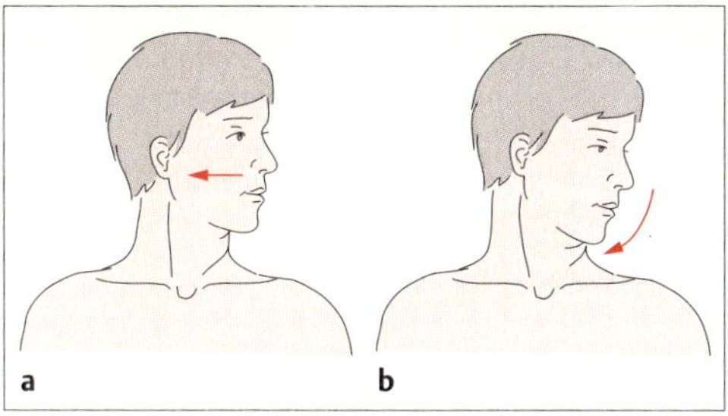

Abb. 5.**19** Hubarme Mobilisation der oberen HWS (**a** und **b**)

gleichzeitig der zervikothorakale Übergang rotatorisch mobilisiert. Anfangs unterstützen die Hände des Therapeuten die Bewegung.

Mobilisation der Translation nach dorsal in der oberen Halswirbelsäule (Kopfgelenke)

Patienten mit degenerativen Veränderungen der HWS zeigen häufig eine Ventraltranslation des Kopfes und bei der Bewegungsprüfung damit verbunden eine mangelnde Dorsaltranslation mit Verkürzung der oberen autochthonen Nackenmuskeln.

Ausgangsstellung Patient: Aufrechter Sitz; der Kopf ist in maximaler Rotation, wodurch die untere HWS fixiert wird.

Ausgangsstellung Therapeut: Dorsal, eine Hand liegt am Kinn, die andere dorsal am Okziput.

Ausführung: Der Patient erhält den Auftrag, das Kinn in Richtung Hals zu bewegen. Es kommt zu einer aktiven Dehnung der oberen, kurzen Nackenmuskulatur. Anfangs unterstützen die Hände des Therapeuten die Bewegung (Abb. 5.**19**).

Merke:
- Die hubfreien Mobilisationen sollen zu Hause durchgeführt werden.
- Vorbereitend können die Patienten feuchte Wärme anwenden.
- Vergessen Sie die angrenzenden Gelenke nicht! Bewegungserweiternde Maßnahmen finden Sie im speziellen Teil in den Kapiteln zu den jeweiligen Gelenken.

d) Dehnung verkürzter Muskulatur

Bei reflektorisch verkürzten Muskeln

- Entspannungstechniken, z. B. postisometrische Relaxation
- Weichteiltechniken, z. B. Querdehnungen

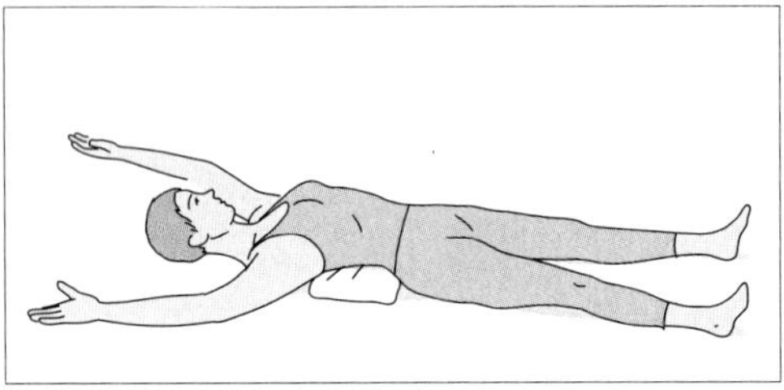

Abb. 5.**20** Dehnlagerung für Bauch- und Brustmuskeln

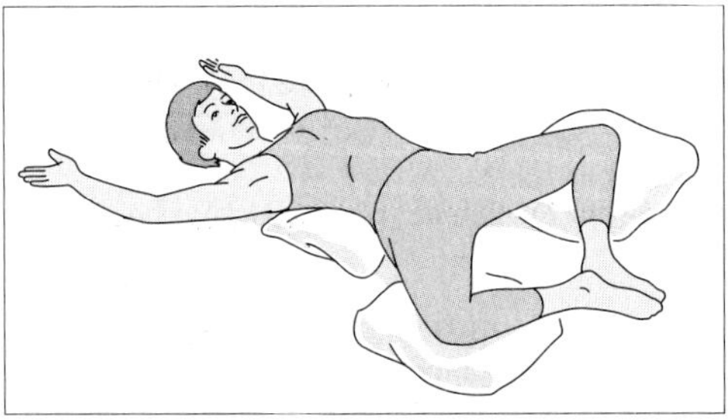

Abb. 5.**21** Dehnlagerung für die Hüftadduktoren

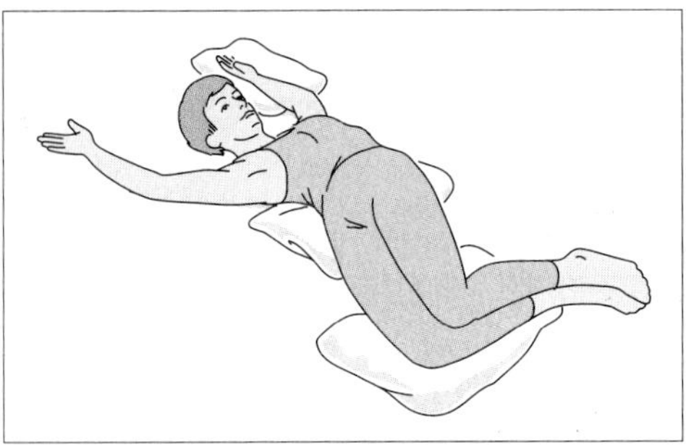

Abb. 5.**22** Dehnlagerung für die schrägen Bauchmuskeln

Bei strukturell verkürzten Muskeln

Dauerdehnung durch Dehnlagerungen, die die Patienten zu Hause durchführen können.

- *Beispiele:*
  - *Dehnung der Bauch- und Brustmuskulatur* (Abb. 5.**20**, siehe Abb. 3.**6**)

- *Dehnung der Hüftadduktoren* (Abb. 5.**21**)
- *Dehnung der schrägen Bauchmuskeln* (Abb. 5.**22**)

Merke: Die Extremitäten müssen bei starken Verkürzungen mit Kissen unterlagert werden, da es ohne Unterlagerung zur fallverhindernden Aktivität in den Muskeln kommt, die gedehnt werden sollen!

3. Stabilisierung der Wirbelsäulenabschnitte

Merke: Die Körperabschnitte werden soweit wie möglich in die Körperlängsachse eingeordnet! Alle nicht eingeordneten Körperabschnitte üben durch die Schwerkrafteinwirkung Schubbelastungen auf die Gelenke und passiven Strukturen der Bewegungssegmente der Wirbelsäule aus.
Voraussetzung: Die notwendigen Bewegungstoleranzen müssen vorhanden und alle Ausgangsstellungen schmerzfrei sein!

Lernschritte des Patienten

- Einordnung seiner Körperabschnitte in die Körperlängsachse
- Zuerst in Ausgangsstellungen, in denen Teilgewichte abgegeben werden
  - *Beispiel:* Vierfüßlerstand, Sitz am Tisch, Stand mit dem Rücken an der Wand
- Einordnung, ohne Gewichte abzugeben
  - *Beispiel:* Sitz mit vertikaler KLA, Stand mit vertikaler KLA
- Halten der Körperabschnitte über einen längeren Zeitraum, abhängig von seiner Kraftausdauer
- Halten der Körperabschnitte trotz Widerständen des Therapeuten
  - *Beispiel:* Der Therapeut gibt bei vertikal eingestellter KLA rotatorisch wirkende Widerstände am Schultergürtel.
- Eingeordnetes Halten der Körperabschnitte bei Vor- und Rückneigung der Körperlängsachse
  - *Beispiel:* Neigung der KLA aus dem Sitz nach vorne und hinten. Aus dem Stand im Rahmen des Bücktrainings Neigung der KLA nach ventral.
- Halten der Körperabschnitte bei angehängten Gewichten (z. B. die Extremitäten)
  - *Beispiel:* Rückneigung im Sitz, bis sich die Beine vom Boden lösen.

- Eingeordnetes Halten der Körperabschnitte bei Dynamik der Extremitäten
  - *Beispiel:* Bewegen der Arme am Zugapparat oder mit dem Theraband auf PNF-Diagonalen gegen den Widerstand des Therapeuten

Merke: Jeder Lernschritt muß erst abgeschlossen sein, bevor der nächste geübt wird!

4. Erarbeitung ökonomischer Bewegungsabläufe im Alltag

Merke:
- Simulieren Sie mit Ihrem Patienten reelle Alltagssituationen.
- Beobachten Sie Ihren Patienten bei Alltagsbewegungen, z. B. beim An- und Auskleiden oder Aufstehen und Hinlegen.
- Lassen Sie sich typische Bewegungsabläufe des Patienten zeigen.
- Überlegen Sie, wie dem Patienten der Bewegungsablauf erleichtert werden kann, z. B. durch Abgeben von Gewichten oder Hilfsmittel.
- Bedenken Sie, daß manche Bewegungsabläufe im Alltag/Beruf nicht optimierbar sind; in diesem Falle muß der Körper über einen gezielten Trainingsplan an diesen Bewegungsablauf gewöhnt werden.

Ökonomische Bewegungsabläufe

Aufstehen/Hinlegen

Durch Abstützen mit den Armen wird die Belastung der Wirbelsäule reduziert. Beim Aufstehen/Hinlegen über die Seitlage bleiben die Körperabschnitte eingeordnet (Abb. 5.**23**, siehe Abb. 5.**34**).

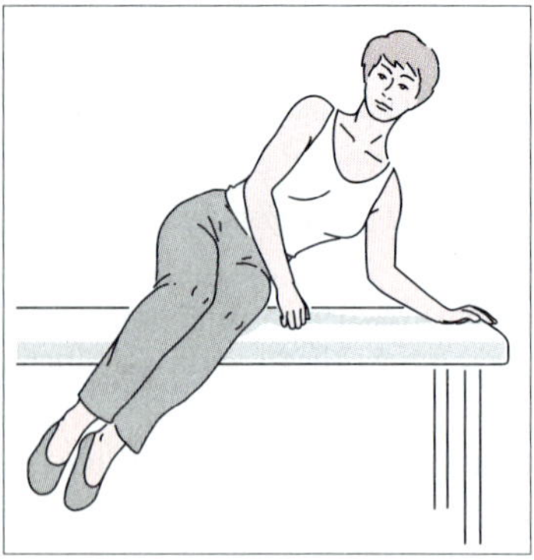

Abb. 5.**23** Ökonomisches Aufstehen und Hinlegen

Aufstehen/Hinsetzen

Durch das Abstützen auf den Oberschenkeln werden Teilgewichte des Oberkörpers bei der Vorneigung der Körperlängsachse abgenommen (Abb. 5.**24 a–d**).

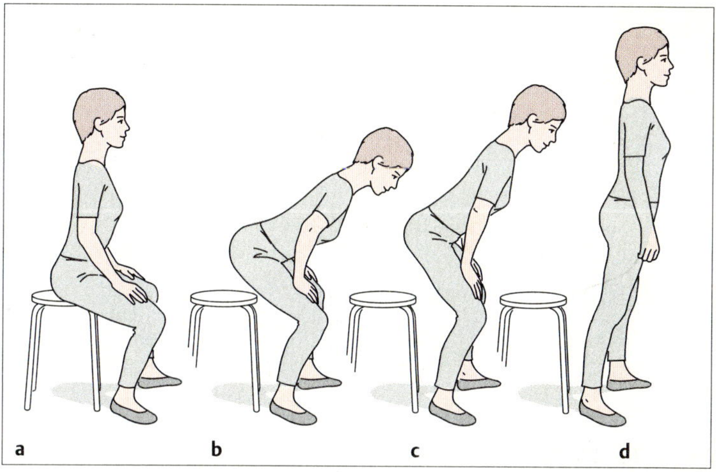

Abb. 5.**24** Ökonomisches Aufstehen (**a–d**)

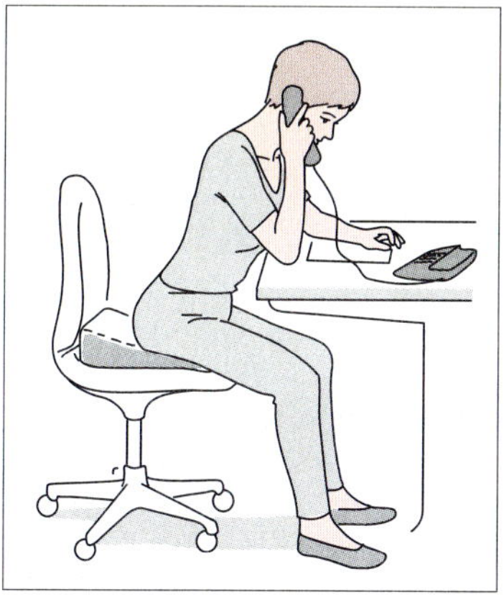

Abb. 5.**25** Korrekte Sitzhaltung am Schreibtisch mit Sitzkeil

Dynamik im Sitzen

Durch Rollen am Schreibtischstuhl läßt sich die rotatorische Belastung der Wirbelsäule vermeiden. Die Körperlängsachse neigt sich flexorisch in den Hüftgelenken nach vorne, wodurch die Körperabschnitte eingeordnet bleiben (Abb. 5.**25**).

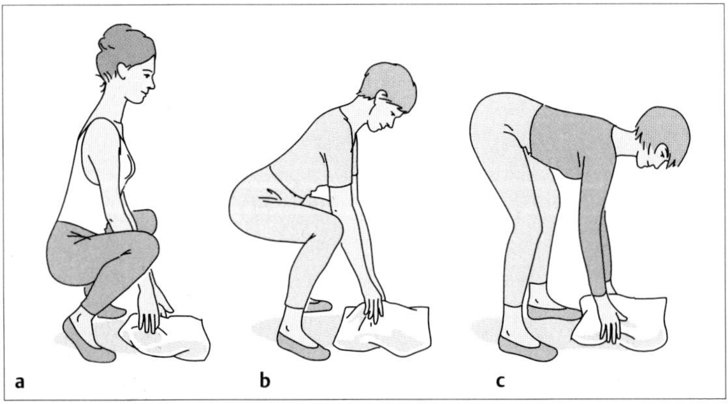

Abb. 5.**26** Bücktypen: **a** Vertikaler, **b** Neutraler und **c** Horizontaler Bücktyp [Nach: Klein-Vogelbach]

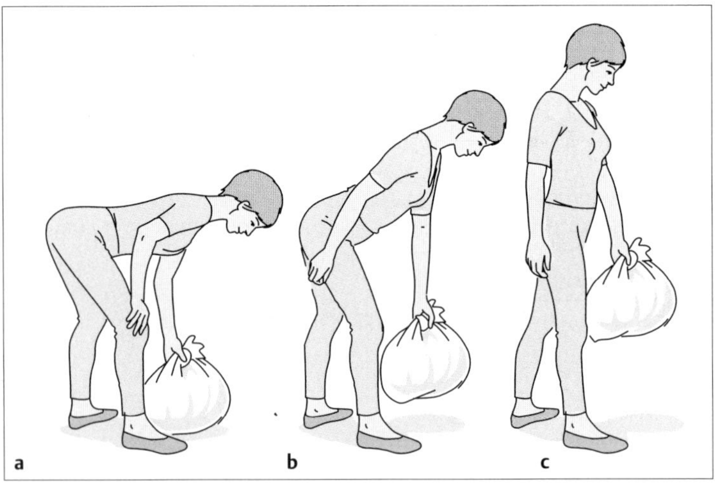

Abb. 5.**27** Aufheben kleiner Gegenstände

Bücken/Heben/Tragen

Die Körperlängsachse neigt sich flexorisch in den Hüftgelenken nach vorne und die Körperabschnitte bleiben eingeordnet. Der Gegenstand wird nah am Körper getragen (vergleiche dazu S. 444).

Beim Aufheben kleiner Gegenstände stützt eine Hand auf dem Oberschenkel ab; dadurch werden Teilgewichte des Oberkörpers abgenommen (Abb. 5.**26 a–c**, Abb. 5.**27**).

5.3 Bandscheibenprotrusion/Bandscheibenprolaps

M. Dölken

Biomechanik und Pathomechanik der Bandscheibe

Die Bandscheibe (Diskus) wird durch Osmose ernährt. Alle Gefäße enden in der Kortikalis der Wirbelkörperdeckplatten unter der hyalinen Endplatte. Der wichtigste Ernährungsweg für den Diskus sind die semipermeablen Strukturen. Diese anatomische Gegebenheit ist die Ursache dafür, daß der Diskus nach Trauma nur wenig oder gar nicht regeneriert.

Die Meinung, daß der zentrale Bereich der Bandscheibe nicht regeneriert, weil er nicht durchblutet ist, wird inzwischen von mehreren Seiten bestritten. Das zentrale Bandscheibengewebe erhält anscheinend Sauerstoff über die Wirbelkörper, wodurch Synthese und Regeneration möglich sind (van den Berg 1994).

Eine vorzeitige Degeneration des Diskus kommt sehr häufig vor.

Der Diskus ist einem Schwamm vergleichbar, der Wasser aufnimmt oder abgibt; jeweils abhängig davon, ob er zusammengepreßt oder losgelassen wird. Zusammengepreßt wird er unter Belastung, losgelassen unter Entlastung. Mit der Flüssigkeitsaufnahme werden Ernährungsbestandteile nach innen oder nach außen gepreßt. Bei unterschiedlicher Belastung entsteht ein wechselnder Flüssigkeitsstrom hin und weg vom Diskus. Bei einer Belastung von ca. 85 Kilopond kommt es weder zur Flüssigkeitsaufnahme noch zur -abgabe.

Nachemson hat den intradiskalen Druck in verschiedenen Haltungen untersucht.

Im Stand mit aufrechter Haltung wirken ca. 85 Kilopond auf die Bandscheibe. Die Belastung ist aber nur ein ungefährer Durchschnittswert, denn sie hängt natürlich von der individuellen Konstitution ab (Abb. 5.**28**).

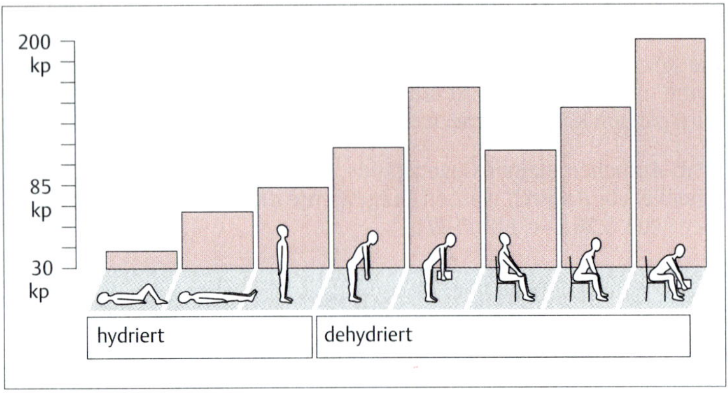

Abb. 5.**28** Intradiskaler Druck und Dehydratation eines normalen Diskus [Nach: Nachemson]

Der Nucleus pulposus wird durch den Anulus fibrosus vor Dreh- und Scherspannungen geschützt. Der Anulus besteht aus aufeinanderliegenden Ringen, die von Bündeln kollagener Fasern mit unterschiedlicher Anordnung gebildet werden. Die Fasern der einzelnen Ringe kreuzen sich, und diese Faseranordnung gewährleistet bei einem nichtdegenerierten Diskus eine sehr gute Stabilität gegen Dreh- und Scherspannungen.

Die longitudinal verlaufenden Fasern fangen Kräfte ab, die bei Flexion, Extension und Lateralflexion auftreten. Die schrägverlaufenden Fasern fangen Rotationskräfte ab, die horizontalen Fasern kommen bei Kompression unter Spannung (Abb. 5.**29**).

Der fibroelastische Anulus fibrosus ist ein sehr gut funktionierendes hydraulisches System.

Der Nukleus verhält sich wie ein mit Flüssigkeit gefüllter Ball, der die Fasern des Anulus fibrosus unter konstantem Druck hält. Bei einer axialen, symmetrischen Belastung verteilt der Nukleus die Kräfte in alle Richtungen senkrecht auf die Fasern des Anulus fibrosus. In dieser Haltung ist der Diskus sehr belastbar.

Bei einer asymmetrischen Belastung entstehen partielle Druck- und Scherkäfte, und der Nukleus tendiert dazu, zur konvexen Seite auszuweichen. Bei einem intakten Anulus fibrosus spannt sich dieser und verhindert die Dezentrierung des Nukleus (Abb. 5.**30**).

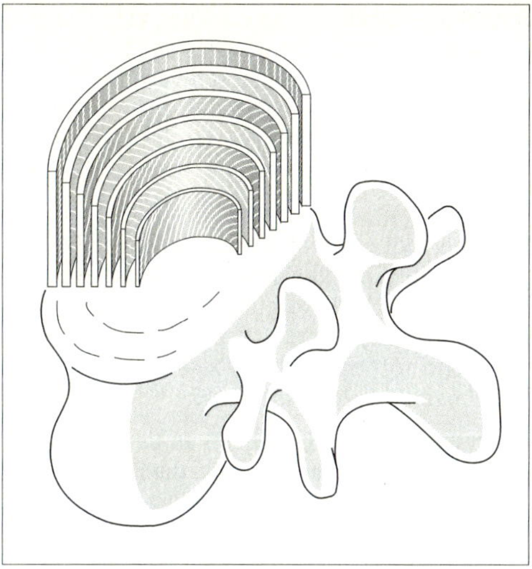

Abb. 5.**29** Faseranordnung des Anulus fibrosus [Nach: Kapandji]

Der Anulus fibrosus wird von den umgebenden Bandstrukturen unterstützt, die eine zuggurtende Wirkung auf die Bandscheibe ausüben. Durch langanhaltende Erhöhung des intradiskalen Druckes kommt es zur Dehydratation (Flüssigkeitsabgabe). Als Folge verminderter Ernährung und Überlastung entsteht eine Degeneration der Fibrillen des Anulus fibrosus, wodurch das hydraulische System der Bandscheibe zunehmend gestört und eine Bandscheibenvorwölbung oder ein -vorfall begünstigt wird.

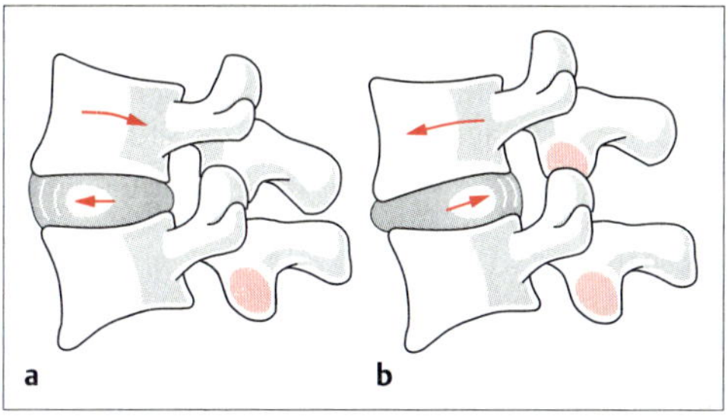

Abb. 5.**30** Bewegungsverhalten des Nucleus pulposus bei Extension und Flexion: **a** Extension: Die Tendenz, nach *ventral* auszuweichen, wird von einem intakten Anulus fibrosus verhindert. **b** Flexion: Die Tendenz, nach *dorsal* auszuweichen, wird von einem intakten Anulus fibrosus verhindert [Nach: Kapandji]

Der dorsale Anteil des Diskus scheint durch die dort liegenden schwächeren Strukturen eher zu degenerieren. Ventral liegt das kräftige Lig. longitudinale anterius, dorsal liegt das wesentlich schwächere Lig. longitudinale posterius. Die äußeren Schichten des Anulus fibrosus werden über die längsverlaufenden Ligamente durchblutet. Da das Lig. longitudinale posterius sehr schmal ist, wird der dorsale Anteil schlechter durchblutet.

Die Degeneration führt zu einer Höhenabnahme der Bandscheibe, und eine Hypermobilität mit vermehrter Druckbelastung der Facettengelenke und der Wirbelkörperdeckplatten des Bewegungssegments ist die Folge. An den Wirbelkörperdeckplatten und den Wirbelgelenken können sich Randzacken bilden, die dann auf Dauer wieder zu einer „wohltuenden" Versteifung führen (siehe unter *Spondylarthrose*).

Durch die Hypermobilität entstehen Inkongruenzen an den Wirbelgelenken mit Veränderungen der Bewegungsachsen, und die Folge können rezidivierende, reversible Funktionsstörungen (Blockierungen) sein. Diese lösen einen pseudoradikulären Schmerz aus (siehe unter *Wirbelsäulensyndrome*).

Die Diskusalterung ist ein völlig schmerzfreier Vorgang. Erst eine durch die veränderte Mechanik entstehende Verlagerung führt zu einer Irritation der innervierten Struktur und damit zu einer Schmerzauslösung.

Nur der posteriore, der posteriorlaterale und der laterale Bereich der Bandscheibe sind im äußeren Drittel sensibel innerviert. Die nervale Versorgung erfolgt aus dem N. sinuvertebralis des zugehörigen Bewegungssegments, aber auch von darüber und darunter liegenden Segmenten.

Folgende Strukturen können durch eine Bandscheibenprotrusion oder einen Prolaps irritiert werden:

- Dura mater (Die Vorderseite der Dura mater ist durch ein Netzwerk sinuvertebraler Nervenäste stark sensibel innerviert. Dies wurde 1976 von Edgar und Ghadially festgestellt (u 1976). Die Dura kann durch Protrusionen und dorsomediale Vorfälle irritiert werden.
- Lig. longitudinale posterius
- Spinalnerv (dorsolaterale Bandscheibenvorfälle)

Die häufigsten Bandscheibenvorfälle treten in der LWS zwischen L4/L5 und L5/S1 auf. Seltener sind Bandscheibenvorfälle in der HWS, dort sind die Bewegungssegmente C5/C6 und C6/C7 am häufigsten betroffen.

Die meisten Bandscheibenvorfälle sind dorsolateral, d. h. die Bandscheibe gleitet am Lig. longitudinale posterius vorbei und irritiert die austretende Nervenwurzel.

In der LWS wird häufig die erst ein Segment tiefer austretende Wurzel komprimiert, d.h. bei einem Bandscheibenvorfall zwischen dem 4. und 5. Wirbelkörper wird die 5. Nervenwurzel komprimiert. Dorsolateral der Bandscheibe verläuft die ein Segment tiefer austretende Nervenwurzel. Die im gleichen Segment austretende Nervenwurzel tritt schon im oberen Drittel „ihres Wirbelkörpers" in einer Aussackung der Dura aus dem Wirbelkanal aus, um dann schräg nach kaudal-ventral zum zugehörigen Foramen intervertebrale zu ziehen. Daher liegt diese Nervenwurzel sehr weit lateral im Foramen intervertebrale und ist von der Bandscheibe nicht so leicht zu irritieren.

Dorsomediale Vorfälle sind seltener, da dort das Lig. longitudinale posterius liegt. Beim Zerreißen des Bandes können die Vorfälle nach medial vordringen und entweder die Cauda equina in der LWS oder das Rükkenmark in der HWS schädigen.

5.3.1 Ärztliche Untersuchung und Therapie

Zur funktionellen Untersuchung siehe unter *Physiotherapeutische Untersuchung.*

Apparative Diagnostik

- Kernspintomographie
- Computertomographie

Therapie

Konservativ

- Periduralanästhesie (PDA): Die Nadel wird zwischen zwei Wirbelbögen in den Periduralraum geführt. Da sich im Raum zwischen Periost und Dura Fettgewebe befindet, bleibt das Anaästhetikum lokal am Ort und kann selektiv an den dort entlanglaufenden Spinalnerven wirken.
- Medikamentöse Schmerzlinderung.
- Weiteres siehe unter *Spondylarthrose.*

Operativ

Chirurgische Entfernung des vorgefallenen Bandscheibengewebes sowie eventuell zusätzlich des gesamten Wirbelbogens (Laminektomie).

5.3.2 Physiotherapeutische Untersuchung

1. Anamnese

Schmerzsymptomatik

Bei der Schilderung der Schmerzen erhält der Therapeut erste Informationen, ob es sich um eine radikuläre Symptomatik (durch Kompression des Spinalnerven) handelt oder ob andere Strukturen (Wirbelgelenke, Ligamente, Muskeln, Dura) die Schmerzen auslösen.

Lumbale Bandscheibenvorfälle

Bei vielen Patienten beginnen die Schmerzen in der LWS, verlagern sich dann in eine Gesäßhälfte und strahlen schließlich ins Bein aus. Ausstrahlung ins zugehörige Dermatom mit gleichzeitigen Hypoqualitäten (verminderte Sensibilität und Motorik) sind deutliche Hinweise auf eine Kompression des Spinalnerven.

Die Schmerzen nehmen bei Belastung zu (z.B. beim Sitzen, Stehen und Gehen). Daneben können auch Schmerzen beim Husten und Niesen auftreten. Blasen- und Mastdarmschwächen sind Anzeichen für einen massiven Prolaps. Diese Patienten müssen sofort zum Arzt, die Symptome stellen eine Notfallindikation für eine Operation dar.

Schmerzen mit Hyperqualität (Berührungsempfindlichkeit) im Dermatom treten bei pseudoradikulärer Symptomatik auf. Durch Herabsetzung der nozizeptiven Hemmschwelle reagieren alle aus diesem Segment innervierten Strukturen mit stärkeren Schmerzen (siehe unter *Wirbelsäulensyndrome*).

Schmerzen, die durch eine Irritation der Dura in der LWS ausgelöst werden, beginnen häufig als tiefsitzende Kreuzschmerzen, die ringartig nach lateral und ventral, vom Unterbauch in beide Leisten und Oberschenkel ausstrahlen.

Häufig kommt es bei einer Flexion der Wirbelsäule zur Schmerzverstärkung. Durch die Bewegung der Dura kann bei deren Reizung in der LWS auch eine isolierte HWS-Flexion zur Schmerzverstärkung führen. Die Patienten geben in diesem Fall eine Schmerzverstärkung bei Vorbeugung des Kopfes an.

Manche Patienten beschreiben als schmerzauslösende Ursache ein akutes Ereignis, wie z.B. ein Verhebetrauma – meistens Belastung der Wirbelsäule in Flexion mit Rotation bei hoher Hubbelastung. Wesentlich häufiger sind die Patienten, bei denen die Schmerzen schleichend zunehmen. Länger bestehende Fehlbeanspruchungen der Wirbelsäule – meist in Flexionshaltung – und falsche Bewegungsmuster sind die eigentliche Ursache eines Bandscheibenvorfalls. Ungünstige Konstitution und Statik begünstigen zusätzlich die Degeneration. Die Dauer des Schmerzes ist von Bedeutung, da nach heutigen Erfahrungen ein Schmerz, der älter als sechs Wochen ist, eine wesentlich schlechtere Prognose für eine konservative Therapie darstellt als einer, der erst seit einigen Tagen besteht.

Zervikale Bandscheibenvorfälle

Der Schmerz beginnt zentral in der mittleren oder unteren Halswirbelsäule und strahlt dann zunehmend in einen Arm aus. Bei Beteiligung der Spinalwurzel strahlt er ins zugehörige Dermatom aus, eventuell mit zusätzlichen Hypoqualitäten. Duraler Schmerz in der HWS verstärkt sich beim Vorbeugen des Kopfes, häufig bestehen auch massive Kopfschmerzen. Durch die Aufhängung der Dura an Okziput und Sakrum verstärken auch Bewegungen der Beine in Flexion mit weiterlaufender Flexion der Wirbelsäule den Schmerz.

(Weitere bedeutsame Daten siehe unter *Spondylarthrose*.)

2. Sichtbefund

- Konstitution und Statik
  Besonders gefährdet sind Regionen mit großer Schubbelastung. So haben z. B. Patienten mit großem Gesichtsschädel und dorsaltranslatiertem Thorax bei zusammengesunkenem Flachrücken eine doppelte Schubbelastung in der unteren HWS, vom Gesichtsschädel wirkt der Schub nach ventral-kaudal; vom Thorax nach dorsal-kaudal.
- Antalgische Schonhaltung

  Lumbaler Bandscheibenvorfall
  Patienten mit lumbalem Bandscheibenvorfall können meist schmerzbedingt das betroffene Bein nicht voll belasten, die LWS ist häufig entlordosiert.
  Bei dorsomedialem Bandscheibenvorfall tritt häufig eine starke Entlordosierung, jedoch keine Translation des Beckens zu einer Seite auf. Bei dorsolateralen Vorfällen kommen unterschiedliche Haltungsmuster vor. Man unterscheidet bei der antalgischen, skoliotischen Schonhaltung zwei Typen:

  a) Die meisten Patienten neigen sich von der schmerzhaften Seite weg, d. h. bei Schmerzen im rechten Bein zeigt die LWS eine linkskonkave Lateralflexion mit einer Translation des Beckens nach rechts. Durch diese Verschiebung des Beckens entsteht in der unteren LWS die linkskonkave Lateralflexion, im thorakolumbalen Übergang und in der BWS besteht meistens eine Gegenkrümmung. Der Thorax steht über dem linken belasteten Bein. Diese Haltung entsteht, wenn der Vorfall auf die „Schulter" des Spinalnerven drückt.

b) Seltener neigen sich die Patienten in der LWS zur schmerzhaften Seite. Diese Haltung entsteht, wenn der Vorfall auf die „Achsel" der Spinalnervenwurzel drückt (Abb. 5.**31**).

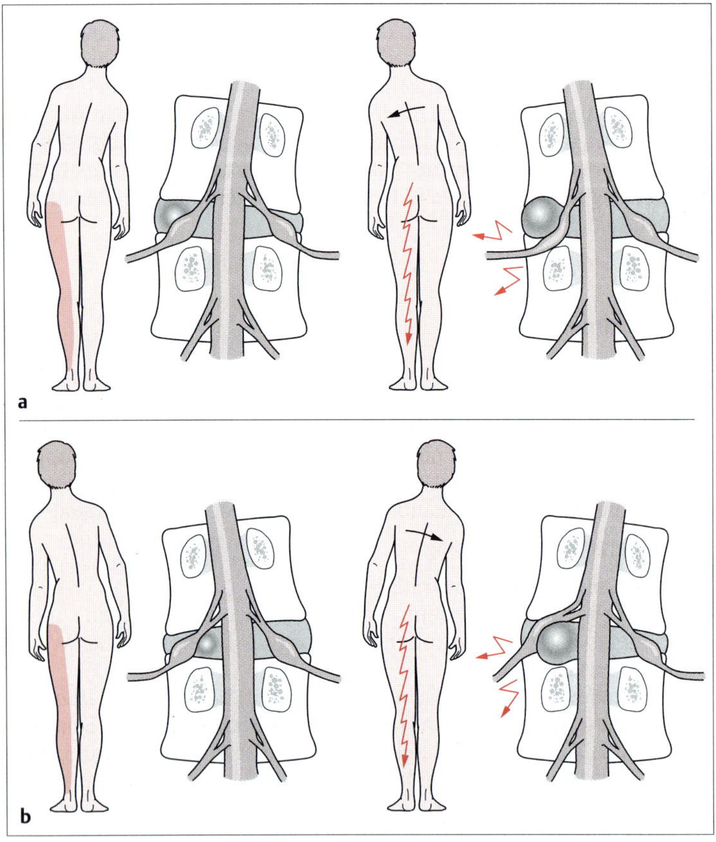

Abb. 5.**31** Formen der Bandscheibenvorfälle: **a** auf der „Schulter" des Spinalnerven, **b** in der „Achsel" [Nach: Laser]

Zervikaler Bandscheibenvorfall

Patienten mit einem Bandscheibenvorfall in der HWS zeigen häufig eine antalgische Schonhaltung des Kopfes. Die untere HWS wird entlordosiert, der Kopf von der schmerzhaften Seite weggeneigt.

- Muskeln atrophieren, wenn die Kompression des Spinalnerven zu motorischen Ausfällen geführt hat: Hier werden zwar nur die Kennmuskeln genannt, Atrophien betreffen aber häufig wesentlich mehr Muskeln. Bei längerer Entlastung eines Beines kann die gesamte Beinmuskulatur atrophiert sein.

Lumbaler Bandscheibenvorfall

- Atrophie des M. quadriceps bei Vorfall L2/L3 und L3/L4
- Atrophie des M. tibialis anterior bei Vorfall L3/L4
- Atrophie des M. triceps surae bei Vorfall L5/S1

Zervikaler Bandscheibenvorfall

- Atrophie des M. deltoideus bei Vorfall C4/C5
- Atrophie des M. biceps brachii bei Vorfall C5/C6 und C6/C7
- Atrophie des M. abductor digiti minimi und M. interosseii bei Vorfall C7/Th1

- Beobachtung des spontanen Bewegungsverhaltens bei Bewegungsübergängen

- Der Gang ist bei fast allen Patienten mit Bandscheibenvorfällen verändert

Lumbaler Bandscheibenvorfall

Die antalgische Schonhaltung verstärkt sich häufig beim Gehen, da die Standbeinphase des betroffenen Beins verkürzt ist. Es ist auf eine Fußheber- bzw. Fußsenkerschwäche zu achten. Dazu läßt man die Patienten ohne Schuhe gehen. Eine Fußheberschwäche wird besonders beim Fersenkontakt deutlich. Bei massiven Schwächen machen die Patienten in der Spielbeinphase eine Zirkumduktion des Beckens der betroffenen Seite, damit der Fuß den Boden nicht berührt. Eine Fußsenkerschwäche führt zu einer verminderten Abdruckphase. Eine Schwäche des M. quadriceps äußert sich durch eine verminderte Stabilität des Kniegelenks in der Standbeinphase. Dabei geht das Knie in Hyperextension, bei Belastungszunahme knickt es manchmal sogar ein.

Zervikaler Bandscheibenvorfall

Der Kopf wird sehr starr gehalten, die gangtypische Armbewegung ist reduziert. Durch hohe Spannung der Schultergürtelmuskeln sind die Schultern hochgezogen und der betroffene Arm wird am Körper gehalten, um Bewegungen der neuralen Strukturen zu vermeiden.

2. Tastbefund

- Tonusveränderungen der Muskeln (siehe unter *Spondylarthrose*)
  Vor allem die Muskeln, die den Körper in der antalgischen Schonhaltung fixieren, weisen einen erhöhten Tonus auf.
- Bei einer Kompression des dorsalen Spinalnervenastes (Ramus dorsalis) ist eine veränderte Hautkonsistenz mit Empfindungsstörungen im zugehörigen Hautareal des Rückens vorhanden. Die Rami dorsales versorgen diese Gebiete sensibel und vegetativ. Die Kiblerfalte ist in dem Hautareal positiv. Zu beachten ist die Lage der zugehörigen Hautareale. Die Haut- und Unterhautzonen, die von den Rami dorsales der Spinalnerven sensibel und vegetativ versorgt werden, erstrecken sich zunächst vom Scheitel über das Okziput, anschließend mehr oder weniger handbreit paramedian bis in die Region des Hiatus sacralis. In der HWS und BWS befinden sich die Hautareale ungefähr auf Höhe des Bewegungssegments. In der LWS verschieben sie sich zunehmend nach distal (Abb. 5.**32**).
  Da der Ramus dorsalis einen Teil der Gelenkkapsel des Wirbelgelenks sensibel versorgt, findet sich hier ein Druckschmerz. Die segmentale autochthone Rückenmuskulatur wird aus den Muskelzweigen des Ramus dorsalis innerviert.

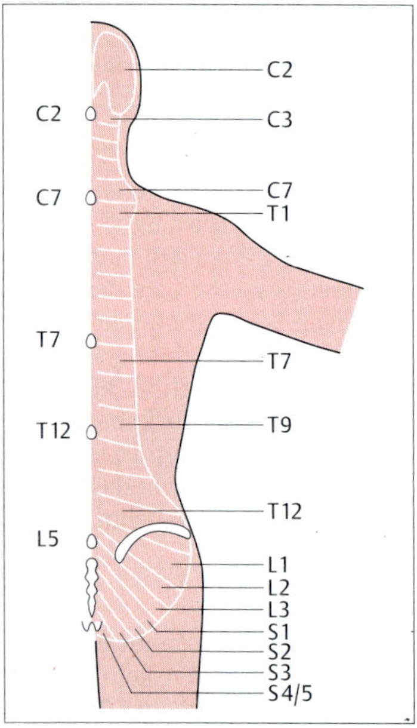

Abb. 5.**32** Ausbreitungsgebiete der Rr. dorsales der Nn. spinales

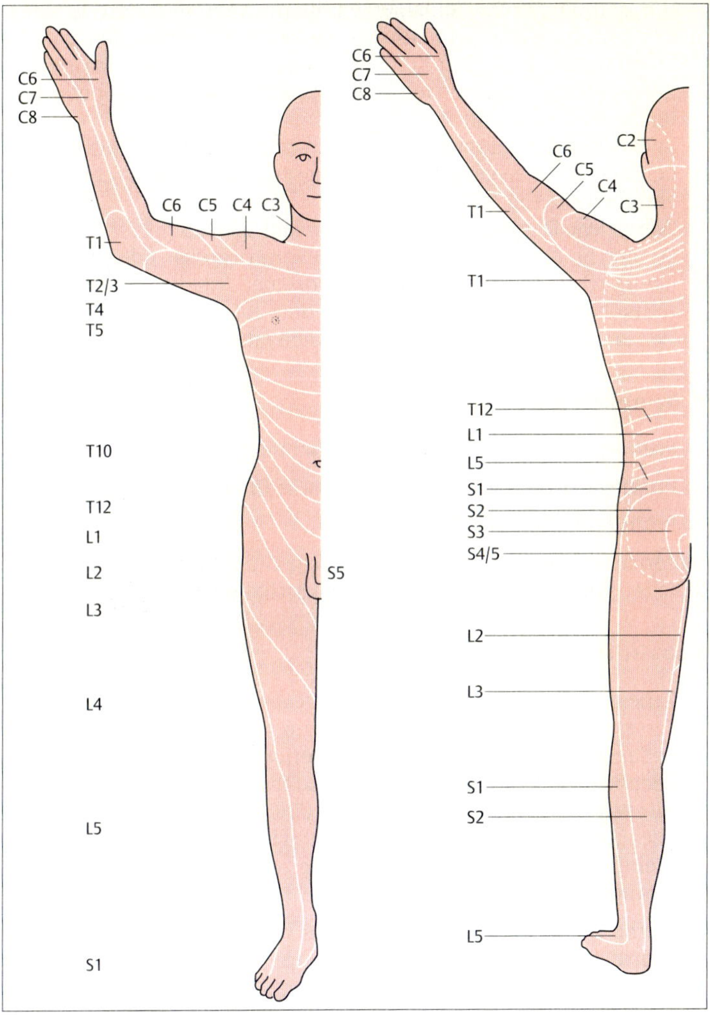

Abb. 5.**33** Dermatome von ventral und dorsal

Der ventrale Ast des Spinalnerven (Ramus ventralis) versorgt sensibel, motorisch und sympathisch die vordere Körperregion und die Extremitäten. Bei seiner Kompression kommt es zu den klassischen radikulären Symptomen mit Schmerzausstrahlung und Hypoqualitäten in den Dermatomen.
Im Rahmen der neurologischen Untersuchung wird die Sensibilität in den Dermatomen geprüft (Berührungsempfindlichkeit, Temperaturempfinden) (Abb. 5.**33**).
(Vergleiche Dermatome nach Hansen und Schliack)
Da der Spinalnerv bei Bandscheibenprotrusionen oder -vorfällen häufig schon vor dem Abgang der einzelnen Äste komprimiert wird, treten häufig Mischbilder der Symptome auf. Der Spinalnerv zweigt sich erst nach Austritt aus dem Foramen intervertebrale auf.

4. Neurologische Untersuchung

- Prüfung der Sensibilität in den Dermatomen (siehe unter *Tastbefund*)
- Prüfung der Reflexe (siehe *Neurologische Untersuchung, Kapitel 2*)
- Prüfung der Kennmuskeln auf Kraft

Motorische Schnelltests liefern eine rasche Grobinformation, bei Auffälligkeiten wird isoliert mit Synergistenausschaltung nachgetestet.

Motorische Schnelltests

- Zehenspitzengang: Prüfung des M. triceps surae bei Vorfall L5/S1
- Fersengang: M. extensor hallucis longus bei Vorfall L4/L5
- Fußaußenkantengang: M. tibialis anterior bei Vorfall L3/L4
- Ellenbogenflexion oder Handgelenkextension: M. biceps brachii oder M. extensor carpi radialis bei Vorfall C5/C6
- Ellenbogenextension: M. triceps brachii bei Vorfall C6/C7
- Kleinfingerabduktion oder Finger spreizen und schließen: M. abductor digiti minimi der Mm. interosseii.

Merke: Die Muskeln der benachbarten Segmente werden immer mitgeprüft!

- Provokationstests der neuralen Strukturen (Durchführung siehe unter Kompressionssyndrome)

  Lumbaler Bandscheibenvorfall

  - SLR (Lasègue/Bragard)
  - Passive Nackenflexion, auch gekoppelt mit dem SLR (positiv bei Irritation der Dura und des Spinalnerven, da durch die Bewegung der Dura am Spinalnerven ein Zug entsteht).

- Prone Knee Bend (umgekehrter Lasègue): Prüfung bei Vorfällen oberhalb L3/L4.
- Gekreuzter Lasègue: Beim Anheben des nicht schmerzenden Beines verstärkt sich der Schmerz im betroffenen Bein oder im Rükken. Dieser Test kann bei massiven Vorfällen positiv sein.
- Slump-Test: Durchführung *nicht* bei Patienten mit akuter Symptomatik!

Zervikaler Bandscheibenvorfall

- ULTT 1
- ULTT 2 a, b
- ULTT 3
- Slump-Test: Durchführung *nicht* bei Patienten mit akuter Symptomatik!

5. Prüfung der Beweglichkeit

Ziel: Neben dem Aufsuchen hypo- und hypermobiler Wirbelsäulenabschnitten sollten schmerzerleichternde Bewegungsrichtungen herausgefunden werden, die später in der Behandlung genutzt werden können.
- In der akuten Phase wird die Beweglichkeit hubfrei getestet. Alle Bewegungen, die aus der antalgischen Schonhaltung herausführen, können den Schmerz verstärken.
- Prüfung der Beweglichkeit angrenzender Gelenke.
- Bestehen nur noch Belastungsschmerzen, muß die Beweglichkeit in belasteten Ausgangsstellungen geprüft werden. Dabei ist zu untersuchen, welche Bewegungsrichtungen Schmerz auslösen.

6. Prüfung der Muskulatur

a) Prüfung der Muskeln auf Kraft
- Die Rückenmuskeln können z.B. nach Abklingen der akuten Schmerzphase in Bauchlage oder durch Vorneigung der Körperlängsachse aus dem hohen Sitz geprüft werden.
- Die Bauchmuskeln sollten schonend geprüft werden. Die übliche Testung in Rückenlage mit Abheben des Kopfes und des Schultergürtels führt zu hoher Hebel- und Scherwirkung auf die LWS. Vorgeschädigte Bandscheiben und instabile Bewegungssegmente werden erheblich irritiert. Es kann die gemeinsame statische Funktion aller Bauchmuskeln getestet werden. Der Bauch soll durch die Kontraktion flach (Mm. obliqui), schmal (M. transversus abdominis) und kurz werden. Dies soll mindestens 10 Sekunden lang gehalten werden.

Der Test ist bei allen Patienten mit Wirbelsäulenbeschwerden anwendbar.

b) Prüfung der Muskeln auf Verkürzung

Verkürzte Muskeln können die Einnahme einer Entlastungshaltung behindern, z. B. ziehen verkürzte Hüftflexoren die LWS beim Gehen und Stehen in eine Hyperlordose und können eventuell den Kompressionsschmerz verstärken (siehe auch unter *Spondylarthrose*).

Bei den Verkürzungstests muß beachtet werden, daß viele Tests in ihrer Ausgangsstellung der Provokationsstellung von Nerven entsprechen; so entspricht z. B. der Verkürzungstest der Ischiokruralen dem SLR und der Verkürzungstest des M. rectus femoris entspricht dem Prone Knee Bend. Schmerzen in diesen Ausgangsstellungen können durch Nerv oder Muskel hervorgerufen werden. Durch leichte Variationen der Ausgangsstellungen, z. B. durch Hinzunahme der Dorsalextension des Fußes beim SLR kann der Nerv vom Muskel differenziert werden (siehe unter *Kompressionssyndrome, Durchführung der Provokationstest*).

5.3.3 Physiotherapeutische Behandlung

•••• Akutes Stadium

1. Schmerzlinderung

Die Schmerzlinderung steht im Vordergrund. Die antalgische Schonhaltung des Patienten ist unbedingt zu berücksichtigen. Er darf nie mit Gewalt aus dieser Haltung gebracht werden. Die schmerzlindernden Maßnahmen beginnen in einer Position, die der Patient als angenehm empfindet. Zu Beginn der Behandlung versucht der Therapeut, optimale Entlastungslagerungen für den Patienten zu entwickeln. Häufig haben die Patienten schon eigene Ausgangsstellungen gefunden. Geben sie an, nur in dieser Position schmerzfrei liegen zu können, beginnt der Therapeut hier mit den schmerzlindernden Maßnahmen (Entlastungslagerungen siehe unter *Spondylarthrose*).

- Intervertebrale intermittierende Traktion, z. B. im Schlingentisch, mit dem Ziel, durch Vergrößerung der Foramina intervertebralia die Kompression zu reduzieren. Infolge der Verletzung kollagener Fasern beim Bandscheibenvorfall werden Entzündungs- und Schmerzmediatoren freigesetzt. Durch den Wechsel aus Druck und Zug wird der Stoffwechsel angeregt, wodurch das lokale Ödem abgebaut und schmerzauslösende Stoffe abtransportiert werden (zur Aufhängung siehe unter *Spondylarthrose*). Am Anfang werden die Patienten in der stabileren und weniger stauchenden Mehrpunktaufhängung gelagert. Wenn die Schmerzen geringer werden und neben der Entlastung eine Mobilisation im Schlingentisch beginnt, kann zur Einpunktaufhängung übergegangen werden.

- Hitze- und Wärmeanwendung
- Elektrotherapie zur Schmerzlinderung (siehe unter *Leitsymptome*)
- In der akuten Phase nur vorsichtige Anwendung von Massage und Weichteiltechniken. Der reflektorische Hypertonus der Muskeln ist ein Schutzmechanismus des Körpers, der ihn in der antalgischen Schonhaltung hält. Eine Detonisierung der Muskeln ohne Reduzierung der Primärursache (Bandscheibenvorfall) führt häufig zur Schmerzverstärkung.
- Bei Patienten mit lumbalem Bandscheibenvorfall bringt das Gehen mit Unterarmgehstützen eine Entlastung für das Bein, in das die Schmerzen ausstrahlen.

2. Schonende Mobilisation der Wirbelsäule und Abbau der Schonhaltung

Die schonende Mobilisation der Wirbelsäule (z.B. hubfrei) ist so früh wie möglich einzusetzen, um die Reorganisation des Bindegewebes zu unterstützen. Der Bandscheibenvorfall ist ein Trauma, bei dem kollagene Fasern zerstört werden. Für den Heilungsprozeß – die Synthese von neuem Kollagen – ist eine gute Durchblutung und eine ausreichende Lieferung von Stoffen, wie z.B. Sauerstoff und Vitamin C notwendig. Für die Synthese von Kollagen benötigt die Bandscheibe Ernährungsreize durch einen ständigen Wechsel von Druck und Entlastung. Dadurch entstehen piezoelektrische Effekte, die für die Synthese der Chondroblasten notwendig sind. Durch Bewegungen im schmerzfreien Bereich kommt es zur Durchblutungsverbesserung und durch Wechsel der Belastung zu Ernährungsreizen in den synthetisierenden Geweben.

Wichtig beim Bewegen ist die Schmerzfreiheit, da es sonst zur Erhöhung des Sympathikotonus mit Durchblutungsverminderung in allen passiven Geweben (Kapsel, Bänder) kommt. Daher wird in Anlehnung an die antalgische Schonhaltung mit den Bewegungsrichtungen begonnen, die den Schmerz nicht verstärken. Alle Bewegungsrichtungen, die den Körper aus der Schonhaltung herausbewegen, lösen am Anfang häufig Schmerz aus. Sobald wie möglich wird dennoch schonend in diese Richtungen mobilisiert, da der Körper nach Abklingen der akuten Phase wieder symmetrisch in die physiologische Stellung der Wirbelsäulenabschnitte eingeordnet werden soll.

■ *Beispiel:* Das Erarbeiten der Symmetrie kann im Schlingentisch beginnen, da der Körper in der entlastenden Ausgangsstellung eher bereit ist, die Symmetrie einzunehmen.
Patienten mit lumbalem Bandscheibenvorfall werden schmerzfrei in der Einpunktaufhängung gelagert. Durch gezielte Reize, z.B. in Form von leichten Führungswiderständen, versucht der Therapeut, den

Körper aus der Asymmetrie zu bringen. Zuerst werden Widerstände für die Muskeln gegeben, die den Körper in die antalgische Schonhaltung ziehen, da diese leichter aktivieren. Bei einem nach rechts translatierten Becken wird ein Reiz zuerst lateral an der rechten Beckenseite gegeben. Der Patient ist bestrebt, das Becken am Ort zu halten. Anschließend versucht der Therapeut, durch einen leichten Reiz an der linken Seite die Muskeln auf dieser Seite zu stimulieren, zunächst statisch, später dynamisch. Mit Hilfe des Therapeuten soll der Patient das Becken in die Mitte bringen. Dreidimensionale statische Widerstände an Becken und Schultergürtel bei gehaltener Symmetrie stabilisieren diese Haltung. Der Schmerz bestimmt die Größe der Bewegungen und die Richtung sowie die Dosierung der Widerstände. Der Schmerz darf jedoch nicht verstärkt werden!
An der HWS kann in der Kopf- und Armaufhängung unter leichter Traktion versucht werden, die antalgische Schonhaltung abzubauen. Der Patient kann die Aktivierung der Muskeln über die Augenbewegung unterstützen. Die Augenbewegung in Richtung Brustbein stimuliert die ventralen Halsmuskeln, in Richtung Stirn die dorsalen, nach rechts und links aktiviert die Muskeln rotatorisch. Der Therapeut gibt ganz leichte Widerstände an den Querfortsätzen oder Dornfortsätzen und stimuliert damit die segmentalen autochthonen Muskeln.
Später kann bei gehaltener Symmetrie über statische bilaterale Armmuster aus der PNF mit Approximation eine gute Kokontraktion der Rumpfmuskeln erreicht werden (bei lumbalen und zervikalen Vorfällen möglich).

3. Zentralisationsphänomen

Durch Lagerungen soll die Schwerkraft die Kernwanderung in Richtung Zentrum begünstigen, z.B. in Bauchlage bei einem dorsomedialen Vorfall in der LWS. Mit Hilfe von Kissenunterlagerungen am Bauch wird die LWS schmerzfrei gelagert. Auch durch günstige Lagerung während der Nacht kann die Kernwanderung stattfinden. Bei dorsolateralen lumbalen Vorfällen bietet sich die Halbseitenlage auf der nicht betroffenen Seite mit Unterlagerung des Bauches an.

Der Schmerz kann durch die Kernwanderung zentralisiert werden und verlagert sich von der betroffenen Extremität nach proximal in die Wirbelsäulenregion. Dieses Phänomen wird von Mc Kenzie als Zeichen der Besserung gedeutet. Er glaubt, daß das Zentralisationsphänomen die Umkehr der zunehmenden Schmerzentwicklung bei Diskusläsionen ist.

•••• Nach Abklingen der akuten Schmerzen

1. Mobilisation der Wirbelsäule

Es ist im schmerzfreien Bereich zu beginnen, seitengleiche Bewegungen in alle Richtungen werden angestrebt. Teilsteifigkeiten der Wirbelsäule werden mobilisiert (Beispiele siehe unter *Wirbelsäulensyndrome* und *Spondylarthrose*). Man beginnt mit hubfreien und hubarmen Bewegungen. Später soll die schmerzbedingt verloren gegangene potentielle Kopf- und Beckenbeweglichkeit auch in belasteten Ausgangsstellungen wieder vollkommen vorhanden sein.

2. Haltungskorrektur

Der Patient lernt, auf seine „aufrechte" Haltung zu achten, da sie sich auf das ganze Bewegungssystem auswirkt (Belastung der HWS, LWS, Kiefergelenke usw.). Nach Abklingen der Schmerzen wird zunehmend in Positionen mit vertikaler Einstellung der Körperlängsachse gearbeitet. Zuerst lernt der Patient die Einordnung der Köperabschnitte in entlasteten Ausgangsstellungen. Körperabschnitte, die besonders schwer einzuordnen sind, werden durch Abgabe von anhängenden Gewichten entlastet; so läßt sich z.B. ein dorsaltranslatierter Thorax mit abgegebenen Armgewichten bei etwas vorgeneigter Körperlängsachse leichter einordnen.

Ständiges Sitzen mit einer Kyphose der Wirbelsäule führt zur Dehnung des Lig. longitudinale posterius und damit zu einer Kompression der ernährenden Gefäße. Die Durchblutung im hinteren Anteil der Bandscheibe verschlechtert sich. Durch die Drosselung der Durchblutung vermindert sich die Kollagensynthese und das Bindegewebe wird geringer belastbar.

Durch die Absenkung des Schultergürtels und des Thorax steht die HWS in Hyperlordose mit sehr hoher Kompressionsbelastung der Wirbelgelenke im Bereich C5-C7.

In der physiologischen Lenden- und Halslordose ist die Summe aller Störfaktoren für Bandscheibe und Gelenke am geringsten. Dennoch muß die in der Rückenschule häufig vorherrschende Meinung, daß ausschließlich die aufrechte Haltung mit Vermeidung der Kyphose zu fordern sei, kritisch betrachtet werden, denn kurzzeitige Bewegungen in die Flexion der Wirbelsäule im Alltag lösen keinen Schaden aus. Wirbelgelenke, Bandscheiben usw. müssen in alle Richtungen gleichmäßig belastet werden, um gut ernährt zu sein. Lediglich stereotype Haltungen in Kyphose, aber auch Lordose, führen zu Schäden an den Bandscheiben.

Die Patienten können in Rückenschulkursen die Haltungsschulung regelmäßig aktualisieren, jedoch nicht in der akuten Phase.

3. Erarbeitung ökonomischer Bewegungen im Alltag (ADL)

Der Patient lernt, sich im Alltag so zu bewegen, daß die Strukturen des Bewegungssystems nicht übermäßig belastet werden. Bewegungsübergänge mit stabiler Wirbelsäule verhindern in der Wundheilungsphase erneute Traumen durch unkontrollierte Bewegungen mit hoher Hubbelastung.

- *Beispiele:*
  - Aufstehen und Hinlegen über die Seitlage: Beim Aufstehen über die rechte Seite stellt der Patient das linke Bein auf. Die linke Hand übt einen Druck von ventral gegen den linken Oberschenkel aus. Schulter- und Beckengürtel drehen dadurch leichter gleichzeitig in Seitlage. Das Aufstehen erfolgt dann durch Abstützen beider Hände. Gleichzeitig werden beide Beine mit ca. 90° Hüft- und Knieflexion von der Unterlage entfernt. Die Wirbelsäule wird „en bloc" aufgerichtet (Abb. 5.**34**).
  - Das Bücktraining mit mehr vertikaler Einstellung der Köperlängsachse vermindert die Belastung der LWS und HWS. Bei horizontaler Einstellung erhöht sich die Hubbelastung der dorsalen, zuggurtenden Muskeln, damit steigt die Belastung auf die Wirbelsäule. In der Frühphase geben Patienten mit lumbalen Bandscheibenvorfällen beim horizontalen Bücken manchmal Schmerzen im Gesäß an. Gründe dafür können die hohe Hubbelastung der reflektorisch hypoton geschalteten Muskeln, aber auch die Bewegung des Ischiasnerven sein. Später wird je nach Konstitution des Patienten (Relation Oberlänge – Unterlänge) der für seinen Körper ökonomischste Bücktyp gewählt (siehe unter *Kapitel 1* und *Spondylarthrose*).
  - Beratung zur ergonomischen Arbeitsplatzgestaltung (siehe *Kapitel 1*).

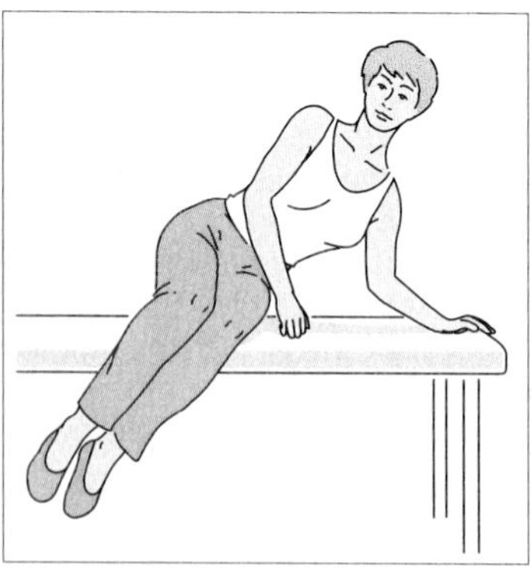

Abb. 5.**34** Aufsetzen aus der Seitlage mit der „en-bloc"-Technik

4. Beginn der vorsichtigen Mobilisation der neuralen Strukturen

Verklebungen sind in der Wundheilungsphase durch vorsichtige Mobilisation zu vermeiden. Es kann fernab des Geschehens begonnen werden. Bei lumbalen Bandscheibenvorfällen ist eine Mobilisation über die „Passive Nackenflexion" und/oder die Dorsalextension/Plantarflexion möglich. Der Patient wird schmerzfrei gelagert. War der Lasègue bei 40° positiv, werden die Beine unterhalb dieser Grenze gelagert. In dieser Ausgangsstellung kann der Therapeut den Kopf passiv intermittierend in die Flexion bewegen. Schmerzen bestimmen das Bewegungsausmaß. Die Kopfbewegung kann mit der Fußbewegung kombiniert werden. (Ausführung siehe unter *Kompressionssyndrom*)

Bei zervikalen Vorfällen kann am nicht betroffenen Arm mit der Mobilisation in Form von Spannungstests oder über die Beine begonnen werden (siehe unter *Kompressionssyndrome*).

Bei chronischen Beschwerden ist eine intensivere Mobilisation möglich, da neben extraneuralen auch intraneurale Verklebungen bestehen (siehe unter *Kompressionssyndrome*).

5. Verbesserung von Kraft, Stabilisation und Ausdauer

Es ist zweckmäßig, daß der Patient vorwiegend in seiner individuellen arbeitsüblichen Position trainiert, d. h. je nach beruflicher Tätigkeit muß das Behandlungsprogamm vorwiegend im Sitzen, Stehen oder mit vorgeneigter Körperlängsachse im Stand usw. erfolgen.

Nach Erlernen der Stabilität beginnt die Trainingstherapie, entweder in der Gruppe oder einzeln. Sie muß jedoch beaufsichtigt werden.

Häufig ist es günstig, zusätzlich ein Herz-Kreislauf-Training durchzuführen, um die aerobe Kapazität im weiteren Verlauf des Trainings zu verbessern. Patienten mit bandscheibenbedingten Beschwerden sind infolge des Bewegungsschmerzes häufig sehr inaktiv. Sehr viele Patienten sind zudem noch starke Raucher – Nikotin bindet Vitamin C und verschlechtert damit die Kollagensynthese.

Bei der Kräftigung ist darauf zu achten, daß nicht zu früh mit zu langen Hebeln und zu hoher Hubbelastung begonnen wird. Die autochtone segmentale Stabilität muß erst gewährleistet sein. Bei zu frühem Arbeiten mit zu hoher Belastung werden nur die großen oberflächlichen Muskeln bei unzureichender Aktivität des autochtonen Systems aktiviert.

Der M. multifidus und der M. transversus abdominis waren Gegenstand neuerer Forschungsarbeiten. Bereits schwache Kokontraktionen der Muskeln gewährleisten eine gute Segmentstabilität. Es wurde herausgefunden, daß bei Patienten mit akuten, erstmaligen Kreuzschmerzen der

M. multifidus an den Lumbalsegmenten sehr rasch atrophiert und die muskuläre Dysfunktion durch eine reflektorische Hemmung des M. transversus abdominis auftritt. Bei chronischen Kreuzschmerzpatienten ist die Aktivierung dieses Bauchmuskels bei raschen Extremitätenbewegungen merklich verzögert.

Das stabilisierende Muskelsystem der Lendenwirbelsäule

Die großen Muskeln sind lang, liegen oberflächlich und verbinden Thorax und Becken miteinander. Die Muskeln des lokalen autochtonen Systems sind kurz und liegen in der Tiefe. Sie verbinden die einzelnen lumbalen Segmente miteinander und gewährleisten damit eine Stabilität in alle Richtungen. Die kurzen autochtonen Muskeln verändern ihre Länge durch ihre gelenknahe, eng am Rotationszentrum gelegene Lage auch bei maximalen Bewegungsausschlägen um weniger als 20%. Dadurch erreichen sie nie eine mechanisch nachteilige Länge (aktive Insuffizienz).
Der M. transversus abdominis setzt mittels der Fascia thorakolumbalis ebenfalls direkt an den Lumbalsegmenten an und hat dadurch möglicherweise ähnliche mechanische Eigenschaften (Abb. 5.**35**).

Der Gelenkstabilitätsgrad hängt stärker von der Anzahl der gleichzeitig kontrahierenden Muskeln als von der Kraft der individuellen Muskelkontraktion ab. Daraus folgt, daß für eine maximale Gelenkstabilität lediglich eine schwache Muskelkontraktion erforderlich ist. Die Koordination der Anzahl der kontrahierenden Muskeln und der Grad der Kokontraktion muß vom Zentralnervensystem gesteuert werden. Nach einem Schmerzereignis kann diese Kokontraktion langsam wieder erarbeitet werden. Der Körper darf dabei nicht durch zu schnelle und zu hohe Belastung überfordert werden.

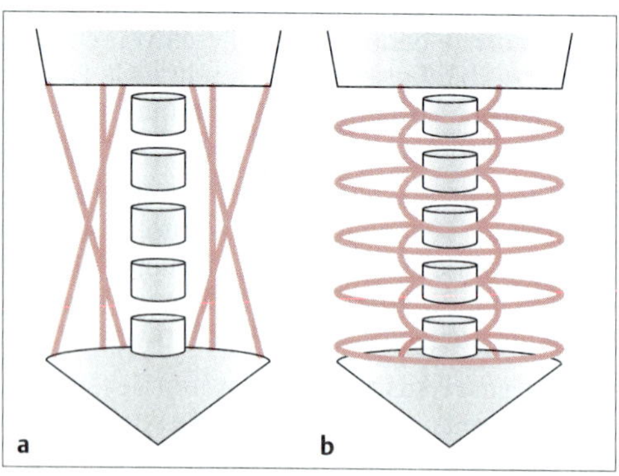

Abb. 5.**35** Das stabilisierende Muskelsystem der LWS: **a** Die großen oberflächlichen Muskeln verbinden Thorax und Becken miteinander; **b** Die Muskeln des lokalen Systems sind kurz und liegen in der Tiefe. Sie verbinden die einzelnen Bewegungssegmente miteinander [Nach: Bergmark]

Beispiele:

- Erarbeitung einer guten Kokontraktion durch den „Taillentrimmer"
  Ziele:
  - Maximale Verkürzung des M. transversus abdominis und M. obliquus internus abdominis mit Hilfe der Ausatmung.
  - Durch maximale Rippensenkung mit Verkleinerung des epigastrischen Winkels soll der M. obliquus externus abdominis maximal verkürzt werden.
  - Der kraniale Anteil des M. rectus abdominis wird durch die extensorische Stabilität der BWS in leicht gedehnter Stellung gehalten.
  - Die untere und mittlere BWS wird bei eingeordneten Körperabschnitten in Nullstellung und in leichter Extension dynamisch stabilisiert.
  - Die gleichzeitige ventrale und dorsale Aktivität führt zu einer guten Stabilität der Wirbelsäule; sie soll später in alle Ausgangsstellungen in den Alltag übertragen werden.

  Durch manipulierende Hilfen des Therapeuten muß der Patient diese Übung bei horizontal stehender Körperlängsachse zunächst erlernen, bevor er sie selbständig durchführen kann.
  Ausgangsstellung Patient: In Rückenlage auf zwei Bänken, die so weit voneinander entfernt stehen, daß der Rücken im Bereich untere und mittlere BWS frei über dem Zwischenraum „schwebt" (= Brückenaktivität, die extensorisch stabilisiert). Die Beine sind bequem in Hüft- und Knieflexion auf Packs gelagert oder werden in Flexion auf die Bank gestellt. Die Arme liegen seitlich vom Kopf und können mit Kissen unterlagert sein (Abb. 5.**36**).

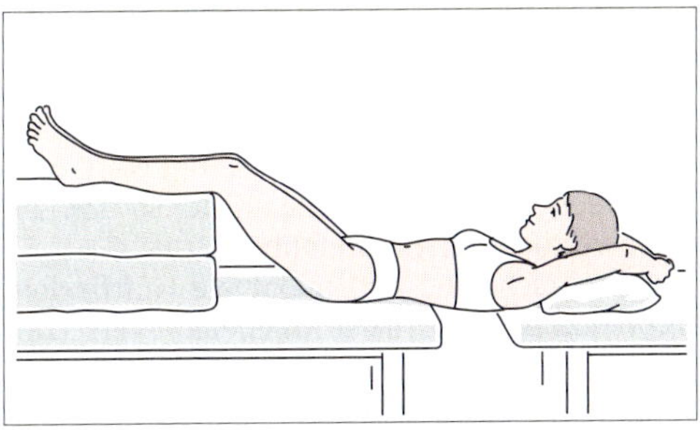

Abb. 5.**36** Ausgangsstellung beim „Taille trimmen" [Nach: Klein-Vogelbach]

Ausgangsstellung Therapeut: Sitzt quer zum Patienten so hoch auf einem Hocker, daß seine Oberschenkel den nicht unterstützten Teil der BWS berühren. Die Hände liegen manipulierend am Thorax oder an der BWS.
Durchführung: Der Therapeut bringt mit dem Thorax die BWS in Nullstellung bzw. leichte Extension. Diese Stellung soll vom Patienten gehalten werden. Der Druck zu den Therapeutenoberschenkeln reduziert sich. Mit verlängerter Ausatmung wird nun die Taille mit Hilfe des Therapeuten zum kleinstmöglichen Umfang „getrimmt" und in dieser Stellung in der Atempause gehalten. Der Patient palpiert dabei die maximale Verkleinerung des epigastrischen Winkels. Die extensorisch dynamisch stabilisierte BWS verhindert eine Verkürzung des Oberbauches, die identisch mit einer Flexion der unteren und mittleren BWS ist.
In der Inspirationsphase unterstützt der Therapeut die Atembewegungen und die Vergrößerung des epigastrischen Winkels, wenn sich dieser nicht gut öffnet.
Die Abstände Incisura jugularis – Bauchnabel und Bauchnabel – Symphyse bleiben gleich groß, während sich die BWS bei Exspiration extensorisch, bei Inspiration flexorisch und die LWS bei Exspiration extensorisch und während der Inspiration flexorisch widerlagernd stabilisieren.

Variationen:

- Durch angehängte Beingewichte kann die Leistung der Bauchmuskeln gesteigert werden, z. B. bei langsamer kreisbogiger Bewegung der Beine bei Hüft- und Knieflexion nach rechts und links.
- Durch das Gewicht der Arme auf dem Thorax wird die Belastung der Extensoren der BWS erhöht.
- Durch diagonale Arm- und Beinpattern – auch mit Widerständen – läßt sich die Intensität der Bauchaktivität beliebig steigern.

Schmerzen sollten bei dieser Übung nicht auftreten. Durch Anpassung der Lagerung können sie meistens folgendermaßen beseitigt werden:
- Lagerung der Beine auf einem Kissen oder einer Kiste, so daß die Oberschenkellängsachsen vertikal stehen (Stufenbett).
- Durch Überkreuzen der Unterschenkel und maximale Hüftflexion, Abduktion und Außenrotation bei maximaler Knieflexion Versetzen der Beine in Spielfunktion.
- Durch Höhenverstellung der Bank kann der kraniale oder kaudale Körperabschnitt höher oder tiefer gelagert werden; z. B. läßt sich bei fixierten Sitzkyphosen das Extensionsdefizit der LWS durch Höherstellen der kaudalen Behandlungsbank kompensieren.

❖ Kräftigung der Rumpfmuskulatur durch PNF

Bei einem indirekten Behandlungseinstieg kann durch Irradiation die Muskelaktivität in die betroffenen Körperregionen weiterlaufen:

- Nach zervikalen Vorfällen kann die HWS-Muskulatur durch bilaterale Beinmuster für den Rumpf aktiviert werden. Wird das Flexionsmuster der Beine für den Rumpf lange statisch gehalten, läuft die Aktivität gut auf die ventralen Halsmuskeln weiter.
- Bilaterale Armmuster können durch rhythmische Stabilisation mit Approximation eine sehr gute Kokontraktion der Rumpfmuskeln hervorrufen. Sie sind bei lumbalen und zervikalen Vorfällen geeignet.
- Reziproke Armmuster verbessern die rotatorische Stabilität der Wirbelsäule.
- Kombinierte Skapula- und Beckenmuster stimulieren direkt den Rumpf. Sie können statisch mit der rhythmischen Stabilisation oder dynamisch eingesetzt werden. Durch die agonistische Umkehr kann gezielt die schwächere Muskelgruppe konzentrisch und exzentrisch trainiert werden. Die stärkere Komponente wird dabei statisch aktiviert.
  - *Beispiel:* Einem Patienten mit lumbalem Bandscheibenvorfall bereitet die „anteriore Elevation" am Becken Schwierigkeiten. Er kann seinen Unterbauch nicht gut verkürzen. In diesem Fall wird das zugehörige Skapulamuster „posteriore Depression" statisch gegen den Widerstand des Therapeuten gehalten, während sich das Becken dynamisch konzentrisch und exzentrisch in „anteriore Elevation" bewegt.
- Die Pattern können in Seitlage erlernt werden, später sind auch andere Ausgangsstellungen, wie z. B. Vierfüßlerstand, Sitz oder Stand möglich.
- Rhythmische Stabilisation der HWS über die Kopfpattern stimuliert durch gleichzeitige Approximation die Aufrichtung der Wirbelsäule sehr gut. Es kann mit vertikaler Körperlängsachse, z. B. im Sitz begonnen werden, aber auch andere Ausgangsstellungen sind möglich, z. B. Bauchlage mit Unterarmstütz.

Hier wurden nur einige Beispiele genannt, die jedoch beliebig erweitert werden können. Durch die dreidimensionalen Muster werden ganze Muskelketten aktiviert, und die Bewegungen entsprechen häufig den Belastungen der Wirbelsäule im Alltag. Die Wirbelsäule wird in allen Ebenen bewegt und stabilisiert.

Die Arm- und Beinmuster können zum Ausdauertraining am Zugapparat oder mit dem Theraband genutzt werden.

•••• Bei peripherer Parese

Mögliche Folgeerscheinungen einer Parese

- Bewegungseinschränkung durch Verlust der aktiven Bewegungsmöglichkeit und einseitigen Zug intakter Muskeln auf ein Gelenk.
- Verlust der kontraktilen Substanzen im Muskel, Umbau in nicht kontraktiles Bindegewebe.
- Dezentrierte subluxierte Gelenke durch muskuläre Dysbalance.
- Trophische Störungen durch verminderte Muskelaktivität.

Fazilitieren der Muskelaktivität

- Taktile Stimulation des Muskels z. B. durch Hautreizgriffe – manuelles Streichen auf dem Muskel in Kontraktionsrichtung; Tapping (Klopfen) auf dem Muskel.
- Stimulation des Muskels durch Ausstreichung mit Eis
- Die Muskeln befinden sich durch Lagerung in Annäherung (nicht maximal).
- Der Patient verfolgt die vom Therapeuten ausgeführte Bewegung gedanklich mit (mentales Training).
- Vojta-Therapie
- PNF: Ausnutzen der Irradiation; ab Muskelwert 1 kann mit der wiederholten Kontraktion durch Pivot ein Reiz auf die Muskeln gesetzt werden.

  ■ *Beispiel:* Bei einer Fußheberschwäche kann das Bein statisch in das Muster FLEX./ABD./IR. mit Knieflexion eingestellt werden. Die distale Komponente am Fuß wird dynamisch erarbeitet. Bei Nachlassen der Muskelaktivität erfolgt ein Restretch auf die Muskeln.

- Fußheber- und Fußsenkerschwächen können durch Beinachsentraining in geschlossener Kette, z. B. im Halbsitz verbessert werden.
- Gleichgewichtsreaktionen im Stand stimulieren die Muskeln reaktiv;

  ■ *Beispiel:* Ausgangsstellung Stand, durch Zug am Becken nach dorsal werden die Zehen- und Dorsalextensoren stimuliert (erst ab Muskelwert 2 – 3).

- Elektrotherapie – durch Reizung des Muskels sollen die kontraktilen Substanzen erhalten bleiben. Mit der Erstellung einer IT-Kurve werden die optimale Impuls- und Pausendauer bestimmt. Sobald jedoch der Muskel vom Patienten selbst aktiviert werden kann, sind diese eigenen Aktivitäten der Elektrotherapie vorzuziehen.

Vermeidung von Kontrakturen

- Lagerung der betroffenen Gelenke in unterschiedlichen Funktionsstellungen.
- Dehnung der intakten Antagonisten sowie Anleitung zu selbständig ausgeführten Dehnungen.
- Passive bzw. assistive Bewegung, günstig auch in dreidimensionalen Mustern, um einen Dehnungsreiz auf die kollagenen Strukturen zu setzen und zur Vermeidung von Verklebungen.
- Durch intermittierende Traktion in Behandlungsstellung (bis Stufe II) Vermeidung von Verklebungen der Gelenkkapsel.

Verbesserung der Trophik

- Durch Hochlagern und manuelles Ausstreichen im Lymphbahnenverlauf Reduktion von Schwellungen
- Bei Schwellungen Anwendung von Lymphdrainagen
- Bei mangelnder Durchblutung Warmhalten der betroffenen Körperabschnitte
- Bindegewebsmassage zur Durchblutungsverbesserung
- weiche Bürstungen

Übung des Umgangs mit Hilfsmitteln

- Orthopädietechniker und Ergotherapeuten versorgen den Patienten mit Lagerungsschienen, gelenkstabilisierenden Bandagen oder funktionsunterstützenden Schienen (z. B. bei Fußheberschwäche eine finnische Feder, die durch Halten des Fußes in Nullstellung den typischen „Steppergang" verhindert).

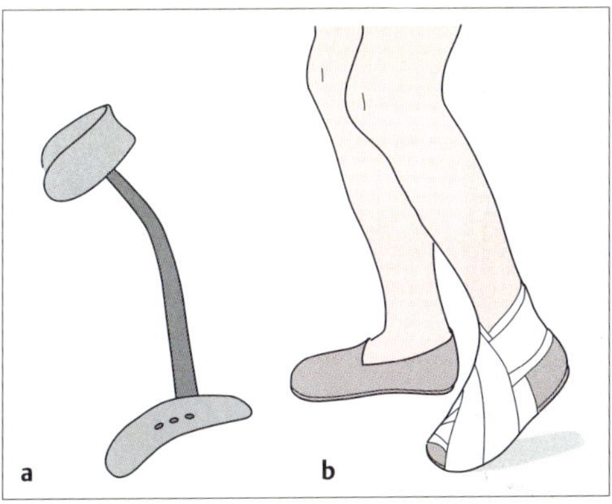

Abb. 5.**37** **a** Finnische Feder, **b** Provisorium bis zur Schienenversorgung

- Übung des An- und Ablegens der Hilfsmittel
- Aufklärung über die Bedeutung der Hilfsmittel und Motivation sowie Anleitung zu deren Gebrauch (Abb. 5.**37a** u. **b**)

5.4 Gonarthrose

M. Dölken, S. Wirth

Definition und wesentliche Merkmale: Gonarthrose = Arthrose des Kniegelenks

Die Gonarthrose kommt nach der Spondylarthrose am zweithäufigsten vor und ist häufig die Folge struktureller Fehlstellungen der Kniegelenke. Bei Genu valgum und Genu varum findet sich die lateral bzw. medial betonte Gonarthrose. Bei einer Pangonarthrose sind der mediale und laterale Gelenkanteil gleichmäßig betroffen.

Auch Traumen, wie z. B. Meniskusläsionen, Kreuzbandverletzungen und Gelenkfrakturen, führen durch veränderte Mechanik im Kniegelenk zu Arthrosen. Kombiniert mit der Gonarthrose tritt häufig die Retropatel-

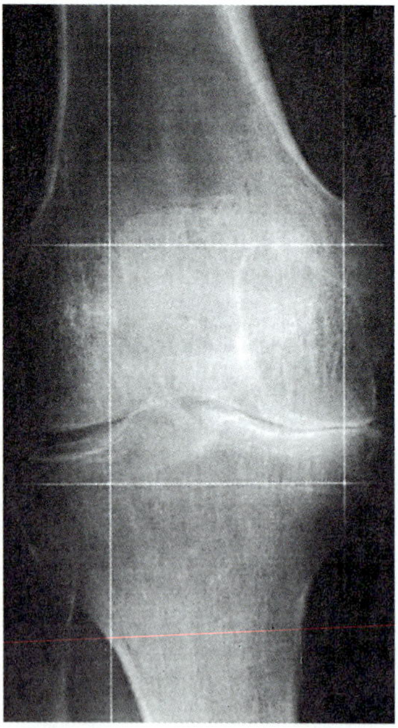

Abb. 5.**38** Gonarthrose

lararthrose auf, bei der Beinachsenabweichungen und angeborene Fehlformen der Patella zur Fehlbelastung führen.

(Siehe auch *Kapitel 3, Statisch bedingte Schmerzsyndrome der Kniescheibe* und *Kapitel 4 Strukturelle Fehlstellungen des Kniegelenks.*)

- *Beispiel:* Eine 56jährige adipöse Patientin klagt seit Jahren bei Bewegung über Schmerzen im rechten Knie, die in letzter Zeit zugenommen haben. Seit einigen Wochen schmerzt das Knie auch nachts. Die aktive und passive Beweglichkeit im rechten Knie hat sich verschlechtert, so daß sie seit kurzem vor allem beim Treppensteigen eine Gehstütze benötigt. Magenbeschwerden habe sie auch bekommen, vermutlich durch die vielen Schmerzmittel.

5.4.1 Ärztliche Untersuchung und Therapie

- siehe unter *Physiotherapeutische Untersuchung.*
- Röntgenuntersuchung: siehe unter *Allgemeiner Teil, Arthrose.*

Differentialdiagnose

- Gonarthritis (Kniegelenkentzündung), z.B. rheumatisch oder bakteriell
- Chondropathia patellae (parapatellares Schmerzsyndrom)
- Chondromalacia patellae (Knorpelerweichung der Patella)
- Tumoren im Kniegelenkbereich
- Zustand nach Frakturen
- Folgen von Deformitäten wie Genu varum (O-Bein) und Genu valgum (X-Bein)
- Zustand nach Meniskusläsionen und Kreuzbandrissen
- Osteochondrosis dissecans (Nekrose der Femurkondylen)

Therapie

Konservativ

siehe unter *Allgemeiner Teil, Arthrose.*

Operativ

Operiert werden soll erst nach Ausschöpfung aller konservativen Maßnahmen. Zu varisierender und valgisierender Osteotomie (gelenkerhaltende Operationen) sowie Endoprothesen (Gelenkersatz) siehe unter *Kapitel 9 und 10.*

5.4.2 Physiotherapeutische Untersuchung

M. Dölken

1. Anamnese

I. Stadium

Die Patienten schildern nach längeren Ruhephasen Startschmerzen, z. B. haben sie morgens nach dem Aufstehen das Gefühl, „eingerostet" zu sein. Langes Sitzen mit Knieflexion verstärkt den Schmerz. Am Tage treten nur nach längerer Belastung Schmerzen auf, vor allem beim Treppensteigen oder Bergauf- und -abgehen.

II. Stadium

Die Schmerzen werden stärker, die Belastungsphasen werden deutlich kürzer. Viele Patienten geben ein Verkürzungsgefühl in der Kniekehle an.

III. Stadium

Die Schmerzen sind sehr stark und es gibt keine schmerzfreien Phasen mehr. Neben dem Bewegungs- und Belastungsschmerz ist auch ein Ruheschmerz vorhanden.

2. Sichtbefund

- Die Beinachsenabweichungen werden bei zunehmender Arthrose deutlicher.
- Bei aktivierter Arthrose (entzündliche Schübe) sind Schwellungen vorhanden und die Haut ist glänzend und gespannt.
- In Rückenlage und beim Gehen wird eine zunehmende Flexionskontraktur sichtbar.
- Bei einem Extensionsdefizit ist eine massive Atrophie des M. vastus medialis zu erkennen.
- Die Patienten entlasten das schmerzhafte Kniegelenk beim Gehen durch Duchennehinken (Neigung des Oberkörpers über das Standbein).
- Langfristig kommt es durch ein zusätzliches Extensionsdefizit im Hüftgelenk beim Gehen zur Veränderung der Statik und der Standbeinphase.
- Es treten Kompensationsmechanismen beim Aufstehen und Hinsetzen auf, so wird z. B. das betroffenes Kniegelenk nach vorne gestreckt.
- Viele Patienten mit Gonarthrose haben Übergewicht.

3. Tastbefund

- Temperaturerhöhung bei aktivierter Arthrose
- Schwellung extra- und intrakapsulär. Ein intrakapsulärer Erguß wird durch die „tanzende Patella" getestet. Sie gleicht einer schwimmenden Untertasse.
- Maximalerguß und Minimalerguß lassen sich unterscheiden:
  Bei einem Maximalerguß ist eine hufeisenförmige Schwellung oberhalb der Kniescheibe im Rezessus suprapatellaris sichtbar. Durch Ausstreichen kann die Flüssigkeit unter die Patella geschoben und eine tanzende Patella palpiert werden.
  Bei einem Minimalerguß füllen sich seitlich die Taschen neben den Kondylenwangen. Dort kann die Flüssigkeit palpiert werden. Durch Ausstreichen wird sie zuerst nach lateral geschoben, danach kommt es durch festes Ausstreichen nach medial zur gesammelten Flüssigkeitsfüllung an der medialen Kondylenwange.
- Auftreten von Druckschmerz an Band- und Sehnenansätzen im gesamten Kniegelenkbereich
- Entstehung hypertoner Muskeln, z.B. M. popliteus, Gastroknemiusköpfe und ischiokrurale Muskelgruppe in der Kniekehle und M. rectus femoris, vor allem am Ursprung in der Leiste.
- Manchmal ist in der Kniekehle eine Bakerzyste tastbar. Dabei handelt es sich um eine Zyste, die bei chronischem Gelenkerguß ausgehend von der dorsalen Gelenkkapsel auftreten kann. Durch mechanische Reizung können Ganglien an der in der Kniekehle inserierenden Muskulatur vorhanden sein; z.B. Pes anserinus profundus, der von den Sehnen des M. semimembranosus gebildet wird.

4. Prüfung der Beweglichkeit

- Bewegungseinschränkung im Kapselmuster, die Flexion schränkt zuerst und stärker als die Extension ein. Die funktionelle Beeinträchtigung ist infolge der Flexionseinschränkung jedoch geringer als durch das Extensionsdefizit, durch welches sich die gesamte Statik beim Gehen und Stehen verändert und zu Überbelastung der Hüft- und Sprunggelenke sowie der LWS führt. Die Flexionseinschränkung hat Beeinträchtigung beim Treppensteigen, Aufstehen, und Hinsetzen sowei beim An- und Ausziehen von Schuhen und Strümpfen zur Folge.
- Beim Prüfen der Beweglichkeit ist häufig eine Gelenkreibung zu spüren und zu hören. Durch diesen ständigen mechanischen Reibungsreiz ist die Temperatur erhöht. Die Folge können entzündliche Schübe mit vermehrter Ergußbildung und Reizung der Synovia sein.

- Durch die Verklebungen der Gelenkkapsel ist ein fest-hartelastisches Endgefühl vorhanden. Die endgradige Bewegung in alle Richtungen wirkt schmerzverstärkend. Osteophyten können ein hart-unelastisches Endgefühl auslösen.
- Das Joint play in Behandlungsstellung ist in Flexion, Extension und Rotation vermindert (siehe unter *Leitsymptome*).
- Das Kaudalgleiten der Patella ist bei Verklebungen des Rezessus suprapatellaris in aktueller Flexionsendstellung eingeschränkt.

5. Prüfung der Muskulatur

- Schmerzbedingt ist die Kraft sämtlicher Beinmuskeln reduziert.
- Kraftprüfungen mit hoher Hubbelastung sollten vermieden werden.
- Aufgrund des Kraftverlustes ist die Stabilität des Kniegelenks reduziert. Bei zunehmender Arthrose verstärken sich vorhandene Beinachsenabweichungen weiter.

5.4.3 Physiotherapeutische Behandlung

•••• Behandlungsziele

- Schmerzlinderung und Entlastung
- Verbesserung der Knorpelernährung und Resorptionsförderung
- Erhaltung der Beweglichkeit
- Erhaltung der Muskelkraft und Koordination
- Erarbeitung ökonomischer Bewegungsabläufe im Alltag zur Vermeidung einer hohen Kompressionsbelastung des Kniegelenks

•••• Behandlungsmaßnahmen

1. Schmerzlinderung, Entlastung und Verbesserung der Knorpelernährung

- Wärmeanwendungen und schmerzlindernde Elektrotherapie (siehe unter *Leitsymptome*).
- Eine Traktion in aktueller Ruhestellung in Stufe I- II kann Schmerzen lindern und die Resorption fördern. Durch den Wechsel von Druck und Zug wirkt sie positiv auf die Knorpelernährung.
- Hubfreies Bewegen in Flexion und Extension im Wechsel mit Kurzzeiteis verbessert die Durchblutung (siehe unter *Leitsymptome*). Die Patienten können das Knie morgens vor dem Aufstehen hubfrei in Seitlage bewegen. Durch die Verteilung der Synovia wird das Gelenk auf die Belastung vorbereitet und kann dadurch anschließend besser bewegt werden.
- Pendelbewegungen des Unterschenkels verbessern die Knorpelernährung ebenfalls.

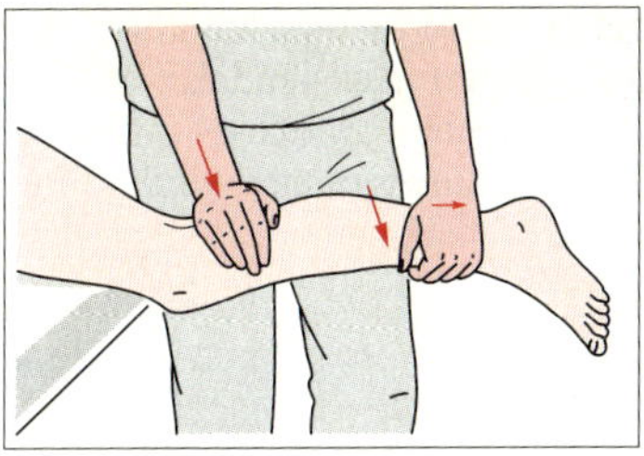

Abb. 5.**39** Ventralgleiten in der Behandlungsstellung

- Erhaltung oder Erarbeitung der vollen Knie- und Hüftextension entlastet den M. quadriceps und damit auch den Anpreßdruck der Patella.

2. Erhaltung der Beweglichkeit

Knieextension
- Ventralgleiten der Tibia in Behandlungsstellung, auch mit Betonung der Schlußrotation (Abb. 5.**39**).
- Da viele Patienten nicht gut auf dem Bauch liegen können, kann die Extension in Rückenlage durch Dorsalgleiten der Femurkondylen bei fixierter Tibia durchgeführt werden. Bei Betonung der Schlußrotation legt der mediale Femurkondylus einen weiteren Weg nach dorsal zurück.
- Ist der M. popliteus verkürzt, fehlt die Schlußrotation des Kniegelenks. Durch Weichteiltechniken (Druckinhibition, Quermassage und Querdehnung) kann er detonisiert und gedehnt werden, wobei Querdehnungen das Gelenk weniger belasten als Längsdehnungen. Der Muskel ist in der Tiefe der Kniekehle tastbar und verläuft schräg von medial-distal nach lateral-proximal.
- Widerlagernde Mobilisation in hubfreier Ausgangsstellung:
  Ausgangsstellung Patient: In Seitlage; das betroffene Bein ist in leichter Flexion auf einem Pack gelagert, das andere liegt vorne in Flexion. Alternativ kann das betroffene Bein unten liegen und das andere vorne in Flexion unterlagert werden. Diese Ausgangsstellung ist beim selbständigen Üben, z. B. morgens vor dem Aufstehen, leichter einzunehmen.
  Ausgangsstellung Therapeut: Dorsal des Kniegelenks, wobei eine Hand jeweils den distalen, ventralen Oberschenkel und die andere den proximalen, ventralen Unterschenkel greift. Das Sternum des Therapeuten hat Kontakt zur Kniekehle.
  Durchführung: Die Druckverstärkung der Kniekehle gegen den Körper des Therapeuten führt zur Drehpunktverschiebung nach dorsal-kaudal und gleichzeitig manipuliert der Therapeut mit seinen Hän-

den die Drehpunktverschiebung. Auch im Hüftgelenk kommt es dabei zu einer Extension und die Ferse wandert nach kaudal.
Die widerlagernde Mobilisation kann sowohl im Wechsel mit Kurzzeiteis als auch zur Flexionserweiterung durchgeführt werden. Der Drehpunkt wandert dann nach ventral kranial.

Knieflexion

- Eine Verklebung des Rezessus suprapatellaris kann durch Mobilisation der Patella nach kaudal verhindert werden.
  Ausgangsstellung Patient: Sitz an der Bankkante, die Knie am schmerzfreien Bewegungsende der Knieflexion. Die fallverhindernde Aktivität des M. quadriceps wird durch Unterstütung des Unterschenkels verhindert.
  Ausgangsstellung Therapeut: Lateral vom Patienten auf der betroffenen Seite. Die Handwurzel. liegt am kranialen Patellarand, die Hand liegt hohl auf der Patella und übt keinen Druck auf die Kniescheibe aus (Vorstellung: „Ansaugen der Patella"). Der Unterarm steht in Behandlungsrichtung, etwa in Verlängerung der Unterschenkellängsachse oder noch flacher. Es darf keine Kompression auf die Patella entstehen.
  Durchführung: In dieser Ausgangsstellung wird die Patella nach kaudal mobilisiert. Die Mobilisation kann mit postisometrischer Relaxation für den M. quadriceps kombiniert werden, wodurch dieser Muskel detonisiert wird.
- Dorsalgleiten der Tibia in Behandlungsstellung: Bei Betonung der Innen- und Außenrotation legt der mediale bzw. laterale Tibiaanteil einen weiteren Weg nach dorsal zurück (Abb. 5.**40**).
- Dehnung des M. quadriceps sowie des M. rectus femoris: Das Bein wird jeweils in endgradiger Knieflexion gelagert und der Muskel durch Querdehnung gedehnt. Der M. rectus femoris kann bei endgradiger Knieflexion über die Hüftextension längsgedehnt werden. Besonders gelenkschonendes Arbeiten ist in Seitlage, z. B. im Schlingentisch möglich. Bei endgradiger Knieflexion führt der Patient eine

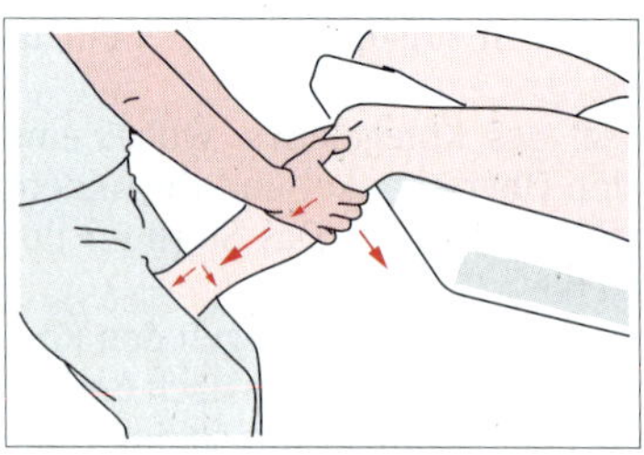

Abb. 5.**40** Grifftechnik zur Flexionserweiterung im Kniegelenk: **a** Traktion, **b** Dorsalgleiten

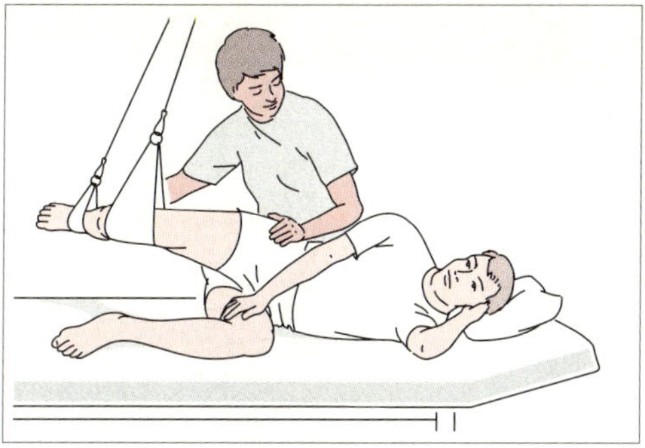

Abb. 5.**41** Dehnung des M. rectus femoris in Seitlage

Hüftextension vom proximalen Hebel aus. Diese Mobilisation läßt sich gut mit Quermassage kombinieren (Abb. 5.**41**).

- Eigenmobilisation in Knieflexion im Sitzen:
  Ausgangsstellung Patient: Aufrechter Sitz auf einem Hocker, die Knie sind kurz vor dem Bewegungsende in Flexion eingestellt.
  Durch den Rollweg der Ferse nach dorsal bei Dorsalextension des Fußes kommt es zu einer minimalen Verstärkung der Knieflexion. Infolge des Rollwegs der Tuber nach ventral bei Flexion der Hüftgelenke vom proximalen Hebel setzt eine minimale Verstärkung der Knieflexion ein.

Knierotation

- Widerlagernde Mobilisation:
  Ausgangsstellung Patient: Rückenlage, Hüftgelenk in 90° Flexion, Kniegelenk kurz vor dem Flexionsende; am günstigsten sind 90°, da hier die Rotationstoleranz am größten ist.
  Ausgangsstellung Therapeut: Lateral vom Patienten, Unterschenkel des Patienten im Wiegegriff, die proximale Hand unterstützt den Oberschenkel. Der Oberschenkel hat lateral Kontakt zum Körper des Therapeuten.
  Durchführung: Der Therapeut manipuliert durch seinen Körpereinsatz eine transversale Abduktion des Hüftgelenks. Die distale Hand sorgt dafür, daß die Tibiakante trotz der Bewegung des Unterschenkels im Raum deckenwärts gerichtet bleibt. Dadurch kommt es im Kniegelenk zur Innenrotation vom proximalen Hebel.
  Die Bewegung in transversale Adduktion im Hüftgelenk bei deckenwärts gerichteter Tibiakante führt zur Außenrotation vom proximalen Hebel (Abb. 5.**42**).
- Eigenmobilisation in Rotation durch den „Scheibenwischer“:
  Ausgangsstellung Patient: Aufrechter Sitz; wenn möglich mit 90°

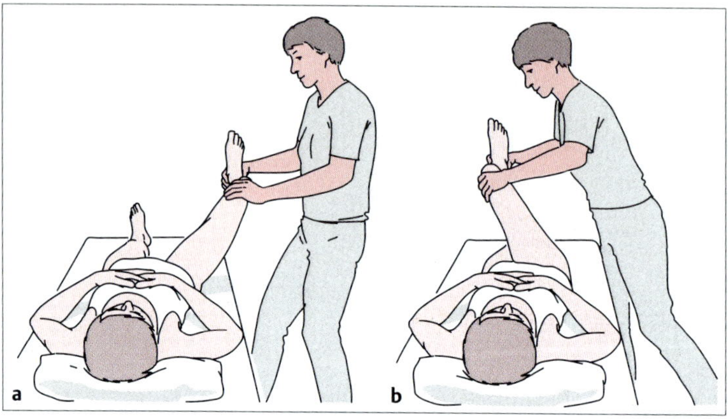

Abb. 5.**42** Widerlagernde Mobilisation für die **a** Innen- und **b** Außenrotation

Knieflexion, die Hüftgelenke sind in leichter transversaler Abduktion und Sprunggelenke in Dorsalextension, so daß der Fuß auf der Ferse drehen kann. Der Patient kann die Bewegung mit den Händen manipulieren.

Bei der Bewegung des rechten Kniegelenks liegt die rechte Hand am lateralen-distalen Oberschenkel, die linke am medialen-proximalen Unterschenkel. Beide Hände unterstützen die Bewegung in Innen- und Außenroation (Abb. 5.**43 a** u. **b**).

- Mobilisation im Femoropatellargelenk:
  In derselben Ausgangsstellung wie bei der Eigenmobilisation palpiert nun der Patient mit der homolateralen Hand den Trochanterpunkt am Femur. Durch eine außenrotatorische Bewegung im Hüftgelenk nähert sich der Trochanterpunkt der Sitzfläche an, wobei sich der Druck unter der Ferse verändert und nach lateral wandert. Der Druck unter dem Großzehengelenk soll gleichzeitig zunehmen, der Vorfuß bewegt sich in Pronation gegen die inversorisch eingestellte Ferse. Die Tuberositas tibiae bleibt die ganze Zeit über räumlicher Fixpunkt. Die Adduktoren sollen nicht aktiviert werden. Eine spürbare Durchblutungsverbesserung des Beines ist die Folge, im Femoropatellargelenk kommt es durch die konstante Tuberositas tibiae zu kleinen Bewegungen.

■ *Merke:* Alle Gelenkmobilisationen dürfen auf keinen Fall den Schmerz verstärken. Längsdehnungen über das betroffene Kniegelenk sollten – wenn überhaupt – nur mit besonderer Vorsicht durchgeführt werden. Dominiert der Schmerz das Beschwerdebild des Pa-

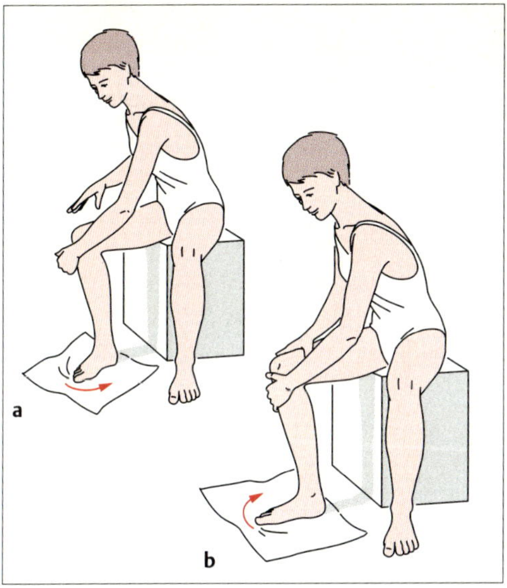

Abb. 5.**43** Die Übung „Scheibenwischer“: **a** Innenrotation, **b** Außenrotation [Nach: Klein-Vogelbach]

tienten, wird nicht mehr mobilisiert, sondern es steht die Entlastung des Gelenks im Vordergrund.

3. Erhaltung der Muskelkraft und Koordination

Kraft und Koordination können nur in entlasteten oder teilbelasteten Ausgangsstellungen trainiert werden.

- Beinachsentraining im Sitz, Halbsitz oder in Rückenlage mit den Füßen an der Wand.
- Erarbeitung gangtypischer Bewegungsmuster z. B. im Schlingentisch. Mit Hilfe von Expanderzügen können reziproke gangtypische Bewegungen geübt und die Arme miteingesetzt werden.

Beispiele:

❖ Aufhängung in Seitlage
Das oben liegende Bein bewegt in EXT./ABD./IR. mit Knieextension, gleichzeitig geht der obere Arm in FLEX./ADD./AR. mit Ellenbogenflexion und das untere Bein in FLEX./ADD./AR. mit Knieflexion.
Am Oberschenkel oder an den Füßen können leichte Widerstände gegeben und die Standbeinaktivität durch Approximation verstärkt werden (Abb. 5.**44**).

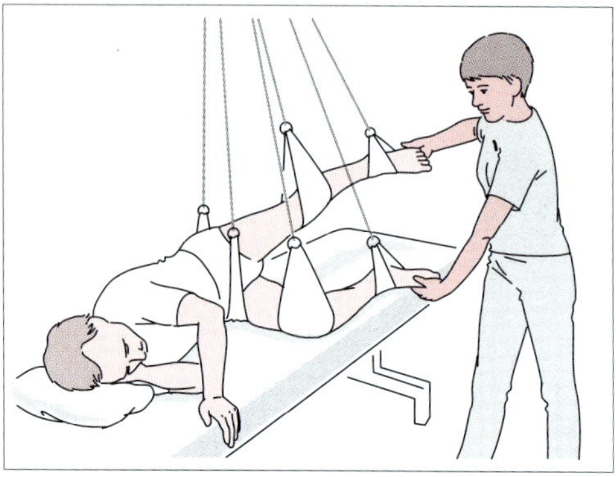

Abb. 5.**44** Spiel- und Standbeinaktivität in Seitlage im Schlingentisch

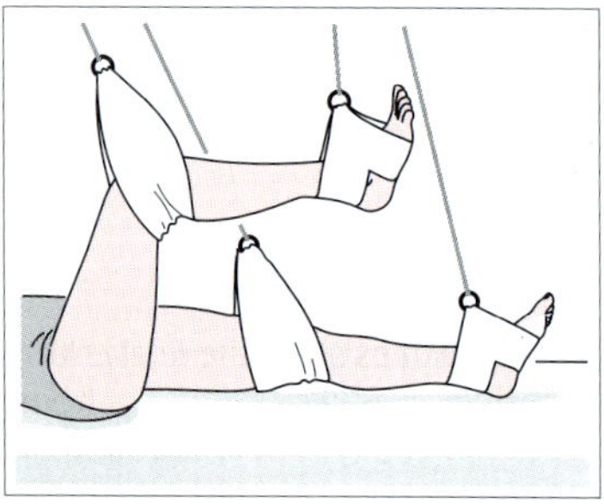

Abb. 5.**45** Reziproke Knieextension und -flexion im Schlingentisch

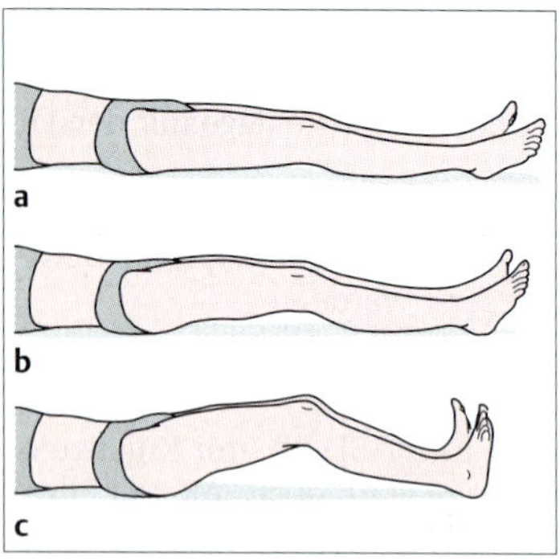

Abb. 5.**46** Unbelastetes Quadrizepstraining [Nach: Klein-Vogelbach]

- ❖ Aufhängung in Rückenlage
  In Rückenlage läßt sich mit einer Knieschlinge mit Expander auf Höhe des Drehpunktes sehr gut die Knieextension üben.
  Bei Aufhängung beider Beine kann reziprok in Knieflexion und Knieextension gearbeitet werden (Abb. 5.**45**).
- ❖ Unbelastetes Quadrizepstraining
  Bei dieser Übung in Rückenlage wird der M. quadriceps bei kokontraktiver Sicherung des Gelenks durch die Flexoren trainiert.
  Durchführung: Die extensorische Bewegung des Beckens in den Hüftgelenken führt nach kaudal weiterlaufend zur Flexion in den Kniegelenken. In der LWS kommt es zur Flexion. Bei geringer Bewegungstoleranz in Hüftextension kann der Oberkörper etwas höher gelagert werden. Bei nicht rutschender Ferse auf der Unterlage wirkt eine Dorsalextension des Fußes weiterlaufend flexorisch auf das Kniegelenk (Abb. 5.**46**).
  Der Bewegungsauftrag lautet: „Es darf keine Knieflexion stattfinden!" Dadurch kommt es zur aktiven Widerlagerung durch den M. quadriceps als Flexionsverhinderer des Kniegelenks.

■ *Merke:* Häufig werden zur Kräftigung des M. quadriceps Übungen in der offenen Kette mit Gewichten am Unterschenkel durchgeführt. Diese sind jedoch sehr kritisch zu betrachten. Der lange Lastarm des Unterschenkels mit dem angehängten Gewicht steht dem relativ kurzen Kraftarm des M. quadriceps gegenüber. Dadurch steigt die Kompressionsbelastung des Femoropatellargelenks enorm an. Bei der Extension in der offenen Kette liegt das Hebelsystem der Klasse III (Geschwindigkeitshebel) vor.
Quadrizepsübungen in der geschlossenen Kette, z. B. im Stand mit dem Rücken an der Wand, werden von Patienten mt Retropatellararthrosen nur in den ersten 10°-20° der Knieflexion toleriert. Die femuropatellaren Kräfte erhöhen sich bei zunehmender Knieflexion und da der Schwerpunkt nach dorsal wandert, verlängert sich der Lastarm. Der Lastarm ist die senkrechte Verbindung zwischen Kniegelenkszentrum und Wirkungslinie des Schwerpunkts. Dieser Lastarm steht dem kurzen Kraftarm des Muskels gegenüber. Der Kraftarm ist die senkrechte Verbindung zwischen der Wirkungslinie des M. quadriceps und dem Kniegelenkszentrum.
In dieser Ausgangsstellung liegt das Hebelsystem Klasse I (doppelseitiger Hebel) vor.

4. Erarbeitung ökonomischer Bewegungsabläufe im Alltag

- Horizontales Bücken ist günstiger als vertikales. Da die Wirkungslinie der Schwerkraft dabei nah am Kniegelenkszentrum liegt, bleibt der

Lastarm kurz und damit die Kompressionsbelastung des Kniegelenks niedriger. Beim vertikalen Bücken liegt der Schwerpunkt zu weit dorsal (siehe unter *Quadrizepstraining in der geschlossenen Kette*).
- Beim Aufstehen und Hinsetzen bringt der Patient durch Vorneigen des Oberkörpers den Schwerpunkt über das Kniegelenk, wodurch wiederum Quadrizeps und Knie entlastet werden. Stuhllehnen können beim Hochstützen helfen. Bei starken Schmerzen wird das betroffene Bein nach vorne gestellt.

■ *Merke:* Für beide Entlastungsmechanismen ist eine gute Hüftflexion erforderlich!

- Schmerzen beim Treppensteigen und Bergabgehen können kontralateral durch einen Stock oder zwei Gehhilfen gelindert werden. Beim Wandern sind Wanderstöcke zu benutzen.
- Schuhe mit gepufferten Sohlen verhindern einen sehr harten Aufprall beim Fersenkontakt und federn während der Standbeinphase ab.
- Sehr niedriges Sitzen mit starker Knieflexion ist zu vermeiden.
- Zum Einkaufen einen Einkaufswagen benutzen anstatt eine Tasche zu tragen.
- Empfehlung geeigneter Sportarten, z. B. Schwimmen, Radfahren auf ebenem Gelände mit guter Gangschaltung (wenig Widerstand) und Golf.
- Empfehlung von Hilfsmitteln, wie z. B. langer Schuhanzieher oder Strumpfanziehhilfe.
- Benutzung des Fahrstuhls anstatt Treppensteigen.

5.5 Koxarthrose

M. Dölken, S. Wirth

■ *Definition und wesentliche Merkmale:*
Koxarthrose = Arthrose des Hüftgelenks

Das Hüftgelenk ist ein gewichttragendes Kugelgelenk, das mit seinen Nachbarn Kniegelenk und LWS eine funktionelle Einheit bildet. Ein gesundes Hüftgelenk ist sehr belastbar und anpassungsfähig. Muß das Hüftgelenk Funktionsstörungen der Nachbargelenke kompensieren, so ist dies oft lange Zeit ohne deutliche Zeichen der Überforderung möglich. Im umgekehrten Fall ist es schwieriger. Büßt das Hüftgelenk seine Bewegungstoleranzen in allen drei Ebenen ein, so wird von den Nachbargelenken eine Adaptation gefordert, zu der sie nur sehr begrenzt fähig sind, weshalb sie auf eine langfristige Überforderung mit funktionellen und strukturellen Störungen reagieren.

Das Kniegelenk ist durch seine relative Scharnierfunktion kaum in der Lage, Funktionsstörungen in der Frontal- und Transversalebene zu kompensieren. Als Folgen treten Varus- und Valgusgonarthrosen, Bandinsuffizienzen, Meniskusdegeneration und Retropatellararthrosen auf.

Das Iliosakralgelenk kompensiert mangelnde Beweglichkeit der Hüftgelenke und reagiert mit permanentem Bänderstreß. Es wird hypermobil und neigt zu rezidivierenden Blockierungen. Über hypertone Muskeln in der Beckenregion kann es durch eine Beckenverwringung dauerhaft gestreßt werden und degenerieren.

Die Lendenwirbelsäule stellt mit ihren Bandscheiben die empfindlichste Struktur dar. Durch eine Beugekontraktur der Hüftgelenke werden Wirbelgelenke dauerhaft mit maximaler Konvergenz belastet. Weist der Haltungsstatus gleichzeitig noch eine starke BWS-Kyphose mit verminderten Bewegungstoleranzen in Extension und Rotation auf, werden die Strukturen in der LWS von kaudal und kranial extrem belastet.

Die Ursache einer Koxarthrose ist ein Mißverhältnis zwischen Knorpelqualität und Beanspruchung. Entscheidend ist die Größe der tragenden Knorpelfläche. Bei strukturellen Fehlstellungen des Hüftgelenks, wie z.B. Coxa valga und Hüftdysplasie, ist sie deutlich kleiner (siehe unter *Strukturelle Fehlstellungen des Hüftgelenks*).

Eine vermehrte Beanspruchung entsteht auch durch Inkongruenz der Gelenkflächen, z.B. bei einer sehr tiefen Gelenkpfanne (Protrusio acetabuli).

Erworbene Deformitäten der Gelenke und der umgebenden Weichteile können nach Entzündungen, aseptischen Nekrosen (z.B. M. Perthes), Tumoren, Gelenkfrakturen, aber auch bei Erkrankungen, wie z.B. Hämophilie, auftreten und zu einer Arthrose führen.

■ *Beispiele:*

- Eine 42jährige Frau klagt über zunehmende Schmerzen im linken Hüftgelenk. Das Anziehen von Schuhen und Strümpfen fällt ihr zunehmend schwer. Vor zehn Jahren hatte sie durch einen Autounfall eine Trümmerfraktur des Schenkelhalses.
- Ein 53jähriger Bauarbeiter sucht den Arzt wegen zunehmender schmerzhafter Bewegungseinschränkungen im rechten Hüftgelenk auf. Der Arzt stellt eine Hüftdysplasie mit ausgeprägter Arthrose fest.

5.5.1 Ärztliche Untersuchung und Therapie

- siehe unter *Physiotherapeutische Untersuchung.*
- Röntgenbefund: siehe unter *Allgemeiner Teil, Arthrose.*
  Um Seitendifferenzen zu erkennen, sollten immer beide Hüftgelenke geröntgt werden (Abb. 5.**47**).

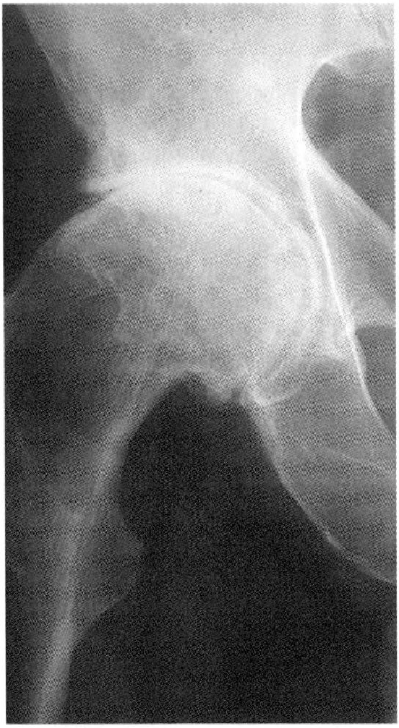

Abb. 5.**47** Koxarthrose

Differentialdiagnose

- Hüftgelenkdysplasie
- Zustand nach Frakturen
- Koxarthritis (Gelenkentzündung), z. B. rheumatische oder bakterielle
- Tumoren im Hüftgelenkbereich
- Chondrokalzinose (Knorpelverkalkungen)
- Hüftkopfnekrose (Knochenzerfall des Hüftkopfs)

Therapie

Konservativ

siehe unter *Allgemeiner Teil, Arthrose.*

Operativ

Operiert werden soll erst nach Ausschöpfung aller konservativen Maßnahmen. Zu varisierender und valgisierender Osteotomie (gelenkerhaltende Operationen) sowie Endoprothesen (Gelenkersatz) siehe unter *Kapitel 9 und 10.*

5.5.2 Physiotherapeutische Untersuchung

M. Dölken

1. Anamnese

Der Schmerz beeinträchtigt den Koxarthrosepatienten am stärksten. Er gilt als erstes klinisches Symptom nach Beginn einer Arthrose und wird durch Dauer und Intensität der Belastung provoziert. Auch das Verharren in der gleichen Gelenkstellung über längere Zeit verstärkt den Schmerz.

Je nach Arthrosestadium limitiert der Schmerz die Aktivitäten der Patienten:
- Am Anfang tritt der Schmerz nur nach längerer Belastung auf, bei zunehmender Arthrose verkürzt sich die Belastungszeit rapide, im letzten Stadium haben die Patienten keine schmerzfreien Intervalle mehr und auch Ruheschmerz ist vorhanden.
- Im ersten Stadium tritt ein Initialschmerz z. B. nach dem Aufstehen auf, der aber nach dem Einlaufen verschwindet.
- Die Gehstrecke verkürzt sich und Hinkmechanismen setzen ein.
- Längeres Stehen wird unmöglich.
- Positionswechsel sind erschwert.
- Auch in wenig belasteten Ausgangsstellungen treten Schmerzen auf und zwingen zum Positionswechsel.

Schmerzlokalisation

Die Patienten zeigen häufig breitflächig mit der gesamten Hand auf die Becken-Hüftregion.
- Tiefer, durch das Gelenk ziehender Leistenschmerz.
- Häufig zuerst in Leiste und Trochanterregion beginnender Schmerz, der dann in den ventromedialen Oberschenkel und in die gleichseitige Gesäßhälfte ausstrahlt. Der Schmerz im Oberschenkel und in der Leiste wird eher als oberflächlicher Schmerz empfunden. Er kann als fortgeleiteter Schmerz (referred pain) aus dem Innervationsgebiet des Hüftgelenks L3 interpretiert werden.
- Schmerzen in der Muskulatur: Durch die erhöhte Nozizeption verändert sich reflektorisch der Muskeltonus hinsichtlich der Schonung des Krankheitsherdes (Brügger 1977), und die Muskeln reagieren mit Schmerzen auf Kontraktion und Dehnung (siehe unter *Leitsymptome*).
- Auftreten der Schmerzen häufiger im gleichseitigen Iliosakralgelenk und im lumbosakralen Übergang.
- Einsetzen medialer Knieschmerzen (Abb. 5.**48**).

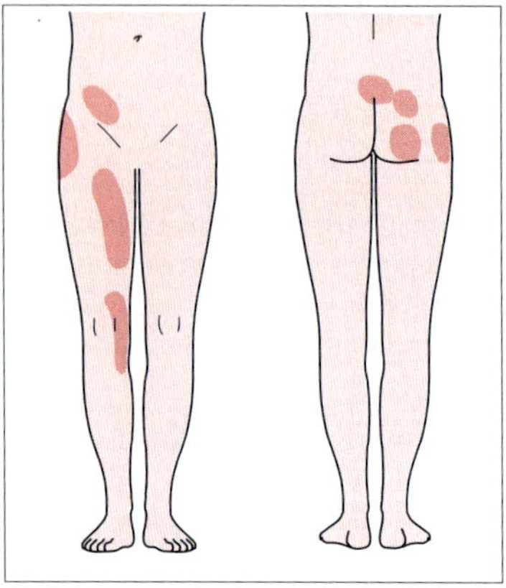

Abb. 5.**48** Schmerzlokalisation bei Hüftarthrose rechts

2. Sichtbefund

- Ab dem zweiten Stadium zeigen sich Schonhaltung und Ausweichbewegungen.
- Das Hüftgelenk steht zunehmend in FLEX./ADD./AR., kompensatorische Hyperlordose der LWS.
- Bei doppelseitiger Koxarthrose im gleichen Stadium – was eher selten vorkommt – zeigen sich die Haltungsabweichungen symmetrisch.
- Bei einseitigem Schweregrad III und IV kommt es auf der betroffenen Seite durch die Flexions- und Adduktionskontraktur zur funktionellen Beinverkürzung.
- Eine strukturelle Beinverkürzung kann infolge einer Hüftkopfnekrose und einer Protrusionskoxarthrose auftreten. Bei beiden Formen der Beinverkürzungen ist ein Beckentiefstand der kürzeren Seite die Konsequenz.
- Die Beinverkürzung wird am nichtbetroffenen Bein durch Flexion in allen Gelenken kompensiert. Häufig ist eine Beckenverwringung mit Fehlstellungen im Iliosakralgelenk vorhanden (Tastbefund, Funktionsbefund). Die LWS weist eine konvexe Lateralflexion auf der betroffenen Seite auf und das nichtbetroffene Hüftgelenk steht in Adduktion vom proximalen Hebel.
- Das Bein wird im Stand und beim Gehen zunehmend entlastet. Beim Gehen tritt das Duchennehinken auf. Durch die Neigung des Oberkörpers über das Standbein verkürzt sich der Lastarm und die Belastung des Hüftgelenks sinkt (siehe unter *Leitsymptome*).
- Ein positiver Trendelenburg kann kombiniert mit dem Duchenne auftreten; die Hüftabduktoren werden reflektorisch hypoton geschaltet, wodurch eine Veränderung des Bewegungsablaufs erfolgt.

- Durch die Außenrotationsstellung des Beines verkürzt sich der Abrollweg des Fußes, so daß die Patienten nicht mehr über die funktionelle Fußlängsachse abrollen.
- Eine vorzeitige Knieflexion am Ende der Standbeinphase kompensiert die verminderte Hüftextension.
- Bei massiven Extensionsdefiziten gehen und stehen die Patienten mit vorgeneigter Körperlängsachse.
- Beim Aufstehen und Hinsetzen verhindert die eingeschränkte Hüftflexion eine Vorneigung der Körperlängsachse, weshalb der Schwerpunkt nicht ausreichend nach vorne gebracht werden kann. Die Patienten verlagern den Schwerpunkt über den Einsatz der Arme nach vorne. Sie werden schwungvoll nach vorne bewegt oder zum Abstützen auf Armlehnen oder Sitzfläche benutzt.
- Die verminderte Hüftflexion führt zu massiven Schwierigkeiten beim Schuhe- und Strümpfeanziehen sowie beim Treppensteigen.

3. Tastbefund

- Insertionstendopathien, vor allem Ansätze der Muskeln am Trochanter major und der Flexoren an der Spina iliaca anterior superior und inferior.
- Hypertonus, vor allem der Adduktoren, Außenrotatoren, Flexoren, M. quadratus lumborum auf der betroffenen Seite.
- Triggerpunkte reagieren auf Druck mit Ausstrahlung (siehe *Kapitel 3, Lage der Triggerpunkte*).
- Durch Herabsetzung der nozizeptiven Hemmschwelle im Innervationsgebiet L3 kann dort eine Hyperalgesie vorhanden sein.
- Das Iliosakralgelenk und die LWS müssen mituntersucht werden:
  - Stellungsdiagnostik ISG durch Palpation der Spina iliaca anterior superior und Spina iliaca posterior superior.
  - Schmerzpalpation in der LWS, Springing Test zur Erfassung der Bewegungsqualität und Schmerzprovokation (siehe unter *Wirbelsäulensyndrome*).
- Im Becken- und LWS-Bereich ist der Gewebetonus erhöht.
- Bei aktivierter Arthrose ist im Hüftbereich die Temperatur erhöht.

4. Prüfung der Beweglichkeit

- Das Hüftgelenk steift zunehmend im Kapselmuster ein, d. h. im zweiten Stadium beginnt die Bewegungseinschränkung in Innenrotation/ Extension/Abduktion. Ab dem 3. Stadium sind deutliche Einschränkungen und Krepitation beim Bewegen vorhanden. Reihenfolge der Bewegungsprüfung: Alle Bewegungen werden im Seitenvergleich gemessen!

Ausgangsstellung Rückenlage

- Flexion und Extension: Beim Bewegen in Flexion wird die Winkelverkleinerung ventral zwischen Oberschenkel und Becken beobachtet. Häufig weicht das Bein in transversale Abduktion mit Außenrotation aus. Bei eingeschränkter Flexion zeigen Patienten bei aktiver Bewegung häufig eine überschießende Bauchmuskelaktivität. Bei der passiven Bewegung setzt vorzeitig die weiterlaufende Bewegung des Beckens ein. Das Endgefühl kann fest- oder hart-elastisch sein.

  Merke: Sobald die Bewegung auf das Becken weiterläuft, sind Iliosakralgelenk, LWS und das Hüftgelenk der kontralateralen Seite an der Bewegung beteiligt. Am kontralateralen Hüftgelenk kommt es zu einer Extension und Abduktion vom proximalen Hebel (= Thomas-Handgriff zur Messung der Extension am liegenden Bein. Bei eingeschränkter Extension hebt sich das Bein von der Unterlage ab. Die Abduktion am liegenden Bein kann bei der Messung der Extension durch Außenrotation am flektierten Bein widerlagert werden.).

- Rotation bei ca. 90° Flexion: Die Innenrotation ist massiv eingeschränkt, das Endgefühl ist häufig hart und unelastisch. Bei fortgeschrittener Arthrose ist auch die Außenrotation eingeschränkt. Die Rotation ist „wackelsteif".
- Abduktion: Die Abduktion wird in Extension und in verschiedenen Flexionswinkeln geprüft. Dadurch werden alle Anteile der Adduktoren auf Verkürzung getestet. Bei fortgeschrittenen Arthrosen ist die Abduktion in allen Winkelgraden mit hartem Endgefühl eingeschränkt. Bei Abduktion in Extension werden die ventral liegenden Adduktoren auf Verkürzung getestet: M. pectineus, M. gracilis, M. adductor longus. Der M. gracilis kann am Bewegungsende durch Knieflexion angenähert werden. Geht die Abduktion dann weiter, hat dieser Muskel die Bewegung limitiert.

  Bei 45° Flexion wird die Abduktion mit aufgestelltem Bein geprüft; dabei werden die mittleren Adduktoren, vor allem der M. adductor brevis auf Verkürzung getestet. Durch einen leichten Überdruck am medialen Knie wird das Endgefühl geprüft. Dieser Test ist gleichzeitig ein Provokationstest für das Iliosakralgelenk. Durch die weiterlaufende Bewegung des Iliums kommt es zur Kompression im Iliosakralgelenk = Patrick-Kubis-Test.

  Bei maximaler Flexion und Abduktion wird der M. adductor magnus getestet.

Ausgangsstellung Bauchlage

- Extension: Die Extension wird zuerst mit der Knieextension getestet. Anschließend wird durch Knieflexion der M. rectus femoris auf Verkürzung geprüft.
- Rotation: Die Rotation bei Flexions-Extensionsnullstellung ist für die Standbeinphase funktionell bedeutsam. Bei beginnenden Arthrosen findet man hier zuerst eine Innenrotationseinschränkung, da der gewichttragende Teil des Hüftkopfes Kontakt in der Pfanne hat. Wird die Innenrotation aktiv vom Patienten ausgeführt, arbeiten die Hüftaußenrotatoren exzentrisch. Bei Überlastungserscheinungen und Insertionstendopathien reagieren sie mit Schmerz. Dies tritt häufig kombiniert mit LWS- und ISG-Störungen auf.
  - Bei beginnenden Arthrosen können die Abduktion, die Adduktion und die Rotation im Stand geprüft werden. Dabei stellt sich die Frage, welche Bewegung unter Belastung Schmerzen auslöst.
- Es muß unbedingt die Beweglichkeit der LWS getestet werden, vor allem, wenn die Patienten Schmerzen in der LWS angeben. Der lumbosakrale Übergang ist in Extension häufig hypermobil und neigt zu rezidivierenden Blockierungen. Der thorakolumbale Übergang kompensiert beim Gehen die mangelnde Extension und Rotation im Hüftgelenk und neigt dadurch ebenfalls zur Hypermobilität mit rezidivierenden Blockierungen. Besonders gefährdet sind die Gelenke des dritten Lendenwirbels, der in der LWS am wenigsten muskulär und ligamentär stabilisiert ist. Hier entwickelt sich oft eine segmentale Instabilität. Die Verkürzung des M. iliopsoas wirkt sich erheblich auf die LWS aus. Ist der distale Gelenkpartner Punctum fixum, zieht eine einseitige Verkürzung die LWS in Extension, in Lateralflexion zur betroffenen Seite und Rotation zur Gegenseite. Auf der verkürzten Seite wird das Becken über den M. iliacus in Flexion gezogen. Das Os sacrum folgt in einseitige Nutationsstellung. Im Sitzen behindern Verkürzungen der dorsalen Muskeln eine Flexionsbewegung des Bekkens. Dadurch wird auch die Nutation des Sakrums, die Lordosierung der LWS und damit die Einordnung der Körperabschnitte im Sitzen behindert.
- Beim Kapselmuster werden die Iliosakralgelenke bei jedem Schritt an ihr Bewegungslimit geführt und ständig überbeansprucht. Durch Verkürzungen und Tonusveränderungen der Beckenmuskeln kann es zu Beckenverwringungen mit Fehlstellungen der Iliosakralgelenke kommen. Diese können dann zu funktionellen Beinlängendifferenzen führen. Vor der Versorgung mit Schuhausgleich muß immer das ISG untersucht werden, damit es als Ursache ausgeschlossen werden kann. (Zum Vorgehen bei der ISG-Untersuchung siehe unter *Statisch bedingte Wirbelsäulensyndrome.*)
- Testung von Knie- und Fußgelenken im Seitenvergleich.

5. Prüfung der Muskulatur

a) Prüfung der Muskeln auf Verkürzung

siehe unter *Bewegungsprüfung.*

Durch die Postisometrische Relaxation am Bewegungsende kann eine reflektorische Verkürzung von einer strukturellen differenziert werden. Verkürzte Muskeln erhöhen den Anpreßdruck im Gelenk. Die Ausprägung der muskulären Kontraktur kann eine kapsuläre Kontraktur beschleunigen und verstärken. Bei deutlicher Gelenkdestruktion im dritten und vierten funktionellen Stadium ist das Einnehmen der Dehnstellung aufgrund der Schmerzen nicht mehr möglich. Die „Dehnreserve" der Muskeln kann durch Querdehnungen geprüft werden.

b) Prüfung der Muskelkraft

Hüftgelenk

Bei noch gut erhaltener Gelenkfunktion (gute Beweglichkeit, keine Krepitation) kann die Muskelkraft aller Hüftmuskeln ganz normal gegen Widerstand und Eigenschwere des Beines geprüft werden (Stadium I und II).

Im Stadium III und IV sind die Muskeln schmerzbedingt reflektorisch gehemmt. Das Testergebnis ergibt dann keine objektive Aussage über die Muskelkraft. In diesen Stadien muß auf den Test gegen Widerstand und die Eigenschwere des Beines verzichtet werden, da die Belastung des Gelenks zu stark ansteigt.

Rumpfmuskeln

Die Rückenmuskeln können z.B. in Bauchlage oder durch Vorneigung der Körperlängsachse aus dem hohen Sitz geprüft werden.

Die Bauchmuskeln sind bei zusätzlichen LWS-Schmerzen schonend zu prüfen. Die übliche Testung in Rückenlage mit Abheben des Kopfes und des Schultergürtels führt zu hoher Hebel- und Scherwirkung auf die LWS. Vorgeschädigte Bandscheiben und instabile Bewegungssegmente werden erheblich irritiert. Es kann die gemeinsame statische Funktion aller Bauchmuskeln kann getestet werden. Der Bauch soll durch die Kontraktion flach (Mm. obliqui), schmal (M. transversus abdominis) und kurz werden. Dieser Zustand ist über mindestens 10 Sekunden zu halten.

- *Merke:* Dieser Test kann auch bei allen Patienten mit Wirbelsäulenbeschwerden angewendet werden!

5.5.3 Physiotherapeutische Behandlung

Behandlungsziele

- Schmerzlinderung und Entlastung
- Verbesserung der Knorpelernährung
- Erhaltung bzw. Verbesserung der Beweglichkeit
- Erhaltung bzw. Verbesserung der Muskelkraft und -koordination, ohne das Gelenk zu überlasten
- Erarbeitung ökonomischer Bewegungsabläufe im Alltag zur Vermeidung hoher Kompressionsbelastung des Hüftgelenks

Behandlungsmaßnahmen

- Wärmeanwendungen und schmerzlindernde Elektrotherapie, auch an der LWS (siehe unter *Leitsymptome*)

Traktion

Eine Traktion des Hüftgelenks in Stufe I-II in aktueller Ruhestellung kann unterschiedliche Anteile des Hüftgelenks entlasten. Durch den intermittierenden Wechsel aus Druck und Zug wird die Knorpelernährung verbessert. Wird die Traktion in Behandlungsstufe III in der Behandlungsstellung durchgeführt, dient sie der Mobilisation des Gelenks.

- Traktion für den gewichttragenden Teil des Hüftgelenks: Der Zug erfolgt in kaudaler Richtung in Verlängerung des Femurschaftes. Dabei entsteht zwischen Pfannendach und Femurkopf eine Separation, während es im zentralen Gelenkanteil zu einem Kaudalgleiten kommt. Dies ist möglich, da im kaudalen Anteil der Ring der Hüftpfanne unterbrochen ist (Abb. 5.**49 a** u. **b**).

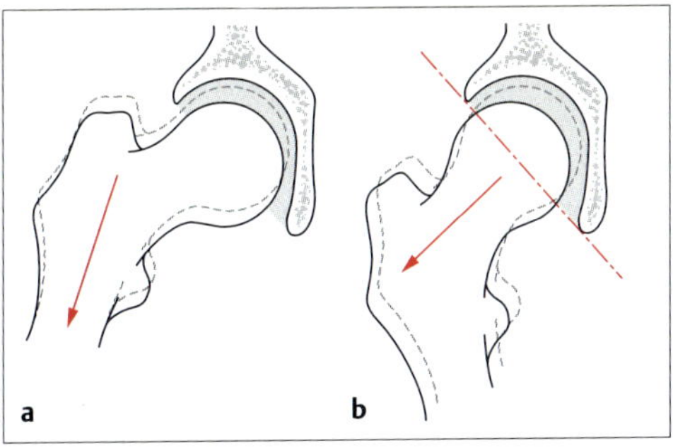

Abb. 5.**49** Traktionsrichtung zur Entlastung: **a** des gewichttragenden Hüftgelenkanteils, **b** des zentralen Hüftgelenkanteils

– Traktion zur Entlastung des zentralen Gelenkanteils: Bei der Traktion rechtwinkelig zur Behandlungsebene (zur Entlastung des zentralen Hüftgelenkanteils) finden in den Randbereichen Gleitbewegungen statt. Die Behandlungsebene am Hüftgelenk zeigt nach ventral, lateral und kaudal. Der Zug erfolgt in Verlängerung des Schenkelhalses.

Durchführung

a) gewichttragender Gelenkanteil

Ausgangsstellung Patient: Die physiologische Ruhestellung im Hüftgelenk ist leichte Flexion, Abduktion und Außenrotation. Bei Koxarthrose mit zunehmender Einsteifung im Kapselmuster verschiebt sie sich mehr in Richtung Flexion, Adduktion, Außenrotation. Das Bein kann während der schmerzlindernden Traktion mit einer Knie- und Fußschlinge im Schlingentisch aufgehängt werden.

Die Fußsohle liegt am Bauch des Therapeuten. Durch maximale Dorsalextension wird der M. gastrocnemius in eine passive Insuffizienz gebracht und sichert damit gemeinsam mit der Knieschlinge das Kniegelenk von dorsal.

Ausgangsstellung Therapeut: Der Therapeut steht in Schrittstellung distal vom Bein und verlagert sein Gewicht auf das dorsale Bein. Wichtig ist ein minimaler Krafteinsatz. Das Becken des Patienten ist durch das Eigengewicht auf der Bank fixiert, eine weiterlaufende Bewegung der LWS in Lateralflexion wird durch einen geringen Krafteinsatz vermieden.

Die Propiozeptoren des Gelenks nehmen eine Entlastung wahr und eine Senkung der Nozizeption mit einer Entspannung der umgebenden Muskeln ist die Folge (Abb. 5.**50**).

b) zentraler Gelenkanteil

Ausgangsstellung Patient: Das Bein wird in leichter Hüft- und Knieflexion in den Schlingentisch gehängt oder auf die Schulter des Therapeuten gelegt.

Ausgangsstellung Therapeut: Er steht lateral vom Patienten in Schrittstellung. Die Bankhöhe ist so einzustellen, daß die Hände des Therapeuten übereinander in der Leistenbeuge des Patienten liegen.

Durchführung: Durch Gewichtsverlagerung auf das dorsale Bein mit leichter Knieextension erfolgt der Zug nach ventral, lateral und kaudal.

Diese Ausgangsstellung eignet sich auch zur mobilisierenden Traktion in Behandlungsstellung in Stufe III. Dabei wird z.B. das Bein in mehr Flexion und Innenrotation eingestellt. Die Traktionsrichtung bleibt gleich, da auch die Behandlungsebene konstant bleibt (Abb. 5.**51**).

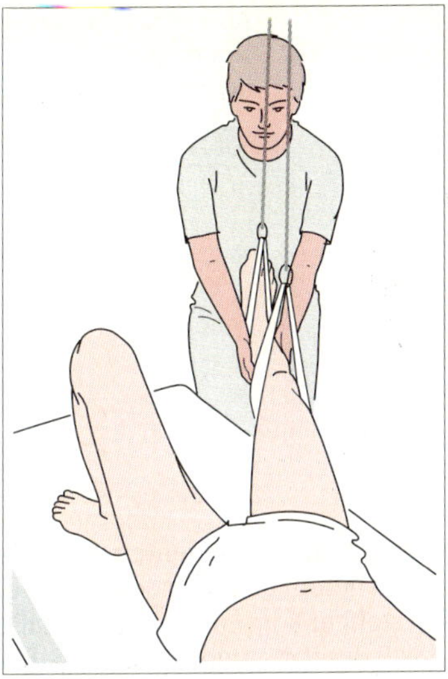

Abb. 5.**50** Traktion in Ruhestellung im Schlingentisch

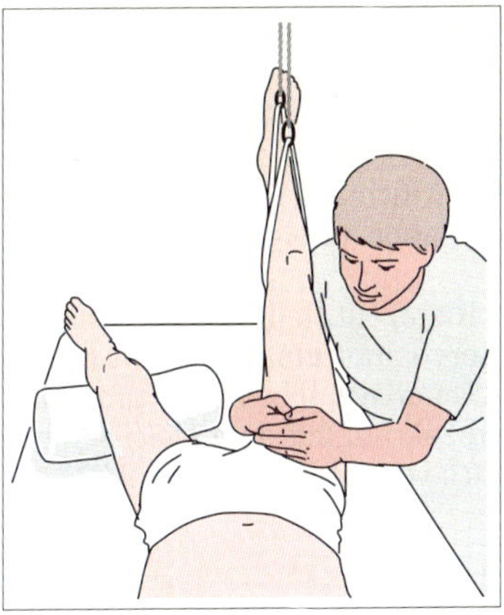

Abb. 5.**51** Traktion in Behandlungsstellung im Schlingentisch

- Verbesserung der Hüftrotation in Bauchlage über das Ilium: Diese Mobilisation ist keine translatorische Gelenkmobilisation, da sie aufgrund der Gelenkform nicht parallel zur Behandlungsebene erfolgen kann. Es ist eine anguläre Mobilisation über den proximalen Hebel. Ausgangsstellung Patient: In Bauchlage; die LWS-Lordose ist unterlagert, das Kniegelenk in 90° Flexion nahe an der Bankkante.

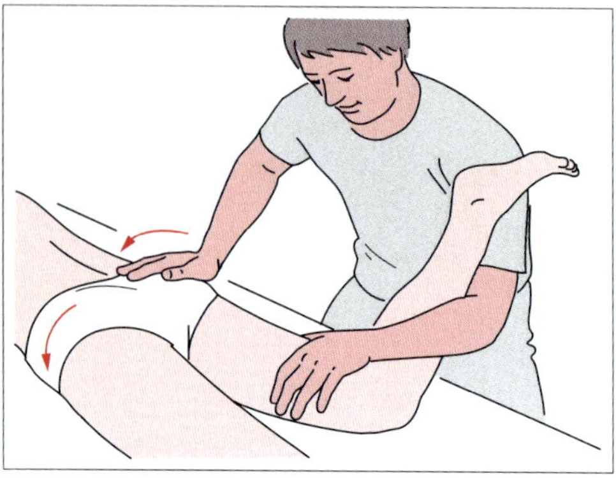

Abb. 5.**52** Verbesserung der Hüftinnenrotation

Ausgangsstellung Therapeut: Er steht lateral vom Patienten. Bei Verbesserung der Innenrotation steht der Therapeut auf derselben Seite, bei Verbesserung der Außenrotation steht er kontralateral. Er umfaßt mit dem Wiegegriff den Unterschenkel des Patienten von ventral. Bei der Innenrotationsmobilisation liegt die Hand am medialen Kniegelenk, bei der Außenrotationsmobilisation am lateralen Kniegelenk.
Durchführung Innenrotation: Das Hüftgelenk wird in Innenrotation eingestellt, bis sich die kontralaterale Seite leicht von der Bank abhebt. Die proximale Therapeutenhand nimmt mit der Handwurzel dorsal vom Trochanter Tiefenkontakt auf. Durch eine verwringende Bewegung der Hand mit den Fingern in Richtung Hosennaht wird der Tiefenkontakt verstärkt. Die Mobilisation erfolgt dann kreisbogig nach ventral-medial.
Durchführung Außenrotation: Der Therapeut stellt von der kontralateralen Seite das Hüftgelenk in Außenrotation ein, bis sich die gleichseitige Beckenseite leicht von der Unterlage abhebt. Die proximale Therapeutenhand liegt lateral vom Sakrum auf dem gleichseitigen Ilium und mobilisiert kreisbogig nach ventral-lateral (Abb. 5.**52**).

Widerlagernde Mobilisation

Aufgrund der Einsteifungstendenz fällt es den Patienten zunehmend schwerer, ihr Hüftgelenk selektiv zu bewegen und die Folge sind Massenbewegungen mit vorzeitig weiterlaufender Bewegung auf den Rumpf. Die widerlagernde Mobilisation bietet die Möglichkeit, das Hüftgelenk vom Becken und Bein aus unter hubfreien Bedingungen so zu bewegen, daß vorzeitig einsetzende, weiterlaufende Bewegungen vermieden werden. Dadurch lernt der Patient, sein Hüftgelenk wieder selektiv und koordiniert zu bewegen, und die Durchblutung der gelenkumgebenden Strukturen wird deutlich verbessert. Kombiniert mit Weichteiltechniken, wie z.B. Querdehnung, Quermassage und mobilisierender Massage, verstärkt sich der durchblutungsfördernde Effekt.

Bei der widerlagernden Mobilisation in einer hubfreien oder hubarmen Ausgangsstellung wird die Hüftmuskulatur nur als „Beweger" beansprucht. Sie muß also keine Gewichte gegen die Schwerkraft halten oder bremsen, so daß die Kompressionsbelastung des Hüftgelenks gering ist. Selbst wenn ausschließlich im schmerzfreien Bereich und nicht bis an die Grenze der Bewegungstoleranz bewegt wird, empfindet sich der Patient erfahrungsgemäß als beweglicher, leichter und nutzt vorhandene Bewegungstoleranzen besser aus.

Durch die Durchblutungsverbesserung werden die gelenkumgebenden Muskeln detonisiert, was wiederum die Bewegung verbessert und die Schmerzen lindert. Ein großer Vorteil der widerlagernden Mobilisation ist, daß sie nach einer gewissen Lernphase von den Patienten jederzeit selbständig durchgeführt werden kann.

Prinzipien der widerlagernden Mobilisation

- Die Technik konzentriert sich immer auf jeweils ein Gelenk. Im Hüftgelenk werden Becken und Bein gegenläufig und das Gelenk von beiden Hebelarmen bewegt. Gleichzeitig wird die Drehpunktverschiebung betont, wodurch die Bewegungen vom Hüftgelenk selbst initiiert werden.
- Die widerlagernde Mobilisation wird vorwiegend hubfrei durchgeführt, d.h. Becken- und Beingewicht werden nicht gegen die Schwerkraft bewegt. (Je nach Behandlungsziel kann jedoch auch unter Belastung widerlagernd bewegt werden; so läßt sich dadurch z.B. bei Präarthrosen, bei denen der Schmerz noch nicht im Vordergrund steht, die Koordination verbessern.)
- Die notwendigen Bewegungen des Beckens, die auch in der Wirbelsäule stattfinden, müssen dem jeweiligen Wirbelsäulenbefund des Patienten angepaßt werden. Manchmal muß eine hubfreie Mobilisationsphase der LWS vorausgehen, durch welche dem Patienten die selektive Beckenbewegung bewußt gemacht werden kann. Kommt es bei der Beckenbewegung zu LWS-Schmerzen, kann vom proximalen Hebel statisch widerlagert werden, d.h. der Patient erhält z.B. bei der Bewegung in Hüftflexion den Auftrag: „Während Ihr Kniegelenk in Richtung Bauch wandert, darf sich der Abstand vom Schambein zum Bauchnabel nicht verkürzen."
- Am wichtigsten ist die Instruktion des Patienten. Wahrnehmungshilfen für die geplante Bewegung von Becken und Bein sind Druckveränderungen zur Unterlage, Zielorientierungen und Abstandveränderungen am eigenen Körper.

- Wird die widerlagernde Mobilisation vom Therapeuten manipulativ durchgeführt, kann er begleitend die gelenkumgebende Muskulatur mit der mobilisierenden Massage behandeln. Mit einer walkenden Bewegung quer zum Faserverlauf wird die Muskulatur während der Annäherung bearbeitet, wodurch die detonisierende Wirkung verstärkt wird. Hypertone Muskeln, die ein Gelenk umgeben, erhöhen die Kompressionsbelastung des Gelenks, durch detonisierende Maßnahmen sinkt die Gelenkbelastung.

Durchführung der widerlagernden Mobilisation für die Flexion, Extension, Abduktion und Innenrotation

a) Flexion

Ausgangsstellung Patient: In Seitlage; falls diese aufgrund beidseitiger Koxarthrose nicht möglich ist, kann auch in Rückenlage mobilisiert werden. Das zu mobilisierende Bein liegt oben. Das Bein läßt sich häufig nicht mehr in die Sagittalebene des Hüftgelenks einstellen, sondern muß kurz vor dem Bewegungsende außer in Flexion auch in Außenrotation mit transversaler Abduktion eingestellt werden. In dieser Position wird es gelagert oder vom Therapeuten gehalten. Das untere Bein wird in leichter Hüft- und Knieflexion gelagert. Besteht auch hier eine Außenrotationsfehlstellung, ist der Unterschenkel mit einem Kissen zu unterlagern, da sonst die Gewichte nicht abgegeben werden können. Die Wirbelsäule befindet sich in Nullstellung.

Ausgangsstellung Therapeut: Er steht ventral oder dorsal vom Patienten, die Hände liegen manipulierend am lateralen, proximalen Oberschenkel und am lateralen Becken.

Durchführung: Der Drehpunkt Hüftgelenk soll nach dorsal, kranial und etwas in Richtung Rückenlage bewegt werden. Diese Bewegung unterstützt der Therapeut am Oberschenkel manipulierend durch Verschiebung der Oberschenkellängsachse in die genannten Richtungen. Das Kniegelenk wandert dabei etwas nach hinten und nach ventral-kranial. Die gleichseitige Spina iliaca anterior superior wandert nach ventral-kaudal in Richtung Oberschenkel. Bei der Beckenbewegung muß die Bewegung der LWS beobachtet werden. Die Extension der Wirbelsäule soll bis in die BWS hochlaufen, wodurch eine Überlastung des häufig hypermobilen lumbosakralen Übergangs vermieden wird.

Orientierung des Patienten: Der Tuber der obenliegenden Seite wandert in Richtung Hinterkopf. Becken und Oberschenkel bewegen sich aufeinander zu, wobei Falten in der Leiste entstehen. Zur Extension der Wirbelsäule benötigen manche Patienten noch folgenden Zusatzauftrag: „Die Brustbeinspitze entfernt sich vom Bauchnabel, während sich das Becken zum Oberschenkel bewegt“ (Abb. 5.**53**).

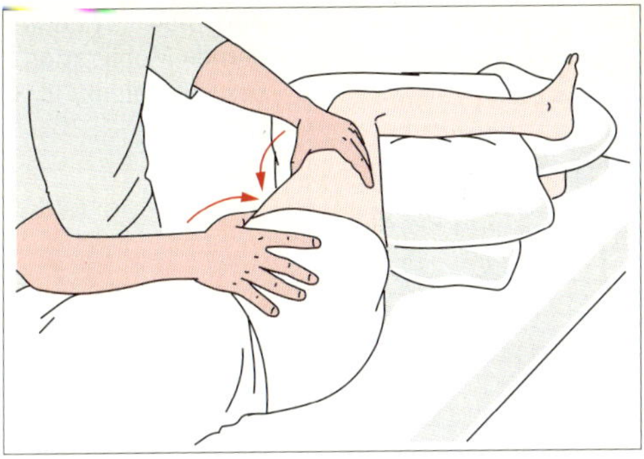

Abb. 5.**53** Widerlagernde Mobilisation des Hüftgelenks in Flexion

Mit einer Alltagsbewegung vor und nach der Übung, wie z.B. die Schuhe anziehen, können Patient und Therapeut den Mobilisationseffekt überprüfen. In Bewegungspausen können die Hüftextensoren mit Quermassage und Querdehnungen behandelt werden. Durch die zunehmende Beugestellung der Hüftgelenke beim Gehen und Stehen wandern die Gewichte kranial der Beuge- und Streckachse der Hüftgelenke zunehmend nach ventral. Diese Gewichtsverschiebung führt zu einer dauerhaften fallverhindernden Aktivität der Hüftextensoren. Die Muskeln reagieren auf die Überlastung mit einem schmerzhaften, reflektorischen Hypertonus. Die widerlagernde Mobilisation und die Weichteiltechniken detonisieren die Muskeln gelenkschonend.

b) Extension

Ausgangsstellung Patient: In Seitlage; aufgrund des Extensionsdefizits steht das Hüftgelenk häufig in Flexion, Außenrotation und leichter transversaler Abduktion. Die Kniegelenke befinden sich ebenfalls in Flexion und Varusstellung, bei Adduktionsstellung des Hüftgelenks in Valgusstellung. Das zu mobilisierende Bein liegt oben und wird in der obengenannten Stellung unterlagert. Es liegt kurz vor dem Bewegungsende der Extension. Das untenliegende Bein wird in mittlerer Hüft- und Knieflexion gelagert, bei Außenrotationsfehlstellung ist der Unterschenkel mit Kissen zu unterlagern. Die Wirbelsäule befindet sich in Nullstellung.

Ausgangsstellung Therapeut: Er steht ventral oder dorsal vom Patienten, eine Hand in der Leiste und eine am Tuber.

Durchführung: Der Drehpunkt Hüftgelenk soll nach ventral-kranial und etwas in Richtung Bauchlage wandern. Das distale Oberschenkelende wandert nach dorsal-kaudal und die Spina iliaca anterior superior nach dorsal-kranial.

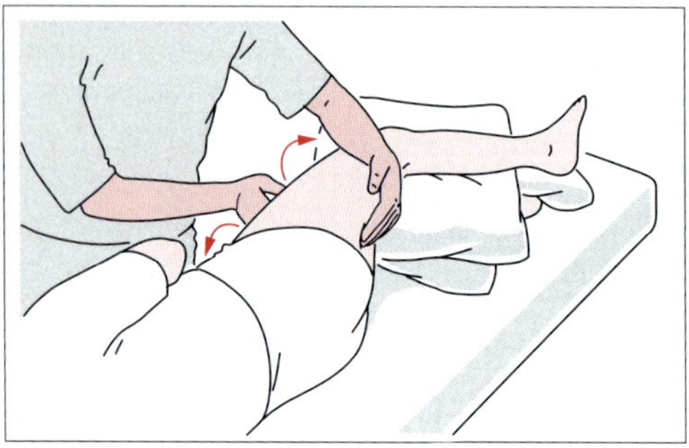

Abb. 5.**54** Widerlagernde Mobilisation des Hüftgelenks in Extension

Orientierung des Patienten: Der Tuber wandert in Richtung Kniekehle und die Leiste in Richtung Kopfende und nach vorn. Diese Instruktion setzt die Drehpunktverschiebung in Gang. Gelingt sie mühelos, kommt die Bewegung des Oberschenkels hinzu: Der Oberschenkel wird auf der Unterlage nach hinten bewegt, wobei Falten zwischen Gesäß und Oberschenkel entstehen (Abb. 5.**54**).

In Bewegungspausen können die Hüftflexoren mit Druckinhibition detonisiert werden. Der M. iliacus wird in der Tiefe am ventralen, medialen Beckenkamm Richtung Beckeninnenseite, der M. psoas major am Bauch lateral des M. rectus abdominis in der Tiefe Richtung LWS (siehe unter *Spondylarthrose*) und der M. rectus femoris an seinem Ursprung an der

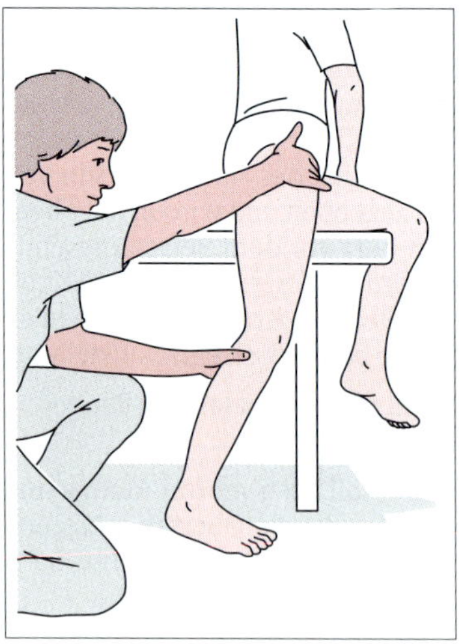

Abb. 5.**55** Hüftextension im Halbsitz

Spina iliaca anterior inferior zwischen den Sehnen des M. sartorius und M. tensor fasciae latae getastet. Diese beiden Muskeln lassen sich an der Spina iliaca anterior superior und der Muskelbauch des M. tensor fasciae latae kaudal-lateral der Spina tasten.

Nach der hubfreien widerlagernden Mobilisation in Extension kann diese in den Halbsitz übertragen werden. Der Patient nimmt dabei seine Extensionstoleranzen bei vertikaler Körperlängsachse wahr und nutzt sie dadurch anschließend besser beim Gehen (Abb. 5.**55**).

Hüftextension im Halbsitz

Ausgangsstellung Patient: Im Halbsitz an der Bank, das Hüftgelenk des stehenden Beines ist ebenso wie das Kniegelenk leicht flektiert, der Fuß steht unter oder etwas vor dem Hüftgelenk in leichtem Vorfußkontakt, die Ferse hat keinen Bodenkontakt.

Ausführung: Der Patient nimmt die Flexionsstellung von Hüft- und Kniegelenk wahr, indem er mit kleinen Bewegungsausschlägen um die Beuge- und Streckachse bewegt. Dann konzentriert er sich auf die Leiste des stehenden Beins. Dieses wird nach vorne-oben bewegt, wobei das Becken auf der halben Sitzfläche nach hinten rollt, die Kniekehle nach hinten-oben und die Ferse zum Boden wandert. Der Patient nimmt die Endstellung der Hüftextension wahr. Der Bewegungsablauf wird wiederholt, bis er leicht und flüssig vor sich geht. Anschließend kann mit Innenrotation kombiniert werden, d. h. während das Kniegelenk nach hinten-oben bewegt, dreht es nach innen. Gelingt dieser Bewegungsablauf mühelos, kann der Therapeut durch einen leichten Widerstand am dorsalen Oberschenkel die Muskelaktivität der Extensoren und Innenrotatoren verstärken.

Nach dieser Mobilisation und Koordinationsschulung können sich die Patienten meistens besser aufrichten und empfinden dadurch eine Entlastung im LWS-Bereich. Außerdem wird anschließend beim Gehen die Extension besser genutzt.

Aktive Widerlagerung der Hüftextension im Halbsitz

Diese Ausgangsstellung kann zum schonenden Muskeltraining mit dem Prinzip der aktiven Widerlagerung eingesetzt werden. In der oben beschriebenen Ausgangsstellung rutscht nun der Vorfuß auf dem Boden nach hinten, wodurch eine extensorische Bewegung vom distalen Hebel im Hüftgelenk entsteht. Damit das Becken sich nicht gleichsinnig mitbewegt, behält der Patient die aufrechte Sitzhaltung bei und achtet darauf, daß sich der Abstand Bauchnabel-Symphyse nicht verlängert und auf der Kontaktfläche Becken/Bank keine Rollbewegung des Beckens stattfindet. Der Druck darf sich nicht verändern. Je nach Befund läßt sich die Muskelarbeit der Hüftextensoren durch Abheben des Fußes steigern. Die Hüftextensoren arbeiten gegen die Bauchmuskulatur, welche eine weiterlaufende Flexion des Beckens in den Hüftgelenken verhindert. Durch die aktive Widerlagerung der Bauchmuskulatur wird diese automatisch mittrainiert.

Mit dem Prinzip der aktiven Widerlagerung können alle Muskeln rund um das Hüftgelenk gelenkschonend trainiert werden. Die Intensität steigert sich, wenn eine Muskelgruppe gegen ihre Antagonisten arbeitet. Der Patient lernt dabei, seine Bewegungen zu kontrollieren und selektiv bei z.B. stabilem Rumpf durchzuführen. Diese therapeutischen Übungen eignen sich nach einer gewissen Lernphase ebenfalls als Eigentraining.

c) Abduktion

Ausgangsstellung Patient: In Rückenlage; die Lordose der LWS und des thorakolumbalen Übergangs sind so weit zu unterlagern, daß alle Bekken- und Brustkorbgewichte abgegeben werden können. Das nicht zu mobilisierende Bein ist angestellt und führt durch leichte Druckverstärkung auf die Unterlage zur Abnahme des Reibungswiderstands unter dem Becken. Das zu mobilisierende Hüftgelenk liegt in bestmöglicher Extension.

Ausgangsstellung Therapeut: Er steht lateral vom Patienten mit einer Hand am kontralateralen Beckenkamm und der anderen lateral am betroffenen Hüftgelenk. (Alternativ kann das betroffene Bein in den Wiegegriff genommen werden, wobei eine Hand am gleichseitigen Beckenkamm liegt.)

Durchführung: Der Drehpunkt Hüftgelenk wandert nach kaudal-medial. Das betroffene Bein rutscht auf der Unterlage in Verlängerung der Oberschenkellängsachse nach kaudal und eventuell nach lateral. Die kontralaterale Spina wandert nach kranial medial.

Orientierung des Patienten: Die Leiste wandert zum Fußende und ein wenig in Richtung Körpermitte, wodurch die gegenüberliegende Taille kürzer wird. Gelingt dieser Bewegungsablauf, wird gleichzeitig die Ferse in Richtung Bankende geschoben und zur seitlichen Bankkante bewegt.

Die gelenkkomprimierende Kraft der Hüftabduktoren reduziert sich bei zunehmender Abduktion des Hüftgelenks, da sich die Wirkungslinie der Abduktoren vom Drehpunkt entfernt und der Kraftarm dadurch länger wird. Aus diesem biomechanischen Grund ist das Freihalten der Abduktion ein äußerst wichtiges Behandlungsziel. Die widerlagernde Mobilisation bietet eine gelenkschonende Maßnahme zur Verbesserung der Abduktion und läßt sich gut mit der mobilisierenden Massage kombinieren. In Bewegungspausen können die Hüftadduktoren in verschiedenen Abduktionswinkeln mit Quermassage und Querdehnung behandelt werden (Abb. hierzu siehe unter *Kapitel 3*).

d) Innenrotation

Ausgangsstellung Patient: In Seitlage. Wenn möglich sollte das betroffene Bein unten liegen. Ist dies nicht der Fall, besteht auch die Möglichkeit der Seitlage auf der anderen Seite oder Rückenlage. Das zu mobilisierende Bein liegt kurz vor der Extensionsendstellung, der Fuß hängt am Bankende über und die Wirbelsäule befindet sich in Nullstellung. Das obere Bein wird in 90° Hüft- und Knieflexion, leichter transversaler Abduktion und Außenrotation gelagert.

Ausgangsstellung Therapeut: Er steht dorsal vom Patienten mit einer Hand am distalen Oberschenkel des zu mobilisierenden Beines und der anderen am lateralen Becken der oberen Seite.

Durchführung: Die Rotationszeiger stellen die Verbindungslinie der beiden Spinae und die Beuge-Streckachse des Kniegelenks dar. Das Becken bewegt sich auf der Unterlage in Richtung Bauchlage. Damit die Bewegung nicht von den Rotationstoleranzen des lumbosakralen Übergangs abhängig ist, wird der Brustkorb en bloc mitbewegt. Gleichzeitig dreht das untenliegende Bein innenrotatorisch und leicht extensorisch im Hüftgelenk nach hinten.

Orientierung des Patienten: Der Patient orientiert sich an der Auflagefläche des Beckens auf der Unterlage und an der Kniescheibe. Während Becken und Brustkorb gleichmäßig in Richtung Bauchlage drehen, bewegt sich die Kniescheibe in Richtung Decke (Abb. 5.**56**).

Befindet sich das zu mobilisierende Bein oben, können in Bewegungspausen die Hüftaußenrotatoren in ihrem Ansatzbereich dorsal vom Trochanter mit Quermassage und Querdehnung behandelt werden.

Das arthrotische Hüftgelenk benötigt Bewegung, da es ohne sie innerhalb kurzer Zeit extrem einsteifen und außerdem die Ernährungsreize für den noch vorhandenen Knorpel fehlen würden. Die Degeneration nähme dann sehr rasch zu. Mit der widerlagernden Mobilisation erlernt der Patient eine Technik, die er gut alleine durchführen kann. Durch die Bewegung von beiden Hebelarmen aus werden die noch vorhandenen Toleranzen voll ausgeschöpft und das Gelenk in allen Ebenen bewegt. Morgens im Bett durchgeführt, reduziert sie die Morgensteifigkeit, da das Gelenk „geschmiert" wird. Auch im Hinblick auf eine eventuell anstehende Operation (Hüftgelenkersatz durch eine Totalendoprothese) müssen die Bewegungstoleranzen so weit wie möglich erhalten bleiben. Die widerlagernde Mobilisation, gekoppelt mit Weichteiltechniken ist gelenkschonend. Der weitestgehende Erhalt der Muskelkraft sollte

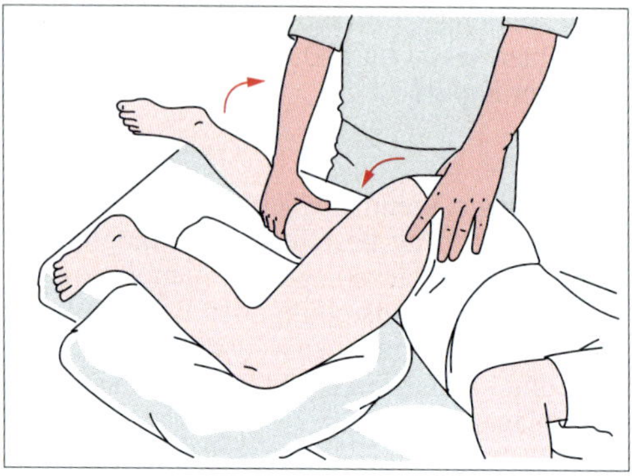

Abb. 5.**56** Widerlagernde Mobilisation des Hüftgelenks in Innenrotation

ebenfalls gelenkschonend erfolgen. Das Prinzip der aktiven Widerlagerung in relativ entlastenden Ausgangsstellungen unterbricht Ausweichbewegungen und fördert die Koordination. Freies Bewegen gegen einen Widerstand muß unbedingt vermieden werden. Das Bein wirkt als Hebeltyp III, d.h. ein sehr langer Lastarm steht einem sehr kurzen Kraftarm gegenüber. Die Muskeln bringen durch ihre Kontraktion eine hohe komprimierende Kraft auf das Gelenk.

Mobilisation des Gelenks und Erhaltung der Muskelkraft durch PNF

- In Seitlage durchgeführte Beckenpattern verbessern am obenliegenden Hüftgelenk dreidimensional die Bewegungstoleranzen vom proximalen Hebel und am unteren Bein und am Rumpf kommt es zu einer verbesserten Muskelaktivität. Durch die abgegebenen Beingewichte kann sehr gelenkschonend gearbeitet werden.
- Arm- und Rumpfmuster können indirekt durch Irradiation die Muskelaktivität verbessern.

Mobilisation des Gelenks und Muskelkräftigung im Schlingentisch

Der Schlingentisch läßt sich in Kombination mit anderen, bereits beschriebenen Techniken sehr sinnvoll einsetzen. Die schwerelose Aufhängung ermöglicht eine Entlastung und damit Druckminderung im Gelenk. Dadurch werden günstige Voraussetzungen für die Diffusionsvorgänge in Knorpel, Kapsel, Bändern und Muskulatur geschaffen. Die Muskelkraft kann unter Entlastung funktionell trainiert werden. Durch die Wahl der Ausgangsstellung, der Aufhängung (Mehr- oder Einpunktauf-

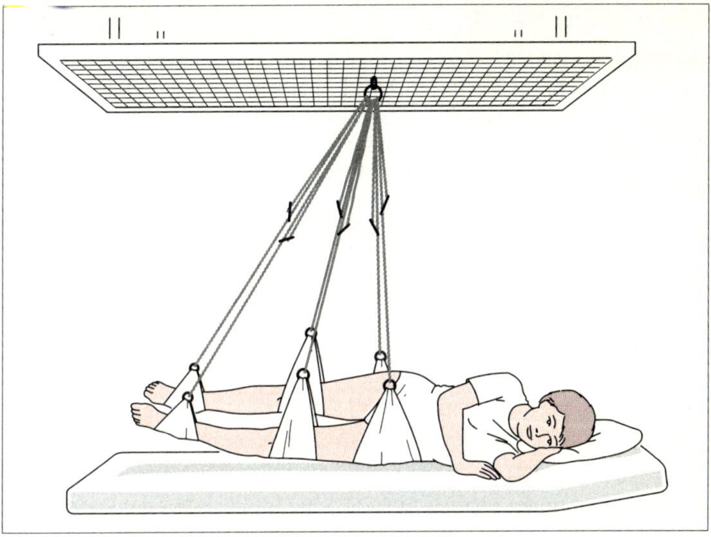

Abb. 5.**57** Mobile Becken-Beinaufhängung in Seitlage

hängung), des Widerstands durch den Therapeuten oder durch einen Expanderzug kann das Training beliebig gesteigert werden.

- *Beispiele:*
  - Mobile Becken-Beinaufhängung in Seitlage
    In dieser Ausgangsstellung lassen sich gangtypische Bewegungsabläufe üben (Abb. 5.**57**).
  - Mobile Becken-Beinaufhängung in Rückenlage
    Sie kann zur Entlastung und Mobilisation der LWS eingesetzt werden. Zur Entlastung ist die stabile Mehrpunktaufhängung (siehe unter *Spondylarthrose*), zur Mobilisation die mobile Einpunktaufhängung zu wählen.
    Stabil bedeutet: Es werden mehrere Aufhängepunkte gewählt, die Flaschen- und Seilzüge befinden sich jeweils über den Gelenken des zu bewegenden Körperabschnitts.
    Mobil bedeutet: Es wird nur ein Aufhängepunkt gewählt. Alle Flaschen- und Seilzüge laufen über dem Drehpunkt des betreffenden Gelenks zusammen.

Behandlung im Wasser

Die Behandlung im Wasser ist grundsätzlich – mit wenigen Ausnahmen – eine zusätzliche und unterstützende Maßnahme zur Behandlung im Trockenen. Durch die Wirkung des Auftriebs wird das Hüftgelenk entlastet, und die Muskulatur muß keine Haltearbeit leisten. Voraussetzung für einen detonisierenden Effekt ist jedoch, daß der Patient keine Angst im Wasser hat, da Angst und Unsicherheit den Muskeltonus erhöhen. Die tonussenkende Wirkung wird durch eine Wassertemperatur im Behaglichkeitsbereich von 30 – 36° verstärkt.

Durch den Auftrieb im Wasser kann mit geringer Kraft bewegt werden. Eine Kraftverbesserung tritt daher nur beim Bewegen gegen den Strömungswiderstand auf.

Alle gelenkmobilisierenden Techniken können auch im Wasser durchgeführt werden. Da jedoch die Widerlagerung durch die Behandlungsbank entfällt, wird eine Fixation durch den Therapeuten notwendig.

- *Beispiel:* Mobilisation in Abduktion und Innenrotation
  Die Maßnahmen werden auf der Schwimmbeckentreppe durchgeführt.
  Ausgangsstellung Patient: In Rückenlage, das Kniegelenk in 90° Flexion, der Fuß steht auf der Treppe, die Wassertiefe entspricht der Unterschenkellänge. Das andere Bein treibt gestreckt auf dem Wasser.
  Ausgangsstellung Therapeut: Er sitzt vor dem Patienten, dessen Unterschenkel zwischen den Knien des Therapeuten gehalten wird. Die Hände liegen rechts und links am Becken des Patienten. Die Hände manipulieren eine Abduktion und Adduktion des Hüftgelenks vom proximalen Hebel durch die Beckenbewegung in der Frontalebene, eine Innen- und Außenrotation durch die Beckenbewegung in der Transversalebene (Abb. 5.**58**).

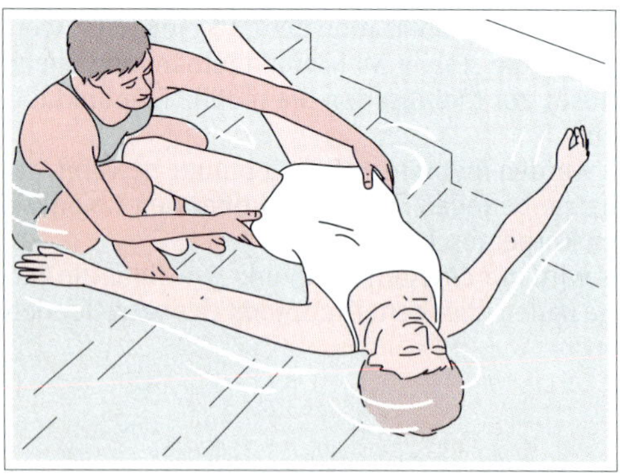

Abb. 5.**58** Mobilisation des Hüftgelenks in Abduktion im Bewegungsbad

Erarbeitung ökonomischer Bewegungsabläufe im Alltag

Sitzen

Durch die eingeschränkte Hüftgelenksflexion wird das Sitzen auf der gesamten Stuhlfläche nur für kurze Zeit toleriert. Viele Patienten sitzen immer an der vorderen Stuhlkante und belasten die betroffene Beckenseite beim Sitzen nicht. Der Brustkorb translatiert zur Gegenseite. Der Fuß der betroffenen Seite wird im Vorfußkontakt unter den Stuhl gestellt, wodurch sich das Hüftgelenk in Extension, die BWS und LWS in Flexion befinden. Durch diese Ausgangsstellung wird die maximale Hüftflexion vermieden. Das Beingewicht steht damit aber nicht gut auf dem Boden und ruft im Hüftgelenk flexorische und adduktorische Muskelaktivitäten hervor. Das Hüftgelenk gerät in eine ungünstige Stellung, in der die Pfanne kaum noch den Kopf überdacht.

Durch eine höhere Sitzposition werden die notwendigen Bewegungstoleranzen für eine Beckenflexion in den Hüftgelenken und damit verbunden eine Einordnung der darüberliegenden Körperabschnitte erreicht. Bei einer maximalen Hüftflexion von 90° sollte die Sitzposition nicht mehr als 70° Hüftflexion fordern. Es ist zu beachten, daß zum Aufstehen und Hinsetzen deutlich mehr Hüftflexion benötigt wird als zum Sitzen selbst. Ein Keilkissen auf dem Stuhl und Armlehnen erleichtern das Aufstehen.

Im erhöhten Sitz läßt sich dem Patienten ein Bewußtsein für die Haltungskorrektur vermitteln. Die Einstellung der Beinachse kann unter relativ entlasteten Voraussetzungen geübt werden.

Durch Vor- und Rückneigen der Körperlängsachse bei eingeordneten Körperabschnitten kann das Hüftgelenk mit kleinen differenzierten Bewegungen bei stabiler Wirbelsäule bewegt werden.

Der Sitz auf einem großen Pezziball läßt sich zur Mobilisation des Hüftgelenks durch die Rollbewegung des Balls gut einsetzen.

Vermeidung von hohen Kompressionsbelastung

- Radfahren statt langer Gehstrecken
- Einsatz eines Handstocks kontralateral oder von Unterarmgehstützen
- Beim Wandern Benutzung von Wanderstöcken
- Einsatz von Einkaufswagen statt Tragen der Taschen; Taschen auf der betroffenen Seite und nicht kontralateral tragen: durch die Tasche wandert der Schwerpunkt zur betroffenen Seite, wodurch der Lastarm für die beckenstabilisierende Muskulatur im Einbeinstand kürzer wird und die Kompressionsbelastung sinkt.

- Benutzung des Fahrstuhls anstatt Treppensteigen
- Schuhe mit gepufferten Sohlen verhindern einen harten Aufprall beim Fersenkontakt und federn während der Standbeinphase ab.
- Verminderung der Schrittfrequenz sowie Gehen mit kleineren Schritten
- Hilfsmittel, wie z.B. langer Schuhanzieher und Strumpfanziehhilfe, verhindern starke Kompensationsbewegungen der Wirbelsäule bei fehlender Beweglichkeit des Hüftgelenks.
- Empfehlung geeigneter Sportarten, wie Schwimmen, Radfahren, Skilanglauf, Golf und Kegeln, wenn die Flexionstoleranz noch ausreicht, Reiten, wenn Abduktion und Rotation noch ausreichen.

5.6 Degenerative Erkrankungen der Schulter

■ *Definition und wesentliche Merkmale:* Die Armgelenke werden im Gegensatz zu den Beingelenken überwiegend auf Zug, weniger auf Druck belastet. Sie sind keine gewichttragenden Gelenke. Die Schulter besitzt durch die Inkongruenz der Gelenkflächen fast keine Knochenführung. Das Schultergelenk ist nicht am Rumpf, sondern am Schulterblatt befestigt. Die einzigen knöchernen Gelenkverbindungen zum Thorax sind die Schlüsselbeingelenke. Der knöcherne Ring der oberen Rippen gewährleistet zusätzliche Stabilität.

Eine sehr kleine Pfanne steht dem relativ großen Humeruskopf gegenüber, die Inkongruenz wird z.T. durch das pfannenvergrößernde Labrum glenoidale ausgeglichen. Da dieses aber keine Knochenführung gewährleistet, wird das Schultergelenk in erster Linie mechanisch durch die Muskulatur und den Kapsel-Band-Apparat gesteuert. Das bedeutet, daß die Störungen der Bewegungsfunktion oft im Bewegungsleitwerk, d.h. im Weichteilmantel zu suchen sind (siehe *Kapitel 3, Tendopathien der Schulter*).

Primäre Arthrosen der Schulter sind daher selten, häufiger entstehen sekundäre Arthrosen:

1. Arthrose im Glenohumeralgelenk = Omarthrose

Ursachen

- Schädigungen der Rotatorenmanschette
- Frakturen im Bereich des Humeruskopfes
- Humeruskopfnekrose
- entzündliche Gelenkprozesse

2. Arthrose im Akromioklavikulargelenk

Ursachen

- Das AC-Gelenk ist häufig hohen mechanischen Scherkräften ausgesetzt. So führt z. B. eine hypomobile BWS bei endgradigen Armbewegungen zu dauerhafter Überlastung der AC-Gelenke, da die Bewegung nicht ausreichend auf die BWS weiterlaufen kann.
- Nach Schultereckgelenksprengung.

3. Arthrose des Sternoklavikulargelenks

Ursachen

- Neigung des Sternoklavikulargelenks zur Hypermobilität, so daß veränderte Bewegungsachsen zur Überlastung führen.
- Erhöhung der Kompressionsbelastung im SC-Gelenk durch stereotype Haltung mit kyphosierter BWS.

Die Arthrosen der einzelnen Schultergelenke können isoliert oder kombiniert auftreten.

Die Schulterbeweglichkeit ist die Summe der Bewegungen aus folgenden funktionell zusammengehörenden Gelenken:

a) drei knöcherne Schultergelenke
- Glenohumeralgelenk
- Akromioklavikulargelenk
- Sternoklavikulargelenk

b) zwei „Weichteilgelenke“
Diese sind keine echten Gelenke, sondern dienen nur der muskulären Bewegungsführung zwischen:
- Skapula und Thorax (= skapulothorakales „Gelenk“)
- Humeruskopf und Akromion im subakromialen Raum (Fornix humeri)

c) zwei Rippengelenke
- sternokostales Gelenk der 1. Rippe
- kostotransversales Gelenk der 1. Rippe

Der Ring aus den oberen Rippen ist ein stabilisierender Sockel für den Schultergürtel, der sonst keine knöcherne Verbindung zum Thorax hat. Ohne die Rippen wäre die Stabilität nicht ausreichend, da die häufig abgeschwächten Muskeln der Interskapularregion die Stabilität eines knöchernen Ringes nicht ersetzen können.

Keines der beteiligten Gelenke kann isoliert betrachtet werden, nur das einwandfreie Funktionieren aller garantiert eine harmonische Schulterbewegung.

Bei Bewegungseinschränkungen eines Gelenks kommt es zur kompensatorischen Zunahme der Beweglichkeit in den anderen Gelenken (siehe *Kapitel 3, Skapulohumeraler Rhythmus*).

Gelenke erfordern ein Kräftegleichgewicht zur Aufrechterhaltung der Stabilität während der Bewegung. In den meisten Gelenken liefern die passiven Kräfte der Bänder und der knöchernen Gelenkanteile mehr Stabilität als am Schultergelenk, das Gleichgewicht des Humeruskopfes wird überwiegend durch aktive Kräfte der Muskeln aufrechterhalten.

Zur Herstellung dieses Gleichgewichts sind in den meisten Gelenkstellungen drei Kräfte erforderlich:

- *Beispiel:* Abduktion 90°
  Die kurzen, nach kaudal ziehenden Rotatoren bilden gemeinsam mit dem M. deltoideus ein Kräftepaar, das den Humerus in Abduktion bewegt. Die waagerechten Komponenten der beiden Kräfte erzeugen ein Rotationsmoment, die senkrechten zentrieren den Kopf in der Pfanne, wenn sie gleich groß sind. Die relativ kurzen Kraftarme dieses Kräftepaars stehen dem langen Lastarm (Armgewicht) gegenüber (Abb. 5.**59**).

Berechnungen haben gezeigt, daß die Abduktionskraft des M. deltoideus das Achtfache des Armgewichts betragen kann. Die nach unten gerichteten Kräfte der Rotatoren können das Neun- bis Zehnfache des Armgewichts betragen. Dieses Beispiel zeigt, daß die Kräfte, die auf das Schultergelenk wirken, sich durchaus dem Körpergewicht annähern können.

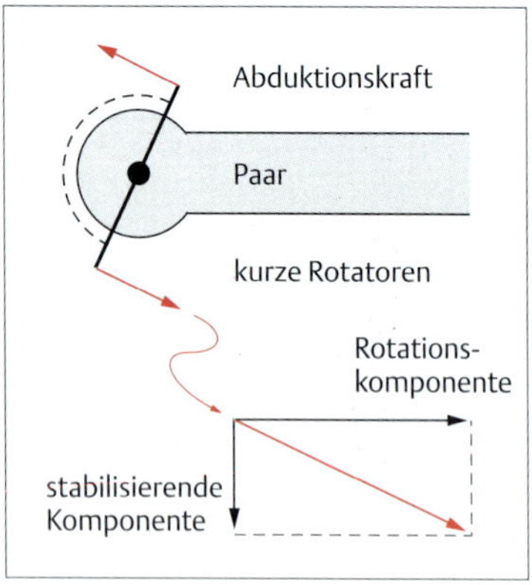

Abb. 5.**59** Kräftepaar M. deltoideus und Rotatorenmanschette

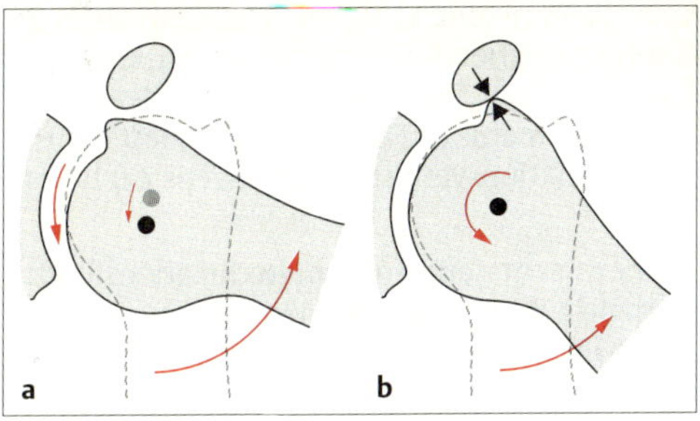

Abb. 5.**60** Eingeschränkte Bewegung bei Abduktion mit Innenrotation:
a Ausgangsstellung,
b Endstellung

Ist die Funktionseinheit der an der Bewegung beteiligten Gelenke z.B. durch eine Verletzung gestört, können die einwirkenden Kräfte zu degenerativen Veränderungen der Gelenke führen.

▢ *Beispiel:* Normale Gleitbewegung im Glenohumeralgelenk bei Abduktion des Armes der M. deltoideus bewegt den Arm in die Abduktion, die Rotatorenmanschette bewirkt während der Abduktion das Kaudalgleiten. Bei Insuffizienz der Rotatorenmanschette kommt es durch den Rollweg des Humeruskopfes nach kranial zum Anstoßen des Tuberkulum majus an das Akromion. Die Folge ist eine Enge im subakromialen Raum mit erhöhter Belastung aller darin liegenden Strukturen (Engpaßsyndrom) (Abb. 5.**60**).

Die Gelenkkapselveränderung bei einer Omarthrose kann sekundär zu einer „Frozen shoulder" führen. Die Fibrosierung der Gelenkkapsel mit Verklebungen im subakromialen Raum und im Recessus axillaris führt zu hochgradigen aktiven und passiven Bewegungseinschränkungen.

Eine Frozen shoulder kann auch primär ohne Omarthrose auftreten; Die Ursache ist unbekannt, häufig sind davon Frauen in der Postmenopause betroffen.

Durch die Randwulstbildung (Osteophyten) kann ein Engpaß im subakromialen Raum entstehen, der zum Impingementsyndrom (Berührungssyndrom) führt. Das Tuberkulum majus stößt bei der Abduktion (vor allem zwischen 60°-120°) unter dem Akromion an.

Ein Ungleichgewicht des an der Abduktion beteiligten Kräftepaars verursacht ebenfalls ein Impingementsyndrom. Ein Überwiegen der nach kranial gerichteten Kraft führt zum Anstoßen des Tuberkulum majus unter dem Akromion; häufig findet sich ein Ungleichgewicht nach Verletzungen der Rotatorenmanschette (siehe Beispiel S. 490).

Die Enge im subakromialen Raum führt zur Degeneration der Sehnen des M. biceps brachii caput longum und des M. supraspinatus. Bei plötzlich auftretender ungewohnter Belastung kann ein Sehnenriß die Folge sein. Da die beiden Sehnen eine zentrierende Funktion haben, kommt es bei ihrer Degeneration häufig zu einer Subluxationsstellung des Humeruskopfes. Verliert der M. supraspinatus an Funktion, subluxiert der Humeruskopf nach kranial, bei Funktionsverlust des M. biceps caput longum nach ventral.

- *Beispiel:* Jahre nach einer rechtsseitigen Schulterluxationsfraktur klagt eine 41jährige Patientin über zunehmenden Schmerz und Abnahme der Beweglichkeit im rechten Schultergelenk. Vor allem das Haarekämmen und An- und Ausziehen bereiten ihr zunehmend Schwierigkeiten.

5.6.1 Ärztliche Untersuchung und Therapie

M. Dölken, S. Wirth

- siehe unter *Physiotherapeutische Untersuchung.*
- Röntgenbefund: siehe unter *Allgemeiner Teil, Arthrose*
  Im Röntgenbild ist häufig ein Hochstand des Humeruskopfes zu sehen.

Differentialdiagnose

- Arthritis des Schultergelenks (Gelenkentzündung)
- Periarthrosis calcarea (Kalkablagerungen im Bereich der Rotatorenmanschette)
- Tumoren im Schultergelenkbereich
- Zustände nach Luxationsfrakturen
- Impingementsyndrom (Einengung im subakromialen Raum)

Therapie

Konservativ

In den meisten Fällen bringt die konservative Behandlung Erfolg. Zu Details siehe unter *Allgemeiner Teil, Arthrose.*

Operativ

Operiert wird zurückhaltend und erst nach Ausschöpfung aller konservativen Maßnahmen. Die Operation ist nur selten indiziert, da aufgrund der oberflächennahen Lage des Gelenks meist konservativ hinreichend therapiert werden kann. Chirurgisch bleibt die Versorgung mit einer Endoprothese, als letzte Konsequenz die Arthrodese.

5.6.2 Physiotherapeutische Untersuchung

M. Dölken

1. Anamnese

- Schmerzen bei Belastung, später auch in Ruhe
- Schmerzen im Schultergelenk, teilweise bis in die HWS, das Kiefergelenk und die Ellenbogen ausstrahlend (daher ist immer eine Differentialdiagnostik der benachbarten Gelenke erforderlich).
- Patienten können nicht auf der betroffenen Schulter liegen.
- Zunehmende Behinderung im Alltag, z. B. beim Ankleiden und bei der Körperpflege
- Verstärkung der Schmerzen nach längeren „Haltephasen" von Schultergürtel und Armen, z.B. infolge von Tasche tragen bei einem Einkaufsbummel.

2. Sichtbefund

- Schonhaltung in Elevation, Abduktion und Ventralrotation des Schultergürtels.
- Bei stark ausgeprägten Omarthrosen wird der Arm in Adduktion und Innenrotation vor dem Bauch gehalten.
- Atrophie, vor allem des M. deltoideus, der Außenrotatoren und des M. biceps brachii. Ungünstige Konstitutionen und Haltungsabweichungen können die Symptomatik verschlimmern.

Beispiele:

- Große Brustgewichte führen zu erhöhtem Tonus der Schulternakkenmuskeln.
- Ein kleiner sagittotransversaler Thoraxdurchmesser mit einem Flachrücken hat eine schlechte Aktivität der Interskapulärmuskeln zur Folge, da die Kraftarme sehr kurz sind.
- Der Humerus stellt sich bei Gebrauchsbewegungen in die Ebene der Skapula ein. Die Ebene ist von der Brustkorbform abhängig. Aus der Einstellung des Humerus in der Ebene ergibt sich eine bessere Zentrierung des Humeruskopfes in der Pfanne. Bei Bewegungen vom Körper weg verteilt sich die Aktivität gleichmäßig auf alle drei Deltoideusanteile. Bei einem kleinen sagittotransversalem Thoraxdurchmesser steht die Skapula fast in der Frontalebene. Beim Einstellen des Humerus in die Skapulaebene ist daher mehr Abduktionsaktivität nötig und hat eine chronische Überlastung des M. deltoideus und M. supraspinatus zur Folge.
- Bei einer verstärkten Kyphose der BWS verschiebt sich der Schultergürtel mit den Armen nach ventral-kaudal. Die Folge ist eine In-

nenrotation der Arme. Die Mm. pectorales sind verkürzt. Bei allen Gebrauchsbewegungen der Hände und Arme im Gesichtsfeld ist eine vermehrte Außenrotation notwendig. Die Außenrotatoren können überlastet werden.

- Eine destabilisierte BWS mit zusammengesunkenem Thorax führt zu hoher Kompressionbelastung der SC- und AC-Gelenke sowie zur Überlastung der Außenrotatoren.
- Ein großer frontotransversaler Thoraxdurchmesser führt zu ständiger Haltearbeit der Schulternackenmuskeln und Abduktoren.

3. Tastbefund

- Die Sehnenansätze der Rotatorenmanschette und der langen Bizepssehne im Sulcus intertubercularis sind meist druckschmerzhaft und häufig treten begleitend Tendopathien auf (siehe *Kapitel 3, Tendopathien der Schulter*).
- Hypertonus der Schulternackenmuskulatur
- Duckschmerz mit lokaler Aufquellung bei AC- und SC-Gelenkarthrose
- Eine veränderte Stellung des Humeruskopfes kann tastbar sein: Bei kranialer Subluxationsstellung ist der Abstand Akromion-Humeruskopf geringer als auf der Gegenseite; bei ventraler Stellung tritt er im Seitenvergleich ventral prominent hervor und dorsal-lateral der Skapula ist eine leichte Delle sicht- und tastbar.

4. Prüfung der Beweglichkeit

An dieser Stelle soll das sehr umfangreiche systematische Vorgehen bei der Prüfung der Schulterbeweglichkeit beschrieben werden.

■ *Merke:* Dieses Vorgehen ist bei allen Schultererkrankungen und nicht nur bei der Omarthrose anzuwenden!

Bei der Omarthrose schränkt die Bewegung im Kapselmuster ein, d.h. am stärksten ist die Außenrotation, an zweiter Stelle die Abduktion eingeschränkt. Eine freie Abduktion ist nur bei vorhandener Außenrotation möglich, da sie die Begleitrotation der Abduktion ist. Wird der Arm in Innenrotation abduziert, stößt das Tuberkulum majus im Bereich 60°-90° Abduktion am Akromion an (Abb. 5.**61**).

Der Anfang der Untersuchung wird nicht durch separate Funktionstests der einzelnen Gelenke bestimmt, sondern durch die Beurteilung notwendiger Alltags- und Gebrauchsfunktionen.

Bei der Untersuchung der oberen Extremität sind besonders zwei Bewegungsmuster von Interesse:

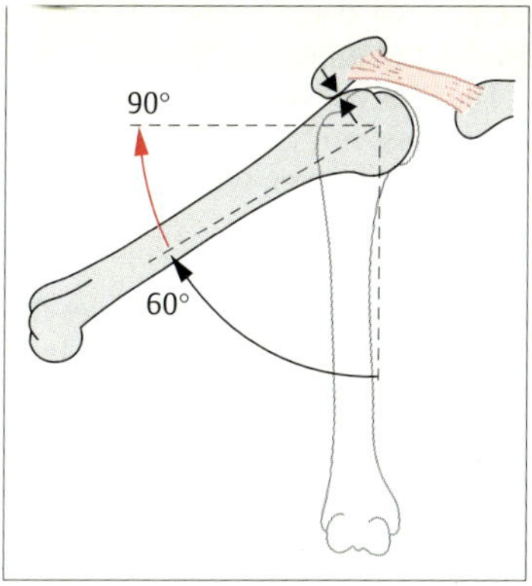

Abb. 5.**61** Zwischen 60° und 90° Abduktion dreht der Oberarm nach innen. Es entsteht eine Kompression im subacromialen Raum

a) Bewegungen, die in verschiedenen Ebenen zum Körper hin gerichtet sind:
- eher in der Sagittalebene beim Essen
- eher in der Transversalebene beim Kämmen
- eher in der Frontalebene beim Gesichtwaschen
- für die tägliche Toilette der Schürzengriff (Kombination aus Extension, Adduktion und Innenrotation) und der Nackengriff (Kombination aus Flexion, Abduktion und Außenrotation)

b) Bewegungen, die vom Körper weg gerichtet sind und somit das gesamte Arbeitsfeld der oberen Extremität eingrenzen:

Das Arbeitsfeld ist die Fläche, die der Patient mit seinem eingeschränkten Schultergelenk erreichen kann, z. B. wenn er einen Gegenstand von oben, von der Seite oder von unten aufheben und heranholen will.

Durch diesen groben Überblick mit Beobachtung der Ausweichbewegung erhält der Therapeut Informationen über die Einschränkungen im Alltag, aber auch über mögliche Überlastungen der kompensierenden Nachbargelenke.

Es schließt sich die spezifische Bewegungsprüfung mit Differentialdiagnostik der schmerzauslösenden Struktur an.

Röntgenbilder zeigen eventuell vorhandene Osteophyten, die einen harten, unelastischen, irreversiblen Bewegungsstop auslösen können.

Stadieneinteilung bei der Gelenkbewegung

Entsprechend der Schädigung des Gelenkknorpels verringert sich die Gleitfähigkeit, welche glatte Gelenkflächen voraussetzt. Es kommt zum

Überwiegen der Rollbewegung im Gelenk, da diese auch bei nicht so glatten Oberflächen möglich ist (Vergleich mit einem mit Spikes versehenen Rad, das trotzdem weiterrollt). Die überwiegende Rollbewegung führt zur Dezentrierung des Humeruskopfs mit zunehmender Einschränkung der Bewegung, da sonst der Kopf luxieren würde.

Stadium 1

Der Patient kann in seinem erhaltenen Bewegungsausmaß (passives Bewegungsausmaß) mit einem geringen Widerstand (ca. 50% des Maximalwiderstandes) den Arm schmerzfrei und flüssig bewegen.

Stadium 2

Der Patient ist in der Lage, den Arm nur ohne äußeren Widerstand gegen die Eigenschwere schmerzfrei und flüssig zu bewegen.

Stadium 3

Der Patient kann nur noch unter Abnahme der Eigenschwere seinen Arm schmerzfrei und flüssig bewegen. Gegen die Schwere treten häufig ein Zahnradphänomen und verstärkte Krepitationsgeräusche auf.

Stadium 4

Trotz Bewegung unter Entlastung hat der Patient Schmerzen und eine zunehmende Bewegungseinschränkung.

❖ Aktive Bewegungsprüfung

Bei jeder Bewegungsrichtung wird zuerst die aktive Bewegung geprüft. Wenn es die Schmerzen zulassen, läßt man die Bewegung mehrmals durchführen und achtet dabei auf:
- Die Stellung der Arme in der Endstellung und auf dem Bewegungsweg, z. B. eine vermehrte Innenrotationsstellung bei der Abduktion und Flexion beim Kapselmuster der Schulter.
- Die Bewegung der Skapulae auf dem Thorax: Der Therapeut kann bei der Beobachtung den Angulus inferior beider Skapulae mit Daumen und Zeigefinger umfassen und die Schwenkbewegung auf dem Thorax verfolgen.

Eine eingeschränkte Beweglichkeit im Glenohumeralgelenk führt zu einer vorzeitig weiterlaufenden Bewegung der Skapula.

Schmerzen in den Schultergürtelgelenken und Verklebungen in den Faszien der skapulaführenden Muskeln (z. B. Faszie zwischen M. serratus anterior und M. subscapularis) können zu einer verzögerten Skapulabewegung führen.

Ein verkürzter oder hypertoner M. levator skapulae (z. B. bei begleitenden Funktionsstörungen der HWS) führt ebenfalls zu einem Skapulanachlauf. Durch die verzögerte Skapulabewegung kann es im Glenohumeralgelenk zu einer Enge im subakromialen Raum kommen, da sich das Akromion nicht rechtzeitig wegbewegt – eine mögliche weitere Ursache für eine Impingementsymptomatik.

Bei einer Impingementsymptomatik geben die Patienten vor allem Schmerzen bei der Abduktion im Bereich zwischen 60°-120° an, als Ausweichbewegung tritt eine Außenrotation (falls vorhanden) und eine transversale Adduktion auf. Damit versuchen die Patienten, das Anstoßen des Tuberkulum majus zu vermeiden (= Painful arc).

- Ausweichbewegungen der benachbarten Gelenke, vor allem auch der Wirbelsäule (Abb. 5.**62**).

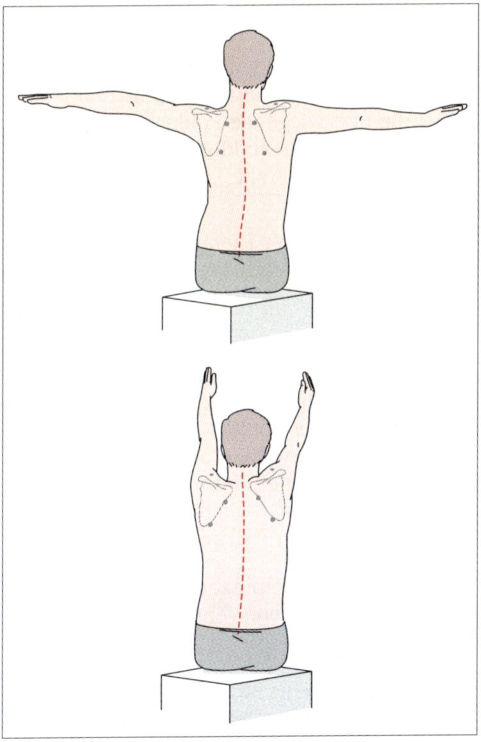

Abb. 5.**62** Ausweichbewegung bei eingeschränkter Schulterbewegung:
a bei eingeschränkter Abduktion,
b bei eingeschränkter Flexion

❖ Passive Bewegungsprüfung

Sie schließt sich direkt an die aktive Prüfung an.

- Test über den gesamten Bewegungsweg (Schmerzen, die nur durch Kontraktion von Muskeln ausgelöst wurden, sind jetzt verschwunden. Bei der Omarthrose ist häufig eine deutliche Krepitation spürbar.)
- Test des Endgefühls: Bei Omarthrose kann ein harter unelastischer Stop durch Osteophyten ausgelöst werden.

Ein fest-hartelastischer Stop tritt bei Frozen shoulder durch fibröse Kapselverklebungen und strukturelle Muskelverkürzungen auf.

Ein weich-festelastischer Stop setzt nur in frühem Stadium durch reflektorische Verkürzungen ein, die endgradige Bewegungen behindern wollen.

- Veränderungen im AC- und SC-Gelenk äußern sich in höheren Bewegungsgraden erst, wenn der Schultergürtel sich mitzubewegen beginnt.
- Das Ausmaß der Bewegungseinschränkung im Glenohumeralgelenk kann durch die passive Bewegung mit fixierter Skapula erfaßt werden. Am Humeruskopf ist die überwiegende Rollbewegung tastbar, z.B. fehlt bei der Abduktion die Grübchenbildung lateral vom Akromion, da der Humeruskopf nach kranial rollt.

a) Flexion und Abduktion
Bei der Flexion und der Abduktion fixiert der Therapeut die Margo lateralis von lateral mit dem Handballen, während er mit der anderen Hand den Arm bewegt.

b) Außenrotation
Bei der Außenrotation aus der Nullstellung – bezogen auf Sagittal- und Frontalebene (Oberarm am Körper) – beginnt die Bewegung des Unterarmes am Bauch des Patienten in der Innenrotation, da häufig keine Außenrotation oberhalb der Rotationsnullstellung auftritt. Die Skapula wird von kranial kommend dorsal am Akromion mit dem Daumen fixiert, da die weiterlaufende Bewegung eine Adduktion der Skapula ist.

c) Innenrotation
Sie kann nur aus der Abduktion oder in Kombination mit der Extension geprüft werden. Dabei wird das Akromion von ventral fixiert.

d) Hochrotation
Außen- und Innenrotation können auch aus 90° Abduktion und Flexion getestet werden, was sich aber nur bei geringeren Bewegungseinschränkungen empfiehlt. Schmerzen in den Schultergürtelgelenken werden hier ebenso wie Verkürzungen der Muskeln deutlich (z.B. bei Außenro-

tation unterschiedliche Anteile des M. subscapularis, M. teres major; bei Innenrotation Verkürzungen des M. infraspinatus und M. teres minor).

e) Gleitbewegung der Skapula auf dem Thorax
Die passive Bewegung der Skapula sollte in alle Richtungen geprüft werden:

In Seitlage läßt sich die obenliegende Skapula in Elevation, Depression, Abduktion und Adduktion sowie in Innen- und Außenrotation passiv in den PNF-Mustern bewegen. Dabei werden Verkürzungen und Verklebungen der umgebenden Muskeln deutlich. Bei muskulärem Hypertonus können Bewegungsgeräusche auftreten.

Bei einer Omarthrose ist die Beweglichkeit durch die ständige Kompensation der fehlenden Bewegung im Glenohumeralgelenk eher vergrößert, durch hypertone umgebende Strukturen sind häufig Bewegungsgeräusche vorhanden.

❖ Translatorische Bewegungsprüfung

Nach der passiven Bewegungsprüfung wird die translatorische Gleitbewegung im Glenohumeralgelenk und in den Schultergürtelgelenken in alle Richtungen in Behandlungsstellung geprüft. Bei der Omarthrose muß in der Behandlung die vorhandene Bewegungstoleranz genutzt werden, um eine weitere Bewegungseinschränkung möglichst lange zu verzögern. Beispiele für die Durchführung werden bei der Behandlung aufgeführt. Es können jedoch nicht alle manualtherapeutisch möglichen Maßnahmen beschrieben werden, da dies den Rahmen sprengen würde.

❖ Prüfung der Beweglichkeit von BWS und HWS

Eine endgradige Flexion und Abduktion ist nur bei freier Beweglichkeit der BWS möglich. Ab ca. 150° läuft die Bewegung in die BWS. Daneben laufen auch die bilaterale Flexion und die Abduktion als Extension in die BWS weiter. Bei unilateraler Flexion und Abduktion kommt es zur Lateralflexion zur Gegenseite und Rotation zur selben Seite.

Funktionsstörungen in der HWS können eine Folge des erhöhten Muskeltonus der Schulternackenmuskulatur sein.

5. Prüfung der Muskulatur

a) Prüfung der Muskeln auf Verkürzung
Durch die postisometrische Relaxation am Bewegungsende kann eine reflektorische Verkürzung von einer strukturellen differenziert werden. Verkürzte Muskeln erhöhen den Anpreßdruck im Gelenk. Die Ausprägung der muskulären Kontraktur kann die kapsuläre Kontraktur beschleunigen und verstärken. Bei deutlicher Gelenkdestruktion im drit-

ten und vierten funktionellen Stadium ist die Dehnstellung aufgrund der Schmerzen nicht mehr möglich. Die „Dehnreserve" der Muskeln kann durch Querdehnungen geprüft werden.

b) Prüfung der Muskelkraft
Bei noch gut erhaltener Gelenkfunktion (gute Beweglichkeit, keine Krepitation) kann die Muskelkraft aller Schultermuskeln ganz normal gegen Widerstand und Eigenschwere des Armes geprüft werden (Stadium I und II).

Im Stadium III und IV sind die Muskeln schmerzbedingt reflektorisch gehemmt. Das Testergebnis liefert dann keine objektive Aussage über die Muskelkraft. In diesen Stadien muß auf Testen gegen Widerstand und Eigenschwere des Armes verzichtet werden, da dabei die Belastung des Gelenks zu stark ansteigt.

c) Statische Widerstandstests
Statische Widerstandstests aus der Nullstellung bzw. momentaner Ruhestellung geben einen groben Überblick über Kraft und Kontraktionsschmerz der Muskeln.

Ausgangsstellung Patient: Aufrechter Sitz, Oberarme am Körper, Ellenbogen in 90° Flexion, Unterarmlängsachsen – wenn möglich – nach vorne gerichtet.

Durchführung: Widerstand am ventralen Oberarm für die Flexoren, am dorsalen Oberarm für die Extensoren, am lateralen Oberarm für die Abduktoren, am medialen Oberarm für die Adduktoren, am lateralen Unterarm für die Außenrotatoren und am medialen Unterarm für die Innenrotatoren.

Schmerzen bei der Kontraktion können durch folgende Muskeln ausgelöst werden:
- Flexion: M. biceps brachii, M. pectoralis major
- Extension: M. triceps caput longum
- Abduktion: M. supraspinatus
- Adduktion: M. subscapularis, M. teres major und minor
- Außenrotation: M. infraspinatus, M. teres minor
- Innenrotation: M. subscapularis, M. teres major, M. latissimus dorsi, M. pectoralis major, M. biceps brachii caput breve

5.6.3 Physiotherapeutische Behandlung

•••• Behandlungsziele

- Schmerzlinderung und Entlastung
- Verbesserung der Knorpelernährung
- Erhaltung bzw. Verbesserung der Beweglichkeit
- Erhaltung bzw. Verbesserung der Muskelkraft und -koordination, ohne das Gelenk zu überlasten
- Erarbeitung ökonomischer Bewegungsabläufe im Alltag, um eine hohe Belastung der Schulter und der benachbarten Gelenke zu vermeiden

•••• Behandlungsmaßnahmen

- Schmerzlindernde Elektrotherapie, Eis oder Wärme
- Angebot von Entlastungsstellungen
- In verschiedenen Entlastungsstellungen können unterschiedliche Muskeln entspannen, wodurch der intraartikuläre Druck abnimmt und die Bänder entlastet werden.
- Die Entspannung und Schmerzminderung führt zu einer verbesserten Trophik, was wiederum einen analgetischen Effekt hat.
- Um den Schultergürtel zu entlasten, muß das Gewicht der Arme abgegeben werden können.
  - Rückenlage: Das Ellenbogengelenk sollte mindestens in der frontalen Ebene des Schultergelenks liegen, um die ventralen Strukturen, vor allem die lange Bizepssehne zu entlasten. Bei verstärkter BWS-Kyphose müssen Ellbogen und Oberarm unterlagert werden.
  - Seitlage: Der obere Arm muß so unterlagert werden, daß sein Gewicht nicht an den dorsalen Strukturen zieht. Kopf und Taille sind ebenfalls zu unterpolstern, damit nicht zuviel Gewicht auf der unteren Schulter lastet und die Schulternackenmuskeln entspannen können.
  - Sitz: Die Hände liegen auf den Oberschenkeln oder auf Armlehnen.
  - Stand: Bei genügend Abduktions- und Innenrotationstoleranz können die Hände in die Taille gestützt oder in die Taschen gesteckt werden. Die Arme können über die Daumen an Gürtel, Rock- oder Hosenbund oder anderweitig an Kleidungsstücken aufgehängt werden.

Neben den genannten, das Schultergelenk und den Schultergürtel entlastenden Ausgangsstellungen sollten dem Patienten auch Entlastungshaltungen für den ganzen Körper als Arbeitshaltung, Ruhe- oder Einschlafstellung gezeigt werden (siehe unter *Leitsymptome* und *Spondylarthrose*).

- Traktion in aktueller Ruhestellung in Stufe I-II zur Schmerzlinderung und Entlastung des Gelenks. Durch die Senkung der Nozizeption kommt es zur Entspannung der periartikulären Strukturen (Abb. 5.**63**).
- Das Kaudalgleiten des Humeruskopfes wird bei Impingementsymptomatik in aktueller Ruhestellung zur Entlastung des subakromialen Raums durchgeführt (Abb. 5.**64**).

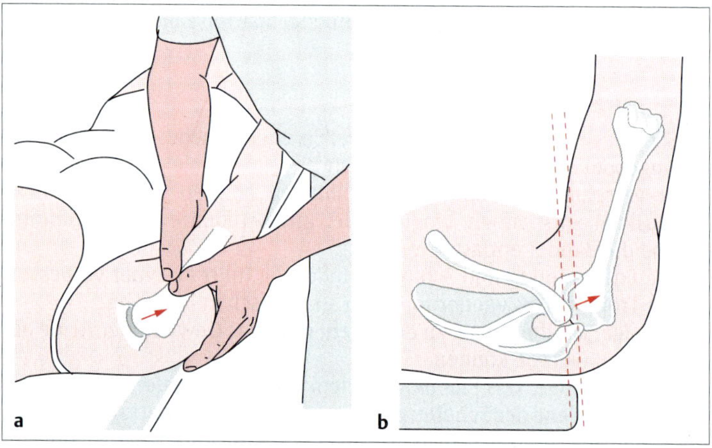

Abb. 5.**63** Traktion des Schultergelenks in aktueller Ruhestellung: **a** am Patienten, **b** am Skelett

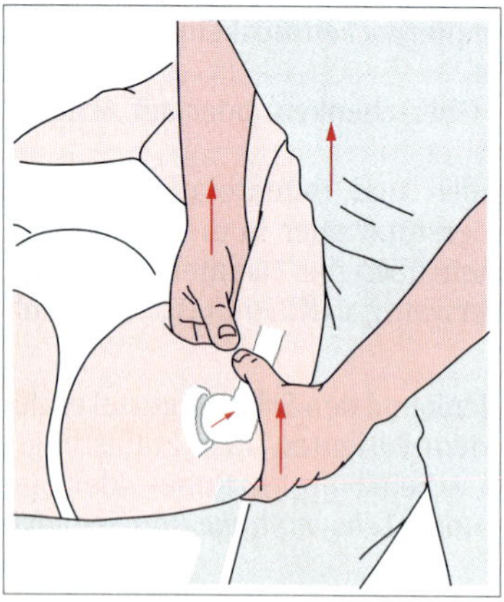

Abb. 5.**64** Kaudalgleiten in Ruhestellung

- Das Kaudalgleiten zur Abduktionsverbesserung bzw. -erhaltung wird in Behandlungsstellung durchgeführt, d.h. am momentan schmerzfreien Bewegungsende der Abduktion. Durch zusätzliche Einstellung des Armes in Außenrotation bei zunehmender Abduktion wird die Kapsel dreidimensional gedehnt und dadurch die funktionell zusammengehörende Bewegungskombination verbessert (Abb. 5.**65**).
- Das Dorsalgleiten des Humeruskopfs dient zur Verbesserung der Flexion und Innenrotation (Abb. 5.**66**).
- Das Ventralgleiten wird zur Verbesserung der Außenrotation und Extension eingesetzt (Abb. 5.**67**).

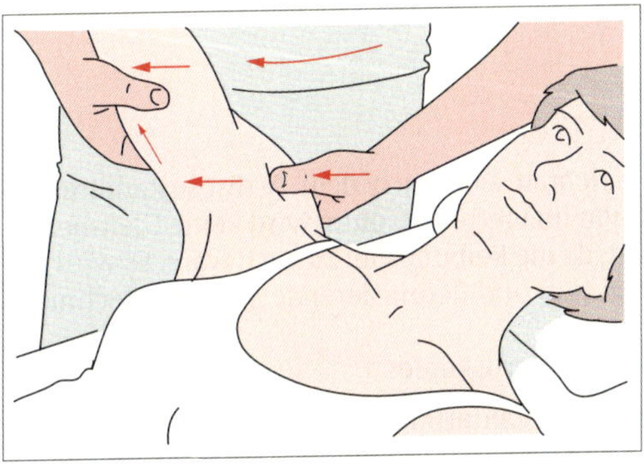

Abb. 5.**65** Kaudalgleiten in Behandlungsstellung

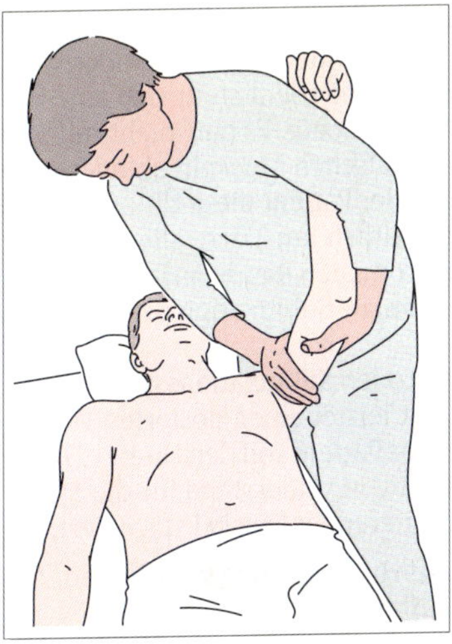

Abb. 5.**66** Dorsalgleiten in Behandlungsstellung

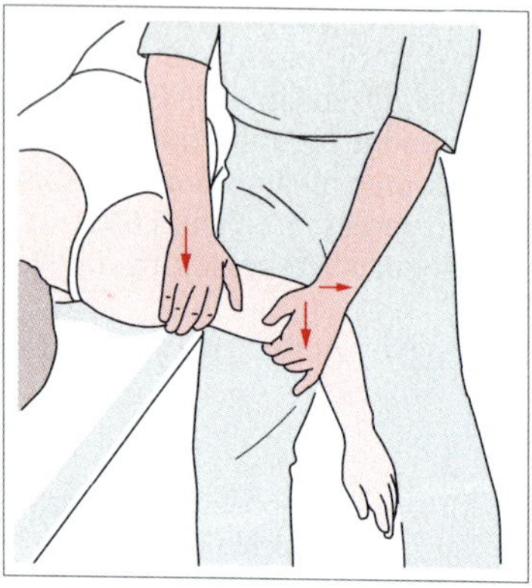

Abb. 5.**67** Ventralgleiten in Behandlungsstellung

Die Gleitmobilisationen richten sich nach dem Arthrosestadium, bei völliger Knorpeldestruktion im vierten Stadium wird keine Gleitmobilisation mehr durchgeführt, da die Reibung viel zu hoch wäre. Es wird nur noch entlastend über Traktion und detonisierende Weichteiltechniken gearbeitet.

– Aktive Zentrierung des Humeruskopfes

Die rein passive Bewegungserweiterung durch die Gleitmobilisation läßt sich mit dosierten Widerständen direkt am Humeruskopf kombinieren. Dadurch werden die Zentrierer des Humeruskopfs aktiviert.

Beispiel: Nach der passiven Mobilisation in Abduktion durch Kaudalgleiten leistet der Therapeut von kaudal einen Führungswiderstand in der Achselhöhle am Humeruskopf. Der Patient stellt sich eine Kugel vor, die er in Richtung Füße rollen möchte. Es darf nicht mit viel Kraft gearbeitet werden, da sonst die falschen Muskeln aktivieren.
Nach einer gewissen Lernphase kann der Patient diese Übung bei abgelegtem Armgewicht, z.B. im Sitz seitlich am Tisch, alleine durchführen und damit auch seinen subakromialen Raum entlasten. Durch die aktive Kaudalisierung wird die kraniale Subluxationsstellung korrigiert.
Mit demselben Prinzip kann der ventralen Subluxationsstellung entgegengewirkt werden. Der Therapeut leistet einen dosierten Widerstand dorsal am Humeruskopf, und der Patient soll den Humeruskopf am Ort halten. Durch einen gleichzeitigen Widerstand für die Schulterflexoren wird der Bizeps als korrigierender Muskel stimuliert.

Merke: Es gilt, ohne große Kraft und Hubbelastung zu arbeiten. Außerdem dürfen keine Schmerzen auftreten.

Der Widerstand am Humeruskopf kann auch dreidimensional gegeben und mit statischen Armpattern kombiniert werden.

- *Beispiel:* Muster FLEX./ADD./AR bei ca. 90° Flexion: Am Humeruskopf leistet der Therapeut einen Führungswiderstand für das aktive Dorsal- und Kaudalgleiten. Für die Zentrierung des Kopfes werden damit die Adduktoren und Außenrotatoren stimuliert. Mit der anderen Hand gibt der Therapeut bei leichter Approximation einen Führungswiderstand für das Muster FLEX./ADD./AR. Die aktive Zentrierung des Humeruskopfes nach passiver Mobilisation ist unerläßlich für ein ökonomisches Bewegungsverhalten des Schultergelenks. In den periartikulären Strukturen wird dadurch die Durchblutung verbessert.
  Die Kombination aus passiver Mobilisation mit anschließender Koordinationsschulung im verbliebenen Bewegungsausmaß kann sehr gut im Schlingentisch durchgeführt werden. Durch das abgegebene Armgewicht kann der Patient gut entspannen.
  Wechselnde Widerstände direkt am Humeruskopf im Hinblick auf rhythmische Stabilisation im schmerzfreien Bereich haben einen guten durchblutungsfördernden Effekt und verbessern ebenfalls die Kopfzentrierung.

- Entlastung des AC- und SC-Gelenks durch Traktion (Abb. 5.**68a** u. **b**)
- Ausführung der passiven Skapulamobilisation in Seit- oder Bauchlage, anschließend des Skapulapattern. Durch die Mobilisation wird die Durchblutung der skapulaführenden Muskeln verbessert, und der Tonus sinkt. Anschließend kann die Skapula über PNF-Skapulapattern aktiv bewegt werden. Damit soll die Aktivität der skapulaführenden Muskeln erhalten bleiben, denn nur bei stabiler Skapula auf dem Thorax läßt sich der Arm selektiv bewegen. Die Skapulapattern eignen sich auch zur Mobilisation der Schultergürtelgelenke.
- Zur Verkürzung neigende Muskeln werden quer- oder längsdehnt. Bei fortgeschrittener Knorpeldestruktion sollten Längsdehnungen über das Schultergelenk vermieden werden. Verkürzte Muskeln erhöhen den Anpreßdruck im Gelenk.

- *Beispiele:*
  - Querdehnung des M. teres major
    Ausgangsstellung Patient: In Seitlage, der betroffene Arm oben, eventuell im Schlingentisch.
    Ausgangsstellung Therapeut: Ventral vom Patienten; den Arm des Patienten bei Ellenbogenflexion im Wiegegriff, die andere Hand von lateral an der Margo lateralis der Skapula.
    Durchführung: Der Arm wird in maximale Flexion und Außenrotation eingestellt. Der Handballen der Skapulahand führt an der Margo lateralis die Querdehnung in medialer Richtung aus. In dieser Einstellung kann der Muskel auch über den Arm oder die Skapula längsgedehnt werden (Abb. 5.**69**).

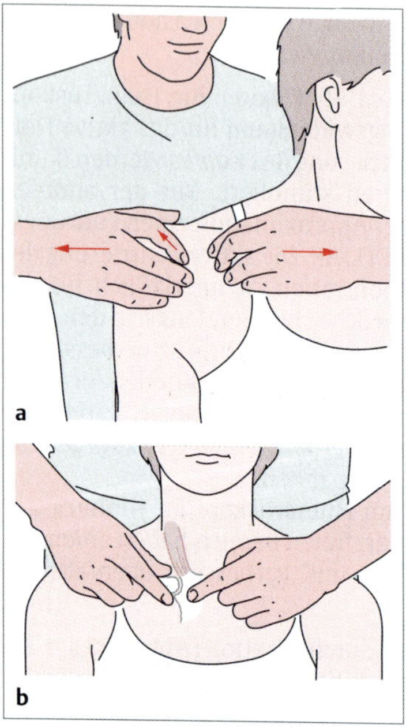

Abb. 5.**68** Traktion des **a** AC-Gelenks, **b** SC-Gelenks

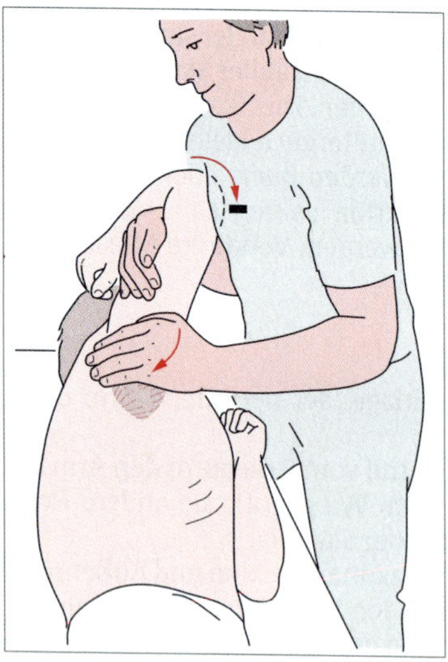

Abb. 5.**69** Dehnung des M. teres major

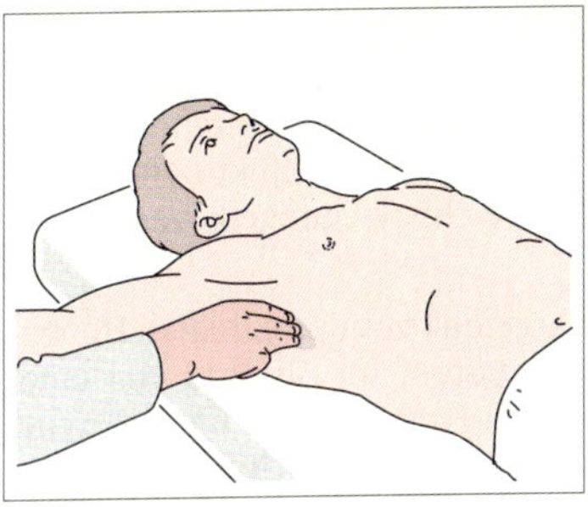

Abb. 5.**70** Druckinhibition des M. subscapularis

❖ Querdehnung des M. subscapularis
Ausgangsstellung des Patienten: In Rückenlage, den Arm in leichter Abduktion.
Ausgangsstellung Therapeut: Lateral vom Patienten, den Arm im Wiegegriff.
Durchführung: Ventral der Margo lateralis können auf verschiedenen Höhen im subskapulären Raum unterschiedliche Anteile getastet werden. Mit leichtem Druck bewegt der Therapeut seine Fingerkuppen in die mediale Richtung. Mit dieser Technik lassen sich auch Faszienverklebungen zwischen M. subscapularis und M. serratus anterior lösen (Abb. 5.**70**).

- Folgende Muskeln müssen außerdem noch häufig gedehnt werden:
  - M. trapezius pars descendens
  - M. levator scapulae
  - M. pectoralis minor
  - Mm. scaleni
  - M. pectoralis major
- Mobilisierende Massage: Hypertone und reflektorisch verkürzte Muskeln können auch über die mobilisierende Massage detonisiert werden: Durch manipulierendes Verschieben der Gelenke und Hebel der Schultergürtel-, Brustkorb- und Kopfregion werden die Muskeln gedehnt, anschließend werden sie in bezug auf Ursprung und Ansatz wieder angenähert und in dieser Phase mit Massagegriffen gelockert. Die Manipulation erfolgt am Anfang langsam und der Patient wird über die beabsichtigte Bewegung informiert, damit er Bremsaktivitäten unterlassen kann. Die mobilisierende Massage verbessert die Durchblutung und Entspannung und schult gleichzeitig die Wahrnehmung des Patienten.
- Unterbrechung der kompensatorischen Ausweichbewegungen durch Bewegungen vom proximalen Hebel: Bewegungsausschläge können

entweder durch Drehpunktverschiebung oder vom proximalen, vom distalen oder von beiden Hebelarmen gleichzeitig ausgeführt werden. Bewegungssausschläge von proximal oder durch Drehpunktverschiebung erfordern andere Muskelgruppen als Effektoren, als die Bewegung vom distalen Hebel. Ausweichbewegungen werden dadurch unterbrochen.

- *Beispiel:* Flexion im Humeroskapulargelenk vom proximalen Hebel
  Ausgangsstellung Patient: Der Patient steht im Abstand von einer Fußlänge vor einem Tisch, der von den Fingerspitzen berührt wird. Der Abstand der Hände ist etwas größer als der Schultergelenkabstand.
  Instruktion an den Patienten: „Ihre Fingerspitzen geben den Kontakt zum Tisch nicht auf und verstärken nicht den Druck, während Sie einige Schritte rückwärts laufen. Der Brustkorb entfernt sich soweit wie möglich von den Oberarmen."
  Der Therapeut achtet darauf, daß das Akromion nicht in Elevation wandert. Außerdem dürfen keine Schmerzen.
  Mit dem Rückwärtsgehen entfernt sich die Skapula vom Humerus, das Humeroskapulargelenk verschiebt sich nach dorsal-kaudal und es entsteht eine Flexion. Da sich das Körpergewicht von den Fingern entfernt, entsteht keine Kompression im Schultergelenk, die Schultermuskeln müssen nicht als „Beweger" arbeiten, dadurch wird das Schultergelenk entlastend mobilisiert (Abb. 5.**71**).

– Mobilisation über Drehpunktverschiebung:

- *Beispiel:* Durch Elevation und Depression der Skapula bei hängendem Arm oder abgelegtem Armgewicht im Sitz bei eingeordneten Körperabschnitten läßt sich das Schultergelenk in Adduktion und Abduktion bewegen.
  Bei der Elevation wandert das Akromion nach kranial-medial, der Abstand der Schultergelenke verringert sich und der kaudale Skapulawinkel entfernt sich von der Wirbelsäule. Durch gleichzeitige Ver-

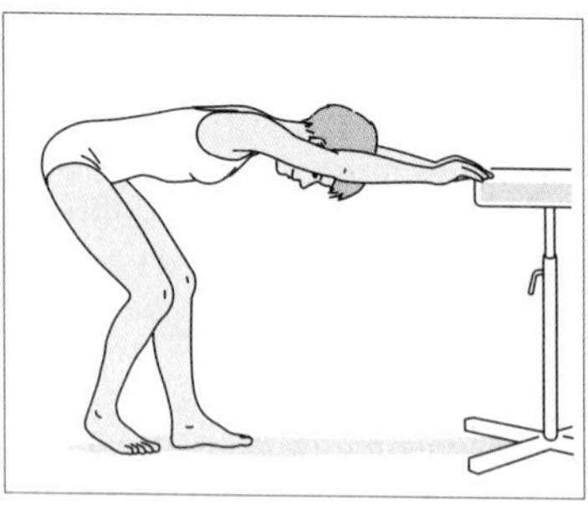

Abb. 5.**71** Bewegung vom proximalen Hebel des Schultergelenks in Flexion

schiebung des Humeroskapulargelenks nach kranial-medial entsteht in diesem Drehpunkt eine Adduktion.
Bei der Depression wandert das Akromion nach kaudal-lateral, der Abstand der Schultergelenke wird größer und der kaudale Skapulawinkel nähert sich der Wirbelsäule. Durch gleichzeitige Verschiebung der Humeroskapulargelenke nach kaudal-lateral entsteht in diesem Drehpunkt eine Abduktion.
Die Drehpunktverschiebungen können zunächst in Ruhestellung geübt werden. Beherrscht der Patient den Bewegungsablauf, läßt sich der Arm kurz vor dem Bewegungsende lagern.
Da die Muskelaktivität bei vertikal stehender Körperlängsachse hauptsächlich von den Skapulaelevatoren (Trapezius pars descendens, Levator scapulae) ausgeht, kann das Schultergelenk ohne Belastung mobilisiert werden. Bei der Depression kann der Patient seinen Scheitelpunkt nach kranial schieben, wodurch die Muskeln zusätzlich verlängert werden.

- Widerlagernde Mobilisation: Bei der widerlagernden Mobilisation wird manipulativ von beiden Hebeln bewegt, dadurch wird das größtmögliche Bewegungsausmaß ausgeschöpft. Es darf nicht ruckhaft bewegt werden, sonst kontrahieren bremsende Muskeln. Bei Schmerzen wird im kleineren Bewegungsausmaß bewegt, wobei aber trotzdem eine gute Durchblutungsverbesserung erreicht wird. Daher bietet sich diese Maßnahme auch bei der Frozen shoulder an, da hier die Durchblutungsverbesserung einen positiven Effekt auf die trophischen Störungen hat und damit ein Schwerpunkt in der Behandlung ist.
  Übernimmt der Patient mehr Aktivität, wird die Koordination gefördert.

■ *Beispiel:* Widerlagernde Mobilisation in Abduktion
Ausgangsstellung Patient: In Seitlage (alternativ z.B. im Schlingentisch in Rückenlage); der betroffene Arm liegt oben, die Hand von ventral an der Schulter.
Ausgangsstellung Therapeut: Dorsal vom Patienten, wobei eine Hand gabelförmig den Angulus inferior umfaßt und der andere Therapeutenarm das Armgewicht des Patienten übernimmt; die Hand umfaßt Daumen und Hand des Patienten.
Durchführung: Während der Patientenarm nach lateral-kranial in die Abduktion geführt wird, manipuliert die andere Hand die Schwenkbewegung des Angulus inferior nach medial. Gleichzeitig wird über die Depression der Skapula der Drehpunkt Humeroskapulargelenk nach kaudal-lateral verschoben.
In Rückenlage im Schlingentisch kann die widerlagernde Mobilisation mit dem Kaudalgleiten des Humeruskopfes verbunden werden.

Die widerlagernde Mobilisation in Flexion, Rotation und Extension läßt sich in Seitlage, auch mit Aufhängung im Schlingentisch durchführen.
Alle widerlagernden Mobilisationen können mit der mobilisierenden Massage kombiniert werden.

- Bewegen vom distalen Hebel: Bewegungen vom distalen Gelenkpartner entsprechen dem normalen Bewegungsverhalten, dessen Harmonisierung ein wesentliches Behandlungsziel ist. Bei Omarthrosen ist eine völlige Harmonisierung häufig nicht möglich. Im verbliebenen Bewegungsausmaß wird so weit wie möglich die harmonische Bewegung angestrebt. Vorbereitende Übung ist die aktive Zentrierung des Humeruskopfes (siehe oben).
  Dynamische Umkehrungen der Arm- und Skapulamuster als PNF-Technik im schmerzfreien Bewegungsausmaß fördern die Koordination.
  Dynamische Armpattern kombiniert mit statischen Skapulapattern verbessern die Stabilität der Skapulae auf dem Thorax bei selektiver Armbewegung und verhindern damit vorzeitig weiterlaufende Bewegungen.
  Bei bleibenden Bewegungseinschränkungen müssen zusammen mit dem Patienten Kompensationsbewegungen gefunden und geübt werden. Gleichzeitig werden entlastende Maßnahmen für die überlasteten Strukturen aufgezeigt.
- Mobilisation mit Hilfe der Auftriebskraft im Bewegungsbad
- Bindegewebsmassage: Die Senkung der Sympathikusaktivität führt zur Schmerzlinderung und Durchblutungsverbesserung in den passiven Strukturen
- Mobilisation der BWS: Die hubfreie Mobilisation beeinflußt den sympathischen Grenzstrang, wirkt schmerzlindernd und entlastend. Fehlende Bewegungstoleranzen werden verbessert, wodurch eine Überlastung der Schultergürtelgelenke bei den Armbewegungen vermieden wird (weitere Mobilisationsmöglichkeiten siehe unter *BWS-Syndrom*).
- Ein HWS-Syndrom verschlechtert die gesamte Symptomatik und muß stets mitbehandelt werden (siehe unter *HWS-Syndrom*).
- Zusätzliche Tendopathien können mit Druckinhibition (indirekter Sehnenansatz), Querfriktion (Muskelsehnenübergang) und Ultraschall behandelt werden (siehe *Kapitel 3, Statisch bedingte Syndrome der Schulter*).
- Haltungskorrektur: Nur bei eingeordneten Körperabschnitten kann der Schultergürtel auf dem Brustkorb abgelegt werden. Ein Schwerpunkt ist die Stabilisation der Brustwirbelsäule, um die Überlastung der Schultergürtelmuskulatur als Haltemuskulatur zu reduzieren. Die Stabilisation erfolgt zu Anfang mit abgegebenen Armgewichten, z.B. im Sitz vor dem Tisch mit auf diesem abgelegten Unterarmen.

- Erarbeitung von Alltagsbewegungen und gegebenenfalls Angebot von Hilfsmitteln

- *Beispiele:*
  - Griffverlängerungen für die Haarbürste und Greifzange vergrößern das Arbeitsfeld des Armes.
  - Zum Waschen wird eine Bürste mit langem gebogenem Stil oder ein an einem Kleiderbügel oder an einem gebogenem Kunststoffrohr befestigter Schwamm benutzt. Durch diese Hilfsmittel können auch schwer zugängliche Körperregionen wie Rücken oder Gesäß gewaschen werden.
  - Durch Vorbeugen des Oberkörpers kann der Patient leichter seinen Kopf erreichen. Durch Vorneigung des Oberkörpers beim An- und Ausziehen werden die Schultern entlastet.
  - Beim Anziehen einer Jacke ist der betroffene Arm immer zuerst, beim Ausziehen zuletzt in den Ärmel zu führen.
  - Der Arm sollte so weit wie möglich im Alltag eingesetzt werden, da die Einsteifung sonst schneller fortschreitet. Schmerzprovokation bei Alltagsverrichtungen sollte aber vermieden werden.

5.7 Besonderheiten der Arthrosen anderer Gelenke

S. Wirth

1. Arthrose des Ellenbogengelenks

- Fehlstellung häufig in Flexion und Pronation;
- Begleitende Schädigung des N. ulnaris;
- Zur Verbesserung der Beweglichkeit werden Resektionsinterpositionsarthroplastiken (Entfernung der knöchernen Gelenkteile und Interponierung von Weichteilgewebe) und Arthrolysen (operative Lösung verklebter und kontrakter Weichteilstrukturen des Gelenks) gegenüber Endoprothesen bevorzugt, da sich der endoprothetische Gelenkersatz rasch lockert.

2. Handgelenkarthrose

- Gelenkverschleiß v.a. des proximalen Radiokarpalgelenks, seltener des distalen Mediokarpalgelenks;
- Häufige Schwellung des Handrückens;
- Ursächlich meist Frakturen der distalen Radius-Gelenkfläche und des Os naviculare;
- Konservative Therapie: Manschette für das Handgelenk;
- Bei Versagen der konservativen Maßnahme kann eine Arthrodese des Handgelenks in leichter Dorsalextension die Schmerzen beseitigen.

3. Heberden-Arthrose

- Sehr häufiger Verschleiß der Fingerendgelenke mit Fingerverdickung und Fingerbeugekontrakturen, v.a. bei älteren Frauen;
- Familiäre Häufung, da eine genetische Disposition vorliegt;
- Falls Röntgenreizbestrahlung nicht hilft, wird eine Arthrodese durchgeführt.

4. Bouchard-Arthrose

- Gelenkverschleiß meist mehrerer Fingermittelgelenke;
- Vorkommen seltener als die Heberden-Arthrose;
- Falls Synovektomie (Entfernung der Gelenkinnenhaut) oder Denervierung die Schmerzen nicht lindern, wird eine Arthrodese durchgeführt.

5. Rhiz-Arthrose

- Verschleiß des Daumensattelgrundgelenks, v.a. bei älteren Frauen;
- Gelenknah können Zysten entstehen;
- Als konservative Therapie werden lokal Anästhetika injiziert, mittels Manschette ruhiggestellt und Röntgenreizbestrahlung bei älteren Patienten versucht;
- Bei Versagen der konservativen Therapie kann mittels Synovektomie (Entfernung der Gelenkinnenhaut) oder Denervierung häufig der Schmerz gelindert werden;
- Um die Beweglichkeit zu erhalten, wird anstelle einer Arthrodese eine Resektionsinterpositionsarthroplastik (Entfernung der knöchernen Gelenkteile und Interponierung von Weichteilgewebe) als ultima ratio durchgeführt.

6. Obere Sprunggelenkarthrose

- Ursächlich sind meist Luxationsfrakturen des oberen Sprunggelenks mit Gelenkfehlstellungen;
- Die Abrollbewegung im Rückfuß ist v.a. eingeschränkt;
- Zur konservativen Therapie werden orthopädische Stiefel oder Sohlenrollen eingesetzt;
- Bei jüngeren Patienten lindert eine Arthrodese (operative Gelenkversteifung) den Schmerz. Die übrigen Fußgelenke werden beweglicher, so daß insgesamt die Beweglichkeit nicht zu sehr eingeschränkt ist.

6 Aseptische Osteochondronekrosen

6.1 Allgemeines zu aseptischen Osteochondronekrosen

S. Wirth

- Durchblutungsstörungen unbekannter Ursache im Bereich der Wachstumsfuge (Epiphysenfuge) führen zu lokalisierten Wachstumsstörungen und zerstören so den Knochen (Osteonekrose).
- Seltener ist Epiphysen- oder Gelenkknorpel mitbeteiligt (Osteochondronekrose; chondros = Knorpel). „Aseptisch" bedeutet „nicht durch Infektion bedingt". Sind die Durchblutungsstörungen bekannt, z. B. infolge Infektion, Trauma, therapeutische Bestrahlung oder Tumoren, so spricht man nicht von aseptischer Osteochondronekrose.
- Die aseptische Osteochondronekrose betrifft besonders diejenigen Epiphysenbereiche, deren Durchblutung physiologisch nicht optimal ist.
- Die Erkrankung tritt gehäuft in Lebensperioden mit Wachstumsschüben auf, in denen die Durchblutung der Epiphysenfugen kritisch werden kann. Zu diesen Zeiten sind Hormondrüsen besonders aktiv. Während verstärkten Wachstums kann die Durchblutung kritisch werden.

Die häufigsten aseptischen Osteochondrosen

- Morbus Scheuermann (Deck- und Bodenplatten der Wirbelkörper)
- Morbus Perthes (Kopf und Hals des Oberschenkels)
- Morbus Osgood-Schlatter (Ansatzstelle der Quadrizepssehne – Tuberositas tibiae)
- Osteochondrosis dissecans der Femurkondylen („Gelenkmäuse")
- Morbus Kienböck (Os lunatum = Mondbein der Handwurzelknochen)
- Morbus Köhler I (Os naviculare = Kahnbein der Fußwurzelknochen)
- Morbus Köhler II = Morbus Freiburg-Köhler (Köpfe der Mittelfußknochen)

6.2 Allgemeine Grundsätze zur physiotherapeutischen Behandlung

M. Dölken

- Der Knochen verliert aufgrund der mangelnden Durchblutung an Stabilität. Aus diesem Grund ist in der akuten Phase eine reduzierte Belastung im Alltag und in der physiotherapeutischen Behandlung des Patienten angezeigt.
- Die Ausheilung erfolgt häufig mit Deformierung des Knochens, die biomechanischen Verhältnisse bleiben verändert. Der Physiotherapeut sollte sich vom Arzt den Röntgenbefund erläutern lassen!
- Aufgrund der mechanischen Veränderungen ist häufig eine vorzeitige Degeneration der betroffenen Gelenke die Folge.
- Geringe Beschwerden und Erkrankungsbeginn im Kindes- oder Jugendalter erfordern eine konsequente, einfühlende Patientenführung.

•••• Physiotherapeutische Behandlungsziele und Maßnahmen

- ❖ Der Patient soll erhöhte Druckbelastungen der betroffenen Körperabschnitte vermeiden und sie so oft wie möglich entlasten.
  - Erklärung der Folgen erhöhter Belastung des Knochens!
  - Ausprobieren gelenkschonender Möglichkeiten zur Selbsthilfe zusammen mit dem Patienten!
  - Herausfinden und Vermeiden belastender Bewegungen im Alltag (z.B. das Anheben des gesamten Beines mit langem Hebel bei Morbus Perthes)
- ❖ Erhaltung der Beweglichkeit und Muskelaktivität unter entlastenden Bedingungen.
  - Hubfreie oder hubarme Bewegung der Gelenke (auch Anleitung zum Eigentraining)
  - Isometrische Muskelaktivität (auch als Eigentraining), bei Erkrankung an den Extremitäten Nutzung der Irradiation über nichtbetroffene Körperabschnitte
- ❖ Der Patient soll die verordneten Hilfsmittel als Teil des Behandlungskonzeptes akzeptieren und benutzen.
  - Schulung des Patienten im Umgang mit Hilfsmitteln (z.B. Gangschule mit dem Thomassplint bei Morbus Perthes)
- ❖ Der Patient soll nach Ausheilung der Erkrankung die normalen Funktionen des betroffenen Körperabschnittes weitestmöglich wiedererlangen.
  - Verbesserungen der Kraft, Koordination und Ausdauer der Muskulatur

- Stabilisierung hypermobiler Nachbargelenke und Mobilisierung hypomobiler Gelenke
- Gang- und Haltungskorrektur
- Empfehlung geeigneter Sportarten

Für den Physiotherapeuten sind die folgenden drei häufigsten Erkrankungen – M. Scheuermann, M. Perthes und M. Osgood-Schlatter – besonders bedeutend.

6.3 Morbus Scheuermann

M. Dölken, S. Wirth

Definition und wesentliche Merkmale: Ein Fehlwachstum bedingt den Einbruch von Bandscheibenmaterial in die Wirbelkörper und deren Keilform. Die Folge ist eine Kyphosierung der Wirbelsäule, v. a. thorakal mit kompensatorischer Lordose im Zervikal- und Lumbalbereich. Der Morbus Scheuermann ist die häufigste Wirbelsäulenerkrankung, die besonders männliche Jugendliche im Alter von 10 – 14 Jahren betrifft. Diese Wachstumsstörung kann u. a. durch mechanische Überbeanspruchung, Haltungsfehler und Stoffwechselstörung der Kollageneiweißsynthese, z. B. durch Fehlernährung, verstärkt werden.

Pathomechanik

Neben endogenen Faktoren können auch dauerhafte Haltungsabweichungen mit vermehrter Kyphose die Entstehung eines M. Scheuermann begünstigen.

Durch die Fehlhaltung wird der ventrale Wirbelanteil dauerhaft einer erhöhten Druckbelastung ausgesetzt. Bei entsprechender Disposition resultiert daraus ein keilförmiges Wirbelwachstum, da der Wirbel bei zurückbleibendem Wachstum im ventralen Bereich dorsal weiterwächst.

Durch die Keilform der Wirbelköper verändert sich die Neigung der Grund- und Deckplatten der Wirbelkörper, so daß ein vergrößerter Hangabtrieb in den betroffenen Bewegungssegmenten die Folge sein kann. Der Körper versucht, in den nicht erkrankten Wirbelsäulenabschnitten den verstärkten Hangabtrieb zu kompensieren. Diese Wirbelsäulenabschnitte zeigen verstärkte Gegenkrümmungen mit kompensatorischer Hypermobilität.

Ätiologie

- Durchblutungsstörungen unbekannter Ursache;
- Fördernde Faktoren sind v. a. mechanische Überbeanspruchung (Leistungssport), Stoffwechselstörungen der Kollagensynthese und konstitutionelle Haltungsstörungen.

Pathogenese

- Die Wachstumsstörung beginnt lokal an den Boden- und Deckplatten der Wirbelkörper. Teile der Bandscheibe brechen in die Boden- und Deckplatten sowie in die Randleisten der Wirbelkörper ein. Die Einbrüche werden nach ihrem Entdecker Schmorl-Knötchen genannt. Durch die Verminderung des Bandscheibenmaterials rücken die Wirbel aufeinander zu.
  Die ventralen Teile der Wirbelkörper bleiben durch die Wachstumsstörung im Wachstum zurück, so daß eine Keilform resultiert. Im Thorakalbereich verstärkt sie die physiologische Kyphose und führt zum Rundrücken. Kompensatorisch verstärkt sich meist die Lordose im Hals- und Lumbalbereich, und die lumbalen Wirbel werden durch Druckwachstumsreiz auf die Knochenzellen tonnenförmig höher. Im Lumbalbereich vermindert die Keilform die physiologische Lordose und führt zum lumbalen Flachrücken.
  Durch die Keilform der Wirbelköper verändert sich die Neigung der Grund- und Deckplatten der Wirbelkörper. Ein vergrößerter Hangabtrieb in den betroffenen Bewegungssegmenten kann die Folge sein. Der Körper versucht in den nichterkrankten Wirbelsäulenabschnitten den verstärkten Hangabtrieb zu kompensieren. Diese Wirbelsäulenabschnitte zeigen verstärkte Gegenkrümmungen mit kompensatorischer Hypermobilität.
  Bei asymmetrischem Wachstum kann durch eine Seitwärtsverbiegung der Wirbelsäule mit leichter Rotation der Wirbel die Scheuermann-Skoliose entstehen. Als Endresultat können Teile der Wirbelsäule versteifen. Kompensatorisch werden dazwischenliegende Teile hypermobil. Muskulatur, Gelenke und Bänder zeigen Überlastungsschäden.

■ *Beispiele:*

- ❖ Ein zehnjähriger Junge mit sehr schlechter Körperhaltung wird von seiner besorgten Mutter dem Arzt vorgestellt, obwohl er über keine bemerkenswerten Rückenbeschwerden klagt. Eine verstärkte thorakale Kyphose (Rundrücken) ist auffällig.
- ❖ Bei einem 13jährigen Jungen imponiert eine stark ausgeprägte thorakale Kyphose kombiniert mit einer verstärkten Lendenlordose (Hohlrundrücken). Der Junge klagt über leichte lumbosakrale

Rückenschmerzen. Seine Muskeln sind verspannt, und die Wirbelsäulenbänder reagieren auf Druck überempfindlich.

6.3.1 Ärztliche Untersuchung und Therapie

- Anamnese, Sichtbefund, Prüfung der Beweglichkeit: siehe unter *Physiotherapeutische Untersuchung.*
- Röntgenbefund: Bei starker Ausprägung sind folgende Auffälligkeiten vorhanden:
- Keilwirbel: Wirbel, die vorne niedriger sind. Sie entstehen durch Wachstumsstörung an den Wirbelvorderseiten.
- Schmorl-Knötchen: entstehen durch das Einbrechen von Bandscheibenteilen in den Boden- und Deckplatten der Wirbelkörper. Sie sind als erbsengroße Defekte sichtbar und gehören zu den früh röntgenologisch sichtbaren Veränderungen.

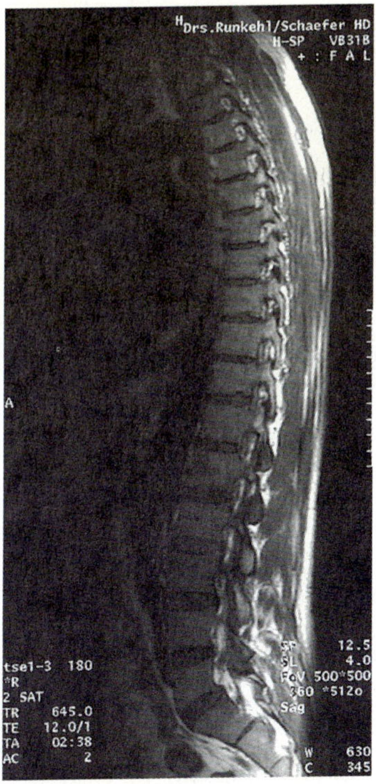

Abb. 6.1 Kernspintomographie: M. Scheuermann

- Tonnenwirbel: entstehen im Laufe der Erkrankung durch Höhenzunahme der Wirbel v. a. im Lumbalbereich als Kompensation der Belastung durch die thorakale Kyphose.
- Die Winkelmessung nach Cobb ergibt bei seitlicher Röntgenaufnahme einen Winkel der thorakalen Kyphose von $> 40°$. (siehe unter *Kapitel 4, Skoliose)* Kompensatorisch kann die physiologische Lordose im Hals- und Lumbalbereich verstärkt sein (Abb. 6.**1**).

Differentialdiagnose

- Spondylarthritis ankylopoetica (Morbus Bechterew)
- Konstitutionelle Fehlhaltungen
- Osteoporose (Abnahme der Knochenmasse)
- Osteomalazie (Erweichung des Knochens durch Mineralmangel)
- Bandscheibenschäden
- Tumor
- Degenerative Erkrankungen, z. B. Arthrose

Therapie

Konservativ

- Analgetika;
- Psychische Führung der Jugendlichen bei sozialen Problemen, die eine Körperfehlhaltung unterstützen;
- Kyphosen mit einem Cobb-Winkel $> 50°$ sollten mit einem Korsett korrigiert werden.
- Aktivkorsetts zwingen den Patienten durch Kinn-Mahn-Pelotte, eine korrekte Haltung einzunehmen.
- Passivkorsetts vermindern die Lendenlordose und führen so zu einer Korrektur der Thorakalkyphose.

Operativ

Operiert werden schwere Kyphosen – jedoch erst nach dem Wachstumsabschluß –, bei denen konservativ kein Behandlungserfolg erzielt wurde.

Vorgehensweise
- Entfernung der Bandscheibe von ventral (ventrale Osteodiskektomie);
- „Anfrischen“ der Deck- und Bodenplatten der Wirbelkörper, um die Durchblutung zu verbessern;
- Anlagerung von Spongiosa im Deck- und Bodenplattenbereich der Wirbelkörper;
- Zwei bis drei Wochen Bettlagerung mit Halotraktion;
- Anschließend werden dorsal der Wirbelsäule Doppelstäbe montiert.

6.3.2 Physiotherapeutische Untersuchung

M. Dölken

1. Anamnese

Jugendliche mit einem M. Scheuermann haben selten Beschwerden. Der Grund für die Vorstellung der Patienten zunächst beim Arzt und anschließend beim Physiotherapeuten ist die auffällige Kyphose. Manchmal geben die Jugendlichen eine „Rückenmüdigkeit", vor allem nach Belastung (z.B. Sport, Wandern) an.

Erwachsene mit einem M. Scheuermann entwickeln Beschwerden in den überlasteten kompensatorisch hypermobilen Wirbelsäulenabschnitten im Bereich der Muskeln, Gelenke und Bänder. Eine vorzeitige Degeneration der Gelenke und der Bandscheiben ist die charakteristische Spätfolge der Erkrankung.

Der M. Scheuermann ist zwar in erster Linie eine Erkrankung der thorakalen und thorakolumbalen Wirbelsäule, verursacht aber als Spätfolge – bedingt durch kompensatorische Hypermobilität – ausgeprägte lumbosakrale Beschwerden.

2. Sichtbefund

Je nach Lokalisation der Erkrankung kann ein hohlrunder Rücken, ein Rund- oder Flachrücken entstehen.

Bei thorakaler Lokalisation ist eine verstärkte BWS-Kyphose mit kompensatorischer HWS und LWS-Hyperlordose vorhanden.

Bei thorakolumbaler Lokalisation kommt es aufgrund der Kyphose im thorakolumbalen Übergang zum totalen Rundrücken.

Bei lumbaler Lokalisation ist die LWS-Lordose abgeflacht, was einen Flachrücken zur Folge hat.

a) thorakaler M. Scheuermann
- Die Scheitelpunkte der HWS- und LWS-Lordosen liegen weiter kranial oder kaudal (in der LWS meistens kranial von L3/L4, in der HWS kaudal von C3/C4).
- Das Sakrum steht nahezu horizontal, eine erhöhte Schubbelastung im lumbosakralen Übergang nach ventral kaudal ist die Folge.
- Durch Neigung der Beckenlängsachse nach ventral stehen die Hüftgelenke in vermehrter Flexion vom proximalen Hebel.
- Durch die starke BWS-Kyphose werden die AC- und SC-Gelenke vermehrt komprimiert.
- Der Schultergürtel rutscht häufig nach ventral-kaudal. Eine vermehr-

te Innenrotation der Schultern ist die Folge. Bei der gangtypischen Armbewegung werden die Schulteraußenrotatoren und Schulterabduktoren vermehrt belastet, vor allem wenn noch zusätzlich eine große Becken- oder Thoraxbreite besteht.
- Der Kopf steht in Relation zum Thorax weit ventral.

b) thorakolumbaler M. Scheuermann
- Eine ausgeprägte kurzbogige thorakolumbale Kyphose kann vorhanden sein.
- Bei totalem Rundrücken ist die LWS-Lordose abgeflacht.
- Die Hüftgelenke sind in Extension zum proximalen Hebel.
- Zu Körperabschnitt Thorax und Kopf siehe unter *thorakaler M. Scheuermann.*

c) lumbaler M. Scheuermann
- Die LWS-Lordose ist abgeflacht.
- Die Stabilität der Wirbelsäule ist durch die verminderte Lordose reduziert.
- Der Körperabschnitt Thorax verliert seine dynamische Stabilität und sinkt zusammen.
- Eine kurzbogige Nackenkyphose kann vorhanden sein.

Gang

Vor allem Patienten mit thorakolumbalem M. Scheuermann gehen mit wenig Rotation, da die Bewegung im thorakolumbalen Übergang deutlich vermindert ist.

Atembewegung

Bei starker thorakaler Kyphose dominiert häufig die Bauchatmung.

3. Tastbefund

- Hypertone Muskeln
  - Bauchmuskeln, vor allem im Bereich des Oberbauches
  - interskapuläre Muskeln infolge des nach ventral-kaudal gerutschten Schultergürtels
  - ventrolaterale Halsmuskeln (z. B.: Mm. scalenii)
  - paravertebrale Muskeln, vor allem in Bereichen mit kompensatorischer Hypermobilität
  - Je nach Massenverteilung sind Hüftflexoren oder -extensoren hyperton: mehr Gewicht vor der Körperlängsachse hat einen Hypertonus der Hüftextensoren zur Folge.

- Interspinale Ligamente können in den erkrankten Wirbelsäulenabschnitten durch die Dauerbeanspruchung bei verstärkter Kyphose druckschmerzhaft sein.
- Bei verminderter Thoraxbeweglichkeit besteht häufig ein fester Gewebetonus im Bereich der Rippen

4. Prüfung der Beweglichkeit

- Die segmentale Beweglichkeit wird in der gesamten Wirbelsäule geprüft. In erkrankten Abschnitten ist sie deutlich herabgesetzt. Aufgrund der unterschiedlichen Neigung der Grund- und Deckplatten verändert sich der Bewegungsradius im Raum. Dies wird besonders bei der Extension deutlich, denn obwohl sich die Wirbelgelenke in Konvergenz befinden, erscheint der Wirbelsäulenabschnitt weiterhin kyphotisch.
  Es muß zwischen Haltung und Bewegung unterschieden werden:
  Kyphose = Haltung
  Extension = Bewegung
  Die benachbarten Wirbelsäulenabschnitte sind häufig kompensatorisch hypermobil.
- Die Beweglichkeit der Schulter- und Hüftgelenke kann durch Muskelverkürzungen eingeschränkt sein (zum Vergleich siehe unter *Kapitel 3*)

5. Prüfung der Muskulatur

a) verkürzte Muskeln
Je nach Haltungstyp neigen unterschiedliche Muskeln zur Verkürzung. Davon sind vor allem die folgenden betroffen:
- ventrale Brustmuskulatur: M. pectoralis major und minor
- Innenrotatoren der Schulter: z.B. M. subscapularis
- Extensoren der HWS und LWS bei Hyperlordose
- Je nach Beckenstellung Hüftflexoren oder Hüftextensoren
- Verkürzte Oberbauchmuskeln verhindern bei der Einatmung die Verbreiterung des epigastrischen Winkels.

b) Muskelkraft
- Alle verkürzten Muskeln verlieren an Kraft, Ausdauer und Koordination, da sie nicht mehr über die gesamte Bewegungsbahn aktiviert werden.
- Die gesamte Rumpfmuskulatur und die beckenstabilisierende Muskulatur sind geschwächt.

6.3.3 Physiotherapeutische Behandlung

Da die Patienten im jugendlichen Alter selten Beschwerden haben, dienen die Behandlungsmaßnahmen neben einer bestmöglichen Haltungskorrektur und Wirbelsäulenmobilisation im erkrankten Bereich der Prophylaxe von Überlastungserscheinungen.

•••• Behandlungsziele

- Haltungskorrektur mit Stabilisation der aufgerichteten Wirbelsäule, um ein weiteres Zusammensinken durch bessere axiale Duckverteilung auf die Wirbelkörper zu verhindern.
- Mobilisation der erkrankten Bewegungssegmente der Wirbelsäule, um Einsteifungen zu vermeiden und wechselnde Druckbelastungen auf die Wirbelkörper auszuüben.
- Entspannung und Dehnung hypertoner Muskeln
- Der Patient soll seine Haltungsabweichung und/oder sein unökonomisches Bewegungsverhalten wahrnehmen.
- Der Patient soll seine Haltungsabweichung und/oder sein unökonomisches Bewegungsverhalten selbst korrigieren können.
- Schmerzlinderung bei älteren Patienten mit Beschwerden
- Falls die Patienten ein Korsett tragen müssen, sollten ihnen Tips zum Umgang damit gegeben werden. (hierzu siehe *Kapitel 4, Skoliose, Umgang mit dem Korsett*)

•••• Behandlungsmaßnahmen

Die Haltungskorrektur sollte durch die Mobilisation der hypomobilen Wirbelsäulenabschnitte und die Dehnung verkürzter Muskeln vorbereitet werden.

- Hubfreie und hubarme Mobilisation der hypomobilen Wirbelsäulenabschnitte:
  Hubfreie Mobilisation der betroffenen Wirbelsäulenabschnitte – vor allem in Extension – da dadurch der ventrale Wirbelkörperbereich entlastet wird. Deutliche taktile Reize seitens des Therapeuten oder eine begleitende mobilisierende Massage fördern die Wahrnehmung des Patienten für den hypomobilen Wirbelsäulenabschnitt.
  Der thorakolumbale Übergang muß vor allem in Rotation und Lateralflexion mobilisiert werden. Bei lumbalem M. Scheuermann ist die LWS in Lateralflexion und Extension zu mobilisieren. Beim Gehen äußern sich Bewegungseinschränkungen der LWS und des thorakolumbalen Übergangs. Zur gangtypischen Mobilisation der Wirbelsäulen-

abschnitte eignen sich hubarme Mobilisationen bei vertikal eingestellter Körperlängsache mit teilabgegebenem Brustkorbgewicht.

- *Beispiel:* Übung „Hula Hula rechts-links" zur hubarmen Mobilisation der LWS in Lateralflexion.
  Ausgangsstellung Patient: Auf einem Pezziball sitzend, die Hüftgelenke in nicht mehr als 90° Flexion. Oberschenkellängsachsen und Fußlängsachsen zeigen nach vorne, die Oberschenkel stehen etwa handbreit auseinander. Die Hände stützen seitlich vom Ball auf zwei Hocker, wodurch das Brustkorb- und Kopfgewicht am Schultergürtel hängen.
  Ausführung: Durch die Stützfunktion der Arme bleibt der Körperabschnitt Thorax ein relatives Punctum fixum. Manchmal ist am Anfang eine taktile Hilfe vom Therapeuten an BWS und Sternum nötig, damit der Patient spürt, ob er den Brustkorb stabil hält. Der Ball soll leichte Rollbewegungen nach rechts und links machen, bei Rollweg nach rechts wird die rechte Beckenhälfte leichter. Dies wird am Anfang durch den Griff des Therapeuten am lateralen Becken manipuliert.

- *Merke:*
  - Die Kniegelenke des Patienten bleiben nach vorne gerichtet, sie dürfen nicht in die Gegenrichtung bewegt werden, da sie sonst eine Rotation einleiten und damit die Lateralflexion behindern.
  - Der Thorax darf nicht zur Gegenseite translatieren.
  - Der Druck unter den Fußsohlen soll gleich bleiben.
  - Bei sehr kleinem Bewegungsausschlag wird vor allem die untere LWS bewegt, bei größerem Weg setzt sich die Bewegung nach kranial fort. In den Hüftgelenken kommt es zur Rotation vom proximalen Hebel.

Als Steigerung kann der Therapeut leichte Widerstände am Ball setzen, die der Patient abbremsen muß. Dann wird aus der Mobilisationsübung eine Übung zur Stabilisation der LWS und des Körperabschnitts Becken. Die Rotatorenmanschette der Hüftgelenke und die seitliche Lumbalmuskulatur bremsen die Bewegung und lernen dadurch, koordiniert zu arbeiten. Es ist auf dosierte Widerstände zu achten. Diese Variante eignet sich z. B. für Patienten mit hypermobiler LWS bei hypomobilem Thorax bei thorakalem M. Scheuermann.

- Mobilisation des Körperabschnitts Thorax durch Lenkung der Atemrichtung in hypomobile Thoraxbereiche, z. B. durch Atempattern, Lösen des Gewebes durch Packgriffe.
- Drehdehnlagen können die Patienten zu Hause selbständig einnehmen. Arme und Beine sollten so unterlagert werden, das keine fallverhindernden Aktivitäten entstehen.

- Mobilisierende Lagerung für die verkürzten Brustmuskeln und die BWS: Der Patient befindet sich in Rückenlage, die Beine sind angestellt oder auf einem Stuhl gelagert, um eine Hyperlordose der LWS zu vermeiden. Längs zwischen den Schulterblättern liegt eine kleine feste Handtuchrolle. Die Arme in Flexion, Abduktion und Außenrotation neben dem Kopf ablegen, gegebenenfalls mit Kissen unterlagern. In dieser Ausgangsstellung kann der Patient bewußt die Atmung in den Oberbauch und in die seitlichen und ventralen Thoraxbereiche lenken.
- Mobilisierende Lagerung in Rückenlage auf dem Pezziball: Hände hinter dem Kopf verschränken, Hüft- und Kniegelenke in Flexion, Gesäß hat so weit wie möglich Kontakt zum Ball. Durch diese Lagerung wird die gesamte ventrale Kette gedehnt (Abb. 6.**2**).
  Als Entlastungslagerung bei hyperlordotischer LWS und bei Patienten mit Schmerzen im lumbosakralen Übergang eignet sich die Bauchlage auf dem Pezziball (Abb. 6.**3**).
- Dehnung der verkürzten Brust- und Oberbauchmuskeln, z. B. durch bilaterale PNF-Armpattern mit den Techniken Contract relax oder

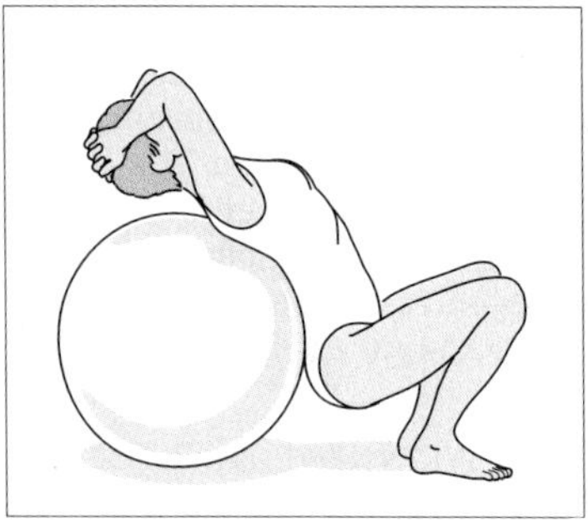

Abb. 6.**2** Dehnung der ventralen Kette auf dem Pezziball

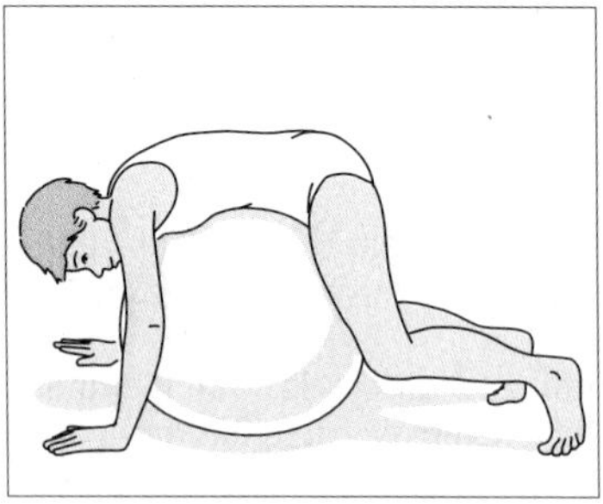

Abb. 6.**3** Entlastungslagerung für die LWS und den lumbosakralen Übergang

Hold relax. Für die Dehnung eignet sich das Muster aus der EXT/ADD/IR in die FLEX./ABD./AR. Die Stabilisation am Bewegungsende mit leichter Approximation läuft als Extension in die BWS weiter und stabilisiert den Körperabschnitt Thorax. Durch die Approximation kommt es zur Kokontraktion der dorsalen und ventralen Rumpfmuskulatur.

- Statische und dynamische Stabilisierung hypermobiler Wirbelsäulenabschnitte, z. B. durch segmentale Stabilisation mit gezielten Widerständen direkt am Dornfortsatz oder Querfortsatz bei eingeordneten Körperabschnitten. Kombiniert eingesetzte Skapula- und Beckenpattern laufen rotatorisch auf die Wirbelsäule weiter. Das Muster „anteriore Elevation“ am Becken kombiniert mit der „posterioren Depression“ der Skapula ist eine gangtypische Kombination. Die stärkere Komponente kann z. B. statisch gehalten werden, während die schwächere gezielt mit der argonistischen Umkehr durch konzentrische, exzentrische und statische Muskelarbeit gekräftigt wird.
  Haltungskorrektur: Sie beginnt zunächst mit teilabgegebenen Gewichten, z. B. Reduzierung der Armgewichte bei der Einordnung des Körperabschnitts Thorax beim Sitzen mit auf dem Tisch abgelegten Unteramen oder im Stand vor einer Wand mit an der Wand abgestützten Unterarmen. Die eingeordneten Körperabschnitte sollen dann bei vor- und rückgeneigter Körperlängsachse gehalten werden, aus dem hohen Sitz Vor- und Rückneigung erarbeiten. (Weitere Beispiele siehe in *Kapitel 1, Leitsymptome)*
- Wahrnehmungsschulung von Haltungsabweichungen:
  - Druckveränderungen auf der Unterstützungsfläche bei Gewichtsverschiebungen der Körperabschnitte
  - Tonusveränderungen der Muskeln bei Gewichtsverschiebungen durch Palpation
  - Erklärung der mechanischen Folgen einer Haltungsabweichung mit vermehrter Kyphose für die Wirbelkörper mit Hilfe von Schaubildern und Knochenmodellen
  - Durch Abstandsveränderungen einzelner Körperabschnitte nimmt der Patient eine Verstärkung der kyphotischen Haltung wahr. Die Bauchabstände (Abstand Symphyse/Bauchnabel und Bauchnabel/Brustbeinspitze) eignen sich zur Eigenwahrnehmung. (weitere Übungsbeispiele siehe in *Kapitel 3, Haltungsabweichungen*)
- Wahrnehmungsschulung unökonomischer Alltagsbelastungen: Alle alltäglichen Bewegungen mit Flexion der Wirbelsäule bei Hubbelastung verstärken die Druckbelastung der ventralen Wirbelkörper. Dem Patienten sind beispielhaft fehlerhafte und korrekte Bewegungsabläufe bewußtzumachen. Er erhält den Auftrag, sich bis zur nächsten Behandlung Situationen zu überlegen, in denen er sich

falsch bewegt hat. Diese werden gemeinsam mit dem Physiotherapeuten ausgewertet und verbessert (siehe *Kapitel 1, Leitsymptome*).
- Schulung von Alltagsbewegungen mit Korsett, z.B. Bücken: Den Patienten fällt vertikales Bücken leichter als horizontales, da die Hubbelastung für die Rückenstrecker geringer ist.
- Sport- und Freizeitaktivitäten sollten keine Stauchungsbelastung der Wirbelsäule beinhalten: Sprungdisziplinen und andere Sportarten mit starker Wirbelsäulenkyphose, wie z.B. Rennradfahren und Rudern sind ungünstig, Rückenschwimmen dagegen ist vorteilhaft.
- Bei Schmerzen werden schmerzlindernde Maßnahmen, wie Weichteiltechniken, Wärmeanwendungen, Entlastungsstellungen und -lagerungen angewendet (siehe *Kapitel 3, Wirbelsäulensyndrome*).

Nach operativer Aufrichtung

- Erarbeitung von Bewegungsübergängen mit stabilisierter Wirbelsäule
- statisches Training der Rumpfmuskulatur
- Nutzung der Irradiation durch dynamische Aktivitäten der Extremitäten; dabei auf weiterlaufende Bewegungen auf die Wirbelsäule achten, die aktiv widerlagert werden müssen. Angebot von Wahrnehmungshilfen, z.B. Bauchabstände und Druckveränderungen.
- Schulung von Alltagsbewegungen mit stabilisierter Wirbelsäule.

6.4 Morbus Perthes-Calvé-Legg (Juvenile Hüftkopfnekrose)

M. Dölken, S. Wirth

- *Definition und wesentliche Merkmale:* Eine Durchblutungsstörung der Hüftkopfepiphyse unbekannter Ursache führt zu einer Auflösung von Knochen und Knorpel; sie ist nicht durch Infektion bedingt. Betroffen sind besonders Jungen zwischen dem vierten und achten Lebensjahr.

Der M. Perthes ist die häufigste der aseptischen Osteochondronekrosen und gilt deshalb als typisches Beispiel.

Pathomechanik des Hüftkopfes

Der Wiederaufbau des Hüftkopfes erfolgt im dritten Stadium der Erkrankung, dem Reparationsstadium. Dabei lagern sich neue Knochenbälkchen an. Während dieser Phase ist die Femurkopfepiphyse vermindert belastungsfähig. Wird sie in diesem Stadium zu stark belastet, besteht die Gefahr der Deformierung des Femurkopfes. Als typische Deformität entwickelt sich eine Abflachung und Verbreiterung des Hüftkopfes (Coxa plana/Pilzform). Bleiben dabei Hüftkopf und Pfanne noch kon-

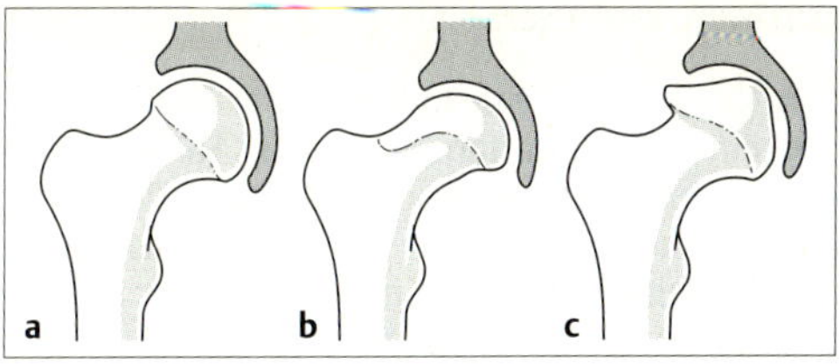

Abb. 6.**4** Kongruenz von Hüftkopf und Hüftpfanne: **a** physiologische Kongruenz, **b** pathologische Kongruenz, **c** Inkongruenz

gruent, spricht man von pathologischer Kongruenz. Dieser steht die prognostisch viel ungünstigere inkongruente Form gegenüber, bei der die Gelenkpartner ungleiche Krümmungsradien aufweisen. Hierbei handelt es sich um eine präarthrotische Deformität, da sich die Gelenkkontaktfläche reduziert und die Rollreibung im Gelenk deutlich zunimmt (Abb. 6.**4 a – c**).

Beim M. Perthes ist das Behandlungsziel die Ausheilung ohne Deformität des Hüftkopfes, damit die Gelenkkongruenz möglichst erhalten bleibt.

Durch Bewegung ohne Belastung in allen Ebenen kann die kongruente Formung unterstützt werden. Die Knochenbälkchen brauchen gleichmäßige Bildungsreize. Dabei müssen Bewegungen in der offenen Kette vom distalen Hebel mit Hubbelastung vermieden werden. Das Bein als Hebel der Klasse 3 (Geschwindigkeitshebel) wirkt als langer Lastarm.

- *Beispiel:* Beim Anheben des gestreckten Beines muß der M. iliopsoas ungefähr die achtfache Kraft des Beingewichts aufbringen, da der Kraftarm nur $^{1}/_{8}$ der Länge das Lastarms besitzt. Diese hohe Kraft wirkt als Kompression und Scherkraft auf das Hüftgelenk.

Ätiologie

Die Ursache der verringerten Durchblutung ist bisher unbekannt. Vermutet werden Minderanlagen der Blutgefäße im Bereich der Femurkopfepiphyse. Die Gefäße verlaufen im oberen Bereich des Femurhalses und sind deshalb besonders leicht betroffen.

Pathogenese

Es gibt fünf klar definierte Stadien, die mittels Röntgen diagnostiziert werden können. (siehe unter *Ärztliche Untersuchung*)

- *Beispiel:* Ein siebenjähriger Junge klagt lediglich über Knieschmerzen rechts. Der Arzt diagnostiziert am rechten Hüftgelenk einen Morbus Perthes. Es kommt häufig vor, daß sich der Schmerz bei Hüfterkrankungen in die Knie projiziert.

6.4.1 Ärztliche Untersuchung und Therapie

- Positives Viererzeichen (bereits im Frühstadium): Bei Flexion, Abduktion und „Versuch einer Außenrotation" in der Hüfte sowie gleichzeitiger Kniebeugung bilden die Beine des liegenden Patienten von oben gesehen keine „4" mehr. Der Grund ist, daß Außenrotation und Abduktion in der Hüfte eingeschränkt sind (siehe unter *Physiotherapeutische Untersuchung, Ausführung und Abbildung*).
- Hüftadduktionskontraktur
- Hüftbeugekontraktur findet sich in schweren Fällen und ist mit Hilfe des Thomas-Handgriffs feststellbar.
- Hinken durch einseitige Beinverkürzung.

Röntgenbefund

Der Morbus Perthes läßt sich auf der a.p.-Röntgenaufnahme in die folgenden fünf zeitlich aufeinanderfolgenden Stadien einteilen:
- Initialstadium: Gelenkspalt röntgenologisch verbreitert, da der Kopfkern retardiert ist.
- Kondensationsstadium: Durch Mikrofrakturen schrumpft der Hüftkopf zusammen.
- Fragmentationsstadium: Nach Abräumen der kleinen Teile bleiben Fragmente übrig.
- Reparationsstadium: Bildung neuer Knochenbälkchen; Deformierung in Pilzform.
- Ausheilungsstadium: Endstadium.

Prognostisch wichtig sind die Ausdehnung der Hüftkopfzerstörung nach Catterall und die Risikofaktoren. Diese lassen sich nur anhand einer Spezialaufnahme klassifizieren, der axialen Röntgenaufnahme nach Lauenstein. Die Hüfte wird dabei um 60° gebeugt und um 25° abduziert.

Risikozeichen
- Verschiebung des Caput femoris nach lateral
- Mitschädigung der Metaphyse (Bereich zwischen Epiphyse und Diaphyse)
- seitliche Verkalkung der Epiphyse

Differentialdiagnose

- Hüftgelenkdysplasie
- Coxitis fugax (Entzündung des Hüftgelenks bei Säuglingen)
- angeborene Skelettdysplasien (Entwicklungsstörung durch Defekte von Knochen- und Knorpelgewebe)
- angeborene Skelettdystrophien (Entwicklungsstörung durch Defekte im Stoffwechsel der Binde- und Stützgewebe)
- Unterfunktion der Hirnanhangdrüse mit verminderter Produktion u. a. von Wachstumshormon

- Mangel an Schilddrüsenhormonen
- Folge von Traumata

Therapie

Konservativ

Primärziel ist es, die Hüftkopfdeformierung zu verhindern. Sind die Kinder jünger als fünf Jahre, wird lediglich der Verlauf beobachtet.

Sind sie älter als fünf und fehlen röntgenologische Risikozeichen, so genügt die Behandlung mittels Mainzer-Orthese oder Thomasschiene. Dabei handelt es sich um Gehapparate, die die Belastung der Hüfte vermindern.

Operativ

Ziel ist die Hüftkopfzentrierung und Verhinderung der Hüftkopfdeformierung durch:
- Intertrochantere Varisierungsosteotomie (siehe unter *Kapitel* 9).
- Beckenosteotomie nach Salter (siehe unter *Kapitel* 9).

6.4.2 Physiotherapeutische Untersuchung

M. Dölken

Patienten, die jünger als fünf Jahre sind und keine deutlichen Bewegungseinschränkungen aufweisen, werden in der Regel nicht physiotherapeutisch behandelt. Bei ihnen wird jedoch der Verlauf vom Arzt beobachtet.

Deutliche Bewegungseinschränkungen deuten auf eine ungünstige Prognose hin, weshalb bei diesen Patienten unbedingt eine physiotherapeutische Behandlung notwendig ist. Sie werden manchmal kurzzeitig stationär aufgenommen und mit beidseitiger Extension der Beine gelagert. Während der Physiotherapie wird die Extension entfernt. Patienten über dem 5. Lebensjahr werden manchmal mit entlastenden Orthesen versorgt, und auch sie müssen physiotherapeutisch betreut werden.

Die Patienten sollten die Orthesen vor allem dann tragen, wenn sie unbeaufsichtigt sind, jedoch nicht den ganzen Tag über. Aus biomechanischer Sicht ist die Orthese fragwürdig, da der Knochen des gesamten Beines durch die Entlastung zu wenig Bildungsreize erhält und sich der Gang häufig zuungunsten der LWS verändert.

1. Anamnese

Häufig bemerken die Eltern zuerst nur ein Hinken bei ihrem Kind. Schmerzen treten bei etwa der Hälfte der Kinder auf und werden meistens als projizierter Schmerz im Kniegelenk angegeben. Der typische Hüftschmerz in der Leiste kommt selten vor. Die Kinder geben nach Belastung ein Müdigkeitsgefühl des Beines an. Die Beschwerden können äußerst wechselhaft sein und lassen sich mit reaktiven Reizzuständen der hüftgelenkumgebenden Strukturen erklären.

2. Sichtbefund

Haltung

- Bei starken Bewegungseinschränkungen sind die Kontrakturen schon im Stand sichtbar.
- Das Becken steht im Hüftgelenk in Flexion.
- Die LWS befindet sich in Hyperlordose.
- Das Bein steht eventuell in Adduktion vom proximalen Hebel-Beckenhochstand.
- Das Bein wird weniger belastet – Beckenhochstand.
- Bei eingeschränkter Innenrotation steht das Bein eventuell in Außenrotation.
- Bei stationärer Behandlung mit Extensionslagerung muß die Haltung im Liegen beobachtet werden:
  Durch Gewichtszüge am Bettende, die über Ledermanschetten in Verlängerung der Beinlängsachsen auf die Beine wirken, soll eine Entlastung des Hüftgelenks erzielt werden. Der beidseitige Zug verhindert eine einseitige Überlastung der LWS und des Iliosakralgelenks. Dabei ist auf symmetrische Becken- und Beinlage zu achten. Die Gewichte dürfen nicht zu groß gewählt werden, sonst kommt es zu starker Tonuserhöhung der Rumpfmuskeln und Hüftmuskeln, da sie eine Gegenaktivität entwickeln.
- Beobachtung der Haltung mit Thomasschiene: Ist der Schuhausgleich am anderen Bein ausreichend oder besteht ein Beckenschiefstand?
- Prüfung des Sitzes und der Auflagefläche des Tubers auf der Orthese bezüglich der Gewichtsübertragung vom Tuber auf die Orthese.

Gehen

- Leichtes Duchenne-Hinken, um die Belastung des Hüftgelenks zu reduzieren.
- Trendelenburg durch reflektorisch hypoton geschaltete Abduktoren.

- Verkürzte Standbeinphase mit verminderter Extension und Rotation.
- Beobachtung beim Gehen mit Orthese hinsichtlich der Gewichtsverlagerung auf die Orthese. Bei zu geringer Übernahme bleibt der Oberkörper über dem nicht betroffenen Bein, und die Schrittauslösung des Beines fällt schwer.

Alltagsbewegungen

- Das Anziehen von Schuhen und Strümpfen kann durch verminderte Abduktion und Außenrotation behindert werden.
- Tiefes Sitzen ist auf Dauer unangenehm. (Es sollte wegen der Druckbelastung des Hüftgelenks auch vermieden werden!)

3. Tastbefund

- Erhöhung des Muskeltonus in Adduktoren, Flexoren und Außenrotatoren. (Je nach Bewegungseinschränkung und Stellung des Gelenks können noch andere Muskeln betroffen sein.)
- Durch die Entlastung des Beines kommt es infolge der ständigen fallverhindernden Aktivität zur Erhöhung des Tonus der gleichseitigen paravertebralen Muskeln und der kontralateralen Abduktoren.
- Entstehung von Druckschmerz an Sehnenansätzen durch reflektorische Reizzustände.

4. Prüfung der Beweglichkeit

■ *Merke:* Je ausgedehnter der Hüftkopfbefall, desto stärker ist die Bewegungseinschränkung!

- Zuerst sind vor allem die Abduktion und die Rotation in beide Richtungen eingeschränkt. Das „Viererzeichen“ ist positiv:

Ausführung: In Rückenlage wird der Fuß des zu testenden Beines auf das kontralaterale Kniegelenk gelegt, der Oberschenkel soll sich durch Abduktion und Außenrotation soweit wie möglich der Unterlage nähern. Die Endstellung gleicht einer liegenden Vier. Der Test wird im Seitenvergleich durchgeführt. Es ist auf Ausweichbewegungen der kontralateralen Beckenseite zu achten (Abb. 6.**5**).

- Im weiteren Verlauf schränkt die Extension ein, sie muß bei 90° Flexion und in Bauchlage bei EXT./FLEX.-Nullstellung geprüft werden, da jeweils andere Hüftkopfanteile Pfannenkontakt haben.
- In schweren Fällen schränkt die Flexion zunehmend ein, zusätzlich kann eine Adduktionskontraktur entstehen.

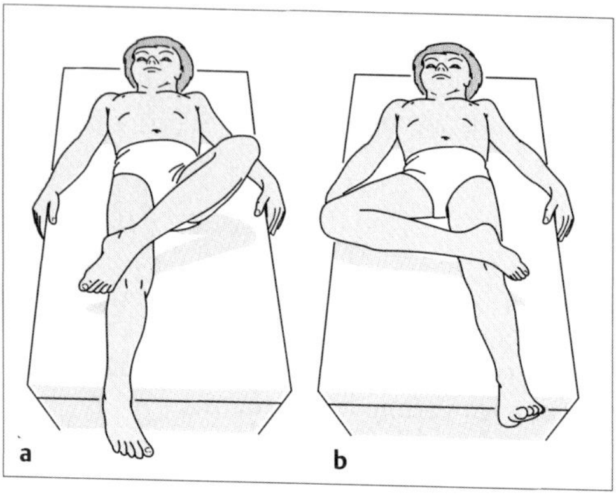

Abb. 6.5 Viererzeichen im Seitenvergleich **a** eingeschränkte Beweglichkeit, **b** freie Beweglichkeit

Am Anfang werden die Bewegungen reflektorisch muskulär gehemmt, da der Körper Bewegungen der erkrankten Hüftanteile vermeiden will. Bei zunehmender Kongruenz wird die Einschränkung fester und härter, da die Gleitreibung behindert ist.

5. Prüfung der Muskulatur

(Zur Systematik der Bewegungsprüfung am Hüftgelenk siehe in *Kapitel 5, Koxarthrose.*)

- Testung der Hüftmuskeln auf Verkürzung. Bei massiven Einschränkungen mit hartem Endgefühl wird die Dehnreserve der Muskeln gelenkschonend durch Querdehnung getestet (siehe *Kapitel 5, Koxarthrose*).
- Nur statische Prüfung der Muskelkraft während der Entlastungsphase.
- Prüfung der Muskelkraft der Rumpfmuskeln und des anderen Beines als „Beckenstabilisierer" auf dem Standbein.

6.4.3 Physiotherapeutische Behandlung

•••• Behandlungsziele

- Verbesserung der Gelenkbeweglichkeit
- Erhaltung der Muskelaktivität während der Entlastungsphase
- Gangschulung mit Unterarmgehstützen oder Orthese
- Alltagstraining mit Orthese
- Training ökonomischen Bewegungsverhaltens im Alltag, um hohe Druckbelastungen des Hüftgelenks zu vermeiden

•••• Behandlungsmaßnahmen

Die Beweglichkeit des Hüftgelenks wird gelenkschonend erhalten bzw. verbessert. Der Hüftkopf soll ohne Druckbelastung in der Pfanne bewegt werden. Durch die Bewegung kommt es zu einer gleichmäßigen Formung des Hüftkopfs in der Regenerationsphase, so daß die Wahrscheinlichkeit einer Inkongruenz sinkt.

- Bewegen vom proximalen Hebel: Das Bein wird kurz vor dem Bewegungsende gelagert, durch die Bewegung des Beckens kommt es zur Winkelveränderung im Hüftgelenk. Ausweichbewegungen des Rumpfes werden durch die Beckenbewegung unterbrochen.
- Widerlagernde Mobilisation: Durch die Bewegung von beiden Hebelarmen mit Drehpunktverschiebung werden Ausweichbewegungen unterbrochen und die Koordination für die selektive Hüftbewegung gefördert. (Zur Ausführung der Mobilisation für alle Richtungen siehe *Kapitel 5, Koxarthrose*)
- Mobilisation im Schlingentisch und im Bewegungsbad (Beispiele siehe unter *Koxarthrose*).
- Verbesserung der Hüftrotation über das Ilium in Bauchlage (anguläre passive Gelenkmobilisation aus der Manuellen Therapie; zur Durchführung siehe unter *Koxarthrose*).
- Mobilisierende Traktion in Behandlungsstellung des Hüftgelenks (zur Durchführung siehe unter *Koxarthrose*).
- Querdehnungen der verkürzten Muskeln
- Längsdehnungen; bei zweigelenkigen Muskeln (z. B. M. rectus femoris) kann über das nichtbetroffene Kniegelenk gearbeitet werden.

In der Entlastungsphase kann die Muskelkraft nur bedingt erhalten werden. Es wird vor allem über Irradiation gearbeitet. Statische Übungen können die Patienten alleine durchführen, auch bei Lagerung in der Extension.

Bei zunehmender Belastung kann in verstärktem Maße dynamisch konzentrisch und exzentrisch am betroffenen Bein gearbeitet werden. Günstig sind Ausgangsstellungen in der geschlossenen Kette, z. B. bei Teilbelastung im Halbsitz (siehe unter *Koxarthrose*).

■ *Beispiele*

- bei Entlastung
  - Fußpattern aus der PNF: Durch die isolierten symmetrischen oder asymmetrischen Fußpattern kann eine gute Irradiation auf die gesamte Beinmuskulatur bei niedriger Belastung der Hüftgelenke erreicht werden.

Ausführung in Rückenlage symmetrisch:
Die Beine werden in EXT./ABD./IR. gelagert, die Füße befinden sich im Überhang. Der Therapeut steht kaudal vom Patienten und leistet an beiden Füßen Widerstand für die Plantarflexion und Eversion. Bei der agonistischen Umkehr arbeiten beide Füße gegen den Widerstand des Therapeuten konzentrisch und exzentrisch. Es kann auch der kräftigere Fuß statisch und der schwächere dynamisch konzentrisch und exzentrisch arbeiten. An beiden Beinen erfolgt die Irradiation für die Standbeinphase.
Bei der dynamischen Umkehr arbeiten die Füße im Wechsel in Plantarflexion mit Eversion und in Dorsalextension mit Inversion für die Spielbeinphase. Durch reziproke Durchführung werden die Beine gangtypisch aktiviert.

Ausführung in Rückenlage asymmetrisch:
Das rechte Bein wird in EXT./ABD./IR. und das linke daneben in EXT./ADD./AR. gelagert. Die Fersen befinden sich im Überhang. Der Therapeut steht in Verlängerung der Diagonalen kaudal vom Patienten und leistet am rechten Fuß Widerstand für Plantarflexion und Eversion, am linken für Plantarflexion und Inversion. Die Techniken können wie beim vorherigen Beispiel angewendet werden. Bei der dynamischen Umkehr arbeitet der rechte Fuß in Dorsalextension mit Inversion, der linke in Dorsalextension mit Eversion.
Bei Anwendung aller Fußpattern werden alle Beinmuskeln gangtypisch irradiiert. Durch die stabil gelagerten Beine erfolgt keine zu hohe Belastung auf die Hüftgelenke. Bei erlaubter Teilbelastung kann die Muskelaktivität der Füße auch statisch mit gleichzeitiger Approximation erfolgen. Die Fußmuskelübungen stabilisieren gleichzeitig Fußlängs- und Querwölbung. Durch die lange Entlastung können diese später oft nicht mehr gehalten werden.
Die Fußpattern können auch in Bauch- oder Seitlage durchgeführt werden, wobei die Beine je nach Muster unterschiedlich gelagert werden.

- Skapula-Becken- und Armmuster können ebenfalls eingesetzt werden. Dynamische Beinmuster am kontralateralen Bein sind mit Vorsicht anzuwenden, da dabei größere Kräfte auf die betroffene Seite wirken.

❖ bei Patienten mit Orthese
- Übung des An- und Ausziehens der Orthese
- Lösen und Einrasten der Kniesperre für Bewegungsübergänge, z. B. beim Hinsetzen und Aufstehen

- Auf ausreichende Schuherhöhung am nicht betroffenen Bein achten!
- Am Anfang sind Unterarmgehstützen notwendig, später nicht mehr.
- Gangfazilitation aus der PNF, z.B. Vormachen einzelner Gangphasen isoliert im Stand im Gehbarren:
  Auslösung der Spielbeinphase über anteriore Elevation dynamisch konzentrisch und exzentrisch
  Übergang von Spielbein- zu Standbeinphase durch posteriore Elevation konzentrisch und exzentrisch
  Kräftigung der Standbeinmuskeln der nichtbetroffenen Seite durch Widerstände am Becken (Abb. 6.**6**)

- Reaktive Schrittauslösung durch Gleichgewichtsreaktionen am besten vom Körperabschnitt Brustkorb aus:

■ *Beispiel:* Durch seitliche Gewichtsverlagerung auf die betroffene Seite lernt der Patient, das Gewicht auf die Orthese zu übergeben. Dadurch kommt es zur Entlastung des nicht betroffenen Beines als potentielles Spielbein.
Um Schrittfolgen auszulösen, „trägt" der Therapeut den Brustkorb horizontal geradlinig nach vorne.

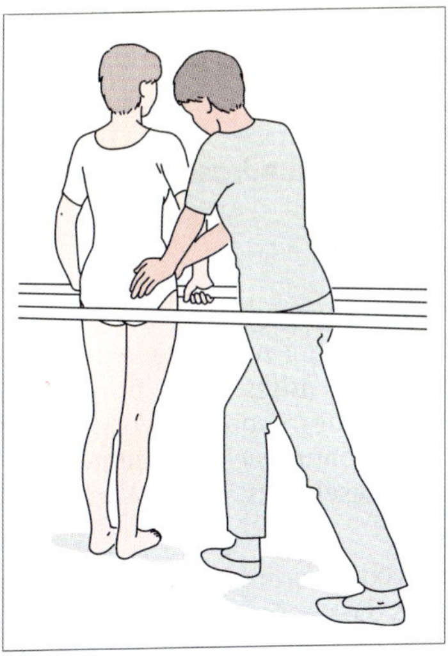

Abb. 6.**6** Kräftigung der Standbeinmuskulatur durch Widerstände am Becken. Die Abduktoren der linken Seite stabilisieren das Becken gegen den Therapeutenwiderstand

- Druckreduzierende Maßnahmen für das Hüftgelenk im Alltag:
  - *Beispiele:*
    - Das Bein darf nicht als langer Hebel angehoben werden, daher sollen es die Patienten mit den Händen unterstützen.
    - Bei längerem Sitzen die Druckbelastung durch Abstützen des Oberkörpers reduzieren, z. B. durch Reitsitz auf dem Stuhl oder Anlehnen an die Rückenlehne.
    - Zu Hause besser liegen als sitzen, z. B. beim Fernsehen.
    - Zur Entlastung das Gehen an Unterarmgehstützen üben.
    - Elternanleitung
    - Auch nach Ausheilung sind weiterhin hohe Druckbelastungen zu vermeiden: Die Schultasche so leicht wie möglich und auf der betroffenen Seite tragen, da sich durch die Schwerpunktverlagerung zur betroffenen Seite der Lastarm verkürzt und damit die Belastung für das Hüftgelenk sinkt.
    - Sportberatung: Sportarten mit Stauchungskomponenten, wie z. B. Sprung- und Laufdisziplinen sind ungünstig, günstiger sind Schwimmen und Radfahren.
    - Gangschulung mit zunehmender Belastung
    - Haltungskorrektur, Beinachsentraining
- Schmerzhafte Muskelansätze werden mit Druckinhibition oder Querfriktion und heißer Rolle behandelt. (siehe *Kapitel 3, Tendopathien*)
- (Zur Behandlung bei Umstellungsosteotomien siehe unter *Operativer Teil)*

6.5 Morbus Osgood-Schlatter (Osteochondrosis deformans juvenilis)

M. Dölken, S. Wirth

- *Definition und wesentliche Merkmale:* Leistungssport bei Kindern kann durch Überlastung zu einer Nekrose der Ansatzstelle der Quadrizepsmuskulatur, der knorpeligen Tuberositas tibiae, führen. Die dadurch bedingte verzögerte Verknöcherung kann eine Vorwölbung der Tuberositas tibiae bewirken, und es können sich Knochenteile ablösen. Die Erkrankung tritt häufig in Phasen verstärkten Wachstums auf, besonders kurz vor der Pubertät.
- *Beispiel:* Eine zwölfjährige Leistungsskifahrerin klagt über Schmerzen an der vorderen Schienbeinkante, die v. a. beim Skifahren auf der Buckelpiste nicht mehr zu ertragen sind. Vorne unterhalb des Kniegelenks ist das Schienbein stark druckempfindlich.

6.5.1 Ärztliche Untersuchung und Therapie

- Belastungsabhängige Schmerzen im Bereich der vorderen Schienbeinkante
- Druckempfindlichkeit der Tuberositas tibiae
- Vorwölbung der Tuberositas tibiae in fortgeschrittenem Stadium der Erkrankung

Röntgenbefund

- Auflockerung des Knochens im Bereich der Tuberositas tibiae
- Abhebung der Tuberositas tibiae
- Aufsplitterung der Tuberositas tibiae in mehrere Knochenfragmente, die unter dem Lig. patellae liegenbleiben (Abb. 6.**7**).

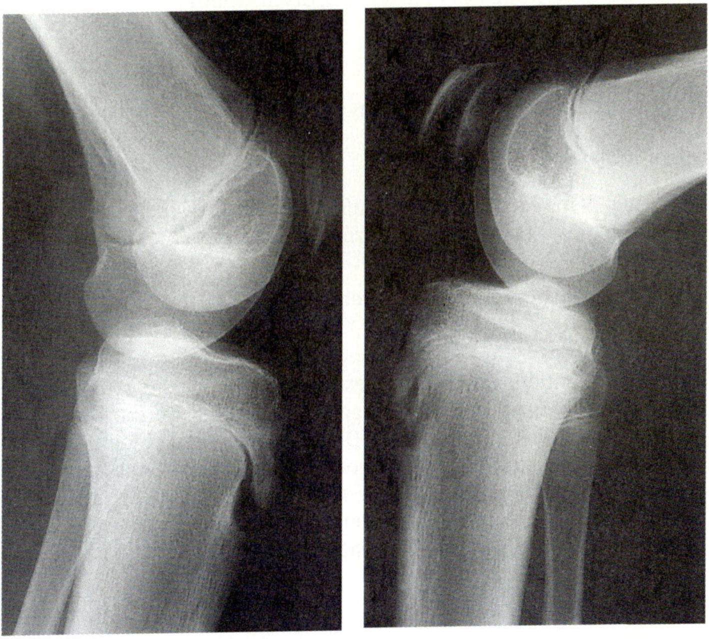

Abb. 6.**7** M. Schlatter

Differentialdiagnose

- Tumoren
- Chondropathia patellae
- Osteomyelitis (Knochenentzündung)

Prognose

Die Krankheit heilt in der Regel folgenlos aus, wenn sie rechtzeitig erkannt und adäquat behandelt wird.

Therapie

Konservativ

Ziel ist die Entlastung des Kniegelenks, bis die Kinder schmerzfrei sind, vor allem durch:
- Verbot jeglichen Sports
- Gipstutor am betroffenen Bein
- Benutzung von Unterarmstützen

Operativ

Erst nach dem Wachstumsabschluß dürfen freie Knochenteile unter dem Lig. patellae chirurgisch entfernt werden.

6.5.2 Physiotherapeutische Untersuchung

M. Dölken

Im Frühstadium der Erkrankung besteht die Therapie ausschließlich in einer relativen Entlastung des Kniegelenks durch Schulsportbefreiung und Pausieren bei Leistungssport. Die Kinder werden regelmäßig vom Arzt untersucht. Bei fortgeschrittenen Veränderungen mit Prominenz im Bereich der Tuberositas tibiae sind völlige Entlastung des Beines durch Gehen an Unterarmgehstützen oder sogar kurzfristige Ruhigstellung im Gipstutor notwendig. Die Patienten sollten physiotherapeutisch behandelt werden.

1. Anamnese

Die Patienten geben einen belastungsabhängigen Schmerz an der Tuberositas tibiae an. Belastungen, bei denen Zugbelastungen auf das Lig. patallae und die Tuberositas wirken, verstärken den Schmerz. Starke Kontraktionen des M. quadriceps bringen das Lig. patellae unter Zugbelastung, wie z.B. beim Hochkommen aus der Hocke und bei Sprungdisziplinen.

Langes Sitzen mit stark angewinkelten Kniegelenken wird häufig als unangenehm empfunden. Das Beschwerdebild ähnelt dem der Chondropathia patellae (siehe *Kapitel 3*).

Die Situationen, die zur mechanischen Überlastung geführt haben, müssen in der Anamnese deutlich werden.

2. Sichtbefund

- Bei fortgeschrittenen Veränderungen kann die Prominenz der Tuberositas tibiae sichtbar sein.
- Der M. quadriceps weist im fortgeschrittenen Stadium Atrophien auf, da er im Hinblick auf die Schonung des Krankheitsherdes reflektorisch hypoton geschaltet wird.
- Nach Ruhigstellung im Gipstutor kann die gesamte Beinmuskulatur atrophiert sein.
- Regelmäßig durchgeführte Bewegungsabläufe beim Sport sollten vom Patienten vorgeführt werden.

3. Tastbefund

- Druckschmerz an der Tuberositas tibiae
- eventuell tastbare Prominenz der Tuberositas tibiae
- Freie Ossikel unter dem Lig. patellae können eine Krepitation bei seitlicher Verschiebung des Ligamentums auslösen.

4. Prüfung der Beweglichkeit

- Die Beweglichkeit des Kniegelenks kann nach Ruhigstellung im Gipstutor leicht eingeschränkt sein.
- Prüfung der Hüft- und Fußgelenke
- Schmerzfreie passive Kniebeweglichkeit
- mögliche Verstärkung der Schmerzen durch die aktive Knieextension

5. Prüfung der Muskulatur

- Nach Ruhigstellung kann die kniegelenkstabilisierende Muskulatur geschwächt sein. Die Stabilität kann über Beinachsentraining in der geschlossenen Kette geprüft und trainiert werden.
- Bei der Kraftprüfung des M. quadriceps in der offenen Kette gegen Widerstand ist Zurückhaltung angebracht.
- Bei Bewegungseinschränkungen Testung der Knie-, Hüft- und Fußmuskeln auf Verkürzung. Es liegen meistens nur gut beeinflußbare reflektorische Verkürzungen vor (siehe *Kapitel 1*).

6.5.3 Physiotherapeutische Behandlung

•••• Behandlungsziele

- Herausfinden und Vermeiden von Bewegungen, die eine hohe Belastung auf die Tuberositas tibiae ausüben
- Erhaltung der Beweglichkeit und Muskelkraft während der Entlastungsphase
- Verbesserung der Stützaktivität beim Gehen an Unterarmgehstützen
- Erarbeitung des Gehens an Gehstützen
- Nach Ausheilung Erarbeitung der vollen Muskelkraft und Koordination

•••• Behandlungsmaßnahmen

- Widerlagernde Mobilisation des Kniegelenks für Knieflexion und -extension in Seitlage erhält die Beweglichkeit und belastet die Tuberositas tibiae nicht. Durch die Bewegung kommt es zur Durchblutungsverbesserung der kniegelenkumgebenden Strukturen.
- Während der Entlastungsphase wird durch Irradiation über PNF-Pattern die Muskelkraft am anderen Bein, an den Armen oder am Rumpf erhalten.
- Am betroffenen Bein wird eine gute Muskelaktivität durch Irradiation über die Fußpattern erreicht. (zur Durchführung siehe unter M. Perthes S. 534)
- Als Hausaufgabe können die Patienten isometrische Spannungsübungen im Gips durchführen.
- Das Gehen an Unterarmgehstützen mit Sohlenkontakt ist funktioneller als eine komplette Entlastung. Durch Gehen über eine Personenwaage kann dem Patienten die Belastungsgrenze bewußtgemacht werden.
- Ausführung von Armpattern aus der PNF in EXT./ABD./IR. in Kombination mit Skapulapattern und Depression posterior der Scapulae zum Kräftigen der Stützmuskeln. Durchführung der Pattern auch gangtypisch bei vertikaler Körperlängsachse, z. B. im Sitz oder Stand. Statische Widerstände an Armen und Rumpf beim Stehen an Unterarmgehstützen stabilisieren die Haltung.
- Nach der völligen Entlastungsphase Erarbeitung entlastender Bewegungsabläufe im Alltag.

- Beispiele:
  - Horizontales statt vertikales Bücken: Beim horizontalen Bükken liegt der Schwerpunkt über dem Kniegelenk und nicht dahinter; dadurch sinkt die Belastung für den M. quadriceps und die Tuberositas.
  - Durch Vorneigen der Körperlängsachse beim Aufstehen und Hinsetzen wird der Schwerpunkt über das Kniegelenk gebracht.
  - Erarbeitung der korrekten Einstellung der Beinachse beim Treppensteigen und Bergabgehen.

- Nach Ausheilung Erarbeitung der Muskelkraft und Koordination durch Beinachsentraining in der geschlossenen Kette, z.B. „Pinguinübung“ (siehe unter *Schmerzsyndrome der Patella*)
- Langsame Steigerung der dynamischen Muskelkraft des M. quadriceps in der offenen Kette
- Gezielte Korrektur bzw. Training der sportartspezifischen Bewegungsabläufe

7 Entzündliche rheumatische Erkrankungen

M. Dölken, S. Wirth

Der rheumatische Formenkreis umfaßt zahlreiche Erkrankungen des Stütz- und Bewegungssystems. Spondylitis ankylosans und chronische Polyarthritis haben in der Physiotherapie einen hohen Stellenwert.

In diesem Kapitel wird exemplarisch für die entzündlichen Erkrankungen des rheumatischen Formenkreises die Spondylitis ankylosans (M. Bechterew) besprochen.

(Die chronische Polyarthritis wird in Band 10: Innere Medizin abgehandelt.)

Spondylitis ankylosans oder Spondylarthritis ankylopoetica (M. Bechterew)

- *Definition und wesentliche Merkmale:* Der Morbus Bechterew gehört zur großen Gruppe der rheumatisch-entzündlichen Erkrankungen. Es sind überwiegend die kleinen Wirbelbogengelenke und das Iliosakralgelenk befallen. Am häufigsten sind Männer im Alter zwischen 20 und 40 Jahren betroffen. Der Morbus Bechterew beginnt häufig mit nächtlichen Kreuzschmerzen, die entzündlich bedingt sind. Der Verlauf ist chronisch progredient mit entzündlichen Schüben.

Das Hauptsymptom des M. Bechterew ist die Versteifung der Wirbelsäule und des Thorax. Die Versteifung entsteht durch Verkalkungsprozesse an den Ligamenten der Wirbelsäule (vor allem der Längsbänder) sowie durch entzündliche Vorgänge an den kleinen Wirbelgelenken und Rippenwirbelgelenken. Das kollagene Bindegewebe der Wirbelgelenkskapseln und der Längsbänder verknöchert. Die knorpeligen Verbindungen zwischen Sternum und Rippen sowie die Sehnen-Knochenübergänge sind ebenfalls betroffen.

Durch die ausgeprägten paravertebralen Verkalkungen gleicht die Wirbelsäule im Röntgenbild einem Bambusstab. Die Versteifung schreitet meistens von kaudal nach kranial fort. Die Halswirbelsäule wird erst spät betroffen, sie bleibt lange Zeit beweglich. Das Atlantoaxialgelenk bleibt meistens verschont. Durch die Verknöcherung übernehmen die Bänder und Gelenke die Tragfunktion der Wirbel. Die verminderte Belastung an Grund- und Deckplatten führt zur Osteoporose (Verminderung der Knochenmasse) der Wirbelkörper. Infolgedessen versteift die Wirbelsäule in einer mehr oder weniger stark ausgeprägten Kyphose. Durch eine kyphotische Gewohnheitshaltung ohne ausgleichende Bewegungen verkalkt das vordere Längsband in Annäherung und fixiert dadurch die Wirbelsäule dauerhaft in einer zunehmenden Kyphose.

Eine bilaterale symmetrische Sakroiliakaarthritis führt zur Verknöcherung beider Iliosakralgelenke. Im Frühstadium findet sich manchmal eine asymmetrische, einseitige Beteiligung der Iliosakralgelenke, im fortgeschrittenen Stadium ist ein bilateraler symmetrischer Befall typisch. Neben der Wirbelsäule können auch die großen Gelenke (vor allem die Hüftgelenke) betroffen sein.

Die Erkrankung muß nicht immer zur völligen Einsteifung der Wirbelsäule führen. Durch eine rechtzeitige Therapie lassen sich die Fehlformen mit vermehrter Kyphose vermeiden.

- Patienten, bei denen das vererbbare humane Leukozytenantigen B-27 (HLA-B-27) nachweisbar ist, sind für Morbus Bechterew prädisponiert.
- Patienten, die oft an Infekten des Magen-Darm-Trakts oder der Harn- und Geschlechtsorgane durch die Bakterien Klebsiellen und Chlamydien leiden, erkranken häufiger an M. Bechterew.

■ *Beispiel:* Ein 41jähriger Ingenieur klagt seit Jahren über überwiegend nächtliche lumbale Kreuzschmerzen. Wegen einer Schwellung des rechten Kniegelenks konsultiert er jetzt den Orthopäden. Manchmal tritt ein Fersenschmerz auf. Die Beweglichkeit seiner Wirbelsäule hat in letzter Zeit abgenommen. Körperliche Belastung vermeidet er, weil ihm tiefes Ein- und Ausatmen schwerfällt.

7.1 Ärztliche Untersuchung und Therapie

Folgende Befunde können festgestellt werden:
- Überwiegend lumbale Kreuzschmerzen v. a. nachts; Fersenschmerz ist eher selten.
- Schwellung der großen Extremitätengelenke, meist Kniegelenke.
- Zunehmende Kyphose der Wirbelsäule, die so stark ausgeprägt sein kann, daß das Gesicht des Patienten zum Boden gerichtet ist.
- Begleitskoliose.
- Starke Einschränkung bis Aufhebung der Wirbelsäulenbeweglichkeit.
- Verminderte Atembewegung durch Einsteifung der Kostovertebral- und der Sternokostalgelenke.

1. Röntgenuntersuchung der Wirbelsäule und der Iliosakralgelenke

Im Anfangsstadium der Erkrankung kann der Röntgenbefund noch unauffällig sein, im weiteren Verlauf können jedoch folgende Befunde auftreten:
- „Buntes Bild" im Bereich der Iliosakralgelenke und der Intervertebralgelenke, d. h. gleichzeitiges Auftreten von Osteolyseherden (Knochenauflösung) und Sklerose (Knochenverhärtung).
- Die Bambusstabform der Wirbelsäule entsteht durch die Kalzifizierung der Wirbelsäulenbänder. Meist verknöchert die Wirbelsäule in einer starken Kyphose.
- Wirbelkörperspangenbildung (Syndesmophyten) (Abb. 7.**1**).

2. Szintigraphie

Sie zeigt schon im Frühstadium eine vermehrte Anreicherung von radioaktiven Substanzen in entzündlichen Knochenregionen. Röntgenologisch finden sich zu diesem Zeitpunkt noch keine Veränderungen.

3. Blutwerte
- HLA-B-27 ist in etwa 75 – 85 % erhöht. Diese humanen Leukozytenantigene können aber auch bei anderen Erkrankungen erhöht sein.

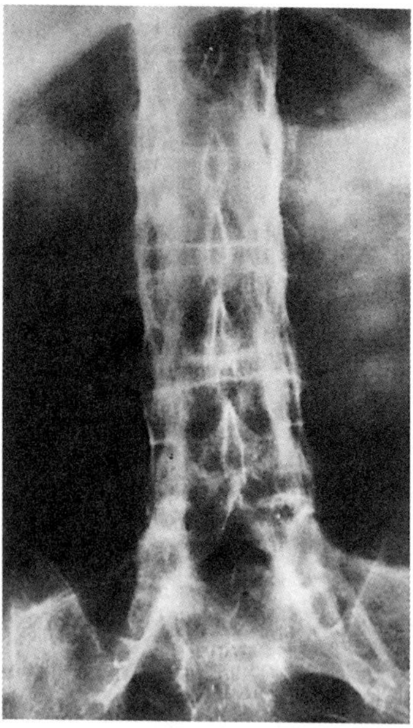

Abb. 7.**1** M. Bechterew
Bambusstab, Ausschnitt LWS

- Erhöhte BSG liegt nicht immer vor und weist lediglich auf einen unspezifischen Entzündungsprozeß hin.
- Entzündungsanämie = Minderung des Hämoglobins und damit der Sauerstoffversorgung.

Differentialdiagnose

- Andere rheumatische Erkrankungen
- Osteoporose
- Osteomalazie (Knochenerweichung durch Mineralverlust)
- Morbus Scheuermann (juvenile Adoleszentenkyphose)
- Tumoren

Therapie

Der Morbus Bechterew ist eine chronisch progrediente Erkrankung mit entzündlichen Schüben. Bis zum Erreichen des Endstadiums – die unbewegliche Bambusstabwirbelsäule – dauert es viele Jahre. Eine Heilung ist nicht möglich, jedoch kann das Voranschreiten aufgehalten werden.

Mit der Therapie soll möglichst lange die Beweglichkeit der Wirbelsäule erhalten bleiben. Den Hauptanteil leistet hier die Physiotherapie.

Konservativ

- Analgetika vom Typ der nichtsteroidalen Antiphlogistika wirken schmerzlindernd und entzündungshemmend.
- Basismedikamente wie bei der Therapie der primär chronischen Polyarthritis sollten wegen der starken Nebenwirkungen nur in schwersten Fällen verordnet werden.
- Nicht gegeben werden dürfen Kortisonpräparate, weil sie die Osteoporose fördern.
- Die Einsteifung der Wirbelsäule sollte so gelenkt werden, daß sie aufrecht erfolgt.
- Um Frakturen zu vermeiden, sollten Sportarten unterlassen werden, die die Wirbelsäule stärker belasten.

Operativ

Das Ziel der Operation ist es, den aufrechten Gang mit nach vorne gerichtetem Blick wiederzuerlangen. Die Operation ist bei Patienten mit extremer Wirbelsäulenkyphose indiziert, die aufgrund ihrer Einsteifung im sozialen Leben massiv beeinträchtigt sind, z. B. nur noch in Richtung Boden sehen können. Abhängig von der Lokalisation werden folgende OP-Verfahren angewandt:

Lumbal
- In Vollnarkose wird lumbal die Kyphose durch eine „lordosierende" Osteotomie über mehrere Wirbelkörper hinweg (Mehretagenosteotomie) korrigiert.
- Durch die Pedikel der Wirbelbögen werden Schrauben eingebracht.
- Die Schrauben werden durch Metallstäbe verbunden. So wird die aufgerichtete Wirbelsäule in Stellung gehalten.

Zervikothorakal
- Die OP wird nur mit lokaler Betäubung vorgenommen, um sofort neurologische Symptome erkennen zu können.
- Es besteht das Risiko einer Querschnittlähmung.

7.2 Physiotherapeutische Untersuchung

M. Dölken

1. Anamnese

Im Frühstadium klagen die Patienten häufig über nächtliche, nicht genau lokalisierbare Kreuzschmerzen, teilweise mit Ausstrahlung ins Gesäß. Manchmal sind unklare Schwellungszustände an peripheren Gelenken (vor allem Kniegelenke) vorhanden. Morgensteifigkeit und ein initialer Fersen- und Achillessehnenschmerz können ebenfalls auftreten.

2. Sichtbefund

a) Haltung

- Abgeflachte Lordose der LWS
- Die Beckenstellung in den Hüftgelenken befindet sich in Extension: Der entzündliche Beginn an den Iliosakralgelenken führt zu einer Instabilität der sakroiliakalen Bänder. Durch die Beckenextension stellt sich das Kreuzbein mehr vertikal, wodurch der luxierenden Tendenz nach ventral-kaudal entgegengewirkt wird.
- verstärkte Kyphose der BWS
- abgeflachte Lordose in der unteren HWS, verstärkte in der oberen HWS
- Der Schwerpunkt des Körpers liegt sehr weit vorne – mehr Belastung der Vorfüße.
- meist abgeflachte Quer- und Längswölbung
- Bei starker Kyphose befinden sich die Schultergelenke in Extension, da die Arme als Gegengewichte nach hinten bewegt werden.
- Veränderte Skapulastellung durch die vermehrte Kyphose, Flügelstellung der Skapulae

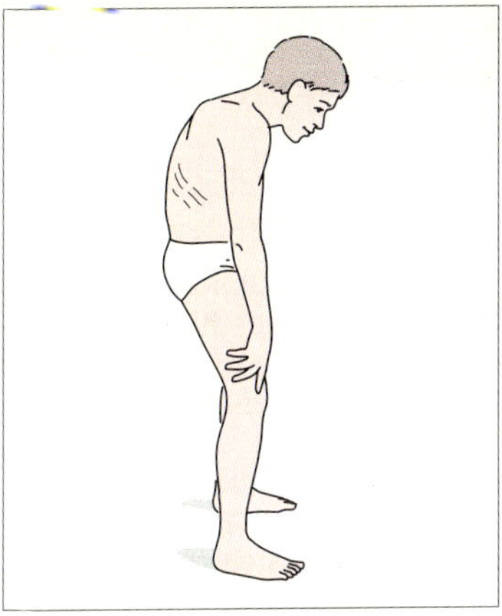

Abb. 7.**2** Typische Haltung eines Patienten mit M. Bechterew

- Seltener steift die Wirbelsäule in totaler Flachrückenform ein (sog. „Bügelbrettwirbelsäule")
- Bei zunehmender Versteifung steht der Thorax in Inspirationsstellung (Abb. 7.**2**).

b) Bewegungsverhalten

Gehen

- Kleine Schritte beim Gehen aufgrund verminderter Rotationstoleranzen der Wirbelsäule und Hüftgelenke.
- Das Standbein wird beim Überholen des Spielbeins vorzeitig vom Boden gelöst, da das Hüftgelenk infolge der veränderten Statik des Beckens nicht stärker gestreckt werden kann. Die Extensionstoleranz im Hüftgelenk ist durch die Beckenstellung vom proximalen Hebel ausgeschöpft.
- Die Hüftgelenke befinden sich durch die ventrale Stellung des Kopfes in der Pfanne in Außenrotation.
- Beim Gehen fehlt die Dynamik und durch die verminderte Rotation wirken die Bewegungen nicht harmonisch. Der Patient benötigt einen wesentlich höheren Energiebedarf, da die Beschleunigung durch die Rotation fehlt. Er kompensiert durch eine vermehrte Armbewegung, vor allem der Unterarme.
- Die gangtypische Armbewegung in den Schultergelenken ist deutlich vermindert, sie findet vor allem in den Ellenbogengelenken statt.

Atembewegung

Bei zunehmender Thoraxversteifung überwiegt die reine Bauchatmung, daher ist der Bauch häufig vorgewölbt.

Bewegungsverhalten im Alltag

- Bei ausgeprägter Kyphose mit geringen Bewegungstoleranzen in der HWS sind die sozialen Kontaktmöglichkeiten eingeschränkt, da eine horizontale Blickrichtung nicht möglich ist.
- Die fehlenden Rotationstoleranzen führen zur Beeinträchtigung bei der Orientierung im Straßenverkehr.
- Durch die Thoraxversteifung kann die Ausdauerleistung aufgrund der geringeren Vitalkapazität beeinträchtigt sein. Alltagsbewegungen, die eine gute Kondition erfordern (z.B. Treppensteigen, Bergaufgehen), sind ebenfalls oft beeinträchtigt.
- Bei extremer Kyphose können die Patienten nur mit erhöhtem Kopfteil schlafen.

3. Tastbefund

- Zu Beginn der Erkrankung dominiert ein starker Hypertonus der Extensoren der Wirbelsäule, vor allem der BWS. Bei völliger Versteifung atrophiert die gesamte Rumpfmuskulatur.
- Auftreten von Druckschmerz im Bereich der Iliosakral-, Wirbel- und Rippengelenke.
- Häufig wechselnde Tendopathien, z.B. Ansatzreiz der Bizepssehne durch das Extensionssyndrom der Arme (siehe unter *Kapitel 3, Tendopathien der oberen und unteren Extremität*).

4. Prüfung der Beweglichkeit

- Die Beweglichkeit der Wirbelsäule wird in allen Ebenen getestet, segmental und aktiv. Bei Schmerzen muß die Testung hubfrei verlaufen. Wenn die Schmerzen es zulassen, sollte die Beweglichkeit auch im Stand oder Sitz geprüft werden. Durch alltagsnahe Bewegungen (kombinierte Bewegung in Flexion und Extension – Lowett-Regel, siehe unter *Wirbelsäulensyndrome*) werden die Beeinträchtigungen im Alltag deutlich. Die Beweglichkeit ist in allen Ebenen eingeschränkt.
- Da die Versteifung meistens von kaudal nach kranial erfolgt, ist die Beweglichkeit der oberen HWS meistens am besten.
- Die Atembewegung des Thoraxes kann in alle Richtungen eingeschränkt sein. Die Bewegung wird durch Palpation erfaßt. Da sich die

oberen Rippen vor allem in der Sagittalebene bewegen, ist die Bewegung ventral unter den Klavikulae gut zu tasten. Die Bewegung der unteren Rippen wird lateral palpiert, da die Hauptbewegung in der Frontalebene stattfindet (siehe unter *Funktionsstörungen der Rippen bei BWS-Syndromen*).
- Die Beweglichkeit der Iliosakralgelenke kann deutlich eingeschränkt sein. Schmerzprovokationstests der Iliosakralgelenke führen zur Schmerzverstärkung:
- Patrick-Kubis-Test (zur Durchführung siehe unter *Iliosakralgelenksyndrome*)
  - Menell-Test in Bauchlage: Eine Hyperextension im Hüftgelenk in Bauch- oder Seitlage bei fixierten Becken führt durch die weiterlaufende Bewegung des Iliums zur Schmerzverstärkung.
  - Menell-Test in Seitlage: Auf das oben liegende Ilium wird lateral ein Druck in lateral-ventraler Richtung ausgeübt, so daß eine Klaffung im dorsalen ISG und Kompression im ventralen Anteil die Folge ist. Die Bewegung kann schmerzhaft eingeschränkt sein.
  - Beim Hebe- und Schütteltest ist die Beweglichkeit deutlich eingeschränkt (siehe unter *Iliosakralgelenksyndrome*).
- Die Beweglichkeit der Hüftgelenke ist vor allem in Rotation eingeschränkt.
- Durch die Ausweichmechanismen beim Gehen entsteht häufig der Eindruck, daß eine Einschränkung der Hüftextension besteht. Durch die Beckenstellung steht das Hüftgelenk jedoch vom proximalen Hebel in maximaler Hüftextension, weshalb die Bewegung vom distalen Hebel in Extension nicht mehr möglich ist.
- Die Kombination aus Flexion und Adduktion kann wegen der ISG-Beteiligung durch reflektorische Verkürzung des M. piriformis und M. glutaeus maximus eingeschränkt sein.
- Aufgrund der verminderten BWS-Beweglichkeit und Verkürzungen der Brustmuskulatur besteht häufig eine Einschränkung der Schultergelenksbeweglichkeit in Flexion, Abduktion und Außenrotation.

5. Prüfung der Muskulatur

a) Prüfung der Muskeln auf Verkürzung

Häufig verkürzte Muskeln sind:
- M. glutaeus maximus und Mm. ischiocrurale wegen der Beckenstellung
- Bauchmuskeln
- M. pectoralis major und minor
- M. sternocleidomastoideus
- HWS-Extensoren, vor allem die kurzen autochthonen Muskeln

b) Prüfung der Muskelkraft
- Die Kraft der gesamten Rumpfmuskulatur ist herabgesetzt.
- Eine verminderte Aktivität der Bauchmuskeln führt zur Vorwölbung des Bauches und damit verbunden häufig zu Verdauungsproblemen und einem „Blähbauch".

c) Atembefund
- Dokumentation der Thoraxbeweglichkeit durch Atemmaße bei Neutralstellung und maximaler Ein- und Ausatmung (Meßstellen: Axilla, Brustbeinspitze, unterer Rippenrand)
- Messung der Vitalkapazität mit dem Spirometer
- Die Atemfrequenz kann durch die geringe Thoraxbeweglichkeit erhöht sein. Normal ist bei Erwachsenen eine Atemfrequenz in Ruhe von ca. 18 – 20 Atemzüge pro Minute.

7.3 Physiotherapeutische Behandlung

Patienten mit M. Bechterew stellen in der Physiotherapie Langzeitpatienten dar. Sie müssen ihr Leben lang regelmäßig physiotherapeutisch behandelt werden. Daneben ist begleitend ein ausgedehntes Heimprogramm durchzuführen. Das Ziel der physiotherapeutischen Behandlung ist das Entgegenwirken der Einsteifungstendenz von Wirbelsäule und Thorax. Bei progredientem Verlauf ist das Ziel die Einsteifung in möglichst aufrechter Haltung. Nur bei regelmäßiger Mobilisation von Wirbelsäule und Thorax kann die Leistungsfähigkeit des Patienten erhalten bleiben.

Der Physiotherapeut muß regelmäßig mit dem behandelnden Arzt Rücksprache halten, da aktuelle Röntgenaufnahmen den momentanen Verknöcherungsgrad zeigen. Bereits verknöcherte Gelenke sind irreversibel versteift; daher sollten keine Versuche unternommen werden, sie zu mobilisieren. Die noch verknöcherungsfreien Gelenke dagegen müssen durch mobilisierende Maßnahmen möglichst lange beweglich gehalten werden.

Während eines akuten Schubs wird nicht intensiv mobilisiert, sondern schmerzlindernd und entlastend gearbeitet.

•••• Behandlungsziele

- Erhaltung der Beweglichkeit aller Wirbelsäulenabschnitte sowie der Hüft- und Schultergelenke.
- Verbesserung der Atmung durch Mobilisation des Thorax und Förderung der Ausdauerleistung.
- Haltungskorrektur, um eine Einsteifung in bestmöglicher Aufrichtung zu erreichen.
- Erhaltung bzw. Verbesserung der Muskelkraft der Rumpfmuskulatur.

- Im akuten Schub: Schmerzlinderung und Angebot von Entlastungsstellungen sowie -lagerungen.
- Erstellung eines Hausaufgabenprogramms zur Eigenmobilisation und Kräftigung.

•••• Behandlungsmaßnahmen

- Hubfreie Mobilisation aller Wirbelsäulenabschnitte, auch Anleitung zum Eigentraining:
- Die Wirbelsäule muß in alle Richtungen mobilisiert werden, nur so erhalten die Grund- und Deckplatten einen allseitigen Druck und Zug. Durch diesen Bildungsreiz auf die Knochenstruktur kann der Osteoporosetendenz ein wenig entgegengewirkt werden. In der BWS ist die Extensionsmobilisation sehr wichtig, da sie der Versteifung in Kyphose entgegenwirkt. Es sollte aber nie nur in Extension gearbeitet werden!
- Mobilisierende Massage kombiniert mit der hubfreien Mobilisation ermöglicht eine Detonisierung der hypertonen paravertebralen Muskeln.
- Falls die Iliosakralgelenke noch nicht verknöchert sind, kann die Beweglichkeit durch Maßnahmen aus der Manuellen Therapie erhalten bleiben, z.B. durch Mobilisation des Iliums nach ventral mit dem Kreuzgriff (zur Durchführung siehe unter *Iliosakralgelenksyndrome*).
- Mobilisation der BWS in Rückenlage über einen Keil, auch als Eigenmobilisation (siehe unter *BWS-Syndrome*).
- Mobilisation der Rippengelenke, z.B. durch den Kreuzgriff in Bauchlage, Dehnen der Interkostalmuskeln in Seitlage (siehe unter *BWS-Syndrome, Rippenfunktionsstörung*).
- Atempattern aus der PNF können die Atembewegung in deutlich eingeschränkte Thoraxregionen lenken.
- Weichteiltechniken, z.B. Hänge- und Packegriffe, Hautrollungen und Ausstreichungen der Interkostalräume lösen das Gewebe im Thoraxbereich, vorbereitend eventuell ein heiße Rolle anwenden (Abb. 7.**3**).
- Dehnlagen aus der Atemtherapie, wie z.B. die Mondsichellage oder die Rückendrehdehnlage mobilisieren die Wirbelsäule und lenken die Atmung in eingeschränkte Thoraxgebiete. Durch die eingeschränkte Beweglichkeit lassen sich die Ausgangsstellungen nur begrenzt einnehmen, weshalb die Extremitäten unterlagert werden müssen. Es dürfen keine fallverhindernden Aktivitäten entstehen. Die Dehnlagen können von den Patienten zu Hause selbständig durchgeführt werden. Wichtig bei allen Dehnlagen ist die langsame Entwicklung, da sich die Strukturen des Körpers Stück für Stück an die zunehmende Dehnung anpassen müssen. Während der Entwicklung der Dehnlagen wird die Aufmerksamkeit des Patienten auf ver-

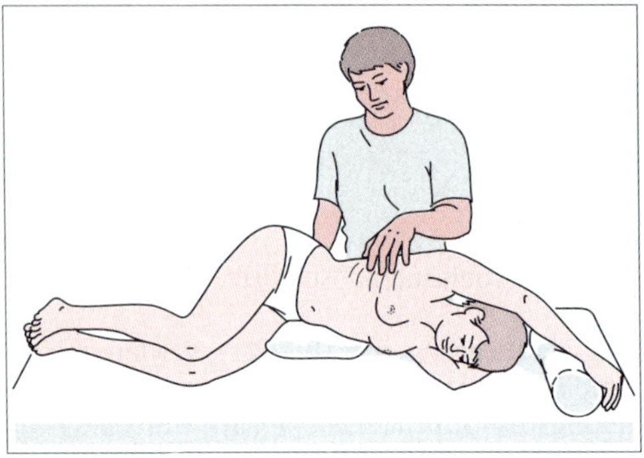

Abb. 7.**3** Ausstreichen der Interkostalräume

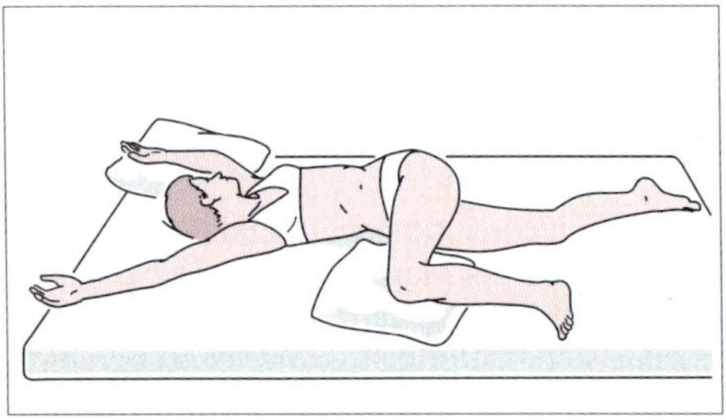

Abb. 7.**4** Rückendrehdehnlage

schiedene Körperregionen gelenkt, z. B. durch eine vorgestellte Tastarbeit entlang der Wirbelsäule bei der Mondsichellage. Nach Auflösung der Dehnlage bleibt der Patient zunächst liegen und lenkt seine ganze Aufmerksamkeit in seinen Körper, um Veränderungen wahrzunehmen, z. B. Seitenvergleich der gedehnten und nichtgedehnten Seite, Auflagefläche der gedehnten Seite, Wahrnehmung der Atembewegung (Abb. 7.**4**).

- Widerlagernde Mobilisation der Hüftgelenke, vor allem Rotation (auch als Eigenübung der Patienten möglich).
- Widerlagernde Mobilisation der Schultergelenke, vor allem Flexion, Abduktion, Außenrotation. Durch die Bewegungen vom proximalen und distalen Hebel werden gleichzeitig die skapulaumgebenden Muskeln detonisiert und die Skapulastellung beeinflußt.
- Bei Bewegungen im Schultergelenk vom distalen Hebel ist zunächst die Skapula aus ihrer Fehlstellung (Flügelstellung mit vermehrter Abduktion) zu entfernen, da sonst die Stellung der Schultergelenkpfanne verändert ist. Über Skapulapattern läßt sich korrigierte Stellung stabilisieren. Arm- und Skapulapattern kombiniert fördern die koor-

dinierte Bewegung des Armes und des Schultergürtels.

- Die verminderte BWS-Beweglichkeit muß bei der Mobilisation der Schulter berücksichtigt werden. Ein zu forciertes endgradiges Bewegen in Flexion und Abduktion ohne Möglichkeit der weiterlaufenden Bewegung auf die BWS fördert Hypermobilitäten der Schultergürtelgelenke und Tendopathien der überlasteten Muskeln.
- Kombinierte Skapula- und Beckenpattern, z.B. in Seitlage oder im Vierfüßlerstand, können in gangtypischen Mustern durchgeführt werden. Es läßt sich z.B. die Depression posterior der Skapula mit der Elevation anterior derselben Beckenseite kombinieren. Bei diesem Muster kommt es zur Verkürzung der oberen Rumpfseite als Spielbeinseite. Durch die Irradiation auf den gesamten Körper haben die kombinierten Pattern einen guten kräftigenden Effekt.
- Zur Mobilisation der Wirbelsäule können die Skapula- und Beckenpattern etwas abgeändert werden. Durch Verlassen der steilen Diagonale mit mehr Bewegung nach ventral und dorsal laufen die kombinierten Muster als Rotation auf die Wirbelsäule weiter.
- Bilaterale Armpattern haben eine starke Irradiation auf den Rumpf zur Folge. Durch die Anwendung verschiedener Techniken können mit den Armpattern unterschiedliche Behandlungsziele verfolgt werden.

Beispiele:

- Das Muster FLEX./ABD./AR.-EXT./ADD./IR. kann mit der Technik „Hold relax" zur Dehnung des M. pectoralis major eingesetzt werden.
- Durch die „dynamische Umkehr" kommt es zu einem Wechselspiel zwischen ventraler und dorsaler Muskulatur des Rumpfes ohne zwischenzeitlichen Spannungsverlust.
- Bei leichten Schmerzzuständen der Schulter ist der Einsatz der „rhythmischen Stabilisation" in einem schmerzfreien Bereich der Bewegungsbahn angezeigt. Dadurch wird die Koordination der Schultermuskeln gefördert und durch die lokale Stoffwechselanregung kommt es zur Schmerzlinderung mit Tonussenkung der Schultermuskulatur.

- Zur Haltungskorrektur siehe unter *Kapitel 1, ökonomisches Bewegungsverhalten.*

  Die korrigierte Haltung kann z.B. durch rhythmische Stabilisation an Skapula und Becken sowie stabilisierendes Halten mit Widerständen an Schultergürtel, Becken und Kopf in verschiedenen Ausgangsstellungen stabilisiert werden.

  Häufig läßt sich die Haltung nur noch bedingt korrigieren. Daher ist die Aufrichtung so weit wie möglich zu nutzen! Intensive Lernphasen während der Therapie sollen dem Patienten die Wahrnehmung für

die korrigierte Haltung und Abweichungen deutlich machen. Erst bei guter Wahrnehmung und Umsetzung der Veränderungen ist der Patient in der Lage, die Haltungskorrektur in den Alltag zu integrieren.
- Da die HWS meistens am längsten beweglich bleibt, neigt sie zur Hypermobilität, was zu Schmerzen führt. Daher muß die HWS-stabilisierende Muskulatur gekräftigt werden.

■ *Beispiel:* Stabilisation der HWS in Bauchlage mit Unterarmstütz auf einem Hocker
In dieser Ausgangsstellung kann der Thorax je nach Stärke der Kyphose unterlagert werden. Die Stützfunktion der Arme führt zur Stabilität des Schultergürtels, welcher aber nicht überlastet wird, da der Körperschwerpunkt auf der Bank bleibt. Durch die Vorstellung, der Scheitelpunkt strebe weiter kranialwärts bei gleichzeitiger Bewegung des Hinterkopfes in Richtung Decke, wird die HWS eingeordnet. In dieser Ausgangsstellung kann auch die rhythmische Stabilisation an Skapula und Becken angewendet werden (Abb. 7.**5**).

- Entlastungsstellungen und -lagerungen sind gemeinsam mit dem Patienten zu erarbeiten, so daß er sie in akuten Phasen selbständig zur Schmerzlinderung einsetzen kann. (zu Beispielen siehe unter *Spondylarthrose*).
- Eigendehnungen der Schulternackenmuskeln ermöglichen den Patienten die Detonisation des überlasteten Bereichs.
- Entlastung der HWS durch manuelle Traktion in Verlängerung der Körperlängsachse sowie Abgabe der Kopf- und Armgewichte durch Aufhängung im Schlingentisch.
- Begleitender Einsatz von Wärme, Elektrotherapie und Massagen zur Schmerzlinderung.
- Mobilisation und Stabilisation im Bewegungsbad
- Die regelmäßige Teilnahme an einer M.-Bechterew-Selbsthilfegruppe ist zu empfehlen, da in der Gruppe Erfahrungen mit der Erkrankung ausgetauscht und gemeinsam Übungsprogramme durchgeführt werden können.

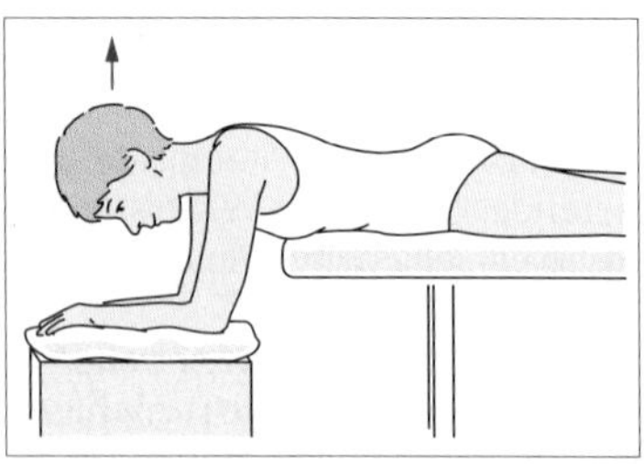

Abb. 7.**5** Stabilisation der HWS aus der Bauchlage mit Unterarmstütz

8 Erkrankungen mit verminderter Knochendichte

8.1 Osteoporose

M. Dölken, S. Wirth

Die ärztliche und physiotherapeutische Untersuchung und Behandlung werden exemplarisch für die Osteoporose beschrieben. Die Prinzipien sind auf andere Erkrankungen mit verminderter Knochendichte übertragbar.

Das wesentliche Charakteristikum aller Erkrankungen mit verminderter Knochendichte ist die erhöhte Frakturgefahr durch die reduzierte Knochenstabilität.

Die Frakturprophylaxe stellt neben der Schmerzlinderung und der Erhaltung der Beweglichkeit den Schwerpunkt bei der Behandlung von Patienten mit Erkrankungen mit verminderter Knochendichte dar.

- *Definition und wesentliche Merkmale:* Bei diesem Krankheitsbild handelt es sich um pathologischen Knochenschwund mit gesteigertem Knochenmassenverlust und Änderungen innerhalb der Knochenstruktur. Die Folge ist eine verminderte Knochenstabilität mit erhöhter Frakturgefahr schon bei geringen Belastungen.

Knochen besteht aus drei Hauptkomponenten, die organischer und anorganischer Herkunft sind:

Organisch

1. Knochengrundsubstanz

Sie besteht v. a. aus dem Protein Kollagen.

2. Knochenzellen

- Osteoblasten: Zellen, die Knochen anbauen.
- Osteoklasten: Zellen, die Knochen abbauen. Ihre Aktivität korreliert mit der Konzentration des Enzyms Alkalische Phosphatase im Blutserum.
  Beide Zelltypen sind ständig aktiv, wobei sich An- und Abbau die Waage halten.
- Osteozyten: Osteoblasten, die sich in die Knochensubstanz eingemauert haben und inaktiv sind.

Anorganisch

3. Mineralanteil des Knochens

Dieser Anteil besteht vor allem aus Calciumhydroxlapatitkristallen. Kalzium und Phosphat sind die beiden wichtigsten Mineralbestandteile.

Nach Auftreten bzw. Ursache unterscheidet man primäre und sekundäre Osteoporosen:

1. Primäre Osteoporosen

a) Typ I = Postklimakterische Osteoporose

Sie tritt bei Frauen nach der Menopause mit „high turnover", d. h. mit verstärktem Knochenabbau auf.

b) Typ II = Altersosteoporose

Sie tritt bei Männern und Frauen ab ca. 65 Jahren mit „low turnover", d. h. mit verminderter Knochenneubildung auf.

Bis zum 40. Lebensjahr hat der Knochen die größte Masse angenommen. Dann beginnt der physiologische Knochenabbau. Das Gleichgewicht der abbauenden Osteoklasten und der anbauenden Osteoblasten verschiebt sich zugunsten der Osteoklasten, die jetzt verstärkt abbauen. Der Abbau beginnt langsam (etwa 0,5 – 1% pro Jahr) im Alter von 40 Jahren, wird vorübergehend beschleunigt (etwa 3 – 6%) und stagniert wieder in höherem Alter (etwa 0,5 – 1%).

Die innere, schwammartige Knochensubstanz, die Substantia spongiosa, wird früher und stärker abgebaut als die äußere festere Knochensubstanz, die Substantia corticalis. Die mittlere Geschwindigkeit des Abbaus bei Frauen betrifft die äußere Substantia corticalis mit etwa 3% im Jahr, die innere Substantia spongiosa mit etwa 6%.

Bei Männern ist der Knochenabbau zu ungefähr 30% geringer als bei Frauen, weshalb diese auch aufgrund ihres anderen Hormonhaushalts häufiger von Osteoporose betroffen sind. Bei der Osteoporose befällt der Knochenabbau besonders die innere Substantia spongiosa. Der Abbau der Substantia corticalis kann altersentsprechend verlaufen.

Bei der Osteoporose wird mehr Knochen ab- als aufgebaut. Dadurch ist zu wenig normales Knochengewebe vorhanden, was die Trabekelstruktur stört.

Der osteoporotische Knochen bleibt in seiner Zusammensetzung normal, nur die Knochenstruktur verändert sich, wobei sich einige Unterschiede zwischen der postklimakterischen Osteoporose (Typ I) und der Altersosteoporose (Typ II) ergeben:

Postklimakterische Osteoporose

Bei raschem Knochenumbau werden durch eine vermehrte Osteoklastenaktivität zunächst die Trabekel abgebaut. Dadurch entstehen vorwiegend Frakturen im spongiosareichem Wirbelkörper.

Altersosteoporose

Der allmähliche Knochenabbau erfolgt langsam und betrifft gleichermaßen die Kortikalis und die Spongiosa. Im Vergleich zur postklimakterischen Osteoporose ist hier nicht die Osteoklastenaktivität erhöht, sondern die Osteoblastenaktivität vermindert.

Da der gesamte Knochen betroffen ist, kommt es zu Frakturen der folgenden biomechanisch stark belasteten Abschnitte: Wirbelkörper, Schenkelhals, Rippen, subkapitaler Humerus und distaler Humerus.

Frauen im Alter zwischen dem 65. und 75. Lebensjahr können auch Mischformen beider Osteoporosetypen erleiden. Hier geht eine Östrogenmangelosteoporose (postklimakterische Osteoporose) in eine Altersosteoporose über.

2. Sekundäre Osteoporosen

- Medikamente
- Hormonungleichgewichte (Geschlechtdrüsenunterfunktion, Morbus Cushing = Überproduktion an Glukokortikoiden, Hyperthyreose = Mehrproduktion der Schilddrüsenhormone)
- Immobilisation
- fehlerhafte Ernährung
- Störungen der Nahrungsmittelresorption im Darm
- Fehlende Sonnenbestrahlung, die zur Bildung von Vitamin D notwendig ist. Vitamin D wird für den Kalziumstoffwechsel benötigt.
- Osteoporosefördernde Risikofaktoren
- mangelnde Bewegung, v. a. durch sitzende Tätigkeiten
- Untergewicht
- weiße Hautfarbe und geringe Sonnenexposition
- einseitige Ernährung, v. a. Mangel an Vitamin D und Mineralien
- Rauchen

Beispiele:

- Eine 51jährige Chefsekretärin klagt über starke diffuse Schmerzen in der BWS, die zeitweilig ringartig nach ventral ausstrahlen. Sie ist sehr schlank, macht ständig Abmagerungskuren, raucht viel und meidet die Sonne, um ihre helle Haut zu erhalten.

❖ Eine 64jährige Frau erleidet wegen eines leichten Ausrutschens auf dem nassen Küchenboden eine Schenkelhalsfraktur. Sie klagt beim Chirurgen über zusätzliche Schmerzen in ihrer Brust- und Lendenwirbelsäule. Eine Kyphose der mittleren Brustwirbelsäule und eine starke Lendenlordose fallen auf. Das Zusatzröntgen der Wirbelsäule zeigt Wirbel in Keil- und Fischform sowie Einbrüche der Deck- und Bodenplatten.

8.1.1 Ärztliche Untersuchung und Therapie

- Schmerzen v.a. in unterer BWS und oberer LWS, besonders bei gebücktem Arbeiten.
- Reduktion der Körperlänge durch Einbrüche in Deck- und Bodenplatten.
- Durch die Rumpfkürzung Tannenbaumphänomen, d.h. schräge Hautfalten am Rücken und Vorwölbung der Bauchdecken (siehe Abb. 8.**3**).
- Kyphose der mittleren Brustwirbelsäule und kompensatorisch verstärkte Lendenlordose
- Gibbusbildung, d.h. spitzwinkliger nach dorsal gerichteter Knick in der Wirbelsäule; bei starker Ausprägung können die Rippen das Bekken berühren.
- Häufige Knochenbrüche in der Anamnese durch Bagatelltraumen, v.a. Schenkelhals- und Wirbelkörperfrakturen. Da die Tragfähigkeit des Knochens proportional dem Quadrat seiner Dichte ist, nimmt die Bruchgefahr mit Zunahme des Knochenverlusts überproportional stark zu.

Röntgenuntersuchung

Auf jeden Fall sollte die Wirbelsäule geröntgt werden. Auf der Röntgenaufnahme können folgende Merkmale sichtbar werden:
- Abnahme der Knochenbälkchen in der Substantia spongiosa (sichtbar erst ab Verlust von etwa 30% des Mineralgehalts).
- Verdickung der äußeren Substantia corticalis, die das Corpus vertebrae wie einen Rahmen verstärkt.
- Dellen in den Boden- und Grundplatten.

Keilwirbel: Reduktion der Höhe des vorderen Anteils der Wirbelkörper. Diese Veränderung tritt gehäuft in der mittleren Brustwirbelsäule, im Bereich der massivsten Kyphose auf.

Einseitige Haltungen mit Kyphose und Bewegungen mit Flexion der Wirbelsäule unter starker Belastung können zu Wirbeleinbrüchen im ventralen Bereich führen (Abb. 8.**1**).

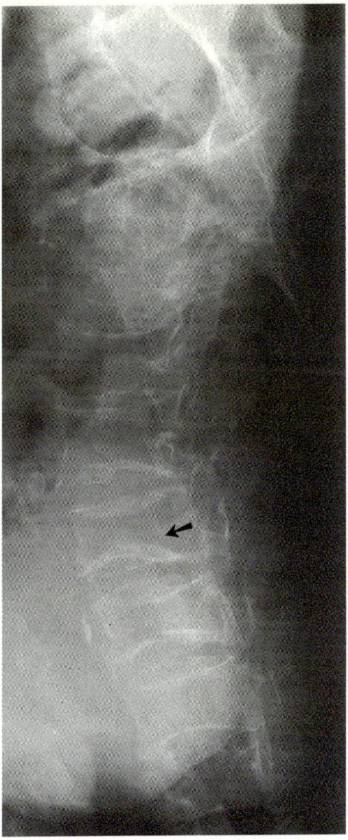

Abb. 8.1 Osteoporose der Wirbelsäule, die Wirbelkörper zeigen typische Veränderungen (Fischwirbel)

Fischwirbel: Höhenverlust in der Mittelregion des Wirbelkörpers. Es handelt sich um eine bikonkave Fraktur. Diese Bruchform tritt typischerweise im Lendenwirbelsäulenbereich auf. Die Grund- und Deckplatten der Wirbelkörper sind bogenförmig eingedellt und die Zwischenwirbelräume erweitert.

Kompressionsfraktur: Als Kompressionsfraktur wird die „Zusammendrückfraktur" des gesamten Wirbelkörpers bezeichnet. Sichtbar ist eine starke Höhenminderung im vorderen und hinteren Bereich des Wirbelkörpers mit uneben konturierten Wirbelkörperabschlußplatten. Die Kompakta ist vermehrt strukturiert. „Plattwirbel" befinden sich in der mittleren Brustwirbelsäule, in der Hauptbelastungszone.

- Messung der Knochendichte: Bestimmung durch eine Photonenabsorptionsmessung am Unterarm oder der Wirbelsäule und durch quantitative Computertomographie.
- Szintigraphie und Knochenstanze aus dem Beckenkamm dienen zur Abgrenzung von malignen Prozessen. Bei Osteoporose ergeben sie einen Normalbefund. Die Ausnahme bildet eine Fraktur. An der Bruchstelle ist szintigraphisch eine Mehraktivität zu erkennen.

Laborwerte

Kalzium, Phosphor und das Enzym Alkalische Phospatase (korreliert mit der Aktivität der Osteoklasten) bleiben im Normbereich – , bei Osteomalazie ist dies nicht der Fall.

Differentialdiagnose

- Metastasen
- Knochentumoren
- Plasmozytome, d.h. Tumoren von Plasmazellen, die Antikörper produzieren und sich v.a. in Wirbelkörpern ausbreiten

Therapie

- Den Knochenabbau verhindern: Kalzium, Vitamin D, Östrogene und Androgene.
- Den Knochenanbau fördert Natriumfluorid. Es stimuliert die Osteoblasten, neuen Knochen anzubauen. Es sollte mindestens über 2–3 Jahre eingenommen werden.

8.1.2 Physiotherapeutische Untersuchung

M. Dölken

1. Anamnese

- Bewegungs- und belastungsabhängige Schmerzen fördern die Inaktivität des Patienten.
- Durch Verformungen der Wirbelkörper kommt es zu Spannungsänderungen in den intervertebralen Ligamenten. Wirbelperiost, Wirbelgelenke und Ligamente rufen chronisch rezidivierende Rückenschmerzen hervor. Der Hauptschmerz findet sich häufig im thorakolumbalen Übergang mit gürtelartiger Ausstrahlung in den Bauchraum.
- Ein sehr akuter, starker Schmerz kann auf eine Spontanfraktur – häufig im Bereich Th11-L2 – hinweisen!
- Durch die verstärkte BWS-Kyphose verspüren die Patienten infolge der fallverhindernden Daueraktivität muskuläre Schmerzen der thorakalen Rückenstrecker.

- Durch die Verkürzung des Rumpfes kommt es zur aktiven Insuffizienz der Rumpfmuskeln, die sehr rasch ermüden und dann in den Ansatzgebieten schmerzen, besonders am Beckenkamm, an den Dornfortsätzen und am Schulterblattrand. Die Patienten geben ein Gefühl der Haltlosigkeit an, das sie häufig veranlaßt, eine Gehhilfe zu benutzen.
- In der LWS und HWS können durch die Hyperlordose Facettenschmerzen auftreten.
- In der LWS kommt es manchmal begleitend durch die Überlastung zu einer Spinalkanalstenose. Die Anlagerung von Osteophyten kann zur Einengung der neuralen Strukturen im Spinalkanal und im Foramen intervertebrale mit den typischen Symptomen der „Claudicatio spinalis" führen (siehe unter *Kapitel 5, Spondylarthrose*).
- Charakteristisch sind der Erschütterungsschmerz, z. B. beim Autofahren oder Treppensteigen, und der Bewegungsschmerz, z. B. beim Drehen im Bett.
- Wenn der Rumpf zusammensinkt, nähert sich der Brustkorb dem Becken, so daß der untere Anteil des Rippenbogens in Kontakt mit dem Beckenkamm kommen kann. Die dazwischenliegenden Weichteile können komprimiert werden und rufen dann Reizerscheinungen hervor. Sehr schmerzempfindlich ist das Periost der Rippen. Meistens ist der Kontakt auf einer Seite stärker, weshalb der Schmerz einseitig auftritt. Er verstärkt sich bei Lateralflexion. Eine Lateralflexion mit Belastung durch das Körpergewicht (z. B. im Stand) ist zu vermeiden, da sie Rippenfrakturen provozieren kann.
- Schmerzen an den sternokostalen Gelenken, Sternoklavikulargelenken und der Symphyse entstehen als Folge der verstärkten Brustkyphose mit Verkürzungen der ventralen Muskeln, z. B. des M. pectoralis major. Durch den ventral liegenden Körperschwerpunkt sind sie mechanisch einer hohen Kompressionsbelastung ausgesetzt.
- Ventrale Knieschmerzen: Bei sehr rascher Entwicklung der Brustkyphose (häufig beim Typ I) können sich aufgrund einer verstärkte Lordose die HWS und die LWS nicht rechtzeitig anpassen. Der Patient muß dann die Knie leicht in Flexion bringen, um geradeaus schauen zu können. Die Folge ist eine starke fallverhindernde Aktivität des M. quadriceps mit erhöhtem Anpreßdruck auf die Patella. Es entsteht die Symptomatik einer Chondropathia patellae mit belastungsabhängigem Schmerz in der Umgebung der Kniescheibe, insbesondere beim Treppensteigen, beim In-die-Hocke-Gehen oder nach längerem Sitzen (Abb. 8.**2**).

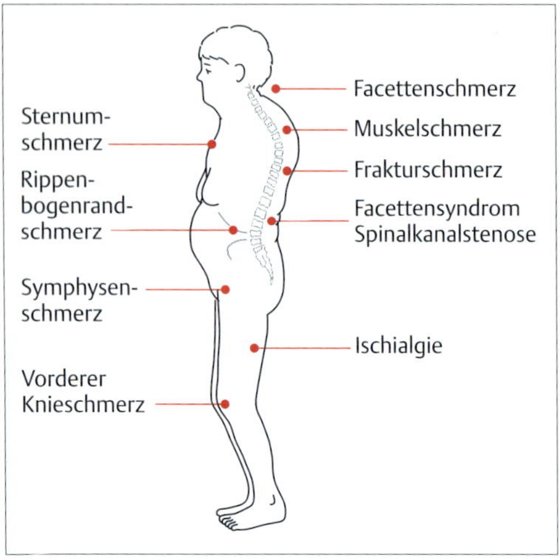

Abb. 8.**2** Schmerzlokalisation bei Osteoporose

2. Sichtbefund

Durch die Umbauprozesse am Skelettsystem stellen sich bei der Osteoporose charakteristische Haltungs- und Konstitutionsveränderungen ein.

- Durch asymmetrische Wirbelsinterungen (Keil- bzw. Fischwirbel) verstärken sich die physiologischen Wirbelsäulenkrümmungen – die HWS-Lordose, BWS-Kyphose und LWS-Lordose nehmen zu. Es beginnt meist an der BWS.
- Liegt aus der Jugend eine Skoliose vor, verstärken sich die Primär- und Sekundärkrümmungen.
- Durch den Höhenverlust der Wirbel und die Zunahme der Wirbelsäulenkrümmungen nimmt die Rumpflänge massiv ab. Der gesamte Körperlängenverlust kann dadurch bis zu 7 cm betragen (Krämer 1991).
- Durch die Rumpfverkürzung wirken die Arme überdimensional lang.
- Die Rumpfmuskeln und die darüberliegenden Weichteile werden zu lang, es entstehen Querfalten der Haut und subkutanen Fettschichten, das sogenannte „Tannenbaumphänomen" (Abb. 8.**3**)
- Rumpfverkürzung und starke Kyphose haben eine Vorwölbung des Abdomens zur Folge. Die Wirksamkeit der Bauchmuskeln, ihre Kompressionsfunktion auf die inneren Organe und ihre Stabilitätsfunktion für Becken und LWS werden deutlich reduziert. Die Folgen sind Schwierigkeiten beim Pressen während des Stuhlgangs und eine vermehrte Flexion des Becken im Hüftgelenk. Dadurch wird der sich ohnehin entwickelnden LWS-Hyperlordose noch Vorschub geleistet.

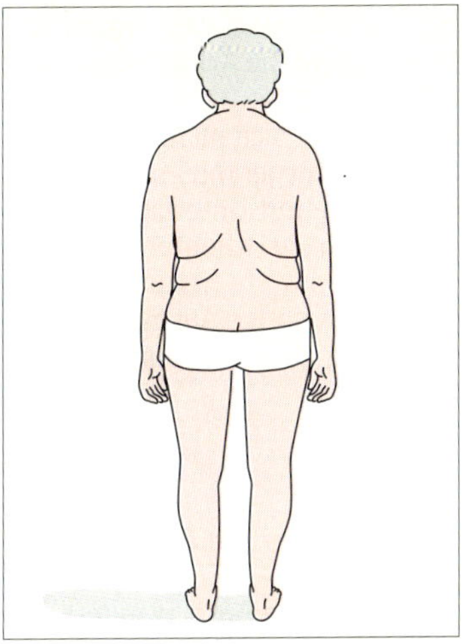

Abb. 8.3 „Tannenbaumphänomen“ durch Rumpfverkürzung bei Osteoporose

- Sehr rasch entstehende Brustkyphosen (Osteoporose Typ I) können nicht immer sofort durch Hyperlordosen der HWS und LWS ausgeglichen werden, weshalb die Patienten dann beim Stehen eine vermehrte Knieflexion auslösen, um weiter geradeaus schauen zu können.
- Durch die starke Kyphose verlagert sich der Körperschwerpunkt nach ventral und die Belastung im Vorfußbereich nimmt massiv zu. Die Wölbungen flachen ab.

3. Bewegungsverhalten

- Um am Umweltgeschehen im Gehen, Stehen und Sitzen teilnehmen und den Blick geradeaus richten zu können, kompensieren die Patienten die starke Kyphose mit Hilfe von Hyperlordosen. Ist dies nicht ausreichend, gehen sie in eine vermehrte Knieflexion.
- Beim Gehen legen die Patienten die Hände häufig auf den Rücken, wodurch ein Gegengewicht zum ventral liegenden Körperschwerpunkt gebildet wird.
- Wenn die eigenen Kompensationsmöglichkeiten des Bewegungsapparates mit Hyperlordosen und Knieflexion ausgeschöpft sind, benötigen die Patienten bei weiterer Verlagerung des Körperschwerpunktes nach ventral eine Abstützung, um die Unterstützungsfläche nach vorne zu vergrößern. Sie könnten sonst ihre Gewichte nicht mehr über der Mitte der Unterstützungsfläche verteilen und damit eine Falltendenz nach vorne bekommen. Dem Patienten ist die Benutzung eines Gehstocks anzuraten, um nicht nach vorne zu kippen.

- Durch die Rotationseinschränkung der Wirbelsäule werden die Schritte beim Gehen kleiner und die gangtypische Armbewegung ist deutlich vermindert.
- Der Patient bevorzugt Haltungen, bei denen er sich nicht anstrengen muß, wie z.B. Sitzen mit vorgeneigtem Oberkörper mit auf den Oberschenkeln aufgestützten Armen; Rückenlage mit Unterlagerung der Schulternackenregion durch dicke Kissen. Da die Patienten meist keine Minimalunterlagerung wählen (immer nur so viel unterlagern, daß die Gewichte abgegeben sind, ohne das nötige Ausmaß der Kyphose zu verstärken), führt diese Lagerung zu einem Fortschreiten der Kyphose.

4. Tastbefund

- Hypertone Rückenstrecker im BWS-Bereich: Hier löst das Brustkorbgewicht eine fallverhindernde Aktivität aus.
- Hypertone Nackenstrecker: Durch die Brustkyphose wandert der Kopf vor die Unterstützungsfläche. Die Nackenstrecker werden fallverhindernd aktiv und verstärken die Lordose.
- Die lumbalen Rückenstrecker verhindern ein Vornüberfallen; durch das Zurücknehmen der Arme auf den Rücken können sie etwas entlastet werden.
- Die Hüftextensoren werden durch das ventrale Drehmoment des Beckens auf den Hüftköpfen und den ventralen Körperschwerpunkt dauerhaft fallverhindernd aktiv. Diese Überaktivität läßt sich erst durch Benutzung eines Gehstocks reduzieren.
- Druckschmerzen finden sich in den hypertonen Muskeln, wobei vor allem die Muskelansätze sehr schmerzhaft sind.
- Eine Palpation der autochtonen Muskeln der BWS und der Ligamente rund um den Dorn im BWS-Bereich ist sehr schmerzhaft. (siehe unter *Palpation beim BWS-Syndrom*). Infolge ihrer Überdehnung sind der M. semispinalis thoracis und der M. multifidus sehr schmerzhaft.
- Durch die begleitenden Facettenbeschwerden in HWS und LWS finden sich lokale Aufquellungen und druckschmerzhafte Zonen.
- Schmerzen im Gluteal- und Trochanterbereich sind Folgen der LWS-Symptomatik und der dauerhaft fallverhindernden Aktivität.
- Aufgrund der Hyperlordose der LWS kommt es zu Irritationen der Ligg. iliolumbalia und häufig zu Druckschmerz der Kreuzdarmbeinfugen.
- Beckenkamm und Rippenbogen reagieren bei starker Rumpfverkürzung auf Druck mit massiven Schmerzen.
- Sternoklavikulargelenke, Sternokostalgelenke und Symphyse sind aufgrund der Kompressionsbelastung bei sternosymphysialer Belastungshaltung (Brügger) schmerzhaft.

- Tendopathien der Strukturen, die an der Kniescheibe inserieren (siehe unter *Palpation bei Chondropathia patella*).

5. Prüfung der Beweglichkeit

Die Beweglichkeit wird aufgrund der geringen Knochenstabilität mit abgegebenen Gewichten geprüft.
- Die Wirbelsäulenbeweglichkeit nimmt in alle Richtungen ab und durch die Skelettumwandlung verändern sich die mechanischen Bedingungen bei Bewegung.
- Die Schulterbeweglichkeit ist aufgrund der verminderten BWS-Beweglichkeit und den Muskelverkürzungen in Flexion, Abduktion und Außenrotation eingeschränkt.
- Im Hüftgelenk führt die Verkürzung der Hüftflexoren vor allem zur Einschränkung der Extension.
- Infolge der reduzierten Rippenbeweglichkeit zeigen die Patienten überwiegend Bauchatmung.
- Die segmentale Rippen- und BWS-Beweglichkeit sollte nicht in Bauchlage geprüft werden, da durch den von dorsal einwirkenden Druck zwei Kräfte gegeneinander wirken, der Druck des Therapeuten und die Auflage auf der Behandlungsbank. Durch die entstehende Biegespannung steigt die Frakturgefahr der Rippen.

a) Prüfung der Muskeln auf Verkürzung
Muskelverkürzungen sind die Folge des Haltungsverfalls.

Besonders betroffen sind die folgenden Muskeln:
- HWS -Extensoren, z. B. M. trapezius pars descendens, M. levator scapulae und kurze autochtone Nackenmuskeln
- M. pectoralis major und minor
- Innenrotatoren und Adduktoren der Schulter
- lumbale Rückenstrecker
- gerade Bauchmuskeln
- Hüftflexoren

b) Prüfung der Muskelkraft
Die Muskulatur der meist älteren Menschen ermüdet rasch und reagiert dann auf Kontraktion und Dehnung mit Schmerzen, was wiederum zur Bewegungsarmut führt.

Besonders betroffen sind folgende Bereiche:
- die gesamte Rumpfmuskulatur
- Schultergürtelmuskulatur
- beckenstabilisierende Muskulatur, z. B. Hüftextensoren und -abduktoren im Synergismus mit den Bauchmuskeln

8.1.3 Physiotherapeutische Behandlung

Der Osteoporosepatient sucht den Arzt und anschließend den Physiotherapeuten wegen seiner Schmerzen auf. Statische Haltungs- und Formabweichungen stören ihn weniger, da sie allmählich eingetreten sind, und er sich daran gewöhnt hat.

Dennoch muß beides behandelt werden, da die Schmerzen unter anderem von der Fehlstatik verursacht werden. Eine Schmerzreduzierung ist sehr wichtig, da die Schmerzen die Mobilität des Patienten beeinträchtigen. Dadurch wird ein Circulus vitiosus in Gang gesetzt. Der Bewegungsmangel steigert den Knochenabbau und damit die Frakturgefahr sowie die sinterungsbedingten Beschwerden.

•••• Behandlungsziele

- Durch Ökonomisieren des Bewegungsverhaltens soll der Knochenaufbau gefördert sowie eine wirksame Prophylaxe gegen die schleichenden Wirbelkörperverformungen betrieben werden.
- Schmerzlinderung und Entlastung der durch den Haltungsverfall überlasteten Strukturen.
- Erhaltung bzw. Verbesserung der Bewegungstoleranzen, um eine bestmögliche Haltungskorrektur zu erreichen.
- Verbesserung der motorischen Geschicklichkeit und Falltraining zur Prophylaxe vor Stürzen und Vermeidung von Frakturen.

Die Ausformung der inneren Baustruktur, z. B. das Balkenwerk der Spongiosaplastik im Knochen hängen von der auf sie einwirkenden Belastung ab. Da diese physikalische Beziehung zwischen Form und Funktion zeitlebens erhalten bleibt, wird auch eine Adaptationsfähigkeit der Gewebe des Stütz- und Bewegungssystems an neue Belastungssituationen aufrechterhalten. Die Belastungen müssen allerdings angemessen sein, d. h. eine Überlastung ist unbedingt zu vermeiden. Es gilt, dieses Potential in der Physiotherapie bei der Prophylaxe und Behandlung der Osteoporose zu nutzen.

■ *Merke:* Bei der Behandlung sind unfallträchtige Situationen zu vermeiden!

•••• Behandlungsmaßnahmen

- Schmerzlinderung durch Wärme oder Kälte, z. B. im Bereich der Tendopathien, sowie Elektrotherapie (siehe unter *Leitsymptome*).
- Entlastungslagerungen: In der Akutphase hat es keinen Sinn, eine Fehlhaltung zu korrigieren, da es sich dabei um eine schmerzbedingte Schonhaltung handelt.

- *Beispiele:*
  - Stufenbettlagerung mit ausreichender Unterpolsterung des Schulternackengebiets entsprechend der Kyphose (Unterlagerung nicht mehr aber so viel wie nötig!)
  - Seitlage mit einem Kissen zwischen den Beinen

- Hubfreie Mobilisation aller Wirbelsäulenabschnitte auch als Eigenübung.
- Mobilisation der Wirbelsäule und Rippen mit Techniken aus der Manuellen Therapie in Bauchlage sind zu vermeiden, da durch die Biegespannung der Rippen Frakturgefahr besteht. Techniken in Seit- und Rückenlage sind zu bevorzugen (siehe unter *Wirbelsäulensyndrome*).
- Dehnlagen aus der Lösungstherapie, wie z.B. die Mondsichellage, wobei jedoch auf gute Unterlagerung der Extremitäten zu achten ist. Es dürfen keine fallverhindernden Aktivitäten ausgelöst werden.
- Atempattern aus der PNF sind nur mit äußerster Vorsicht anzuwenden.

- *Merke:* Keinen forcierten Stretch setzen!

- Haltungskorrektur: Es muß in Ausgangsstellungen mit abgegebenen oder teilabgegebenen Gewichten begonnen werden.

- *Beispiele:*
  - Bewegungsbad
  - mit abgegebenen Schultergürtelgewichten, z.B. im Sitz mit auf dem Tisch abgelegten Armen, Stand vor der Wand mit Unterarmstütz (hoher Vierfüßlerstand)

- Das Heben und Tragen von schweren Gegenständen sollten die Patienten wegen der geringen Knochenstabilität generell vermeiden. Hebel- und Stoßbelastungen bei Tätigkeiten im Haushalt und im Alltag müssen ebenfalls vermieden werden. Daher muß das richtige Bewegungsverhalten bei allen alltäglichen Tätigkeiten immer wieder geübt werden. (*siehe unter Kapitel 1, ADL*)
- Dosiertes Koordinationstraining, z.B. das Gehen auf weicher Matte oder Übungen auf dem Pezziball (auf gute Sicherung der Patienten ist zu achten!)
- Kräftigung der Rücken-, Bauch- und Beinmuskeln ohne Widerstände oder mit gelenknahen Widerständen, um Scherkräfte auf die Knochen zu vermeiden, z.B. durch Becken- und Skapulapattern, auch kombiniert. Statische Arm- und Beinpattern mit leichter Approximation führen zu axialer Knochenbelastung.
- Reaktionsfähigkeit, Schnelligkeit, Geschicklichkeit und Gleichgewicht lassen sich spielerisch schulen. Bei den Spielen sind jedoch Hüpfen, Springen und Stoßen zu vermeiden.

- Falltraining läßt sich z.B. im Bewegungsbad oder alternativ auf weichen Matten durchführen.
- Die Teilnahme an einer Osteoporose-Selbsthilfegruppe ist empfehlenswert. In der Gruppe gewinnen die Teilnehmer an Sicherheit, wodurch das Vertrauen in das eigene Bewegungssystem gefördert wird. Eine regelmäßige Teilnahme vermeidet auch absolute Bewegungsarmut. Die Patienten lernen auch die Prophylaxe vor Stürzen.
- Äußere Faktoren, um Stürze zu vermeiden:
  - feste Schuhe, keine glatten Sohlen
  - Stolperfallen meiden, z.B. Teppichkanten, herumliegende Kabel
  - Anbringen von Haltevorrichtungen, rutschfeste Matten in und vor der Badewanne
  - Verzicht auf schlechte Beleuchtung
  - Benutzung von Gehhilfen
- Prinzipien für Gruppenspiele:
  - Miteinander statt gegeneinander spielen!
  - Auf individuelle Belastungsdosierung achten!
  - „Rückendisziplin"!
  - Vermeidung unfallträchtiger Situationen!
- Die Körperwahrnehmung läßt sich durch sensitive Spiele schulen. Die Wahrnehmungsfähigkeit von Signalen des eigenen Körpers und der jeweiligen Umwelt kann verbessert werden.
  Eindrücke werden gewonnen über:
  - den Bewegungssinn (kinästhetische Wahrnehmung)
  - den Sehsinn (visuelle Wahrnehmung)
  - den Hörsinn (auditive Wahrnehmung)
  - den Tastsinn (taktile Wahrnehmung)

Bei den sensitiven Spielen erkennen die Teilnehmer:
  - Aktions- und Einsatzmöglichkeiten von Körperteilen
  - Wahrnehmung unterschiedlicher Spannungszustände in der Muskulatur
  - verschiedene Gleichgewichtslagen
- Regelmäßige tägliche Spaziergänge sind eine gute Prophylaxe vor Osteoporose.
  Während des Gehens, vor allem wenn dies noch in aufrechter Haltung möglich ist, werden alle Wirbelkörper, das Skelett des Beckengürtels und der Beine physiologischen, sich ständig verändernden Belastungen ausgesetzt, die einem Knochenschwund entgegenwirken.

8.2 Rachitis (Englische Krankheit) und Osteomalazie

S. Wirth

Definition und wesentliche Merkmale: Vitamin D Mangel führt bei einer verminderten Aufnahme von Kalzium zu einer Störung des Knochenstoffwechsels und somit zu Knochenverformungen. Beim Kleinkind wird die Erkrankung Rachitis, beim Erwachsenen Osteomalazie genannt.

Ätiologie

- Erkrankungen des Magen-Darm-Trakts führen zu Resorptionsstörungen von Vitamin D und Nahrungskalzium.
- Fehlendes Sonnenlicht verhindert die Umwandlung der Vitamin D-Vorstufe in die aktive Form.
- Nierenerkrankungen vermindern die weitere chemische Umwandlung der Vitamin D-Vorstufe.
- Lebererkrankungen vermindern die letzte Stufe der Umwandlung in aktives Vitamin D.
- Medikamente wie Antiepileptika verringern die Wirksamkeit von Vitamin D.

In England litten viele Bergleute, die unter Tage arbeiteten unter Rachitis, weshalb diese Erkrankung auch „englische Krankheit" genannt wird. Ohne Sonnenlicht entsteht keine aktive Form von Vitamin D. Das Nahrungsvitamin D gelangt durch die Dünndarmwand ins Blut. Bevor Vitamin D aktiv ist, muß es in der Haut unter Einfluß von Sonnenlicht sowie in der Niere und in der Leber chemisch zu seiner Wirkform, dem 1,25 Dihydroxycholecalziferol, umgewandelt werden.

Für die Aufnahme von Kalzium aus dem Darm ist die aktive Form von Vitamin D notwendig. Kann diese nicht gebildet werden, entsteht ein Kalziummangel.

Der Kalziummangel führt dazu, daß zu wenig Kalk in die Knochengrundsubstanz (Osteoid) eingelagert wird. Die Folge ist ein weicher und deformierter Knochen.

Die Erkrankung tritt vorwiegend in Zeiten der Mangelernährung auf und ist durch die Vitamin-D-Prophylaxe sehr selten geworden.

Beispiel: Ein vierjähriger abgemagerter Junge mit blassem Gesicht wird auf Anraten seiner Kindergärtnerin dem Arzt vorgestellt. An seinem Brustkorb ist die Knorpel-Knochen-Grenze der Rippen aufgetrieben. In Höhe des Zwerchfellansatzes ist der Bauch eingezogen. Das Becken wirkt abgeflacht, und das Zahnwachstum ist gestört. Bei Druck auf das Hinterhauptbein gibt dieses leicht nach. Seine ausgeprägten O-Beine mit extrem starker Verbiegung der Beinknochen sind nicht altersentsprechend.

8.2.1 Ärztliche Untersuchung und Therapie

Im Kleinkindalter kann die Krankheit folgende Symptome zeigen:
- Rosenkranz = aufgetriebene Knorpel-Knochen-Grenze am Thorax
- Harrisonfurche = eingezogene Zwerchfellinie
- Kartenherzbecken = abgeflachtes Becken, das Kreuzbein sinkt in das Becken ein
- Kraniotabes = Hinterhauptbein leicht eindrückbar
- Störungen der Zahnentwicklung
- Deformitäten der Extremitätenknochen
- Unterernährung und Bleichheit

Im Kindesalter sind vor allem sehr starke Knochendeformierungen vorhanden:
- Varusdeformitäten in Hüfte und Knie (O-Beine)
- Fußdeformitäten, v. a. Knick-Senk-Spreizfüße
- Skoliosen
- Hühnerbrust (Kielbrust)

Im Erwachsenenalter verläuft die Erkrankung schleichend. Es treten vor allem Muskelschwächen und diffuse Gelenkbeschwerden auf:
- Schmerzhafte Kyphose der Wirbelsäule mit keil- und fischförmiger Verformung der Wirbelkörper;
- Varusdeformitäten der Extremitäten;
- Kartenherzbecken: Das Kreuzbein sinkt in das Becken ein.

Röntgen
- Im Kindesalter finden sich schon früh becherförmige Auftreibungen des distalen Radius.
- Im Erwachsenenalter zeigen sich Looserumbauzonen = Zonen mit Ermüdungsminifrakturen an Stellen mit erhöhter mechanischer Belastung. Hier kommt es zu verstärktem Knochenumbau.

Laborwerte
- Parathormon: Da anfänglich ein vermindertes Serum-Kalzium vorliegt, kann eine Erhöhung von Parathormon im Blutserum die Folge sein. Das Parathormon stimuliert u. a. die abbauenden Osteoklasten und scheidet über die Nieren verstärkt Phosphat in den Urin aus.
- Phosphat kann deshalb im Blutserum vermindert und im Urin erhöht sein.
- Alkalische Phosphatase im Blutserum: Das Enzym kann erhöht sein, da die Osteoklasten verstärkt aktiv werden, um die Konzentration des Serum-Kalziums wieder auf den normalen Wert anzuheben.

- Kalzium im Blutserum kann deshalb schon wieder im Normalbereich sein.

Häufige Differentialdiagnosen

- Knochentumoren
- Tumormetastasen
- Tumoren der Glandula parathyroidea (Nebenschildkörperchen)
- Plasmozytome, d.h. Tumoren von Plasmazellen, die Antikörper produzieren und sich v.a. in Wirbelkörpern ausbreiten
- Knochenentzündungen.
- Morbus Paget (gesteigerter Knochenabbau bei gleichzeitig verstärkter überstürzter Knochenneubildung eines nicht belastbaren krankhaften Knochengewebes mit Verformungen, v.a. der Wirbelsäule, des Schienbeins, des Schädels und des Beckens)

Therapie

Konservativ

- Langzeitgaben von Vitamin D – intramuskulär oder oral – führen oft sogar noch zur Begradigung von Deformitäten mit Achsenfehlern um mehr als 15 – 25°;
- Optimierung der Ernährung und Ernährungsberatung;
- Analgetika;
- Lagerungsschienen und Nachtlagerungsschalen bei starken Deformierungen.

Operativ

Nur in sehr seltenen Fällen werden extreme Deformierungen durch Korrekturosteotomien begradigt.

8.2.2 Physiotherapeutische Untersuchung und Behandlung

Hierzu siehe unter *Osteoporose.*

III. Spezieller Teil: Operative Orthopädie

M. Dölken

1. Allgemeines zur Physiotherapie in der operativen Orthopädie

In der operativen Orthopädie behandelt der Physiotherapeut die Patienten mit gelenkerhaltenden, -ersetzenden, -versteifenden oder -resizierenden Operationen, wobei die gelenkerhaltenden und die -ersetzenden den größten Anteil dabei haben.

Die physiotherapeutischen Zielsetzungen nach den einzelnen Operationen können unterschiedlich sein. Bei allen steht die Wiederherstellung einer bestmöglichen Funktion im Vordergrund.

In der Orthopädie haben die Physiotherapeuten meist die Möglichkeit, den Patient präoperativ zu untersuchen und auf die Operation vorzubereiten. Durch das Üben des Umgangs mit postoperativ notwendigen Hilfsmitteln (z.B. Gehen an Unterarmgehstützen) und Bewegungsübergängen (z.B. en-bloc-Drehen) wird dem Patienten der postoperative Start erleichtert.

Durch Kenntnisse über die präoperativen funktionellen Defizite (Beweglichkeit, Muskelkraft und daraus resultierendes Bewegungsverhalten im Alltag, z.B. Ausweichmechanismen) kann der Physiotherapeut postoperativ realistische Behandlungsziele festlegen.

Postoperativ addieren sich die präoperativen funktionellen Defizite zu den typischen postoperativen Problemen, die durch Schmerz, Angst und Traumatisierung der Gewebe verursacht werden.

Der Grad der Belastbarkeit der durch die Operation traumatisierten Strukturen wird dem Physiotherapeuten vom Arzt vorgegeben. Unerläßlich sind Kenntnisse seitens des Physiotherapeuten über die Operationstechnik und die damit verbundenen Traumatisierungen der einzelnen Strukturen. Aus dem Wissen bezüglich der Biomechanik/Pathomechanik der Gelenke und der funktionellen Anatomie leitet der Physiotherapeut geeignete Behandlungsmaßnahmen ab. Bei allen Maßnahmen muß er sich dabei der Kräfte bewußt sein, die auf die Strukturen wirken!

Lange Immobilisationsphasen sollten nach allen Operationen vermieden werden!

Bei den meisten Operationen geht die Tendenz zur frühfunktionellen Nachbehandlung. Alle verletzten Gewebe brauchen Bildungsreize für ihre Heilung, die sie am besten durch Bewegung erhalten, welche sich an den biomechanischen Verhältnissen orientiert. (siehe unter *Wundheilungsphasen*).

Knochen, Knorpel, Gelenkkapsel, Sehnen und Bänder bestehen aus Bindegewebe. Die Anteile an kollagenen Fasern und Matrix sind je nach Belastungsbeanspruchung unterschiedlich hoch. Ein Band besitzt im Gegensatz zum Knorpel einen sehr hohen Anteil an kollagenen Fasern und einen geringeren an Matrix, wodurch es seine hohe Zugbelastbarkeit erhält. Knorpel dagegen besitzt einen hohen Anteil an der wasserhaltigen Puffersubstanz Matrix und einen geringeren an kollagenen Fasern, da er in erster Linie Stoßabsorbation und damit Schutz des subchondralen Knochens leistet.

Wie alle Gewebe des Körpers enthält auch Bindegewebe Zellen (Fibroblasten), die für die Produktion kollagener Fasern sowie der interzellulären Matrix verantwortlich sind.

Die Fibroblasten erhalten bei der Regeneration des verletzten Bindegewebes ihre Aufträge nur aus der funktionellen Belastung und Bewegung, wodurch sie die Möglichkeit erhalten, die Richtung der mechanischen Kräfte wahrzunehmen, die auf das Gewebe treffen. Die Kollagensynthese wird sich von Beginn der Heilung an in die funktionelle Richtung ausrichten.

In einer heilenden Wunde, die z. B. durch Immobilisation nicht korrekt belastet wird (Ruhigstellung), muß sich das heilende Gewebe irgendwie ausrichten, ohne konkrete Informationen über die Richtung der mechanischen Kräfte zu empfangen.

Dadurch entsteht eine wenig belastbare Narbe aus fibrösem Bindegewebe. Besonders in Gelenkkapseln, Bandstrukturen und Sehnen kann das heilende mit dem gesunden Gewebe der Umgebung verkleben. Schwere Verwachsungen führen dann zu einer deutlichen Einschränkung des Bewegungsausmaßes mit negativen Folgen für die Biomechanik des Gelenks.

Eine lange Ruhigstellung hat neben der wenig funktionellen Heilung auch die folgenden negativen Folgen für das gesunde Gewebe des betroffenen Körperabschnitts:

- Bildung einer unfunktionellen Narbe im verletzten Bindegewebe
- Atrophie der Muskeln und Sehnenansätze
- Atrophie des Knochens und Knorpels
- Reduktion der Belastbarkeit der intakten periartikulären Gewebe (Kapsel, Bänder)

Es ist hier jedoch anzumerken, daß unterschiedliche Arten von Bindegewebe, wie in Bändern, Sehnen und Knochen, eine unterschiedlich lange Heilungsdauer haben.

Die Durchblutungssituation spielt dabei ebenso wie der hormonelle Status, die Ernährungssituation, das Alter, die Konstitution usw. eine wesentliche Rolle.. Es ist gefährlich, festgelegte Standard-Therapierichtlinien bei Verletzungen des Bindegewebes zu entwerfen. Eine individuelle Anpassung an den jeweiligen Patienten und die Operation ist häufig notwendig. Der Physiotherapeut muß nach der Operation vom Arzt über Besonderheiten während der OP informiert werden, so z. B. über starke Einblutungen ins Gewebe oder Knochenfissuren während des Einsatzes eines Gelenkimplantats.

Postoperative Nachbehandlungspläne sollten von Ärzten und Physiotherapeuten gemeinsam erarbeitet werden. Diese Pläne sind nur eine Groborientierung in der Nachbehandlung, daneben muß trotzdem Raum für individuelle Anpassungen vorhanden sein.

Die postoperative Behandlung sollte sich an den verschiedenen Phasen der Wundheilung und Knochenheilung orientieren.

2. Wundheilungsphasen des Bindegewebes (Muskeln, Sehnen, Kapsel, Bänder) und ihre Bedeutung für die Physiotherapie

(Jaap de Monre 1997)

•••• Entzündliche Phase

Dauer: ca. 1 Woche

Ab dem ersten Tag der Verletzung wandern Fibroblasten in die Wunde ein und proliferieren schnell. Zusammen mit einsprießenden Kapillaren wird ein Granulationsgewebe gebildet. Diese Phase wird begleitet von Gewebeschwellungen und Schmerzempfindung. Die Gewebeschwellung ermöglicht den Immunzellen, aus der Blutbahn sowie den Fibroblasten, aus dem umgebenden Gewebe in das Wundgebiet einzuwandern. Die Immunzellen säubern wie ein Staubsauger das Wundgebiet, zerstören Bakterien, zersetzen Gewebereste und lösen Blutgerinnsel auf. Diese frühe Entzündungsreaktion sollte nicht durch Medikamente oder langandauernde starke Kühlung des verletzten Gewebes beeinflußt werden, da eine gewisse Schwellung für das Eindringen der wundheilenden Substanzen in das Wundgebiet unerläßlich ist und daher auf keine Fall künstlich unterbrochen werden darf!

In dieser Phase stehen Bewegen im schmerzfreien Bereich, Prophylaxen (Thrombose, Pneumonie) und Schmerzlinderung im Vordergrund. Starke Schmerzen führen zur einer Sympathikusaktivität und damit zur Durchblutungsverschlechterung im passiven Gewebe (Kapsel, Sehnen, Bänder), wodurch der Heilungsprozeß gestört wird. Beim Bewegen dürfen keine großen Kräfte auf die verletzten Strukturen wirken, da sie noch nicht ausreichend belastbar sind.

In der Regel sollte die entzündliche Phase nach einigen Tagen nachlassen. Hält der entzündliche Prozeß jedoch über Wochen an und wird chronisch, können die Immunzellen ihre zerstörende Aktivität viel zu lange aufrechterhalten. Bei der Aufräumarbeit im Wundgebiet werden

Enzyme ausgeschüttet, die die Gewebezellen schädigen können. Zur Abtötung der Bakterien werden sehr reaktive Moleküle in der Gewebeflüssigkeit hergestellt (z. B. freie Sauerstoffradikale, Wasserstoffperoxid und Hydroxylradikale). Diese Moleküle können auf Dauer zu einer Membranzerstörung und Matrixschwächung führen. Alle lokalen Reaktionen geschehen zwar zum Nutzen des Heilungsprozesses, führen auf Dauer jedoch zu einer Zerstörung des Gewebes.

Eine langandauernde Entzündung kann auch spezielle Immunzellen (z. B. T-Lymphozyten) aktivieren, die normalerweise Bakterien, Tumorzellen und Viren zerstören. Eine veränderte Immunreaktion läßt sie manchmal auch körpereigene Gewebe angreifen, was dann zu verheerenden Autoimmunerkrankungen, wie z. B. der rheumatoiden Arthritis führt. Chronische Gewebeentzündungen können auch schwerwiegenden Gewebedysfunktionen und Gewebenekrosen (z. B. sympathische Reflexdystrophie/M. Sudeck) nach sich ziehen.

•••• Proliferationsphase

Dauer: ca. 1 Monat

In dieser Phase beginnt die Produktion kollagener Fasern und das Gewebe gewinnt an Festigkeit. Die Fibroblasten sind für die Produktion von Bindegewebsmatrix und Kollagen zuständig. Sie müssen nach der Verletzung des Gewebes von den Entzündungszellen mobilisiert werden. Die Fibroblasten können Aktin- und Myosinmoleküle synthetisieren. Diese Moleküle ziehen die Zelle dann zusammen, und es entsteht eine Vorwärtsbewegung. So können die Fibroblasten ins Wundgebiet einwandern. Während sich die Fibroblasten in der gereinigten Wunde frei bewegen und vermehren können, sprießen Kapillare ein, die ein neues Kapillarbett bilden (Revaskulisierungsphase). Durch die neuen Kapillaren verbessert sich die Durchblutung und damit der Sauerstoffpartialdruck in der Wunde. Erst jetzt können die Fibroblasten die für die Kollagensynthese wichtigen Materialien, wie Aminosäure und Zucker, bilden.

Nach dieser Wundvorbereitung, die einige Tage in Anspruch nimmt, beginnt die Kollagensynthese. Es wird zuerst ein Kollagengewebe vom Typ III gebildet. Dabei handelt es sich um ein weiches Narbengewebe, in dem die Faseranordnung zufällig ist. Die Wunde wird dadurch mit einem dreidimensionalem Netz gefüllt, was eine wichtige Voraussetzung dafür ist, daß die Wunde Kräften von außen widerstehen kann. In den ersten Tagen war die Wunde bezüglich Festigkeit nur auf die Fibrinfäden und das Blutgerinnsel angewiesen. Da das Blutgerinnsel in der ersten Woche schon zunehmend abgebaut wird, hat die Wunde in dieser ersten Woche keine Zugfestigkeit. Hohe mechanische Reize (z. B. durch Massagen) müssen daher vermieden werden.

Die Festigkeit einer postoperativen Wunde wird zusätzlich durch die Naht hergestellt, aber auch hier gelten dieselben Prinzipien.

Der Produktion von Kollagen Typ III muß möglichst rasch eine Synthese des stark belastungsfähigen Kollagen Typ I (Kapsel, Bänder, Sehnen, Muskel) folgen, da das Bindegewebe in einer Wunde möglichst schnell an Zugfestigkeit gewinnen muß. Ab der zweiten Woche der Gewebeheilung, wenn die Sauerstoffzufuhr wiederhergestellt ist, beginnen die Fibroblasten mit dieser Aufgabe. In dieser Phase befinden sich in der Wunde außerdem noch Myofibroblasten, die die Wunde zusammenziehen, so daß sie sich merklich verkleinert. Die Zugbelastung ist aber immer noch sehr gering.

Die Kräfte bei der Physiotherapie und bei Alltagsaktivitäten müssen in dieser Phase weiterhin gering sein. Eine mechanische Überlastung führt zu einer überschießenden Ödembildung und durch die Schmerzverstärkung läßt sich dann die Beweglichkeit nicht verbessern.

- *Merke:* Mechanische Überlastungen müssen in allen Phasen vermieden werden!

Bewegungen mit geringer Belastung, aber im größtmöglichen Bewegungsausmaß stehen im Vordergrund. Am Ende der Proliferationsphase sollte möglichst ein freies Bewegungsausmaß im erlaubten Rahmen vorhanden sein. Durch Durchblutungsverbesserung wird das Gewebe mit Sauerstoff angereichert, was für die Matrixproduktion wichtig ist, da sonst die Fibrillen durch pathologische Querbrücken verkleben. Eine Durchblutungsverbesserung kann z. B. durch Bewegung im schmerzfreien Bereich gekoppelt mit Kurzzeiteisanwendung erreicht werden.

Ihre Festigkeit erhalten die neu gebildeten Fibrillen durch besondere Enzyme, die die Fibroblasten auf ihnen ablagern. Diese stellen Querverbindungen zwischen den Kollagenmolekülen in der Fibrille her (= intramolekulares cross-linking) und nach einigen Wochen werden die Fibrillen belastungsstabil.

•••• **Reifungsphase** (Remodellierungsphase)

In dieser Phase vermindert sich die Ablagerung von Kollagen und es formt sich das Heilungsgewebe in eine funktionelle Narbe um, die in den nächsten Wochen und Monaten noch an Festigkeit gewinnt. Die Fasern richten sich entsprechend der einwirkenden Kräfte aus. Das Narbengewebe soll später dem Originalgewebe funktionell ähnlich sein.

Die Dauer der Umwandlung ist je nach Bindegewebstyp unterschiedlich lang:

Bindegewebstyp I (Kapsel, Bänder, Sehnen, Muskeln)

Turnover: 300 – 500 Tage

Bindegewebstyp II (Knorpel)

Turnover: Bei Erwachsenen über 17 Jahre nie, da die „Blue-line"-Grenze zum subchondralen Knochen geschlossen und der Knorpel nicht durchblutet ist.

Bindegewebstyp IV (Knochen)

Turnover: 6 Wochen

In dieser Phase erfolgt eine konsequente Belastungssteigerung, ohne jedoch zu überlasten! Bei Überlastung treten wieder Entzündungszeichen, wie z.B. ein überschießendes Ödem auf.

Kraft, Kraftausdauer und Koordinationsschulung mit Gewöhnung des Gewebes an Alltagsbelastung stehen jetzt im Vordergrund.

3. Knochenheilung

Die Knochenheilung nach Knochendurchtrennung (Osteotomie) verläuft nach den gleichen Prinzipien wie bei der Frakturheilung. Unterschiede im Heilungsverlauf ergeben sich lediglich hinsichtlich der Stabilität und der Stellung der Knochenfragmente sowie dem begleitenden Weichteilschaden.

Die Knochenheilung läuft gesetzmäßig in vier verschiedenen Phasen ab.

•••• Initialphase

Durch eine lokalisierte Entzündungsreaktion wird das bei jeder Knochendurchtrennung entstehende Frakturhämatom abgeräumt. Dieser Prozeß beginnt ca. nach acht Stunden. Die Dauer hängt von der Größe des Hämatoms ab.

•••• Kallusbildung

Während der ersten zwei Wochen nach der Knochendurchtrennung entsteht ein fibrös knorpeliges Knochengewebe (Bindegewebskallus). Bei breitflächigem Kontakt der Knochen kommt es zur primären Kallusbildung, bei größerer Distanz überwiegt die Heilung durch einen Brükkenkallus (periostaler Knochenkallus) aus den Zellen des umliegenden Gewebes. Besteht eine Restbeweglichkeit der Fragmente gegeneinander, kann es zur überschüssigen Kallusbildung kommen. In dieser Phase ist der Knochen noch nicht belastbar, die Stabilität kann nur über die Osteosynthesen gewährleistet werden.

■ *Merke:* Scherbelastungen auf den durchtrennten Knochen durch Arbeit mit zuviel Hubbelastung und der Einsatz zu langer Lastarme ist zu vermeiden!

•••• Kallusmineralisation

Bis zur sechsten Woche kommt es zur Einlagerung von Kalziumkristallen in das Kallusgewebe. Es resultiert eine feste mechanische Verbindung, aber noch keine volle Belastbarkeit. Der Faserknochen besitzt keinen hohen Differenzierungsgrad und die typische Knochenarchitektur hat sich noch nicht ausgebildet. Sie benötigt Bildungsreize aus Druck und Zug, weshalb nach sechs Wochen häufig eine Belastungssteigerung erfolgt.

•••• Definitive Knochenkallusbildung

Mit zunehmender mechanischer Belastung erreicht der Faserknochen einen höheren Differenzierungsgrad. Die Knochenarchitektur richtet sich an der mechanischen Belastung aus. Im spongiösem Knochen bilden sich die Druck- und Zugtrajektorien aus, im Röhrenknochen verdichten sich die Knochenbälkchen und bilden kompaktes Knochengewebe.

9 Gelenkerhaltende Operationen

9.1 Untere Extremität

9.1.1 Pfannenverbessernde Operationen am Hüftgelenk

M. Dölken, S. Wirth

Ziel der Operationen ist die Zentrierung des Hüftkopfes durch Vergrößerung und Verlagerung der Hüftpfanne. Der zentrierte Hüftkopf ist Voraussetzung für die korrekte Nachverknöcherung einer bereits verformten Hüftpfanne.

Eine Fehlstellung der Hüftgelenkpfanne läßt sich durch eine Osteotomie am Becken oder am Pfannendach korrigieren. Durch eine Pfannenkorrektur kann auch die Belastungszone des Hüftkopfes verändert werden (z. B. bei M. Perthes oder Hüftkopfnekrose des Erwachsenen).

Die Auswahl des Verfahrens richtet sich nach dem Alter, der Ausprägung der Fehlstellung, vorhandenen Bewegungstoleranzen und dem Ausprägungsgrad vorhandener arthrotischer Veränderungen.

Alle Pfannenkorrekturen können bei gleichzeitiger Fehlstellung des Schenkelhalses mit varisierenden und derotierenden Korrekturosteotomien verbunden werden.

a) Operationen vor dem Wachstumsabschluß, die eine elastische Symphyse voraussetzen:
- Salter-Beckenosteotomie
- Pfannendachplastik

b) Operationen nach dem Wachstumsabschluß bis zum ca. 45. Lebensjahr:
- Beckenosteotomie nach Chiari
- Dreifachosteotomie des Beckens nach Tönnis

Salter-Beckenosteotomie

Indikationen
- Kinder im Alter bis zu etwa zehn Jahren, da die Symphyse nur in dieser Lebensphase noch elastisch ist. Seltener wird sie bei jungen Erwachsenen mit Hüftdysplasie angewendet.

- M. Perthes (Osteochondronekrose des Hüftgelenks); Ziel ist die Veränderung der Belastungszone.

Operatives Vorgehen

- Oberhalb des Hüftgelenks wird das Os ilium osteotomiert, d.h. durchtrennt.
- Da die Symphyse noch elastisch ist, kann der Beckenteil mit der Gelenkpfanne nun nach ventral-kaudal und lateral gebogen werden.
- Ein Knochenkeil wird zur Stabilisierung zwischen die beiden Beckenteile eingeschlagen.
- Kirschner-Drähte fixieren die neue Stellung und den Knochenkeil.
- Der Hüftkopf ist durch diese Korrektur der Überdachung wieder zentriert.
- Gegebenenfalls kann diese Operation mit einer intertrochantären Varisations-Derotations-Osteotomie kombiniert werden (bei Hüftdysplasie mit gleichzeitiger Coxa valga und Coxa antetorta).

Postoperative Behandlung

Ruhigstellung im Becken-Bein-Gips für etwa sechs Wochen nur bei Kleinkindern, anschließend bis zur Vollbelastung Versorgung mit einem Schederad. Bei älteren Kindern beginnt eine vorsichtige Mobilisation des Hüftgelenks ab dem 14. Tag. Ab der vierten Woche ist Gehen mit Sohlenkontakt erlaubt, vorher komplette Entlastung. Ab der siebten Woche Belastungszunahme.

Pfannendachplastik

Indikation

Nur in den ersten Lebensjahren durchführbar, da nur dann die Symphyse elastisch genug ist.

Ziel der Operation

Normalisierung des Pfannendachwinkels

Operatives Vorgehen

- Ohne Osteotomie des Os ilium wird ein Knochenkeil kurz oberhalb der Hüftpfanne in den Beckenknochen eingeschlagen.
- Da der Symphysenknorpel noch sehr elastisch ist, wird durch den Knochenkeil der Beckenteil mit dem Pfannendach nach ventral-kaudal und lateral gebogen.

Postoperative Behandlung

- Entlastung für ca. sechs Wochen

Chiari-Osteotomie

Indikationen

- Hüftdysplasie mit deutlicher Inkongruenz zwischen Femurkopf und Acetabulum
- Leichte Dysplasiekoxarthrose, bei der aufgrund einer Bewegungseinschränkung keine Tripleosteotomie möglich ist.
- Sekundärpfanne
- Veränderung der Belastungszone bei M. Perthes und Hüftkopfnekrose

Ziel der Operation

Durch Medialverschiebung des distalen Beckenfragments soll ein breites tragfähiges Pfannendach geschaffen werden.

Operatives Vorgehen

- Direkt am Ansatz der Gelenkkapsel wird von lateral-kaudal nach medial-kranial das Os ilium osteotomiert (Abb. 9.**1**).
- Der untere Knochenteil wird mit dem Gelenk nach medial verschoben, wodurch sich die Gelenkpfanne vergrößert. Die Verschiebung wird durch Kirschner-Drähte fixiert.

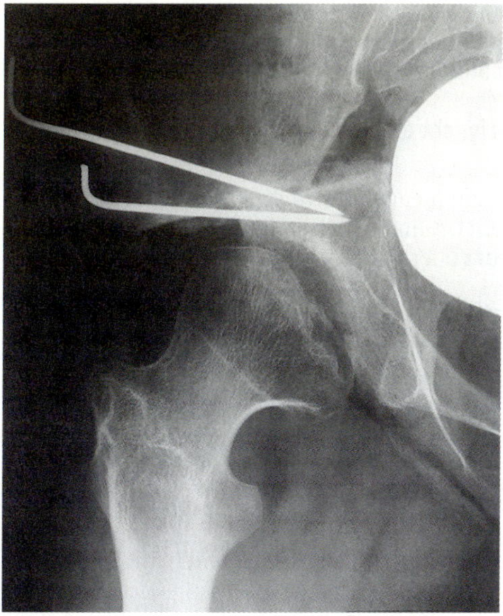

Abb. 9.**1** Beckenosteotomie nach Chiari

- Gelenkkapselteile werden anschließend interponiert (dazwischengeschoben). Die Gelenkkapselteile wandeln sich postoperativ zu Ersatzfaserknorpel um.
- Es ist besonders darauf zu achten, daß die Glutealmuskulatur am Becken korrekt zurückversetzt wird.
  Gefahr: Der N. cutaneus femoris lateralis kann verletzt werden, da er etwas medial und unterhalb der Spina iliaca anterior superior verläuft.

Postoperative Behandlung
- Das operierte Bein wird in eine Kehler-Schiene gelagert oder drei Wochen durch eine Becken-Bein-Fuß-Gipsschale stabilisiert. Nach Entfernung der Drainage dürfen die Patienten ohne Belastung aufstehen und das Hüftgelenk wird vorsichtig mobilisiert.
- Die Kirschner-Drähte werden etwa sechs Wochen postoperativ gezogen.
- Die physiologischen Verhältnisse lassen sich mit der OP selten erreichen.

Triple-Osteotomie nach Tönnis

Indikationen
- Ausschließlich bei Hüftdysplasien mit Kongruenz der Gelenkflächen, freiem Gelenkspiel und nur geringgradigen Arthrosezeichen möglich. Es darf noch keine Sekundärpfanne vorhanden sein.
- Nach Wachstumsabschluß bis etwa zum Alter von 40 – 50 Jahren wird operiert.
- Die Beweglichkeit darf nicht eingeschränkt sein.

Operatives Vorgehen
- Da die Symphyse ab dem Jugendalter zu sehr an Elastizität verloren hat, müssen neben dem Os ilium (siehe unter *OP nach Salter*) auch Os pubis und Os ischii kurz oberhalb der Hüftpfanne osteotomiert werden.
- Durch die Beckenosteotomie in drei Ebenen wird die Hüftpfanne so geschwenkt, daß der Kopf mit dem ursprünglichen Pfannendachknorpel überdacht wird. Es muß sich keine Ersatzpfanne bilden.
- Es ist besonders darauf zu achten, daß die Glutealmuskulatur am Becken korrekt zurückversetzt wird.
  Gefahr: N. femoralis und N. ischiadicus können verletzt werden.

Postoperative Behandlung
- Redon-Spülsaugdrainage.
- Nach Entfernung der Drainage können die Patienten mit Sohlenkontakt aufstehen.
- Vorsichtige Mobilisation des Hüftgelenks ohne Belastung von Anfang an.

- Bei Zweifel an der intraoperativen Stabilität wird für drei Wochen eine Becken-Bein-Fuß-Gipsschale angelegt.
- Nach sechs Wochen erfolgt eine Belastungssteigerung auf das halbe Körpergewicht für weitere sechs Wochen.
- Das operierte Bein wird in einer Kehler-Schiene gelagert oder drei Wochen durch eine Becken-Bein-Fuß-Gipsschale stabilisiert.
- Die Kirschner-Drähte werden etwa sechs Wochen postoperativ gezogen.

•••• Allgemeines zur physiotherapeutischen Behandlung

- Da bei den Eingriffen große Knochendurchtrennungen im Beckenbereich erfolgen, darf in den ersten sechs Wochen auf keinen Fall mit viel Hubbelastung, sondern primär nur mit abgegebenem Beingewicht gearbeitet werden!
- Auf korrekte Einhaltung der Entlastung beim Gehen ist besonders zu achten!
- Erarbeitung ausreichender Stützkraft des Schultergürtels
- Da die Glutealmuskeln am Becken abgetrennt werden, sind sie nach der Rückversetzung häufig reflektorisch gehemmt. Daher sollten sie von Anfang an mit Irradiation aktiviert werden.
- Durch die Veränderungen der Muskelursprünge und Ansätze verändern sich die wirksamen Hebel der Muskeln durch eine neue Zugrichtung.
- Der Abstand zwischen Ursprung und Ansatz kann sich verändern, wodurch passive und aktive Insuffizienzen entstehen.
- Der Patient muß durch ein funktionelles, dem Stabilitätsgrad angepaßtes Koordinationstraining die Umstellung auf die neuen Achsenverhältnisse lernen.

9.1.2 Korrekturosteotomien am Schenkelhals

- Intertrochantäre Varisierungs- oder Valgisierungsosteotomie
- Intertrochantäre Umstellungsosteotomie nach Immhäuser
- Spickung der Wachstumsfuge bei Epiphysiolysis capitis femoris

•••• Ärztliche Untersuchung und Therapie

Intertrochantere Varisierungs- oder Valgisierungsosteotomien

Ziel

Das Ziel ist eine vollständige Überdachung des Hüftkopfes durch Korrektur des Schenkelhalswinkels.

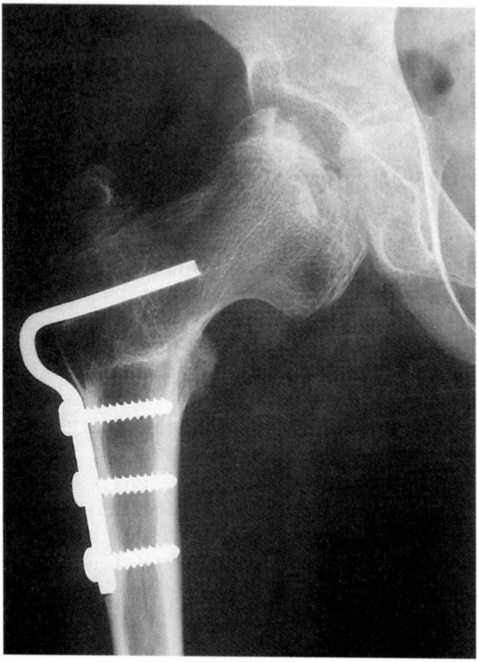

Abb. 9.**2** Z. n. Varisierungsosteotomie (Coxa valga)

Indikationen
- Coxa vara
- Coxa valga
- beginnende Koxarthrose aufgrund einer Fehlstellung
- Trauma
- Hüftdysplasie
- Pseudarthrosen

1. Varisierungsosteotomie

Bei Coxa valga wird der CCD-Winkel verkleinert. Bei gleichzeitiger Coxa antetorta läßt sich durch eine Derotation der Antetorsionswinkel verkleinern (Abb. 9.**2**).

2. Valgisierungsosteotomie

Bei Coxa vara wird der CCD-Winkel vergrößert, was eine Verringerung der Biegespannung des Schenkelhalses zur Folge hat.

Beide Operationen können bei M. Perthes und Hüftkopfnekrose des Erwachsenen angewendet werden. Hier ist die Veränderung der Belastungszone des Hüftkopfes das Ziel.

Biomechanische Folgen der Varisierungsosteotomie
- Der Abstand zwischen Trochanter major und Becken verringert sich, eine aktive Insuffizienz der kleinen Glutäen ist die Folge.
- Das Bein wird verkürzt.

Biomechanische Folgen der Valgisierungsosteotomie
- Der Abstand zwischen Trochanter major und Becken verlängert sich, eine passive Insuffizienz der kleinen Glutäen kann postoperativ zu einem schmerzhaftem Hypertonus führen.
- Das Bein wird länger.

Operatives Vorgehen
- Nach Abtrennen des Musculus vastus lateralis am proximalen Femur Entfernung eines Knochenkeils. Der Winkel des Keils entspricht dem Korrekturwinkel.
- Einsetzen einer Winkelplatte, die den korrigierten Winkel hält.
- Gleichzeitig ist eine Rotationskorrektur möglich.
- Rutscht der Trochanter major zu weit nach kranial (Gefahr einer Insuffizienz der Hüftmuskulatur), kann er durch eine Osteotomie versetzt werden.
  Gefahren: Beinverkürzung und Schwäche der Hüftmuskulatur sowie Verletzung des N. femoralis.

Postoperative Behandlung
- Das Bein wird mit Kompressionsverband auf einer Braun-Schiene gelagert.
- Mobilisation ohne Belastung in alle Bewegungsrichtungen ab dem ersten postoperativen Tag.
- Sechs Wochen maximal Sohlenkontakt, anschließend bis zur zwölften Woche steigern bis zur vollen Belastung.
- Eine Totalendoprothese kann später ohne Probleme implantiert werden.

2. Intertrochantere Osteotomie nach Imhäuser

Indikation

Epiphyseloysis capitis femoris, wenn die Epiphysenfuge mehr als 30° abgerutscht ist.

Operatives Vorgehen
- Zwischen Trochanter major und minor des Oberschenkelknochens – also distal der abgerutschten Epiphysenfuge – wird ein Keil mit ven-

tro-lateraler Basis entnommen. Dadurch können die beiden Knochenteile stärker flektiert und valgisiert werden.
- Nach zusätzlicher Innenrotation wird die neue Stellung mit einer Winkelplatte fixiert.
- Durch die distale Osteotomie ist die Gefahr einer sekundären Hüftkopfnekrose herabgesetzt, bei Korrektur im Bereich des Schenkelhalses wäre diese Gefahr erhöht.

Postoperative Behandlung
- Redon-Saugdrainage
- mindestens sechs Wochen lang Entlastung oder Sohlenkontakt

3. Epiphysenspickung

Indikationen
- Epiphyseolysis capitis femoris acuta
- Bei Epiphyseolysis capitis femoris lenta (verzögerte Form) wird nur operiert, wenn die Epiphyse maximal 30° verrutscht ist.

Operatives Vorgehen
- Der Musculus vastus lateralis wird am proximalen Femur abgelöst. Unterhalb des Trochanter major werden Kirschner-Drähte in Schenkelhalsrichtung durch die Epiphysenfuge in den Kopf gespickt. Die Gelenkfläche wird dabei nicht verletzt.
- Anstelle von Kirschner-Drähten können kurz vor Abschluß des Wachstums Schrauben verwendet werden.
- Die andere Seite wird prophylaktisch mitgespickt.

Postoperative Behandlung
- Redon-Spüldrainage bis zum am zweiten postoperativen Tag
- Teilbelastung in der sechsten Woche postoperativ
- Vollbelastung in der zehnten Woche postoperativ
- Vollbelastung der prophylaktisch gespickten Seite
- Metallentfernung nach Wachstumsabschluß; sehr selten kann eine Chondrolyse (Knorpelauflösung) oder eine Hüftkopfnekrose auftreten, die zu verfrühter Arthrose (Gelenkverschleiß) führen.
- Auf korrekte Lagerung achten! Die Patienten neigen zu starker Außenrotationsfehlstellung mit starker Einschränkung der Innenrotation und Extension.

Physiotherapeutische Untersuchung nach gelenkerhaltenden Operationen am Hüftgelenk

M. Dölken

Präoperativ

Der präoperative Befund entspricht der Operationsindikation (Coxa valga, Coxa vara, M. Perthes, Hüftdysplasie, Koxarthrose – siehe unter *Kapitel 4, 5 und 6*).

Postoperativ

- Schmerzanamnese
- Lagerungskontrolle des operierten Beines: Bein in Rotationsnullstellung; in den ersten Tagen leichte Hochlagerung in Kehler- oder Braun-Schiene; eventuell hochgestelltes Fußteil im Bett. Nach einigen Tagen Entfernung der Schiene, Lagerung in Extensions-Flexionsnullstellung, durch leichte Abduktion wird der Hüftkopf in der Pfanne zentriert.
- Bei Becken-Beingips Beachtung von Druckstellen!
- Beachtung starker Schwellungszunahme!
- Beobachtung des Bewegungsverhaltens bei Bewegungsübergängen, beim Aufstehen und Hinlegen ins Bett, Toilettengang, Gehen an Unterarmgehstützen.
- Bei Schmerzen in den Beinen unbedingt Prüfung der Thrombosedruckpunkte, z.B. im Wadenbereich! Bei mehr als drei positiven Punkten ist wegen Thromboseverdacht unbedingt der Arzt zu informieren! Auf keinen Fall mit dem Patienten aufstehen und behandeln! (Abb. 9.**3**)
- Beachtung starker Temperaturerhöhung im Wundgebiet. Sie ist ein Hinweis auf eine beginnende überschießende Entzündungsreaktion, weshalb sofort der Arzt zu informieren ist!
- Prüfung der Sensibilität des operierten Beines, da eine Verletzung des N. cutaneus femoris zu einer Hypoästhesie im ventrolateralen Oberschenkelbereich führt.
- Sensibilitätsabschwächung im medialen Kniebereich ist Folge einer N. saphenus-Irritation.
- Prüfung der Motorik des operierten Beines:
  - Verletzungen des N. femoralis führen zur Schwäche der Hüftbeuger und des M. quadriceps. Der M. quadriceps kann in Rückenlage mit seitlichen Überhang getestet werden. Dabei muß auf eine stabile Lage des Oberschenkels und Vermeidung des weiterlaufenden Anhängens des Hebels bei der Knieextension geachtet werden!
  - Der N. peroneus kann lagerungsbedingt hinter dem Fibulaköpfchen irritiert werden, was eine Fußheberschwäche zur Folge hat.

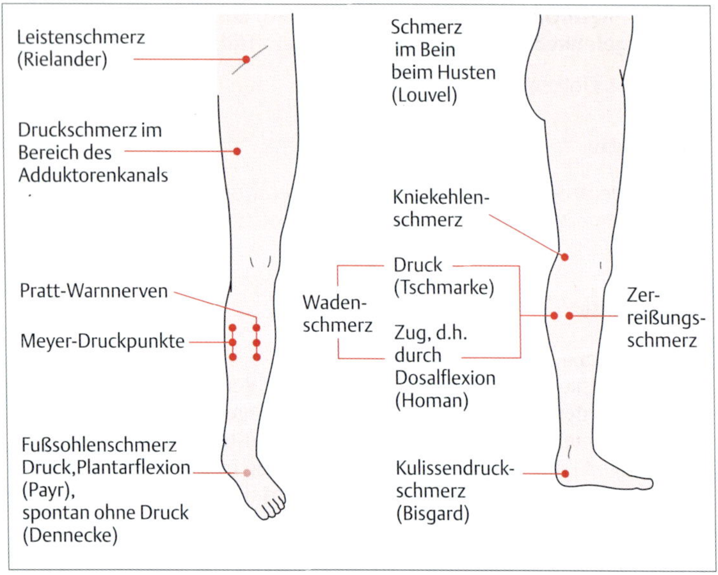

Abb. 9.**3** Phlebothrombose: Schmerzpunkte und Früherkennungszeichen

- Prüfung der Beweglichkeit des anderen Hüftgelenks!
- Prüfung der Beweglichkeit des operierten Hüftgelenks nur mit abgegebenem Beingewicht, erst bei Belastungssteigerung (Teilbelastung), aktive Hüftbeweglichkeit mit kurzem Hebel!
- Die Kraft am anderen Hüftgelenk sollte nicht gegen starke Widerstände oder mit langem Hebel geprüft werden, da sich die Kraft auf die operierte Seite überträgt. Bewegungen mit kurzem Hebel gegen die Schwerkraft sind ausreichend. Wichtiger ist die Beobachtung der Beckenstabilität beim Gehen und beim Rutschen im Bett.
- Messung der funktionellen Beinlänge in symmetrischer Rückenlage. Da ein zu langes Bein (häufig bei valgisierender Umstellungsosteotomie) die Entlastung des operierten Beines erschwert, ist bei Differenzen über 1 cm ein sofortiger Schuhausgleich notwendig. Bei voller Belastbarkeit muß im Stand das Resultat überprüft werden.
- In der Spätphase bei voller Belastbarkeit gleicht der Befund dem vor der Operation.

•••• Allgemeines zur physiotherapeutischen Behandlung

Da bei den Eingriffen große Knochendurchtrennungen am Schenkelhals erfolgen, darf in den ersten sechs Wochen auf keinen Fall mit viel Hubbelastung, sondern nur mit abgegebenem Beingewicht gearbeitet werden!
- Auf korrekte Einhaltung der Entlastung beim Gehen ist besonders zu achten!
- Erarbeitung ausreichender Stützkraft des Schultergürtels!
- Durch den lateralen Hautschnitt über dem Trochanter major wird die Fascia lata gespalten und der M. vastus lateralis an seinem Ursprung abgelöst. Schmerzen im ventrolateralen Oberschenkel, die bei Knieflexion zunehmen, haben ihre Ursache in der Durchtrennung dieser Muskelstrukturen. Daher ist häufig postoperativ eine dosierte Dehnung des M. quadriceps mit Verbesserung der Knieflexion erforderlich. Durch Irradiation werden M. quadriceps und M. tensor fasciae latae von Anfang an aktiviert.
- Durch die Veränderungen der Muskelursprünge und Ansätze verändern sich durch eine neue Zugrichtung die wirksamen Hebel der Muskeln.
- Der Abstand zwischen Ursprung und Ansatz kann sich verändern, wodurch passive und aktive Insuffizienzen entstehen können.
- Der Patient muß durch ein funktionelles, dem Stabilitätsgrad angepaßtes Koordinationstraining die Umstellung auf die neuen Achsverhältnisse erlernen.

•••• Physiotherapeutische Behandlung der gelenkerhaltenden Operationen am Hüftgelenk

Behandlungsziele

1. Frühphase
- Schonende Wiederherstellung der Hüft- und Beckenbeweglichkeit
- Erhaltung der Muskelaktivität am operierten Bein und damit Prophylaxe von Atrophien
- Kräftigung der Fuß- und Rumpfmuskeln, Stützmuskulatur und Beinmuskeln am anderen Bein
- Schmerzlinderung
- Bei überschießenden Ödemen Resorptionsförderung
- Thromboseprophylaxe
- Pneumonieprophylaxe, vor allem bei Patienten mit Bettruhe und Becken-Bein-Gips
- Gangschulung mit der erlaubten Belastung
- Der Patient muß lernen, unerlaubte Bewegungen und zu hohe Belastungen zu vermeiden!

2. Bei zunehmender Belastung
Kräftigung und Verbesserung der Koordination der gesamten Hüft- und Beinmuskulatur (Behandlung siehe unter *Konservative Behandlung*).

Behandlungsmaßnahmen

1. Wiederherstellung der Beweglichkeit und Erhaltung der Muskelaktivität am operierten Bein

Die Beweglichkeit darf nur sehr schonend wiederhergestellt werden. Da sie präoperativ meist nicht massiv eingeschränkt war, liegen keine strukturellen Veränderungen vor. Postoperativ wird die Beweglichkeit durch Schmerzen und damit verbundene reflektorisch veränderte, muskuläre Tonuszustände behindert.

Sehr schonend kann die Beweglichkeit durch die Erweiterung über den proximalen Hebels Becken verbessert werden. Da das Beingewicht abgelegt ist und die Muskelaktivität hauptsächlich im Bereich des Rumpfes liegt, wirken keine Scherkräfte auf das Operationsgebiet. Die Erweiterung ist in Rückenlage, Seitlage und Bauchlage möglich. Die Umlagerung in Seit- oder Bauchlage ist mit dem Operateur abzusprechen. Bei den meisten gelenkerhaltenden Operationen ist die Umlagerung nach einigen Tagen möglich.

Durchführung der Erweiterung über den proximalen Hebel

a) Flexion
Das Bein wird submaximal ans Ende der momentanen Beweglichkeit auf Packs gelagert. Durch die Beckenflexion im Hüftgelenk läßt sich die Flexion verbessern. Das Bein wird zunehmend in einem höheren Flexionswinkel gelagert. Bei den meisten Operationen wird in der Frühphase eine Flexion von 90° angestrebt. Nach der Erweiterung kann die Flexorenkette bei abgelegtem Bein statisch in jedem Winkel aktiviert werden, und es kommt es zur Antagonistenhemmung der Hüftextensoren. Die Flexoren können durch Irradiation der Spielbeinphase aktiviert werden.

- *Beispiele gangtypischer Irradiationen:*
  - Am operierten Bein nur Fußpattern: Dorsalextension mit Inversion, wodurch die FLEX./ADD./AR. als Aktivität auf das Bein übergeht.
    Dorsalextension mit Eversion, wodurch FLEX./ABD./IR. auf das Bein übergeht.
  - EXT./ABD./IR. am anderen Bein mit Approximation: Statisch oder mit agonistischer Umkehr auf der mittleren Bewegungsbahn durchgeführt, verhindert es zu große Kräfte auf der operierten Seite. Bei Beckenosteotomien nur statisch durchführen.

- Über die Arme: EXT./ABD./IR. auf derselben Seite, Skapula in „Depression posterior“, FLEX./ADD./AR. kontralateral, Skapula in „Elevation anterior“.
- In Seitlage sind auch Kombinationen von Becken- und Skapulapattern möglich, am Becken „Elevation anterior“ auf der OP-Seite nur dosiert Widerstand geben. Die Hauptaktivität liegt in der Bauchmuskulatur und am untenliegenden Hüftgelenk, daher ist es auch bei Entlastung des Hüftgelenks möglich. Bei den Beckenosteotomien noch keine Beckenpattern gegen Widerstand, sondern erst bei zunehmender Belastung durchführen!

b) Extension
Das Bein wird in Rücken- oder Seitlage submaximal in Extension gelagert, durch die Beckenextension im Hüftgelenk wird die Bewegung von proximal erweitert.

Der Therapeut kann zur Verkürzung des Abstands Symphyse-Bauchnabel einen taktilen Stimulus am Unterbauch geben.

In Seitlage kann bei gleichzeitiger Lagerung des Kniegelenks in Flexion mit dieser Technik sehr gut der M. rectus femoris detonisiert werden.

Der M. rectus femoris läßt sich über seine Kniekomponente auch mit der postisometrischen Relaxation detonisieren, wodurch gleichzeitig der M. vastus lateralis detonisiert wird.

Nach der Erweiterung kann eine statische Aktivität der Hüftextensoren durch Irradiation der Standbeinphase erreicht werden.

■ *Beispiele:*
- FLEX./ADD./AR. am kontralateralen Bein; durch statische Aktivität oder argonistische Umkehr auf der mittleren Bewegungsbahn wirken keine zu großen Kräfte auf die kontralaterale Seite. Bei Beckenosteotomien ist es besser, nur über die Fußpattern an beiden Füßen oder über die Arm- oder Skapulakomponenten zu arbeiten.
  Fußpattern am operierten Bein (es wird nur ein Führungswiderstand gegeben): Plantarflexion mit Pronation: In Rückenlage werden die Beine in der Diagonalen in leichter Abduktion gelagert. Manche Patienten irradiieren besser symmetrisch, andere besser reziprok.
  Symmetrisch: An beiden Füßen wird das Muster Plantarflexion mit Pronation geübt, durch die argonistische Umkehr arbeiten die Muskeln konzentrisch und exzentrisch.
  Reziprok: Am kontralateralen Bein wird das Muster Dorsalextension mit Inversion, am operierten Bein Plantarflexion mit Pronation geübt.

c) Abduktion
Der Patient lernt, seine gleichseitige Rumpfseite zu verlängern, was zur Abduktion von proximal führt. Da das Bein auf der Unterlage gleiten muß, ist der Reibungswiderstand durch Unterlagerung mit einem Tuch auf glatter Unterlage zu reduzieren.

Im Schlingentisch fällt der Reibungswiderstand komplett weg. In dieser Ausgangsstellung kann anschließend der distale Hebel dazugenommen werden. Ist nur assistives Bewegen erlaubt, unterstützt der Therapeut die Bewegung. Aktiv insuffiziente Abduktoren lernen dadurch, mit geringer Belastung wieder zu kontrahieren.

Nach der Erweiterung werden die Abduktoren statisch im neuen Bewegungsausmaß, z. B. durch Irradiation der Standbeinphase aktiviert. Bilaterale Fußpattern in Dorsalextension mit Eversion stimulieren ebenfalls gut die laterale Muskelkette und damit auch den häufig gehemmten M. vastus lateralis.

d) Rotation
Sie kann, je nach Extensions- oder Flexionswinkel. in der Transversal- und Frontalebene erweitert werden

Transversalebene: In Rückenlage stellt der Patient das nichtoperierte Bein auf und lernt, zur Erweiterung der Innenrotation den Druck unter der operierten Beckenseite zu verstärken, zur Erweiterung der Außenrotation wird der Druck geringer.

Frontalebene: In Rückenlage stellt der Patient das nichtoperierte Bein auf und lagert das operierte in ca. 90° Flexion auf Packs. Die Innenrotation wird durch Verlängerung der gleichseitigen Rumpfseite, die Außenrotation durch Verkürzung der Rumpfseite erweitert. Der Therapeut gibt dabei einen taktilen Reiz am Tuber oder Beckenkamm.

e) Weitere Maßnahmen zur Erweiterung
- Widerlagernde Mobilisation, wobei der Therapeut die Bewegung des distalen Hebels unterstützt.
- Postisometrische Relaxation mit gut unterstütztem Beingewicht, erst ab Teilbelastung Gabe von distalen Widerständen.
- Quermassage, Querdehnung der hypertonen Muskeln (vor allem Außenrotatoren und Adduktoren), jedoch nicht im Bereich von Hämatomen!
- Nach Wundheilung ist auch die Behandlung im Bewegungsbad möglich.

2. Resorptionsförderung und Schmerzlinderung

- Die Mobilisationen lassen sich mit Kurzzeiteis kombinieren, was zur Schmerzreduzierung und Durchblutungsverbesserung führt und sich positiv auf die Wundheilung und überschießende Ödeme auswirkt.
- Zur Resorptionsförderung kann das Bein ca. 30° hochgelagert und im Lymphbahnenverlauf von distal nach proximal ausgestrichen werden.
- Lymphdrainage

3. Thromboseprophylaxe

- Der Patient trägt Kompressionsstrümpfe, wobei auf korrekten Sitz zu achten ist.
- Dynamische Aktivitäten der Füße regen die Muskelpumpe an; in langsamem Rhythmus werden die Füße endgradig in Dorsalextension und Plantarflexion bewegt.
- Hochlagerung der Beine
- Statisches Muskeltraining am operierten Bein
- Die Patienten müssen mehrmals täglich ein Eigenprogramm durchführen, wozu genaue Angaben von Wiederholungszahl und Tageszeit erteilt werden.
- Dürfen die Patienten bereits aufstehen, sollen sie zwar viel, aber wegen der Schwellungsneigung immer nur kurze Zeit gehen.

4. Pneumonieprophylaxe

- Die Atemrichtungslenkung durch manuellen Handkontakt seitens des Therapeuten oder des Patienten führt zur Atemvertiefung.
- Nasenstenose: Der Patient hält sich ein Nasenloch zu, so daß sich die Einatmung vertieft.
- Die Lippenbremse verlängert die Ausatmung und damit indirekt auch die Einatmung.
- Viele atemtherapeutische Maßnahmen beruhigen und entspannen und senken dadurch den Blutdruck und die Herzfrequenz, was einen entspannenden Effekt hat.
- Aus diesem Grund ist die Durchführung unmittelbar vor dem Aufstehen meist ungünstig, da zu diesem Zeitpunkt der Kreislauf angeregt werden soll.

5. Gangkorrektur

Für das Gehen an Unterarmgehstützen mit Entlastung oder Teilbelastung ist eine ausreichende Schultergürtelstabilität ebenso notwendig wie das Körpergefühl für die Stützaktivität.

Maßnahmen zur Gangkorrektur

- Skapulapattern, auch bilateral in Rückenlage
- Armpattern in EXT./ABD./IR., auch mit mittlerem Drehpunkt, da sich dabei der Schultergürtel häufig besser in Depression posterior verankert.
- Anleitung des Armpattern bilateral gegen den Widerstand eines Therabandes als Eigenübung
- Skapulapattern statisch auch im Stand an Unterarmgehstützen oder im Gehbarren
- Der Therapeut gibt im Stand von kaudal Widerstände an den Griffen der Unterarmgehstützen, wobei die Stützen jedoch nicht angehoben werden dürfen.
- Hilfreich ist die Vorstellung „Löcher in den Boden zu drücken".
- Bei kompletter Entlastung darf der Patient das Bein beim Gehen nicht abrollen. Die ständige fallverhindernde Arbeit der Abduktoren der kontralateralen Seite und der gleichseitigen Lateralflexoren führt häufig zu Tonuserhöhungen in diesen Muskeln. Sie können durch Weichteiltechniken, hubfreie Mobilisation der LWS und Beckenpattern (falls erlaubt) detonisiert werden. Sohlenkontakt ist funktionell auf jeden Fall günstiger.
- Bei erlaubtem Sohlenkontakt lernt der Patient das Gehen im Dreipunktegang, d. h. er rollt den Fuß des operierten Beines ohne Druckverstärkung zwischen den Unterarmgehstützen über dem Boden ab, während das andere Bein einen Schritt macht. Die Vorstellungshilfe „über eine Torte abzurollen" kann zur Verdeutlichung beitragen.
- Bei erlaubter Teilbelastung lernt der Patient das Einschätzen des Gewichts durch das Gehen über eine Waage. Die Waage sollte sich auf gleichem Niveau befinden, also z. B. im Boden versenkt sein.
- Die Stabilität des kontralateralen Standbeines ist Voraussetzung für eine selektive Spielbeinphase des operierten Beines. Abduktoren- und Rotatorentraining auf dem Standbein kräftigt die beckenstabilisierende Muskulatur.
- Da bei Entlastung des Beines keine reaktive Hüftextension zum Vorwärtstransport des Körpers über dem Standbein auftritt, gehen die Patienten meistens mit zuwenig Hüftextension. Ein dorsaler Führungskontakt am Oberschenkel kann dem Patienten die schmerzfreie Bewegungstoleranz am operierten Hüftgelenk bewußt machen. Vorher muß die Beweglichkeit in entlasteter Position wiederhergestellt werden.
- Bewußtmachung des Abrollweges über die funktionelle Fußlängsachse durch Gehen auf einer Linie. Die notwendigen Rotationstoleranzen werden vorher in entlasteter Position verbessert.
- Bei erlaubter Teilbelastung – mindestens das halbe Körpergewicht – ist das Gehen im Vierpunkte- und Zweipunktegang möglich.

- Bei Vollbelastung gehen die Patienten so lange an Unterarmgehstützen, bis kein Trendelenburg- oder Duchennehinken mehr auftritt.
- Das Treppensteigens mit Unterarmgehstützen ist vor der Entlassung aus der Klinik zu üben.
- Übung des Türenöffnens und -schließens mit Unterarmgehstützen.

6. Bewußtmachung der verbotenen Bewegungen

- Das Bein darf nicht als langer Hebel angehoben werden. Häufig ist zu Anfang auch das aktive Bewegen mit kurzem Hebel nicht erlaubt. Die verbotenen Bewegungen können dem Patienten am nichtoperierten Bein gezeigt werden.
- Beim Aufstehen unterstützt der Patient das operierte mit seinem anderen Bein, indem er den Fuß unter den distalen Unterschenkel schiebt. Bei instabilen Beckenosteotomien sollte der Therapeut das Beingewicht abnehmen, da die Bauchmuskeln und Hüftflexoren bei der Unterstützung des operierten Beines mit viel Hub arbeiten müssen.
- Sitzen sollte in der Frühphase vermieden werden. Bei ausreichendem Bewegungsausmaß kann der Patient z.B. auf einer Stehhilfe oder an die Tischkante gelehnt, erhöht sitzen.
- Beim Aufstehen und Hinsetzen achtet der Patient darauf, daß immer das operierte Bein zuerst nach vorne gestellt wird.
- Übung des An- und Ausziehens unter Einsatz von Strumpf- und Schuhanziehern.
- Beim Drehen in Seitlage sollte zu Anfang ein Kissen zwischen den Beinen liegen, da sonst die Abduktoren fallverhindernd aktiv sind und das Bein als Hebel gehalten wird.
- Drehen auf die operierte Seite ist erst nach abgeschlossener Wundheilung und in Absprache mit dem Operateur erlaubt.

9.1.3 Korrekturosteotomien bei Genu valgum und Genu varum

M. Dölken, S. Wirth

- valgisierende Osteotomie am Tibiakopf bei Genu varum
- varisierende Osteotomie am Tibiakopf bei Genu valgum
- suprakondyläre varisierende Femurosteotomie

•••• Ärztliche Untersuchung und Behandlung

1. Valgisierende Osteotomie am Tibiakopf

Indikationen
- Mediale Gonarthrose bei Genu varum.
- Die Bänder müssen noch stabil sein.
- Die Schmerzen dürfen nicht durch eine Retropartellararthrose bedingt sein.

Operatives Vorgehen
- Im mittleren Fibuladrittel wird ein Knochenstück entnommen. Dabei kann der Nervus peroneus profundus geschädigt werden.
- Keilentnahme am Tibiakopf mit Basis lateral.
- Leichte valgisierende Überkorrektur des Unterschenkels. Fixiert wird mit einer Plattenosteosynthese oder alternativ geklammert.
- Liegt gleichzeitig eine Retropatellararthrose vor, ist durch eine Ventralisierung des distalen Fragmentes eine Entlastung möglich.
- Zusätzlich können „Gelenktoilette“ und Meniskektomie durchgeführt, Osteophyten abgetragen sowie freie Gelenkkörper entfernt werden.

Postoperative Behandlung
- Zwischen Tibiakante und Muskulatur wird eine tiefe Redon-Drainage angelegt, die am zweiten postoperativen Tag entfernt wird.
- Mobilisation bereits am ersten Tag postoperativ.
- Die Belastung richtet sich nach der Osteosynthese; nach Plattenosteosynthese kann etwas eher belastet werden (nach ca. vier Wochen) als bei Klammerung (nach sechs Wochen).

2. Varisierende Osteotomie am Tibiakopf

Indikationen
- Laterale Gonarthrose bei Genu valgum.
- Die Bänder müssen noch stabil sein.
- Die Schmerzen dürfen nicht durch eine Retropartellararthrose bedingt sein.

Operatives Vorgehen
- Am Tibiakopf wird die Muskulatur abgelöst.
- Von einem Spenderhüftkopf wird ein autologer Knochenkeil zugeschnitten.
- Der Keil wird oberhalb der Fibula in den Tibiakopf eingeschlagen. Seine Basis liegt somit lateral in Richtung Wadenbein. Zur zusätzlichen Stabilisierung wird der Keil mit Knochenklammern fixiert. Alternativ kann ein Fixateur externe verwendet werden.

Postoperative Behandlung
- Hochlagern auf einer Schiene
- Mobilisation bereits am ersten Tag postoperativ.
- Es sollte insgesamt für etwa für vier bis sechs Wochen entlastet werden.

3. Suprakondyläre varisierende Femurosteotomie

Indikationen
- Laterale Gonarthrose durch eine Valgusfehlstellung des distalen Femur.
- Genu valgum mit einer Winkelabweichung von mehr als 15°.

Operatives Vorgehen
- Ablösen des M. vastus medialis im distalen Femurbereich. Über den Femurkondylen wird von medial ein Knochenkeil entfernt. Die Basis des Keils liegt medial.
- An der medialen Seite wird zur Fixation des Keils eine Winkelplatte angelegt, die mit Haltezangen oder Schrauben fixiert wird (Abb. 9.**4**).

Postoperative Behandlung
- Beinhochlagerung auf einer Schiene.
- Mobilisation bereits am ersten Tag postoperativ. Entfernung der Redon-Saugdrainage am zweiten Tag postoperativ.
- Entlastung des Beins für etwa vier bis sechs Wochen.

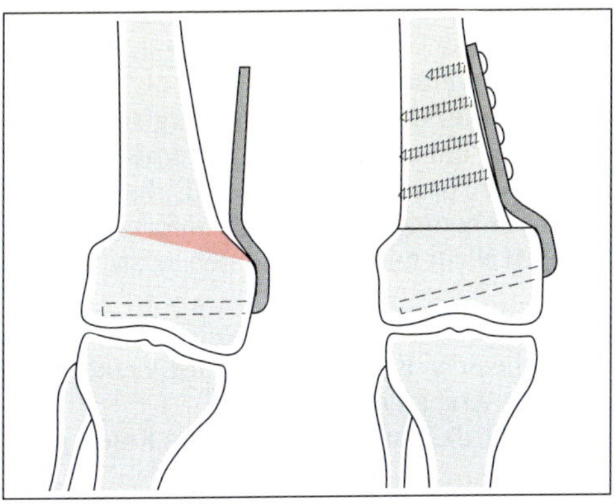

Abb. 9.**4** Suprakondyläre varisierende Femurosteotomie

•••• Physiotherapeutische Untersuchung

M. Dölken

Präoperativ

Der präoperative entspricht dem konservativen Befund.

Postoperativ

- Schmerzanamnese
- Lagerungskontrolle des operierten Beines: Bein in Rotationsnullstellung; in den ersten Tagen leichte Hochlagerung in Kehler- oder Braun-Schiene; eventuell Hochstellen des Fußteil im Bett. Nach einigen Tagen Entfernung der Schiene und Lagerung in Extensions-Flexionsnullstellung. Bei Extensionsdefizit wird das Kniegelenk mit einer Minimallagerung unterlagert, da sonst die Flexoren eine statische Daueraktivität entwickeln und ein ischämischer Schmerz die Folge ist.
- Beachtung starker Schwellungszunahme, da massive Hämatome im ventralen Unterschenkelbereich zu einem Kompartmentsyndrom führen können (vergleiche S. 601)!
- Symptome: starke Schmerzen, Schwellungen und partiell oder komplett aufgehobene Funktion der Fußheber. Die Fußpulse bleiben auch beim vollentwickelten Kompartmentsyndrom erhalten.
- Beobachtung des Bewegungsverhaltens bei Bewegungsübergängen, beim Aufstehen und Hinlegen ins Bett, Toilettengang und Gehen an Unterarmgehstützen. Der Lastarm Unterschenkel sollte in der Frühphase noch nicht frei gehalten werden.
- Beurteilung der Beinachsen in Rückenlage im Seitenvergleich.
- Bei Schmerzen in den Beinen sind unbedingt die Thrombosedruckpunkte z. B. im Wadenbereich zu prüfen (siehe Abb. 9.**3**)! Bei mehr als drei positiven Punkten ist unbedingt der Arzt zu informieren, da Thromboseverdacht besteht! Nicht mit dem Patienten aufstehen und behandeln!
- Beachtung starker Temperaturerhöhung im Wundgebiet. Sie sind ein Hinweis auf beginnende überschießende Entzündungsreaktion. In diesem Fall ist umgehend der Arzt zu informieren!
- Prüfung der tanzenden Patella, da häufig begleitend ein Kniegelenkerguß auftritt.
- Prüfung der Sensibilität des operierten Beines, da eine Verletzung des N. saphenus zu einer Hypoästhesie im medialen Kniebereich führt.
- Prüfung der Motorik des operierten Beines: Der N. peroneus kann lagerungsbedingt hinter dem Fibulaköpfchen oder intraoperativ bei

der Fibuladurchtrennung irriiert werden, was eine Fußheberschwäche zur Folge hat.

- Prüfung der Beweglichkeit des anderen Kniegelenks und der beiden Hüft- und Sprunggelenke! Bei der Prüfung der Beweglichkeit des Hüftgelenks an der operierten Seite wird das Unterschenkelgewicht durch den „Wiegegriff" des Therapeuten abgenommen.
- Prüfung der Beweglichkeit des operierten Kniegelenks nur mit abgegebenem Unterschenkelgewicht, erst bei Belastungssteigerung (Teilbelastung) Prüfung der aktiven Kniebeweglichkeit!
- Bei suprakondylärer Umstellungsosteotomie sind der M. rectus femoris und der M. vastus lateralis häufig reflektorisch hyperton.
- Die Kraft am anderen Bein läßt sich bei stabil gelagertem operierten Bein voll prüfen. Die Beckenstabilität beim Gehen und beim Rutschen im Bett muß beobachtet und die Beinachse des anderen Beines unter Belastung beurteilt werden!
- Messung der funktionellen Beinlänge sollte in symmetrischer Rükkenlage erfolgen. Da ein zu langes Bein die Entlastung des operierten Beines erschwert, ist bei Differenzen über 1 cm ein sofortiger Schuhausgleich notwendig. Bei voller Belastbarkeit muß das Resultat im Stand überprüft werden.
- In der Spätphase bei voller Belastung: Befund siehe unter *Genu valgum und Genu varum.*

•••• Allgemeines zur physiotherapeutischen Behandlung

- Durch die Keilentnahme entsteht ein großer Knochendefekt, weshalb in den ersten sechs Wochen keine Belastung bzw. maximal Sohlenkontakt erlaubt ist.
- Nach sechs Wochen kann die Belastung gesteigert werden, nach Osteotomiedurchbauung (nach ca. acht Wochen Röntgenkontrolle) sogar auf volle Belastung.
- Das freie Halten des Unterschenkels ist – vor allem bei Tibiakopfumstellungsosteotomien – in den ersten vier bis sechs Wochen zu vermeiden.
- Bei den Umstellungsosteotomien am Tibiakopf besteht durch die Einlagerung eines tiefen Hämatoms die Gefahr des Kompartmentsyndroms. Durch die Kompression kann es zur Durchblutungsstörung im Bereich des M. tibialis anterior kommen. Es entsteht eine ischämische Partialnekrose mit ödematöser Aufquellung des Muskels. Der Raum wird für den Muskel in seiner Faszie zu eng, was aufgrund des Druckes zur Schädigung der Muskeln führt. Sekundär kann der N. peroneus profundus geschädigt werden. Dieser Gefahr läßt sich durch Hochlagerung und intensive Resorptionsförderung entgegenwirken.

- Durch die Durchtrennung der Fibula bei den Tibiakopfumstellungsosteotomien ist die Beweglichkeit der Spunggelenke schmerzbedingt häufig eingeschränkt. Bewegungseinschränkungen lassen sich durch Mobilisation ohne Belastung verhindern.
- Durch die Achskorrektur gerät das mediale oder laterale Seitenband unter Zug und reagiert daher postoperativ häufig mit Schmerzen.
- Beim assistiven Bewegen bei der Tibiakopfumstellung und bei der suprakondylären Umstellung ist auf eine stabile Grifftechnik zu achten.
- Sofortige Mobilisation auf einer Bewegungsschiene beugt Verklebungen der Kapsel vor und fördert die Knorpelernährung.

•••• Physiotherapeutische Behandlung

Behandlungsziele

1. Frühphase
- Schonende Wiederherstellung der Kniebeweglichkeit
- Erhaltung der Muskelaktivität am operierten Bein und damit Prophylaxe von Atrophien
- Kräftigung der Fuß-, Hüft- und Rumpfmuskeln, der Stützmuskulatur und der Beinmuskeln am anderen Bein
- Schmerzlinderung
- Resorptionsförderung
- Thromboseprophylaxe
- Pneumonieprophylaxe ist meist nur in den ersten Tagen notwendig, da die Patienten vom ersten Tag an aufstehen dürfen und es sich in der Regel um jüngere Patienten unter 65 Jahren handelt.
- Gangschulung mit der erlaubten Belastung
- Der Patient muß lernen, unerlaubte Bewegungen und zu hohe Belastungen zu vermeiden!

2. Bei zunehmender Belastung
Kräftigung und Verbesserung der Koordination der gesamten Hüft- und Beinmuskulatur (Behandlung siehe unter *Konservative Behandlung*).

Behandlungsmaßnahmen

- Widerlagernde Mobilisation für Extension und Flexion, günstig in Seitlage. Der Reibungswiderstand muß durch Unterlagerung eines Tuches und den Arm des Therapeuten reduziert werden. Rotationstendenzen durch Rolltendenzen des Beines auf der Unterlage sind zu vermeiden. Rotationsmobilisation erfolgt erst bei knöcherner Durchbauung, da sonst vor allem bei den Tibiakopfosteotomien die Gefahr der Scherwirkung besteht.

- Kleine alternierende Bewegungen gekoppelt mit Kurzzeiteis haben einen guten resorptionsfördernden Effekt für den Kniegelenkerguß.
- Erhaltung der Beweglichkeit der Patella durch Kaudalgleiten in Behandlungsstellung bei Knieflexion.
- Bei der Anwendung der postisometrischen Relaxation darf kein distaler Widerstand gesetzt werden.
- In der Frühphase wird die Flexion bis 90° erweitert und nach sechs Wochen zunehmend die endgradige Flexion angestrebt. Zu diesem Zeitpunkt ist auch die Mobilisation der Knierotation möglich.
- Sofortige zusätzliche Mobilisation auf der Bewegungsschiene.
- Die Beweglichkeit der Sprunggelenke ist durch reflektorisch hypertone Muskeln eingeschränkt; meist betrifft das vor allem die Dorsalextension, die sich jedoch durch postisometrische Relaxation erweitern läßt.
- Die Durchführung von Fußpattern ohne Widerstand, nur gegen Führungskontakt verbessert die Sprunggelenkbeweglichkeit und ist gleichzeitig eine gute Thromboseprophylaxe.
- Erhaltung der Muskelaktivität am operierten Bein durch Irradiation, d.h. gangtypische Irradiation in Rückenlage, Seitlage, bei Belastungszunahme im Halbsitz und Stand.
- Statische Quadrizepsaktivität in maximaler Knieextension bewirkt aufgrund der Bewegung der Kniescheibe nach kranial einen Preßmechanismus auf den Rezessus suprapatellaris, wodurch die Resorption eines Kapselergusses gefördert wird.
- Thromboseprophylaxe (siehe unter *Korrekturosteotomien am Hüftgelenk)*
- Pneumonieprophylaxe (siehe oben)
- Gangkorrektur (siehe oben)

Bewußtmachung der verbotenen Bewegungen

- Das Bein darf nicht als langer Hebel angehoben und der Unterschenkel muß mit dem anderen Fuß unterstützt werden. Die verbotenen Bewegungen können dem Patienten am nichtoperierten Bein vorgeführt werden.
- Beim Aufstehen und Hinsetzen hat der Patient darauf zu achten, daß immer zuerst das operierte Bein nach vorne gestellt wird.
- Beim Drehen in Seitlage sollte am Anfang ein Kissen zwischen den Beinen liegen, da sonst beim Drehen der Drehpunkt Knie nicht unterstützt wird und dadurch Scherkräfte auf den Tibiakopf oder den distalen Femur wirken.
- Die Patienten können sich auf beide Seiten legen.
- Übung des An- und Ausziehens zusammen mit dem Patienten (eventuell Strumpf- und Schuhanzieher einsetzen)

9.1.4 Eingriffe bei habitueller Patellaluxation

M. Dölken, S. Wirth

- Operation nach Elmslie-Trillat
- Operation nach Roux-Goldthwait
- Operation nach Krogius-Roux

Da der Luxationsweg der Patella nach lateral verläuft, haben alle Operationen die Umlenkung der Zugrichtung der Patella nach medial zum Ziel. (Zur Ursache der habituellen Patellaluxation siehe unter *Chondropathia patellae*)

Als Operationen werden Zügelungsplastiken der Patella als reine Weichteiloperationen durchgeführt, in schwereren Fällen werden sie mit einer Versetzung der Tuberositas tibiae nach medial-distal kombiniert. Knöcherne Eingriffe sollten erst nach Wachstumsabschluß erfolgen, weil es sonst zu Wachstumsstörungen kommt.

Bei den knöchernen Eingriffen wird der „Q-Winkel" verkleinert. Der „Q-Winkel" ist der Winkel zur Beurteilung der Lateralposition der Tuberositas tibiae und damit der Lateralisierung der Patella. Er ist der relativ spitze Winkel der Linie von der Spina iliaca anterior superior bis hin zur Patellamitte und von der Patellamitte zur Tuberositas tibiae. Beim Mann beträgt er normalerweise 10–15°, bei der Frau 8° – 10°. Durch die Operation wird er auf mindestens 10° verkleinert, bei zu lateral liegender Tuberositas ist der Winkel zu groß.

•••• Ärztliche Untersuchung und Therapie

1. Operation nach Elmslie-Trillat

Indikationen
- Habituelle und rezidivierende Patellaluxation
- Bei Lateralisation und Subluxation der Patella ohne Retropatellararthrose

Operatives Vorgehen
- Eventuell vor OP Arthroskopie zur Feststellung von Knorpelschädigungen.
- Das Retinaculum patellae laterale wird gespalten.
- Die Tuberositas tibiae, an der das Ligamentum patellae ansetzt, wird osteotomiert und nach medial versetzt.
- An der medialen Seite wird die Gelenkkapsel gerafft und der Musculus vastus medialis weiter nach distal versetzt.
- Eventuell können nach lateraler Arthrotomie (Gelenkeröffnung) Zusatzeingriffe, wie z.B. Osteophytenentfernung, Gelenktoilette, Ent-

fernung freier Gelenkkörper, Pridie-Bohrungen und Knorpelglättungen durchgeführt werden.

Postoperative Behandlung
- Redon-Saugdrainage;
- Sechs Wochen lang Entlastung;
- Limitiertes Bewegungsausmaß im Bereich EXT./FLEX. 0–0-60° mindestens zwei Wochen lang;
- Erlaubt ist nur assistives Bewegen.
- Nach vier Wochen zunehmend freies Bewegen erlaubt, Steigerung des Bewegungsausmaßes auf 90° Flexion.
- Nach Osteotomiedurchbauung (nach ca. sechs Wochen) auf Vollbelastung steigern und Flexionsausmaß weiter vergrößern.
- Bei schlechter Quadrizepsaktivität: Elektrostimulation des Musculus vastus medialis in den ersten zwei Wochen.
- Nach etwa drei Monaten darf der Patient mit Sportarten ohne zu große Belastung beginnen (Kraulschwimmen und Fahrradfahren im Flachland).

2. Operation nach Roux-Goldthwait

Indikationen
- Rezidivierende angeborene und habituelle Patellaluxation im Kindesalter
- Subluxation, die sich ständig wiederholt und therapieresistent ist
- Laterales Hyperkompressionssyndrom

Operatives Vorgehen
- Spaltung des Ligamentum patellae.
- Der laterale Teil des Ligamentum patellae wird distal abgelöst, unter dem medialen Teil durchgeführt und medial der Tuberositas tibiae in Höhe des Pes anserinus refixiert.

Postoperative Behandlung
- Redon-Saugdrainage
- Ruhigstellung im Gipstutor etwa sechs Wochen lang
- Belastung mit 10–20 kg von Anfang an möglich
- Bis zur zwölften Woche limitierte Flexion, anfangs 40°, danach bis auf 60° steigern; erst nach zwölf Wochen freie Flexion.

3. Operation nach Krogius-Roux

Indikationen
- Habituelle und rezidivierende Patellaluxation
- Lateralisation und Subluxation der Patella ohne Retropatellararthrose

Operatives Vorgehen

- Am Retinaculum patellae mediale wird ein Streifen abgelöst, der bis in den Musculus vastus medialis hineinreicht. Das distale Ende des Streifens wird an der Tibia nach lateral verlagert.
- Das distale Ende des Ligamentum patellae wird an der Tuberositas tibiae abgelöst, nach medial verlagert und mit einer Schraube fixiert.

Postoperative Behandlung

siehe unter *OP nach Elmslie-Trillat.*

•••• Physiotherapeutische Untersuchung und Behandlung

M. Dölken

Präoperativ

Zum präoperativen Befund siehe unter *Genu valgum* und *Chondropathia patellae.*

Der M. tensor fasciae latae und der M. vastus lateralis sind auf Verkürzung zu testen, da sie die Luxationstendenz verstärken. Gegebenenfalls müssen sie zudem präoperativ gedehnt werden.

Postoperativ

- Vor allem ist die statische Quadrizepsaktivität zu prüfen, da der Muskel massiv reflektorisch gehemmt ist. Besonders der M. vastus medialis muß z.B. durch bilaterale Fußpattern in Dorsalextension und Inversion mit Knieextension aktiviert werden. Über die Einleitung dieser Fußkomponente kann der Patient die statische Aktivität als Hausaufgabe durchführen, was auch im Gipstutor möglich ist. Zusätzlich läßt sich der M. vastus medialis durch Elektrotherapie stimulieren.
- Bei Übungsstabilität ist eine sofortige Mobilisation auf der Bewegungsschiene im erlaubten Ausmaß durchzuführen.
- Nutzung der intensiven Irradiation! Bei Gipstutor ist die gangtypische Irradiation auch in teilbelasteten Ausgangsstellungen möglich.
- Bei Übungsstabilität ist die Mobilisation der Patella nach kaudal möglich, jedoch auf keinen Fall nach lateral!
- Eine intensive Resorptionsförderung ist notwendig, da sehr häufig Kapselergüsse auftreten:

▢ *Beispiel:* Hochlagerung und kleine alternierende Bewegungen hubfrei in Flexion und Extension, gekoppelt mit Kurzzeiteis.

Die Flexionserweiterung muß behutsam durchgeführt werden. Massive passive Dehnungen des M. quadriceps sind kontraindiziert, da dadurch der Anpreßdruck der Patella steigt und zu einem parapatellaren Schmerzsyndrom mit reflektorischer Tonuserhöhung des M. quadriceps führen kann.
- Die Patienten sollten auch nach freigegebener Flexion nicht lange mit maximaler Flexion sitzen, um den Anpreßdruck nicht dauerhaft zu erhöhen.
- Da die Patienten im Gipstutor ihr Bein belasten dürfen, tritt keine Knochenathrophie auf. Die Gefahr der Kapselverklebung und einer massiven Muskelathrophie ist jedoch hoch.
- Nach Gipsentfernung ist eine intensive Stoffwechselanregung der Kapsel durch intermittierende Traktion erforderlich.
- Mobilisation sowie Rotation des Kniegelenks in alle Richtungen
- Widerlagernde, hubfreie bzw. hubarme Mobilisation
- Bei Fettbrückenbildung eventuell auch Gleitmobilisation unter leichter Kompression (siehe unter *Leitsymptome*)
- Weitere Untersuchung und Behandlung siehe unter *Korrekturosteotomien bei Genu valgum und Genu varum.*

9.1.5 Synovektomien

M. Dölken, S. Wirth

•••• Ärztliche Untersuchung und Therapie

Indikationen
- Gelenkinfektionen im fortgeschrittenen Stadium
- Rezidivierende Infekte mit der Gefahr einer Ankylose (Gelenkversteifung)
- Chronische Polyarthritis

Operatives Vorgehen
- Gelenkpunktion mit Abstrich zur bakteriellen Untersuchung.
- Mit einer Arthroskopie kann die Synovia ohne Gelenkeröffnung entfernt werden. Bei einer Arthrotomie wird das Gelenk eröffnet.
- Eitrige, nekrotische, fibrinöse Beläge werden entfernt und die Synovia in ihrer Gesamtheit herausgeschält.
- Anschließend wird eine Spül-Saugdrainage zur kontinuierlichen Spülung angelegt. Es wird mit 10–20 Litern Flüssigkeit pro Tag gespült und der Abfluß der Spülflüssigkeit durch eine Sogrollenpumpe gewährleistet.

Postoperative Behandlung
- Patienten gehen maximal mit Sohlenkontakt oder 10 – 15 kg Teilbelastung. Zu hohe Belastung ist zu vermeiden, da eine intensive Schwellungsneigung besteht.
- Sofortige intensive Mobilisation des Kniegelenks, da die Gelenkkapsel nach Synovektomie sehr leicht verklebt. Alle Maßnahmen zur Bewegungserweiterung sind möglich.
- Der Unterschenkel darf frei gehalten werden.
- Hochlagerung des Beins auf einer Schiene.
- Bei starken Schmerzen können über einen Periduralkatheter Analgetika gegeben werden.
- Gezielte Gabe von Antibiotika nach Bestimmung der Bakterien durch ein Antibiogramm.

Da Synovektomien sehr häufig am Kniegelenk durchgeführt werden, wird die physiotherapeutische Behandlung an dieser Stelle erwähnt. Die Prinzipien sind auf alle Synovektomien an anderen Gelenken übertragbar.

•••• Physiotherapeutische Untersuchung und Behandlung

M. Dölken

- Nach einer Synovektomie durch Arthrotomie mit Anlage einer Spül-Saugdrainage haben die Patienten meist starke Schmerzen. Nach der Arthroskopie ist eine deutliche Schmerzreduzierung und schnellere Mobilisation möglich.
- Lagerungskontrolle: leichte Hochlagerung des Beines, Anwendung von Eis zur Schmerzlinderung, wegen der Wundheilung jedoch kein Langzeiteis.
- Aus der Hochlagerung führen die Patienten selbständig Übungen zur Resorptionsförderung durch. Statische Muskelarbeit des gesamten Beines sowie dynamische Dorsalextension und Plantarflexion mehrmals pro Stunde haben einen resorbierenden Effekt und sind eine gute Thromboseprophylaxe.
- Eine sofortige Mobilisation auf der Bewegungsschiene ist wichtig, da sich die Patienten aufgrund der Schmerzen meistens wenig aktiv bewegen können.
- Die Gefahr der Kapselverklebung ist relativ hoch, intermittierende Traktion hat einen guten stoffwechselanregenden Effekt. Sie sollte als resorptionsfördernde Maßnahme in Ruhestellung bis Stufe II durchgeführt werden, zur Bewegungsverbesserung in Stufe III in Behandlungsstellung.
- Die tanzende Patella ist meist deutlich positiv, da häufig ein deutlicher Kapselerguß vorliegt. Ein Kniegelenkerguß hält die Gelenkkap-

sel unter Spannung, wodurch sie weniger verklebt. Ist der Erguß jedoch sehr massiv, setzt er die Kapsel so stark unter Spannung, daß jede Bewegung Schmerzen auslöst, wodurch die Mobilisation behindert wird.

- Die Beweglichkeit des Kniegelenks läßt sich durch alle Maßnahmen aus der Manuellen Therapie erweitern. Auch die Rotation des Kniegelenks kann verbessert werden.
- Die widerlagernde Mobilisation in alle Bewegungsrichtungen fördert die Durchblutung aller periartikulären Strukturen. Übernimmt der Patient zunehmend mehr Aktivität, wird die Koordination gefördert.
- Alle Maßnahmen dürfen nicht zur Schmerzverstärkung führen, da eine vermehrte Sympatikusaktivität die Durchblutungsverminderung der passiven Strukturen zur Folge hat. Damit wird der Stoffwechsel in der Gelenkkapsel reduziert, und die Regeneration der Synovia ist gestört.
- Solange eine Spül-Saugdrainage liegt, wird das Kniegelenk assistiv im schmerzfreien Bereich bewegt. Durch Gleiten der Patella nach kaudal aus der Behandlungsstellung wird die Verklebung des Rezessus suprapatellaris vermieden.
- Die Muskelaktivität am operierten Bein wird in der Frühphase in erster Linie durch Irradiation erhalten. Ab Teilbelastung ist das sofortige Training in der geschlossenen Kette, z. B. im Halbsitz und Sitz angesagt.
- Bei starken Schwellungen sollte begleitend eine Lymphdrainage durchgeführt werden.
- Gangkorrektur im Dreipunktegang an Unterarmgehstützen. Von Anfang an sollte darauf geachtet werden, daß der Patient sein Kniegelenk in den Bewegungsablauf der Spiel- und Standbeinphase einsetzt.

9.1.6 Anbohrungen am Knie- und Hüftgelenk

M. Dölken, S. Wirth

- Pridiebohrung an der Kniescheibe
- Forage am Hüftgelenk

1. Pridiebohrung an der Kniescheibe

•••• Ärztliche Untersuchung und Therapie

Ziel

Durch Abtragen und Perforation des sklerosierten subchondralen Knochens soll die „Knorpelregeneration“ durch bessere Durchblutung angeregt werden. Manchmal wird zusätzlich das laterale Retinakulum gespalten (laterales Release), um das femoropatellare Gleitlager zu entlasten.

Indikationen
- Chronisch persistierende, einer konservativen Therapie nicht zugängliche Chondropathia patellae
- Ausgeprägte Chondromalazie (nur in Ausnahmefällen)

Operatives Vorgehen
- Pridie-Bohrungen können mit einer Arthroskopie oder Arthrotomie durchgeführt werden.
- Bei arthroskopischer Pridie-Bohrung wird vorn über der Patella eine Stechinzision durchgeführt. Im Bereich der Chondromalazie wird mit Kirschner-Drähten mehrmals der verhärtete subchondrale Knochen anperforiert. Dadurch wird die Durchblutung gefördert und somit der Knorpel besser „regeneriert".

Postoperative Behandlung

- Ein bis zwei Wochen lang ist nur das Gehen mit Sohlenkontakt und erst danach eine zunehmende Belastungssteigerung, abhängig vom Schwellungs- und Reizzustand des Kniegelenks erlaubt.
- In den ersten zwei bis vier Wochen sollte keine zu massive Flexion erfolgen, da der Anpreßdruck der Kniescheibe sonst zu hoch wird. Die Flexion wird manchmal auf 40°-60° limitiert.
- Quadrizepstraining in der offenen Kette in den ersten sechs Wochen ist zu vermeiden.

•••• Physiotherapeutische Untersuchung und Behandlung

M. Dölken

Präoperativ

Der präoperative Befund entspricht dem der Chondropathia patellae.

Postoperativ

- Knorpel benötigt Bildungsreize aus Druck und Zug, daher sollte das Kniegelenk von Anfang an im erlaubten Bewegungsausmaß mobilisiert werden.
- Gleitmobilisation der Patella aus der Ruhestellung und endgradiger Flexion (im erlaubten Ausmaß).
- Begleitend zusätzliche Mobilisation auf der Bewegungsschiene.
- Durchführung unbelasteten Quadrizepstrainings mit Kokontraktion der dorsalen Muskelkette in verschiedenen Flexionswinkeln (Durchführung siehe unter *Chondropathia patellae*).

- Zur Resorptionsförderung Hochlagerung, Anregung der Muskelpumpe sowie Bewegung des Hüftgelenks.
- Zur Erhaltung der Muskelaktivität wird in den ersten zwei Wochen überwiegend über Irradiation gearbeitet, nach Belastungssteigerung Training in der geschlossenen Kette, z. B. Halbsitz.

■ *Beispiel:* Konzentrisches und exzentrisches Training des Quadrizeps und der Knieflexoren im Halbsitz
Durchführung: Fuß unter dem Hüftgelenk im Vorfußkontakt; aufgrund des Widerstands in der Kniekehle kann der Quadrizeps konzentrisch und exzentrisch gegen den Widerstand des Therapeuten arbeiten.
Der Auftrag für die konzentrische Arbeit lautet: „Bringen Sie die Kniekehle gegen meinen Widerstand nach hinten, wobei die Ferse bodenwärts wandert"!
Der Auftrag für die exzentrische Arbeit lautet: „Lassen Sie Ihr Knie nur langsam nach vorne schieben!"
Werden die Widerstände ventral am Knie gesetzt, arbeiten die Knieflexoren konzentrisch und exzentrisch, wodurch funktionell sinnvoll die dorsale Kniestabilität trainiert wird. Viele Patienten mit Chondropathia patellae neigen zur Hyperextension der Knie (siehe unter *Kapitel 3*).

- Sobald eine Teilbelastung erlaubt ist, wird das Beinachsentraining in teilbelasteten Ausgangsstellungen möglich.
- Gangschulung an Unterarmgehstützen im Dreipunktegang.

2. Forage am Hüftgelenk

M. Dölken, S. Wirth

Das Ziel der Operation ist die Dekompression des Markraums durch Anbohrung des nekrotischen Knochenherdes bei Erwachsenen mit Hüftkopfnekrose. Ein Knochenzylinder mit nekrotischen Knochengewebe wird entfernt und der Raum wieder mit autologer Spongiosa (z. B. aus dem Beckenkamm des Patienten) aufgefüllt.

Die Operation darf nur in dem Hüftkopfnekrosestadien I und II durchgeführt werden, ab Stadium III wird ein Hüftendoprothese implantiert.

•••• Ärztliche Untersuchung und Therapie

Indikation

Hüftkopfnekrose des Erwachsenen im Anfangsstadium.

Operatives Vorgehen

- Nach Längsspaltung des Musculus vastus lateralis kurz unterhalb des Trochanter major wird von dort ein Hohlbohrer bis in den Nekroseherd des Caput femoris vorgebohrt.
- Der Gelenkknorpel darf dabei nicht verletzt werden.
- Der entstandene Hohlraum wird mit autologer Spongiosa aufgefüllt, z. B. vom Darmbeinkamm.
- Durch das Anbohren des Nekroseherdes wird der Knochenmarkraum dekomprimiert.
  Gefahr: Verletzung der Femoralgefäße und des Nervus femoralis.

Postoperative Behandlung

- Kompressionsverband und Lagerung des Beins auf einer Braun-Schiene.
- Mobilisiert wird bereits ab dem ersten postoperativen Tag.
- Alle Bewegungsrichtungen sind erlaubt.
- Ab der sechsten Woche postoperativ kann zunehmend mehr belastet werden, vorher Sohlenkontakt.
- Maximalsteigerung nach etwa drei Monaten postoperativ.

•••• Physiotherapeutische Untersuchung und Behandlung

M. Dölken

- Das Vorgehen bei der postoperativen Untersuchung entspricht dem nach valgisierender oder varisierender Umstellungsosteotomie.
- Eine zu hohe Belastung beim Bewegen und Gehen ist zu vermeiden, da der Spongiosazylinder erst in den Knochen eingebaut werden muß. Bei zu hoher Belastung besteht die Gefahr eines Nekroserezidivs. Bewegungen mit langem Hebel in den ersten sechs Wochen sind ganz zu unterlassen!
- Am massivsten ist häufig die Hüftinnenrotation eingeschränkt. Sie läßt sich durch die Bewegung vom proximalen Hebel in der Transversal- und Frontalebene sehr gut erweitern. (Durchführung siehe S. 594)
- Bei massiver Einschränkung der Innenrotation mit strukturellen Veränderungen (fest- bis hart-elastisches Endgefühl) kann sie auch über die passive Mobilisation aus der Manuellen Therapie in Bauchlage erweitert werden. (Durchführung siehe unter *Koxarthrose*)
- Sowohl Bauch- als auch Seitlage sind meist nach wenigen Tagen erlaubt.
- Bei einer Forage sind nur leichte Druck-Stauch-Impulse erlaubt, da sich bei zu hoher Belastung die eingebrachte Spongiosasubstanz nicht in den Knochen einbaut. Leichte Bildungsreize (z. B. durch axiale Approximation) sind notwendig.

- Auf korrektes Einhalten des Sohlenkontakts ist zu achten und das Gehen über die Waage sensibilisiert die Patienten für die Belastung.
- Alle weiteren Behandlungsmaßnahmen siehe unter *Korrekturosteotomien des Hüftgelenks*

9.1.7 Korrekturen von Fuß- und Zehenfehlstellungen

1. Klumpfuß

S. Wirth

•••• Ärztliche Untersuchung und Therapie

Indikationen

Der Name „Pes equinovarus" betont die beiden Hauptkomponenten des Klumpfußes (siehe unter *Kapitel 4, Klumpfuß*). Der Spitzfußanteil ist von allen Komponenten derjenige, der am schwierigsten zu korrigieren ist. Er ist durch eine Plantarflexionskontraktion im oberen Sprunggelenk bedingt.

Operatives Vorgehen
- Die Achillessehne wird z-förmig verlängert, um den Spitzfuß zu korrigieren.
- Zusätzlich werden zur Entlastung die dorsalen Anteile der Kapseln des oberen und unteren Sprunggelenks durchtrennt (dorsale Kapsulotomie).
- Der Ansatz der Achillessehne wird bei der z-förmigen Verlängerung seitlich belassen, damit der varisierte Rückfuß durch Valgisierung in eine physiologische Position gebracht werden kann.
- Bei Mißlingen oder einem Späteingriff nach dem dritten Lebensmonat kann die Operation erweitert werden. Durch Verlängerung der tiefen Flexorensehnen wird die Supinationswirkung der tiefen Flexoren reduziert.
- Bei Klumpfuß durch neuromuskuläre Imbalance werden die Sehnen nicht verlängert, sondern vollständig durchtrennt, um das Rezidivrisiko zu mindern.
- Alle medialen und dorsalen Kapselanteile und Bänder des Fußes werden zusätzlich durchtrennt, um den Fuß zu mobilisieren.
- Bei älteren Kindern wird die Ansatzstelle des M. tibialis anterior von der medialen und plantaren Fläche des Os cuneiforme mediale und der Basis des Os metatarsale I auf den äußeren Fußrand verlagert. Dadurch wird dem Spitzfuß entgegengewirkt und die supinierende Wirkung des M. tibialis anterior reduziert.

Postoperative Behandlung

- Postoperativ wird der Fuß in einem Oberschenkelgips mit ca. 40° Knieflexion sechs Wochen lang ruhiggestellt, wobei der Gips wöchentlich gewechselt wird. Dabei wird der Fuß zur Prävention von Verklebungen passiv in Korrekturstellung bewegt.
- Anschließend folgt zwölf Monate lang die Lagerung in Nachtlagerungsschienen mit einer Fußposition in maximaler Dorsalextension und Eversion.
- Sobald die Patienten laufen, erhalten sie Schuheinlagen, die fersenumfassend sind und einen hochgezogenen Innenrand aufweisen.
- Nach der Gipsentfernung – ca. sechs Wochen postoperativ – ist eine intensive Mobilisation des Fußes, vor allem in Dorsalextension und Eversion erforderlich.
- Bei schweren ossären Deformitäten kann nach Wachstumsabschluß eine T-Arthrodese durchgeführt werden. Sie umfaßt das untere Sprung-, das Talonavikular- sowie das Kalkaneokuboidgelenk. Die Korrektur erfolgt in Form von Keilentnahme und Rotation des Vorfußes mit anschließender Spongiosaeinlagerung. Der Fuß wird bis zum knöchernen Durchbau – erst im Liegegips, anschließend im Gehgips – ruhiggestellt.

•••• Physiotherapeutische Untersuchung und Behandlung

M. Dölken

Präoperativ

siehe unter *Kapitel 4, Konservative Untersuchung und Behandlung des Klumpfußes*

Postoperativ

- Nach einem reinen Weichteileingriff gleicht die Behandlung nach der Ruhigstellung der konservativen Klumpfußbehandlung (siehe unter *Kapitel* 4).
- Während des Gipswechsels wird der Fuß passiv in Dorsalextension und Eversion bewegt. Intensives Streichen am Fußrücken und Außenrand stimuliert die Dorsalextensoren und die Eversoren.
- Resorptionsfördernde Maßnahmen, wie z.B. Hochlagern, Bewegen der proximalen, nicht ruhiggestellten Gelenke sowie statische Aktivität im Gips.
- Bei älteren Kindern und Erwachsenen: Gangschule an Unterarmgehstützen ohne Belastung und im Gehgips, Treppensteigen.

- Übung von Bewegungsübergängen mit Gips (Aufstehen, Hinsetzen, An- und Ausziehen).
- Bei reinen Weichteileingriffen gezieltes Muskeltraining gegen die Fehlstellung; bei Muskelversetzung, Muskelwert 3 anstreben. Dabei werden begleitend taktile Reize wie Streichreize auf der Muskulatur eingesetzt.
- Nach Achillessehnenverlängerung intensive Längs- und Querdehnung; durch intensive Narbenmassage werden Verklebungen verhindert.
- Stabilisationstraining bei älteren Kindern und Erwachsenen bei voller Belastbarkeit: Beinachsentraining im Stand und Halbsitz, Gleichgewichtsschulung mit und ohne Schuhzurichtung, zuerst auf stabiler und anschließend auf labiler Unterstützungsfläche, wie z. B. auf aufgerollte Matte oder Trampolin.

•••• Ärztliche Untersuchung und Therapie bei Hallux valgus und Krallen-/Hammerzehen

M. Dölken, S. Wirth

Resektionsinterpositionsarthroplastiken werden mit verschiedenen Techniken angewendet. Dabei werden Teile der Phalangen oder Mittelfußknochen entfernt und dazwischen gestielte Lappen aus Kapsel- und Knochenhautteilen gelagert (interponiert). Nur bei jungen Patienten ohne Arthrose des Großzehengrundgelenks wird gelenkerhaltend operiert. Bei Älteren wird das Gelenk entfernt.

2. Hallux valgus

- OP nach Brandes-Keller
- OP nach Mc Bride

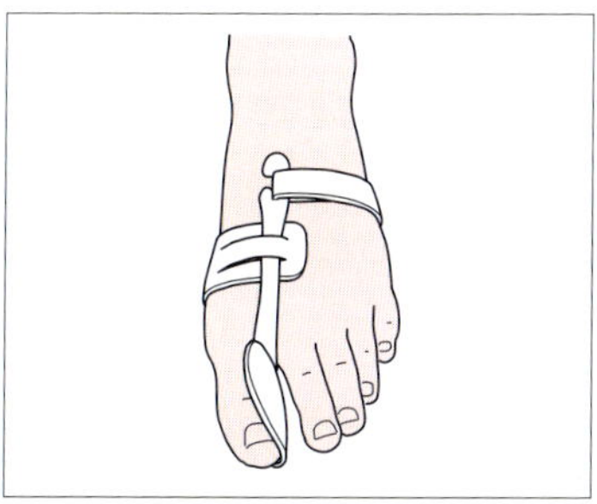

Abb. 9.**5** Nachtlagerungsschiene bei Hallux valgus

OP nach Brandes-Keller

Indikationen
- Anwendung bevorzugt bei älteren Patienten mit Arthrose des Großzehengrundgelenks
- Schmerzhafter Hallux rigidus

Operatives Vorgehen
- Entfernung der basisnahen $^{2}/_{3}$ des Großzehengrundglieds.
- Entfernung des medialen Köpfchenteils des 1. Mittelfußknochens.
- Zwischen beide Schnittflächen, die keine Gelenkflächen mehr aufweisen, wird ein Lappen aus Kapselperiostteilen gelegt.
- Die Sehne des Großzehenstreckers kann zusätzlich verlängert werden.

Postoperative Behandlung
- Die Zehe wird für zwei Wochen mittels eines Kirschner-Drahtes in Extension fixiert.
- Alternative Fixation ist durch eine Nageltraktion mit Bügelgipsschuh möglich.
- Mobilisiert wird mit einem Vorfußentlastungsschuh.

OP nach McBride

Indikation

Anwendung bevorzugt bei jüngeren Patienten ohne Arthrose des Großzehengrundgelenks.

Operatives Vorgehen
- Ablösung der Sehne des M. adductor hallucis am Grundglied der Großzehe
- Wiederanlagerung der abgelösten Sehne am medialen, plantaren Kopfteil des 1. Mittelfußknochens
- Mediale Kapselraffung am Großzehengrundgelenk

Postoperative Behandlung
- Kompressionsverband im Mittelfußbereich, beginnend an den Metatarsalköpfchen
- Sechs bis acht Wochen lang regelmäßiger Verbandswechsel
- Vorfußentlastungsschuh
- Drei Monate lang Nachtlagerungsschiene (Abb. 9.**5**)
- Teilbelastung nach ca. drei Wochen, volle Belastung nach sechs bis acht Wochen

3. Krallen- und Hammerzehen

OP nach Hohmann

Indikationen
- Hammer- und Krallenzehen mit Beugekontraktur des proximalen Interphalangealgelenks
- Erfolglose konservative Therapie

Operatives Vorgehen
- Die Resektion der Mittelfußköpfe beseitigt die Beugekontraktur des proximalen Interphalangealgelenks.
- Fixation mit Kirschner-Draht.
- Alternativ Anlegen eines korrigierenden Kompressionsverbandes, der das Zehengrundglied nach plantar und das Zehenmittelglied nach dorsal zügelt.
- Die Zehenstrecksehnen können zusätzlich gerafft werden.

Postoperative Behandlung
- Tägliche Kontrolle des Zügelverbands.
- Falls Fixation mit Kirschner-Draht erfolgt, wird dieser zwei Wochen postoperativ entfernt.
- Postoperativ drei Wochen lang Einlagen.

•••• Physiotherapeutische Untersuchung und Behandlung bei Hallux valgus und Krallen-/Hammerzehen

M. Dölken

Während der Ruhigstellung

- Hochlagerung, manuelles Ausstreichen des Beines im Lymphbahnenverlauf, eventuell Lymphdrainage.
- Bewegen der proximalen Gelenke, statische Aktivität der gesamten Beine – auch zur Thromboseprophylaxe.
- Zur Schmerzlinderung Anwendung lokaler Eisapplikation.
- Freihalten der Beweglichkeit vom oberen und unteren Sprunggelenk, bei reflektorischem Hypertonus ist postisometrische Relaxation möglich.
- Gangschule mit Vorfußentlastungsschuh und Unterarmgehstützen.

Nach der Ruhigstellung

Intensive Mobilisation der Zehen in die Korrekturstellung

1. Hallux valgus

- Abduktion der Großzehe: passive Mobilisation durch Gleiten der Grundphalanx gegen Metatarsale I nach medial und Traktion aus der Behandlungsstellung. Anguläres Bewegen unter leichtem Zug, anschließend über Beinachsentraining, mit besonderer Stimulation der medialen Längswölbung, den M. abduktor hallucis longus trainieren. Im Sitz und Stand können die Patienten nach einer gewissen Lernphase selbständig ihre Fußwölbungen aktivieren. Die Behandlung gleicht neben der Bewegungsverbesserung der konservativen Spreizfußbehandlung. (siehe unter *Kapitel 3, Statische Fußdeformitäten*)
- Dehnen des M. extensor hallucis longus. Da er bei ausgeprägtem Hallux valgus durch die Rotation vom Metatarsale I und der Grundphalanx mit seiner Wirkungslinie lateral der Bewegungsachse für Abduktion und Adduktion wandert, verstärkt er die adduktorische Tendenz und verkürzt den Muskel.
- Auf eine endgradige Extension der Großzehe achten, gegebenenfalls durch Traktion und Gleitmobilisation nach dorsal verbessern. Beim Gehen werden in der Abdruckphase 70°-80° Extension benötigt. Bei eingeschränkter Extension rollen die Patienten mit mehr Divergenz oder über den Fußaußenrand ab. Eine Überlastung der Vorfuß- und Sprunggelenke sowie der Hüft- und Kniegelenke sind die Folge.
  Die Patienten können die Traktion auch selbständig durchführen, eine regelmäßige Kontrolle der korrekten Durchführung ist jedoch unerläßlich.

2. Krallen- und Hammerzehen

- Verbesserung der Extension im proximalen Interphalangealgelenk: passiv durch Traktion in Behandlungsstellung; Dehnen der Zehenflexoren, auch Weichteiltechniken unter der Fußsohle.
- Sehr wichtig ist der aktive Aufbau der Fußwölbungen (siehe unter *Kapitel 3, Konservative Spreizfußbehandlung*).
- Zuerst kann die aktive Stimulation mit der Fußeinlage mit Metatarsalabstützung erfolgen.

9.2 Obere Extremität

M. Dölken, S. Wirth

9.2.1 Operative Eingriffe bei rezidivierender Schulterluxation

Die wiederholt auftretenden Schulterluxationen lassen sich in drei Gruppen einteilen:

a) habituelle Luxation

Sie beginnt häufig schon im Kindesalter. Ohne vorausgegangenes Trauma kommt es zu rezidivierenden Schultergelenkluxationen. Zugrunde liegt meist eine konstitutionelle Dysplasie des Schultergelenks oder ein zu kleiner Retrotorsionswinkel (normal sind ca. 30°).

b) willkürliche Schulterluxation

Der Patient kann sein Schultergelenk willkürlich luxieren oder subluxieren.

c) posttraumatische rezidivierende habituelle Schulterluxation

Sie entsteht als Folge einer traumatischen Schulterluxation, vor allem:
- wenn die Schulter nicht lange genug ruhiggestellt wurde
- bei Abriß des Labrum glenoidale
- bei massiver Läsion des kaudalen Pfannenrandes (Bankart-Läsion)
- bei Läsion des N. axillaris
  Der Humeruskopf luxiert meist nach ventral kaudal, wobei es häufig zur Bankart-Läsion kommt; begleitend findet sich oft eine Impression im Bereich des dorsal-lateralen Humeruskopfes (Hill-Sachs-Delle).

Die Indikation zur Operation ist vom Unsicherheitsgefühl des Patienten und seinen subjektiven Beschwerden abhängig. Der Patient klagt über ein starkes Instabilitätsgefühl im Bereich des Schultergelenks, wodurch berufliche und sportliche Aktivitäten stark eingeschränkt werden. Unter Umständen luxiert das Gelenk schon bei Alltagsbewegungen, vor allem bei Kombination von Abduktion mit Außenrotation.

•••• Ärztliche Untersuchung und Therapie

Es stehen mehrere Operationsmöglichkeiten zur Verfügung.

1. Korrektur des unteren Pfannenrandes (Bankart-Läsion)

OP nach Eden-Hybienette

Indikation

Bei posttraumatischer rezidivierender Schulterluxation mit größerem knöchernen Defekt am unteren Pfannenrand.

Operatives Vorgehen

- Am vorderen Pfannenrand wird ein kortikospongiöser Knochenkeil vom Beckenkamm eingebracht. Dadurch hebt sich der vordere Pfannenrand leicht an und die Gelenkmechanik kann sich ändern.
- Der Knochenblock wird nach Entfernung der Kapsel am vorderen Pfannenrand mit Zugschrauben fixiert.
- Beim Einbringen der Zugschrauben ist darauf zu achten, daß sie den Pfannenrand nicht nach lateral überragen, sonst stößt der Kopf bei der Innenrotation an.
- Anschließend wird die Kapsel refixiert.

Postoperative Behandlung

- Drei Wochen lang Ruhigstellung im Thoraxabduktionsgips oder der Thorax-Abduktionsschiene in 70° Abduktion, 30° Flexion und leichter Innenrotation.
- Nach Gipsabnahme Tragen eines Abduktionskissens für weitere drei Wochen.
- Mobilisation des Schultergelenks unter Vermeidung der Außenrotation.

OP nach Lange

Indikation

Durch Trauma bedingte rezidivierende vordere Schulterluxation mit Bankart-Läsion.

Operatives Vorgehen

- Durch Einbringen eines kortikalen Beckenkammspans wird der Pfannenrand geringgradig angehoben, so daß sich die Gelenkmechanik leicht ändern kann.
- Entnahme eines autologen Knochenspans aus dem Beckenkamm.
- Durchtrennen der Sehne des Musculus subscapularis an ihrem Ansatz, dem Tuberculum minus.
- Ablösen des kurzen Bizepskopfs und des M. coracobrachialis am Processus coracoideus.
- Leichtes Anheben des vorderen unteren Pfannenrandes mit einem Meißel.

- Einführen des entnommenen Knochenspans entlang des Meißels in den Knochenspalt.
- Refixierung der Sehnen der abgelösten Muskeln.
- Versetzen der Sehne des M. subscapularis bei der Refixation leicht nach lateral.

Postoperative Behandlung

siehe unter *OP nach Eden-Hybinette.*

Bei beiden Operationen kann es durch die Anhebung des Pfannenrandes zu einer leichten Einschränkung der Außenrotation kommen.

2. Entlastung der Hill-Sachs-Läsion und Korrektur des Retrotorsionswinkels

Subkapitale Rotationsosteotomie nach Weber

Indikation
- bei ausgeprägter Hill-Sachs-Läsion
- bei zu kleinem Retrotorsionswinkel

Operatives Vorgehen
- Nach subkapitaler Humerusosteotomie wird durch Innenrotation des Humeruskopfes um 30° die dorsal-laterale Hill-Sachs-Delle aus dem Gelenkkontakt herausgedreht.
- Eine gleichzeitige Straffung der ventralen Kapsel und des M. subscapularis ist notwendig, da sie sonst relativ zu lang sind und eine ventrale Instabilität persistiert. Wird der M. subscapularis zu stark lateralisiert, besteht die Gefahr einer Außenrotationseinschränkung.

Postoperative Behandlung

Der Vorteil dieser Operation ist die frühfunktionelle Nachbehandlung. Jedoch ist die Operation seltener notwendig, da der häufigste Grund der rezidivierenden Luxationen ein defekter Pfannenrand (Bankart-Läsion) ist.
- Drei Tage lang Gilchristverband
- Ab dem dritten Tag sind passives Bewegen des Armes und Pendelübungen erlaubt.
- Ab der dritten Woche Durchführung assistiven Bewegens übergehend zum aktiven Bewegen.
- Aktive Außenrotation ist erst nach vier Wochen erlaubt.

3. Rezidivierende Luxation ohne Bankart-Läsion und Hill-Sachs-Delle

Kapselraffung

Indikation

Durch Trauma bedingte rezidivierende vordere Schulterluxation ohne Bankart-Läsion.

Operatives Vorgehen
- Ablösen des Musculus coracobrachialis und des Caput breve des Musculus biceps brachii am Processus coracoideus und der Sehne des Musculus subscapularis am Tuberculum minus.
- Inzision der Gelenkkapsel parallel zum Verlauf des Collum anatomicum am Humeruskopf.
- Das Kapsellumen wird durch Straffung der ventralen, dorsalen und kaudalen Teile der luxierten Gelenkkapseltasche verringert.
- Anschließend wird die Gelenkkapsel von ventral oder dorsal gedoppelt.
- Refixation der Sehnen des M. subscapularis, Caput breve des M. biceps brachii und des M. coracobrachialis.

Postoperative Behandlung
- Vier Wochen lang Gilchrist-Verband;
- In den ersten eineinhalb Monaten keine Außenrotation des Armes erlaubt;
- Ein halbes Jahr lang Verzicht auf Sportarten, die die Schulter belasten (z.B. Wurfsportarten).

•••• Physiotherapeutische Untersuchung

M. Dölken

Präoperativ

- Haltungsbefund: besonders die Stellung des Körperabschnitts Thorax, die Lage des Schultergürtels auf dem Thorax und die Stellung der Arme.
- Bei einem breiten Thorax können die Arme nicht im Lot hängen; Pendelübungen sind nur mit Verlagerung des Oberkörpers zur Seite oder nach vorne möglich.
- Häufig liegen Atrophien der Außenrotatoren und des M. deltoideus vor.
- Die Ansätze der Außenrotatoren am Tuberculum majus sind manchmal druckschmerzhaft, da die Außenrotatoren versuchen, den Kopf ständig nach dorsal zu zentrieren.

- Die Beweglichkeit der Brustwirbelsäule ist vor allem in Extension zu prüfen, da eine endgradige Armbewegung nur mit weiterlaufender Extension der BWS möglich ist.
- Beweglichkeit der Schultergelenke im Seitenvergleich.
- Positiver Apprehensionstest: Bei maximaler Außenrotation, 90° Abduktion und transversaler Extension kann der Humeruskopf nach ventral geschoben werden.

Postoperativ

- Schmerzanamnese
- Bei Ruhigstellung in Thoraxabduktionsschiene oder Gilchristverband ist die Haltung mit Schiene oder Verband zu beachten. Bei einer zu hoch sitzenden oder falsch eingestellten Schiene wird das Schultergelenk nach kranial gestaucht, so daß ein Schulterhochstand die Folge ist und die Schulternackenmuskeln zur Verkürzung neigen. Können die Patienten das Armgewicht nicht komplett auf die Schiene abgeben, arbeiten die Schulternackenmuskeln ständig fallverhindernd. Die Patienten sollen lernen, die Fehlstellung durch korrektes Anlegen der Schiene und Aktivität in Schulterdepression zu korrigieren.
- Beobachtung von Schwellungen und Hämatomen sowie Dokumentation von Veränderungen.
- Vor allem die Patienten mit degenerativer Ruptur haben häufig eine verstärkte BWS-Kyphose und manchmal auch einen zusammengesunkenen Flachrücken. Aufgrund dieser Fehlhaltungen rutscht der Schultergürtel auf dem Thorax nach ventral-kaudal. Durch Adaptation des Körpers werden die Außenrotatoren auf Dauer reflektorisch hypoton geschaltet. Ihre zentrierende Funktion läßt nach, so daß der Humeruskopf bei der Bewegung nicht gut nach kaudal und dorsal zentriert wird. Die Folge ist ein Anstoßen des Humeruskopfes am Tuberculum majus. Dies ist häufig die Ursache für die Entstehung einer subakromialen Enge. Durch den Engpaß wird die Supraspinatussehne mechanisch überlastet. Die Haltung und die Lage des Schultergürtels muß daher nach der Operation so weit wie möglich korrigiert werden.
- Bei Ruhigstellung ist die Prüfung der Beweglichkeit der Hand- und Ellenbogengelenke angesagt. Die Ellenbogenflexion und -extension bereiten manchmal Schmerzen Das Gleiten der langen Bizepssehne im Sulcus intertubercularis schmerzt aufgrund der Wunde, meist läßt der Schmerz jedoch schon nach einigen Tagen nach. Das Ellenbogengelenk muß von Anfang an vorsichtig mobilisiert werden, da sonst die Sehne verklebt.
- Bei einer Thoraxabduktionsschiene ist auf die Leichtgängigkeit des Ellbogenscharniers zu achten, damit kein Widerstand überwunden werden muß.

- Die ärztliche Verordnung muß über die Übungs- und Belastungsstabilität (Zug- und Druckbelastung) ebenso wie über ein operationsbedingt zu erwartendes, bleibendes Außenrotationsdefizit Auskunft geben. Bei Übungsstabilität wird die Beweglichkeit des operierten Schultergelenks im erlaubten Ausmaß passiv oder assistiv geprüft.
- Die Außenrotation wird am Anfang häufig limitiert.
- Flexion und Abduktion sind in den ersten vier bis sechs Wochen manchmal auf 90° limitiert, da es bei endgradiger Flexion und Abduktion immer zur Begleitaußenrotation kommt.
- Der Operationsbericht liefert Angaben über durchtrennte oder versetzte Muskelansätze. Bei einer Lateralisation des M. subscapularis ist sechs Wochen lang eine Anspannung und Dehnung des Muskels untersagt.

•••• Physiotherapeutische Behandlung

Behandlungsziele

- Bei Übungsstabilität Mobilisation des Schultergelenks bei zentriertem Humeruskopf im erlaubten Bewegungsausmaß
- Schmerzlinderung
- Detonisieren hypertoner Muskeln
- Resorptionsförderung
- Muskuläre Stabilisation des gesamten Schultergürtels und Kräftigung der gesamten Arm- und Schultergürtelmuskulatur
- Mobilisation und Stabilisation der Brust- und Halswirbelsäule
- Haltungskorrektur

Behandlungsmaßnahmen

- Während der Ruhigstellung soll der Patient mehrmals täglich sein Hand- und Ellbogengelenk bewegen. Ein fester Faustschluß und kraftvolles Öffnen der Hand unterstützt die Resorptionsförderung.
- Ausstreichen des Armes von distal nach proximal aus leichter Hochlagerung
- Statische Aktivität des gesamten Armes
- Evtl. Lymphdrainage
- Zur Schmerzlinderung Anwendung von Eis
- Übung des selbständigen An- und Ablegens der Schiene bzw. des Verband
- Detonisieren der hypertonen Nackenstrecker durch postisometrische Relaxation
- Bei Übungsstabilität Durchführung dynamischer, ansonsten statischer Skapulapattern. Dies führt zur besseren Durchblutung der Nackenmuskeln einer Verbesserung der Stabilität der Skapulae auf den Thorax.

- Stimulation des vegetativen Grenzstranges durch hubfreie Mobilisation der BWS, wodurch der Stoffwechsel im gesamten Arm positiv beeinflußt wird.
- Die Mobilisation des Schultergelenks beginnt mit abgegebenen Gewicht und am besten im Schlingentisch.
- Nach der Wundheilung ist die Mobilisation im Bewegungsbad möglich.
- Widerlagernde Mobilisation in alle Bewegungsrichtungen
- Bevor der Arm aktiv zunehmend mit Hub belastet wird, müssen die Muskeln das Zentrieren des Humeruskopfes in jeder Winkelstellung lernen.

■ *Beispiele:*
  - Abduktion: In verschiedenen Winkeln der Abduktion lernt der Patient das aktive Kaudalgleiten. Er stellt sich in der Achsel eine Kugel vor, die er in Richtung Füße rollen will. Der Therapeut gibt einen taktilen Reiz in der Achselhöhle. Dieses aktive Kaudalgleiten kann schon in der Thoraxabduktionsschiene beginnen.
  - Verhinderung der Ventralisierung des Humeruskopfes: Die Zentrierung des Humeruskopfes nach dorsal wird in erster Linie von den Außenrotatoren gewährleistet, der Therapeut versucht, ohne Kraft den Humeruskopf nach ventral zu schieben, was die dorsal ansetzende Muskulatur jedoch verhindern muß. Auf sehr dosierten Führungsreiz ist zu achten, es darf kein passiver Gleitweg nach ventral entstehen. Zu Anfang wird der Arm z. B. in der Schiene oder auf dem Tisch gelagert.
  - Nach Freigabe aller Bewegungsrichtungen kann die Mobilisation in PNF-Mustern mit den Techniken „rhythmische Stabilisation", „Hold relax" oder „Contract relax" erfolgen.
  - Anschließend kann in diesen Mustern gekräftigt werden, z. B. mit der agonistischen Umkehr zum konzentrischen und exzentrischen Muskeltraining oder dynamische Umkehr mit Umschaltung vom agonistischen ins antagonistische Muster ohne Spannungsverlust.
  - Bei voller Belastbarkeit läßt sich über die Stützfunktion in verschiedenen Ausgangsstellungen der Schultergürtel stabilisieren.

  ■ *Beispiele:*
    - Bauchlage; Arme und Schultergürtel stützen auf einem Hocker am Ende der Bank (Abb. S. 554). Der Vorteil dieser Ausgangsstellung ist die Lage des Körperschwerpunkts: da er sich über der Behandlungsbank befindet, lastet noch relativ wenig Gewicht auf dem Schultergürtel. In dieser Ausgangsstellung Durchführung von z. B. statischen und dynamischen Skapula- und Kopfpattern. Die Handpattern statisch und dynamisch lassen die Muskelaktivität in der Kette in den Schultergürtel weiterlaufen.

  - Dorsalextension mit Fingerextension und ulnarer Abduktion
  - Volarflexion mit Fingerflexion und radialer Abduktion
  - Dorsalextension mit Fingerextension und radialer Abduktion
  - Volarflexion mit Fingerflexion und ulnarer Abduktion. In dieser Ausgangsstellung arbeiten die Schultermuskeln mit Kokontraktion.
  - Sitz mit Unterarmstütz, hoher Vierfüßlerstand (Stand vor der Wand, Unterarme in Stützfunktion an der Wand), Vierfüßlerstand und Bauchlage mit Unterarmstütz sind weitere günstige Ausgangsstellungen, in denen die Schultermuskeln in Kokontraktion arbeiten.
- Dynamische Armpattern zur Kräftigung der gesamten Armmuskulatur. Zur Betonung einer bestimmten Muskelgruppe kann mit Pivot gearbeitet werden. Die kräftigen Komponenten werden statisch eingestellt, die schwache Komponente arbeitet dynamisch.
- Bei voller Belastbarkeit läßt sich die Kraftausdauer am Zugapparat oder mit dem Theraband trainieren.
- Durch die Übungen in Stützfunktion werden auch die BWS und die HWS stabilisiert.
- Es eignen sich auch alle Übungen zur Automatisierung der Haltungskorrektur (siehe unter *Kapitel 1 und 3*).

9.2.2 Operationen nach Rotatorenmanschettenruptur

M. Dölken, S. Wirth

Die Rotatorenmanschette wird aus den Sehnen vom M. supraspinatus und infraspinatus, M. teres minor und M. subscapularis gebildet.

Von einer Ruptur ist meist die Sehne des M. supraspinatus betroffen. Durch ihre Lage im subakromialen Raum und ihre schlechte Blutversorgung ist sie sehr häufig degenerativ verändert.

Der akute Riß entsteht z. B. durch Sturz auf den ausgestreckten Arm und führt nachfolgend zu sehr starken Beschwerden.

Bei dem sich langsam über lange Zeit entwickelnden Verschleiß der Rotatorenmanschette reicht oft ein kleiner Auslöser zur Ruptur der Sehne, die zu Anfang oft gar nicht bemerkt wird. Dann entwickeln sich chronische Beschwerden mit zunehmender Bewegungseinschränkung des Schultergelenks und sekundär entsteht eine Omarthrose.

Bei jungen Menschen mit frischen Läsionen und ausgeprägter Symptomatik sowie bei Patienten, die beruflich ihren Arm sehr stark einsetzen müssen, z. B. beim Über-Kopf-Arbeiten, wird die Rotatorenmanschette operativ rekonstruiert.

Bei älteren Menschen mit Degeneration wird eher konservativ behandelt.

•••• **Ärztliche Untersuchung und Therapie**

Operationsmöglichkeiten

- Intratendinöse oder transossäre Sehnennaht
- Plastische Rekonstruktion

Beide Operationen werden mit einer subakromialen Dekompression durchgeführt. Die Erweiterung des subakromialen Raums soll eine postoperative Reruptur durch Anstoßen des Tuberculum majus am Akromion verhindern.

1. Intratendinöse oder transossäre Sehnennaht

Indikationen
- Akute traumatisch bedingte Ruptur bei jüngeren Patienten
- Chronisch degenerative Rupturen im mittleren Lebensalter

Operatives Vorgehen
- Nach Spaltung des Musculus deltoideus und Resektion des Ligamentum coracoacromiale wird eine Akromionplastik durchgeführt (siehe unter *Dekompression bei Impingement*).
- Nach Darstellung des Ansatzbereichs der Muskeln der Rotatorenmanschette weiteres Vorgehen je nach Stärke der Sehnenruptur:
- Kleinere Teilrupturen der Sehnen werden intratendinös zusammengenäht.
- Größere und knochennahe Sehnenrupturen werden durch transossäre Naht refixiert.
- Oberhalb der Sehnenansätze wird am Tuberculum majus eine Knochenrinne gemeißelt.
- Durch knöcherne Bohrkanäle werden die Sehnenfäden gezogen und dadurch die Sehne in der knöchernen Rinne refixiert.
- Zum Schluß wird das Lig. coracohumerale durchtrennt.

Postoperative Behandlung
- Nach zweitägigem Tragen eines Gilchristverbandes einen Monat lang Abduktionskeilkissen
- Ab der zweiten Woche passives Bewegen der Schulter erlaubt
- Keine endgradige Adduktion und Innenrotation!
- In der dritten bis vierten Woche assistives Bewegen erlaubt
- Ab der sechsten Woche zunehmende Belastung und freies Bewegen sowie Muskelaufbautraining an Isokinetikgeräten erlaubt.

2. Plastische Rekonstruktion

Indikation

Stark ausgeprägte Ruptur der Rotatorenmanschette bei jüngeren Patienten, bei denen weder eine intratendinöse noch eine transossäre Naht der rupturierten Sehnen zum Erfolg geführt hat.

Operatives Vorgehen
- Das Ligamentum coracoacromiale wird reseziert.
- Durch Einschneiden der Sehnen des Musculus subscapularis entsteht ein kranialer Sehnenlappen. Dieser wird mit dem rupturierten Teil der Sehne des Musculus supraspinatus vernäht.
- Liegt der Sehnenrupturdefekt weiter dorsolateral, wird durch Einschneiden der Sehne des Musculus infraspinatus und eventuell des Musculus teres minor ein Sehnenlappen geformt. Dieser Sehnenlappen wird nach kranial in den Rupturdefekt verschoben und transossär fixiert.
- Bei sehr großen Defekten können Sehnenteile des Musculus infraspinatus und des Musculus subscapularis kombiniert in den Defekt verschoben und transossär fixiert werden.

Postoperative Behandlung

siehe unter *Sehnennaht.*

•••• Physiotherapeutische Untersuchung

M. Dölken

Präoperativ

- Bei einem akuten Riß der Supraspinatussehne liegt eine sogenannte Pseudeoparalyse des Armes mit vollständiger Aufhebung der aktiven Abduktion vor, da dieser Muskel der Startmuskel für die Bewegung ist.
- Bei der sich langsam entwickelnden degenerativ bedingten Ruptur entwickelt der Körper Adaptationsmechanismen. Die Patienten leiten die Abduktion mit einer Schulterelevation ein, manchmal neigen sie sich zur betroffenen Seite und bringen dadurch passiv den Arm über die Startfunktion hinweg.
- Auf der betroffenen Seite läßt sich ein Humeruskopfhochstand palpieren.
- Durch den Hochstand besteht eine subakromiale Enge, die Patienten weisen einen painful arc auf (Schmerzen und Ausweichmechanismen vor allem im Bereich zwischen 60°-120° Abduktion).

- Bei der Prüfung der passiven Abduktion überwiegt der Rollweg des Humeruskopfes nach kranial bei fehlendem Gleitweg nach kaudal, wodurch der subakromiale Raum zusätzlich verengt wird.
- Die Zentrierung des Humeruskopfes ist bei Verletzungen der Rotarenmanschette bei allen Bewegungen gestört, so daß das aktive Gleiten nach der Operation erst wieder erlernt werden muß.
- Weiterer Befund siehe unter *Schulterluxation*.

Postoperativ

- Schmerzanamnese
- Bei Ruhigstellung im Gilchristverband Beobachtung der Haltung
- Die Patienten sollen lernen, eine Fehlstellung mit Schulterelevation durch korrektes Anlegen des Verbandes und Aktivität in Schulterdepression zu korrigieren.
- Beobachtung von Schwellungen und Hämatomen sowie Dokumentation von Veränderungen
- Beobachtung der Konstitution des Patienten; eine große Thoraxbreite verhindert, daß der Arm im Lot hängt, was eine dauerhafte abduktorische Aktivität zur Folge hat. Die betroffenen Patienten müssen ihr Armgewicht in der Frühphase immer wieder in einer Schlinge oder im Gilchristverband abgeben, um eine Überlastung der genähten oder rekonstruierten Sehne zu vermeiden.
- Bei Ruhigstellung ist die Beweglichkeit der Hand- und Ellenbogengelenke zu prüfen. Die Ellenbogenflexion und -extension bereiten manchmal Schmerzen Das Gleiten der langen Bizepssehne im Sulcus intertubercularis schmerzt aufgrund der Wunde, meist läßt der Schmerz jedoch schon nach einigen Tagen nach. Das Ellenbogengelenk muß von Anfang an vorsichtig mobilisiert werden, da sonst die Sehne verklebt.
- Die ärztliche Verordnung muß über die Übungs- und Belastungsstabilität (Zug- und Druckbelastung) Auskunft geben. Bei Übungsstabilität wird die Beweglichkeit des operierten Schultergelenks passiv oder assistiv im erlaubten Ausmaß geprüft.
- Die Adduktion und Innenrotation wird am Anfang häufig limitiert.
- Die aktive Außenrotation ist meistens erst nach sechs Wochen erlaubt.

•••• Physiotherapeutische Behandlung

Behandlungsziele

Postoperativ
- Bei Übungsstabilität Mobilisation des Schultergelenks bei zentriertem Humeruskopf im erlaubten Bewegungsausmaß

- Schmerzlinderung
- Detonisieren hypertoner Muskeln
- Resorptionsförderung
- Muskuläre Stabilisation des gesamten Schultergürtels und Kräftigung der gesamten Arm- und Schultergürtelmuskulatur
- Mobilisation und Stabilisation der Brust- und Halswirbelsäule
- Haltungskorrektur

Behandlungsmaßnahmen

Alle bei rezidivierender Schulterluxation bereits beschriebenen Maßnahmen kommen auch hier zur Anwendung. Einen besonders hohen Stellenwert hat das Erarbeiten der aktiven Zentrierung des Humeruskopfes mit nachfolgender Stabilisation des Schultergelenks.

9.2.3 Dekompression bei Impingement (subakromiale Enge)

M. Dölken, S. Wirth

•••• Ärztliche Untersuchung und Therapie

Operationsmöglichkeiten

- Akromioplastik
- Endoskopische Dekompression

1. Akromioplastik

Indikation

Verengung des subakromialen Raums durch: Osteophyten, Akromionverformung, Kalkablagerungen, Bursitis (Schleimbeutelentzündung) oder Sehnenrupturen der Rotatorenmanschette.

Operatives Vorgehen

- Nach vorsichtiger Inzision des Musculus deltoideus wird dieser an der Akromionspitze abgelöst. Dabei ist auf die Schonung des Nervus axillaris zu achten.
- Nach Ablösung des Lig. coracoacromiale von der Bursa subacromialis wird es reseziert.
- Keilförmige Osteotomie der Akromionspitze.
- Abfeilen vorhandener Osteophyten.
- Entfernung der Bursa subacromialis, wenn sie zusätzlich chronisch entzündet ist (Bursektomie).
- Zum Abschluß Refixation des M. deltoideus an seinem Ansatz.

Postoperative Behandlung

Zwei Tage lang Desaultverbandes oder Gilchristverband, anschließend zwei Wochen lang Abduktionskissen.

2. Endoskopische subakromiale Dekompression

Indikationen
- Einengung des Subakromialraums durch Kalkablagerungen bei Tendinosis calcarea
- Stark ausgeprägte Sehnenrupturen der Rotatorenmanschette bei älteren Patienten

Operatives Vorgehen
- Arthroskopisch werden eine Ruptur der Rotatorenmanschette und eine Läsion der Gelenkpfannenlippe ausgeschlossen.
- Endoskopisch werden die Bursa subacromialis und Kalkanlagerungen in der Sehne des Musculus supraspinatus entfernt.
- Das Ligamentum coracoacromiale wird teilreseziert und die Oberfläche der Akromionspitze abgetragen.
- Nach Spülung des Wundgebiets wird eine Drainage angelegt.

Postoperative Behandlung
- Manchmal zwei Tage lang Ruhigstellung im Desault- oder Gilchristverband, manchmal sofortige Mobilisation, vor allem bei arthroskopischem Eingriff.
- Die Mobilisation ist in alle Bewegungsrichtungen erlaubt, jedoch noch keine Bewegungen gegen Widerstand, da der am Akromion abgelöste M. deltoideus noch nicht belastungsstabil ist.
- Erst nach vier bis sechs Wochen ist eine zunehmende Belastung zulässig.
- Zur Verbesserung der Beweglichkeit bieten sich alle Techniken, auch Gelenktechniken an.

•••• Physiotherapeutische Untersuchung

M. Dölken

Präoperativ

- Schmerzen treten vor allem im Bereich von 60°-120° Abduktion auf.
- Sichtbare Atrophien des M. deltoideus und der Außenrotatoren
- Die Patienten haben häufig eine verstärkte BWS-Kyphose und manchmal auch einen zusammengesunkenen Flachrücken. Als Folge dieser Fehlhaltungen rutscht der Schultergürtel auf dem Thorax nach ventral-kaudal. Durch Adaptation des Körpers werden die Außenro-

tatoren auf Dauer reflektorisch hypoton geschaltet. Ihre zentrierende Funktion läßt nach, so daß der Humeruskopf bei der Bewegung nicht gut nach kaudal und dorsal zentriert wird und die Folge ein Anstoßen des Humeruskopfes am Tuberculum majus ist. Dies ist häufig die Ursache für die Entstehung einer subakromialen Enge und muß daher nach der Operation unbedingt korrigiert werden.
- Die Sehnenansätze der subakromialen Strukturen (M. supraspinatus, M. biceps caput longum) sind häufig druckschmerzhaft. Es kann eine begleitende Ruptur der Supraspinatussehne vorliegen.
- Ein Hochstand des Humeruskopfes ist tastbar.
- Die Patienten weisen häufig vor allem in die Abduktion Bewegungseinschränkungen auf.
- Bei einer begleitenden Bursitis bereitet die Abduktion unter Zug weniger Schmerzen.
- Beim Bewegen überwiegt die Rollbewegung häufig die Gleitbewegung.
- Bestehen bereits Verklebungen der Kapsel, können die Traktion und das Gleiten in Behandlungsstellung eingeschränkt sein.

Postoperativ

- Da meist spätestens ab dem zweiten Tag alle Bewegungsrichtungen erlaubt sind, lassen sich auch alle Richtungen mit abgegebenem Armgewicht prüfen. Neben den bereits genannten präoperativen Bewegungseinschränkungen kommen nun noch limitierende Wundschmerzen und gegebenenfalls Schwellungen hinzu.
- Weiterer Befund siehe unter *Rotatorenmanschettenruptur*.

•••• Physiotherapeutische Behandlung

Behandlungsziele

- Mobilisation des Schultergelenks bei zentriertem Humeruskopf
- Schmerzlinderung
- Detonisieren hypertoner Muskeln
- Resorptionsförderung
- Muskuläre Stabilisation des gesamten Schultergürtels und Kräftigung der gesamten Arm- und Schultergürtelmuskulatur
- Mobilisation und Stabilisation der Brust- und Halswirbelsäule
- Haltungskorrektur

Behandlungsmaßnahmen

- Bei eingeschränktem Joint play zunächst passive Mobilisation durch Gleiten in Behandlungsstellung (Beispiele siehe Omarthrose)

- Nach der passiven Gleitmobilisation Erarbeitung des aktiven Gleitens in Behandlungsstellung und anschließende Stabilisation im neu erreichten Ausmaß
- Widerlagernde Mobilisation unterbricht die Ausweichmechanismen
- Haltungskorrektur und das Anbieten von Entlastungsstellungen für die Arme haben einen hohen Stellenwert. Die Korrektur der Haltung und Schultergürtelstellung fällt mit abgegebenen Armgewichten zu Anfang leichter, z.B. im Sitz am Tisch.
- Entlastungsstellungen für die Arme siehe unter *Omarthrose*.
- Maßnahmen zur Stabilisation und Kräftigung siehe unter *Schulterluxation, Omarthrose* und *Tendopathien am Schultergelenk*.
- Zur Resorptionsförderung Hochlagerung, aktiver Faustschluß, Bewegung des Ellbogengelenks, statische Aktivität des gesamten Armes, gegebenenfalls Lymphdrainage
- Zur Schmerzlinderung eventuell Anwendung von Eis

9.2.4 Operation nach Hohmann bei Epikondylitis

M. Dölken, S. Wirth

Indikation

Nach Versagen aller konservativer Maßnahmen bei Epicondylitis radialis humeri.

Operatives Vorgehen
- Ablösen oder Einkerben der Streckmuskulatur am Epicondylus radialis.
- Als Erweiterung „nach Wilhelm" kann zusätzlich eine sensible Denervierung erfolgen.

Postoperative Behandlung

Nach Ruhigstellung in einer Gipsschale für die Dauer einer Woche kann das Ellenbogengelenk in alle Richtungen mobilisiert werden.

•••• Physiotherapeutische Untersuchung

M. Dölken

Präoperativ

Das Vorgehen entspricht der Untersuchung bei der konservativ behandelten Epikondylitis radialis humeri. (siehe unter *Kapitel 3*)

Postoperativ

- Schmerzanamnese
- Sensibilitätsstörungen oder bläuliche Verfärbungen der Finger deuten auf eine zu feste Gipsschale hin, wodurch der N. ulnaris irritiert werden kann.
- Prüfung der Beweglichkeit der benachbarten, nichtruhiggestellten Gelenke
- Differentialdiagnostisch sollte die HWS schon vor der Operation untersucht werden. Ist dies nicht geschehen, muß die Beweglichkeit postoperativ geprüft werden.
- Bei Übungsstabilität Prüfung der Beweglichkeit des Ellbogengelenks
- Prüfung der Finger- und Handextensoren sowie -flexoren auf Verkürzung
- Prüfung der Mobilität der neuralen Strukturen im Arm (ULTT 1, 2 a und b und 3). (Durchführung siehe unter *Kapitel 3, Engpaßsyndrome*)

•••• Physiotherapeutische Behandlung

Behandlungsziele

- Resorptionsförderung
- Schmerzlinderung
- Wiederherstellung der Beweglichkeit im Ellbogengelenk und in den Radioulnargelenken
- Detonisieren hypertoner Muskeln
- Mobilisation neuraler Strukturen
- Haltungskorrektur
- Der Patient lernt, schädigende Situationen zu vermeiden, damit es nicht zur rezidivierenden Tendopathie kommt.

Behandlungsmaßnahmen

- Hochlagern, aktiver Faustschluß, statische Aktivität des Armes
- Eis oder heiße Rolle, auch auf die Handflexoren
- Evtl. Lymphdrainage
- Anleitung der Patienten zum Bewegen des Schultergelenks
- Nach Ruhigstellung Mobilisation des Ellbogens. Da meist keine strukturellen Einschränkungen vorhanden sind, werden in erster Linie muskuläre Techniken angewendet, wie z. B. Quer- und Längsdehnungen.
- Widerlagernde Mobilisation
- Mobilisation der neuralen Strukturen (Durchführung siehe unter *Kapitel 3*)

Weitere Behandlung wie bei konservativer Behandlung, jedoch keine Querfriktion im Wundgebiet.

10 Gelenkersetzende Operationen

10.1 Totalendoprothese des Hüftgelenks (TEP)

10.1.1 Ärztliche Untersuchung und Therapie

M. Dölken, S. Wirth

Bei der Totalendoprothese werden Hüftkopf, Hüftschaft und Hüftpfanne durch eine künstliche Prothese ersetzt. (Bei der Hemiendoprothese werden nur Hüftkopf und Hüftschaft ersetzt. Sie findet häufig postoperativ nach Schenkelhalsfrakturen Verwendung.) Die Implantation einer Hüftprothese gehört zu den am besten standardisierten operativen Eingriffen in der Orthopädie.

TEP-Formen

- Vollzementierte TEP: Alle Prothesenteile werden mit Zement in den Knochen implantiert.
- Teilzementierte TEP (Hybridprothese): Die Hüftpfanne wird zementfrei, Hüftkopf und -schaft werden zementiert implantiert.
- Zementfreie TEP: Alle Prothesenteile werden ohne Zement implantiert, einsprießendes körpereigenes Gewebe sorgt auf Dauer für die Stabilität.

Indikationen

1. Zementierte TEP oder teilzementierte TEP (Abb. 10.**1**)

Die Implantation erfolgt vor allem bei Patienten über 65 Jahren und bei Osteoporose:
- Koxarthrose; bei jüngeren Patienten wird bei sehr massiver Koxarthrose, z. B. Protrusionskoxarthrose, manchmal auch eine zementierte Prothese eingesetzt.
- Schenkelhalsfrakturen, die mit einer Koxarthrose kombiniert auftreten
- Metastasen im proximalen Femur.
- Beidseitige Femurkopfnekrose (wegen der früheren Belastbarkeit der Prothese)

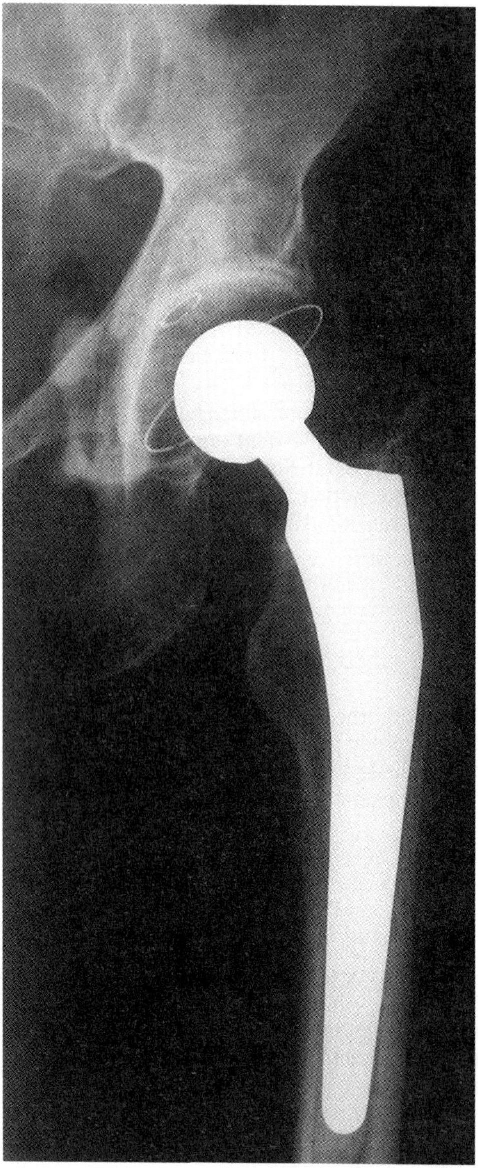

Abb. 10.**1** Zementierte Hüftgelenkstotalendoprothese

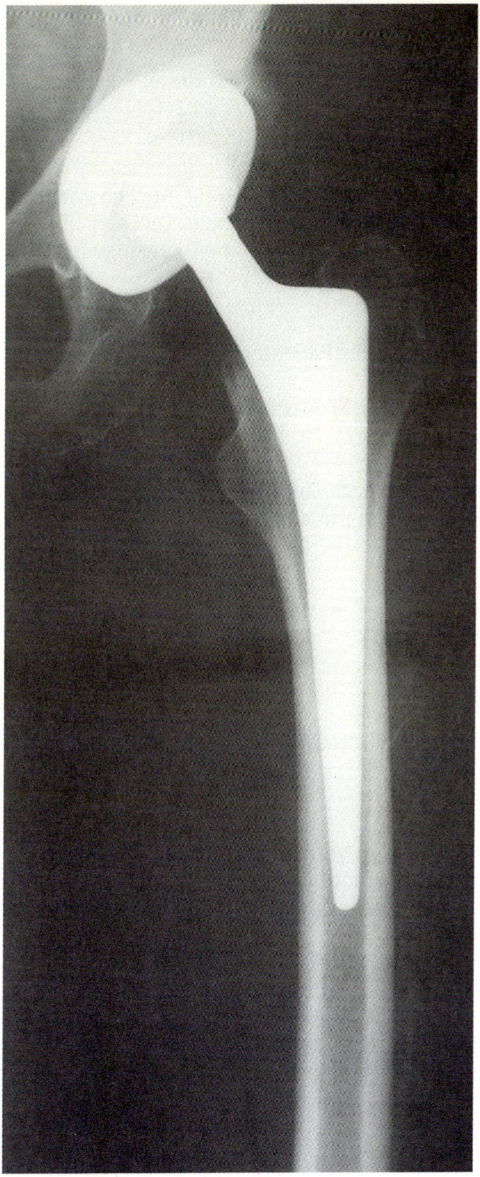

Abb. 10.2 Zementfreie Hüftgelenkstotalendoprothese

- Bei TEP-Wechsel (häufig muß die Prothese mit einer Spongiosaplastik verstärkt werden, wodurch die Belastbarkeit sinkt).

Vorteil der zementierten oder teilzementierten Prothese:

Von Vorteil ist die frühe Belastbarkeit.

Nachteil der zementierten oder teilzementierten Prothese

Ein TEP-Wechsel ist schwieriger und nicht so häufig möglich wie nach einer zementfreien Prothesenimplantation, da mehr Knochensubstanz entfernt wurde. Die neu implantierte Prothese muß länger sein als die alte.

2. Zementfreie TEP (Abb. 10.**2**)

Die Implantation erfolgt vor allem bei Patienten unter 65 Jahren. Es sollte keine Osteoporose vorliegen.
- Koxarthrose, z. B. bei Hüftdysplasie oder nach Hüftluxation
- Chronische Polyarthritis
- Hüftkopfnekrose
- Maligne Knochentumoren (je nach Größe des Tumors müssen teilweise spezielle Tumorprothesen mit einem besonders langen Schaft implantiert werden)

Vorteile der zementfreien Prothese
- Stabilität erfolgt durch Einsprießen von körpereigenem Gewebe, dadurch bessere Haltbarkeit.
- TEP-Wechsel kann leichter erfolgen.

Nachteil

Die Prothese darf nicht so früh belastet werden.

Operatives Vorgehen

- Meist ventrolateraler Zugang im Verlauf der Femurschaftlängsachse mit Längsspaltung des Tractus iliotibialis.
- Längsspaltung des distalen Anteils des Musculus gluteus medius und des Musculus vastus lateralis.
- Eröffnen der Gelenkkapsel und Resektion der Hüftkapsel.
- Resektion des Hüftkopfes bei maximaler Außenrotation des Beines.
- Anschließend Entfernung der restlichen Kapsel- und Bandanteile sowie überstehenden Pfannenosteophyten.
- Der Hüftkopf wird manchmal für eine Spongiosaplastik aufbereitet.
- Entfernung der Pfanne durch Ausfräsen bis zum subchondralen Knochen.
- Knochengeröllzysten können mit Knochenspongiosa aufgefüllt werden.

- Vor der Implantation einer neuen Pfanne Überprüfung des Paßsitzes mit einer Probepfanne. Die neue Pfanne besteht aus Polyethylen (Kunststoff) oder Titan und wird einzementiert. Eine Kombination der Materialien Polyethylen und Titan ist besonders reibungsarm.
- Nach Erweiterung der Knochenmarkhöhle des Femurs wird eine Prothese eingeschlagen und einzementiert. Der Kopf wird auf diese Prothese aufgesetzt.
- Nach der Implantation werden Straffheit des Gelenkschlusses und Luxationssicherheit durch Prüfen des Bewegungsumfangs getestet.
- Bei einer Hemiprothese wird die alte Pfanne belassen und nur der Kopf erneuert.
- Bei zementfreier Implantation sind die künstlichen Teile mit Poren versehen. Knochenzellen können einsprießen, so daß sich der Knochen mit dem Prothesenteil verzahnt.
- Oft wird intraoperativ entschieden, ob eine zementierte oder teilzementierte Prothese implantiert wird.
- Bei ungenügender Kopfüberdachung (z. B. bei Hüftdysplasie) erfolgt ein Pfannenerkeraufbau durch das Einbringen eines kortikospongiösem Knochenblocks, der mit Schrauben fixiert wird.
- Die Beinlänge wird intraoperativ überprüft, bei großer Verlängerung wird ein Kopf mit kürzerem Hals gewählt.
- Ein TEP-Wechsel ist eine sehr individuelle Operation, eine genaue Dokumentation des OP-Vorgehens ist erforderlich.

Postoperative Behandlung

- Zwei Tage lang Redon-Saugdrainage und Kompressionsverband.
- Lagerung auf einer Schaumstoffschiene rotationsstabil und in leichter Abduktion.
- Manchmal erfolgt die Lagerung in Abduktion mit einem Spreizkeil zwischen den Beinen.
- Die Patienten dürfen bereits am ersten Tag nach der OP aufstehen.
- Die Belastung richtet sich nach der Implantationsform:
- Teilbelastung mit Übergang zu voller Belastung an Unterarmgehstützen bei zementierter und teilzementierter Prothese.
- Sohlenkontakt bei zementfreier Prothese
- Bei TEP-Wechsel kann der Zeitpunkt der Belastung unterschiedlich sein.
- Bis zur Bildung des Kapselersatzgewebes darf das Bein nicht in Außenrotation und Adduktion bewegt werden, da ansonsten Luxationsgefahr besteht.
- Die Flexion ist in den ersten sechs Wochen meist auf 90° limitiert.
- Die Abduktion ist meist auf 20° limitiert.

- Erhöhtes Sitzen ist frühestens nach einer Woche erlaubt und abhängig vom Bewegungsausmaß der Hüftflexion – mindestens 70° müssen erreicht werden.
- Seitlage mit einem Kissen zwischen den Beinen zur Vermeidung der Adduktion und Bauchlage sind nach ca. einer Woche erlaubt.
- Hüftprothesen können etwa 10 – 15 Jahre halten, dann müssen sie meist erneuert werden, weil sich die Materialien lockern. Bei manchen Patienten ist die Haltbarkeit deutlich geringer.

10.1.2 Allgemeines zur Physiotherapie nach Implantation einer Hüftprothese

M. Dölken

- Die Hüftprothese kann mit und ohne Knochenzement implantiert werden, die erlaubte Belastung richtet sich nach der Implantationsform. Patienten mit zementfreier TEP müssen ihr Bein länger – ca. vier bis sechs Wochen – entlasten, bis sich die Prothese in den Knochen eingebaut hat. Patienten mit teilzementierten Prothesen dürfen meist von Anfang an teilbelasten, mit zementierter Prothese darf sogar sofort voll belastet werden.
- Es kann zur Überlastung des Implantats und vorzeitiger Lockerung kommen.
- Eine zementfreie Prothese kann leichter gewechselt werden als eine zementierte.
- Nach einem TEP-Wechsel muß die Nachbehandlung mit dem Operateur individuell abgestimmt werden. Häufig müssen die Patienten länger entlasten, manchmal ist die Luxationsgefahr erhöht.
- Bei Endoprothesen besteht bis zur Bildung des Kapselersatzgewebes Luxationsgefahr, vor allem bei Bewegungen in Adduktion und Außenrotation. Die Gefahr besteht mindestens sechs Wochen bis zu drei Monate lang.
- Bei allen gelenkersetzenden Operationen ist zu Anfang die Koordination der Muskulatur durch die fehlende Propriozeption gestört.
- Die postoperativ plötzlich vergrößerten Bewegungstoleranzen können vom Patienten zu Beginn nicht aktiv genutzt werden.
- Postoperativ bestehen weiterhin die präoperativ automatisierten Ausweichbewegungen.
- Erhöhtes Sitzen ist postoperativ frühestens nach einer Woche erlaubt. Das Bewegungsausmaß muß mindestens 70° Hüftflexion betragen.
- Seitlage und Bauchlage sind meist nach einer Woche erlaubt. Bei Lagerung auf der nichtoperierten Seite verhindert ein Pack zwischen den Beinen die Adduktion. Die Lagerungsmöglichkeit auf der operierten Seite hängt von den Wundverhältnissen ab.

- In den ersten sechs Wochen wird die Flexion auf 90° limitiert, da durch die fehlende Kapsel eine Luxationsgefahr nach dorsal besteht.
- Die Abduktion wird in der Frühphase häufig auf 20° limitiert.
- Ist die nichtoperierte Seite bewegungseingeschränkt und schmerzhaft, wie z. B. bei beidseitiger Koxarthrose, umfaßt die physiotherapeutische Behandlung stets beide Hüftgelenke.

10.1.3 Physiotherapeutische Untersuchung

•••• Präoperativ

(hierzu siehe auch unter *Koxarthrose*)

Besonders wichtig ist die Prüfung der Beweglichkeit unter Wahrnehmung der Ausweichbewegungen, da diese postoperativ weiterbestehen. Bei massiven Einschränkungen sind meist schon strukturelle Veränderungen vorhanden. Die Bewegungsverbesserung wird in diesen Bereichen postoperativ viel Zeit in Anspruch nehmen.

Die Beinlänge muß gemessen werden, da sich der Körper häufig daran adaptiert hat und sich das Bein postoperativ häufig verlängert.

•••• Postoperativ

- Schmerzanamnese
- Lagerungskontrolle des operierten Beines: Bein in Rotationsnullstellung; in den ersten Tagen: leichte Hochlagerung in Kehler- oder Braun-Schiene; eventuell das Fußteil des Bettes hochstellen. Nach einigen Tagen Entfernung der Schiene und Lagerung in Extensions-/Flexionsnullstellung; durch leichte Abduktion wird der Hüftkopf in der Pfanne zentriert.
- In manchen Kliniken sind die Beine des Patienten durch einen Spreizkeil in Abduktion gelagert. Vorteil: Vermeidung der Adduktion. Nachteil: Bei präoperativ stark eingeschränkter Abduktion erleiden die Patienten bei Lagerung mit Spreizkeil Schmerzen.
- Auf starke Schwellungszunahme achten!
- Beobachtung des Bewegungsverhaltens bei Bewegungsübergängen, wie z. B. beim Aufstehen und Hinlegen ins Bett, Toilettengang, Gehen an Unterarmgehstützen; vor allem verbotene Bewegungen und Aktivitäten mit langem Hebel sind zu vermeiden.
- Bei Schmerzen in den Beinen Prüfung der Thrombosedruckpunkte, z. B. im Wadenbereich (siehe Abb. 9.**3**)!

■ *Merke:* Bei mehr als drei positiven Punkten ist wegen Thromboseverdacht unbedingt der Arzt zu informieren. Außerdem sollte der Patient auf keinen Fall aufstehen bzw. behandelt werden.

- Auf starke Temperaturerhöhung im Wundgebiet achten – Hinweis auf beginnende überschießende Entzündungsreaktion. In diesem Fall ist umgehend der Arzt zu informieren!
- Der Muskeltonus ist vor allem im Bereich der Hüftadduktoren, -flexoren und -außenrotatoren erhöht.
- Prüfung der Sensibilität des operierten Beines, da eine Verletzung des N. cutaneus femoris zu einer Hypoästhesie im ventrolateralen Oberschenkelbereich führt.
- Eine Sensibilitätsabschwächung im medialen Kniebereich ist die Folge einer Irritation des N. saphenus.
- Prüfung der Motorik des operierten Beines:
  - Verletzungen des N. femoralis führen zur Schwächung der Hüftbeuger und des M. quadriceps. Letzterer läßt sich in Rückenlage mit seitlichem Überhang testen. Auf stabile Lage des Oberschenkels und Vermeidung des weiterlaufenden Anhängens des Hebels bei der Knieextension muß geachtet werden!
  - Der N. peroneus kann lagerungsbedingt hinter dem Fibulaköpfchen irritiert werden, die Folge ist eine Fußheberschwäche.
- Prüfung der Beweglichkeit des anderen Hüftgelenks!
- Prüfung der Beweglichkeit des operierten Hüftgelenks nur mit abgegebenem Beingewicht, nach Redonentfernung Prüfung der aktiven Hüftbeweglichkeit mit kurzem Hebel oder hubfrei!
- Die Prüfung der Kraft am anderen Hüftgelenk sollte nicht gegen starke Widerstände oder mit langem Hebel erfolgen, da sich die Kraft auf die operierte Seite überträgt. Bewegungen mit kurzem Hebel gegen die Schwerkraft sind ausreichend. Wichtiger ist die Beobachtung der Beckenstabilität beim Gehen und beim Rutschen im Bett.
- Die funktionelle Beinlänge sollte in symmetrischer Rückenlage gemessen werden, ein zu langes Bein erschwert die Entlastung des operierten Beines, daher ist bei Differenzen über 1 cm ein sofortiger Schuhausgleich erforderlich. Bei voller Belastbarkeit muß das Resultat im Stand überprüft werden.
- Die Adduktion und die Außenrotation dürfen erst nach Bildung des Kapselersatzgewebes geprüft werden!
- Bei dem transglutealen anterolateralen Zugang werden die kleinen Glutäen meist nicht mehr am Trochanter abgelöst. Sie werden nur längsinzesiert. Bei Ablösung ist die Innenrotation vom distalen Hebel kombiniert mit der Flexion oberhalb der Nullstellung in den ersten sechs Wochen zu vermeiden.
- Bei dem sehr viel seltener durchgeführten dorsolateralen Zugang werden die Außenrotatoren dorsal abgelöst. Hierbei ist die Flexion kombiniert mit Außenrotation vom distalen Hebel mindestens sechs Wochen lang zu vermeiden, da neben der Kapselentfernung auch noch die Muskelablösung zur Luxationsgefahr beiträgt.

- Durch das Einschlagen der Hüftpfanne kommt es manchmal zu Fehlstellungen im Iliosakralgelenk. Bei postoperativen Schmerzen im Bereich des Sulcus sacralis muß an die Möglichkeit einer solchen Fehlstellung gedacht daher das ISG mituntersucht werden.
  - Palpation des Sulcus sacralis
  - Menell-Test in Seitlage: Am lateralen Ilium leistet der Therapeut mit seinem Unterarm Druck nach medial-ventral. Die andere Hand palpiert dorsal am Ilium die Bewegung.
  - In Bauchlage ist auch der Hebe- und Schütteltest möglich (Durchführung siehe unter *Kapitel 3*).
  - Bei einem Ilium anterior ist der Tonus des M. iliacus erhöht, daher ist eine Palpation auf der Innenseite der ventralen Beckenschaufel angezeigt.
  - Bei einem Ilium posterior ist der Tonus des M. psoas major deutlich erhöht, weshalb eine Palpation durch die Bauchdecke (siehe unter *Spondylarthrose*) angezeigt ist. Bei TEP tritt ein Ilium posterior häufiger auf.
- Die LWS-Beweglichkeit in der Frontalebene ist für die Bewegungserweiterung der Abduktion im Hüftgelenk vom proximalen Hebel von Bedeutung.
- Die LWS-Beweglichkeit in der Sagittalebene ist für die Bewegungserweiterung der Flexion und Extension vom proximalen Hebel von Bedeutung.
- Die Knieflexion am operierten Bein kann manchmal infolge des eingekerbten M. vastus lateralis schmerzhaft eingeschränkt sein.
- In der Spätphase bei voller Belastbarkeit gleicht der Befund dem in der präoperativen Phase. Nach Bildung des Kapselersatzgewebes (frühestens nach sechs Wochen bis zu drei Monaten) sind alle Bewegungen erlaubt. In der Spätphase haben die Patienten meist Schwierigkeiten bei Alltagsbewegungen, wie Schuhe- und Strümpfeanziehen. Durch die postoperative Limitierung der Flexion auf 90° in den ersten sechs Wochen ist die Dehnfähigkeit der dorsalen Anteile des Kapselersatzgewebes häufig eingeschränkt. In dieser Phase sind zur Erweiterung auch Gelenktechniken (Traktion in Behandlungsstellung) möglich.

10.1.4 Physiotherapeutische Behandlung

•••• Behandlungsziele

- Schonende Wiederherstellung der Hüft- und Beckenbeweglichkeit
- Schmerzlinderung
- Resorptionsförderung

- Der Patient soll lernen, die neuen Bewegungs- und Belastungsmöglichkeiten der Endoprothese zu nutzen, ohne sie zu gefährden.
- Der Patient soll lernen, Bewegungen zu vermeiden, die eine Luxationsgefahr auslösen.
- Erhaltung bzw. Verbesserung der Muskelaktivität am operierten Bein und damit Prophylaxe und Abbau von Atrophien sowie Stabilisierung der neuen Bewegungstoleranzen.
- Kräftigung der Fuß- und Rumpfmuskeln, der Stützmuskulatur an Schultergürtel und Armen sowie der Beinmuskeln am anderen Bein.
- Gangkorrektur

•••• Behandlungsmaßnahmen

Die Beweglichkeit darf nur sehr schonend wiederhergestellt werden. Da sie präoperativ meist massiv eingeschränkt war, liegen strukturelle Veränderungen vor. Querdehnungen der verkürzten Muskeln können zur Detonisierung und zur Dehnung eingesetzt werden. Postoperativ wird die Beweglichkeit zusätzlich durch Schmerzen und damit verbundenen, reflektorisch veränderten muskulären Tonuszustände behindert.

Bewegungserweiterung vom proximalen Hebel unterbricht die falsch eingeschliffenen Bewegungsmuster. Durch diese Bewegung wirken keine großen Kräfte auf die Prothese. Da die Hauptmuskelaktivität im Bereich des Rumpfes liegt, wirken auch bei Rotationsbewegungen vom Becken keine luxierenden Kräfte auf die Prothese. Die Erweiterung ist in Seit-, Rücken- und Bauchlage möglich.

1. Erweiterung vom proximalen Hebel

a) Flexion

Das Bein wird submaximal ans Ende der momentanen Beweglichkeit auf Packs gelagert. Durch die Beckenflexion im Hüftgelenk läßt sich die Flexion verbessern.

Das Bein wird zunehmend in einem höheren Flexionswinkel gelagert.

In der Frühphase wird eine Flexion von 90° angestrebt.

Bei zunehmender Flexion kommt es bei vielen Patienten zu einer begleitenden Außenrotation, die durch die Innenrotation vom proximalen Hebel widerlagert werden kann. Bei zunehmender Flexion findet die Rotation in der Frontalebene statt. Die Widerlagerung der Außenrotation erfolgt durch Verlängerung der gleichseitigen Rumpfseite. Zuerst manipuliert der Therapeut die Verlängerung der Rumpfseite mit beiden Händen an den Beckenkämmen. Anschließend gibt er einen taktilen Reiz am gleichseitigen Tuber, und der Patient soll bei zunehmender assistiver

Flexion vom distalen Hebel den Druck verstärken. Später versucht der Patient, auch bei der aktiven Flexion eine Verkürzung der Rumpfseite zu vermeiden.

Nach der Erweiterung kann die Flexorenkette in jedem Winkel bei abgelegtem Bein statisch aktiviert werden, vor allem in den neu erweiterten Bereichen.

Dadurch kommt es zur Antagonistenhemmung der Hüftextensoren. Am operierten Bein wird die Flexorenkette durch Dorsalextension vom Fuß und Führungskontakt am ventralen Oberschenkel stimuliert. Das andere Bein kann gleichzeitig statisch in Extension aktiviert werden. Der Therapeut achtet auf Ausweichbewegungen des Beckens und des Rumpfes, da die Patienten bei mangelnder Flexorenaktivität durch überschießende Bauchmuskelaktivität kompensieren.

Die Flexoren können auch durch Irradiation der Spielbeinphase aktiviert werden.

Gangtypische Irradiationen

- *Beispiele*:
  - EXT./ABD./IR. am anderen Bein mit Approximation: Statisch oder mit argonistischer Umkehr auf der mittleren Bewegungsbahn durchgeführt, verhindert dies zu große Kräfte auf der operierten Seite.
  - Am operierten Bein nur Fußpattern: Dorsalextension mit Inversion, wodurch die FLEX./ADD./AR. als Muskel-Aktivität auf das Bein überlaufen.
    Dorsalextension mit Eversion: die FLEX./ABD./IR. laufen auf das Bein über. Dieses Muster ist im Anschluß an die Erweiterung von Flexion und Innenrotation günstig.
    über die Arme: EXT./ABD./IR. auf derselben Seite, Skapula in „Depression posterior" FLEX./ADD./AR. kontralateral, Skapula in „Elevation anterior".
  - In Seitlage sind auch Kombinationen von Becken- und Skapulapattern möglich, am Becken „Elevation anterior" auf der operierten Seite. Die Hauptaktivität liegt in der Bauchmuskulatur und am unten liegenden Hüftgelenk, weshalb dies auch bei Entlastung des Hüftgelenks möglich ist. Viele Patienten mit TEP haben durch die lange bestehende Flexionskontraktur einen sehr schwachen Unterbauch.
  - Beckenpattern können auch bei Patienten mit TEP angewendet werden, wobei die Pfanne dreidimensional auf dem Kopf bewegt wird. Diese Bewegung entspricht der Bewegung beim Gehen. Widerstände sind dosiert zu geben und es ist auf eine stabile Lage-

rung des Beines ist zu achten. Sie lassen sich neben der Muskelkräftigung auch zur Bewegungserweiterung einsetzen.

- *Beispiel:*
  Bei starker Außenrotationstendenz kann das Bein in Seitlage kurz vor dem Flexionswinkel gelagert werden, an dem die Ausweichbewegung auftritt. Durch das Beckenpattern „Depression posterior" wird die LWS in Extension und Lateralflexion bewegt. Am Hüftgelenk sind die Flexion und Innenrotation die Folge.

b) Extension

Das Bein wird in Rücken- oder Seitlage submaximal in Extension gelagert, durch die Beckenextension im Hüftgelenk wird die Bewegung von proximal erweitert.

Der Therapeut kann am Unterbauch zur Verkürzung des Abstands Symphyse-Bauchnabel einen taktilen Stimulus geben.

In Seitlage kann bei gleichzeitiger Lagerung des Kniegelenks in Flexion mit dieser Technik der M. rectus femoris sehr gut detonisiert werden.

Der M. rectus femoris läßt sich über seine Kniekomponente auch mit der postisometrischen Relaxation detonisieren, wodurch gleichzeitig auch der M. vastus lateralis detonisiert wird.

Bei starker Außenrotationstendenz wird die Innenrotation in der Transversalebene von proximal verbessert.
In Rückenlage stellt der Patient das nichtoperierte Bein auf und lernt, zur Erweiterung der Innenrotation den Druck unter der operierten Beckenseite zu verstärken. Die Kniescheibe bleibt dabei deckenwärts gerichtet.

Bei sehr hypertonem M. iliopsoas können Weichteiltechniken, wie z.B. Druckinhibition und Quermassage, den Muskel detonisieren.

Durch postisometrische Relaxation kann der Muskel in Seitlage oder Rückenlage mit seitlichem Überhang längs gedehnt werden. Die LWS wird dabei durch den Thomas-Handgriff fixiert.

Einstellung Thomas-Handgriff

Durch die maximale Flexion am nichtoperierten Bein kommt es weiterlaufend zur Flexion der LWS und Extension vom proximalen Hebel am operierten Bein, wodurch die bei der Dehnung weiterlaufende Extension der LWS verhindert wird.

Wichtig bei der Einstellung des nichtoperierten Beines ist die Annäherung des operierten Beines in Flexion, da nur so das Becken sauber mitlaufen kann. Ohne Annäherung kann sich das Becken nicht in der Sagittalebene bewegen, weil das Hüftgelenk schon am Limit der Extensionstoleranz liegt. Die Folge ist eine Beckenbewegung in anderen Ebenen.

Beim Thomas-Handgriff kommt es neben der Extension begleitend immer zur Abduktion vom proximalen Hebel. Diese kann nur durch Außenrotation des nichtoperierten Beines widerlagert werden, da es weiterlaufend zur Adduktion von proximal kommt.

Nach der Erweiterung kann eine statische Aktivität der Hüftextensoren durch Irradiation der Standbeinphase erreicht werden.

- *Beispiele:*
  - FLEX./ADD./AR. am kontralateralen Bein; durch statische Aktivität oder argonistische Umkehr auf der mittleren Bewegungsbahn wirken keine zu großen Kräfte auf die kontralaterale Seite.
  - Fußpattern am operierten Bein: Plantarflexion mit Pronation
    In Rückenlage werden die Beine in der Diagonalen in leichter Abduktion gelagert; manche Patienten irradiieren besser symmetrisch, andere besser reziprok.
    - Symmetrisch: An beiden Füßen wird das Muster Plantarflexion mit Pronation geübt, durch die argonistische Umkehr arbeiten die Muskeln konzentrisch und exzentrisch.
    - Reziprok: Am kontralateralen Bein wird das Muster Dorsalextension mit Inversion, am operierten Bein Plantarflexion mit Pronation geübt.

c) Abduktion

Der Patient lernt, seine gleichseitige Rumpfseite zu verlängern, was zur Abduktion von proximal führt. Da das Bein auf der Unterlage gleiten muß, gilt es, den Reibungswiderstand durch Unterlagerung mit einem Tuch auf glatter Unterlage zu reduzieren.

Im Schlingentisch fällt der Reibungswiderstand komplett weg, in dieser Ausgangsstellung kann anschließend der distale Hebel dazugenommen werden. Ist nur assistives Bewegen erlaubt, unterstützt der Therapeut die Bewegung. Aktiv insuffiziente Abduktoren lernen dadurch, mit geringer Belastung wieder zu kontrahieren.

Nach der Erweiterung werden die Abduktoren statisch im neuen Bewegungsausmaß aktiviert, z.B. durch Irradiation der Standbeinphase. Bilaterale Fußpattern in Dorsalextension mit Eversion stimulieren ebenfalls gut die laterale Muskelkette und damit auch den häufig gehemmten M. vastus lateralis.

2. Weitere Maßnahmen zur Erweiterung

- Widerlagernde Mobilisation; der Therapeut unterstützt die Bewegung des distalen Hebels. (Durchführung siehe unter *Koxarthrose*)
- Postisometrische Relaxation; gute Unterstützung des Beingewichts; Gabe von distalen Widerständen erst ab Teilbelastung.

- Quermassage bzw. Querdehnung der verkürzten Muskeln (vor allem Außenrotatoren und Adduktoren), jedoch auf keinen Fall im Bereich von Hämatomen!
- Nach Wundheilung ist auch die Behandlung im Bewegungsbad möglich.

3. Resorptionsförderung und Schmerzlinderung

- Zur Schmerzreduzierung und Durchblutungsverbesserung können die Mobilisationen mit Kurzzeiteis kombiniert werden, was sich wiederum positiv auf die Wundheilung und überschießende Ödeme auswirkt.
- Zur Resorptionsförderung kann das Bein ca. 30° hochgelagert und von distal nach proximal im Lymphbahnenverlauf ausgestrichen werden.
- Lymphdrainage
- Schmerzen des ISG:
  In Bauchlage kann das Ilium nach ventral mobilisiert werden (Durchführung siehe unter *Kapitel 3*).
  In Seitlage kann das Ilium nach dorsal mobilisiert werden: Dabei wird das OP-Bein in Flexion gelagert, über das nichtoperierte Bein wird durch maximale Extension das Sakrum in Nutation fixiert. Die mobilisierenden Hände des Therapeuten liegen am Tuber und von ventral am Beckenkamm und bewegen das Ilium kreisbogig in Dorsalrotation.

Schmerzen der LWS

- Entlastung durch Traktion nach kaudal bei in Flexion gelagerten Beinen, eventuell auch im Schlingentisch mit Becken-Beinaufhängung (Durchführung siehe unter *Spondylarthrose*)
- Weichteiltechniken der lumbalen Rückenstrecker
- Beckenpattern zum Detonisieren der lumbalen Rückenstrecker
- Entlastungslagerung für die LWS (siehe unter *Spondylarthrose*)

Thromboseprophylaxe

- Beim Tragen von Kompressionsstrümpfe ist auf korrekten Sitz zu achten.
- Dynamische Aktivitäten der Füße regen die Muskelpumpe an, in langsamen Rhythmus werden die Füße endgradig in Dorsalextension und Plantarflexion bewegt.
- Hochlagern der Beine
- Statisches Muskeltraining am OP-Bein

- Die Patienten müssen mehrmals täglich ein Eigenprogramm durchführen, bei dem eine genaue Angabe von Wiederholungszahl und Tageszeit notwendig ist.
- Dürfen die Patienten bereits aufstehen, sollen sie zwar viel, wegen der Schwellungsneigung jedoch immer nur kurze Zeit gehen.

Pneumonieprophylaxe

- Atemrichtungslenkung durch manuellen Handkontakt seitens des Therapeuten oder des Patienten führt zur Atemvertiefung.
- Nasenstenose: Der Patient hält sich ein Nasenloch zu, so daß sich die Einatmung vertieft.
- Die Lippenbremse verlängert die Ausatmung und damit indirekt auch die Einatmung.
- Viele atemtherapeutische Maßnahmen beruhigen und entspannen, senken dadurch Blutdruck und Herzfrequenz und haben so einen entspannenden Effekt.
- Unmittelbar vor dem Aufstehen ist die Durchführung meistens ungünstig, da zu diesem Zeitpunkt der Kreislauf angeregt werden soll.

Vermeidung von Narbenverklebungen

Nach der Fädenentfernung können die Patienten durch Massage ihre Narbe vor Veklebungen schützen.

4. Gangkorrektur

Um mit Entlastung oder Teilbelastung an Unterarmgehstützen gehen zu können, ist eine ausreichende Schultergürtelstabilität ebenso wie das Körpergefühl des Patienten für die Stützaktivität unerläßlich.

Maßnahmen:

- Skapulapattern, auch bilateral in Rückenlage
- Armpattern in EXT./ABD./IR., auch mit mittlerem Drehpunkt, dabei verankert sich der Schultergürtel besser posterior in Depression.
- Anleitung zum Armpattern bilateral gegen den Widerstand eines Therabandes als Eigenübung
- Skapulapattern statisch auch im Stand an Unterarmgehstützen oder im Gehbarren.
- Der Therapeut gibt im Stand an Unterarmgehstützen von kaudal Widerstände an deren Griffen, wobei die Stützen nicht angehoben werden dürfen.
- Hilfreich ist die Vorstellung: „Löcher in den Boden zu drücken“.

- Bei Entlastung leisten die Abduktoren der kontralateralen Seite und die gleichseitigen Lateralflexoren ständig fallverhindernde Arbeit. Dies führt häufig zu Tonuserhöhungen in den betreffenden Muskeln. Durch Weichteiltechniken, hubfreie Mobilisation der LWS und Bekkenpattern – falls erlaubt – können sie detonisiert werden.
- Bei erlaubtem Sohlenkontakt lernt der Patient das Gehen im Dreipunktegang, d.h. er rollt den Fuß des operierten Beines ohne Druckverstärkung zwischen den Unterarmgehstützen über dem Boden ab, während das andere Bein einen Schritt macht. Dabei kann zur Verdeutlichung die Vorstellungshilfe „über eine Torte abzurollen" hilfreich sein.
- Bei erlaubter Teilbelastung lernt der Patient das Einschätzen des Gewichts durch das Gehen über eine Waage. Die Waage sollte sich auf gleichem Niveau befinden, also z.B. im Boden versenkt sein.
- Die Stabilität des kontralateralen Standbeines ist Voraussetzung für eine selektvie Spielbeinphase des OP-Beines. Abduktoren und Rotatorentraining auf dem Standbein kräftigt die beckenstabilisierende Muskulatur (Abb. 10.**3**).
- Da bei Entlastung des Beines keine reaktive Hüftextension zum Vorwärtstransport des Körpers über dem Standbein auftritt, gehen die Patienten meistens mit zuwenig Hüftextension. Ein dorsaler Führungskontakt am Oberschenkel kann dem Patienten die schmerzfreie Bewegungstoleranz am operierten Hüftgelenk bewußt machen. Vor-

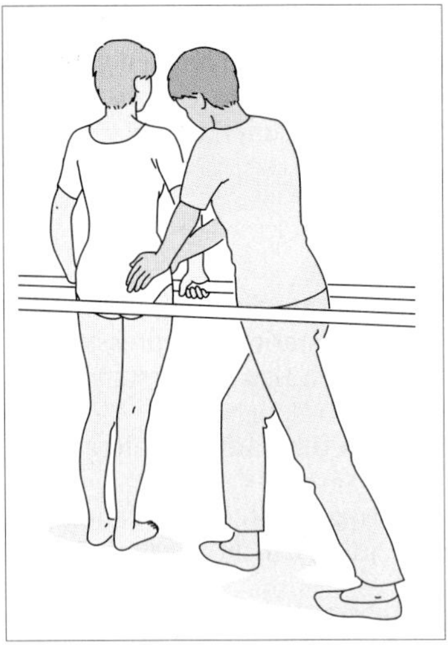

Abb. 10.**3** Kräftigung der Abduktoren des linken Standbeines: Der Patient stabilisiert gegen den Widerstand des Therapeuten.

her muß jedoch die Beweglichkeit in entlasteter Position wiederhergestellt werden. Vorbereitend kann die Extension in den Halbsitz übertragen werden. Der Patient lernt die Nutzung bei vertikaler Körperlängsachse (vergleiche unter Koxarthrose).
- Bewußtmachung des Abrollweges über die funktionelle Fußlängsachse durch Gehen auf einer Linie. Die notwendigen Rotationstoleranzen werden vorher in entlasteter Position verbessert.
- Bei erlaubter Teilbelastung, mindestens dem halben Körpergewicht, ist das Gehen im Vierpunkte- und Zweipunktegang möglich.
- Bei Vollbelastung gehen die Patienten so lange an Unterarmgehstützen, bis kein Trendelenburg- oder Duchennehinken mehr vorhanden ist.
- Bei Vollbelastung ist die Gangfazilitation aus der PNF im Stand und beim Gehen möglich.
- Vor der Entlassung aus der Klinik ist das Treppensteigen sowie das Öffnen und Schließen von Türen mit Unterarmgehstützen zu üben.

5. Haltungskorrektur

- Bei LWS-Beschwerden und wenn präoperativ ein Extensionsdefizit bestand, ist die Haltungskorrektur besonders wichtig. Besteht am anderen Hüftgelenk ebenfalls ein Extensionsdefizit, läßt sich die Haltung meist nur im hohen Sitz korrigieren.
- Das Beinachsentraining in teilbelasteten und belasteten Ausgangsstellung (Halbsitz, hoher Sitz, Stand) fördert die Propriozeption.
- In der Spätphase nach Bildung des Kapselersatzgewebes (frühestens nach drei Monaten) kann durch Traktion in Behandlungsstellung die Mobilität des Gewebes verbessert werden. (siehe unter *Allgemeines zur TEP-Behandlung*)
- Sportarten mit Stoß- und Sprungbelastungen sind zu vermeiden; günstig sind Sportarten wie Langlauf, Schwimmen und Radfahren.

6. Bewußtmachung verbotener Bewegungen

- Das Bein darf nicht als langer Hebel angehoben werden, manchmal ist am Anfang auch das aktive Bewegen mit kurzem Hebel nicht erlaubt (z.B. nach TEP-Wechsel mit großer Spongiosaplastik oder bei Trochanterfissur). Die verbotenen Bewegungen sind dem Patienten am nichtoperierten Bein zu zeigen.
- Der Patient darf sein operiertes Bein nicht über die Nullstellung der Adduktion hinausbewegen. Die Wahrnehmungsschulung erfolgt zunächst mit assistivem Bewegen aus der Abduktion bis zur Nullstellung. Der Patient verfolgt die Bewegung visuell, anschließend bewegt der Therapeut das Bein, während der Patient die Augen geschlossen hat, und in der Mitte „stop“ sagt.

- Beim Aufstehen unterstützt der Patient das operierte mit seinem anderen Bein, indem er den Fuß unter den distalen Unterschenkel schiebt. Bei sehr instabilen Prothesen sollte der Therapeut das Beingewicht abnehmen, da die Bauchmuskeln und Hüftflexoren bei der Unterstützung des OP-Beines mit viel Hub arbeiten müssen.
- Sitzen sollte in der Frühphase vermieden werden. Bei ausreichendem Bewegungsausmaß kann der Patient jedoch erhöht sitzen, z. B. auf einer Stehhilfe oder an die Tischkante gelehnt.
- Beim Aufstehen und Hinsetzen achtet der Patient darauf, daß immer zuerst das operierte Bein nach vorne gestellt wird.
- Übung des An- und Ausziehens unter Einsatz von Strumpf- und Schuhanziehern zusammen mit dem Patienten
- Beim Drehen in Seitlage muß ein Kissen zwischen den Beinen liegen, da sonst beim Drehen das operierte Bein in Adduktion fällt.
- Drehen auf die operierte Seite erst nach abgeschlossener Wundheilung und in Absprache mit dem Operateur.

10.2 Uni- und bikondylärer Kniegelenkersatz

10.2.1 Ärztliche Untersuchung und Therapie

M. Dölken, S. Wirth

1. Unikondylärer Ersatz

= medialer und lateraler Schlitten

Bei medial oder lateral betonter Gonarthrose werden die Gelenkflächen vom Femurkondylus und dem Tibiaplateau nur unilateral ersetzt, wobei der Femurkondylus durch einen Metallschlitten und das Tibiaplateau durch ein Polyethylenplateau ersetzt wird (Abb. 10.**4**).

Der mediale Schlitten wird häufiger implantiert als der laterale.

Indikationen

- Gonarthrose auf der medialen oder lateralen Seite, durch Varus- oder Valgusgonarthrose
- Nekrose eines Femurkondylus

Operatives Vorgehen

- Hautschnitt und Kapselschnitt sind nicht identisch, da sonst eine größere Verklebungsgefahr besteht. Der Kapselschnitt liegt weiter medial als der Hautschnitt.

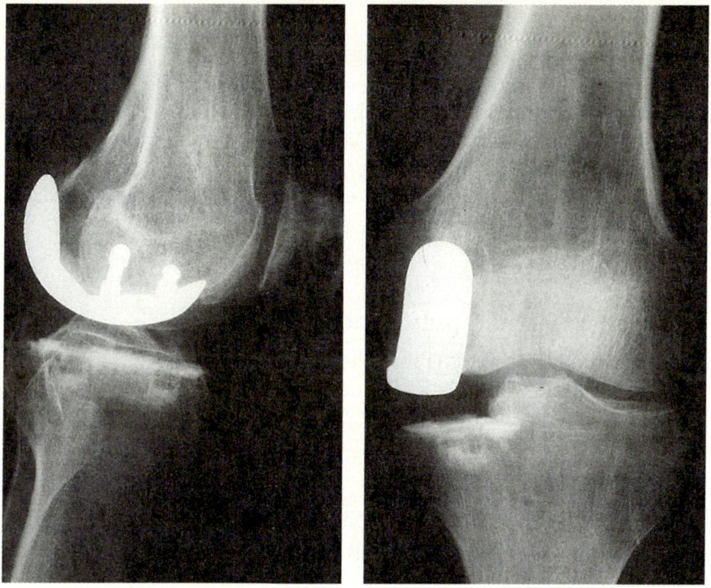

Abb. 10.**4** Unikondylärer Kniegelenksersatz

- Eröffnung des Kniegelenkes durch Schnitt medial der Patella.
- Weggklappen der Patella nach lateral.
- Resektion des nekrotisierten Kondylus.
- Es ist darauf zu achten, daß die Kreuzbänder nicht verletzt werden.
- Entfernung des entsprechenden Femurkondylus.
- Nach Entfernen eines kleinen Knochenstücks aus dem Femurkondylus werden dort die Kufen der Metallschlittenprothese eingebracht. Der Metallschlitten ersetzt die Gelenkfläche des Femurkondylus.
- Am Tibiakopf wird an der kranialen Fläche auf der erkrankten Seite sparsam Knochen entfernt. In das Tibiaplateau wird ein Polyethylenplateau, eventuell mit Metallunterseite, einzementiert. Das Tibiaplateau wird um 10° nach dorsal abfallend implantiert, was der physiologischen Neigung entspricht.
- Die Beinachse kann während der OP korrigiert werden.
- Abschließend zwei Redon-Saugdrainagen sowie Kompressionsverband.
- Einsetzen der Schlittenprothesen meist zementiert.

Postoperative Behandlung

- Hochlagerung auf einer Schaumstoffschiene.
- Bereits am Tag der OP passive Bewegung mit einer Motorschiene.
- Aufstehen bereits einen Tag nach der OP.
- Teilbelastung mit Übergang zur Vollbelastung, abhängig von Reizzustand und Stabilität des Kniegelenks.
- Keine focierte Bewegungserweiterung über 90° in den ersten sechs Wochen.

2. Bikondylärer Ersatz

a) bikondylärer ungekoppelter Ersatz

Es besteht keine Verbindung zwischen dem proximalen und dem distalen Prothesenteil, wodurch der Bandapparat des Kniegelenks und damit auch die Rotationsfunktion erhalten bleiben. Manchmal wird das vordere Kreuzband entfernt (Abb. 10.**5**).

b) bikondylärer gekoppelter Ersatz

Es besteht eine Verbindung zwischen dem proximalen und dem distalen Prothesenteil. Die Rotationsfunktion des Kniegelenks ist aufgehoben, so daß eine reine Scharnierfunktion bleibt.

Indikationen

a) ungekoppelte Prothese
- Mediale und laterale Gonarthrose (Pangonarthrose) mit noch stabilem Bandapparat
- Gelenkschädigung durch Polyarthritis
- Zweiteingriffe nach Osteotomien oder zum Prothesenwechsel

b) gekoppelte Prothese
- Pangonarthrose mit Bandinstabilität
- Achsenfehlstellungen über 25° in der Frontalebene
- sehr alte Patienten

Operatives Vorgehen

- Schnittführung: siehe unter *Schlittenprothese.*
- Nach Gelenkeröffnung und Luxation der Patella nach lateral erfolgt eine Synovektomie (Entfernung der Gelenkinnenhaut).
- Falls eine Entzündung der Synovia besteht, werden die Menisken und das Lig. cruciatum anterius reseziert, ansonsten bleiben beim Einsatz einer ungekoppelten Prothese die Bandstrukturen erhalten. Bei gekoppelter Prothese werden die Bänder entfernt.

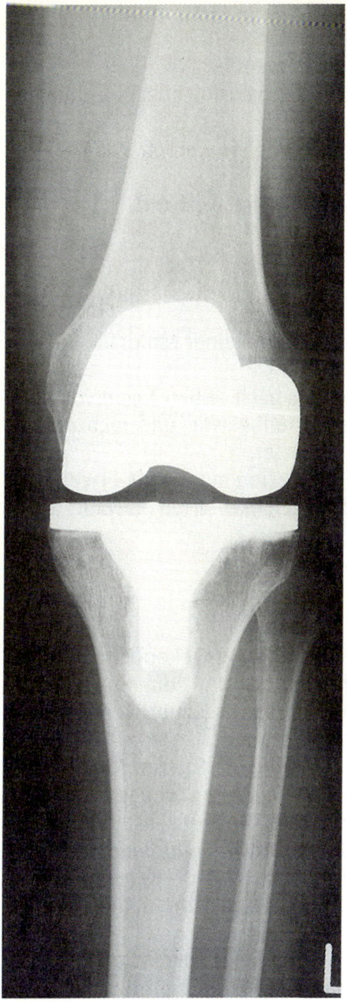

Abb. 10.**5** Bikondylärer Kniegelenksersatz

– Die Gelenkflächen der Femurkondylen und des Tibiaplateaus werden entfernt. Sie werden durch eine Femurkondylen- und Tibiaplateauprothese ersetzt. Bei der ungekoppelten sind es zwei einzelne Teile, bei der gekoppelten sind sie miteinander verbunden.

- Der Tibiateil wird immer einzementiert, die Femurprothese oft zementfrei implantiert.
- Die gekoppelte Prothese wird immer zementiert.
- Bei starker Retropatellararthrose wird auch die Rückfläche der Patella ersetzt.
- Bei Implantation kann die Beinachse korrigiert werden, das Tibiaplateau sollte 10° nach dorsal abfallen.
- Zwei Redon-Saugdrainagen und Kompressionsverband.

Postoperative Behandlung

- Hochlagerung auf einer Schaumstoffschiene.
- Schon am Tag der OP Bewegen des Beins auf einer Motorschiene.
- Aufstehen schon am ersten Tag nach der OP.
- Eine zementierte Prothese kann bereits nach sieben Tagen voll belastet werden. Teilzementierte werden teilbelastet und nichtzementierte erst nach sechs Wochen voll belastet.
- In den ersten sechs Wochen wird die Flexion nur bis 90° erweitert.
- Bei gekoppelten Prothesen keine Kniegelenkrotation erarbeiten.

10.2.2 Allgemeines zur Physiotherapie

M. Dölken

- Bei der Schlitten- sowie bei der bikondylären ungekoppelten Prothese bleibt der Bandapparat weitgehend intakt und somit auch die Rotationsfähigkeit erhalten. Im Rahmen der Bewegungsverbesserung kann auch die Rotation geübt werden.
- Wenn die Patellarückfläche ersetzt wurde, darf deren Mobilisation nach kaudal nur mit Rücksprache des Operateurs erfolgen.
- Bei Genu valgum oder Genu varum wird die Beinachse bei der Implantation der Prothese korrigiert. Muskulatur und Bandstrukturen müssen sich erst wieder an die veränderte Beinachse gewöhnen.
- Je mehr Kapsel- und Bandstrukturen entfernt wurden, desto stärker ist die Propriozeption gestört.
- Bei den Scharnierprothesen dürfen keine Gelenktechniken wie Traktion und Gleiten angewendet werden!
- Bei den Scharnierprothesen können nur die Extension und Flexion, nicht aber die Rotation geübt werden.
- Traktion und Gleiten lassen sich nur bei ungekoppelten und Schlittenprothesen anwenden. Bei der Durchführung dürfen keine Kraft aufgewendet und keine Schmerzen ausgelöst werden. Auf sauberes Einhalten der Behandlungsebene und Mobilisationsrichtung ist zu achten, damit keine schädigenden Kräfte auf die Prothese wirken. Zur Resorptionsförderung kann in der 2. Stufe in Ruhestellung die Trak-

tion angewendet werden. Der Zeitpunkt des Beginns der Bewegungserweiterung mit Gelenktechniken erfordert die Rücksprache mit dem Operateur.

- Die Flexion wird in der Frühphase (die ersten sechs Wochen) meist bis 90°, die Extension im vollen Bewegungsausmaß erweitert. Nach dieser Zeit läßt sich die Flexion bis zum vollen Ausmaß erweitern.
- Bei beidseitiger Gonarthrose umfaßt die physiotherapeutische Behandlung stets beide Seiten (siehe unter *Physiotherapeutische Behandlung bei Gonarthrose*).
- Der Hautschnitt liegt meist lateral der Patella. Die Kapsel wird medial der Patella eröffnet und die Patella nach lateral weggeklappt. Viele Patienten haben in den ersten postoperativen Tagen medial der Patella durch den Kapselschnitt Schmerzen bei der Flexion.
- Postoperativ besteht eine sehr hohe Schwellungsneigung.

10.2.3 Physiotherapeutische Untersuchung

1. Präoperativ

- Die präoperative Untersuchung entspricht dem konservativen Befund.
- Wichtig ist die Prüfung der Bewegungsausmaße, da häufig die Extension massiv eingeschränkt ist. Durch Verklebungen der dorsalen Kapsel nimmt die postoperative Erweiterung der Extension häufig längere Zeit in Anspruch.
- Beobachtung der Stabilität des Kniegelenks beim Gehen und Stehen.

2. Postoperativ

- Schmerzanamnese: Auslösung von Wundschmerzen durch den medialen Kapselschnitt.
- Lagerungskontrolle des operierten Beines: Bein in Rotationsnullstellung; in den ersten Tagen leichte Hochlagerung in Kehler- oder Braun-Schiene; eventuell Fußteil des Bettes hochstellen. Nach einigen Tagen Schiene entfernen, Lagerung in Extensions-Flexionsnullstellung. Bei Extensionsdefizit wird das Kniegelenk mit einer Minimallagerung unterlagert, da sonst die Flexoren eine statische Daueraktivität entwickeln. Die Folge ist ein ischämischer Schmerz mit starker Schwellungszunahme.
- Die Bewegungsschiene schützt das Kniegelenk in den ersten postoperativen Tagen vor Verklebungen. Bei der Lagerung ist auf korrekte Anpassung der Schiene auf Oberschenkel- und Unterschenkellänge zu achten! Die Bewegungsachse des Kniegelenks liegt auf Höhe des Drehpunkts der Schiene.

- Auf starke Schwellungszunahme und Temperaturerhöhung ist zu achten, da dies auf eine Entzündung hinweist! Durch Prüfung der tanzenden Patella läßt sich ein Kapselerguß von einer reinen Weichteilschwellung differenzieren.
- Beobachtung des Bewegungsverhaltens bei Bewegungsübergängen, beim Aufstehen und Hinlegen ins Bett, Toilettengang, Gehen an Unterarmgehstützen.
- Beurteilung der Beinachsen in Rückenlage im Seitenvergleich.
- Bei Schmerzen in den Beinen ist die Prüfung der Thrombosedruckpunkte, z.B. im Wadenbereich unbedingt erforderlich (siehe Abb. 9.**3**)! Bei mehr als drei positiven Punkten ist umgehend der Arzt zu informieren, da Thromboseverdacht besteht! Nicht mit dem Patienten aufstehen und behandeln!
- Prüfung der Sensibilität des operierten Beines, da eine Verletzung des N. saphenus zur Hypoästhesie im medialen Kniebereich führt.
- Prüfung der Motorik des operierten Beines: Der N. peroneus kann lagerungsbedingt hinter dem Fibulaköpfchen komprimiert werden, was eine Fußheberschwäche zur Folge hat.
- Prüfung der Beweglichkeit des anderen Kniegelenks und der beiden Hüft- und Sprunggelenke! Beim Prüfen der Beweglichkeit des Hüftgelenks an der operierten Seite wird das Unterschenkelgewicht durch den „Wiegegriff" des Therapeuten abgenommen.
- Prüfung der Beweglichkeit des operierten Kniegelenks mit abgegebenem Unterschenkelgewicht sowie der aktiven Kniebeweglichkeit! Es besteht meist ein großer Unterschied zwischen passiver und aktiver Beweglichkeit.
- Umfassende Prüfung der Kraft des anderen Beines beim stabil gelagerten operierten Bein; Beobachtung der Beckenstabilität beim Gehen und beim Rutschen im Bett; Beurteilung der Beinachse des anderen Beines unter Belastung!
- Messung der funktionellen Beinlänge in symmetrischer Rückenlage. Da ein zu langes Bein die Entlastung des operierten Beines erschwert, ist bei Differenzen von mehr als 1 cm ein sofortiger Schuhausgleich unumgänglich. Bei voller Belastbarkeit muß das Resultat im Stand überprüft werden.

10.2.4 Physiotherapeutische Behandlung

•••• Behandlungsziele

- Schonende Wiederherstellung der Kniebeweglichkeit
- Erhaltung bzw. Verbesserung der Muskelaktivität am operierten Bein und damit Prophylaxe vor Atrophien
- Verbesserung der Kniegelenkstabilität
- Schmerzlinderung

- Resorptionsförderung
- Thromboseprophylaxe
- Pneumonieprophylaxe ist meist nur in den ersten Tagen notwendig, da die Patienten vom ersten Tag an aufstehen dürfen.
- Gangschulung mit der erlaubten Belastung
- Der Patient muß lernen, unerlaubte Bewegungen und zu hohe Belastungen zu vermeiden!
- Kräftigung und Verbesserung der Koordination der gesamten Hüft- und Beinmuskulatur (Ausführung siehe unter *Konservative Behandlung*)

•••• Behandlungsmaßnahmen

- Zur Schmerzlinderung eventuell Anwendung von Eis (kein Langzeiteis).
- Hochlagerung und Anregung der Muskelpumpe sind prophylaktische Maßnahmen vor überschießenden Schwellungen. Bei massiver Schwellungszunahme kann begleitend Lymphdrainage durchgeführt werden.
- Widerlagernde Mobilisation für Extension und Flexion, günstig in Seitlage (Durchführung siehe unter *Gonarthrose*). Der Reibungswiderstand muß durch Unterlagerung eines Tuches und den Arm des Therapeuten reduziert werden. Rolltendenzen des Beines auf der Unterlage sind zu vermeiden.
- Bei ungekoppelten und Schlittenprothesen kann neben der Flexion und der Extension auch die Rotation verbessert werden. Funktionell gehören die Außenrotation zur Extension, die Innenrotation zur Flexion.

Verbesserung der Rotation (nur bei ungekoppelten Prothesen)

- In Flexion läßt sich das Kniegelenk in beide Richtungen rotieren, bei 90° ist die Rotationstoleranz am größten.
  - Nur bei freien Rotationstoleranzen kann das Knie endgradig in Extension und Flexion bewegt werden.
  - Die Rotationsmobilisation erfolgt bei Knieflexion, z.B. durch die Übung „Scheibenwischer“: Im Sitz wird das Kniegelenk submaximal in Flexion eingestellt. Die Fußsohle steht auf einem Tuch am Boden und wird plan auf dem Boden in Innen- und Außenrotation bewegt. Diese Übung können die Patienten auch sehr gut alleine durchführen.
  - Mobilisation der Knierotation über den proximalen Hebel: Der Therapeut bewegt in Rückenlage bei abgegebenem Unterschenkelgewicht den Oberschenkel im Hüftgelenk in transversale Abduktion und Adduktion. Dadurch kommt es zur Innen- und Außenrotation im Kniegelenk vom proximalen Hebel.

Verbesserung der Flexion

- Zum Flexionserhalt können die Patienten in derselben Ausgangsstellung wie beim „Scheibenwischer" ihren Fuß mit dem Tuch auf dem Boden nach hinten bewegen.
- In submaximaler Flexion können sie das Sprunggelenk in Dorsalextension und zurück zum Boden bewegen; durch den Rollweg der Ferse wandert die Unterschenkellängsachse minimal nach hinten und damit das Knie in Flexion.
- Die Beweglichkeit der Patella wird durch Kaudalgleiten in der Behandlungsstellung bei Knieflexion verbessert. Bei Patellarückflächenersatz ist unbedingt Rücksprache mit dem Operateur zu halten!
- Bei der Anwendung der postisometrischen Relaxation nur dosierte gelenknahe distale Widerstände geben.
- In der Frühphase wird die Flexion bis 90° erweitert, nach sechs Wochen wird zunehmend die endgradige Flexion angestrebt.
- Sofortige zusätzliche Mobilisation auf der Bewegungsschiene.

Verbesserung der Extension

- Die Extension wird häufig durch strukturell verkürzte Knieflexoren und die dorsale Kapsel eingeschränkt.
- Ein verkürzter M. popliteus verhindert durch seine innenrotatorische Funktion, daß das Knie in die Schlußrotation kommt, wodurch die endgradige Extension unmöglich wird. Dehnungen des M. popliteus sind vor allem für die endgradige Extension erforderlich.
- Die reflektorisch hypertonen Knieflexoren – vor allem Mm. ischiocrurale und M. gastrocnemius – können durch postisometrische Relaxation gedehnt werden. Bei Schmerzen im Knie lassen sie sich über das Hüftgelenk oder Sprunggelenk detonisieren.
- Quermassage und Querdehnung lassen sich zum Detonisieren und Dehnen anwenden. Sie sollten jedoch nicht im Bereich von Hämatomen angewendet werden, da sonst die Gefahr einer Myositis ossificans besteht.
- Die Kapsel läßt sich bei Schlittenprothesen und ungekoppelten Knieprothesen durch Traktion in Behandlungsstellung mobilisieren. Vor Anwendung der Gleitmobilisation ist mit dem Operateur Rücksprache zu halten. Bei gekoppelten Prothesen ist die Mobilisation mit Traktion und Gleiten zu unterlassen!
- Im Anschluß an die Mobilisation mit Gelenktechniken kann in den letzten Graden dynamisch bewegt werden. Kleine alternierende Bewegungen am Bewegungsende haben einen guten resorptionsfördernden Effekt. Sie lassen sich gut mit Kurzzeiteis koppeln.

Durch einen Führungswiderstand in der Kniekehle lassen sich die Bewegung in Extension sowie die konzentrische und exzentrische Quadrizepsaktivität in den letzten Winkelgraden stimulieren. Bei Teilbelastung kann die Stimulation in der geschlossenen Kette im Halbsitz mit Vorfußkontakt erfolgen. Diese Übung verbessert die ventrale Kniestabilität und die Koordination.

- Für die dorsale Stabilität werden die Widerstände ventral am Kniegelenk im Halbsitz mit Vorfußkontakt gegeben. Die Knieflexoren arbeiten in den letzten Extensionsgraden in der geschlossenen Kette konzentrisch und exzentrisch.
- Beinachsentraining in teilbelasteten und belasteten Ausgangsstellungen bei Teil- oder Vollbelastung.
- Die geschlossene Kette erhöht die Propriozeption und damit die Stabilität des Kniegelenks.
- Als Eigentraining für die Extension kann der Patient in Rückenlage oder Langsitz statische Quadrizepsaktivität durchführen. Die Quadrizepsaktivität wirkt durch die Patellabewegung wie eine Pumpe auf den Kapselerguß, wodurch die Resorption gefördert wird. Außerdem dient diese Übung der Thromboseprophylaxe und dem Extensionserhalt. Sie kann vom ersten postoperativen Tag an durchgeführt werden.
- Fußpattern aus der PNF verbessern die Sprunggelenkbeweglichkeit und sind gleichzeitig eine gute Thromboseprophylaxe. Die weiterlaufende Muskelaktivität schützt vor Atrophien. (Beispiele siehe unter *Kapitel 9*)
- Die Muskelaktivität am operierten Bein wird durch Irradiation erhalten, gangtypische Irradiation in Rückenlage, Seitlage, bei Belastungszunahme im Halbsitz und Stand. (Beispiele siehe unter *Kapitel 9*)
- Patienten mit Knieprothesen können ihren Unterschenkel dynamisch gegen die Schwerkraft in Knieextension (z.B. im Sitz) und Knieflexion (z.B. im Stand Bewegung der Ferse in Richtung Gesäß) bewegen.

Gangkorrektur

- Die Stützkraft des Schultergürtels kann durch Arm- und Skapulapattern verbessert werden. Mit dem Theraband können die Patienten Stützpattern selbständig im Bett oder im Sitz üben. Dazu wird das Band am Bettgalgen oder an einer Sprossenwand befestigt.
  (Weitere Maßnahmen siehe unter *Koxarthrose*)
- Die Patienten müssen lernen, beim Gehen ihre Extensionstoleranzen zu nutzen. Sie können sich im Stand mit Fersenkontakt ihr momentanes Bewegungsausmaß bewußt machen. Zu Anfang kann der Therapeut während des Gehens einen Reiz in der Kniekehle auslösen. Das

Stabilitätstraining in Extension und gangtypische Standbeinaktivität im Halbsitz oder Stand automatisiert die Extension.

- In der Spielbeinphase gehen die Patienten häufig mit zu wenig Knieflexion, so daß die Folge das Einkürzen der Rumpfseite der betroffenen Seite ist. Die Kräftigung der Knieflexoren gegen die Schwerkraft und die Mobilisation in Knieflexion werden vorbereitend durchgeführt. Beim Gehen kann der Therapeut kranial vom Beckenkamm einen taktilen Reiz geben, der Druck darf beim Gehen jedoch nicht zunehmen. Bereitet die Flexion weiterhin Mühe, zieht der Therapeut den Drehpunkt von ventral in Flexion und unterstützt damit die Einleitung der Flexion.
- Das Gehen an Unterarmgehstützen wird am Anfang im Dreipunktegang mit der erlaubten Teilbelastung geübt. Bei erlaubter Vollbelastung kann zum Zweipunktegang übergegangen werden. Im Falle starker Schwellungen und schlechter Kniestabilität mit Schmerzen sollte der Dreipunktegang beibehalten werden.
- Kurz vor der Entlassung aus der Klinik ist das Treppensteigen zu üben.
- Beim Aufstehen und Hinsetzen achtet der Patient darauf, daß das operierte Bein immer zuerst nach vorne gestellt und damit nicht zu stark belastet wird.
- Patienten mit Scharnierprothesen müssen Rotationsbewegungen des Kniegelenks bei Lagewechsel und beim Stehen und Gehen vermeiden.
- In der Spätphase werden Koordination und Kraft in voller Belastung auch mit labilen Unterstützungsflächen geübt, z. B. durch Gehen über einer aufgerollten Matte oder Beinachsentraining auf dem Trampolin.
- Bei ausreichender Flexion, guter Stabilität und Reaktionsfähigkeit können die Patienten wieder Fahrradfahren. Dies kann zunächst auf einem Stehtrainer geübt werden.
- Nach der Fädenentfernung können die Patienten nach Anleitung selbständig Narbenmassage durchführen.

11 Gelenkversteifende Operationen

11.1 Spondylodesen

- *Definition und wesentliche Merkmale:* Bei Spondylodesen handelt es sich um Versteifungen der Wirbelsäule. Durch ventralen oder dorsalen Zugang werden Schrauben, Stäbe oder Drahtcerclagen implantiert. Es gibt kurzstreckige Fusionen über ein oder zwei Bewegungssegmente sowie langstreckige, die die gesamte BWS und LWS umfassen. Durch die Versteifung können Fehlstellungen der Wirbelsäule korrigiert oder Frakturen und Instabilitäten stabilisiert werden.

11.1.1 Ärztliche Untersuchung und Therapie

M. Dölken, S. Wirth

1. Spondylodesen zur Korrektur von Wirbelsäulenfehlstellungen

a) Ventrale Derotationsspondylodese

Diese Operation wird zur Korrektur skoliotischer Deformitäten eingesetzt und ist das einzige Vorgehen, bei dem eine Rotationskorrektur möglich ist. Die Operation kann isoliert durchgeführt werden, manchmal (z.B. bei neurogenen Skoliosen) erfolgt eine zusätzliche dorsale Spondylodese postoperativ nach etwa zwei Wochen.

Indikationen
- Korrektur thorakolumbaler und lumbaler idiopathischer Skoliosen
- Neurogene Skoliosen mit fehlenden dorsalen Bogenstrukturen (Myelomeningozele)

Operatives Vorgehen
- Über einen transpleuralen Zugang auf Höhe der siebten bis zehnten Rippe gelangt man retroperitonal an die thorakolumbale Wirbelsäule.
- Nach Spaltung des Musculus obliquus externus abdominis werden die Rippen reseziert.
- Anschließend werden der Musculus obliquus internus abdominis und der Musculus transversus abdominis mit dem Diathermiemesser gespalten.

- Nach Ablösen des Peritoneums wird das Zwerchfell durchtrennt.
- Nach Entfernen des Lig. longitudinale anterius (Lage vor den Wirbelkörpern) werden die Bandscheiben ausgeräumt.
- Nach Anfrischen der Deck- und Bodenplatten der Wirbelkörper werden Schrauben eingedreht. Durch einen Gewindestab, der durch die Wirbelkörperschrauben verläuft, läßt sich die Deformität korrigieren.
- Knochenspäne aus der entfernten Rippe werden in die Zwischenwirbelräume eingebracht.
- Abschließend wird die Pleura parietalis verschlossen, das Zwerchfell refixiert, eine Bülau-Drainage in den thorakalen Raum eingelegt und die Bauchmuskeln schichtweise wieder verschlossen.

Postoperative Behandlung
- In der dritten Woche postoperativ wird der Patient in einer Rumpforthese mobilisiert, die er etwa neun Monate lang tragen muß.
- Falls die Stabilität nicht ausreicht, kann nach zwei Wochen zusätzlich eine dorsale Stabilisierung vorgenommen werden.

b) Dorsale Doppelstabspondylodese (Spinefixosteosynthese)

Indikationen
- Kombinationseingriff mit ventralen Spondylodesen

Indikationen
- Spondylolisthesen (Wirbelgleiten)
- Instabilitäten durch degenerative Veränderungen
- Skoliosen
- Instabilität durch Tumoren der Wirbelsäule
- Frakturen im Lendenwirbelsäulenbereich
- Fixierte Kyphosen im Kindes- und Erwachsenenalter

Operatives Vorgehen
- Bei dem auf dem Bauch liegenden Patienten werden im thorakalen Bereich die Muskeln bis auf die Querfortsätze, im lumbalen Bereich bis auf die kleinen Wirbelgelenke freipräpariert.
- In den Wirbelbogenpedikel werden Schrauben eingesetzt.(Zu tiefes Einsetzen kann die Nervenwurzel treffen, da sie dort den Wirbelkanal verläßt.)
- Haken oder Drahtcerclagen lassen sich an den Pedikeln und auch an den Laminae der Wirbelkörperbögen ansetzen. An den Laminae werden dazu die Ligamenta flava abgetrennt.
- Die kleinen Wirbelbogengelenke werden entknorpelt und die Gelenkflächen abgemeißelt.
- Anschließend wird der erste Metallstab implantiert und mit Verschlußschrauben fixiert. Die Biegung des Stabes wird individuell eingestellt.

- Das Einbringen eines zweiten Metallstabs auf der gegenüberliegenden Seite ermöglicht eine gipsfreie Nachbehandlung.
- Vor Einbringen der Spongiosaplastik erfolgt bei Skoliosekorrektur ein intraoperativer Aufwachtest. Zeigt sich dabei eine schwerwiegende neurologische Schädigung, ist die Wirbelsäulenkorrektur rückgängig zu machen, d. h. die Implantate werden wieder entfernt.
- Es wird Knochenspongiosa angelagert.
- An den Stellen, an denen die Ligamenta flava entfernt wurden, wird Kollagen aufgelagert.
- Abschließend wird die Muskulatur schichtweise zugenäht.

Postoperative Behandlung
- Das Korrekturergebnis und der Sitz der Implantate werden am Ende der Instrumentation sofort durch eine Röntgenuntersuchung kontrolliert, da zu diesem Zeitpunkt noch Korrekturen durchgeführt werden können.
- Die Mobilisation des Patienten erfolgt in Abhängigkeit von den Kreislaufverhältnissen am dritten oder vierten postoperativen Tag mit einem halbelastischen Mieder.
- Die primäre Belastungsstabilität hängt ab von der:
  - korrigierten Deformität: Sitz, Art und Anzahl der verwendeten Implantate.
  - Knochenfestigkeit: Spondylodesen über nur ein oder zwei Etagen und Skoliosekorrekturen unter optimalen Bedingungen sind primär belastungsstabil und brauchen daher keine äußere Fixation. Bei langstreckigen Fusionen und schlechten knöchernen Verhältnissen erfolgt die Nachbehandlung im Korsett.

2. Spondylodesen bei Instabilitäten der Lendenwirbelsäule

Hier erfolgt die Spondylodese mit dorsalem oder ventralem Zugang. Ausgeprägte Instabilitäten erfordern eine kombinierte ventrodorsale Spondylodese.

Indikationen
- Spondylolisthesen
- Degenerative Instabilitäten der Bewegungssegmente L4/L5 oder lumbosakral
- Postdisektomiesyndrom

a) Dorsale Spondylodese

Operatives Vorgehen
- Lagerung auf dem Bauch mit ca. 30° Hüftflexion.
- Zuerst wird aus einem Beckenkamm Spongiosa gewonnen – bevorzugt aus der Seite, auf der der Patient in der Regel nicht schläft.

- Nach Separation der Muskeln von Querfortsätzen und Wirbelgelenken werden Beckenkammspäne von den Querfortsätzen bis zum Sakrum eingelagert.
- Manchmal werden noch zusätzlich Pedikelschrauben mit Stabverbindungen eingebracht.

Postoperative Behandlung
- Lagerung ohne äußere Fixation.
- Bei zusätzlicher Instrumentation mit Schrauben und Stäben ist bei genügendem Halt der Schrauben in den Pedikeln keine äußere Stabilisierung erforderlich.
- Bei der implantatfreien Fusion ist das Tragen eines Lendenkreuzstoffmieders ca. acht Wochen lang erforderlich. Während dieser Zeit ist das Sitzen weitgehend zu vermeiden.

b) Ventrale oder ventrolaterale Spondylodese

Operatives Vorgehen
- Bei Spondylodese der oberen LWS Lagerung des Patienten auf der rechten Seite.
- Bei Spondylodese der unteren LWS (unterhalb L3) Lagerung des Patienten in Rückenlage.
- Die Hüftgelenke befinden sich zum Ausgleich der Lendenlordose immer in leichter Flexion.
- Die Schnittführung hängt von der gewünschten Operationshöhe ab.
  - Für die obere LWS Durchführung eines schrägen Flankenschnitts
  - Für die untere LWS Durchführung eines ventralen Pararektalschnitts. Es müssen jeweils unterschiedliche Muskelgruppen durchtrennt werden.
  - Beim Flankenschnitt u. a.: M. latissimus dorsi, M. quadratus lumborum
  - Beim Pararektalschnitt u. a.: M. obliquus externus und internus, M. transversus abdominis
  - Der M. psoas ist immer medialseitig abzulösen.
- Die Bandscheibe wird über einen retroperitonalen Zugang entfernt.
- Nach Anfrischen der Wirbelkörperabschlußplatten werden kortikospongiöse Späne und Spongiosa eingelagert.

Postoperative Behandlung
- Flache Lagerung ohne äußere Fixation.
- Zunächst Bettruhe.
- Nach Rücksprache mit dem Operateur erfolgt die Mobilisation mit dem halbelastischen Mieder (Abb. 11.**1**).

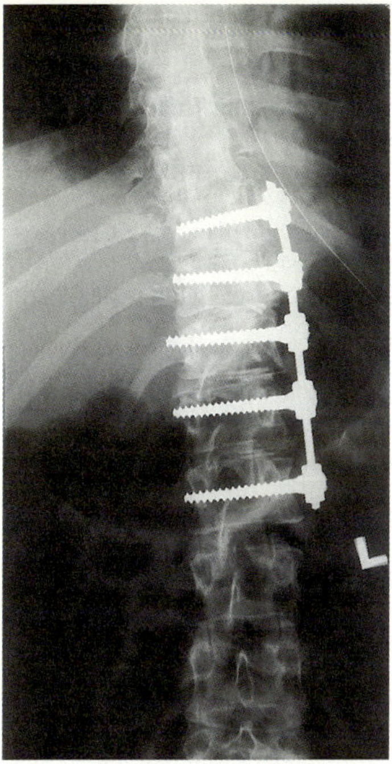

Abb. 11.1 Ventrale oder ventrolaterale Spondylodese im lumbothorakalen Übergang

11.1.2 Physiotherapeutische Untersuchung

M. Dölken

Präoperativ

Bei Spondylolisthesis und Skoliose siehe unter *Konservativer Befund.*

Postoperativ

- Schmerzanamnese
- Lagerungskontrolle: flache symmetrische Rückenlage, eventuell Lagerung in einer Gipsliegeschale.
- Die Atembewegung des Thorax kann schmerzbedingt deutlich verringert sein und dadurch eine flache Atmung auftreten.
- Auf neurologische Ausfälle achten: Prüfung der Sensibilität in den Dermatomen!
- Prüfung der Motorik an den Füßen dynamisch, an den Beinen statisch.

- Auf vegetative Symptome, wie z. B. starke Schweißneigung und veränderte Durchblutung achten, da bei Beteiligung der BWS der vegetative Grenzstrang verletzt sein kann.
- Bei Schmerzen in den Beinen sind unbedingt die Thrombosedruckpunkte zu prüfen (siehe Abb. 9.**3**)!
- Nach Mobilisationsbeginn und Kreislaufstabilität ist die Beurteilung des Gehens erforderlich:
  - Der Patient verkleinert die Schrittlänge, weil die Rotation des Bekkens in der Wirbelsäule nicht möglich ist.
  - Die gangtypische Armbewegung findet überwiegend in den Ellenbogengelenken statt.
  - Auf Fußheber- und -senkerschwächen achten.
  - Auf Becken- und Kniestabilität achten.

11.1.3 Allgemeines zur physiotherapeutischen Behandlung

- Präoperativ ist das Üben des Bewegungsverhaltens „en bloc“ angeraten.
- Da teilweise eine lange Bettruhe (z. B. nach ventraler Derotationsspondylodese) erfolgen muß, ist eine intensive Thrombose- und Pneumonieprophylaxe notwendig.
- Beim Üben muß der versteifte Wirbelsäulenabschnitt muskulär stabilisiert werden. Dabei ist auf weiterlaufende Bewegungen durch Extremitätenbewegungen zu achten.
- Die erlaubte Flexionstoleranz des Hüftgelenks hängt von der Höhenlokalisation der Versteifung ab und muß unbedingt beim Operateur erfragt werden!
- Sitzbeginn bei Versteifungen der unteren BWS und der LWS werden vom Operateur festgelegt.
- Zu Anfang ist nur ein erhöhtes Sitzen erlaubt, da die Hüftgelenke maximal 90° gebeugt werden dürfen (bei Operationshöhe in der unteren LWS mit ca. 45° sogar noch weniger zulassen). Bei niedrigem Sitzen bleibt nicht genügend Bewegungsspielraum für die Vorneigung des Oberkörpers beim Aufstehen und Hinsetzen.
- Bei langstreckigen Fusionen und isolierter ventraler Derotationsspondylodese ist eine Nachbehandlung mit einem Korsett erforderlich (Abb. 11.**2**).
- Hüftbewegungen mit hoher Hubbelastung sind bis zur ausreichenden muskulären Rumpfstabilität zu vermeiden, da sie zu hohe Kräfte auf die Wirbelsäule übertragen.
- Die Beine dürfen nur nacheinander mit schleifender Ferse angestellt werden, da sonst durch das angehängte Beingewicht als Gleichgewichtsreaktion eine vermehrte Lordose die Folge ist.

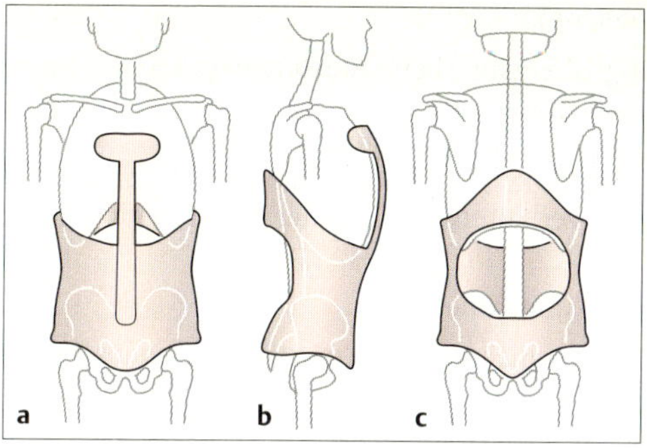

Abb. 11.2 Rumpforthese zur Ruhigstellung der Wirbelsäule von ventral, lateral und dorsal (**a**–**c**)

- Zu Anfang ist nur das Üben des vertikalen Bückens erlaubt und dabei unbedingt der Hüftflexionswinkel zu beachten, da beim horizontalem Bücken der Lastarm für die Rückenmuskeln zu hoch ist.
- Nach Korrekturosteotomie müssen sich die Rumpfmuskeln erst an die veränderte Wirbelsäulenstellung gewöhnen.

11.1.4 Physiotherapeutische Behandlung

•••• Behandlungsziele

Präoperativ

- Bei Skoliose und Spondylolisthese erfolgt eine schonende Mobilisation in die Korrekturrichtung.
- Dehnung der verkürzten Muskeln, da sonst die Korrektur behindert wird.
- Erlernen des postoperativ notwendigen Bewegungsverhaltens mit stabiler Wirbelsäule.
- Information über postoperativ verbotene Bewegungen.

Postoperativ

a) während der Bettruhe

- Intensive Vertiefung der Atmung und damit Pneumonieprophylaxe
- Thromboseprophylaxe
- bei sehr langer Bettruhe auch Kontrakturprophylaxe
- Erlernen der Bewegungsübergänge im Bett
- Stabilisation der Wirbelsäule in Rücken- und Seitlage

b) nach Aufhebung der Bettruhe

- Erlernen der Bewegungsübergänge beim Aufstehen und Hinlegen sowie beim Aufstehen und Hinsetzen
- Gangschule, um die Sicherheit beim Gehen zu erhöhen
- Verbesserung der Wirbelsäulenstabilität im Stand und später im Sitz
- Erlernen des Bewegungsverhaltens mit stabiler Wirbelsäule im Alltag

c) nach Korsett- und Miederabnahme

- schonende Mobilisation der nichtversteiften Wirbelsäulenabschnitte
- Empfehlung von leichtem Konditionstraining zur Mobilisation der Rippenwirbelgelenke und des Zwerchfells

•••• Behandlungsmaßnahmen

a) während der Bettruhe

Bewegungsübergänge im Bett

1. Drehen aus der Rückenlage in die Seitlage

- Beim Drehen auf die rechte Seite wird das linke Bein im erlaubten Flexionsausmaß mit schleifender Ferse unter Abnahme des Reibungswiderstands aufgestellt. Die Drehbewegung kann durch eine Druckverstärkung der Ferse in die Unterlage begonnen werden.
- Bei ausreichender Armlänge übt die linke Hand einen Gegendruck auf den linken Oberschenkel aus, wodurch sich der Rumpf leichter rotatorisch stabilisieren läßt.
- Ist die Stützaktivität nicht möglich, kann eine Rumpfstabilität auch durch statische Muskelaktivität des Schultergürtels erreicht werden. Die Arme befinden sich in 90° Schulter- und Ellenbogenflexion. Mit den Händen wird der kontralaterale distale Unterarm umfaßt. Die Vorstellung „Arme auseinanderziehen, die Ellenbogengelenke bleiben aber am Ort und die Schultern dürfen nicht in Richtung Ohren wandern!“ führt zu einer statischen Muskelaktivität in die transversale Abduktion, Skapulaadduktion und -depression. Der Schultergürtel bleibt stabil auf dem Thorax, wodurch eine Einleitung der Wirbelsäulenrotation von kranial verringert wird.
  Es ist darauf zu achten, daß die Arme beim Drehen eine Falltendenz auslösen. Die Rotatoren der Wirbelsäule müssen bei dieser Variante mit mehr Hub stabilisieren als beim Abstützen gegen den Oberschenkel.
- Der Therapeut kann am Schultergürtel und Becken von ventral einen Führungskontakt geben. Beide Körperabschnitte sollen sich beim Drehen gleichzeitig bewegen, um eine Rotation zu vermeiden.

Beherrscht der Patient diesen Bewegungsablauf, kann der Therapeut zunehmend leichte Widerstände an Schultergürtel und Becken leisten. Es sollten jedoch nur sinnvolle Widerstände gesetzt werden. Durch die Widerstände lassen sich Muskeln stimulieren, die fallverhindernd aktiv sind.
Da die ventrale Kette des Rumpfes beim Drehen fallverhindernd aktiv ist, bleiben die Widerstände ventral an Schultergürtel und Becken.
Der Auftrag für den Hinweg lautet: „Schulter- und Beckengürtel bewegen sich gleichzeitig in Richtung Seitlage, der Druck an meinen Händen darf sich jedoch beim Drehen nicht verringern."
Für den Rückweg heißt der Auftrag: „Lassen Sie sich nur langsam in die Seitlage zurückdrehen!"

2. Lagerung in Seitlage

- Stabile Lagerung, damit keine Rotationstendenzen durch angehängte Extremitätengewichte ausgelöst werden. Der obere Arm sowie das Bein sind gegebenenfalls mit Kissen zu unterlagern.
- Bei einer weichen Matratze muß die Taille unterlagert werden.

3. Drehen von der Seitlage in die Bauchlage

- Die Führungskontakte bzw. -widerstände wechseln jetzt dorsal an Schultergürtel und Becken der oberen Seite, da die dorsale Muskelkette fallverhindernd aktiv ist.
- Sehr schwache Patienten müssen vom Therapeuten ventral unterstützt werden.
- Beide Beine befinden sich in Extensions-Flexionsnullstellung und liegen übereinander.
- Der Arm der unteren Seite liegt in maximaler Flexion neben dem Ohr.
- Gleichzeitig werden das Becken und der Schultergürtel Richtung Unterlage bewegt.

4. Lagerung in Bauchlage

- Bei langer Bettruhe läßt sie sich auch zur Dekubitusprohylaxe einsetzen.
- Wenn möglich, sollte das Kopfteil des Bettes leicht negativ gestellt werden.
- Bei weicher Matratze gilt es, die LWS durch leichte Unterlagerung des Bauches vor einer Hyperlordose zu schützen.

5. Bridging

Die Patienten benötigen das Bridging, um im Bett zu rutschen sowie für pflegerische Maßnahmen, wie z. B. die Benutzung der Bettpfanne.

Erarbeitung des Bridging

- Beide Beine werden nacheinander mit schleifender Ferse angestellt. Der Flexionswinkel richtet sich nach der Operationshöhe. Es ist zu beachten, daß das Abheben des Beckens mit sehr wenig Hüftflexion wesentlich schwieriger ist, da sich die Füße vom Körperschwerpunkt entfernen.
- Die Arme liegen neben dem Körper.
- Bevor die Patienten das Becken abheben, lernen sie ihre Bauchabstände kennen.
- Durch Druckverstärkung der Fersen in die Unterlage verankert sich das Becken extensorisch auf den Hüftgelenken, wodurch beim Abheben eine Verlängerung des Unterbauches verhindert wird.
- Die Arme üben einen gleichmäßigen Druck in die Unterlage aus. Die Schultern dürfen nicht in Richtung Ohren wandern. Den Spannungsaufbau der Arme und Beine können die Patienten auch ohne Bridging als Hausaufgabe durchführen.
- Erst nach Spannungsaufbau der Beine und Arme wird das Becken von der Unterlage abgehoben. Zu Anfang ist eine Unterstützung am Becken seitens des Therapeuten sinnvoll, da er so Schwächen des Patienten besser wahrnehmen kann.
- Bei Versteifung der BWS muß der Patient beim Bridging den Bettgalgen einsetzen. Der Thorax muß unter Einsatz der Arme genauso weit wie das Becken angehoben werden, da es in der BWS ansonsten zur Flexion kommt (Abb. 11.**3**).
- Es ist darauf zu achten, daß die frontotransversale Beckenachse horizontal bleibt, da das Absinken einer Beckenseite zur Rotation führt.
- In fortgeschrittenen Phasen können Widerstände an Becken und Beinen zur Verbesserung der Stabilität eingesetzt werden.
- Durch Bridging arbeiten die Hüftextensoren statisch, konzentrisch und exzentrisch. Dadurch stellt es eine gute Vorbereitung für die Beckenstabilität beim Gehen dar.
- Die Rumpfmuskeln arbeiten mit Brückenaktivität synergistisch, wenn die Bauchabstände konstant bleiben. Patienten mit schwachen Bauchmuskeln leiten die Bewegung häufig durch eine Hyperextension des thorakolumbalen Übergangs und der LWS ein; dies muß unbedingt vermieden werden.

6. Kontrakturprophylaxe

- Das Hüftgelenk wird im erlaubten Ausmaß assistiv in alle Richtungen bewegt.
- Weiterlaufende Bewegungen auf die LWS sind aktiv zu widerlagern, um gleichzeitig ein Stabilitätstraining zu gewährleisten.

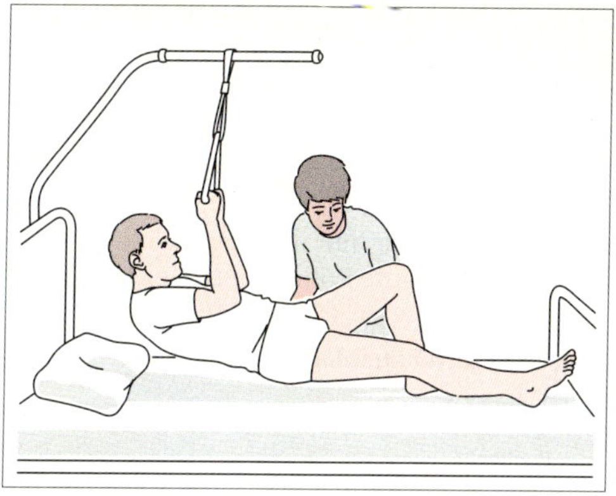

Abb. 11.3 Bridging mit Bettgalgen unter Anspannung der Bauch- und Rückenmuskeln

Beispiel: In Seitlage kann das Hüftgelenk in Extension bewegt werden. Ein konstanter Unterbauchabstand widerlagert aktiv die LWS-Extension.

- Die Fußgelenke werden aktiv bewegt, was gleichzeitig eine gute Thromboseprophylaxe darstellt.
- Es können Fußpattern gegen leichte Widerstände durchgeführt werden. PNF-Fußpattern fazilitieren gangtypische Muskelaktivitäten auf Beine und Rumpf.
- Falls nur sehr wenig Hüftflexion möglich ist, müssen die Kniegelenke im seitlichen Überhang oder in Seit- oder Bauchlage in Flexion bewegt werden.
- Die Arme lassen sich aktiv bewegen und weiterlaufende Bewegungen auf den Rumpf durch aktive Widerlagerung verhindern.

Beispiel: Bei der Flexion beider Arme verändert sich der Abstand Bauchnabel-Brustbeinspitze nicht!
Bei einer Versteifung der BWS muß vom Operateur die erlaubte Bewegungstoleranz des Schultergelenks in Flexion und Abduktion angegeben werden. Eine endgradige Flexion und Abduktion ist nur mit weiterlaufender BWS-Extension möglich.

- Statische Armpattern aus der PNF – unilateral oder bilateral – laufen gut auf den Rumpf weiter.

Der Therapeut kalkuliert vor der Anwendung die Kräfte, die auf die Wirbelsäule wirken.

Beispiel: Bei 90° Flexion in Rückenlage stehen die Arme vertikal im Raum. In dieser Ausgangsstellung ist der Lastarm bei distalem Widerstand an den Armen für die Wirbelsäule am längsten.

Gibt der Therapeut keinen Widerstand, verändert sich die Situation folgendermaßen:
Die vertikale Armeinstellung fällt dem Patienten leichter als etwas weniger oder mehr Flexion. Beim Verlassen der vertikalen Ausrichtung muß der Arm durch die Schwerkraft als Hebel gehalten werden, während die Rumpfabstände konstant bleiben müssen.

- Dynamische Armpattern werden nur mit leichten Widerständen durchgeführt und setzen auch eine gute Rumpfkontrolle voraus.

7. Stabilisation in Rücken-, Seit- und Bauchlage

Einige Beispiele zur Stabilisation wurden schon unter den vorangegangenen Maßnahmen erwähnt.

- *Weitere Beispiele:*
  - Statische Becken- und Skapulapattern, z. B. in Seitlage
  - Grundeinstellungen der Stemmführungen nach Brunkow in Rükken-, Seit- oder Bauchlage mit wechselnden Widerständen an Armen, Beinen, Becken- und Schultergürtel.
  - Statische Aktivität der Arme und Beine bei konstanten Rumpfabständen und gegen gedachte Widerstände können die Patienten selbständig durchführen.
    Durchführung in der Seitlage: Das obere Bein drückt gegen einen gedachten Widerstand in Richtung Bauchnabel, ohne eine Bewegung auszuführen und der obere Arm will einen gedachten Widerstand in Richtung Fußende schieben, ohne eine Bewegung zu machen.
    Durch eine Veränderung der Hüft- und Schulterflexion kann die Übung gesteigert werden, wobei bei 90° Flexion die Hubbelastung für die rotatorische Rumpfstabilität am höchsten ist (Abb. 11.**4**).

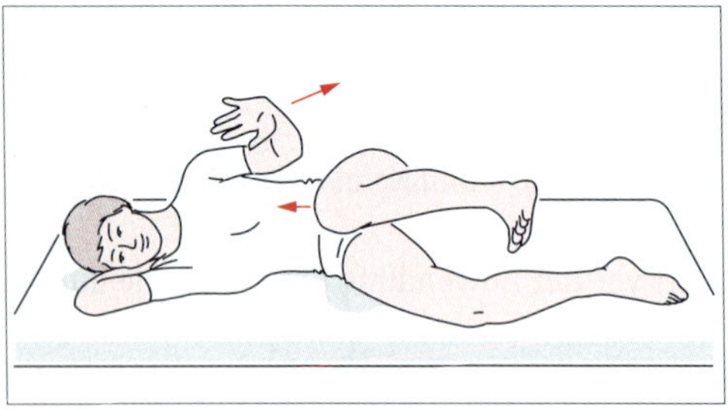

Abb. 11.**4** Statische Aktivität gegen gedachte Widerstände in Seitlage

- Bei langer Bettruhe kann die Stabilisation auch im Bewegungsbad erfolgen:
  Voraussetzung ist das Vorhandensein einer hydraulischen Liege, mit der der Patient liegend ins Wasser gelangen kann.

b) nach Aufhebung der Bettruhe

1. Aufstehen und Hinlegen/Aufstehen und Hinsetzen:

- Drehen in Seitlage mit stabiler Wirbelsäule (Durchführung siehe S. 670)
- Beine und Rumpf bewegen sich beim Aufsetzen gleichzeitig. Die Bewegung ist mit einer Waage vergleichbar. Während sich die Beine in Richtung Boden bewegen, erhebt sich der Oberkörper von der Unterlage. Ohne Rotation und Lateralflexion stellt sich die Körperlängsachse zunehmend vertikal ein.
- Der Patient sollte nicht lange sitzen und die Betthöhe nur einen erhöhten Sitz zulassen.
- Durch leichte Vorneigung der Körperlängsachse in den Hüftgelenken bei stabiler Wirbelsäule kommt der Patient in den Stand hoch. Falls ein Bein deutlich schwächer ist, wird es in Schrittstellung nach vorne gestellt.
- Da die Patienten nach langer Bettruhe häufig Kreislaufbeschwerden haben, sollten beim ersten Aufstehen zwei Therapeuten anwesend sein und den Kreislauf im Bett vorbereitend anregen.
- Bei zunehmender Sicherheit des Patienten kann dieser Bewegungsübergang – durch Wiederholungen und Übungen in Sequenzen – zum Stabilitätstraining genutzt werden.
- Bei zunehmender Kreislaufstabilität wird der Bewegungsübergang auf die Toilette geübt. Zu Anfang sollte hierbei nach Möglichkeit eine erhöhte Toilette zur Verfügung stehen.

2. Sicherheit beim Gehen

- Beinachsentraining im Stand, erst mit teilabgegebenen Gewicht, z. B. Stand mit dem Rücken an der Wand.
- Bridging in Rückenlage kräftigt die beckenstabilisierende Muskulatur. Bei Versteifung der BWS ist das Bridging nur mit Hilfe des Bettgalgens einzusetzen!
- Kräftigung des M. quadriceps durch Kniebeugen mit dem Rücken an der Wand.
- Übung des Gehens im Gehbarren.
- Der Therapeut baut taktile Hilfen an Becken, Schultergürtel und Armen während des Gehens zunehmend ab.

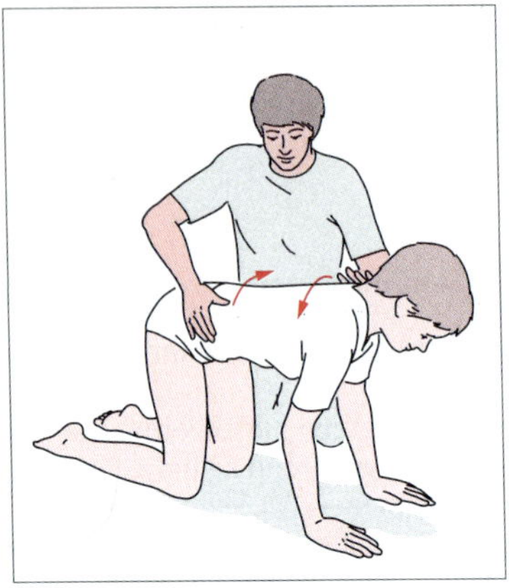

Abb. 11.**5** Stabilisation im Vierfüßlerstand

- Das Gangtempo sollte nicht zu langsam sein, da langsames Gehen mehr Gleichgewichtsreaktionen voraussetzt.
- Im Bewegungsbad gewinnt der Patient mit Hilfe des Therapeuten zunehmend Sicherheit beim Gehen. Durch den Auftrieb ist die Belastung auf die Wirbelsäule geringer. Da jedoch der Wasserwiderstand überwunden werden muß, hat das Gehen im Wasser auch einen stabilisierenden Effekt.

3. Verbesserung der Wirbelsäulenstabilität

(Beispiele siehe unter *Spondylarthrose* und *Wirbelsäulensyndrome*)

Es sollte immer mit teilabgegebenen Gewichten begonnen werden, z. B. Stand mit dem Rücken an der Wand oder im Unterarmstütz (hoher Vierfüßlerstand), Stabilisation im Vierfüßlerstand, im Bewegungsbad (Abb. 11.**5**).

4. Alltagsbewegungen mit stabiler Wirbelsäule

- Vertikales Bücken ist besser als horizontales, da der Lastarm für die Wirbelsäule kürzer ist.
- Voraussetzung für eine korrekte Ausführung ist eine gute Beinkraft.
- Zur Vorbereitung bieten sich Kniebeugen im Stand bei gleichzeitigem Abstützen der Hände an der Wand an. Das Bewegungsausmaß der Knieflexion kann je nach Kraft vergrößert werden (Abb. 11.**6**).
- Aufstehen und Hinsetzen läßt sich bei erlaubtem Sitzen ebenfalls einsetzen. In Sequenzen durchgeführt, kräftigt es Beine und Rumpf.

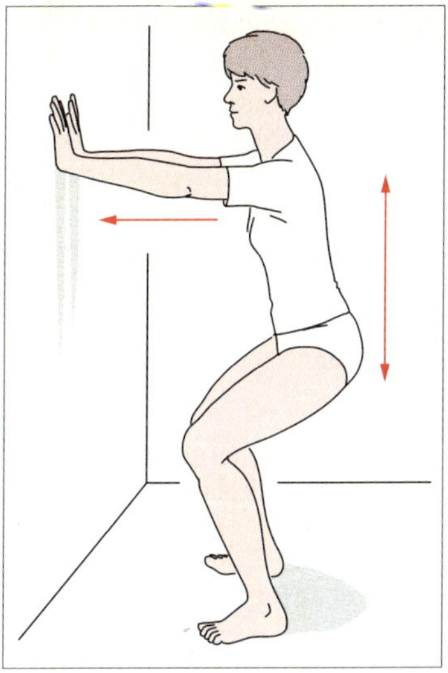

Abb. 11.**6** Wechsel zwischen Stand und Hocke bei gleichzeitiger Stemmführung

- Schuhe- und Strümpfeanziehen im Sitzen durch Überschlagen eines Beines wie im Schneidersitz mit Flexion, Abduktion, Außenrotation im Hüftgelenk. Ist das Sitzen noch nicht erlaubt, besteht die Möglichkeit des Anziehens im Stehen mit dem Rücken an der Wand. Ein langer Schuhanzieher und Strumpfanzieher können hier zusätzlich hilfreich sein.
- Als Ausgleich sollten immer wieder Entlastungslagerungen und -stellungen eingenommen werden (Beispiele siehe unter *Spondylarthrose*).

11.2 Arthrodese des Hüftgelenks

M. Dölken, S. Wirth

Bei einer Arthrodese wird das Hüftgelenk in leichter Adduktion, 10° Außenrotation und 20° Flexion durch eine Osteosynthese mit einer Kreuzplatte versteift.

Das Ziel ist die lokale Schmerzfreiheit sowie die dauerhafte hohe Belastungsstabilität.

Diese Operation wird heute nur noch selten durchgeführt, da sich bei zerstörtem Hüftgelenk (z. B. infolge massiver Arthrose) durch die Endoprothese eine funktionell sinnvollere Alternative eröffnet hat. Leider gibt es aber noch einzelne Extremsituationen, die diesen Eingriff erforderlich machen.

Ein versteiftes Hüftgelenk verlangt große Kompensationsmechanismen des Kniegelenks, des kontralateralen Hüftgelenks und der LWS. Daher kann die Operation nur bei intaktem Kniegelenk und Hüftgelenk der anderen Seite und der LWS durchgeführt werden. Die Patienten sollten nach Möglichkeit nicht größer als 175 cm sein, da sonst postoperativ Probleme beim Sitzen (im Auto, Sitzmöbel) auftreten.

11.2.1 Ärztliche Untersuchung und Therapie

Indikationen
- Schwerste Gelenkdestruktion mit massiven knöchernen Defekten
- Vollständige einseitige Lähmung der Hüftmuskulatur mit starker Gehbehinderung
- Schwerste Kontrakturen
- Unheilbare Infekte, z. B. nach wiederholter TEP-Implantation

Operatives Vorgehen
- Besonders wichtig ist eine exakte Lagerung während der Operation, da sonst die Gefahr der Versteifung im falschen Winkelbereich besteht.
- Ablösen des Musculus tensor fasciae latae und des Musculus vastus lateralis.
- Entfernen des Trochanter major und Wegklappen mit dem Musculus gluteus medius.
- Spaltung der Kapsel ventral und lateral.
- Nach Luxation des Hüftkopfs Wegmeißeln des Knorpels an der Pfanne und am Hüftkopf.
- Würfelartige Modellierung des Hüftkopfs.
- Durch Anlegen einer an Femur und Becken verschraubten Kreuzplatte wird das Hüftgelenk in Adduktion, Außenrotation und Flexion versteift.
- Refixierung des Trochanter major über die Kreuzplatte.
- Anlagerung des Musculus tensor fasciae latae und des Musculus vastus lateralis an den Trochanter major.
- Redon-Saugdrainage.

Nachbehandlung

- Aufstehen mit Entlastung oder Sohlenkontakt.
- Sorgfältige Lagerung, falls keine Ruhigstellung in einer Gipshose.
- Statisches Muskeltraining des operierten Beines.
- Beim Bewegen des nichtoperierten Beines dürfen Bewegungen nicht auf das Becken weiterlaufen!

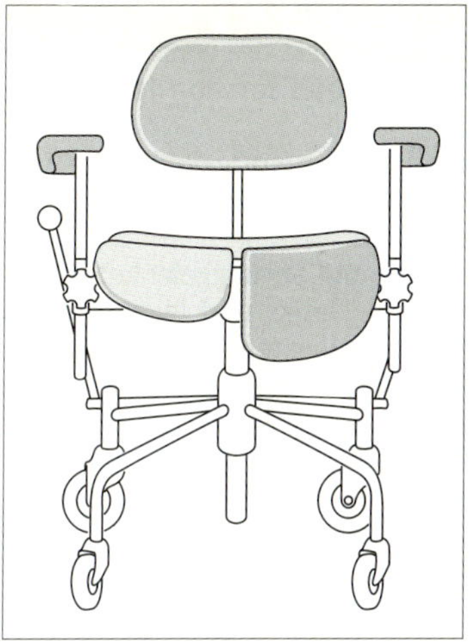

Abb. 11.**7** Arthrodesestuhl

- Mobilisation des Kniegelenks in Rückenlage mit seitlichem Überhang ab dem dritten bis fünften Tag.
- Strenges Sitzverbot!
- Zunehmende Belastung erst nach völliger knöcherner Durchbauung nach acht bis zwölf Wochen.
- Möglichst rascher Ausgleich der Beinverkürzung durch eine Schuherhöhung.
- Anpassen eines Arthrodesestuhls: Durch die Neigung der Sitzfläche auf der betroffenen Seite läßt sich das Bein in 20° Flexion lagern. Der mögliche Beginn muß beim Arzt erfragt werden (Abb. 11.**7**)!
- Generell ist eine Remobilisation durch TEP-Implantation möglich, da alle Muskeln erhalten bleiben. Die Mobilisation wird aber sicherlich durch strukturelle Veränderungen der Muskeln erschwert. Eine Remobilisation wird bei biomechanisch bedingten Schmerzen in der LWS, im Kniegelenk oder kontralateralem Hüftgelenk in Erwägung gezogen.

11.2.2 Physiotherapeutische Untersuchung

M. Dölken

•••• Präoperativ

- Prüfung der Beweglichkeit der Wirbelsäule (vor allem LWS und thorakolumbaler Übergang). Besonders wichtig ist die Lateralflexion der

LWS und die Rotation des thorakolumbalen Übergangs. Diese Bewegungen werden beim Gehen benötigt. Das Bein der versteiften Seite wird in der Spielbeinphase durch Anheben und Rotation der gleichen Beckenseite nach vorne gebracht.
- Prüfung der Beweglichkeit des kontralateralen Hüftgelenks: Die Beckenbewegung beim Gehen erfordert gute Abduktions- und Innenrotationstoleranzen vom proximalen Hebel.
- Prüfung der Beweglichkeit beider Knie- und Sprunggelenke: vor allem Extension des kontralateralen Kniegelenks und Plantarflexion beider Sprunggelenke. Durch vermehrte Knieextension am nichtoperierten Bein und Plantarflexion des Fußes am operierten Bein zum Ende der Standbeinphase der versteiften Seite kann das Bein leichter über die Beckenbewegung nach vorne gebracht werden.
- Häufig treten starke Inaktivitätsathrophien durch die zugrundeliegende Erkrankung am Hüftgelenk auf.

•••• Postoperativ

- Die Lagerungskontrolle beim Sichtbefund ist sehr wichtig: Bei Lagerung in einer Gipsliegeschale oder Gipshose ist auf Druckstellen zu achten.
- Ohne Gipsversorgung muß das Bein stabil im versteiften Winkelbereich gelagert werden. Hohlliegende Stellen sind zu unterpolstern, da sonst vom Hebel Bein Kräfte auf die Arthrodese ausgelöst werden, die die knöcherne Durchbauung stören können.
- Durch das große Wundgebiet treten postoperativ oft massive Schwellungen auf.

11.2.3 Allgemeines zur physiotherapeutischen Behandlung

- Solange keine Belastungsstabilität besteht, sind Bewegungen des Beckens zu vermeiden, da sonst der knöcherne Durchbau gestört wird und die Gefahr einer Pseudarthrose besteht.
- Das nichtoperierte Bein sollte aus diesem Grund am Anfang nur mit abgegebenem Gewicht bewegt werden. Bei aktiver Bewegung gegen die Schwerkraft kann durch den angehängten Hebel als Gleichgewichtsreaktion eine weiterlaufende Becken- und LWS-Bewegung entstehen.
- Eine unverzügliche Einleitung der Hilfsmittelversorgung ist angesagt, damit die Selbständigkeit der Patienten postoperativ schnellstmöglich gefördert werden kann. Sie erfolgt in Zusammenarbeit mit dem Orthopädietechniker und der Ergotherapie (Strumpfanzieher, Arthrodesestuhl, Stehstuhl, verlängerter Greifarm zum Aufheben von Gegenständen, Toilettensitzerhöhung usw.).

- Ein Schuhausgleich und ein kleiner Absatz am Schuh erleichtern das flüssige Gehen.
- Das Gehen erfordert eine gute Mobilität in der LWS, vor allem in Lateralflexion.

11.2.4 Physiotherapeutische Behandlung

•••• Behandlungsziele

- Intensive Thrombose- und Pneumonieprophylaxe
- Resorptionsförderung
- Kräftigung der Rumpf- und Beinmuskulatur
- Verbesserung der Stützkraft
- Gangschulung:
  - Erarbeitung des Gehens mit Hilfsmitteln (Unterarmgehstützen, Gehbarren, Schuherhöhung)
- Schulung der Kompensationsbewegungen des Beckens
- Übung des Umgangs mit Hilfsmitteln zur Förderung der Selbständigkeit im Alltag
- Schutz der angrenzenden Gelenke vor Überlastung

•••• Behandlungsmaßnahmen

- Fußpattern dynamisch gegen leichte Widerstände ausgeführt, kräftigen die Unterschenkelmuskeln und sind eine gute Thromboseprophylaxe. Das Pattern „Plantarflexion/Eversion/Pronation" bietet eine gute Vorbereitung zur Abdruckphase im Liegen.
- Beide Beine werden in der Frühphase (noch ohne Belastungsstabilität) ausschließlich statisch gekräftigt, da sonst weiterlaufende Beckenbewegungen die knöcherne Durchbauung stören.

■ *Beispiele:*

  - ❖ Das nichtoperierte Bein in das Standbeinmuster EXT./ABD./IR. einstellen und mit Approximation und leichtem Widerstand die Muskeln statisch arbeiten lassen.
  - ❖ Gegen laterale Führungswiderstände am nichtoperierten Bein und Führungskontakt am operierten Bein die Abduktoren beider Hüftgelenke statisch arbeiten lassen.

- Mobilisation des Kniegelenks im seitlichen Überhang in Flexion: Postisometrische Relaxation bei reflektorisch hypertonem Quadrizeps sowie Patellamobilisation nach kaudal verhindern eine Verklebung des Rezessus suprapatellaris.
- Die Stützkraft läßt sich z.B. über Skapulapattern, Armpattern bi- und unilateral sowie Übungen mit dem Theraband verbessern.

- Das Gehen kann zu Anfang gut im Gehbarren geübt werden, da sich die Patienten durch die höhere Stabilität besser auf das Erlernen der Kompensationsbewegungen konzentrieren können.
- Die Beckenbewegung läßt sich durch Beckenpattern im Stand erarbeiten:
  - Die „hintere Elevation" benötigen die Patienten bei der Ablösephase des Fußes. Durch die argonistische Umkehr kann dieses Muster sowohl konzentrisch als auch exzentrisch geübt werden.
  - Die „anteriore Elevation" benötigen die Patienten beim Vorbringen des operierten Beines. Dieses Muster kann durch argonistische Umkehr gekräftigt werden.
- Alle Beckenpattern im Stand kräftigen die Hüftmuskeln der anderen Seite.
- Zehenstände im Stand mit Widerständen von kranial am Becken verbessern die Abdruckaktivität (erst bei voller Belastbarkeit).
- Statische Widerstände im Stand am Becken und Schultergürtel verbessern Becken- und Rumpfstabilität.
- Entlastungslagerungen für die LWS (siehe unter *Kapitel 5, Spondylarthrose*). Die Lagerung des Beines muß verändert werden – es wird im versteiften Winkelbereich gelagert.
- Üben von Aufstehen und Hinsetzen vom Arthrodesestuhl sowie von der erhöhten Toilette. Die Vorneigung des Rumpfes kann nur durch Flexion der Wirbelsäule erfolgen.
- Üben des Umgangs mit Strumpf- und Schuhanzieher.
- Bei voller Belastbarkeit können einige Patienten lernen, ohne Hilfsmittel zu gehen. Anderenfalls reicht auch meist ein Handstock.

11.3 Arthrodese der Sprunggelenke

Bei Arthrose des oberen oder unteren Sprunggelenks kann eine Versteifung des betroffenen Gelenks die Schmerzen reduzieren. In diesen Fällen wird eine Endoprothese bisher noch sehr selten eingesetzt.

11.3.1 Ärztliche Untersuchung und Therapie

M. Dölken, S. Wirth

1. Arthrodese des oberen Sprunggelenks

Indikationen
- Fortgeschrittene Arthrose des oberen Sprunggelenks, häufig als sekundäre Arthrose nach in Fehlstellung verheilten Luxationsfrakturen
- Knöcherne Destruktion bei rheumatischen Erkrankungen
- Defektzustände nach Ausbau einer Endoprothese
- Lähmung des N. peroneus mit kontrakter Spitzfußstellung

Operatives Vorgehen
- Alternativ wird eine Kompressionsarthrodese mit Fixateur externe oder eine Schraubenarthrodese durchgeführt.
- Der Fuß wird bei Männern in Neutral-Nullstellung und bei Frauen in 5°-10° Spitzfußstellung versteift (wegen der unterschiedlichen Schuhmode).
- Ein kontrakter Spitzfuß erfordert manchmal einen anderen Winkelbereich.
- Anterolateraler Hautschnitt mit Eröffnen der einzelnen Schichten einschließlich der Gelenkkapsel. Dabei darf auf keinen Fall der N. peroneus superficialis verletzt werden.
- Entknorpeln der Gelenkflächen des oberen Sprunggelenks, bis eine gute Paßform der Gelenkflächen erreicht ist.
- Ventral der Tibialängsachse wird ein Steinmann-Nagel plaziert, um mit dem Zug der Achillessehne eine gleichmäßige ventrale und dorsale Lastverteilung der Arthrodese aufbauen zu können.
- Anlage eines Fixateur externe, der die Arthrodeseflächen komprimiert.
- Abtragen eines Fibulaspans, der zwischen Tibia und Talus eingepaßt wird.
- Distales Fibulaende wird mit Zugschrauben an Talus und Tibia fixiert.
- Alternativ ist bei guten Knochen- und Weichteilverhältnissen auch eine alleinige Schraubenarthrodese als internes Verfahren möglich.

Postoperative Behandlung
- Sorgfältige Wundpflege der Nagelaustrittstellen.
- Sechs Wochen lang Entlastung und sofortige Mobilisation mit Fixateur externe
- Nach Röntgenkontrolle Entfernung des Fixateur externe spätestens in der achten bis zwölften Woche
- Bis zur zwölften Woche Unterschenkelgehgips mit zunehmend voller Belastung
- Je nach Durchbauungszustand erfolgt bei entsprechender Schuhzurichtung nach zwölf Wochen Teil- bzw. Vollbelastung. (Kein Einsatz von Arthrodesestiefeln, da sonst die Restbeweglichkeit im unteren Sprunggelenk gefährdet ist. Stabilität im Knöchelbereich und eine Abrollhilfe unter der Sohle erleichtern das Gehen.) (Abb. 11.**8**)
- Bei Belastungsstabilität intensive Mobilisation des unteren Sprunggelenks und der Vorfußgelenke mit dem Ziel, daß sie die Funktion des oberen Sprunggelenks teilweise mitübernehmen.

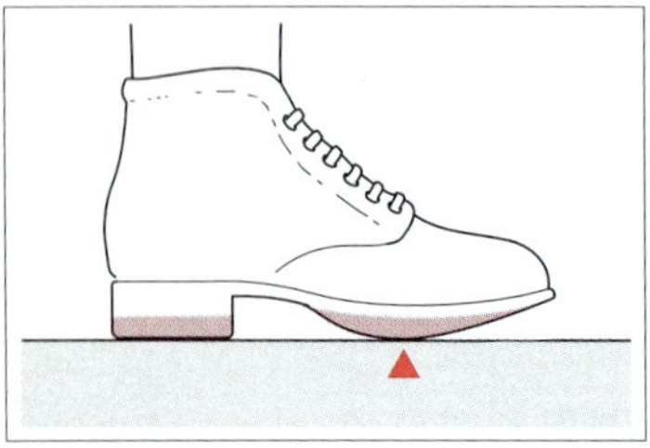

Abb. 11.**8** Abrollhilfe durch Verkürzung der Standfläche

2. Arthrodese des unteren Sprunggelenks

Es werden beide Anteile des unteren Sprunggelenks und das Kalkaneokuboidgelenk versteift.

Indikation

Fußfehlstellungen des erwachsenen Patienten (Knick-, Platt- und Klumpfuß), die zu einer massiven Arthrose geführt haben.

Operatives Vorgehen
- Nach Ablösen des Musculus extensor digitorum brevis und Freipräparierung der Sehnen der Musculi peronei Eröffnen der Articulatio calcanio cuboidea.
- Nach Durchtrennung des Ligamentum talocalcaneum interosseum zwischen Talus und Calcaneus Entknorpeln der Gelenkflächen.
- Entnahme eines Keils aus Talus und Calcaneus sowie Anfrischen von Os naviculare, Os cubuidium, Talus und Calcaneus mit dem Meißel. Adaption und Fixierung der vier Knochen mit Kirschner-Drähten.
- Ein ungenügendes Anfrischen der Gelenkflächen birgt die Gefahr einer Pseudarthrose.
- Zur zusätzlichen Stabilität Einfügen von zerkleinerter Spongiosa in den Sinus tarsi.
- Abschließend Redon-Saugdrainage.

Postoperative Behandlung
- Hochlagerung in gespaltenem Unterschenklliegegips bis zum Abschluß der Wundheilung und Abklingen der Schwellung.
- Anschließend Anlegen eines zirkulären Unterschenkelliegegipses. (Gesamtzeitraum: sechs Wochen).
- Nach sechs Wochen Entfernung der Kirschner-Drähte und Anlegen eines Unterschenkelgehgipses für weitere sechs Wochen.
- Nach Gipsabnahme Versorgung mit Einlagen, orthopädischen Schuhen oder knöchelhohen Stiefeln.
- Der Verlust der Beweglichkeit im unteren Sprunggelenk führt eventuell zu Unsicherheiten beim Gehen auf unebenem Boden.

11.3.2 Physiotherapeutische Untersuchung

M. Dölken

•••• Präoperativ

siehe unter *Kapitel 3* und *4, Fußfehlstellungen*

•••• Postoperativ

- Lagerungskontrolle: auf Druckstellen im Unterschenkelliegegips ist zu achten.
- starke Schwellungsneigung
- Prüfung der Beweglichkeit von Hüft- und Kniegelenk

11.3.3 Physiotherapeutische Behandlung

•••• Behandlungsziele

- Resorptionsförderung
- Thromboseprophylaxe
- Gangschulung mit Entlastung

Nach Gipsabnahme und Belastungszunahme

- Mobilisation des unteren Sprunggelenks und der Vorfußgelenke bei Arthrodese des oberen Sprunggelenks
- Mobilisation des oberen Sprunggelenks und der Vorfußgelenke bei Arthrodese des unteren Sprunggelenks
- Verbesserung der Stabilität, der Kompensation und des Gleichgewichts

•••• Behandlungsmaßnahmen

- Hochlagerung mit manuellem Ausstreichen im Lymphbahnenverlauf zur Reduzierung der Schwellung
- Bei starker Schwellung Lymphdrainage
- Kurzzeiteis gekoppelt mit statischer Muskelarbeit am operierten Bein
- Irradiation über das nichtoperierte Bein durch PNF-Beinpattern
- Bewegung der proximalen Gelenke (Hüft- und Kniegelenk)
- Verbesserung der Stützkraft der Arme durch Armpattern, Skapulapattern und Übungen mit dem Theraband
- Verbesserung der Stabilisation: Zuerst in teilbelasteten Ausgangsstellungen, wie z. B. Halbsitz oder Sitz; später bei voller Belastung im

Stand und Einbeinstand. Zuerst auf stabiler Unterstützungsfläche üben, später – bei ausreichender Mobilität der Nachbargelenke – auf labiler Unterstützungsfläche (z. B. aufgerollte Matte).

- *Beispiele:* Beinachsentraining, Widerstände an Beinen und Becken, Gangfazilitation über das Becken beim Gehen im Gehbarren.

– Mobilisation der nichtversteiften Gelenke über Gelenktechniken aus der Manuellen Therapie (Beispiele siehe unter *Kapitel 3, Fußfehlstellungen*).

12 Gelenkresezierende Operationen

Girdlestone-Operation am Hüftgelenk

M. Dölken

Bei der Girdlestone-Operation werden der Hüftkopf und der Schenkelhals oder eine Totalendoprothese vollkommen entfernt.

Der Raum wird mit resorbierbaren Antibiotikaträgern oder einer Spül-Saugdrainage aufgefüllt.

Beim Girdlestone handelt es sich um einen sehr massiven Eingriff, der vor allem bei mehrfachen Protheseninfektrezidiven angezeigt ist. Das Ziel ist, den Infektherd auszuräumen und Schmerzarmut zu erreichen. Es sollte jedoch möglichst nur eine Übergangslösung sein.

Bei manchen Patienten kann nach einigen Wochen oder Monaten nach Abklingen der Entzündung wieder eine Prothese implantiert werden, andere müssen jedoch dauerhaft mit einem Girdlestone leben.

Bei entferntem Hüftkopf stützt sich der Trochanter minor in der Pfanne und der Trochanter major proximal davon am Becken ab. Es bildet sich ein Gelenkersatzgewebe, das auf Dauer belastungsstabil wird, so daß die Patienten auf diesem Ersatzgewebe gehen können.

Mit konsequenter Physiotherapie läßt sich – im Vergleich zur präoperativen Situation – für den Patienten langfristig eine funktionell zufriedenstellende Situation erreichen.

Volle Kraft und freie Beweglichkeit können jedoch auch bei intensiver Therapie nicht erreicht werden.

12.1.1 Ärztliche Untersuchung und Therapie

Indikationen
- Mehrfaches Protheseninfektrezidiv, besonders bei sehr ausgedehnten knöchernen Defekten im Bereich von Schaft, Kopf und Pfanne
- Bei Erstinfekt: nur bei stark reduziertem Allgemeinzustand ohne Besserungsaussicht
- Entfernung osteomyelitischer Herde
- Entfernung von Fisteln

Operatives Vorgehen
- Die ausgedehnte Infektion einer Hüftgelenkprothese zwingt zur vollständigen Entfernung folgender Strukturen:
  - Prothese, d.h. Pfanne, Femurkopf und Femurhals, häufig mit Osteotomie des Trochanter major;
  - alle anderen Fremdmaterialien; der Zementköcher muß oft stückchenweise zerkleinert werden;
  - Gewebenekrosen;
  - infizierte Narben; nicht infiziertes festes oder sogar verknöchertes Narbengewebe kann für die Stabilität der Girdlestone-Hüfte hilfreich sein, weshalb es manchmal belassen wird.
- Nach ausführlicher Spülung werden resorbierbare Antibiotikaketten eingelegt, um den Infekt lokal zu bekämpfen und den Defekt teilweise aufzufüllen.
- Spül-Saugdrainage.
- Als Endresultat bildet der pfannenlose Beckenknochen mit dem proximalen Rest des Femurs eine Art Ersatzhüftgelenk, die Girdlestone-Hüfte.

Postoperative Behandlung
- Meistens zwei Wochen lang Bettruhe.
- Während der Bettruhe Gamaschenextension des Beines mit ca. 1,5 kg Gewicht. Das Höhertreten des Femur soll dadurch so gering wie möglich gehalten werden, um eine eventuelle Prothesenreimplantation zu erleichtern. Einseitige Überlastungen der LWS werden durch beidseitige Extension vermieden.
- Statisches Muskeltraining des operierten Beines von Anfang an.
- Frühe Mobilisation des Kniegelenks im seitlichen Überhang.
- Mobilisation des Patienten ca. ab der dritten Woche unter Entlastung des Hüftgelenks (Entzündungsparameter müssen rückläufig sein).
- Nach Röntgenkontrolle langsame Zunahme der Belastung (frühestens nach sechs bis zwölf Wochen).
- Schuhausgleich oder orthopädische Schuhe, da das operierte Bein 5 – 10 cm kürzer ist.
- Wegen der Instabilität des Hüftgelenks ist eventuell zusätzlich eine passive Stabilisierung mit einer Bandage, z.B. der Erlanger-Prothesenbandage, notwendig. Dabei handelt es sich um eine beckenumgreifende Bandage mit mechanischem Hüftgelenk und Oberschenkelführung, die distal an den Femurkondylen abstützt.

12.1.2 Physiotherapeutische Untersuchung

•••• Präoperativ

Der Allgemeinzustand der Patienten ist durch die Entzündung und die Schmerzen deutlich verschlechtert. Es treten schmerzhafte Bewegungseinschränkungen und Inaktivitätsathrophien auf.

•••• Postoperativ

- Lagerungskontrolle: Die Beine sind beiderseits in einer Gamaschenextension in leichter Abduktion gelagert. Eine Hyperlordose der LWS sollte vermieden werden. Bei massiven Extensionsdefiziten wird durch Hochstellen des Betteils eine Annäherung des Hüftgelenks von proximal ermöglicht.
  Wichtig: Besser ist die Lagerung in Neutralnullstellung, bei Schmerzen in LWS oder Hüfte ist jedoch manchmal eine Minimalannäherung in Flexion notwendig.
  Die Beine sollten in Rotationsnullstellung gelagert werden.
- Bei Schmerzen in den Beinen ist eine Prüfung der Thrombosedruckpunkte angeraten (siehe unter *Kapitel 9*).
- Beachtung von Schwellungen und Temperaturerhöhungen
- Beim Bewegen des anderen Beines kann das operierte Bein in der Extension gelagert bleiben, so daß es stabil liegt. Bis zur Belastungsstabilität der Girdlestone-Hüfte ist eine Abnahme der Gewichte angebracht.
- Beim Bewegen des betroffenen Hüftgelenks tritt häufig eine Außenrotationstendenz auf.
- Die Patienten müssen wegen der Instabilität dauerhaft Hilfsmittel wie Rollator oder Unterarmgehstützen verwenden.
- Beim Gehen besteht dauerhaft ein positiver Trendelenburg und häufig eine Außenrotationstendenz.

12.1.3 Allgemeines zur Physiotherapie

- Durch die Entfernung von Hüftkopf und -schaft verkürzt sich das Bein um 5 – 10 cm, weshalb eine aktive Insuffizienz der gesamten Hüftmuskulatur entsteht.
- Das Hüftgelenk bleibt aufgrund der Muskelsituation dauerhaft instabil.
- Wegen der Instabilität sind Druckbelastungen zu vermeiden (z. B. keine Approximation bis zur Belastungsstabilität).
- Die Mobilisation des Hüftgelenks erfolgt nach Rücksprache mit dem Operateur, wobei sich der nach den Entzündungsparametern richtet, zu Anfang wird nur statisch gearbeitet. Das Hüftgelenk wird mit ab-

gegebenem Gewicht mobilisiert, leichter Zug beim Bewegen verhindert ein zu starkes Höhertreten des Femur durch den Muskelzug.
- Umlagerungen in Seit- und Bauchlage finden erst nach Rücksprache mit dem Arzt statt.
- Auch durch intensive Physiotherapie lassen sich aufgrund der veränderten mechanischen Bedingungen am Hüftgelenk keine volle Kraft und freie Beweglichkeit erreichen.
- Der Patient braucht viel Zeit, um sich auf die veränderten anatomischen Bedingungen („neues Hüftgelenk" mit angenäherter Muskulatur, Beinverkürzung) und die orthopädische Schuhzurichtung einzustellen.
- Die weitere Hilfsmittelversorgung ist noch vor der stationären Entlassung zu veranlassen (z. B. Arthrodesestuhl – siehe unter *Kapitel 11;* Toilettensitzerhöhung, verlängerter Greifarm; Strumpfanzieher).

12.1.4 Physiotherapeutische Behandlung

•••• Behandlungsziele

- Intensive Thrombose- und Pneumonieprophylaxe
- Resorptionsförderung
- Kräftigung von Rumpf – und Beinmuskulatur
- Verbesserung der Stützkraft
- Erhaltung bzw. Verbesserung der Beweglichkeit: Der Patient soll sein Hüftgelenk kontrolliert bewegen und erhöht sitzen können.
- Gangschulung: Erarbeitung des Gehens mit Hilfsmitteln (Unterarmgehstützen, Gehbarren, Schuherhöhung)
- Der Patient soll sicher gehen können und das Bein dabei in Rotationsmittelstellung stabilisieren können.
- Übung des Umgangs mit Hilfsmitteln zur Förderung der Selbständigkeit im Alltag
- Der Patient soll angrenzende Gelenke vor Überlastung schützen.

•••• Behandlungsmaßnahmen

- Dynamische Fußpattern gegen leichte Widerstände kräftigen die Unterschenkelmuskeln und sind eine gute Thromboseprohylaxe. Vorbereitung der Abdruckphase im Liegen durch das Pattern „Plantarflexion/Eversion/Pronation":
- Beide Beine werden in der Frühphase (noch keine Belastungsstabilität) überwiegend statisch gekräftigt. Es kann zunächst in der Gamaschenextension begonnen werden.

- *Beispiele:*
  - Das nichtoperierte Bein in das Standbeinmuster EXT./ABD./IR. einstellen und mit leichtem Widerstand die Muskeln statisch arbeiten lassen.
  - Gegen laterale Führungswiderstände am nichtoperierten Bein und Führungskontakt am operierten Bein die Abduktoren beider Hüftgelenke statisch arbeiten lassen.

- Das nichtoperierte Bein läßt sich auch dynamisch kräftigen, z.B. durch Beinpattern. Kleine Bewegungen in der mittleren Bewegungsbahn verhindern zu starke Kräfte auf der operierten Seite.
- Das Kniegelenk wird im seitlichen Überhang in Flexion mobilisiert: Postisometrische Relaxation bei reflektorisch hypertonem Quadrizeps sowie Patellamobilisation nach kaudal verhindern eine Verklebung des Rezessus suprapatellaris.
- Die Stützkraft läßt sich z.B. über Skapulapattern und Armpattern sowohl bilateral als auch unilateral sowie durch Übungen mit dem Theraband verbessern.
- Die Mobilisation des betroffenen Beins kann über den proximalen Hebel, bei abgegebenem Beingewicht über den distalen Hebel erfolgen. Beim Bewegen des distalen Hebels verhindert ein leichter Zug in Verlängerung der Oberschenkellängsachse das Höhertreten des Femur über den Muskelzug.

  - *Beispiele:*
    - Die Hüftrotation (vor allem Innenrotation) wird in verschiedenen Flexionswinkeln und in Extension und Abduktion verbessert; außerdem Bewegen über den proximalen Hebel, durch Beckenbewegung in der Frontal- und Transversalebene (siehe unter *Kapitel 10*) und über den distalen Hebel durch Entspannungstechniken (z.B. postisometrische Relaxation).
    - Wenn kein Hämatom vorhanden und die Seitlage erlaubt ist, können Weichteiltechniken für die Außenrotatoren durchgeführt werden.

      Die widerlagernde Mobilisation verbindet die Bewegung vom proximalen und distalen Hebel (Durchführung siehe unter *Kapitel 5, Koxarthrose*).

- Das Gehen läßt sich zu Anfang im Gehbarren üben..Durch die höhere Stabilität können sich die Patienten besser auf das Erlernen des Gangablaufs mit Entlastung konzentrieren.

  Bei Belastungssteigerung fällt dem Patienten das Abrollen des Fußes mit starkem Schuhausgleich häufig schwer. Die Tiefensensibilität ist durch die große Entfernung der Fußsohle vom Boden verändert.

Zur Korrektur der Außenrotationstendenz sind Orientierungspunkte am Körper und im Raum heranzuziehen. Die Bewegungstoleranz muß im Liegen vorbereitet werden.

- Gangschule bei voller Belastbarkeit: Bei voller Belastbarkeit trauen sich die Patienten häufig nicht, das Bein zu belasten, da kein „echtes Hüftgelenk“ vorhanden ist. Mit Hilfe von Gewichtsverlagerungen im Stand, Widerständen an Becken und Rumpf sowie Gangfazilitation aus der PNF (zunächst im Gehbarren) läßt sich das Vertrauen stärken. Das Stabilitätstraining auf dem Standbein in teilbelasteten und belasteten Ausgangsstellungen fördert die Beckenstabilität.

■ *Beispiele:*
  - Beinachsentraining im Halbsitz und Stand mit dem Rücken an der Wand
  - Erarbeitung der Abdruckaktivität im Halbsitz mit Vorfußkontakt durch Widerstände an der Ferse und am Oberschenkel im Muster EXT./ABD./IR.
  - Seitliches Gehen entlang der Bankkante oder Gehbarren, wobei der Therapeut von lateral Widerstände am Becken der Spielbeinseite in Richtung des kontralateralen Fußes gibt. Dabei müssen die Abduktoren der Standbeinseite stabilisieren.

- Beckenpattern im Stand fördern die Stabilität der Standbeinseite und des Rumpfes:
  Die „hintere Elevation“ benötigen die Patienten bei der Ablösephase des Fußes. Durch die argonistische Umkehr kann dieses Muster konzentrisch und exzentrisch geübt werden. Am Standbein kommt es zu einer Abduktion und Außenrotation vom proximalen Hebel.
  Die „anteriore Elevation“ benötigen die Patienten beim Vorbringen des Spielbeins. Dieses Muster kann durch argonistische Umkehr gekräftigt werden. Am Standbein kommt es zur Abduktion und Innenrotation vom proximalen Hebel.
- Die angrenzenden Gelenke, vor allem die LWS müssen vor Überlastung geschützt werden:
  Entlastungslagerungen für die LWS (siehe unter *Kapitel 5, Spondylarthrose*).
  Weichteiltechniken detonisieren die Lateralflexoren der Wirbelsäule (z.B. M. quadratus lumborum). Durch die lange Entlastungsphase müssen sie dauerhaft statisch arbeiten. Übung des Umgangs mit Hilfsmitteln, wie Strumpfanzieher, An- und Ausziehen der orthopädischen Schuhe, An- und Ausziehen der Bandage und Treppensteigen mit Unterarmgehstützen.
- Übung von Aufstehen und Hinsetzen bei erhöhter Toilette und Arthrodesestuhl.
- Haltungskorrektur im erhöhten Sitz oder auf dem Arthrodesestuhl.

Literatur

Arbeitsheft zum E1 – E3-Kurs, Ärzteseminar Hamm (FAC) e.V. der Deutschen Gesellschaft für Manuelle Medizin. 3. überarb. Aufl. Berlin-Heidelberg: Springer; 1990.

Arbeitsheft zum W1-Kurs, Ärzteseminar Hamm (FAC) e.V. der Deutschen Gesellschaft für Manuelle Medizin. 2. überarb. Aufl. Berlin-Heidelberg: Springer; 1988.

Beckers D, Buck M. PNF in der Praxis. 3. Aufl. Berlin-Heidelberg: Springer; 1996.

Beckers D, Deckers J. Ganganalyse und Gangschulung. 1. Aufl. Heidelberg-Berlin: Springer; 1997.

Benini A. Die Stenose des lumbalen Wirbelkanals. Der Orthopäde. 1997; 5 : 503 – 4.

Benninhoff A. Anatomie. Bd. 1 u. 2. München: Urban & Schwarzenberg; 1994.

Bewegungsbehandlung Osteoporose. Kursbegleitheft zum Ausbildungskurs des Kuratoriums Knochengesundheit e.V. 1994.

Boner R, Gross B, Blum E. Gesunde Körperhaltung im Alltag. Forschungs- und Schulungszentrum Dr. Brügger; 1986.

Brokmeier A. Manuelle Therapie. Stuttgart: Enke; 1995.

Bronner O, Gregor E. Die Schulter und ihre funktionelle Behandlung nach Verletzungen und bei rheumatischen Erkrankungen. München: Pflaum; 1986.

Bruzek R, Bieber-Zscham M, Herz A. Die Bauchmuskulatur als ventrales Aufrichtesystem? Manuelle Medizin. 1995; 8 : 115 – 0.

Burstein AH, Wright TM. Biomechanik in der Orthopädie und Traumatologie. 1. Aufl. Stuttgart: Thieme; 1997.

Butler DS. Mobilisation des Nervensystems. Berlin-Heidelberg: Springer; 1995.

van Cochran GB. Orthopädische Biomechanik. Stuttgart: Enke; 1988.

Cotta H, Wentzensen A, Holz F, Krämer K-L, Pfeil J. Standardverfahren in der operativen Orthopädie und Unfallchirurgie. Stuttgart: Thieme; 1996.

de Marées H. Sportphysiologie. 7. Aufl. Tropon, Schriftenreihe Medizin von heute; Bd. 10; 1992.

Dornhauser-Gruber U. Rheumatologie. Lehrbuch für Physiotherapeuten. München: Pflaum; 1996.

Dudel J, Menzel R, Schmidt RF. Neurowissenschaft: „Vom Molekül zur Kognition". Berlin-Heidelberg: Springer; 1996.

Dvoràk J, Dvoràk V, Schneider W, Spring H, Tritschler T. Manuelle Medizin-Therapie. 3. überarb. u. erw. Aufl. Stuttgart: Thieme; 1997.

Frisch H. Programmierte Therapie des Bewegungsapparates. 1. Aufl. Berlin-Heidelberg: Springer; 1995.

Frisch H. Programmierte Untersuchung des Bewegungsapparates. 6. Aufl. Berlin-Heidelberg: Springer; 1995.

Fröhlich D, Fröhlich R. Das Piriformissyndrom: eine häufige Differentialdiagnose des lumboglutäalen Schmerzes. Manuelle Medizin. 1995; 2 : 1 – 0.

Funke EM. Krankengymnastik bei Koxarthrose. Stuttgart: G. Fischer; 1994.

Gillert O, Rulffs W. Hydrotherapie und Balneotherapie. 11. Aufl. München: Pflaum; 1990.

Gillert O. Elektrotherapie. München: Pflaum; 1983.

Gleixner C, Müller M, Wirth SB. Neurologie und Psychiatrie für Studium und Praxis. Breisach: Medizinische Verlags- und Informationsdienste; 1998.

Greenmam PE. Sakroiliakalgelenkdysfunktion und therapieresistentes unteres Lumbalsyndrom. Manuelle Medizin. 1997; 3 : 131 – 5.

Gustavsen R, Streeck R. Trainingstherapie im Rahmen der Manuellen Medizin. 3. überarb. Aufl. Stuttgart: Thieme; 1997.

Güth V, Overbeck M, Klein D. Einführung in die Biomechanik der Hüfte. KG-Intern. 1994; 6 : 3 – 0.

Haarer-Becker R, Schoer D. Checkliste: Physiotherapie in der Orthopädie und Traumatologie. Stuttgart: Thieme; 1996.

Haase H, Ehrenberg H, Schweizer M. Lösungstherapie in der Krankengymnastik. München: Pflaum; 1985.

Hamilton C, Richardson C. Neue Perspektiven zu Wirbelsäuleninstabilitäten und lumbalem Kreuzschmerz: Funktion und Dysfunktion der tiefen Rückenmuskeln, Teil 1. Manuelle Therapie. 1997; 1 : 17 – 4.

Hamilton C. Segmentale Stabilisation der LWS. Wissenschaftliche Untersuchung – therapeutische Konsequenzen. Krankengymnastik. 1997; 4 : 614 – 2.

Hochschild J. Strukturen und Funktionen begreifen. Funktionelle Anatomie – Therapierelevante Details, Bd. 1. Stuttgart: Thieme; 1998.

Hohman F, Stürz H. Differentialindikation zur lumbosakralen Fusions- und Repositionsoperation beim Wirbelgleiten. Der Orthopäde. 1997; 9 : 781 – 95.

Hökfelt T. Schaible HG, Schmidt RF. Neuropeptides, nociception and pain. Weinheim: Chapman & Hall; 1994.

Höntzsch D, Weller S. Die richtige Form der Kälteanwendung durch den Patienten selbst (sogenannte Eisanwendung). Akt. Traumatologie. 1991; 21 : 223 – 4.

Hüter-Becker A, Rompe G. Grundlagen der Krankengymnastik, Bd. 1. Stuttgart: Thieme; 1982.

Hüter-Becker A, Schewe H, Heipertz W. Traumatologie und Querschnittslähmung. Bd. 9. Stuttgart: Thieme; 1997.

Kapandji IA, Funktionelle Anatomie der Gelenke, Bd. 1 – 3. Stuttgart: Enke; 1985.

Kissling R, Michel BA. Das Sacroiliacalgelenk. Grundlagen, Diagnostik und Therapie. Stuttgart: Enke; 1997.

Klein-Vogelbach S. Ballgymnastik zur funktionellen Bewegungslehre. 3. Aufl. Berlin-Heidelberg: Springer; 1990.

Klein-Vogelbach S. Funktionelle Bewegungslehre. 4. Aufl. Berlin-Heidelberg: Springer; 1990.

Klein-Vogelbach S. Gangschulung zur funktionellen Bewegungslehre. Berlin-Heidelberg: Springer; 1995.

Klein-Vogelbach S. Therapeutische Übungen zur funktionellen Bewegungslehre. 3. Aufl. Berlin-Heidelberg: Springer; 1992.

Kokemohr H. Kibler-Falte. Anatomie und Topographie. Manuelle Medizin. 1997; 3 : 131 – 5.

Kolster B, Ebelt-Paprotny G, Hirsch M. Leitfaden Physiotherapie. Befund/Techniken. Stuttgart: Jungjohann; 1994.

Krämer J. Orthopädie. 5. Aufl. Berlin-Heidelberg: Springer; 1998.

Krämer J. Osteoporose. Diagnostik, Therapie und Prophylaxe. Stuttgart: Wissenschaftliche Verlagsgesellschaft; 1991.

Krämer K-L, Stock M, Winter M. Klinikleitfaden Orthopädie. Kitteltaschenbuch. 2. Aufl. Stuttgart: Jungjohann; 1993.

Krauspe R, Raab P. Morbus Perthes. Der Orthopäde. 1997; 3 : 289 – 02.

Kursscript der Deutschen Gesellschaft für Manuelle Medizin. Ärzteseminar Hamm-Boppard (FAC) e.V. LBB 1–3 1997; HSA 1–3 1997.

Laser T. Lumbale Bandscheibenleiden. Diagnostik und konservative Behandlung. 3. neu bearb. u. erw. Aufl. München, Bern, Wien, New York: Zuckschwerdt; 1994.

Melzack R, Wall PH. The challenge of pain. New York: Basic Books; 1983.

Mense S, Simons DG. Muscle pain, understanding its nature, diagnosis and treatment. Baltimore: Williams & Wilkins, personal communication.

Metz-Stavenhagen P, Sambale R, Völpel H-J, von Stavenhagen N. Behandlung der Spondylolisthese. Der Orthopäde. 1997; 9:796–03.

Mobilisation des Nervensystems. Einführungskurs, Teil des neuro-orthopädischen Ansatzes.

Mumenthaler M, Schliack H. Läsionen peripherer Nerven – Diagnostik und Therapie. Stuttgart: Thieme; 1993.

Mumenthaler M. Der Schulter-Arm-Schmerz. Leitfaden für die Praxis. Bern-Stuttgart-Wien: Huber; 1980.

Niethard FU, Pfeil J, Weber M. Ätiologie und Pathogenese der spondylolytischen Spondylolisthese. Der Orthopäde. 1997; 8:750–4.

Niethard FU, Pfeil J. Orthopädie. Duale Reihe. Stuttgart: Hippokrates; 1997.

Nieuwenhuys R, Voogd J, van Huijzen C. Das Zentralnervensystem des Menschen. Berlin-Heidelberg: Springer; 1991.

Patten JP. Neurologische Differentialdiagnose. 2. Aufl. Berlin-Heidelberg: Springer; 1998.

Poeck K, Hacke W. Neurologie. Berlin-Heidelberg: Springer; 1998.

Pon A, Jörger L. Praktische Biomechanik. Krankengymnastik. 1994; 6:738–3.

Programm 1997/98.

Rössler H, Ruther W. Orthopädie. 17. Aufl. München: Urban & Schwarzenberg; 1997.

Rolf G. Bedeutung der Mobilität des Nervensystems für ein gesundes Bewegungsverhalten (Vortrag anläßlich des Kongresses: Bewegung – Lernen und Lehren, September 1996 in Heidelberg). Krankengymnastik. 1997; 4:608–3.

Schmidt RF, Thews G. Physiologie des Menschen. Berlin-Heidelberg: Springer; 1997.

Schomacher J. Ist der M. quadriceps nach Ruptur des vorderen Kreuzbandes wirklich so wichtig? Biomechanische Aspekte zur Stabilisierung des Kreuzbandes nach Ruptur des vorderen Kreuzbandes. Manuelle Therapie. 1997; 1:27–6.

Schomacher J. Manuelle Therapie. Bewegen und Spüren lernen. Stuttgart: Thieme; 1998.

Sullivan PE, Markos PD, Minor MAD. PNF – Ein Weg zum therapeutischen Üben. Propriozeptive neuromuskuläre Fazilitation: Therapie und klinische Anwendung. Stuttgart: G. Fischer; 1985.

Trepél M. Neuroanatomie. Struktur und Funktion. München: Urban & Schwarzenberg; 1995.

van den Berg F. Immobilisation – Mobilisation. Congress Contribution. SVMP/ASPM/ASFM Bulletin. 1995.

Voss DE. Propriozeptive neuromuskuläre Fazilitation. 6. Aufl. Stuttgart: G. Fischer; 1988.

Weber M, Hirsch S. Krankengymnastik bei idiopathischer Skoliose. Stuttgart: G. Fischer; 1986.

Weineck J. Optimales Training. 10 Aufl. Balingen: Spitta; 1997.

Weineck J. Sportanatomie. Beiträge zur Sportmedizin, perimed; 1996.

Wenk W. Der Schlingentisch in Praxis/Unterricht. München: Pflaum; 1989.

Wieben K, Falkenberg B. Muskelfunktion. 2. Aufl. Stuttgart: Thieme; 1997.

van Wingerden BAM. Physiologie des Bindegewebes. Script der International Academy for Sportscience. 1990.

van Wingerden BAM. Eistherapie kontraindiziert bei Sportverletzungen. Leistungssport. 1992; 2 : 5 – 8.

van Wingerden BAM. Cartilage in function. Basis knowledge for assessment and treatment of synovial joints. IAS Journal. 1992. Übers. u. bearb. von Haas H-J. Ein funktionelles Knorpelmodell – Zur Untersuchung und Behandlung synovialer Gelenke. IAS Journal. 1993.

Winkel D, Vleemig A, Fischer S, Meijer OG, Vroege C. Nichtoperative Orthopädie der Weichteile und des Bewegungsapparates. Bd. 1: Anatomie in Vivo; Band 2: Diagnostik. Stuttgart: G. Fischer; 1985.

Wolff HD. Neurophysiologische Aspekte des Bewegungssystems. 3. Aufl. Berlin-Heidelberg: Springer; 1996.

Zilch H, Weber U. Orthopädie mit Repetitorium. 1. Aufl. Berlin-New York: de Gruyter; 1988.

Zilger M, Gruhn H. Die Bedeutung von Hitze bei Schwellungszuständen. Krankengymnastik. 1995; 4 : 490 – 4.

Zimmermann M. Der chronische Schmerz. Krankengymnastik. 1997; 11 : 20 – 3.

Sachverzeichnis

A

B

T

U

V

W

Z